重症颅脑创伤治疗与监护

主　编：葛　新　郎胜坤　曹赋韬
副主编：蔡俊燕　刘汶青　王慧敏　戴　吉　周维业
编著者：贾　迪　王　燕　姚　浩　韩佳慧　董　晟

金盾出版社

图书在版编目（CIP）数据

重症颅脑创伤治疗与监护 / 葛新，郎胜坤，曹赋韬主编 . — 北京：金盾出版社，2025. 6. — ISBN 978-7-5186-1862-0

Ⅰ . R651.1；R473.6

中国国家版本馆 CIP 数据核字第 202547KK72 号

重症颅脑创伤治疗与监护

ZHONGZHENG LUNAO CHUANGSHANG ZHILIAO YU JIANHU

葛新　郎胜坤　曹赋韬　主编

出版发行： 金盾出版社
地　　址： 北京市丰台区晓月中路 29 号
邮政编码： 100165
电　　话：（010）68276683
（010）68214039
印刷装订： 北京凌奇印刷有限责任公司
经　　销： 新华书店

开　　本： 787mm×1092mm　1/16
印　　张： 41.25
字　　数： 810 千字
版　　次： 2025 年 6 月第 1 版
印　　次： 2025 年 6 月第 1 次印刷
定　　价： 198.00 元

主编介绍

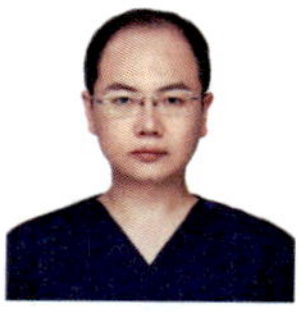

葛新

主任医师，教授，苏州大学硕士研究生导师，苏州大学附属无锡九院重症医学科主任，急诊外科主任，急危重症教研室主任。哈尔滨医科大学附属第一医院重症医学专业博士研究生，中国人民解放军医学院神经外科博士。江苏省创新创业博士人才，无锡市滨湖之光高级医学专家团队项目负责人，无锡市双百中青年拔尖人才，无锡市滨湖之光高端人才。

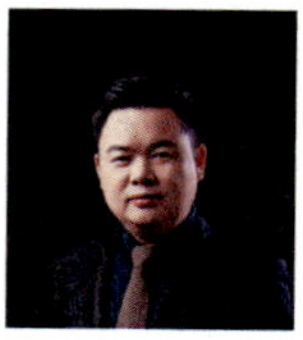

郎胜坤

医学博士，主治医师。师从著名神经外科专家张赛教授和陈晓雷教授，从事神经危重症治疗 15 年，全面掌握常见神经危重疾病的诊断治疗，熟练掌握神经危重症疾病的各项检测手段，擅长 ICP 颅压检测及 PICCO 血液动力学监测，熟练进行床旁血液净化、气管切开、腰大池引流、脑室外引流及去骨瓣减压等神经危重症救治手段。

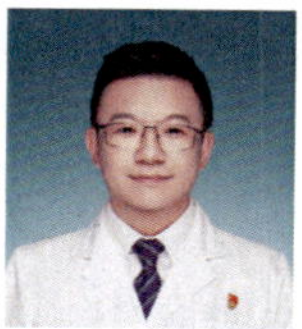

曹赋韬

江南大学附属中心医院重症医学科副主任，主任医师，医学硕士。从事急重症临床工作、教学研究 20 多年。无锡重症医学分会委员、无锡中西医重症医学分会委员、无锡市全科医学分会委员、中国医学装备协会创面修复分会委员。参与省级科研项目三项、市级科研项目四项。发表 SCI 及核心期刊论文十余篇，参与编撰专著 4 部。

副主编简介

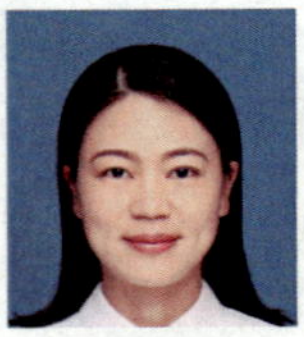

蔡俊燕

蔡俊燕，江南大学附属医院康复医学科学科带头人，副主任医师，物理治疗学博士，临床医学博士后。中国残疾人康复协会第一届健康与残疾预防科学普及工作委员会常务委员。从事康复医学临床和教学工作20余年。发表SCI文章3篇，韩国核心期刊1篇。副主编参与编著教材2部。参与国家及省级课题项目2项。

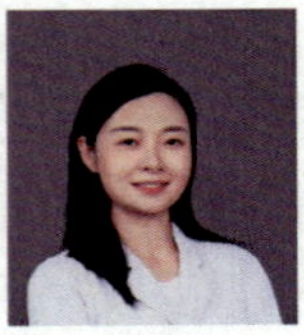

刘汶青

刘汶青，北京市西城区妇幼保健院内科主任，内分泌与代谢病专业，医学硕士。多年从事内分泌系统、神经内科系统等疾病的防治工作。曾参与多项北京市西城区课题；发表学术论文多篇；参编《糖尿病并发症治疗》《糖尿病个体化治疗》等专业著作。

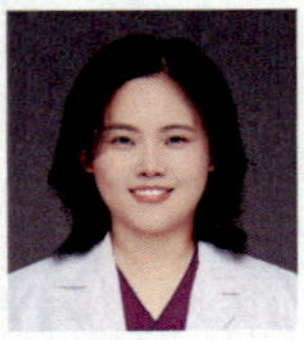

王慧敏

王慧敏，武警特色医学中心神经重症医学科（成立近二十年）主诊组长。从事神经重症疾病临床诊疗、教学及研究工作十年。多次评为医院优秀医务工作者。参加武汉疫情防控工作期间获得嘉奖，武警忠诚卫士特别奖及集体五四青年奖等。参编《神经创伤学新进展》《现代神经创伤及神经外科危重症》等。

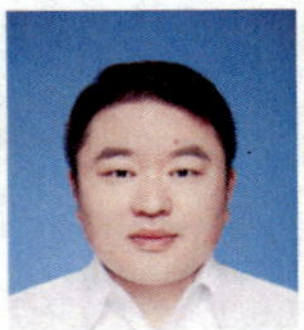

戴吉

戴吉，宜兴市人民医院重症医学科副主任，硕士研究生。江苏省中西医结合学会重症医学专业委员会委员，无锡市重症医学专业委员会委员，宜兴市重症学组秘书。擅长各类休克、中毒、脓毒症、神经重症、多器官功能障碍综合症、严重多发性创伤、重症急性胰腺炎等临床极危重症患者的诊治工作。

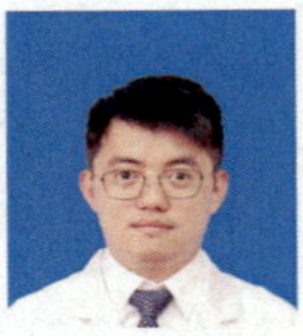

周维亚

周维亚，无锡市第九人民医院创伤中心质控秘书，主治医师。毕业于南通大学医学院临床专业。无锡市第九人民医院急诊医学科外科医疗组长。无锡市中西医结合学会创伤医学专业委员会委员。

目 录

第一章

神经系统的解剖

第一节 中枢神经

中枢神经系统（CNS）包括脑和脊髓，脑分大脑、间脑、脑干和小脑等部分，脊髓由含有神经细胞的灰质和含上、下行传导束的白质组成。不同的神经结构受损后，其临床症状各有特点。

一、大脑半球

大脑半球的表面由大脑皮质所覆盖，在脑表面形成脑沟和脑回，内部为白质、基底核及侧脑室。两侧大脑半球由胼胝体连接。每侧大脑半球借中央沟、大脑外侧裂和其延长线、顶枕沟和枕前切迹的连线分为额叶、顶叶、颞叶和枕叶，根据功能又有不同分区（图 1-1）。此外，大脑还包括由位于大脑外侧裂深部的岛叶和位于半球内侧面的由边缘叶、杏仁核、丘脑前核、下丘脑等组成的边缘系统（图 1-2）。

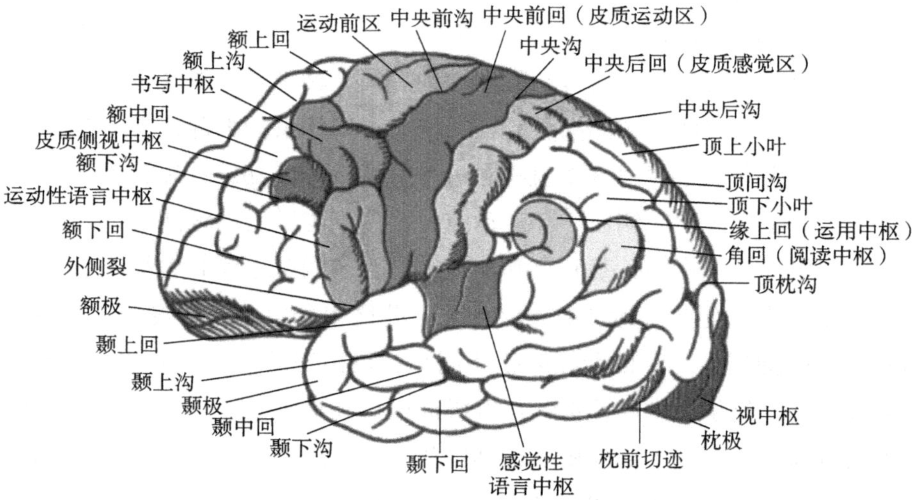

图 1-1 左侧大脑半球外侧面结构及功能区

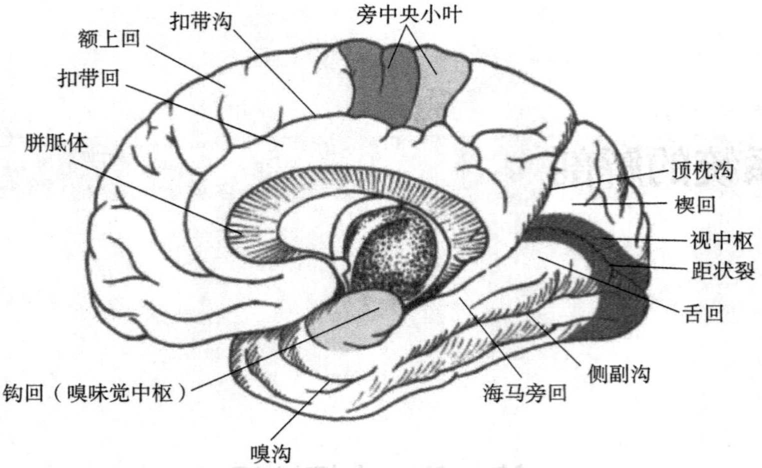

图 1-2　右侧大脑半球内侧面结构及功能区

两侧大脑半球的功能不完全对称，按功能分为优势半球和非优势半球。优势半球为在语言、逻辑思维、分析综合及计算功能等方面占优势的半球，多位于左侧，只有一小部分右利手和约半数左利手者可能在右侧。非优势半球多为右侧大脑半球，主要在音乐、美术、综合能力、空间、几何图形和人物面容的识别及视觉记忆功能等方面占优势。不同部位的损害产生不同的临床症状。

（一）额叶

1. 解剖结构及生理功能

额叶占大脑半球表面的前 1/3，位于外侧裂上方和中央沟前方，是大脑半球主要功能区之一。前端为额极，外侧面以中央沟与顶叶分界，底面以外侧裂与颞叶分界，内侧面以扣带沟与扣带回分界。中央沟前有与之略平行的中央前沟，两沟之间为中央前回，是大脑皮质运动区。中央前回前方从上向下有额上沟及额下沟，将额叶外侧面的其余部分分为额上回、额中回和额下回（图 1-1）。

额叶的主要功能与精神、语言和随意运动有关。其主要功能区包括：①皮质运动区，位于中央前回，该区大锥体细胞的轴突构成了锥体束的大部，支配对侧半身的随意运动。身体各部位代表区在此的排列由上向下呈“倒人状”，头部在下，最接近外侧裂；足最高，位于额叶内侧面。②运动前区，位于皮质运动区前方，是锥体外系的皮质中枢，发出纤维到丘脑、基底核和红核等处，与联合运动和姿势调节有关；该区也发出额桥小脑束，与共济运动有关；此外，此区也是自主神经皮质中枢的一部分；还包括肌张力的抑制区。此区受损瘫痪不明显，可出现共济失调和步态不稳等症状。③皮质侧视中枢，位于额中回后部，司双眼同向侧视运动。④书写中枢，位于优势半球的额中回后部，与支配手部的皮质运动区相邻。⑤运动性语言中枢（Broca 区），位于优势半球外侧裂上方和额下回后部交界的三角区，管理语言运动。⑥额叶前部，有广泛的联络纤维，与记忆、判断、抽象思维、情感和冲动行为有关。

2. 病损表现及定位诊断

额叶病变时主要引起以下症状和表现。

（1）外侧面以脑梗死、肿瘤和外伤多见。①额极病变：以精神障碍为主，表现为记忆力和注意力减退，表情淡漠，反应迟钝，缺乏始动性和内省力，思维和综合能力下降，可有欣快感或易怒。②中央前回病变：刺激性病变可导致对侧上、下肢或面部的抽搐（Jackson 癫痫）或继发全身性癫痫；破坏性病变多引起单瘫。中央前回上部受损产生对侧下肢瘫痪，下部受损产生对侧面、舌或上肢的瘫痪；严重而广泛的损害可出现对侧偏瘫。③额上回后部病变：可产生对侧上肢强握和摸索反射。强握反射是指物体触及患者病变对侧手掌时，引起手指和手掌屈曲反应，出现紧握该物不放的现象；摸索反射是指当病变对侧手掌碰触到物体时，该肢体向各方向摸索，直至抓住该物紧握不放的现象。④额中回后部病变：刺激性病变引起双眼向病灶对侧凝视，破坏性病变双眼向病灶侧凝视；更后部位的病变导致书写不能。⑤优势侧额下回后部病变：产生运动性失语。

（2）内侧面以大脑前动脉闭塞和矢状窦旁脑膜瘤多见。后部的旁中央小叶病变可使对侧膝以下瘫痪，矢状窦旁脑膜瘤可压迫两侧下肢运动区而使其产生瘫痪，伴有尿便障碍，临床上可凭膝关节以下瘫痪严重而膝关节以上无瘫痪与脊髓病变相鉴别。

（3）底面以额叶底面的挫裂伤、嗅沟脑膜瘤和蝶骨嵴脑膜瘤较为多见。病损主要位于额叶眶面，表现为饮食过量、胃肠蠕动过度、多尿、高热、出汗和皮肤血管扩张等症状。额叶底面肿瘤可出现同侧嗅觉缺失和视神经萎缩，对侧视盘水肿，称为福斯特 - 肯尼迪综合征。

（二）顶叶

1. 解剖结构及生理功能

顶叶位于中央沟后、顶枕沟前和外侧裂延线的上方。前面以中央沟与额叶分界，后面以顶枕沟和枕前切迹的连线与枕叶分界，下面以外侧裂与颞叶分界。中央沟与中央后沟之间为中央后回，为大脑皮质感觉区。中央后回后面有横行的顶间沟，将顶叶分为顶上小叶和顶下小叶。顶下小叶由围绕外侧裂末端的缘上回和围绕颞上沟终点的角回组成（见图 1-1）。

顶叶主要有以下功能分区：①皮质感觉区，位于中央后回，为深浅感觉的皮质中枢，接受对侧肢体的深浅感觉信息，各部位代表区的排列也呈“倒人状”，头部在下而足在顶端。顶上小叶为触觉和实体觉的皮质中枢。②运用中枢：位于优势半球的缘上回，与复杂动作和劳动技巧有关。③视觉性语言中枢：又称阅读中枢，位于角回，靠近视觉中枢，为理解看到的文字和符号的皮质中枢。

2. 病损表现及定位诊断

顶叶病变主要产生皮质性感觉障碍、失用和失认症等。

（1）中央后回和顶上小叶病变，破坏性病变主要表现为病灶对侧肢体复合性感觉障碍，如实体觉、位置觉、两点辨别觉和皮肤定位觉的减退和缺失。刺激性病变可出现病灶对侧肢体的部分性感觉性癫痫，如扩散到中央前回运动区，可引起部分性运动性发作，也可扩展为全身抽搐及意识丧失。

（2）顶下小叶（缘上回和角回）病变，①体象障碍：顶叶病变可产生体象障碍，体象障碍的分类及特点。②古茨曼综合征：为优势侧角回损害所致，主要表现有计算不能（失算症）、手指失认、左右辨别不能（左右失认症）、书写不能（失写症），有时伴失读。③失用症：优势侧缘上回是运用功能的皮质代表区，发出的纤维至同侧中央前回运动中枢，再经胼胝体到达对侧中央前回运动中枢，因此优势侧缘上回病变时可产生双侧失用症。

（三）颞叶

1. 解剖结构及生理功能

颞叶位于外侧裂的下方，顶枕沟前方。以外侧裂与额、顶叶分界，后面与枕叶相邻。颞叶前端为颞极，外侧面有与外侧裂平行的颞上沟以及底面的颞下沟，两沟界限了颞上回、颞中回和颞下回（见图 1-1）。颞上回的一部分掩入外侧裂中，为颞横回。

颞叶的主要功能区包括：①感觉性语言中枢（Wernicke 区），位于优势半球颞上回后部；②听觉中枢，位于颞上回中部及颞横回；③嗅觉中枢，位于钩回和海马回前部，接受双侧嗅觉纤维的传入；④颞叶前部，与记忆、联想和比较等高级神经活动有关；⑤颞叶内侧面，属边缘系统，海马是其中的重要结构，与记忆、精神、行为和内脏功能有关。

2. 病损表现及定位诊断

颞叶病变时主要引起听觉、语言、记忆及精神活动障碍。

（1）优势半球颞上回后部（Wernicke 区）损害，患者能听见对方和自己说话的声音，但不能理解说话的含义，即感觉性失语。

（2）优势半球颞中回后部损害，患者对于一个物品，能说出它的用途，但说不出它的名称。例如，对钥匙，只能说出它是“开门用的”，但说不出“钥匙”名称。如果告诉患者这叫“钥匙”，他能复述，但很快又忘掉，称之为命名性失语。

（3）颞叶钩回损害，可出现幻嗅和幻味，做舔舌、咀嚼动作，称为“钩回发作”。

（4）海马损害，可发生癫痫，出现错觉、幻觉、自动症、似曾相识感、情感异常、精神异常、内脏症状和抽搐，还可以导致严重的近记忆障碍。

（5）优势侧颞叶广泛病变或双侧颞叶病变，可出现精神症状，多为人格改变、情绪异常、记忆障碍、精神迟钝及表情淡漠。

（6）颞叶深部的视辐射纤维和视束受损，可出现视野改变，表现为两眼对侧视野的同向上象限盲。

（四）枕叶

1. 解剖结构及生理功能

枕叶位于顶枕沟和枕前切迹连线的后方，为大脑半球后部的小部分。其后端为枕极，内侧面以距状裂分成楔回和舌回（见图 1-2）。围绕距状裂的皮质为视中枢，亦称纹状区，接受外侧膝状体传来的视网膜视觉冲动。距状裂上方的视皮质接受上部视网膜传来的冲动，下方的视皮质接受下部视网膜传来的冲动。枕叶主要与视觉有关。

2. 病损表现及定位诊断

枕叶损害主要引起视觉障碍。

（1）视觉中枢病变刺激性病变，可出现闪光、暗影、色彩等幻视现象，破坏性病变可出现视野缺损。视野缺损的类型取决于视皮质损害范围的大小：①双侧视觉中枢病变产生皮质盲，表现为全盲，视物不见，但对光反射存在；②一侧视中枢病变可产生偏盲，特点为对侧视野同向性偏盲，而中心视力不受影响，称黄斑回避；③距状裂以下舌回损害可产生对侧同向性上象限盲，距状裂以上楔回损害可产生对侧同向性下象限盲。

（2）优势侧纹状区周围病变，患者并非失明，但对图形、面容或颜色等都失去辨别能力，有时需借助于触觉方可辨认。如给患者看钥匙不能认识，放在手上触摸一下即能辨认，称之为视觉失认。

（3）顶枕颞交界区病变，可出现视物变形。患者对所看物体发生变大、变小、形状歪斜及颜色改变等现象，这些症状有时是癫痫的先兆。

（五）岛叶

岛叶又称脑岛，呈三角形岛状，位于外侧裂深面，被额、顶、颞叶所覆盖。岛叶的功能与内脏感觉和运动有关。刺激患者的岛叶可以引起内脏运动改变，如唾液分泌增加、恶心、呃逆、胃肠蠕动增加和饱胀感等。岛叶损害多引起内脏运动和感觉的障碍。

（六）边缘叶

边缘叶由半球内侧面位于胼胝体周围和侧脑室下角底壁的一圆弧形结构构成，包括隔区、扣带回、海马回、海马旁回和钩回（见图 1-2）。边缘叶与杏仁核、丘脑前核、下丘脑、中脑被盖、岛叶前部、额叶眶面等结构共同组成边缘系统。边缘系统与网状结构和大脑皮质有广泛联系，参与高级神经、精神（情绪和记忆等）和内脏的活动。边缘系统损害时可出现情绪及记忆障碍、行为异常、幻觉、反应迟钝等精神障碍及内脏活动障碍。

二、内囊

（一）解剖结构及生理功能

内囊是宽厚的白质层，位于尾状核、豆状核及丘脑之间，其外侧为豆状核，内侧为丘脑，前内侧为尾状核，由纵行的纤维束组成，向上呈放射状投射至皮质各部。在水平切面上，内囊形成尖端向内的钝角形，分为前肢、后肢和膝部。

内囊前肢位于尾状核与豆状核之间，上行纤维是丘脑内侧核至额叶皮质的纤维（丘脑前辐射），下行纤维是额叶脑桥束（额桥束）；内囊膝部位于前、后肢相连处，皮质延髓束于此通过；内囊后肢位于丘脑与豆状核之间，依前后顺序分别为皮质脊髓束（支配上肢者靠前，支配下肢者靠后）、丘脑至中央后回的丘脑皮质束（丘脑中央辐射），其后为听辐射、颞桥束、丘脑后辐射和视辐射等。

（二）病损表现及定位诊断

1. 完全性内囊损害

内囊聚集了大量的上下行传导束，特别是锥体束在此高度集中，如完全损害，病灶对侧可出现偏瘫、偏身感觉障碍及偏盲，谓之“三偏”综合征，多见于脑出血及脑梗死等。

2. 部分性内囊损害

由于前肢、膝部、后肢的传导束不同，不同部位和程度的损害可出现偏瘫、偏身感觉障碍、偏盲、偏身共济失调、一侧中枢性面舌瘫或运动性失语中的 1 ～ 2 个或更多症状。

三、基底神经节

（一）解剖结构及生理功能

基底神经节亦称基底核，位于大脑白质深部，其主要由尾状核、豆状核、屏状核、杏仁核组成，另外红核、黑质及丘脑底核也参与基底核系统的组成。尾状核和豆状核合称为纹状体，豆状核又分为壳核和苍白球两部分。尾状核和壳核种系发生较晚，称为新纹状体；苍白球出现较早，称为旧纹状体；杏仁核是基底神经节中发生最古老的部分，称为古纹状体。基底核是锥体外系统的中继站，各核之间有密切的纤维联系，其经丘脑将信息上传至大脑皮质，又经丘脑将冲动下传至苍白球，再通过红核、黑质、网状结构等影响脊髓下运动神经元。基底神经节与大脑皮质及小脑协同调节随意运动、肌张力和姿势反射，也参与复杂行为的调节。

（二）病损表现及定位诊断

基底核病变主要产生运动异常（动作递增或减少）和肌张力改变（增高或降低）。

1. 新纹状体病变

新纹状体病变可出现肌张力减低 - 运动过多综合征，主要产生舞蹈样动作、手足徐动症和偏身投掷运动等。壳核病变可出现舞蹈样动作，表现为不重复、无规律和无目的急骤运动；尾状核病变可出现手足徐动症，表现为手指、足趾的缓慢如蚯蚓蠕动样动作；丘脑底核病变可出现偏侧投掷运动，表现为一侧肢体大幅度、有力的活动。此类综合征可见于风湿性舞蹈症、遗传性舞蹈症、肝豆状核变性等。

2. 旧纹状体及黑质病变

旧纹状体及黑质病变可出现肌张力增高 - 运动减少综合征，表现为肌张力增高、动作减少及静止性震颤。此多见于帕金森病和帕金森综合征。

四、间脑

间脑位于两侧大脑半球之间，是脑干与大脑半球连接的中继站。间脑前方以室间孔与视交叉上缘的连线为界，下方与中脑相连，两侧为内囊。左右间脑之间的矢状窄隙为第三脑室，其侧壁为左右间脑的内侧面。间脑包括丘脑、上丘脑、下丘脑和底丘脑 4 个部分。

间脑病变多无明显定位体征，此区占位病变与脑室内肿瘤相似，临床上常称为中线肿瘤。主要表现为颅内压增高症状，临床定位较为困难，需要全面分析。

（一）丘脑

1. 解剖结构及生理功能

丘脑是间脑中最大的卵圆形灰质团块，对称分布于第三脑室两侧。丘脑前端凸隆，称丘脑前结节；后端膨大，为丘脑枕，其下方为内侧膝状体和外侧膝状体。丘脑被薄层 Y 形白质纤维（内髓板）分隔为若干核群，主要有前核群，内侧核群、外侧核群。丘脑是各种感觉（嗅觉除外）传导的皮质下中枢和中继站，其对运动系统、感觉系统、边缘系统、上行网状系统和大脑皮质的活动发挥着重要影响。

（1）前核群，位于丘脑内髓板分叉部的前上方，为边缘系统的中继站，与下丘脑、乳头体及扣带回联系，与内脏活动有关。

（2）内侧核群，位于内髓板内侧，包括背内侧核和腹内侧核。背内侧核与丘脑其他核团、额叶皮质、海马和纹状体等均有联系；腹内侧核与海马和海马回有联系。内侧核群为躯体和内脏感觉的整合中枢，亦与记忆功能和情感调节有关。

（3）外侧核群，位于内髓板外侧，分为背侧核群和腹侧核群两部分，其中腹侧核群包括：①腹前核，接受小脑齿状核、苍白球、黑质等的传入，与额叶运动皮质联系，调节躯体运动；②腹外侧核，接受经结合臂的小脑丘脑束或红核丘脑束的纤维，并与大脑皮质运动前区联系，与锥体外系的运动协调有关；③腹后外侧核，接受内侧丘系和脊髓丘脑束的纤维，由此发出纤维形成丘脑皮质束的大部，终止于大脑中央后回皮质感觉中枢，传导躯体和四肢的感觉；④腹后内侧核，接受三叉丘系及味觉纤维，发出纤维组成丘脑皮质束的一部分，终止于中央后回下部，传导面部的感觉和味觉。

另外，靠近丘脑枕腹侧的外侧膝状体和内侧膝状体也属于丘脑特异性投射核团，可以看作是腹侧核群向后方的延续。内侧膝状体接受来自下丘臂的传导听觉的纤维，发出纤维至颞叶的听觉中枢，参与听觉冲动的传导。外侧膝状体接受视束的传入纤维，发出纤维至枕叶的视觉中枢，与视觉有关。

2. 病损表现及定位诊断

丘脑病变可产生丘脑综合征，主要为对侧的感觉缺失和（或）刺激症状，对侧不自主运动，并可有情感与记忆障碍。丘脑受损主要产生以下症状。

（1）丘脑外侧核群尤其是腹后外侧核和腹后内侧核受损，产生对侧偏身感觉障碍，具有如下特点：①各种感觉均发生障碍；②深感觉和精细触觉障碍重于浅感觉；③肢体及躯干的感觉障碍重于面部；④可有深感觉障碍所导致的共济失调；⑤感觉异常；⑥对侧偏身自发性疼痛（丘脑痛），疼痛部位弥散、不固定，疼痛的性质多难以描述，疼痛可因各种情绪刺激而加剧，常伴有自主神经功能障碍，如血压增高或血糖增高。

（2）丘脑至皮质下（锥体外系统）诸神经核的纤维联系受累，产生面部表情分离性运动障碍，即当患者大哭大笑时，病灶对侧面部表情丧失，但令患者做随意动作时，面肌并无瘫痪。

（3）丘脑外侧核群与红核、小脑、苍白球的联系纤维受损，产生对侧偏身不自主运动，可出现舞蹈样动作或手足徐动样动作。

（4）丘脑前核与下丘脑及边缘系统的联系受损，产生情感障碍，表现为情绪不稳及强哭强笑。

（二）下丘脑

1. 解剖结构及生理功能

下丘脑又称丘脑下部，位于丘脑下沟的下方，由第三脑室周围的灰质组成，体积很小，占全脑重量的0.3%左右，但其纤维联系却广泛而复杂，与脑干、基底核、丘脑、边缘系统及大脑皮质之间有密切联系。下丘脑的核团分为4个区：①视前区，视前核所在，位于第三脑室两旁，终板后方。分为视前内侧核和视前外侧核，与体温调节有关。②视上区，内有两个核，视上核在视交叉之上，发出视上垂体束至神经垂体，与水代谢有关；室旁核在第三脑室两旁，前连合后方，与糖代谢有关。③结节区，内有下丘脑内侧核群的腹内侧核和背内侧核及漏斗核，腹内侧核是位于乳头体之前视上核之后的卵圆形灰质块，与性功能有关；背内侧核居于腹内侧核之上、第三脑室两旁及室旁核腹侧，与脂肪代谢有关。④乳头体区，含有下丘脑后核和乳头体核，下丘脑后核位于第三脑室两旁，与产热保温有关。

下丘脑是调节内脏活动和内分泌活动的皮质下中枢，下丘脑的某些细胞既是神经元又是内分泌细胞。下丘脑对体温、摄食、水盐平衡和内分泌活动进行调节，同时也参与情绪活动。

2. 病损表现及定位诊断

下丘脑损害可出现一系列十分复杂的症状和综合征。

（1）视上核、室旁核及其纤维束损害，可产生中枢性尿崩症。此症是由抗利尿激素分泌不足引起的，表现为多饮烦渴、多尿、尿比重降低（一般低于 1.006）、尿渗透压低于 290mOsm/L，尿液中不含糖。

（2）下丘脑的散热和产热中枢损害，可产生体温调节障碍。散热中枢在前内侧区，尤其是视前区，对体温的升高敏感。当体温增高时，散热功能被发动，表现为皮肤血管扩张和大量出汗，通过热辐射和汗液的蒸发散失多余的热量，以维持正常的体温。此区病变破坏了散热机制，表现为中枢性高热和不能忍受高温环境。下丘脑的产热中枢在后外侧区，对低温敏感，受到低于体温的温度刺激时，可发动产热机制，表现血管收缩、汗腺分泌减少、竖毛、心率增加和内脏活动增强等，通过这些活动来减少散热和产生热量，以维持正常的体温。如此区病变破坏了产热机制，则可表现体温过低。

（3）下丘脑饱食中枢和摄食中枢受损，可产生摄食异常。饱食中枢（下丘脑腹内侧核）损害，表现为食欲亢进、食量增大，往往导致过度肥胖，这被称为下丘脑性肥胖；摄食中枢（灰结节的外侧区）损害，表现为食欲缺乏、厌食，消瘦甚至恶病质。

（4）下丘脑视前区与后区网状结构损害，可产生睡眠觉醒障碍。下丘脑视前区与睡眠有关，此区损害可出现失眠。下丘脑后区属网状结构的一部分，参与上行激活系统的功能，与觉醒有关，损害时可产生睡眠过度、嗜睡，还可出现“发作性睡病”。

（5）下丘脑腹内侧核和结节区损害，可产生生殖与性功能障碍。腹内侧核为性行为抑制中枢，病损时失去抑制，可出现性早熟、智力低下等。下丘脑结节区的腹内侧核是促性腺中枢，损害时促性腺激素释放不足，有时病损波及相近的调节脂肪代谢的神经结构，常同时出现向心性肥胖、性器官发育迟缓、男性睾丸较小、女性原发性闭经等，称为肥胖性生殖无能症。

（6）下丘脑的后区和前区损害，可出现自主神经功能障碍。下丘脑的后区和前区分别为交感神经与副交感神经的高级中枢，损害时可出现血压不稳、心率改变、多汗、腺体分泌障碍及胃肠功能失调等，还可出现严重的胃肠功能障碍，有时可导致胃和十二指肠溃疡和出血。

（三）上丘脑

上丘脑位于丘脑内侧，第三脑室顶部周围。主要结构有：①松果体，位于两上丘之间，长约 1cm，呈锥体形，其基底附着于缰连合；②缰连合，位于两上丘中间，松果体前方，由横行的纤维束组成；③后连合，位于松果体下方，亦由横行的纤维束组成。

上丘脑的病变常见于松果体肿瘤，可出现由肿瘤压迫中脑四叠体而引起的帕里诺综合征，表现为：①瞳孔对光反射消失（上丘受损）；②眼球垂直同向运动障碍，特别是向上的凝视麻痹（上丘受损）；③神经性聋（下丘受损）；④小脑性共济失调（结合臂受损）。症状多为双侧。

（四）底丘脑

底丘脑外邻内囊，位于下丘脑前内侧，是位于中脑被盖和背侧丘脑的过渡区域，红核和黑质的上端也伸入此区。主要结构是丘脑底核，属于锥体外系的一部分，接受苍白球和额叶运动前区的纤维，发出的纤维到苍白球、黑质、红核和中脑被盖。参与锥体外系的功能。丘脑底核损害时可出现对侧以上肢为重的舞蹈运动，表现为连续的不能控制的投掷运动，称偏身投掷运动。

五、脑干

脑干上与间脑下与脊髓相连，包括中脑、脑桥和延髓。内部结构主要有神经核、上下行传导束和网状结构。

（一）解剖结构及生理功能

1. 脑干神经核

脑干神经核为脑干内的灰质核团，中脑有第Ⅲ、Ⅳ对脑神经的核团；脑桥有第Ⅴ、Ⅵ、Ⅶ、Ⅷ对脑神经的核团；延髓有第Ⅸ、Ⅹ、Ⅺ、Ⅻ对脑神经的核团。除上述脑神经核以外还有传导深感觉的中继核（薄束核和楔束核）及与锥体外系有关的红核和黑质等。

2. 脑干传导束

脑干传导束为脑干内的白质，包括深浅感觉传导束、锥体束、锥体外通路及内侧纵束等。

3. 脑干网状结构

脑干中轴内呈弥散分布的胞体和纤维交错排列的“网状”区域，称网状结构，其中细胞集中的地方称为网状核，与大脑皮质、间脑、脑干、小脑、边缘系统及脊髓均有密切而广泛的联系。在脑干网状结构中有许多神经调节中枢，如心血管运动中枢、血压反射中枢、呼吸中枢及呕吐中枢等，这些中枢在维持机体正常生理活动中起着重要的作用。

网状结构的一些核团接受各种信息，又传至丘脑，再经丘脑非特异性核团中继后传至大脑皮质的广泛区域，以维持意识清醒，因此被称为上行网状激活系统。如网状结构受损，可出现意识障碍。

（二）病损表现及定位诊断

脑干病变大都出现交叉性瘫痪，即病灶侧脑神经周围性瘫痪和对侧肢体中枢性瘫痪及感觉障碍。病变水平的高低可依受损脑神经进行定位，如第Ⅲ对脑神经麻痹则病灶在中脑；第Ⅴ、Ⅵ、Ⅶ、Ⅷ对脑神经麻痹则病灶在脑桥；第Ⅸ、Ⅹ、Ⅺ、Ⅻ对脑神经麻痹则病灶在延髓。脑干病变多见于血管病、肿瘤和多发性硬化等。

1. 延髓

（1）延髓上段的背外侧区病变：可出现延髓背外侧综合征。主要表现为以下几点。①眩晕、恶心、呕吐及眼球震颤（前庭神经核损害）；②病灶侧软腭、咽喉肌瘫痪，表现为吞咽困难、构音障碍、同侧软腭低垂及咽反射消失（疑核及舌咽、迷走神经损害）；③病灶侧共济失调（绳状体及脊髓小脑束、部分小脑半球损害）；④ Horner 综合征（交感神经下行纤维损害）；⑤交叉性感觉障碍，即同侧面部痛、温觉缺失（三叉神经脊束核损害），对侧偏身痛、温觉减退或丧失（脊髓丘脑侧束损害）。常见于小脑后下动脉、椎 - 基底动脉或外侧延髓动脉缺血性损害。

（2）延髓中腹侧损害：可出现延髓内侧综合征。主要表现为：①病灶侧舌肌瘫痪及肌肉萎缩（舌下神经损害）；②对侧肢体中枢性瘫痪（锥体束损害）；③对侧上下肢触觉、位置觉、振动觉减退或丧失（内侧丘系损害）。可见于椎动脉及其分支或基底动脉后部血管阻塞。

2. 脑桥

（1）脑桥腹外侧部损害：可出现脑桥腹外侧综合征，主要累及展神经、面神经、锥体束、脊髓丘脑束和内侧丘系。主要表现为：①病灶侧眼球不能外展（展神经麻痹）及周围性面神经麻痹（面神经核损害）；②对侧中枢性偏瘫（锥体束损害）；③对侧偏身感觉障碍（内侧丘系和脊髓丘脑束损害）。多见于小脑下前动脉阻塞图 1-3。

（2）脑桥腹内侧部损害：可出现脑桥腹内侧综合征，又称福维尔综合征，主要累及展神经、面神经、脑桥侧视中枢、内侧纵束、锥体束。主要表现为：①病灶侧眼球不能外展（展神经麻痹）及周围性面神经麻痹（面神经核损害）；②两眼向病灶对侧凝视（脑桥侧视中枢及内侧纵束损害）；③对侧中枢性偏瘫（锥体束损害）。多见于脑桥旁正中动脉阻塞。

（3）脑桥背外侧部损害：可出现脑桥被盖下部综合征，主要累及前庭神经核、展神经核、面神经核、内侧纵束、小脑中脚、小脑下脚、脊髓丘脑侧束和内侧丘系，见于小脑上动脉或小脑下前动脉阻塞，又称小脑上动脉综合征。表现为：①眩晕、恶心、呕吐、眼球震颤（前庭神经核损害）；②患侧眼球不能外展（展神经损害）；③患侧面肌麻痹（面神经核损害）；④双眼患侧注视不能（脑桥侧视中枢及内侧纵束损害）；⑤交叉性感觉障碍，即同侧面部痛、温觉缺失（三叉神经脊束损害），对侧偏身痛、温觉减退或丧失（脊髓丘脑侧束损害）；⑥对侧偏身触觉、位置觉、振动觉减退或丧失（内侧丘系损害）；⑦患侧 Horner 综合征（交感神经下行纤维损害）；⑧患侧偏身共济失调（小脑中脚、小脑下脚和脊髓小脑前束损害）。

（4）**双侧脑桥基底部病变**：可出现闭锁综合征，又称去传出状态，主要见于基底动脉脑桥分支双侧闭塞。患者大脑半球和脑干被盖部网状激活系统无损害，意识清醒，语言理解无障碍，出现双侧中枢性瘫痪（双侧皮质脊髓束和支配三叉神经以下的皮质脑干束受损），只能以眼球上下运动示意（动眼神经与滑车神经功能保留），眼球水平运动障碍，不能讲话，双侧面瘫，构音及吞咽运动均障碍，不能转颈耸肩，四肢全瘫，可有双侧病理反射，常被误认为昏迷。脑电图正常或有轻度慢波有助于和真性意识障碍区别。

3. 中脑

（1）**一侧中脑大脑脚脚底损害**：可出现大脑脚综合征，损伤动眼神经和锥体束，又称动眼神经交叉瘫，多见于小脑幕裂孔疝。表现为：①患侧除外直肌和上斜肌外的所有眼肌麻痹，瞳孔散大（动眼神经麻痹）；②对侧中枢性面舌瘫和上下肢瘫痪（锥体束损害）。

（2）**中脑被盖腹内侧部损害**：可出现红核综合征，侵犯动眼神经、红核、黑质和内侧丘系，而锥体束未受影响。表现为：①患侧除外直肌和上斜肌外的所有眼肌麻痹，瞳孔散大（动眼神经麻痹）；②对侧肢体震颤、强直（黑质损害）或舞蹈、手足徐动及共济失调（红核损害）；③对侧肢体深感觉和精细触觉障碍（内侧丘系损害）。

六、小脑

（一）解剖结构及生理功能

小脑位于颅后窝，小脑幕下方，脑桥及延髓的背侧。上方借小脑幕与枕叶隔开，下方为小脑延髓池，腹侧为脑桥和延髓，其间为第四脑室。小脑以小脑下脚（绳状体）、中脚（脑桥臂）、上脚（结合臂）分别与延髓、脑桥及中脑相连。

1. 小脑的结构

小脑的中央为小脑蚓部，两侧为小脑半球。根据小脑表面的沟和裂，小脑分为3个主叶，即绒球小结叶、前叶和后叶。小脑表面覆以灰质（小脑皮质），由分子层、浦肯野细胞层和颗粒层三层组成。皮质下为白质（小脑髓质）。在两侧小脑半球白质内各有4个小脑核，由内向外依次为顶核、球状核、栓状核和齿状核。顶核在发生学上最为古老，齿状核是4个核团中最大的一个。

2. 小脑的纤维及联系

小脑系统的纤维联系分传入和传出两组。

（1）传入纤维，小脑的传入纤维来自大脑皮质、脑干（前庭核、网状结构及下橄榄核等）和脊髓，组成了脊髓小脑束、前庭小脑束、脑桥小脑束和橄榄小脑束等。所有传入小脑的冲动均通过小脑的3个脚而进入小脑，终止于小脑皮质和深部核团：①脊髓小脑束，肌腱、关节的深感觉由脊髓小脑前、后束分别经小脑上脚和小脑下脚传至小脑蚓部；②前庭小脑束，将前庭细胞核发出的冲动经小脑下脚传入同侧绒球小结叶及顶核；③脑桥小脑束，大脑皮质额中回、颞中下回或枕叶的冲动传至同侧脑桥核，再组成脑桥小脑束交叉到对侧，经小脑中脚至对侧小脑皮质；④橄榄小脑束，将对侧下橄榄核的冲动经小脑中脚传至小脑皮质。

（2）传出纤维，小脑的传出纤维发自小脑深部核团（主要是齿状核、顶核），经过小脑上脚（结合臂）离开小脑，再经过中间神经元（前庭外侧核、红核、脑干的网状核和丘脑核团）而到达脑干的脑神经核及脊髓前角细胞。主要有：①齿状核红核脊髓束，自齿状核发出的纤维交叉后至对侧红核，再组成红核脊髓束后交叉至同侧脊髓前角，参与运动的调节；②齿状核红核丘脑束，自齿状核发出的纤维交叉后至对侧红核，再至丘脑，上传至大脑皮质运动区及运动前区，参与锥体束及锥体外系的调节；③顶核脊髓束，小脑顶核发出的纤维经小脑下脚至延髓网状结构和前庭核，一方面经网状脊髓束和前庭脊髓束至脊髓前角细胞，参与运动的调节，另一方面经前庭核与内侧纵束和眼肌神经核联系，参与眼球运动的调节。

3. 小脑的功能

小脑主要维持躯体平衡，控制姿势和步态，调节肌张力和协调随意运动的准确性。小脑的传出纤维在传导过程中有两次交叉，对躯体活动发挥同侧协调作用，并有躯体各部位的代表区，如小脑半球为四肢的代表区，其上半部分代表上肢，下半部分代表下肢，蚓部则是躯干代表区。

（二）病损表现及定位诊断

小脑病变最主要的症状为共济失调。

此外，小脑占位性病变压迫脑干可发生阵发性强直性惊厥，或出现去大脑强直状态，表现为四肢强直，角弓反张，神志不清，称小脑发作。

小脑蚓部和半球损害时可产生不同症状：①小脑蚓部损害，出现躯干共济失调，即轴性平衡障碍。表现为躯干不能保持直立姿势，站立不稳、向前或向后倾倒及闭目难立征阳性。行走时两脚分开、步态不稳、左右摇晃，呈醉酒步态。睁眼并不能改善此种共济失调，这与深感觉障碍性共济失调不同。但肢体共济失调及眼球震颤很轻或不明显，肌张力常正常，言语障碍常不明显。多见于儿童小脑蚓部的髓母细胞瘤等。②小脑半球损害，一侧小脑半球病变时表现为同侧肢体共济失调，上肢比下肢重，远端比近端重，精细动作比粗略动作重，指鼻试验、跟膝胫试验、轮替试验笨拙，常有水平性也可为旋转性眼球震颤，眼球向病灶侧注视时震颤更加粗大，往往出现小脑性语言。多见于小脑脓肿、肿瘤、脑血管病、遗传变性疾病等。小脑慢性弥漫性变性时，蚓部和小脑半球虽同样受损，但临床上多只表现躯干性和言语的共济失调，四肢共济失调不明显，此由于新小脑的代偿作用所致。急性病变则缺少这种代偿作用，故可出现明显的四肢共济失调。

七、脊髓

（一）解剖结构及生理功能

脊髓呈微扁圆柱体，位于椎管内，为脑干向下延伸部分。脊髓由含有神经细胞的灰质和含上、下行传导束的白质组成。脊髓发出 31 对脊神经分布到四肢和躯干；同时也是神经系统的初级反射中枢。正常的脊髓活动是在大脑的控制下完成的。

1. 脊髓外部结构

脊髓是中枢神经系统组成部分之一，是脑干向下延伸的部分，全长 42 ～ 45cm，上端于枕骨大孔处与延髓相接，下端至第一腰椎下缘，占据椎管的上 2/3。脊髓自上而下发出 31 对脊神经，与此相对应，脊髓也分为 31 个节段，即 8 个颈节（C_1 ～ C_8），12 个胸节（T_1 ～ T_{12}），5 个腰节（L_1 ～ L_5），5 个骶节（S_1 ～ S_5）和 1 个尾节（C_0）。每个节段有两对神经根 - 前根和后根。

在发育过程中，脊髓的生长较脊柱生长慢，因此到成人时，脊髓比脊柱短，其下端位置比相应脊椎高。颈髓节段较颈椎高 1 个椎骨；上中段胸髓较相应的胸椎高 2 个椎骨，下胸髓则高出 3 个椎骨；腰髓位于第 10 ～ 12 胸椎；骶髓位于第 12 胸椎和第 1 腰椎水平。由于脊髓和脊柱长度不等，神经根由相应椎间孔穿出椎管时，愈下位脊髓节段的神经根愈向下倾斜，腰段的神经根几乎垂直下降，形成马尾，由腰节至尾节 10 对神经根组成。

脊髓呈前后稍扁的圆柱形。全长粗细不等，有两个膨大部，颈膨大部始自 C_5 ～ T_2，发出支配上肢的神经根。腰膨大始自 L_1 ～ S_2，发出支配下肢的神经根。脊髓自腰膨大向下逐渐细削，形成脊髓圆锥，圆锥尖端发出终丝，终止于第 1 尾椎的骨膜。

脊髓表面有 6 条纵行的沟裂，前正中裂深达脊髓前后径的 1/3，后正中裂伸入脊髓，将后索分为对称的左右两部分，前外侧沟与后外侧沟左右各一，脊神经前根由前外侧沟离开脊髓，后根由后外侧沟进入脊髓。

与脑膜相对应的脊髓膜，也有三层膜，最外层为硬脊膜，是硬脑膜在椎管内的延续，在骶髓节段水平，硬脊膜形成盲端；硬脊膜下面是一层薄而透明的蛛网膜；最内层为富有血管的薄膜，称为软脊膜，紧包于脊髓的表面。硬脊膜外面与脊椎骨膜之间的间隙为硬膜外腔，其中有静脉丛与脂肪组织；硬脊膜与蛛网膜之间为硬膜下腔，其间无特殊结构；蛛网膜与软脊膜之间为蛛网膜下腔，与脑的蛛网膜下腔相通，其间充满脑脊液。软脊膜包绕脊神经穿过蛛网膜附着于硬脊膜内面称为齿状韧带，脊神经和齿状韧带对脊髓起固定作用。

2. 脊髓内部结构

脊髓由白质和灰质组成。灰质呈灰红色，主要由神经细胞核团和部分胶质细胞组成，横切面上呈蝴蝶形或“H”形居于脊髓中央，其中心有中央管；白质主要由上下行传导束及大量的胶质细胞组成，包绕在灰质的外周。

（1）脊髓的灰质

脊髓的灰质可分为前部的前角、后部的后角及 C_8 ～ L_2 和 S_2 ～ S_4 的侧角。此外还包括中央管前后的灰质前连合和灰质后连合，它们合称中央灰质。灰质内含有各种不同大小、形态和功能的神经细胞，是脊髓接受和发出冲动的关键结构。前角主要参与躯干和四肢的运动支配；后角参与感觉信息的中转；C_8 ～ L_2 侧角是脊髓交感神经中枢，支配血管、内脏及腺体的活动（其中，C_8 ～ L_2 侧角发出的交感纤维支配同侧的瞳孔扩大肌、睑板肌、眼眶肌、面部血管和汗腺），S_2 ～ S_4 侧角为脊髓副交感神经中枢，支配膀胱、直肠和性腺。

（2）脊髓的白质

脊髓的白质分为前索、侧索和后索三部，前索位于前角及前根的内侧，侧索位于前后角之间，后索位于后正中裂与后角、后根之间。此外灰质前连合前方有白质前连合，灰质后角基底部的灰白质相间的部分为网状结构。

白质主要由上行（感觉）、下行（运动）传导束及大量的胶质细胞组成，上行纤维束将不同的感觉信息上传到脑，下行纤维束从脑的不同部位将神经冲动下传到脊髓。①上行纤维束：又称感觉传导束，将躯干和四肢的痛温觉、精细触觉和深感觉传至大脑皮质感觉中枢进行加工和整合。主要有：a. 薄束和楔束，走行在后索，传导肌肉、肌腱、关节的深感觉（位置觉、运动觉和振动觉）和皮肤的精细触觉至延髓的薄束核和楔束核，进而传至大脑皮质；b. 脊髓小脑束，分前后束，分别位于外侧索周边的前后部，将下肢和躯干下部的深感觉信息经小脑上、下脚传至小脑皮质，与运动和姿势的调节有关；c. 脊髓丘脑束，可分为脊髓丘脑侧束和脊髓丘脑前束，分别走行于外侧索的前半部和前索，两束将后根的传入信息向上传至丘脑腹后外侧核（侧束传导痛温觉，前束传导触压觉），进而传至中央后回和旁中央小叶后部进行整合，是感觉传导通路的重要部分。②下行纤维束：又称运动传导束，将大脑皮质运动区、红核、前庭核、脑干网状结构及上丘的冲动传至脊髓前角或侧角，继而支配躯干肌和四肢肌，参与锥体束和锥体外系的形成，与肌肉的随意运动、姿势和平衡有关。主要有：a. 皮质脊髓束，分皮质脊髓侧束和皮质脊髓前束，分别走行于脊髓侧索和前索，将大脑皮质运动区的冲动传至脊髓前角的运动神经元，支配躯干和肢体的运动；b. 红核脊髓束，下行于脊髓的侧索，将红核发出的冲动传至脊髓前角，支配屈肌的运动神经元，协调肢体运动；c. 前庭脊髓束，走行于前索，将前庭外侧核发出的冲动传至脊髓中间带及前角底部，主要兴奋躯干和肢体的伸肌，以调节身体平衡；d. 网状脊髓束，走行于前索及外侧索，连接脑桥和延髓的网状结构与脊髓中间带神经元，主要参与躯干和肢体近端肌肉运动的控制；e. 顶盖脊髓束，在对侧前索下行，将中脑上丘的冲动传至上颈髓中间带及前角基底部，兴奋对侧颈肌及抑制同侧颈肌活动，是头颈反射（打瞌睡时颈部过低会反射性抬头）及视听反射（突然的光声刺激可引起转颈）的结构基础；f. 内侧纵束，位于前索，将中脑及前庭神经核的冲动传至脊髓上颈段中间带，继而支配前角运动神经元，协同眼球的运动和头颈部的运动，是眼球震颤和头眼反射（头部向左右、上下转动时眼球向头部运动的相反方向移动）的结构基础。

3. 脊髓反射

许多肌肉、腺体和内脏反射的初级中枢均在脊髓，脊髓对骨骼肌、腺体和内脏传入的刺激进行分析，通过联络神经元完成节段间与高级中枢的联系，支配骨骼肌、腺体的反射性活动。主要的脊髓反射有两种。

（1）牵张反射，骨骼肌被牵引时，引起肌肉收缩和肌张力增高。当突然牵伸骨骼肌时，引起被牵伸的骨骼肌快速收缩，如膝反射。骨骼肌持续被牵伸，出现肌张力增高，以维持身体的姿势即姿势反射。这两种反射弧径路大致相同。这种反射不仅有赖于完整的脊髓反射弧，还要受皮质脊髓束的抑制。如果皮质脊髓束的抑制作用被阻断，就会出现肌张力增高、腱反射亢进和病理反射，这是锥体束损害的主要征象。

（2）屈曲反射，当肢体受到伤害性刺激时，屈肌快速收缩，以逃避这种刺激，为一种防御反射。当屈肌活动时，牵张反射便被抑制，伸肌的肌张力降低。

4. 脊髓的功能

脊髓的功能主要表现在两方面：其一为上、下行传导通路的中继站；其二为反射中枢。脊髓中大量的神经细胞是各种感觉及运动的中转站，上、下行传导束在各种感觉及运动冲动的传导中起重要作用。此外，脊髓的独特功能即脊髓反射，分为躯体反射和内脏反射，前者指骨骼肌的反射活动，如牵张反射、屈曲反射和浅反射等，后者指一些躯体 - 内脏反射、内脏 - 内脏反射和内脏 - 躯体反射，如竖毛反射、膀胱排尿反射和直肠排便反射等。

（二）病损表现及定位诊断

脊髓损害的临床表现主要为运动障碍、感觉障碍、反射异常及自主神经功能障碍，前两者对脊髓病变水平的定位很有帮助。

1. 不完全性脊髓损害

（1）前角损害，呈节段性下运动神经元性瘫痪，表现为病变前角支配的肌肉萎缩，腱反射消失，无感觉障碍和病理反射，常伴有肌束震颤，肌电图上出现巨大综合电位。常见于进行性脊肌萎缩，脊髓前角灰质炎等。

（2）后角损害，病灶侧相应皮节出现同侧痛温觉缺失、触觉保留的分离性感觉障碍，常见于脊髓空洞症、早期髓内胶质瘤等疾病。

（3）中央管附近的损害，由于来自后角的痛温觉纤维在白质前联合处交叉，该处病变产生双侧对称的分离性感觉障碍，痛温觉减弱或消失，触觉保留，常见于脊髓空洞症，脊髓中央管积水或出血等疾病。

（4）侧角损害，C_8 ～ L_2 侧角是脊髓交感神经中枢，受损出现血管舒缩功能障碍、泌汗障碍和营养障碍等，C_8 ～ T_1 病变时产生 Horner 征（眼裂缩小、眼球轻微内陷、瞳孔缩小或伴同侧面部少汗或无汗）。S_2-S_4 侧角为副交感中枢，损害时产生膀胱直肠功能障碍和性功能障碍。

（5）前索损害，脊髓丘脑前束受损造成对侧病变水平以下粗触觉障碍，刺激性病变出现病灶对侧水平以下难以形容的弥散性疼痛，常伴感觉过敏。

（6）后索损害，薄束、楔束损害时出现振动觉、位置觉障碍，感觉性共济失调，由于精细触觉障碍而不能辨别在皮肤书写的字和几何图形。后索刺激性病变在相应的支配区可出现电击样剧痛。

（7）侧索损害，脊髓侧索损害导致肢体病变水平以下同侧上运动神经元性瘫痪和对侧痛温觉障碍。

（8）脊髓束性损害，以选择性侵犯脊髓内个别传导束为特点，薄束、楔束损害可见深感觉障碍，锥体束损害可见中枢性瘫痪，脊髓小脑束损害可见小脑性共济失调。

（9）脊髓半侧损害，可引起脊髓半切综合征，主要特点是病变节段以下同侧上运动神经元性瘫痪、深感觉障碍、精细触觉障碍及血管舒缩功能障碍，对侧痛温觉障碍。由于后角细胞发出的纤维先在同侧上升 1 ～ 2 个节段后再经白质前连合交叉至对侧组成脊髓丘脑束，故对侧传导束性感觉障碍平面较脊髓损害节段水平低。

2. 脊髓横贯性损害

脊髓横贯性损害多见于急性脊髓炎及脊髓压迫症。主要症状为受损平面以下各种感觉缺失，上运动神经元性瘫痪及括约肌障碍等。急性期往往出现脊髓休克症状，包括损害平面以下弛缓性瘫痪，肌张力减低，腱反射减弱，病理反射阴性及尿潴留。一般持续 2 ～ 4 周后，反射活动逐渐恢复，转变为中枢性瘫痪，出现肌张力增高、反射亢进、病理征阳性和反射性排尿等。慢性压迫症状常因损害结构不同而症状各异。不同节段横贯性损害的临床表现有以下几点。

（1）高颈髓（C_1 ～ C_4），损害平面以下各种感觉缺失，四肢呈上运动神经元性瘫痪，括约肌障碍，四肢和躯干多无汗。常伴有枕部疼痛及头部活动受限。C_3-C_5 节段受损将出现膈肌瘫痪，腹式呼吸减弱或消失。此外，如三叉神经脊束核受损，则出现同侧面部外侧痛、温觉丧失。如副神经核受累则可见同侧胸锁乳突肌及斜方肌无力和萎缩。如病变由枕骨大孔波及颅后窝，可引起延髓及小脑症状，如吞咽困难、饮水呛咳、共济失调和眼球震颤等。

（2）颈膨大（C_5 ～ T_2），两上肢呈下运动神经元性瘫痪，两下肢呈上运动神经元性瘫痪。病灶平面以下各种感觉缺失，可有肩部和上肢的放射性痛，尿便障碍。C_8 ～ T_1 节段侧角细胞受损产生 Horner 征。上肢腱反射的改变有助于受损节段的定位，如肱二头肌反射减弱或消失而肱三头肌反射亢进，提示病损在 C_5 或 C_6；肱二头肌反射正常而肱三头肌反射减弱或消失，提示病损在 C_7。

（3）胸髓（T_3 ～ L_2），T_4 ～ T_5 脊髓节段是血供较差而最易发病的部位，损害时，该平面以下各种感觉缺失，双下肢呈上运动神经元性瘫痪，括约肌障碍，受损节段常伴有束带感。如病变位于 T_{10} ～ T_{11} 时可导致腹直肌下半部无力，当患者于仰卧位用力抬头时，可见脐孔被腹直肌上半部牵拉而向上移动，称比弗征。如发现上（T_7 ～ T_8）、中（T_9-T_{10}）和下（T_{11} ～ T_{12}）腹壁反射消失，亦有助于各节段的定位。

（4）腰膨大（L_1 ～ S_2），受损时出现双下肢下运动神经元性瘫痪，双下肢及会阴部位各种感觉缺失，括约肌障碍。腰膨大上段受损时，神经根痛位于腹股沟区或下背部，下段受损时表现为坐骨神经痛。如损害平面在 L_2 ～ L_4 则膝反射往往消失，如病变在 S_1 ～ S_2 则踝反射往往消失。如 S_1 ～ S_3 受损则出现阳痿。

（5）脊髓圆锥（S_3 ～ S_5 和尾节），支配下肢运动的神经来自腰膨大，故脊髓圆锥损害无双下肢瘫痪，也无锥体束征。肛门周围和会阴部感觉缺失，呈鞍状分布，肛门反射消失和性功能障碍。髓内病变可出现分离性感觉障碍。脊髓圆锥为括约肌功能的副交感中枢，因此圆锥病变可出现真性尿失禁。见于外伤和肿瘤。

（6）马尾神经根，马尾和脊髓圆锥病变的临床表现相似，但马尾损害时症状和体征可为单侧或不对称。根性疼痛和感觉障碍位于会阴部、股部和小腿，下肢可有下运动神经元性瘫痪，括约肌障碍常不明显。见于外伤性腰椎间盘脱出（L_1 或 L_2 以下）和马尾肿瘤。

第二节 脑神经

脑神经为与脑相连的周围神经，共 12 对。它们的排列序数是以出入脑的部位前后次序而定的，其中第Ⅰ、Ⅱ对脑神经属于大脑和间脑的组成部分，在脑内部分是其 2 和 3 级神经元的纤维束，第Ⅲ神经对脑神经与脑干相连。脑干内有与各脑神经相应的神经核，一般运动核靠近中线，感觉核在其外侧。其中第Ⅲ、Ⅳ对脑神经核在中脑，第Ⅴ、Ⅴ、Ⅶ、Ⅷ对脑神经核在脑桥，第Ⅸ、Ⅹ、Ⅺ、Ⅺ对脑神经核在延髓。只有副神经的一部分从颈髓的上 4 节前角发出。

脑神经按功能可分为：①运动性神经（第Ⅲ、Ⅳ、Ⅴ、Ⅺ、Ⅻ对）；②感觉性神经（第Ⅰ、Ⅱ、Ⅷ对）；③混合性神经（第Ⅴ、ⅤⅦ、Ⅹ、Ⅹ对）。有些脑神经（第Ⅲ、Ⅵ、Ⅸ、Ⅹ对）中还含有副交感神经纤维。12 对脑神经除面神经核下部及舌下神经核只受对侧皮质脑干束支配外，其余脑神经运动核均受双侧支配。

脑神经的主要解剖及生理功能见表 1-1。

表 1-1　脑神经的解剖及生理功能

脑神经	性质	进出颅部位	连接脑部位	功能
嗅神经（Ⅰ）	感觉性	筛孔	端脑（嗅球）	传导嗅觉
视神经（Ⅱ）	感觉性	视神经孔	间脑（视交叉）	传导视觉
动眼神经（Ⅲ）	运动性	眶上裂	中脑（脚间窝）	支配提上睑肌、上直肌、下直肌、内直肌、下斜肌、瞳孔括约肌及睫状肌
滑车神经（Ⅳ）	运动性	眶上裂（第二支）	中脑（前髓帆）	支配上斜肌
三叉神经（Ⅴ）	混合性	卵圆孔（第三支）	脑桥（脑桥臂）	传导面部、鼻腔及口腔黏膜感觉，支配咀嚼肌
展神经（Ⅵ）	运动性	眶上裂	脑桥延髓沟（中部）	支配外直肌
面神经（Ⅶ）	混合性	内耳门 - 茎乳孔	脑桥延髓沟（外侧部）	支配面部表情肌、泪腺、唾液腺，传导舌前 2/3 的味觉及外耳道感觉
前庭蜗神经（Ⅷ）	感觉性	内耳门	脑桥延髓沟（外侧端）	传导听觉及平衡觉
舌咽神经（Ⅸ）	混合性	颈静脉孔	延髓橄榄后沟（上部）	传导舌后 1/3 的味觉和咽部感觉，支配咽肌、腮腺
迷走神经（Ⅹ）	混合性	颈静脉孔	延髓橄榄后沟（中部）	支配咽、喉肌和胸腹内脏运动
副神经（Ⅺ）	运动性	颈静脉孔	延髓橄榄后沟（下部）	支配胸锁乳突肌和斜方肌
舌下神经（Ⅻ）	运动性	舌下神经管	延髓前外侧沟	支配舌肌

一、嗅神经

（一）解剖结构及生理功能

嗅神经（olfactory nerve，Ⅰ）为特殊内脏感觉神经，传导气味刺激所产生的嗅觉冲动，起于鼻腔上部（并向上鼻甲及鼻中隔上部延伸）嗅黏膜内的嗅细胞（1 级神经元）。

嗅细胞是双极神经元，其中枢突集合成约20条嗅丝（嗅神经），穿过筛板的筛孔和硬脑膜达颅前窝，终止于嗅球（2级神经元）。嗅球神经元发出的纤维再经嗅束至外侧嗅纹而终止于嗅中枢（颞叶钩回、海马回前部及杏仁核）。一部分纤维经内侧嗅纹及中间嗅纹分别终止于胼胝体下回及前穿质，与嗅觉的反射联络有关。嗅觉传导通路是唯一不在丘脑换神经元，而将神经冲动直接传到皮质的感觉通路。

（二）病损表现及定位诊断

1. 嗅中枢病变

嗅中枢病变不引起嗅觉丧失，因左右两侧有较多的联络纤维。但嗅中枢的刺激性病变可引起幻嗅发作，患者常发作性地嗅到特殊的气味，如臭鸡蛋、烧胶皮的气味。可见于颞叶癫痫的先兆期或颞叶海马附近的肿瘤。

2. 嗅神经、嗅球及嗅束病变

颅前窝颅底骨折累及筛板，可撕脱嗅神经造成嗅觉障碍，可伴脑脊液流入鼻腔；额叶底部肿瘤或嗅沟病变压迫嗅球、嗅束，可导致一侧或两侧嗅觉丧失。

3. 鼻腔局部病变

鼻腔局部病变往往产生双侧嗅觉减退或缺失，与嗅觉传导通路无关，见于鼻炎、鼻部肿物及外伤等。

二、视神经

（一）解剖结构及生理功能

视神经（optic nerve，II）为特殊的躯体感觉神经，是由视网膜神经节细胞的轴突聚集而成，主要传导视觉冲动。视网膜内的神经细胞主要分三层，最外层为视杆细胞和视锥细胞，它们是视觉感受器，前者位于视网膜周边，与周边视野有关，后者集中于黄斑中央，与中央视野（视敏度）有关；第二层为双级细胞（1级神经元）；第三层为视网膜神经节细胞（2级神经元）。神经节细胞的轴突在视乳头处形成视神经，经视神经孔进入颅中窝，在蝶鞍上方形成视交叉，来自视网膜鼻侧的纤维交叉至对侧，而颞侧的纤维不交叉，继续在同侧走行。不交叉的纤维与来自对侧视网膜的交叉纤维合成视束，终止于外侧膝状体（3级神经元）。在外侧膝状体换神经元后再发出纤维，经内囊后肢后部形成视辐射，而终止于枕叶视皮质中枢（距状裂两侧的楔回和舌回），此区也称纹状区。黄斑的纤维投射于纹状区的中央部，视网膜周围部的纤维投射于纹状区的周边部。在视觉径路中，尚有光反射纤维，在外侧膝状体的前方离开视束，经上丘臂进入中脑上丘和顶盖前区，与两侧动眼神经副核联系，司瞳孔对光反射。

视神经从其构造来看，并无周围神经的神经鞘膜结构，因此视神经不属于周围神经。由于其是在胚胎发育时间脑向外突出形成视器的一部分，故视神经外面包有三层脑膜延续而来的三层被膜，脑蛛网膜下腔也随之延续到视神经周围，因此当颅内压增高时，常出现视盘水肿；若视神经周围的蛛网膜下腔闭塞（炎症粘连等）则不出现视盘水肿。

（二）病损表现及定位诊断

1. 视神经不同部位损害所产生的视力障碍与视野缺损

视觉径路在脑内经过的路线是前后贯穿全脑的，视觉径路的不同部位损害，可产生不同程度的视力障碍及不同类型的视野缺损。一般在视交叉以前的病变可引起单侧或双侧视神经麻痹，视交叉受损多引起双颞侧偏盲，视束病变多引起两眼对侧视野的偏盲（同向性偏盲）。

（1）视神经损害，产生同侧视力下降或全盲。常由视神经本身病变、受压迫或高颅压引起。视神经病变的视力障碍重于视网膜病变。眼动脉或视网膜中央动脉闭塞可出现突然失明；视盘炎或球后视神经炎可引起视力障碍及中央部视野缺损（中心暗点），视力障碍经数小时或数天达高峰；高颅压所致视盘水肿多引起周边部视野缺损及生理盲点扩大；视神经压迫性病变，可引起不规则的视野缺损，最终产生视神经萎缩及全盲；癔症和视觉疲劳可引起重度周边视野缺损称管状视野。

（2）视交叉损害，视交叉外侧部病变引起同侧眼鼻侧视野缺损，见于颈内动脉严重硬化压迫视交叉外侧部；视交叉正中部病变，可出现双眼颞侧偏盲，常见于垂体瘤、颅咽管瘤和其他鞍内肿瘤的压迫等；整个视交叉损害，可引起全盲，如垂体瘤卒中。

（3）视束损害，一侧视束损害出现双眼对侧视野同向性偏盲，偏盲侧瞳孔直接对光反射消失。常见于颞叶肿瘤向内侧压迫时。

（4）视辐射损害，视辐射全部受损，出现两眼对侧视野的同向偏盲，见于病变累及内囊后肢时。部分视辐射受损出现象限盲，如视辐射下部受损，出现两眼对侧视野的同向上象限盲，见于颞叶后部肿瘤或血管病；视辐射上部受损，出现两眼对侧视野的同向下象限盲，见于顶叶肿瘤或血管病。

（5）枕叶视中枢损害，一侧枕叶视皮质中枢局限性病变，可出现对侧象限盲；一侧枕叶视中枢完全损害，可引起对侧偏盲，但偏盲侧对光反射存在，有黄斑回避现象；枕叶视中枢刺激性损害，可使对侧视野出现闪光型幻视；枕叶前部受损引起视觉失认。该损害多见于脑梗死、枕叶出血或肿瘤压迫等。

2. 视盘异常

（1）视盘水肿，是颅内压增高的主要客观体征之一，其发生是由颅内压增高影响视网膜中央静脉和淋巴回流所致。眼底检查早期表现为视盘充血、边缘模糊不清、生理凹陷消失、静脉淤血；严重时视盘隆起、边缘完全消失及视盘周边或视网膜上片状出血。见于颅内占位性病变（肿瘤、脓肿或血肿）、脑出血、蛛网膜下腔出血、脑膜炎、静脉窦血栓等引起颅内压增高的疾病。视盘水肿尚需与其他眼部疾病鉴别，见表1-2。

表 1-2　视盘水肿与其他眼部疾病的鉴别

症状和体征	视盘水肿	视盘炎	假性视盘水肿	高血压性眼底改变
视力	早期常正常 晚期减退	早期迅速减退	正常	常不受影响
视野	晚期盲点扩大 周边部视野缺损	向心性视野缩小	正常	不定
眼底 视盘隆起 视网膜血管 出血	>2 个屈光度 静脉淤血 可见点片状出血	<2 个屈光度 动脉、静脉充血 出血少见	<2 个屈光度 血管充盈 无	可达 3 ～ 6 个屈光度 动脉硬化改变明显 多见且广泛

（2）视神经萎缩，表现为视力减退或消失，瞳孔扩大，对光反射减弱或消失。视神经萎缩可分为原发性和继发性。原发性视神经萎缩表现为视盘苍白而界限清楚，筛板清晰，常见于视神经受压、球后视神经炎、多发性硬化及变性疾病等；继发性视神经萎缩表现为视盘苍白，边界不清，不能窥见筛板，常见于视盘水肿及视盘炎的晚期。外侧膝状体后和视辐射的病变不出现视神经萎缩。

三、动眼、滑车和展神经

（一）解剖结构及生理功能

动眼、滑车和展神经共同支配眼外肌，管理眼球运动，合称眼球运动神经，其中动眼神经还支配瞳孔括约肌和睫状肌。

1. 动眼神经

动眼神经（Ⅲ）为支配眼肌的主要运动神经，包括运动纤维和副交感纤维两种成分。动眼神经起自中脑上丘的动眼神经核，此核较大，可分为 3 个部分：①外侧核，为运动核，左右各一，位于中脑四叠体上丘水平的导水管周围腹侧灰质中；发出动眼神经的运动纤维走向腹侧，经过红核组成动眼神经，由中脑脚间窝出脑，在大脑后动脉与小脑上动脉之间穿过，向前与后交通动脉伴行，穿过海绵窦之侧壁经眶上裂入眶，支配上睑提肌、上直肌、内直肌、下斜肌、下直肌。②正中核或称佩利阿核，位于中线上，两侧埃 - 魏（E-W）核之间，不成对，发出动眼神经的副交感纤维到达两眼内直肌，主管两眼的辐辏运动。③ E-W 核：位于正中核的背外侧，中脑导水管周围的灰质中，发出动眼神经的副交感神经节前纤维入睫状神经节交换神经元，其节后纤维支配瞳孔括约肌和睫状肌，司瞳孔缩小及晶状体变厚而视近物，参与缩瞳和调节反射。

2. 滑车神经

滑车神经（Ⅳ）含运动性纤维，起自中脑动眼神经核下端、四叠体下丘的导水管周围腹侧灰质中的滑车神经核，其纤维走向背侧顶盖，在顶盖与前髓帆交界处交叉，经下丘下方出中脑，再绕大脑脚至腹侧脚底，穿过海绵窦外侧壁，与动眼神经伴行，经眶上裂入眶后，越过上直肌和上睑提肌向前走行，支配上斜肌。

3. 展神经

展神经（Ⅵ）含运动性纤维，起自脑桥中部被盖中线两侧的展神经核，其纤维从脑桥延髓沟内侧部出脑后，向前上方走行，越颞骨岩尖及鞍旁海绵窦的外侧壁，在颅底经较长的行程后，由眶上裂入眶，支配外直肌。

眼球运动是一项精细而协调的工作，在眼外肌中只有外直肌和内直肌呈单一水平运动，其他肌肉都有向几个方向运动的功能，既可互相抵消，又可互相协同，以完成眼球向某一方向的运动，保证影像投射在两侧视网膜的确切位置。如上直肌与下斜肌同时收缩时眼球向上，而其内收与外展的力量及内旋与外旋的力量正好抵消；上斜肌与下斜肌协同外直肌外展时，向下与向上的力量及内旋与外旋的力量正好抵消。眼球运动过程中眼外肌的功能也进行相应的协调。如眼球外旋 23° 时，上直肌变成了纯粹的提肌，下直肌变为纯粹的降肌；眼球极度内旋时，上斜肌则变为降肌，下斜肌变成了提肌。各眼外肌的主要收缩方向是复视检查的基础。

两眼的共同运动无论是随意性运动还是反射性运动永远都是同时和协调的，这就要求与眼球运动有关的所有神经核团间的相互紧密联系，这一功能是通过内侧纵束来实现的。两侧的内侧纵束，上自中脑背盖，下抵颈髓，紧靠中线，沿脑干下行，与皮质下的视觉中枢及听觉中枢（四叠体上丘及下丘）联系，并连接双侧动眼神经核和对侧展神经核，完成视听刺激引起头及眼向刺激侧不随意的反射性转动。内侧纵束还接受来自颈髓、前庭神经核、网状结构以及来自皮质和基底核的神经冲动。

（二）病损表现及定位诊断

1. 不同部位的眼肌损害

根据损害部位不同可分为周围性、核性、核间性及核上性四种眼肌麻痹。如眼肌麻痹仅限于眼外肌而瞳孔括约肌功能正常，称眼外肌麻痹；相反瞳孔括约肌麻痹而眼外肌正常，称眼内肌麻痹；眼内肌与眼外肌均麻痹，称全眼肌麻痹。

（1）周围性眼肌麻痹可分为以下几种。①动眼神经麻痹：完全损害时表现为上睑下垂，眼球向外下斜视（由于外直肌及上斜肌的作用），不能向上、向内、向下转动，复视，瞳孔散大，光反射及调节反射均消失。常见于颅内动脉瘤、结核性脑膜炎、颅底肿瘤等。②滑车神经麻痹：单纯滑车神经麻痹少见，多合并动眼神经麻痹。其单纯损害表现为眼球位置稍偏上，向外下方活动受限，下视时出现复视。③展神经麻痹：患侧眼球内斜视，外展运动受限或不能，伴有复视。常见于鼻咽癌颅内转移、脑桥小脑脚肿瘤或糖尿病等。因展神经在脑底行程较长，在高颅压时常受压于颞骨岩尖部，或受牵拉而出现双侧麻痹，此时无定位意义。

动眼、滑车及展神经合并麻痹很多见，此时眼肌全部瘫痪，眼球只能直视前方，不能向任何方向转动，瞳孔散大，光反射及调节反射消失。常见于海绵窦血栓及眶上裂综合征。

（2）核性眼肌麻痹，是指脑干病变（血管病、炎症、肿瘤）致眼球运动神经核（动眼、滑车和展神经核）损害所引起的眼球运动障碍。核性眼肌麻痹与周围性眼肌麻痹的临床表现类似，但有以下3三个特点：①双侧眼球运动障碍，动眼神经核紧靠中线，病变时常为双侧动眼神经核的部分受累，引起双侧眼球运动障碍。②脑干内邻近结构的损害，展神经核病变常损伤围绕展神经核的面神经纤维，故同时出现同侧的周围性面神经麻痹；同时累及三叉神经和锥体束，出现三叉神经麻痹和对侧偏瘫。③分离性眼肌麻痹，核性眼肌麻痹可表现为个别神经核团选择性损害，如动眼神经核亚核多且分散，病变时可仅累及其中部分核团而引起某一眼肌受累，其他眼肌不受影响。动眼神经核性麻痹需与核下性麻痹相鉴别，见表1-3。

表1-3　动眼神经核性与核下性麻痹的鉴别

特征	动眼神经核性麻痹	动眼神经核下性麻痹
损伤范围	动眼神经核位于中线，两侧靠近，核性损伤多双侧	动眼神经除起始部外双侧距离较远，损伤多单侧
损伤程度	核群呈长柱状且分散，较小损害多呈部分损伤，呈分离性眼肌麻痹	完全性损害，呈全眼肌麻痹
眼轮匝肌	动眼神经核有部分纤维至面神经核而支配眼轮匝肌，核性损害可伴眼轮匝肌麻痹	不伴眼轮匝肌麻痹
瞳孔括约肌	瞳孔括约肌受E-W核副交感纤维支配，核性损害可不累及E-W核，瞳孔括约肌正常	损伤E-W核加入动眼神经的副交感纤维，瞳孔括约肌受累
其他结构	多伴脑干邻近结构受累，出现相应症状	多伴动眼神经邻近结构受累，出现相应症状

（3）核间性眼肌麻痹，病变主要损害脑干的内侧纵束，故又称内侧纵束综合征。内侧纵束是眼球水平性同向运动的重要联络通路，它连接一侧动眼神经的内直肌核与对侧展神经核，同时还与脑桥的侧视中枢相连，而实现眼球的水平同向运动。核间性眼肌麻痹多见于脑干腔隙性梗死或多发性硬化。可表现为以下3种类型。①前核间性眼肌麻痹：病变位于脑桥侧视中枢与动眼神经核之间的内侧纵束上行纤维。表现为双眼向对侧注视时，患侧眼球不能内收，对侧眼球可外展，伴单眼眼球震颤。辐辏反射正常，支配内聚的核上通路位置平面高些而未受损。由于双侧内侧纵束位置接近，同一病变也可使双侧内侧纵束受损，出现双眼均不能内收。②后核间性眼肌麻痹：病变

位于脑桥侧视中枢与展神经核之间的内侧纵束下行纤维。表现为两眼向病灶同侧注视时，患侧眼球不能外展，对侧眼球内收正常；刺激前庭，患侧可出现正常外展动作；辐辏反射正常。③一个半综合征：一侧脑桥被盖部病变，引起脑桥侧视中枢和对侧已交叉过来的联络同侧动眼神经内直肌核的内侧纵束同时受累。表现为患侧眼球水平注视时既不能内收又不能外展；对侧眼球水平注视时不能内收，可以外展，但有水平眼球震颤。

（4）核上性眼肌麻痹，亦称中枢性眼肌麻痹，是指由于大脑皮质眼球同向运动中枢、脑桥侧视中枢及其传导束损害，使双眼出现同向注视运动障碍。临床可表现出以下凝视麻痹。①水平注视麻痹：a. 皮质侧视中枢（额中回后部）受损，可产生两眼侧视麻痹。破坏性病变（如脑出血）出现双眼向病灶对侧凝视麻痹，故表现双眼向病灶侧共同偏视；刺激性病变（如癫痫）可引起双眼向病灶对侧共同偏视。b. 脑桥侧视中枢受损，位于展神经核附近的副展神经核及旁中线网状结构，发出的纤维到达同侧的展神经核和对侧的动眼神经内直肌核，支配双眼向同侧注视，并受对侧皮质侧视中枢控制。此处破坏性病变可造成双眼向病灶侧凝视麻痹，向病灶对侧共同偏视。②垂直注视麻痹：上丘是眼球垂直同向运动的皮质下中枢，上丘的上半司眼球的向上运动，上丘的下半司眼球的向下运动。上丘病变时可引起眼球垂直运动障碍。上丘上半受损时，双眼向上同向运动不能，称帕里诺综合征，常见于松果体区肿瘤。上丘上半刺激性病变可出现发作性双眼转向上方，称动眼危象。上丘下半损害时，可引起两眼向下同向注视障碍。

核上性眼肌麻痹临床上有 3 个特点：①双眼同时受累；②无复视；③反射性运动仍保存，即患者双眼不能随意向一侧运动，但该侧突然出现声响时，双眼可反射性转向该侧，这是由颞叶有纤维与Ⅲ、Ⅳ和Ⅴ脑神经联系所致。

2. 不同眼肌麻痹导致的复视

复视是眼外肌麻痹时经常出现的表现，是指某一眼外肌麻痹时，眼球向麻痹肌收缩的方向运动不能或受限，并出现视物双影。复视产生的原因主要是当眼肌麻痹时患侧眼轴偏斜，注视物不能投射到双眼视网膜的对应点上，视网膜上不对称的刺激在视中枢引起两个影像的冲动，患者则感到视野中有一实一虚两个影像，即所谓的真像和假像。健眼能使外界物体的影像投射到黄斑区，视物为实像（即真像）；有眼肌麻痹的患眼则使外界物体的影像投射到黄斑区以外的视网膜上，视物为虚像（即假像）。

复视成像的规律是一侧外直肌麻痹时，眼球偏向内侧，虚像位于实像外侧；一侧内直肌麻痹时，眼球偏向外侧，虚像位于实像内侧；支配眼球向上运动的眼肌麻痹时，眼球向下移位，虚像位于实像之上；支配眼球向下运动的眼肌麻痹时，眼球向上移位，虚像位于实像之下。复视最明显的方位出现在麻痹肌作用力的方向上。临床上可根据复视最明显的方位结合实、虚像的位置关系来判断麻痹的眼外肌，如右侧外直肌麻痹，虚像在实像外侧，双眼向右侧转动时复视最明显。

3. 不同部位损害所致的瞳孔改变

（1）瞳孔的大小，是由动眼神经的副交感神经纤维（支配瞳孔括约肌）和颈上交感神经节发出的节后神经纤维（支配瞳孔散大肌）共同调节的。当动眼神经的副交感神经纤维损伤时出现瞳孔散大，而交感神经纤维损伤时出现瞳孔缩小。在普通光线下瞳孔的直径为 3 ～ 4mm，一般认为瞳孔直径 <2mm 为瞳孔缩小，>5mm 为瞳孔散大。①瞳孔缩小：见于颈上交感神经径路损害。交感中枢位于下丘脑（1 级神经元），发出的纤维至 C_8 ～ T_2 侧角的脊髓交感中枢（2 级神经元），交换神经元后纤维经胸及颈交感干至颈上交感神经节（3 级神经元），交换神经元后节后纤维经颈内动脉交感神经丛至上睑板肌、眼眶肌、瞳孔开大肌及汗腺和血管。一侧颈上交感神经径路损害常见于 Horner 综合征。如果损害双侧交感神经的中枢径路，则出现双侧瞳孔针尖样缩小，见于脑桥出血、脑室出血压迫脑干或镇静催眠药中毒等。②瞳孔散大：见于动眼神经麻痹。由于动眼神经的副交感神经纤维在神经的表面，所以当颞叶钩回疝时，可首先出现瞳孔散大而无眼外肌麻痹。视神经病变失明及阿托品类药物中毒时瞳孔也可散大。

（2）瞳孔光反射异常，见于光反射通路损害。瞳孔对光反射是指受到光线刺激后瞳孔缩小的反射，可分为直接光反射和间接光反射。其传导通路为，光线 → 视网膜 → 视神经 → 视交叉 → 视束 → 上丘臂 → 上丘 → 中脑顶盖前区 → 两侧 E-W 核 → 动眼神经 → 睫状神经节 → 节后纤维 → 瞳孔括约肌。传导径路上任何一处损害均可引起瞳孔光反射消失和瞳孔散大。但由于司瞳孔光反射的纤维不进入外侧膝状体，所以外侧膝状体、视辐射及枕叶视觉中枢损害引起的中枢性失明不出现瞳孔散大及光反射消失。

（3）辐辏及调节反射异常，辐辏及调节反射是指注视近物时双眼会聚（辐辏）及瞳孔缩小（调节）的反射，两者也合称集合反射。辐辏及调节反射的传导通路是，（辐辏反射）两眼内直肌 ← 动眼神经正中核视网膜 → 视神经 → 视交叉 → 视束 → 外侧膝状体 → 枕叶纹状区—顶盖前区（调节反射）瞳孔括约肌、睫状肌 ← 动眼神经 E-W 核调节反射丧失见于白喉（损伤睫状神经）及脑炎（损伤中脑）。辐辏反射丧失见于帕金森综合征（由于肌强直）及中脑病变。

（4）阿 - 罗瞳孔，表现为两侧瞳孔较小，大小不等，边缘不整，光反射消失而调节反射存在。是由顶盖前区的光反射径路受损所致，常见于神经梅毒、偶见于多发性硬化及带状疱疹等。由于顶盖前区内支配瞳孔光反射和调节反射的神经纤维并不相同，所以调节反射仍然存在。

（5）埃迪瞳孔，又称强直性瞳孔，多见于中年女性，表现为一侧瞳孔散大，直接、间接光反射及调节反射异常。在普通光线下检查，病变瞳孔光反射消失；但在暗处强光持续照射，瞳孔可出现缓慢的收缩，光照停止后瞳孔又缓慢散大。调节反射也同样反应缓慢，以一般方法检查瞳孔不缩小，但让患者较长时间注视一近物后，瞳孔可缓慢缩小，而且比正常侧还小，停止注视后可缓慢恢复。伴有全身腱反射（特别是膝反射和跟腱反射）减弱或消失。若同时伴有节段性无汗及直立性低血压等，称为埃迪综合征，其病因和发病机制尚不清楚。

四、三叉神经

（一）解剖结构及生理功能

三叉神经（trigeminal nerve，Ⅴ）为混合性神经，含有一般躯体感觉和特殊内脏运动两种神经纤维。感觉神经司面部、口腔及头顶部的感觉，运动神经支配咀嚼肌的运动。

1. 感觉神经纤维

第1级神经元位于三叉神经半月节，三叉神经半月节位于颞骨岩尖三叉神经压迹处，颈内动脉的外侧和海绵窦的后方。三叉神经半月节与脊髓后根神经节相似，含假单极神经细胞，其周围突分为眼神经、上颌神经和下颌神经三个分支，分布于头皮前部和面部的皮肤及眼、鼻、口腔内黏膜，分别经眶上裂、圆孔及卵圆孔入颅。其中枢突进入脑桥后，深感觉纤维终止于三叉神经中脑核；触觉纤维终止于三叉神经感觉主核；痛温觉纤维沿三叉神经脊束下降，终止于三叉神经脊束核。三叉神经脊束核是最长的脑神经核，从脑桥至第二颈髓后角，来自面部中央区（口周）的痛温觉纤维止于脊束核的上部；来自面部周围区（耳周）的纤维止于此核的下部。这种节段特点，在临床上有较重要的定位意义。由感觉主核及脊束核的2级神经元发出的纤维交叉至对侧组成三叉丘系上升，止于丘脑腹后内侧核，从丘脑3级神经元发出的纤维经内囊后肢最后终止于中央后回感觉中枢的下1/3区。

（1）眼神经（第1支），接受来自颅顶前部头皮、前额、鼻背、上睑的皮肤及鼻腔上部、额窦、角膜与结膜等处的黏膜感觉，经眶上裂入颅。眼神经是角膜反射的传入纤维。

（2）上颌神经（第2支），分布于眼与口裂之间的皮肤、上唇、上颌牙齿和齿龈、硬腭和软腭、扁桃体窝前部、鼻腔、上颌窦及鼻咽部黏膜等，经圆孔入颅。

（3）下颌神经（第3支），是混合神经，与三叉神经运动支并行，感觉纤维分布于耳颞区和口裂以下的皮肤、下颌部的牙齿及牙龈、舌前2/3、口腔底部黏膜、外耳道和鼓膜，经卵圆孔入颅。

2. 运动神经纤维

三叉神经运动纤维起自脑桥三叉神经运动核，发出纤维在脑桥的外侧出脑，经卵圆孔出颅，走行于下颌神经内，支配咀嚼肌（颞肌、咬肌、翼内肌、翼外肌）和鼓膜张肌等。主要司咀嚼运动和张口运动。翼内、外肌的功能是将下颌推向前下，故一侧神经麻痹时，张口时下颌向患侧偏斜。三叉神经运动核受双侧皮质脑干束支配。

3. 角膜反射通路

刺激角膜通过以下通路引起闭眼反应。角膜 → 三叉神经眼支 → 三叉神经半月神经节 → 三叉神经感觉主核 → 两侧面神经核 → 面神经 → 眼轮匝肌（出现闭眼反应）。角膜反射是由三叉神经的眼神经与面神经共同完成的。当三叉神经第 1 支（眼神经）或面神经损害时，均可出现角膜反射消失。

（二）病损表现及定位诊断

1. 三叉神经周围性损害

周围性损害包括三叉神经半月节、三叉神经根或三个分支的病变。刺激性症状主要表现为三叉神经痛；破坏性症状主要表现为三叉神经分布区域感觉减弱或消失，咀嚼肌麻痹，张口时下颌向患侧偏斜。多见于颅中窝脑膜瘤、鼻咽癌颅底转移及三叉神经节带状疱疹病毒感染等。

（1）三叉神经半月节和三叉神经根的病变，表现为三叉神经分布区的感觉障碍，角膜反射减弱或消失，咀嚼肌瘫痪。多数合并有第Ⅶ、Ⅷ对脑神经和同侧小脑损伤的症状和体征。

（2）三叉神经分支的病变，表现为三叉神经各分支分布范围内的痛、温、触觉均减弱或消失。如为眼神经病变可合并角膜反射减弱或消失；如为下颌神经病变可合并同侧咀嚼肌无力或瘫痪，张口时下颌向患侧偏斜。

2. 三叉神经核性损害

（1）感觉核，三叉神经脊束核损害表现为同侧面部洋葱皮样分离性感觉障碍，特点为：①分离性感觉障碍，痛温觉缺失而触觉和深感觉存在；②洋葱皮样分布，三叉神经脊束核很长，当三叉神经脊束核上部损害时，出现口鼻周围痛温觉障碍，而下部损害时，则面部周边区及耳廓区域痛温觉障碍，可产生面部洋葱皮样分布的感觉障碍。常见于延髓空洞症、延髓背外侧综合征及脑干肿瘤等。

（2）运动核，一侧三叉神经运动核损害产生同侧咀嚼肌无力或瘫痪，并可伴肌萎缩，张口时下颌向患侧偏斜。常见于脑桥肿瘤。

五、面神经

（一）解剖结构及生理功能

面神经（facial nerve，ⅤⅦ）为混合性神经，其主要成分是运动神经，司面部的表情运动；次要成分为中间神经，含有内脏运动纤维、特殊内脏感觉纤维和躯体感觉纤维，司味觉和腺体（泪腺及唾液腺）的分泌，以及内耳、外耳道等处的皮肤感觉。

1. 运动纤维

运动纤维发自位于脑桥下部被盖腹外侧的面神经核，其纤维行于背内侧，绕过展神经核，再向前下行，于脑桥下缘邻近听神经处出脑。此后与位听神经并行，共同进入内耳孔，在内听道底部，面神经与位听神经分离，再经面神经管下行，在面神经管转弯处横过膝状神经节，沿途分出镫骨肌神经和鼓索神经，最后经茎乳孔出颅，穿过腮腺，支配除了咀嚼肌和上睑提肌以外的面部诸表情肌及耳部肌、枕肌、颈阔肌及镫骨肌等。支配上部面肌（额肌、皱眉肌及眼轮匝肌）的神经元受双侧皮质脑干束控制，支配下部面肌（颊肌及口轮匝肌）的神经元受对侧皮质脑干束控制。

2. 感觉纤维

面神经的感觉纤维为中间神经，分为以下 2 种。

（1）味觉纤维，是感觉纤维中最主要的部分。味觉的第 1 级神经元在膝状神经节，周围突沿面神经下行，在面神经管内，离开面神经向前走，形成鼓索神经，参加到舌神经（三叉神经下颌支的分支）中，终止于舌前 2/3 味蕾，司舌前 2/3 味觉；中枢突形成面神经的中间神经，在运动支的外侧进入脑桥，与舌咽神经的味觉纤维一起，终止于孤束核（第 2 级神经元）。从孤束核发出纤维交叉至对侧，位于内侧丘系的内侧上行，终止于丘脑外侧核（第 3 级神经元），再发出纤维终止于中央后回下部。

（2）一般躯体感觉纤维，感觉细胞也位于膝状神经节内，接受来自鼓膜、内耳、外耳及外耳道皮肤的感觉冲动。这些纤维病变时则产生耳痛。

3. 副交感神经纤维

副交感神经纤维司泪腺、舌下腺及颌下腺的分泌。从脑桥上泌涎核发出的副交感神经，经中间神经 → 鼓索神经 → 舌神经至颌下神经节，其节后纤维支配舌下腺及颌下腺的分泌。司泪腺分泌的纤维经中间神经加入岩浅大神经，至翼腭神经节，节后纤维支配泪腺。

（二）病损表现及定位诊断

面神经损伤根据不同部位分中枢性及周围性，各有其特点。

1. 上运动神经元损伤所致的中枢性面神经麻痹

病变在一侧中央前回下部或皮质延髓束，临床仅表现为病灶对侧下面部表情肌瘫痪，即鼻唇沟变浅、口角轻度下垂，而上部面肌（额肌和眼轮匝肌）不受累，皱眉、皱额和闭眼动作均无障碍。常见于脑血管病等。

2. 下运动神经元损伤所致的周围性面神经麻痹

病变在面神经核或核以下周围神经，临床表现为同侧面肌瘫痪，即患侧额纹变浅或消失，不能皱眉，眼裂变大，眼睑闭合无力，用力闭眼时眼球向上外方转动，显露白色巩膜，称为贝尔征，患者鼻唇沟变浅，口角下垂并歪向健侧，鼓腮漏气，不能吹口哨，食物易残存于颊部与齿龈之间。周围性面神经麻痹时，还可以进一步根据伴发的症状和体征确定病变的具体部位。

（1）面神经管前损害，①面神经核损害：除表现周围性面神经麻痹外，常伴有展神经麻痹，对侧锥体束征，病变在脑桥。常见于脑干肿瘤及血管病。②膝状神经节损害：表现为周围性面神经麻痹，舌前2/3味觉障碍及泪腺、唾液腺分泌障碍（鼓索受累），可伴有听觉过敏（镫骨肌神经受累），耳后部剧烈疼痛，鼓膜和外耳道疱疹，称亨特综合征。常见于膝状神经节带状疱疹病毒感染。

（2）面神经管内损害，表现为周围性面神经麻痹伴有舌前2/3味觉障碍及唾液腺分泌障碍，为面神经管内鼓索神经受累；如还伴有听觉过敏，则病变多在镫骨肌神经以上。

（3）茎乳孔以外病变，只表现为周围性面神经麻痹。

面神经麻痹的定位诊断，首先要区别是周围性面神经麻痹，还是中枢性面神经麻痹（表1-4）。如为周围性面神经麻痹，还要区分是脑干内还是脑干外。这种明确的定位对疾病的定性诊断有重要价值。

表1-4 周围性与中枢性面神经麻痹的鉴别

特征	周围性面神经麻痹	中枢性面神经麻痹
面瘫程度	重	轻
症状表现	面部表情肌瘫痪使表情动作丧失	病灶对侧下部面部表情肌瘫痪（鼻唇沟变浅和口角下垂），额支无损（两侧中枢支配），皱额、皱眉和闭眼动作无障碍；病灶对侧面部随意动作丧失而哭、笑等动作仍保存；常伴有病灶对侧偏瘫和中枢性舌下神经瘫
恢复速度	缓慢	较快
常见病因	面神经炎	脑血管疾病及脑部肿瘤

六、前庭蜗神经

（一）解剖结构及生理功能

前庭蜗神经（vestibulocochlear nerve，Ⅷ）又称位听神经，是特殊躯体感觉性神经，由蜗神经和前庭神经组成。

1. 蜗神经

蜗神经起自内耳螺旋神经节（蜗神经节）的双极神经元（1级神经元），其周围突感受内耳螺旋器（Corti器）毛细胞的冲动，中枢突进入内听道组成蜗神经，终止于脑桥尾端的蜗神经前后核（2级神经元），发出的纤维一部分经斜方体至对侧，一部分在同侧上行，形成外侧丘系，终止于四叠体的下丘（听反射中枢）及内侧膝状体（3级神经元），内侧膝状体发出纤维经内囊后肢形成听辐射，终止于颞横回皮质听觉中枢。蜗神经主要传导听觉。

2. 前庭神经

前庭神经起自内耳前庭神经节的双极细胞（1级神经元），其周围突分布于三个半规管的椭圆囊、球囊和壶腹，感受身体和头部的空间移动。中枢突组成前庭神经，和蜗神经一起经内耳孔入颅腔，终止于脑桥和延髓的前庭神经核群（内侧核、外侧核、上核和脊髓核）（2级神经元）。发出的纤维一小部分经过小脑下脚止于小脑的绒球小结叶；由前庭神经外侧核发出的纤维构成前庭脊髓束，止于同侧前角细胞，调节躯体平衡；来自其他前庭神经核的纤维加入内侧纵束，与眼球运动神经核和上颈髓联系，调节眼球及颈肌反射性活动。前庭神经的功能为反射性调节机体的平衡，调节机体对各种加速度的反应。

（二）病损表现及定位诊断

1. 蜗神经

蜗神经损害时主要表现为听力障碍和耳鸣。

2. 前庭神经

前庭神经损害时可表现为眩晕、眼球震颤及平衡障碍。

七、舌咽、迷走神经

舌咽神经（glossopharyngeal nerve，IX）和迷走神经（vagus nerve，X）均为混合性神经，都包括特殊内脏运动、一般内脏运动（副交感）、一般内脏感觉和躯体感觉四种成分，另外，舌咽神经还包含特殊内脏感觉纤维。两者有共同的神经核（疑核和孤束核）、共同的走行和共同的分布特点。疑核发出的纤维随舌咽神经和迷走神经支配软腭、咽、喉和食管上部的横纹肌，舌咽神经和迷走神经的一般内脏感觉纤维的中枢突终止于孤束核。

（一）解剖结构及生理功能

1. 舌咽神经

（1）感觉神经，①特殊内脏感觉纤维：胞体位于下神经节，中枢突止于孤束核，周围突分布于舌后1/3味蕾，传导味觉。②一般内脏感觉纤维：胞体亦位于下神经节，中枢突止于孤束核，周围突接受咽、扁桃体、舌后1/3、咽鼓管和鼓室等处黏膜，接受黏膜的感觉；分布于颈动脉窦和颈动脉小球的纤维（窦神经）与呼吸、血压和脉搏的调节有关。③一般躯体感觉纤维：胞体位于上神经节，其周围突分布于耳后皮肤，中枢突到三叉神经脊束核，接受耳部皮肤的一般感觉。

（2）特殊内脏运动纤维，起自延髓疑核，经颈静脉孔出颅，支配茎突咽肌，功能是提高咽穹隆，与迷走神经共同完成吞咽动作。

（3）副交感纤维，为一般内脏运动纤维，起自下泌涎核，经鼓室神经、岩浅小神经，终止于耳神经节，其节后纤维分布于腮腺，司腮腺分泌。

2. 迷走神经

迷走神经是行程最长、分布范围最广的脑神经。

（1）感觉纤维，①一般躯体感觉纤维：胞体位于上神经节（颈静脉神经节）内，中枢突止于三叉神经脊束核，周围突分布于外耳道、耳廓凹面的一部分皮肤（耳支）及硬脑膜；②一般内脏感觉纤维：胞体位于下神经节（结状神经节）内，中枢突止于孤束核，周围突分布于咽、喉、食管、气管及胸腹腔内诸脏器。

（2）特殊内脏运动纤维，起自疑核，由橄榄体的背侧出延髓，经颈静脉孔出颅，支配软腭、咽及喉部的横纹肌。

（3）副交感纤维，为一般内脏运动纤维，起自迷走神经背核，其纤维终止于迷走神经丛的副交感神经节，发出的节后纤维分布于胸腹腔诸脏器，控制平滑肌、心肌和腺体的活动。

（二）病损表现及定位诊断

1. 舌咽、迷走神经共同损伤

舌咽、迷走神经彼此邻近，有共同的起始核，常同时受损，表现为声音嘶哑、吞咽困难、饮水呛咳及咽反射消失，称延髓麻痹（真性延髓麻痹），临床上也习惯称为延髓麻痹。一侧损伤时症状较轻，张口时可见瘫痪一侧的软腭弓较低，腭垂偏向健侧，患者发“啊”音时患侧软腭上抬受限，患侧咽部感觉缺失，咽反射消失，见于吉兰-巴雷综合征及 Wallenberg 综合征等。舌咽、迷走神经的运动核受双侧皮质脑干束支配，当一侧损害时不出现延髓麻痹症状，当双侧皮质延髓束损伤时才出现构音障碍和吞咽困难，而咽反射存在，称假性延髓麻痹，常见于两侧大脑半球的血管病变。真性延髓麻痹需与假性延髓麻痹相鉴别（见表 1-5）。

表 1-5　真性延髓麻痹与假性延髓麻痹的鉴别

特征	真性延髓麻痹	假性延髓麻痹
病变部位	舌咽、迷走神经，（一侧或两侧）	双侧皮质脑干束
下颌反射	消失	亢进
咽反射	消失	存在
强哭强笑	无	有
舌肌萎缩	可有	无
双锥体束征	无	常有

2. 舌咽、迷走神经单独受损

舌咽神经麻痹主要表现为咽部感觉减退或丧失、咽反射消失、舌后 1/3 味觉丧失和咽肌轻度瘫痪。迷走神经麻痹时出现声音嘶哑、构音障碍、软腭不能提升、吞咽困难、咳嗽无力和心动过速等。出现舌咽神经或迷走神经单独受损的症状，而无脑干受损的长束体征，提示脑干外神经根病变。

八、副神经

（一）解剖结构及生理功能

副神经（accessory nerve，XI）为运动神经，由延髓支和脊髓支两部分组成，分别包括特殊内脏运动纤维和躯体运动纤维。延髓支起自延髓疑核，颅内部分在颈静脉孔处与脊髓部分相分离，加入迷走神经，构成喉返神经，支配声带运动；脊髓支起自颈髓第 1 ～ 5 节段前角腹外侧细胞柱，其纤维经枕大孔入颅，与延髓支汇合，再经颈静脉孔出颅，支配胸锁乳突肌和斜方肌。胸锁乳突肌的功能是使头转向对侧，斜方肌支配耸肩动作。双侧胸锁乳突肌同时收缩时颈部前屈，双侧斜方肌同时收缩时头向后仰。

（二）病损表现及定位诊断

1. 一侧副神经核或其神经损害

一侧副神经核或其神经损害表现为同侧胸锁乳突肌和斜方肌萎缩，患者向病变对侧转颈不能，患侧肩下垂并耸肩无力。颅后窝病变时，副神经常与迷走神经和舌咽神经同时受损（颈静脉孔综合征）。出颈静脉孔后，副神经主干和分支可因淋巴结炎、颈部穿刺及外科手术等受损。由于副神经受两侧皮质脑干束支配，故一侧皮质脑干束损害，不出现副神经受损症状。

2. 双侧副神经核或其神经损害

双侧副神经核或其神经损害表现为双侧胸锁乳突肌均力弱，患者头前屈无力，直立困难，多呈后仰位，仰卧位时不能抬头。

九、舌下神经

（一）解剖结构及生理功能

舌下神经（hypoglossal nerve，Ⅻ）为躯体运动神经，支配舌肌运动。位于延髓第四脑室底舌下神经三角深处的舌下神经核发出轴突在橄榄体与锥体之间出脑，经舌下神经管出颅，分布于同侧舌肌。舌向外伸出主要是颏舌肌向前牵拉的作用，舌向内缩回主要是舌骨舌肌的作用。舌下神经只受对侧皮质脑干束支配。

（二）病损表现及定位诊断

1. 舌下神经核上性病变

一侧病变时，伸舌偏向病灶对侧。此因正常时两侧颏舌肌运动将舌推向前方，若一侧颏舌肌肌力减弱，则健侧肌运动将舌推向偏瘫侧，无舌肌萎缩及肌束颤动，称中枢性舌下神经麻痹。常见于脑血管病等。

2. 舌下神经及核性病变

一侧病变表现为患侧舌肌瘫痪，伸舌偏向患侧；两侧病变则伸舌受限或不能，同时伴有舌肌萎缩。舌下神经核的病变可伴有肌束颤动，见于肌萎缩侧索硬化或延髓空洞症等。

第三节　周围神经

周围神经是指脊髓及脑干软脑膜以外的所有神经结构，即除嗅、视神经以外的所有脑神经和脊神经。其中与脑相连的部分为脑神经，与脊髓相连的为脊神经。分布于体表、骨、关节和骨骼肌的为躯体神经；分布于内脏、血管、平滑肌和腺体的为内脏神经。多数周围神经为混合神经，包含感觉纤维、运动纤维、交感纤维、副交感纤维，还包被有结缔组织膜、血管及淋巴管等。

在脑神经、脊神经和内脏神经中，各自都含有感觉和运动成分。感觉传入神经由脊神经后根、后根神经节和脑神经的神经节构成，将皮肤、关节、肌腱和内脏神经的冲动由感受器传向中枢神经系统；运动传出神经由脊髓前角和侧角发出的脊神经前根和脑干运动核发出的脑神经构成，将神经冲动由中枢神经系统传出到周围的效应器。由于内脏神经的传出部分专门支配不直接受人意识控制的平滑肌、心肌和腺体的运动，故又将内脏传出神经称为自主神经。自主神经又根据形态和功能分为交感神经和副交感神经两部分。脑神经已在本章脑神经一节中详述，本节主要叙述脊神经和自主神经。

一、脊神经

（一）解剖结构及生理功能

与脊髓相连的周围神经即脊神经，每对脊神经借前根和后根连于一个脊髓节段。前根属运动纤维，后根属感觉纤维，因此脊神经为混合性，一般含有躯体感觉纤维、躯体运动纤维、内脏传入纤维和内脏运动纤维 4 种成分。31 对脊神经可分为 5 部分，即 8 对颈神经，12 对胸神经，5 对腰神经，5 对骶神经和 1 对尾神经。每条脊神经干在出椎间孔后立即分为前支、后支、脊膜支和交通支。前支分别交织成丛，即颈丛、臂丛、腰丛和骶丛，由各丛再发出分支分布于躯干前外侧和四肢的肌肉和皮肤，司肌肉运动和皮肤感觉；后支分成肌支和皮支，肌支分布于项、背和腰骶部深层肌，司肌肉运动，皮支分布于枕、项、背、腰、骶及臀部皮肤，司皮肤感觉；脊膜支分布于脊髓被膜、血管壁、骨膜、韧带和椎间盘等处，一般感觉和内脏运动；交通支为连于脊神经与交感干之间的细支。

脊神经在皮肤的分布有明显的节段性，尤其是颈神经和胸神经的分布。如 T_2 分布于胸骨角水平；T_4 分布于乳头平面；T_6 分布于剑突水平；T_8 分布于肋弓下缘；T_{10} 分布于脐水平；T_{12} 和 L_1 分布于腹股沟水平。四肢的皮神经分布也有一定规律性。如分布到上肢的臂丛中 C_5 和 T_1 神经分布到上肢近端外侧和内侧，C_6 ～ C_8 神经分布于上肢远段及手部。这种分布规律对临床上判断损伤的节段定位具有重要的应用价值。

（二）病损表现及定位诊断

周围神经损伤的临床表现是受损神经支配范围内的感觉、运动、反射和自主神经功能异常。其部位及范围随受损神经的分布而异，但有其共同的特性。

1. 脊神经病变导致的运动障碍

前根损害表现为支配节段下运动神经元性瘫痪，不伴有感觉障碍；神经丛和神经干损害为支配区内的运动、感觉、自主神经功能障碍；神经末梢损害为四肢远端对称性下运动神经元性瘫痪。如与呼吸肌有关的脊神经根受累，会出现呼吸肌麻痹引起呼吸困难。运动障碍也可分刺激性和麻痹性两类症状。

（1）刺激性症状，可表现为肌束震颤、肌痉挛和肌肉痛性痉挛等。①肌束震颤：为肌肉静息时观察到的肌肉颤动，可见于正常人，伴有肌肉萎缩时则为异常，见于运动神经元损伤导致的各种疾病。②肌痉挛：为一个或多个运动单位短暂的自发性痉挛性收缩，较肌束震颤缓慢，持续时间长，邻近的运动单位常呈交替性、间断性收缩，如面神经损伤引起的偏侧面肌痉挛。③肌肉痛性痉挛：为一块肌肉或一个肌群短暂的伴有疼痛的收缩，是一种生理现象，病理状态下出现频率增加，常见于活动较多的肌肉如腓肠肌，肌肉用力收缩时可诱发，按摩可减轻。

（2）麻痹性症状，为下运动神经元性瘫痪，可出现肌力减弱或丧失、肌萎缩、肌张力低。①肌力减弱或丧失：四肢对称性肌无力可见于多发性神经病及吉兰 - 巴雷综合征。前者的肌无力多出现在肢体远端，下肢重于上肢；后者的肌无力多出现在肢体和躯干，可伴有呼吸肌麻痹。②肌萎缩：轴突变性或神经断伤时，由于肌肉失去神经营养作用而发生萎缩。临床上，数周内出现肌肉萎缩并进行性加重，如能在 12 个月内建立神经再支配，则有完全恢复的可能；多数情况下，肌萎缩与肌无力平行出现，但脱髓鞘性神经病时，虽有肌无力，但一般无轴突变性（轴索型除外），肌肉萎缩不明显。

2. 脊神经病变导致的感觉障碍

脊神经病变可出现分布区内的感觉障碍。后根损害为节段分布的感觉障碍，常有剧烈根痛；神经丛和神经干损害为分布区的感觉障碍，常伴有疼痛、下运动神经元性瘫痪和自主神经功能障碍；神经末梢损害为四肢远端对称分布的手套 - 袜套样感觉障碍，常伴有运动和自主神经功能障碍。感觉障碍可分刺激性和麻痹性两类症状。

3. 脊神经病变导致的反射变化

脊神经病变导致的反射变化主要包括浅反射及深反射减弱或消失。腱反射消失为神经病的早期表现，尤以踝反射丧失为最常见。在主要损伤小纤维的神经病后期才出现腱反射消失。

4. 脊神经病变导致的自主神经障碍

脊神经病变导致的自主神经障碍为多汗或无汗、黏膜苍白或发绀、皮温降低、皮肤水肿、皮下组织萎缩、角化过度、色素沉着、皮肤溃疡、毛发脱落、指甲光泽消失、甲质变脆、突起增厚及关节肿大。其他可有性功能障碍、膀胱直肠功能障碍、直立性低血压及泪腺分泌减少等。自主神经症状在病程较长或慢性多发性周围神经病中较为常见，如遗传性神经病或糖尿病性神经病。

5. 脊神经病变导致的其他症状

其他症状包括：①动作性震颤，可见于某些多发性神经病；②周围神经肿大，见于麻风、神经纤维瘤、施万细胞瘤、遗传性及慢性脱髓鞘性神经病；③畸形，慢性周围性神经病若发生在生长发育停止前可致手足和脊柱畸形，出现马蹄足、爪形手和脊柱侧弯等；④营养障碍，由于失用、血供障碍和感觉丧失，皮肤、指（趾）甲、皮下组织可发生营养性改变，以远端为明显，加之肢体远端痛觉丧失而易灼伤，可造成手指或足趾无痛性缺失或溃疡，常见于遗传性感觉性神经病。遗传性神经病或慢性周围神经病由于关节感觉丧失及反复损伤，可出现 Charcot 关节。

二、自主神经

（一）解剖结构及生理功能

自主神经支配内脏器官（消化道、心血管、呼吸道及膀胱等）及内分泌腺、汗腺的活动和分泌，并参与调节葡萄糖、脂肪、水电解质代谢，以及体温、睡眠和血压等。自主神经包括交感神经和副交感神经，两者在大脑皮质的调节下通过下丘脑、脑干及脊髓各节段既拮抗又协调地共同调节器官的生理活动，所有调节活动均在无意志控制下进行。自主神经可分为中枢部分和周围部分。

1. 中枢自主神经

中枢自主神经包括大脑皮质、下丘脑、脑干的副交感神经核团，以及脊髓各节段侧角区。大脑皮质各区均有自主神经的代表区，如旁中央小叶与膀胱、肛门括约肌调节有美；岛叶、边缘叶与内脏活动有关。下丘脑是自主神经的皮质下中枢，前区是副交感神经代表区，后区是交感神经代表区，共同调节机体的糖、水、盐、脂肪代谢，以及体温、睡眠、呼吸、血压和内分泌的功能。

2. 周围自主神经

（1）交感神经系统，节前纤维起始于 $C_8 \sim L_2$ 脊髓侧角神经元，经脊神经前根和白交通支到脊髓旁交感干的椎旁神经节和腹腔神经节并换元。节后纤维随脊神经分布到汗腺、血管、平滑肌，而大部分节后纤维随神经丛分布到内脏器官。交感神经兴奋时引起机体消耗增加、器官功能活动增强。

（2）副交感神经系统，节前纤维起自脑干和 $S_2 \sim S_4$，脊髓侧角核团，发出纤维在其支配的脏器附近或在脏器内神经节换元。节后纤维支配瞳孔括约肌、睫状肌、颌下腺、舌下腺、泪腺、鼻腔黏膜、腮腺、气管、支气管、心脏、肝、胰、脾、肾和胃肠等。副交感神经与交感神经作用互相拮抗，兴奋时可抑制机体耗损、增加储能。

自主神经的功能是通过神经末梢释放的神经递质来完成的，可分为胆碱能神经和肾上腺素能神经，前者包括交感神经及副交感神经节前纤维、副交感神经节后纤维，以及支配血管扩张、汗腺和子宫的交感神经节后纤维；后者包括支配心脏、肠道、血管收缩的交感神经节后纤维。内脏器官均受交感神经和副交感神经双重支配，两者既相互拮抗又相互协调，维持机体功能的平衡性、完整性，使机体适应内外环境的变化，任一系统功能亢进或不足都可引起机体功能失调。

（二）病损表现及定位诊断

自主神经功能紊乱也称植物神经功能紊乱，交感神经系统病损可表现副交感神经功能亢进的症状，而副交感神经病损可表现为交感神经功能亢进的症状。

1. 交感神经病损

交感神经病损可出现副交感神经功能亢进的症状，表现为瞳孔缩小、唾液分泌增加、心率减慢、血管扩张、血压降低、胃肠蠕动和消化腺分泌增加、肝糖原储存增加以增加吸收功能、膀胱与直肠收缩促进废物的排出。可见于任何可导致交感神经功能降低或副交感神经功能亢进的疾病。

2. 副交感神经病损

副交感神经病损可出现交感神经功能亢进的症状，表现为瞳孔散大、眼裂增宽、眼球突出、心率加快、内脏和皮肤血管收缩、血压升高、呼吸加快、支气管扩张、胃肠道蠕动分泌功能受抑制、血糖升高及周围血容量增加等。可见于任何可导致副交感神经功能降低或交感神经功能亢进的疾病。

3. 副交感神经病损

副交感神经病损可出现交感神经功能亢进的症状，表现为瞳孔散大、眼裂增宽、眼球突出、心率加快、内脏和皮肤血管收缩、血压升高、呼吸加快、支气管扩张、胃肠道蠕动分泌功能受抑制、血糖升高及周围血容量增加等。可见于任何可导致副交感神经功能降低或交感神经功能亢进的疾病。

三、周围神经损伤的病理类型

周围神经由神经元及其发出的纤维组成，不同病理变化可导致不同的临床表现，常见的周围神经病理变化可分为 4 种。

（一）沃勒变性

沃勒变性是指任何外伤使轴突断裂后，远端神经纤维发生的一切变化。神经纤维断裂后，由于不再有轴浆运输提供维持和更新轴突所必需的成分，其断端远侧的轴突自近向远发生变化和解体。解体的轴突和髓鞘由施万细胞和巨噬细胞吞噬。断端近侧的轴突和髓鞘可有同样的变化，但一般只到最近的一两个郎飞结而不再继续。再生阶段，施万细胞先增生，形成神经膜管，成为断端近侧轴突再生支芽伸向远端的桥梁。接近细胞体的轴突断伤则可使细胞体坏死。

（二）轴突变性

轴突变性是常见的一种周围神经病理改变，可由中毒、代谢营养障碍以及免疫介导性炎症等引起。基本病理生理变化为轴突的变性、破坏和脱失，病变通常从轴突的远端向近端发展，故有"逆死性神经病"之称。其轴突病变本身与沃勒变性基本相似，只是轴突的变性、解体及继发性脱髓鞘均从远端开始。

（三）神经元变性

神经元变性是神经元胞体变性坏死继发的轴突及髓鞘破坏，其纤维的病变类似于轴突变性，不同的是神经元一旦坏死，其轴突的全长在短期内即变性和解体，称神经元病。可见于后根神经节感觉神经元病变，如有机汞中毒、大剂量维生素 B 中毒或癌性感觉神经病等；也可见于运动神经元病损，如急性脊髓灰质炎和运动神经元病等。

（四）节段性脱髓鞘

髓鞘破坏而轴突相对保存的病变称为脱髓鞘，可见于炎症、中毒、遗传性或后天性代谢障碍。病理上表现为神经纤维有长短不等的节段性脱髓鞘破坏，施万细胞增生。在脱髓鞘性神经病时，病变可不规则地分布在周围神经的远端及近端，但长的纤维比短的更易于受损而发生传导阻滞，因此临床上运动和感觉障碍以四肢远端为重。

细胞体与轴突、轴突与施万细胞都有密切关系，因此四种病理变化相互关联。神经元病导致轴突变性，接近细胞体的沃勒变性可以使细胞坏死。轴突变性总是迅速继发脱髓鞘，轻度节段性脱髓鞘不一定继发轴突变性，但严重的脱髓鞘则可发生轴突变性。

第四节 脑与脊髓的血管

一、脑的血管

（一）解剖结构及生理功能

1. 脑的动脉

脑的动脉来源于颈内动脉和椎动脉。以顶枕沟为界，大脑半球前 2/3 和部分间脑由颈内动脉分支供应，大脑半球后 1/3 及部分间脑、脑干和小脑由椎 - 基底动脉供应。由此，脑的动脉分为颈内动脉系和椎 - 基底动脉系。两系动脉又都可分为皮质支和中央支，前者供应大脑皮质及其深面的髓质，后者供应基底核、内囊及间脑等。

（1）颈内动脉

颈内动脉起自颈总动脉，供应大脑半球前2/3和部分间脑。行程中可分4段，即颈部、岩部、海绵窦部和前床突部，后两者合称虹吸部，常弯曲，是动脉硬化的好发部位。主要分支有：①眼动脉，颈内动脉在穿出海绵窦处发出眼动脉，供应眼部；②后交通动脉，在视束下分出，与大脑后动脉吻合，是颈内动脉系和椎-基底动脉系的吻合支；③脉络膜前动脉，在视束下从颈内动脉分出，供应外侧膝状体、内囊后肢的后下部、大脑脚底的中1/3及苍白球等结构；④大脑前动脉，在视神经上方由颈内动脉分出，皮质支分布于顶枕沟以前的半球内侧面、额叶底面的一部分和额、顶两叶上外侧面的上部，中央支供应尾状核、豆状核前部和内囊前肢；⑤大脑中动脉，为颈内动脉的直接延续，皮质支供应大脑半球上外侧面的大部分和岛叶，中央支（豆纹动脉）供应尾状核、豆状核、内囊膝和后肢的前部，因其行程弯曲，在高血压动脉硬化时容易破裂，又称为出血动脉。

（2）椎动脉

椎动脉起自锁骨下动脉，两椎动脉经枕骨大孔人颅后合成基底动脉，供应大脑半球后1/3及部分间脑、脑干和小脑。主要分支有：①椎动脉的主要分支，a.脊髓前、后动脉，见本节脊髓的血管；b.小脑下后动脉，为椎动脉的最大分支，供应小脑底面后部和延髓后外侧部，该动脉行程弯曲易发生血栓，引起交叉性感觉障碍和小脑性共济失调。②基底动脉的主要分支：a.小脑下前动脉，从基底动脉起始段发出，供应小脑下面的前部；b.迷路动脉（内听动脉），发自基底动脉或小脑下前动脉，供应内耳迷路；c.脑桥动脉，为细小分支，供应脑桥基底部；d.小脑上动脉，发自基底动脉末端，供应小脑上部；e.大脑后动脉，为基底动脉的终末支，皮质支供应颞叶内侧面和底面及枕叶，中央支供应丘脑、内外侧膝状体、下丘脑和底丘脑等。大脑后动脉起始部与小脑上动脉之间夹有动眼神经，当颅内压增高时，海马旁回移至小脑幕切迹下方，使大脑后动脉向下移位，压迫并牵拉动眼神经，致动眼神经麻痹。

（3）大脑动脉环由两侧大脑前动脉起始段、两侧颈内动脉末端、两侧大脑后动脉借前、后交通动脉连通形成，使颈内动脉系与椎-基底动脉系相交通。正常情况下动脉环两侧的血液不相混合，当某一供血动脉狭窄或闭塞时，可一定程度通过大脑动脉环使血液重新分配和代偿，以维持脑的血液供应。后交通动脉和颈内动脉交界处、前交通动脉和大脑前动脉的连接处是动脉瘤的好发部位。

2. 脑的静脉

脑的静脉分为大脑浅静脉和大脑深静脉两组。

（1）大脑浅静脉，分为大脑上静脉、大脑中静脉（大脑中浅静脉和大脑中深静脉）及大脑下静脉三组，收集大脑半球外侧面、内侧面及脑岛的血液，汇入脑各静脉窦，并与大脑内静脉相吻合。

（2）大脑深静脉，包括大脑内静脉和大脑大静脉。大脑内静脉由脉络膜静脉和丘脑纹静脉合成，两侧大脑内静脉汇合成大脑大静脉（Galen 静脉），收集半球深部髓质、基底核、间脑和脉络丛等处的静脉血，汇入直窦。

（二）病损表现及定位诊断

脑血管疾病以动脉受累的疾病居多，其症状繁多复杂，不同血管分支的病变因损害不同区域而表现各异。

1. 颈内动脉主干受累

颈内动脉主干受累可出现患侧单眼一过性黑矇、患侧 Horner 征、对侧偏瘫、偏身感觉障碍和偏盲，优势半球受累可出现失语症，非优势半球受累可出现体象障碍。

2. 大脑中动脉受累

（1）主干，①三偏症状：病灶对侧中枢性面舌瘫及偏瘫、偏身感觉障碍、偏盲或象限盲；②优势半球受累可出现失语症，非优势半球受累可出现体象障碍；③可有不同程度的意识障碍。

（2）皮质支，①上分支分布于眶额部、额部、中央前回及顶叶前部，病损时出现对侧偏瘫和感觉缺失，面部及上肢重于下肢，Broca 失语（优势半球）和体象障碍（非优势半球）；②下分支分布于颞极、颞叶前中后部及颞枕部，病损时出现 Wernicke 失语、命名性失语和行为异常等，常无偏瘫。

（3）深穿支，①对侧中枢性偏瘫，上下肢均等，可有面舌瘫；②对侧偏身感觉障碍；③可有对侧同向性偏盲；④优势半球可出现皮质下失语。

3. 大脑前动脉受累

（1）主干，①病灶对侧中枢性面舌瘫及偏瘫，以面舌瘫及下肢瘫为重，可伴轻度感觉障碍；②尿潴留或尿急；③精神障碍如淡漠、反应迟钝、欣快、始动障碍和缄默等，常有强握与吸吮反射；④优势半球受累可出现上肢失用，也可出现 Broca 失语。详见第九章第二节。

（2）皮质支，①对侧下肢远端为主的中枢性瘫，可伴感觉障碍；②对侧下肢短暂性共济失调、强握反射及精神症状。

（3）深穿支，对侧中枢性面舌瘫及上肢近端轻瘫。

4. 大脑后动脉受累

（1）主干出现对侧偏瘫、偏身感觉障碍及偏盲，丘脑综合征，优势半球病变可有失读。

（2）皮质支：①对侧同向性偏盲或象限盲，而黄斑视力保存（黄斑回避现象），双侧病变可出现皮质盲；②优势侧颞下动脉受累可见视觉失认及颜色失认，顶枕动脉受累可有对侧偏盲，视幻觉痫性发作，优势侧病损可有命名性失语。

（3）深穿支：①丘脑穿通动脉受累产生红核丘脑综合征；②丘脑膝状体动脉受累

可见丘脑综合征；③中脑支受累出现 Weber 综合征或 Benedikt 综合征，详见本章第一节。

5. 基底动脉受累

（1）主干引起脑干广泛性病变，累及脑神经、锥体束及小脑，出现眩晕、呕吐、共济失调、瞳孔缩小、四肢瘫痪、肺水肿、消化道出血、昏迷和高热等，甚至死亡。

（2）基底动脉尖部基底动脉尖分出了小脑上动脉和大脑后动脉，供应中脑、丘脑、小脑上部、颞叶内侧及枕叶，受累时可出现基底动脉尖部综合征，表现为：①眼球运动及瞳孔异常；②对侧偏盲或皮质盲；③严重的记忆障碍；④少数患者可有脑干幻觉，表现为大脑脚幻觉（以视幻觉为主，常白天消失，黄昏或晚上出现）及脑桥幻觉（罕见，主要表现为空间知觉障碍）；⑤可有意识障碍。

（3）内听动脉表现为病灶侧耳鸣、听力减退、眩晕、呕吐及眼球震颤。

（4）中脑支可出现 Weber 综合征或 Benedikt 综合征。

（5）脑桥支可出现 Millard-Gubler 综合征。

（6）脑桥旁正中动脉可出现 Foville 综合征。

（7）小脑上动脉可出现脑桥上部外侧综合征。

6. 椎动脉受累

椎动脉发出小脑下后动脉，此两动脉受累可出现 Wallenberg 综合征。

二、脊髓的血管

（一）解剖结构和生理功能

1. 脊髓的动脉

脊髓的动脉供应来自椎动脉的脊髓前动脉和脊髓后动脉及来自根动脉（根前动脉和根后动脉）。在椎动脉下行过程中，不断得到根动脉的增强，共同提供脊髓的血液。

（1）脊髓前动脉，起源于两侧椎动脉的颅内部分，在达延髓的锥体交叉处合成一条，沿脊髓前正中裂下行，每 1cm 左右即分出 3 ～ 4 支沟连合动脉，左右交替地深入脊髓，供应脊髓横断面前 2/3 区域，包括脊髓前角、侧角、灰质连合、后角基部、前索和侧索前部。沟动脉系终末支，易发生缺血性病变。

（2）脊髓后动脉，起源于同侧椎动脉颅内部分，左右各一根，沿脊髓全长后外侧沟下行，分支主要供应脊髓横断面后 1/3 区域，包括脊髓后角的其余部分、后索和侧索后部。脊髓后动脉并未形成一条完整连续的纵行血管，略呈网状，分支间吻合较好，故较少发生供血障碍。

（3）根动脉，脊髓颈段还接受来自椎动脉及甲状腺下动脉分支供应，胸、腰、骶段分别接受来自肋间动脉、腰动脉、髂腰动脉和骶外动脉等分支供应。这些分支均沿脊神经根进入椎管，统称为根动脉，进入椎间孔后分为前后两股，即根前动脉、根后动脉，分别与脊髓前动脉与脊髓后动脉吻合，构成围绕脊髓的动脉冠，此冠状动脉环分出小分支供应脊髓表面结构，并发出小穿通支进入脊髓，为脊髓实质外周部分供血。大多数根动脉较细小，但 C_6、T_9、L_2 三处的根动脉较粗大。由于根动脉补充血供，使脊髓动脉血流十分丰富，不易发生缺血。

根据脊髓动脉分布的特点，循环最不充足的节段常位于相邻的两条根动脉分布区交界处，T_4 和 L_1 最易发生供血不足。

2. 脊髓的静脉

脊髓的静脉主要由脊髓前静脉和脊髓后静脉引流至椎静脉丛，后者向上与延髓静脉相通，在胸段与胸内奇静脉及上腔静脉相通，在腹部与下腔静脉、门静脉及盆腔静脉多处相通。椎静脉丛内压力很低，没有静脉瓣，血流方向常随胸、腹腔压力变化（如举重、咳嗽、排便等）而改变，是感染及恶性肿瘤转移入颅的可能途径。

（二）病损表现及定位诊断

脊髓血管可发生缺血性病变和出血性病变，常发生于脊髓动脉系统，而血管畸形可发生在动静脉系统。因脊髓内结构紧密，较小的血管病变就可造成严重的后果。

1. 脊髓前动脉损害

脊髓前动脉损害为供应脊髓前 2/3 区域的脊髓前动脉发生闭塞所致，主要表现为病灶水平以下的上运动神经元性瘫痪，分离性感觉障碍（痛温觉缺失而深感觉正常）及膀胱直肠功能障碍，称为脊髓前动脉综合征。

2. 脊髓后动脉损害

脊髓后动脉损害由供应脊髓后 1/3 区域的脊髓后动脉闭塞所致，主要表现为病变水平以下的深感觉障碍，痛温觉及肌力保存，括约肌功能常不受累，称为脊髓后动脉综合征。

3. 根动脉损害

病变水平相应节段的下运动神经元性瘫痪，肌张力减低，肌萎缩，多无感觉障碍和锥体束损害，称为中央动脉综合征。

脊髓出血可表现为截瘫、病变水平以下感觉缺失、括约肌功能障碍等急性横贯性脊髓损害表现。脊髓动静脉畸形可如占位性病变一样对脊髓产生压迫症状，表现为病变节段以下的运动障碍和感觉障碍，也可破裂发生局灶性或弥漫性出血，出现脊髓局部损害的症状或横贯性脊髓损害的表现。

第五节　肌肉

一、解剖结构及生理功能

肌肉根据构造不同可分为平滑肌、心肌和骨骼肌。平滑肌主要分布于内脏的中空器官及血管壁，心肌为构成心壁的主要部分，骨骼肌主要存在于躯干和肢体；前两者受内脏神经支配，不直接受意识的管理，属于不随意肌；而骨骼肌直接受人的意识控制，属随意肌。本节主要讨论骨骼肌。骨骼肌是执行运动功能的效应单位，也是机体能量代谢的重要器官。每块骨骼肌由数个至数百个肌束所组成，而肌束又是由数根至数千根并行排列的肌纤维（肌细胞）外包裹肌膜构成。一根肌纤维即是一个肌细胞，由细胞膜（肌膜）、细胞核（肌核）、细胞质（肌浆）和细胞器（线粒体和溶酶体）组成。

骨骼肌受运动神经支配。一个运动神经元发出一根轴突，在到达肌纤维之前分成许多神经末梢，每根末梢到达一根肌纤维形成神经肌肉接头（突触），一个运动神经元同时支配许多肌纤维。来自运动神经的电冲动通过神经肌肉接头的化学传递引起骨骼肌收缩，进而完成各种自主运动。因此运动神经、神经肌肉接头及肌肉本身病变都可引起骨骼肌运动的异常，后两者引起的疾病统称为骨骼肌疾病。

二、病损表现及定位诊断

肌无力是肌肉疾病最常见的表现，另外还有病态性疲劳、肌痛与触痛、肌肉萎缩、肌肉肥大及肌强直等。神经肌肉接头及肌肉本身病变都可引起骨骼肌运动的异常，可见于重症肌无力累及神经肌肉接头，或炎症、离子通道或代谢障碍等累及肌肉本身的疾病等。

（一）神经肌肉接头损伤

突触前膜、突触间隙及突触后膜的病变影响了乙酰胆碱功能而导致运动冲动的电-化学传递障碍，可导致骨骼肌运动障碍。特点为病态性疲劳、晨轻暮重，可累及单侧或双侧，甚至全身肌肉都可无力。病程长时可出现肌肉萎缩。见于重症肌无力、癌性类肌无力综合征、高镁血症、肉毒杆菌中毒及有机磷中毒等。

（二）肌肉损伤

肌肉本身病变多表现为进行性发展的对称性肌肉萎缩和无力，可伴肌肉假性肥大，不伴有明显的失神经支配或感觉障碍的表现。由于特定肌肉萎缩和无力，出现特殊的体态（翼状肩胛）及步态（摇摆步态），可见于肌营养不良。伴有肌肉酸痛可见于肌炎；伴有肌强直可见于强直性肌病；伴有皮炎或结缔组织损害见于多发性皮肌炎。

第六节 运动系统

本节运动一词是指骨骼肌的活动，包括随意运动和不随意运动。随意运动指随本人意志而执行的动作，又称“自主运动”；不随意运动为不经意志控制的自发动作。运动系统由上运动神经元（锥体系统）、下运动神经元、锥体外系统和小脑组成，要完成各种精细而协调的复杂运动，需要整个运动系统的互相配合与协调。此外所有运动都是在接受了感觉冲动以后所产生的冲动，通过深感觉动态地感知使动作能准确执行。运动系统的任何部分损害均可引起运动障碍。

一、解剖结构及生理功能

（一）上运动神经元（锥体系统）

上运动神经元包括额叶中央前回运动区的大锥体细胞（Betz 细胞）及其轴突组成的皮质脊髓束（从大脑皮质至脊髓前角的纤维束）和皮质脑干束（从大脑皮质至脑干脑神经运动核的纤维束）。上运动神经元的功能是发放和传递随意运动冲动至下运动神经元，并控制和支配其活动。上运动神经元损伤后可产生中枢性（痉挛性）瘫痪。

皮质脊髓束和皮质脑干束经放射冠分别通过内囊后肢和膝部下行。皮质脊髓束经中脑大脑脚中 3/5、脑桥基底部，在延髓锥体交叉处大部分纤维交叉至对侧，形成皮质脊髓侧束下行，终止于脊髓前角；小部分纤维不交叉形成皮质脊髓前束，在下行过程中陆续交叉，止于对侧脊髓前角；仅有少数纤维始终不交叉直接下行，陆续止于同侧前角。

皮质脑干束在脑干各个脑神经核的平面上交叉至对侧，分别终止于各个脑神经运动核。需注意的是，除面神经核下部及舌下神经核受对侧皮质脑干束支配外，余脑干运动神经核均受双侧皮质脑干束支配。尽管锥体束主要支配对侧躯体，但仍有一小部分锥体束纤维始终不交叉，支配同侧脑神经运动核和脊髓前角运动神经元，如眼肌、咀嚼肌、咽喉肌、额肌、颈肌及躯干肌等这些习惯左右同时进行运动的肌肉有较多的同侧支配。所以一侧锥体束受损，不引起以上肌肉的瘫痪，中枢性脑神经受损仅出现对侧舌肌和面肌下部瘫痪。而且，因四肢远端比近端的同侧支配更少，锥体束损害导致的四肢瘫痪一般远端较重。另外，在大脑皮质运动区即 Brodmann 第四区，身体各部分均有相应的代表位置，其排列呈手足倒置关系，即头部在中央前回最下面，大腿在其最上面，小腿和足部则在大脑内侧面的旁中央小叶，这种“倒人形”排列。代表区的大小与运动精细和复杂程度有关，与躯体所占体积无关。上肢尤其是手和手指的区域特别大，躯干和下肢所占的区域最小。肛门及膀胱括约肌的代表区在旁中央小叶。

（二）下运动神经元

下运动神经元包括脊髓前角细胞、脑神经运动核及其发出的神经轴突。它是接受锥体系统、锥体外系统和小脑系统各方面冲动的最后通路，是冲动到达骨骼肌的唯一通路，其功能是将这些冲动组合起来，通过周围神经传递至运动终板，引起肌肉的收缩。由脑神经运动核发出的轴突组成的脑神经直接到达它们所支配的肌肉。由脊髓前角运动神经元发出的轴突经前根、神经丛（颈丛：$C_1 \sim C_4$；臂丛：$C_5 \sim T_1$；腰丛 $L_1 \sim L_{4}$_↓；骶丛：$S_5 \sim C_0$）、周围神经到达所支配的肌肉。每一个前角细胞支配 50 ～ 200 根肌纤维，每个运动神经元及其所支配的一组肌纤维称为一个运动单位，它是执行运动功能的基本单元。下运动神经元损伤后可产生周围性（弛缓性）瘫痪。

人体要执行准确的随意运动，还必须维持正常的肌张力和姿势，它们与牵张反射有关。当肌肉被动牵拉引起梭内肌收缩时，其传入冲动经后根进入脊髓，激动脊髓前角 α 运动神经元使梭外肌收缩，肌张力增高，即牵张反射。维持肌张力的初级中枢主要在脊髓，但又受脊髓以上的中枢调节。脑部多个区域（如大脑皮质、前庭核、基底核、小脑和脑干网状结构等）可分别通过锥体束、前庭脊髓束或网状脊髓束等对牵张反射起着易化或抑制作用。锥体束和前庭脊髓束主要起易化作用，而网状脊髓束主要起抑制作用。由锥体束下行的冲动先激动脊髓前角 γ 运动神经元使梭内肌收缩，然后传入冲动经后根进入脊髓，一方面激动脊髓前角 α 运动神经元使梭外肌收缩，肌张力增高；另一方面激动其他节段的中间神经元，使支配拮抗肌的 α 运动神经元受到抑制，使拮抗肌的张力降低，以此形成了一组随意肌调节的完善反馈系统，使各种随意运动执行自如。正常情况下这些易化和抑制作用保持着平衡，维持正常的肌张力，当牵张反射的任何结构和脊髓以上的中枢及下行纤维受到损害，这种平衡则受到破坏，引起肌张力改变。当中枢下行纤维对脊髓 γ 运动神经元的抑制作用减弱或消失时，就引起肌张力增高；而脊髓参与牵张反射的结构受损则出现肌张力降低。

（三）锥体外系统

广义的锥体外系统是指锥体系统以外的所有躯体运动的神经系统结构，包括纹状体系统和前庭小脑系统。目前锥体外系统的解剖生理尚不完全明了，其结构复杂，纤维联系广泛，涉及脑内许多结构，包括大脑皮质、纹状体、丘脑、丘脑底核、中脑顶盖、红核、黑质、脑桥、前庭核、小脑、脑干的某些网状核，以及它们的联络纤维等。这些结构共同组成了多条复杂的神经环路：①皮质—新纹状体—苍白球—丘脑—皮质环路；②皮质—脑桥—小脑—皮质环路；③皮质—脑桥—小脑—丘脑—皮质环路；④新纹状体—黑质—新纹状体环路；⑤小脑齿状核—丘脑—皮质—脑桥—小脑齿状核环路等。

狭义的锥体外系统主要指纹状体系统，包括纹状体（尾状核、壳核和苍白球）、红核、黑质及丘脑底核，总称为基底核。大脑皮质（主要是额叶）发出的纤维，止于新纹状体（尾状核和壳核），由此发出的纤维止于旧纹状体（苍白球），旧纹状体发出的纤维分别止于红核、黑质、丘脑底核和网状结构等处。由红核发出的纤维组成红核脊髓束，由网状结构发出的纤维组成网状脊髓束，均止于脊髓前角运动细胞，调节骨骼肌的随意运动。

锥体外系统的主要功能是，调节肌张力，协调肌肉运动；维持和调整体态姿势；担负半自动的刻板动作及反射性运动，如走路时两臂摇摆等联带动作、表情运动、防御反应和饮食动作等。锥体系统和锥体外系统在运动功能方面是相互不可分割的整体，只有锥体外系统使肌肉保持稳定协调的前提下，锥体系统才能完成某些精确的随意运动，如写字、绘画及刺绣等。另外锥体外系统对锥体系统有一定的依赖性，如有些习惯性动作先由锥体系统发动起来，再在锥体外系统的管理下完成，如上述走路时两臂摆动的联合动作及表情动作等。

锥体外系统损伤后主要出现肌张力变化和不自主运动两大类症状。苍白球和黑质病变多表现为运动减少和肌张力增高综合征，如帕金森病；尾状核和壳核病变多表现为运动递增和肌张力减低综合征，如小舞蹈症；丘脑底核病变可发生偏侧投掷运动。

（四）小脑

小脑是协调随意运动的重要结构，它并不发出运动冲动，而是通过传入纤维和传出纤维与脊髓、前庭、脑干、基底核及大脑皮质等部位联系，达到对运动神经元的调节作用。小脑的主要功能是维持躯体平衡、调节肌张力及协调随意运动。小脑受损后主要出现共济失调与平衡障碍两大类症状。

二、病损表现及定位诊断

运动系统病变时，临床上常常产生瘫痪、肌萎缩、肌张力改变、不自主运动和共济失调等症状。其中运动传导通路受损可以分为上运动神经元性瘫痪和下运动神经元性瘫痪两大类，本节主要叙述两种瘫痪的定位诊断。

（一）上运动神经元性瘫痪

上运动神经元性瘫痪的特点为肌张力增高，腱反射亢进，出现病理反射，无肌肉萎缩，但病程长者可出现失用性肌肉萎缩。上运动神经元各部位病变时瘫痪的特点为以下几种。

1. 皮质型

因皮质运动区呈一条长带，故局限性病变时可出现一个上肢、下肢或面部的中枢性瘫痪，称单瘫。可见于肿瘤压迫、动脉皮质支梗死等。

2. 内囊型

内囊是感觉、运动等传导束的集中地，损伤时出现“三偏”综合征，即偏瘫、偏身感觉障碍和偏盲。多见于急性脑血管病。

3. 脑干型

出现交叉性瘫痪，即病变侧脑神经麻痹和对侧肢体中枢性瘫痪。多见于脑干肿瘤和（或）脑干血管闭塞。

4. 脊髓型

脊髓横贯性损害时，因双侧锥体束受损而出现双侧肢体的瘫痪，如截瘫或四肢瘫。多见于脊髓炎、外伤或肿瘤产生的脊髓压迫症等。

（二）下运动神经元性瘫痪

下运动神经元性瘫痪的特点为肌张力降低，腱反射减弱或消失，肌肉萎缩，无病理反射。下运动神经元各部位病变时瘫痪的特点为以下几种。

1. 脊髓前角细胞

脊髓前角细胞表现为节段性、弛缓性瘫痪而无感觉障碍。如 C_5 前角损害引起三角肌瘫痪和萎缩，$C_8 \sim T_1$ 损害引起手部小肌肉萎缩，L_3 损害使股四头肌萎缩无力，L_5 损害则使踝关节及足趾背屈不能。急性起病多见于脊髓灰质炎；缓慢进展性疾病还可出现肌束震颤，见于运动神经元病等。

2. 前根

损伤节段呈弛缓性瘫痪，亦无感觉障碍。常同时损害后根而出现根性疼痛和节段性感觉障碍。见于髓外肿瘤的压迫、脊膜的炎症或椎骨病变。

3. 神经丛

神经丛含有运动纤维和感觉纤维，病变时常累及一个肢体的多数周围神经，引起弛缓性瘫痪、感觉障碍及自主神经功能障碍，可伴有疼痛。

4. 周围神经

神经支配区的肌肉出现弛缓性瘫痪，同时伴有感觉及自主神经功能障碍或疼痛。多发性周围神经病时出现对称性四肢远端肌肉瘫痪，伴手套 - 袜套样感觉障碍。

第七节 感受系统

感觉是作用于各个感受器的各种形式的刺激在人脑中的直接反应。感觉包括两大类，即特殊感觉（视觉、听觉、味觉和嗅觉）和一般感觉（浅感觉、深感觉和复合感觉）。感觉障碍是神经系统疾病常见的症状和体征，并对神经系统损伤的定位诊断有重要意义。特殊感觉在本章第二节“脑神经”中已分别介绍，本节仅讨论一般感觉。一般感觉可分为以下 3 种。

1. 浅感觉

浅感觉指来自皮肤和黏膜的痛觉、温度觉及触觉。

2. 深感觉

深感觉指来自肌腱、肌肉、骨膜和关节的运动觉、位置觉和振动觉。

3. 复合感觉

复合感觉又称皮质感觉，指大脑顶叶皮质对深浅感觉分析、比较、整合而形成的实体觉、图形觉、两点辨别觉、定位觉和重量觉等。

一、解剖结构及生理功能

（一）各种感觉传导通路

各种一般感觉的神经末梢分别有其特异的感受器，接受刺激后经周围神经、脊髓（脊神经）或脑干（脑神经）、间脑传至大脑皮质的感觉中枢。

1. 痛觉、温度觉传导通路

第1级神经元位于脊神经节内，周围突构成脊神经的感觉纤维，中枢突从后根外侧部进入脊髓后角，起始为第2级神经元，经白质前连合交叉至对侧外侧索，组成脊髓丘脑侧束，终止于丘脑腹后外侧核，再起始第3级神经元，轴突组成丘脑皮质束，至中央后回的中上部和旁中央小叶的后部。

2. 触觉传导通路

第1级神经元位于脊神经节内，周围突构成脊神经的感觉纤维，分布于皮肤触觉感受器，中枢突从后根内侧部进入脊髓后索，其中传导精细触觉的纤维随薄、楔束上行，走在深感觉传导通路中。传导粗略触觉的纤维入后角固有核，其轴突大部分经白质前连合交叉至对侧前索，小部分在同侧前索，组成脊髓丘脑前束上行，至延髓中部与脊髓丘脑侧束合成脊髓丘脑束（脊髓丘系），以后行程同脊髓丘脑侧束。

3. 深感觉传导通路

深感觉传导通路由三级神经元组成，第1级神经元位于脊神经节内，周围突分布于躯干、四肢的肌肉、肌腱、骨膜、关节等处的深部感受器；中枢突从后根内侧部入后索，分别形成薄束和楔束。薄束核和楔束核起始第2级神经元，交叉后在延髓中线两侧和锥体后方上行，形成内侧丘系，止于丘脑腹后外侧核。由此发出第3级神经元，形成丘脑皮质束，经内囊后肢，投射于大脑皮质中央后回的中上部及旁中央小叶后部。

（二）脊髓内感觉传导束的排列

脊髓内感觉传导束主要有传导浅感觉的脊髓丘脑束（脊髓丘脑侧束、脊髓丘脑前束）、传导深感觉的薄束和楔束及脊髓小脑束等。感觉传导束在髓内的排列不尽相同。脊髓丘脑侧束的排列由内向外依次为来自颈、胸、腰、骶的纤维；薄束和楔束位于后索，薄束在内，楔束在外，由内向外依次由来自骶、腰、胸、颈的纤维排列而成，髓内感觉传导束的这种层次排列特点对脊髓的髓内、髓外病变的诊断具有重要价值。如为颈段的髓内肿瘤，浅感觉障碍是按颈、胸、腰、骶的顺序自上向下发展；而如为颈段的髓外肿瘤，感觉障碍的发展顺序则相反。

（三）节段性感觉支配

每个脊神经后根的输入纤维来自一定的皮肤区域，该区域称为皮节。共有 31 个皮节，与神经根节段数相同。绝大多数的皮节是由 2 ～ 3 个神经后根重叠支配，因此单一神经后根损害时感觉障碍不明显，只有两个以上后根损伤才出现分布区的感觉障碍。因而脊髓损伤的上界应比查体的感觉障碍平面高出 1 ～ 2 个节段。这种节段性感觉分布现象在胸段最明显，如乳头平面为 T_4，脐平面为 T_{10}、腹股沟为 T_{12} 和 L_1 支配。上肢和下肢的节段性感觉分布比较复杂，但也仍有其节段性支配的规律，如上肢的桡侧为 C_5 ～ C_7，前臂及手的尺侧为 C_8 及 T_1，上臂内侧为 T_2，股前为 L_1 ～ L_3，小腿前面为 L_4 ～ L_5，小腿及股后为 S_1 ～ S_2，肛周鞍区为 S_4 ～ S_5，支配。脊髓的这种节段性感觉支配，对临床定位诊断有极重要的意义。

（四）周围性感觉支配

若干相邻的脊神经前支在颈部和腰骶部组成神经丛，如颈丛、腰丛和骶丛。再通过神经纤维的重新组合和分配，从神经丛发出多支周围神经，每支周围神经含多个节段的脊神经纤维，因此周围神经在体表的分布与脊髓的节段性分布不同。这是临床上鉴别周围神经损害和脊髓损害的一个重要依据。

二、病损表现及定位诊断

感觉传导通路受损导致感觉障碍，可以分为抑制性症状和刺激性症状两大类。感觉传导通路不同部位受损感觉障碍的分布和特征不同，为定位诊断提供了重要的线索。根据受损部位，可分类如下。

（一）神经干型感觉障碍

神经干型感觉障碍表现为受损害的某一神经干分布区内各种感觉减退或消失，如桡神经麻痹、尺神经麻痹、腓总神经损伤和股外侧皮神经炎等单神经病。

（二）末梢型感觉障碍

末梢型感觉障碍表现为四肢对称性的末端各种感觉障碍（温、痛、触觉和深感觉），呈手套 - 袜套样分布，远端重于近端，常伴有自主神经功能障碍，见于多发性神经病等。

（三）后根型感觉障碍

后根型感觉障碍为单侧节段性感觉障碍，感觉障碍范围与神经根的分布一致。常伴有剧烈的放射性疼痛（神经痛），如腰椎间盘脱出、髓外肿瘤等。

（四）髓内型感觉障碍

1. 后角型

后角损害表现为损伤侧节段性分离性感觉障碍，出现病变侧痛、温觉障碍，而触觉或深感觉保存。这是由痛、温觉纤维进入后角，而一部分触觉和深感觉纤维不经过后角直接进入后索所致。见于脊髓空洞症、脊髓内肿瘤等。

2. 后索型

后索的薄束、楔束损害，则受损平面以下深感觉障碍和精细触觉障碍，出现感觉性共济失调。见于糖尿病、脊髓痨或亚急性联合变性等。

3. 侧索型

因影响了脊髓丘脑侧束，表现为病变对侧平面以下痛、温觉缺失而触觉和深感觉保存（分离性感觉障碍）。

4. 前连合型

前连合为两侧脊髓丘脑束的交叉纤维集中处，损害时出现受损部位双侧节段性分布的对称性分离性感觉障碍，表现为痛、温觉消失而深感觉和触觉存在。见于脊髓空洞症和髓内肿瘤早期。

5. 脊髓半离断型

病变侧损伤平面以下深感觉障碍及上运动神经元性瘫痪，对侧损伤平面以下 1 ～ 2 个节段痛、温觉缺失，亦称脊髓半切综合征。见于髓外占位性病变、脊髓外伤等。

6. 横贯性

脊髓损害即病变平面以下所有感觉（温、痛、触、深）均缺失或减弱，平面上部可能有过敏带。如在颈胸段可伴有锥体束损伤的体征，表现为截瘫或四肢瘫、大小便功能障碍。常见于脊髓炎和脊髓肿瘤等。

7. 马尾圆锥型

马尾圆锥型主要为肛门周围及会阴部呈鞍状感觉缺失，马尾病变出现后根型感觉障碍并伴剧烈疼痛，见于肿瘤、炎症等。

（五）脑干型感觉障碍

脑干型感觉障碍为交叉性感觉障碍。延髓外侧和脑桥下部一侧病变损害脊髓丘脑侧束及三叉神经脊束和脊束核，出现同侧面部和对侧半身分离性感觉障碍（痛、温觉缺失而触觉存在），如 Wallenberg 综合征等；延髓内部病变损害内侧丘系引起对侧的深感觉缺失，而位于延髓外侧的脊髓丘脑束未受损，故痛、温觉无障碍，即出现深、浅感觉分离性障碍；而脑桥上部和中脑的内侧丘系、三叉丘系和脊髓丘脑束已合并在一起，损害时出现对侧面部及半身各种感觉均发生障碍，但多伴有同侧脑神经麻痹，见于炎症、脑血管病、肿瘤等。

（六）丘脑型感觉障碍

丘脑为深浅感觉的第 3 级神经元起始部位，损害时出现对侧偏身（包括面部）完全性感觉缺失或减退。其特点是深感觉和触觉障碍重于痛、温觉，远端重于近端，并常伴发患侧肢体的自发性疼痛（丘脑痛）。多见于脑血管病。

（七）皮质型感觉障碍

大脑皮质中央后回和旁中央小叶后部为皮质感觉中枢，受损时有两个特点：①出现病灶对侧的复合感觉（精细感觉）障碍，如实体觉、图形觉、两点辨别觉、定位觉和对各种感觉强度的比较障碍，而痛、温觉障碍轻。②皮质感觉区范围广，如部分区域损害，可出现对侧一个上肢或一个下肢分布的感觉缺失或减退，称为单肢感觉减退或缺失。如为刺激性病灶，则出现局限性感觉性癫痫（发作性感觉异常）。

第八节　反射

反射是最简单也是最基本的神经活动，它是机体对刺激的非自主反应，如触觉、痛觉或突然牵引肌肉等刺激。反应可为肌肉的收缩，肌肉张力的改变，腺体分泌或内脏反应。临床上主要研究肌肉收缩的反射。

一、解剖结构及生理功能

反射的解剖学基础是反射弧。反射弧的组成是，感受器 → 传入神经元（感觉神经元）→ 中间神经元 → 传出神经元（脊髓前角细胞或脑干运动神经元）→ 周围神经（运动纤维）→ 效应器官（肌肉、分泌腺等）。

反射活动需依赖于完整的反射弧而实现，反射弧中任何一处中断，均可引起反射的减弱和消失。同时反射弧还接受高级神经中枢的抑制和易化，因此当高级中枢病变时，可使原本受抑制的反射（深反射）增强，受易化的反射（浅反射）减弱。

每个反射弧都有其固定的脊髓节段及周围神经，故临床上可通过反射的改变判定病变部位。反射活动的强弱在正常个体间差异很大，但在同一个体两侧上下基本相同，因此在检查反射时要本身左右侧或上下肢对比。一侧或单个反射减弱、消失或增强，则临床意义更大。反射的普遍性消失、减弱或增强不一定是神经系统受损的表现。

生理反射是正常人应具有的反射，包括深反射和浅反射两大类。

（一）深反射

深反射是刺激肌腱、骨膜的本体感受器所引起的肌肉迅速收缩反应，亦称腱反射或肌肉牵张反射，其反射弧是由感觉神经元和运动神经元直接连接组成的单突触反射弧。通常叩击肌腱引起深反射，肌肉收缩反应在被牵张的肌肉最明显。临床上常做的腱反射有肱二头肌反射（$C_5 \sim C_6$）、肱三头肌反射（$C_7 \sim C_8$）、桡骨膜反射（$C_5 \sim C_6$）、膝腱反射（$L_2 \sim L_4$）、跟腱反射（$S_1 \sim S_2$）等。

（二）浅反射

浅反射是刺激皮肤、黏膜及角膜引起的肌肉快速收缩反应。浅反射的反射弧比较复杂，除了脊髓节段性的反射弧外，还有冲动到达大脑皮质（中央前、后回），然后随锥体束下降至脊髓前角细胞。因此中枢神经系统病变及周围神经系统病变均可出现浅反射的减弱或消失。临床上常用的有腹壁反射（T_7 ～ T_{12}）、提睾反射（L_1 ～ L_2）、跖反射（S_1 ～ S_2）、肛门反射（S_4 ～ S_5）、角膜反射和咽反射等。

二、病损表现及定位诊断

（一）深反射减弱或消失

反射弧径路的任何部位损伤均可引起深反射的减弱或消失，如周围神经、脊髓前根、后根、后根节、脊髓前角、后角、脊髓后索的病变。深反射减弱或消失是下运动神经元性瘫痪的一个重要体征。在脑和脊髓损害的断联休克期可使深反射消失；肌肉本身或神经肌肉接头处发生病变也影响深反射，如重症肌无力或周期性瘫痪等；精神紧张或注意力集中在检查部位的患者也可出现深反射受到抑制；镇静安眠药物、深睡、麻醉或昏迷等也可出现深反射减弱或消失。

（二）深反射增强

正常情况下，运动中枢对深反射的反射弧有抑制作用，当皮质运动区或锥体束损害而反射弧完整的情况下，损害水平以下的腱反射弧失去来自上运动神经元的下行抑制作用而出现释放症状，表现为腱反射增强或扩散现象（刺激肌腱以外区域也能引起腱反射的出现）。深反射亢进是上运动神经元损害的重要体征。在神经系统兴奋性普遍增高的神经症、甲状腺功能亢进、手足搐搦症及破伤风等患者虽然也可出现腱反射增强，但并无反射区的扩大。霍夫曼征和罗索里莫征的本质应属牵张反射，一侧出现时有意义，常提示锥体束损害，双侧对称出现无意义。临床上深反射的节段定位（见表1-6）。

表 1-6　深反射定位

反射	检查法	反应	肌肉	神经	节段定位
下颌反射	轻叩微张的下颌中部	下颌上举	咀嚼肌	三叉神经下颌支	脑桥
肩胛反射	叩击两肩胛间	肩胛骨向内移动	大圆肌、肩胛下肌	肩胛下神经	C_3 ～ C_6
肱二头肌反射	叩击置于肱二头肌肌腱上的检查者的手指	肘关节屈曲	肱二头肌	肌皮神经	C_5 ～ C_6
肱三头肌反射	叩击鹰嘴上方肱三头肌肘关节伸直肌腱	肘关节伸直	肱三头肌	桡神经	C_6 ～ C_8

续表

反射	检查法	反应	肌肉	神经	节段定位
桡骨膜反射	叩击桡骨茎突	肘关节屈曲、旋前和手指屈曲	桡肌、肱三头肌、旋前肌	正中神经、桡神经、肌皮神经	$C_5 \sim C_6$
膝反射	叩击膝盖下髌韧带	膝关节伸直	股四头肌	股神经	$L_2 \sim L_4$
跟腱反射	叩击跟腱	足向跖面屈曲	腓肠肌	坐骨神经	$S_1 \sim S_2$
霍夫曼征	弹刮中指指盖	其余各指屈曲	指深屈肌	正中神经	$C_7 \sim T_1$
罗索里莫征	叩击足趾基底部跖面	足趾向跖面屈曲	足底肌	胫神经	$L_5 \sim S_1$

（三）浅反射减弱或消失

脊髓反射弧的中断或锥体束病变均可引起浅反射减弱或消失。故上运动神经元性和下运动神经元性瘫痪均可出现浅反射减弱或消失。需注意昏迷、麻醉、深睡、一岁内婴儿浅反射也可消失，经产妇、肥胖者及老人腹壁反射往往不易引出。每种浅反射均有与节段相当的反射弧，因此浅反射减弱或消失在临床上有一定的节段定位作用。临床上常用的浅反射及节段性定位（见表 1-7）。

表 1-7 浅反射定位

反射	检查法	反应	肌肉	神经	节段定位
角膜反射	轻触角膜	闭眼	眼轮匝肌	三叉、面神经	脑桥
咽反射	轻触咽后壁	软腭上举和呕吐	诸咽喉肌	舌咽、迷走神经	延髓
上腹壁反射	划过腹部上部皮肤	上腹壁收缩	腹内斜肌	肋间神经	$T_7 \sim T_8$
中腹壁反射	划过腹部中部皮肤	中腹壁收缩	腹内斜肌	肋间神经	$T_9 \sim T_{10}$
下腹壁反射	划过腹部下部皮肤	下腹壁收缩	腹内斜肌	肋间神经	$T_{11} \sim T_{12}$
提睾反射	刺激大腿上部内侧皮肤	睾丸上举	提睾肌	生殖股神经	$L_1 \sim L_2$

续表

反射	检查法	反应	肌肉	神经	节段定位
跖反射	轻划足底外侧	足趾及足向跖面屈曲	趾屈肌	坐骨神经	$S_1 \sim S_2$
肛门反射	轻划或针刺肛门附近	肛门外括约肌收缩	肛门括约肌	肛尾神经	$S_4 \sim S_5$

(四)病理反射

病理反射是锥体束损害的指征，常与下肢腱反射亢进、浅反射消失同时存在。巴宾斯基征是最重要的病理征，可由刺激下肢不同部位而产生。有时巴宾斯基征虽为阴性，但可引出其他形式的病理反射，包括 Chaddock 征、Oppenheim 征、Gordon 征、Schaeffer 征和 Gonda 征等。病理反射的检查法及表现详见第四章。

脊髓完全横贯性损害时可出现脊髓自动反射，它是巴宾斯基征的增强反应，又称防御反应或回缩反应。表现为刺激下肢任何部位均可出现双侧巴宾斯基征和双下肢回缩（髋膝屈曲、踝背屈）。若反应更加强烈时，还可合并大小便排空、举阳、射精、下肢出汗、竖毛及皮肤发红，称为总体反射。

（蔡俊燕、葛新）

第二章

颅脑创伤的病理生理

颅脑创伤是外力作用在头颅及其内容物所导致的损伤，由于所遭受外力作用的部位、方式、大小等不同，脑损伤的程度也不相同，往往产生复杂的病理生理变化。头部受外力作用时可发生头皮挫伤、肿胀、裂伤、头皮下血肿等；颅骨可发生线形、洞形和凹陷性或多发性颅底骨折及颅缝分离。颅腔内的病理生理改变有脑外病变，如硬膜下积液、血肿及硬膜外血肿，均可导致继发性脑损害。原发性颅脑创伤为脑组织的损伤，可发生震荡、挫伤、裂伤、脑干创伤及脑水肿等。早期肉眼可见脑表面肿胀，呈紫红色，显微镜下可见脑组织坏死碎块，神经细胞及突触和轴索断裂，血管出血，细胞肿胀；晚期可见形成的瘢痕和脑萎缩。创伤后还有颅内高压、脑血流改变、血-脑屏障、脑细胞代谢、神经递质、内分泌等各种复杂的病理生理变化。

本章重点谈颅脑创伤的机制，以及与脑水肿、血-脑屏障、脑血流变化和颅内压增高等有关的病理变化。

第一节　颅脑创伤的机制

颅脑创伤的病理改变是由致伤因素和致伤方式而决定的。根据机械动能原理，$KE=m\upsilon^2/2g$（KE 为动能，m 为致伤物质量，υ 为速度，g 为重力加速度），致伤物的质量和运动速度决定致伤作用的大小。因此挤压伤主要是取决于致伤物的质量；火器伤主要依飞射物的速度而定，坠落伤则与重力加速度相关。从致伤时头部所处的状态看，又与加速运动、减速运动和旋转运动有关。外力直接作用于头部或间接作用于头部又有所差异。

一、直接暴力

直接暴力系指致伤力直接作用于头部而引起损伤，故无论头颅在何种情况下受伤，都应有直接的着力点，根据头皮、颅骨损伤的部位及暴力作用的方式，即加速性，减速性和挤压性，常能推测脑损伤的部位，甚至可以估计受损组织的病理改变。

1. 加速性损伤

相对静止的头颅突然遭到外力打击，使其从静态瞬间转为动态，因此而造成的脑损伤，称为加速性损伤。其损伤效应有以下 4 种情况：第一，在受力点处造成冲击性损伤，即受力部位的颅骨因受外力的作用而产生暂时性局部凹入变形，致使位于其深面的脑组织受到冲击力而受伤。当外力作用停止，颅骨弹回原状时，在颅骨内板与脑组织之间又形成一暂时性负压腔隙，使受损的脑组织在压力梯度突变的作用下再次受损。第二，在外力作用的对侧，即受力点的远侧端产生脑组织的对冲性损伤，在遭受打击之后，相对静止的头颅立即向着暴力作用的方向移动，但头部的运动因受到躯体的限制而停止，此时脑组织因惯性作用冲撞在颅腔的内壁上，造成对冲性损伤。但头部被迫运动时，往往躯体也随之而动，不是绝对静止，因此在某种程度上缓冲了脑组织与颅腔的冲撞力，从而减轻了对冲伤的程度。第三，当外力作用在完全静止或被固定的头部，即不能随暴力方向移动以缓冲打击的强度时，其着力部位的损伤明显加重，而且常导致颅骨凹陷性或线形骨折。由于头颅固定未动，减少了脑组织在颅腔内的冲撞，对冲性损伤反而较轻。第四，在某些特定的条件下打击头部，如拳击、用头部顶球等，由于头部遭受外力时的状态、着力部位、躯体姿势及致伤物的质量、速度等多方的影响，虽为加速性损伤，但由于头部亦处于运动状态具有较大的缓冲作用，因此局部冲击性损伤往往轻微，而对冲性损伤较重。

2. 减速性损伤

运动着的头颅突然碰撞到外物，迫使其瞬间由动态转为静态，因此而造成的脑损伤称为减速性损伤，如跌伤、坠落伤。其损伤效应主要是对冲性脑损伤，其次为局部冲击伤。因减速性损伤而致对冲性脑损伤的学说较多，但其中与临床表现和病理改变相吻合的机制有以下 3 点：第一，当运动的头颅碰撞外物突然终止时，除有着力点处的颅骨变形外，整个颅骨也因重力或惯性作用发生沿着力轴方向的形态变化，即纵轴变短，横轴变长。因此，位于着力点对侧的颅骨在碰撞的瞬间突然下压，并随之弹回原处，使局部脑组织遭受正压和负压损伤。第二，当头颅碰撞到相对静止的物体而停止运动时，由于惯性作用脑组织仍继续向前移动，从而产生脑在颅腔内的大块运动，这种猛烈的运动致使柔软的脑组织在凹凸不平的颅腔内发生擦挫和冲撞，特别是位于颅前窝和颅中窝的额、颞叶前部底面，损伤更为严重。第三，当颅骨受击发生局部变形，暴力作用于脑，其力轴未通过头部的重心，使脑组织在颅腔内产生旋转运动，不仅可引起脑表面在颅腔内擦挫、冲撞引起损伤，同时由于内灰质与白质、脑实质与脑室腔、大脑半球与脑干之间脑组织各种结构的密度不一致，均可在旋转力和离心力的作用下，在不同结构的界面上产生剪应力，从而引起严重损伤。

减速性损伤致脑对冲伤的规律：①枕部正中着力，常致双侧额颞前端及底部脑挫裂伤。②枕部侧方着力，可致使同侧较轻而以对侧为主的额、颞前端及底部损伤。

③顶枕部着力，多引起对侧额、颞前份底部及外侧的损伤。④顶部着力，若力轴向额部，则导致额叶眶面及颞叶前端损害；若力轴向枕后，则产生同侧枕叶内侧面的挫伤；若力轴向对侧，则引起对侧额颞底部外侧及前端的损伤。⑤颞部侧方着力，多为对侧颞叶前外侧受损，在外侧裂区亦常有广泛的表浅挫伤，暴力作用侧局部也可有小范围挫伤。⑥额部着力，则以暴力作用局部脑损伤为主，枕叶一般无损伤或较轻微，这可能与小脑幕光滑、富于弹性而起到一定的保护作用有关。⑦面部着力，因面颌部的生理骨腔与颅底的骨缝衰减了暴力强度，脑损伤一般较轻，着力点愈靠近颅底部损伤愈重，脑损伤多以对冲伤为主。

3. 挤压性损伤

头颅在相对固定的情况下，为两侧相对的外力挤压而致伤，特别是新生儿出生时，因产道狭窄或因使用产钳，头颅在生产过程中发生变形，常引起颅内出血。偶尔也发生于意外事故所致头部挤压伤。由于暴力作用于头部时，没有加速性或减速性损伤效应，故脑组织往往没有显著损伤，有时颅骨已发生骨折，甚至颅底骨折脑脊液漏，但却无脑损伤表现。不过当挤压暴力过大、作用时间较长时，颅骨可严重变形甚至崩裂，则脑组织亦将发生相应的损伤和压迫。如脑中线结构偏位及脑干下移，甚至可发生脑疝，危及患者生命。

二、间接暴力

间接暴力系暴力作用在身体其他部位进而传递至颅脑的损伤，由于受力点不在头部，一般在头部无法发现伤痕，是一种特殊而又严重的脑损伤类型。

1. 挥鞭样损伤

由于惯性作用，当躯干受到加速性暴力时，总是身体先运动而后头部才开始移动。假设胸部突然受暴力驱动，作用力经颅颈连接部传至头部，后动的头颅与颈椎之间即出现剪应力，可引起颅颈交界处损伤。紧接着头颅就像挥鞭一样被甩向力轴的前方，当躯干运动停止时，头部仍以颅颈交界处为中心继续做旋转运动，直至受到躯干的限制，即反作用力大于作用力时才骤然停止，再次产生剪应力性损伤。此时，在脑组织与颅腔之间，也同样存在剪应力，因为惯性作用使脑组织在旋转加速运动中猛烈冲撞在颅腔内壁上，不仅造成脑表面的挫伤，而且在脑实质内各不同结构的界面上也发生剪应力性损伤。

2. 颅颈连接处损伤

坠落伤时，臀部或双足先着地，由伤者的体重和重力加速度所产生的强大冲击力，由脊柱向上传导致枕骨髁部，可引起严重的枕骨大孔环形陷入骨折，致使后组颅神经、颈髓上段和（或）延髓受损，轻者致残，重者立即死亡。

3. 胸部挤压伤

胸部挤压伤又称创伤性窒息，由胸部挤压伤导致脑损伤，因胸壁突然遭受巨大压力冲击，致使上腔静脉的血流逆行灌入颅内，甚至迫使动脉血亦逆流。由于头部静脉没有静脉瓣膜结构，因此反冲压力常引起毛细血管壁受损，导致上腔静脉所属胸上份、颈部及头面部皮肤和黏膜及脑组织均发生弥散性点状出血。患者可表现脑损伤症状，严重时常因脑缺氧、水肿、出血、癫痫及颅内压增高而出现昏迷。由于胸部创伤又伴有脑损伤，容易引起急性呼吸窘迫综合征（ARDS），病死较高，主要是因肺水肿、出血、萎陷造成气体交换障碍而致死亡，治疗上较为棘手。

第二节　脑水肿

创伤性脑水肿是脑组织受外力打击后的一种病理生理反应，其病理改变主要是脑组织损伤后引起的过多水分聚集于神经细胞内或细胞外间隙，引起脑体积增大和重量增加，脑水肿的严重程度直接影响患者预后。1967 年，Klatzo 将脑水肿分为血管源性（细胞外水肿）和细胞毒性（细胞内水肿）两大类。在创伤性脑水肿的病理过程中两种水肿类型常并存，仅是在不同阶段所表现的程度不同而已。此外，颅脑创伤时因下丘脑遭受直接或间接的损伤或水肿，使 ACTH 分泌不足，引致神经垂体大量释放 ADH，患者因发生抗利尿激素分泌异常综合征（SIADH）而出现水潴留、血容量增加、血液稀释、低血钠、低血浆渗透压，导致血管内水分子向细胞内渗透，引起神经细胞与胶质细胞内水肿，称为渗压性脑水肿。间质性脑水肿主要以颅脑创伤后期或恢复期患者多见，发生于脑室周围的白质，常伴发脑积水，故又称为脑积水性水肿。

脑水肿大体病理变化主要为软脑膜充血，脑组织呈黄白色，脑组织膨隆，脑回变平，脑沟变浅。以细胞外水肿为主者，脑组织柔软或湿润；以细胞内水肿为主者，脑组织较坚韧。深入研究了解创伤性脑水肿的病理生理变化有助于指导临床治疗。

一、创伤性脑水肿的发生机制

1. 血－脑屏障学说

血 - 脑屏障是脑组织内外物质交换的解剖基础。颅脑创伤后由于机械性损伤或者是创伤后的缺血、缺氧、脑组织本身释放的多种内源性因子导致血 - 脑屏障破坏。血 - 脑屏障被破坏导致血 - 脑屏障开放，血管通透性增加，血液中的大分子物质及水分子从血管内渗出进入脑组织内，聚集于细胞外间隙，形成血管源性脑水肿。动物实验发现，颅脑创伤后 30 分钟即出现血 - 脑屏障破坏，至伤后 6 小时血 - 脑屏障通透性增加达高峰，创伤后血 - 脑屏障的破坏可能是导致创伤性脑水肿最早和最重要的因素。

2. 钙通道学说

Ca^{2+} 对神经细胞损害和死亡起着决定性作用。Shapiya（1989）认为，颅脑创伤后脑组织内的 Ca^{2+} 浓度升高可能与创伤性脑水肿的发生与发展有关。对 Ca^{2+} 在创伤性脑水肿形成过程中作用的研究结果显示，在创伤早期大量 Ca^{2+} 进入细胞内，胞质中 Ca^{2+} 浓度异常升高，可达正常的 10 ～ 15 倍，即 Ca^{2+} 超载。Ca^{2+} 超载是引起神经细胞损害、血 - 脑屏障破坏和创伤性脑水肿的关键因素。这种改变在伤后 30 分钟即十分明显，伤后 6 小时达到高峰，并一直持续至伤后 72 小时。颅脑创伤后 Ca^{2+} 超载的原因有：①由于创伤早期缺血、缺氧，神经细胞能量供应障碍，使 Ca^{2+}-Mg^{2+}-ATP 酶的排 Ca^{2+} 功能受损；②内质网、线粒体对 Ca^{2+} 的储存作用减弱；③细胞膜结构受损，流动性及稳定性降低，Ca^{2+} 通道开放，细胞外 Ca^{2+} 大量流入细胞内，尤其是神经细胞内的低 Ca^{2+} 稳态受到破坏，因而发生 Ca^{2+} 超载。

Ca^{2+} 超载可继发下列损害：①激活细胞内中性蛋白酶及磷脂酶或通过钙调蛋白（CaM）的介导，使神经细胞蛋白质及脂质分解代谢增加，破坏细胞膜完整性，细胞外 Na^{+}、CL^{-} 及水分子等物质进入细胞内，导致细胞内水肿；② Ca^{2+} 沉积于线粒体内，使线粒体氧化磷酸化电子传递脱耦联，无氧代谢增强，释放大量 H^{+}，细胞内 pH 值降低，造成细胞内酸中毒，Na^{+}、H^{-} 交换作用使进入细胞内的 Na^{+} 增多，发生细胞内水肿；③ Ca^{2+} 进入微血管壁，通过钙调蛋白或直接作用于微血管内皮细胞，使紧密连接开放，血 - 脑屏障通透性增加，导致血管源性脑水肿；④ Ca^{2+} 进入脑血管壁，血管平滑肌细胞内 Ca^{2+} 浓度升高，引起平滑肌收缩，脑血管痉挛，使脑组织缺血、缺氧和血 - 脑屏障破坏进一步发展，加剧血管源性脑水肿。近年来，大量的动物实验和临床研究结果显示，于颅脑创伤早期应用 Ca^{+} 通道阻滞剂尼莫地平等药物可有效阻止 Ca^{2+} 内流，保护神经细胞和血 - 脑屏障功能，防止因脑血管痉挛而发生的脑组织缺血，可有效地减轻细胞内和血管源性脑水肿。

3. 氧自由基学说

氧自由基系指一类具有高度化学反应活性的含氧基团，主要包括超氧阴离子（O_2^-）、羟自由基（OH^-）和过氧化氢（H_2O_2）。早在 1972 年，Demopoulos 等即开始应用氧自由基学说解释脑水肿的发生机制，随后国内外不少学者均在动物实验中发现，颅脑创伤后脑组织内的氧自由基增加，脂质过氧化反应增强。由此推测，氧自由基为神经细胞结构损害和血 - 脑屏障破坏，以及继发细胞毒性脑水肿和血管源性脑水肿的重要原因之一。

氧自由基主要产生于神经细胞和脑微血管内皮细胞。颅脑创伤后引起氧自由基产生增加的原因为：①不完全性缺血、缺氧使线粒体呼吸链电子传递中断，发生“单价泄漏现象”，氧分子被还原为 O_2^-；②神经细胞内能量合成减少，分解增加，大量 ATP 被降解为次黄嘌呤，后者在被还原为尿酸过程中产生大量 O_2^-；③神经细胞内 Ca^{2+} 增加，激活磷脂酶A2，使花生四烯酸生成增加，后者在代谢过程中产生O_2^-；④单胺类神经递质肾上腺素、去甲肾上腺素和5羟色胺大量释放，它们自身氧化生成O_2^-、OH^-和H_2O_2；⑤脑挫裂伤出血，以及蛛网膜下腔出血，使大量氧合血红蛋白发生自身氧化而形成各种氧自由基，血液中的Fe^{2+}、Cu^{2+}等金属离子及其络合物催化脂质过氧化反应，又生成氧自由基。

氧自由基对生物膜的损害作用最为广泛和严重。神经细胞和脑微血管内皮细胞既是产生氧自由基的来源，又是受氧自由基损害最为严重的部位。由于这些细胞的胞膜均是以脂质双分子层和多价不饱和脂肪酸作为框架构成，易于遭受氧自由基的攻击，产生下列病理损害：①神经细胞膜上的Na^+-K^+-ATP酶、Ca^{2+}-Mg^{2+}-ATP酶、腺苷酸环化酶和细胞色素氧化酶等重要脂质依赖酶失活，导致膜流动性和通透性增加，细胞内Na^+、Ca^{2+}增加；线粒体膜受损，细胞能量合成障碍；溶酶体内大量水解酶释放，导致细胞内环境紊乱，细胞肿胀，发生细胞毒性脑水肿。②氧自由基破坏脑微血管内皮细胞的透明质酸、胶原和基底膜，使血-脑屏障通透性增加，血浆成分漏出至细胞外间隙，导致血管源性脑水肿。③氧自由基攻击脑血管平滑肌及其周围结缔组织，导致血管平滑肌松弛，同时氧自由基还使血管壁对血管活性物质的敏感性降低，血管扩张，微循环障碍加重，从而加剧脑水肿。目前认为，甘露醇、糖皮质激素、维生素E和维生素C等具有氧自由基清除作用，能有效地改善创伤性脑水肿。

4. 脑微循环学说

颅脑创伤可引起脑微循环功能障碍，使其静水压增高，压力平衡紊乱，导致脑水肿。脑微循环障碍包括血管反应性降低、血管自动调节紊乱（血管麻痹或过度灌注）和血流动力学改变。脑血管反应性降低是指其对CO_2的收缩反应能力减弱，当血液中CO_2分压降低时血管壁收缩。研究表明，颅脑创伤后24小时即可发生血管平滑肌松弛，无论动脉血CO_2分压增高或降低，脑血管均呈扩张状态。脑血流过度灌注可致血-脑屏障受损，通透性增加，血浆成分漏出增加，发生和加重血管源性脑水肿，严重者可发展为弥漫性脑肿胀。

5. 能量代谢学说

细胞能量代谢障碍是细胞毒性脑水肿发生的基础，同时亦可引起和加剧血管源性脑水肿。临床观察发现，重型颅脑创伤后脑组织缺血、缺氧发生率可高达30%，有50%的患者合并低血压和低氧血症，从而进一步加重脑组织缺血、缺氧。目前认为，创伤后脑组织呈不完全性缺血、缺氧，加之神经细胞能量储备较少，脑组织中的葡萄糖进行无氧酵解，使ATP产生不足，乳酸产生增加，细胞内pH值下降，Na^+、H^+交换作用使Na^+进入细胞内。与此同时，细胞膜ATP依赖的Na^+-K^+-ATP酶（钠泵）活性受抑制，排Na^+作用减弱，Na^+大量储存于细胞内，Cl^-随之进入细胞内，使细胞内呈高渗状态，大量水分子被动内流，发生细胞内水肿（细胞毒性脑水肿）。在不完全性缺血的同时，毛细血管内血流仍处于淤积状态，水分子从血管内流出，脑组织含水量增加，合并血管源性脑水肿。另外，脑组织缺血、缺氧亦可引起微循环障碍，触发 Ca^{2+} 超载及氧自由基反应等，加重细胞毒性和血管源性脑水肿。临床上采用能量合剂、亚低温和高压氧等措施治疗颅脑创伤，均使脑水肿程度减轻，表明能量代谢障碍是导致并加重创伤性脑水肿的重要因素。值得注意的是，在缺氧条件下若大量补充葡萄糖，由于无氧酵解增加，则会进一步加速脑组织酸中毒，从而加重脑组织受损程度和脑水肿。

创伤性脑水肿的发生机制十分复杂，上述各种学说亦并非孤立存在或单独发挥作用，而是相互影响、多种机制共同起作用的结果。如脑微循环障碍可加重缺血、缺氧，使 ATP 合成减少、血 - 脑屏障破坏等；另外单胺类神经递质、谷氨酸、一氧化氮、缓激肽，内皮素及花生四烯酸等物质的增加，也与创伤性脑水肿的发生与发展有关。

二、脑水肿的病理

（一）肉眼观察

开颅后可见硬脑膜紧张度增加，脑组织张力增加。切开硬脑膜后脑表面静脉淤血，脑组织可通过较小的脑膜切口向外溢出。软脑膜充血，脑组织呈黄白色，脑组织膨隆，脑回变平，脑沟变浅。若脑组织柔软或湿润，以细胞外水肿为主；如果脑组织较坚韧则以细胞内水肿为主。局部性脑水肿时，压力可由局部向压力较低处传递，脑组织移位，形成脑疝，如小脑幕切迹疝、枕骨大孔疝等。

（二）超微结构

早在 20 世纪 60 年代，即有关于创伤性脑水肿超微结构改变的描述，冷冻伤致脑水肿时，胶质细胞及其突起明显肿胀，白质组织间隙增大。近年研究显示，在创伤性脑水肿早期，神经细胞水肿和血 - 脑屏障破坏亦是一个重要方面。

1. 神经细胞

创伤后 15 分钟，皮质神经细胞出现水肿改变，表现为神经细胞线粒体肿胀，可见脱颗粒，线粒体嵴结构尚清楚，内质网轻度扩张，神经细胞周围神经毡基本正常。伤后 30 分钟，上述改变加重，线粒体嵴结构模糊，内质网及高尔基体明显扩张，神经毡肿胀明显。伤后 3 ～ 6 小时，可见神经细胞核膜皱缩，异染色质边聚，细胞内线粒体嵴消失呈空泡化，内质网及高尔基体高度扩张，粗面内质网上核糖体显著减少，突触结构明显破坏，神经毡结构不清，仅见空泡化及较多的髓鞘结构，髓鞘分层不清、板层分离、间隙增宽。上述改变持续至伤后 72 小时。伤后 1 周，部分神经细胞核固缩，细胞器减少，髓鞘崩解，其余神经细胞结构大都恢复正常。

2. 胶质细胞

皮质星形胶质细胞于伤后 30 ～ 60 分钟出现水肿性超微结构改变，时间较神经细胞晚，但病理改变显著。伤后 6 ～ 24 小时最为明显，表现为核染色质疏松、变淡，异染色质边聚，胞质清亮，细胞器稀少，线粒体嵴结构不清、肿胀，进一步则空泡化；内质网扩张呈大泡样，微丝解聚漂浮于胞质，核呈“孤岛”。因星形胶质细胞超微结构的改变较神经细胞突出，故被视为创伤性脑水肿或血管源性脑水肿的典型改变之一。少突胶质细胞和小胶质细胞超微结构基本正常。

（三）血 - 脑屏障

1. 内皮细胞

（1）**线粒体**。颅脑创伤后 30 分钟水肿区即有毛细血管内皮细胞线粒体肿胀、嵴模糊。伤后 1 小时，上述改变更加明显，内皮细胞肿胀，线粒体空泡化。

（2）**胞饮小泡**。伤后 30 分钟，内皮细胞管腔面失光滑，微绒毛和内皮小凹样结构形成增多，胞饮小泡活动增强。伤后 1 小时，胞饮小泡增多，大小不等、形式多样，呈圆形、椭圆形或管形，并可见到内皮细胞胞质内多个小泡相互融合，呈“串珠状”，形成贯通内皮细胞管腔面与基底面的通道，这可能是血管内大分子物质快速进入脑实质的途径。胞饮小泡密度与血浆密度相同，应用辣根过氧化物酶（HRP）和胶体金微粒（5nm）等作为示踪物，可见示踪物进入胞饮小泡而被转运入脑实质。伤后 3 小时，可见更多的 HRP 和 5nm、10nm 的胶体金微粒进入胞饮小泡转运入脑。伤后 6 小时尚可见到 15nm 的胶体金微粒通过胞饮小泡进入脑实质。上述改变可持续至伤后 72 小时，表明胞饮小泡在颅脑创伤早期即已形成，将血浆成分转运至血管外而致血管源性脑水肿，胞饮作用贯穿于脑水肿形成的全过程。

（3）**紧密连接**。伤后 6 ～ 24 小时，内皮细胞紧密连接开放，并有 5nm 和 10nm 的胶体金微粒经此通过血 - 脑屏障进入脑组织。伤后 24 ～ 48 小时，可见内皮细胞局部坏死、穿孔，大量胶体金微粒涌入内皮细胞。

2. 基底膜

伤后 1 小时，即可观察到毛细血管基底膜增厚、间隙增宽、密度变疏。部分基底膜呈虫蚀状，基底膜内充满胞饮小泡。上述改变随时间的延长渐趋明显，持续至伤后 72 小时。

3. 星形胶质细胞

伤后 30 分钟，即可观察到星形胶质细胞足突肿胀，线粒体嵴结构模糊不清；伤后 1 小时，肿胀更加明显，线粒体空泡化，足突内可见胞饮小泡；至伤后 6 小时，足突高度水肿，压迫毛细血管管腔，使管腔明显变窄，上述改变可持续至伤后 72 小时。

第三节 血－脑屏障的损害

一、血－脑屏障的结构特点

血 - 脑屏障（BBB）原意系指血液中的物质在通过血与脑之间的界面时所受到一定限制的现象。血 - 脑屏障主要由脑毛细血管内皮细胞、基底膜和毛细血管周围的星形胶质细胞足突组成。血 - 脑屏障是血与脑之间物质交换的限制系统，而且也是对营养物质转运、代谢产物排出过程的中介系统。实质上，血 - 脑屏障包含 3 个部分：①血 - 脑屏障，这种屏障由脑毛细血管壁与软膜 - 胶质膜所组成；②血 - 脑脊液屏障，此屏障结构由脉络膜、血管内皮细胞基底膜所构成，限制血液中的物质进入脑脊液；③脑脊液脑屏障，指脑脊液 - 脑组织间液之间的潜在性屏障，由室管膜上皮、基膜和室管膜下胶质膜共同构成，脑脊液内的某些物质进入脑组织内受到该屏障的限制。

1. 内皮细胞结构特点

脑毛细血管内皮细胞是血 - 脑屏障的主要结构，是血液与脑实质之间的第一道屏障。在电子显微镜下，内皮细胞有以下特点：①细胞间以紧密连接的方式排列；②细胞内很少有吞饮小泡，这种吞饮小泡与血浆的密度相同，是大分子物质转运的重要中介结构；③细胞膜无窗孔，大分子物质不能通过；④细胞缺乏收缩蛋白，故无收缩之功能，即使给予组胺、5 羟色胺、肾上腺素等，脑毛细血管通透性也不会增加；⑤细胞膜存在特异性预防系统，如多巴胺脱羧酶系统、γ 氨基丁酸（GABA）及转氨酶等可分别调节物质的转运，称为酶屏障系统。如单胺氧化酶系统，阻止正常血循环中的单胺类神经递质通过血 - 脑屏障；在病理状态下，因内皮细胞酶系统活性改变，这些活性物质将影响内皮细胞，从而进一步影响血 - 脑屏障的通透性。

2. 基底膜

脑毛细血管基底膜为一层胶原薄膜，在毛细血管内皮的外面。基底膜厚为 0.2 ～ 0.5nm，内皮细胞基底与基底膜之间仅有一狭小的间隙。电子显微镜观察，毛细血管基底膜连续而完整，由微丝形成网状骨架，中间充填不定型物质，基底膜本身带有一定的负电荷。目前认为，基底膜主要对内皮细胞起支持作用，可防止由毛细血管内压改变导致的毛细血管变形。

3. 星形胶质细胞足突

星形胶质细胞足突包绕脑毛细血管壁形成完整的外鞘，亦称“足板”，成为毛细血管外周胶质膜，与基底膜之间几乎没有间隙。在电子显微镜下，星形胶质细胞足突几乎完全（85%）包裹毛细血管。有研究发现，当血管内皮细胞受损而未累及胶质细胞足突时，血液中的伊文思蓝通过血管壁后即在胶质细胞足突的边缘处受阻，只有在胶质细胞足突同时受累的情况下，伊文思蓝才能进入脑组织。另有研究发现，铁蛋白颗粒可进入胶质细胞的胞质中，认为星形胶质细胞的足突在血管和神经元之间起代谢调节作用，即从血管渗透出来的物质通过胶质细胞转送给神经元。因此，将星形胶质细胞足突称为血与脑之间的第二道屏障。

4. 细胞膜的化学组成

细胞膜是位于细胞表面由原生质分化而成的一层薄膜，又称原生质膜。脑微血管内皮细胞的化学组成与其他各种细胞膜的化学组成基本相同，由脂类、蛋白质和多糖所组成。构成胞质膜的脂类包括磷脂、糖脂和胆固醇等，其中磷脂占主要成分。磷脂由脂肪、磷酸、甘油等组成，它是一头两尾的两性分子，或称兼性分子，头部为亲水的极性部分，尾部为疏水的非极性部分。糖脂和胆固醇酯也属于兼性分子。构成细胞膜的蛋白质（包括酶）为球形蛋白质，种类繁多，它和胞质膜的功能有关。从分布位置看，有的分布于磷脂分子的表面，与膜的内外表面相连，称作外在性蛋白或周围蛋白，有的膜蛋白埋于脂质内部或贯穿膜的内外表面，称作内在性蛋白质或镶嵌蛋白质，内在性蛋白质包括载体、受体和抗原；与血-脑屏障物质转运、信息传递等功能有关。

二、血－脑屏障的作用

血-脑屏障的通透实质上是物质从非极性的血液向极性的细胞外液转送的过程，这也是血-脑屏障的重要作用。血-脑屏障可限制相对分子质量大于 4.0×10^7 的物质通过，但允许离子和水分子等小分子物质通过。鉴于血-脑屏障为脂性基架，凡脂溶性物质易于通过血-脑屏障，而水溶性物质则难以通过。血-脑屏障对自由扩散的离子，如 Na^+、Cl^-、H^+ 和 HCO_3^- 相对限制通过，而水分子和二氧化碳则较易通过血-脑屏障。血-脑屏障中酶屏障的存在保证了中枢神经系统尤其是脑内神经递质浓度的相对稳定性。具有载体转运作用是血-脑屏障的另一重要功能，即通过自身存在的许多专一性（特异性）很强的载体系统，将小分子物质如葡萄糖、氨基酸和离子等转运至细胞内。

药物进入中枢神经系统必须先通过血-脑屏障，并在脑内维持一定的浓度才能发挥药物效用。药物通过血-脑屏障的难易程度，既取决于药物本身的性质，亦取决于当时血-脑屏障的结构与功能状态。了解血-脑屏障对药物入脑的屏障作用，对临床选择用药，尤其是颅脑创伤时，是非常重要的。

血-脑屏障对临床常用药物入脑有以下几点影响。

（1）**抗生素类药物**。对中枢神经系统感染的治疗，除了应考虑抗菌谱的适宜性外，还应选择易于透过血-脑屏障的药物，如氯霉素、红霉素和磺胺类药物等。颅脑创伤后，由于血-脑屏障通透性增加，加之增加药物剂量，使抗生素入脑率亦相应增加，从而发挥药物效用。

（2）**镇静催眠剂**。属于弱电解质，对于中枢神经系统的作用符合 pH 值分配理论，通透性好则作用效果好。

（3）**抗癫痫药**。苯巴比妥、苯妥英钠等抗癫痫药属于弱酸性药物，其透过血 - 脑屏障的难易程度亦符合 pH 值分配理论。丙戊酸钠易与血浆蛋白质结合，并受其他药物置换作用影响。

（4）**高渗性脱水剂**。是临床治疗颅脑创伤时最常应用的脱水药物，此类药物产生脱水作用的速度同溶液渗透压高低，以及药物输入速度密切相关。在创伤性脑水肿时，血 - 脑屏障受损害，脱水剂不能在创伤局部的血脑界面形成渗透压差，故难以消除创伤引起的局部肿胀。高渗性脱水剂主要对血 - 脑屏障无损害的脑组织起作用。

（5）**血管扩张剂**。此类药物直接作用于血管平滑肌和肾上腺素能的 α 受体阻滞剂和 β 受体激动剂；亦作用于脑血管平滑肌。此类药物多数易于通过血 - 脑屏障。

三、颅脑创伤后血 - 脑屏障的改变

（一）颅脑创伤时血 - 脑屏障形态学改变

1. 普通组织学改变

在光学显微镜下，轻、中型颅脑创伤一般观察不到直接的血 - 脑屏障形态学改变，仅可见到血管周围间隙扩大的间接征象。重型颅脑创伤时可见血 - 脑屏障完整性被破坏，表现为脑毛细血管断裂、血管壁缺损，有大量红细胞涌入脑实质内。

2. 超微结构改变

电子显微镜下血 - 脑屏障超微结构的改变极为复杂，主要取决于创伤程度。

（1）**内皮细胞**。胞饮小泡异常增多，转运增强；内皮细胞窗孔形成；紧密连接增宽或开放。

（2）**基底膜**。脑毛细血管基底膜增厚，基底膜与内皮细胞基底间的间隙增宽，间隙内充满低密度胞饮小泡。有的部位基底膜不连续，呈“虫蚀”样改变。基底膜与胶质膜分离，使基底膜外间隙扩大，其间也可见胞饮小泡。

（3）**星形胶质细胞**。足突胶质细胞肿胀，线粒体水肿，线粒体嵴模糊甚至消失或空泡化，内质网扩张。胶质膜增厚，有的胶质膜破溃，形成假性细胞外间隙。两相邻胶质细胞足突间隙扩大。足突内亦可见低密度胞饮小泡。

血 - 脑屏障超微结构的这些可逆性改变于伤后 7 ～ 15 天逐渐恢复正常。但对于伤情恶化，继发颅内血肿或脑水肿加剧，血管内皮细胞缺血、缺氧加重且持续时间过长者，血 - 脑屏障的上述改变即可发展为不可逆性损害。血 - 脑屏障的不可逆性损害主要见于广泛性脑挫裂伤、弥漫性脑水肿、严重脑缺血、缺氧等。血 - 脑屏障的不可逆性损害在重型颅脑创伤的瞬间即可发生，并随脑出血、脑水肿的加剧使损害范围逐渐扩大。当血 - 脑屏障发生不可逆性损害时，超微结构改变主要表现为脑毛细血管内皮细胞坏死、脱落，血管壁部分缺损或血管完全断裂，血浆和示踪颗粒直接进入脑实质。

血-脑屏障不可逆性损害引起的结构改变很难恢复，但可通过脑毛细血管的修复与再生而重建其功能，一般需要至少3周以上的时间。血-脑屏障也可由周围组织的脑毛细血管所代偿，其功能恢复则需更长的时间。

（二）颅脑创伤时血-脑屏障通透性的改变

通透性改变是血-脑屏障结构和功能损害的最重要表现。颅脑创伤时，血-脑屏障通透性增高，其程度与伤情轻重、持续时间，以及是否合并出血密切相关。血-脑屏障通透性增高与毛细血管内皮细胞超微结构改变相一致。轻、中型及局灶性脑挫裂伤，主要表现为血-脑屏障对水分子及Na^+、K^+等小分子物质的通透性增加，产生局限性脑水肿。颅脑创伤后血-脑屏障对大分子物质的通透性尚存争议。有学者认为，在创伤早期主要对水分子及其他小分子物质的通透性增加，至伤后3～4天才表现为对大分子物质的通透性增加。也有学者在猫的实验中观察到，创伤后3分钟即有辣根过氧化物酶（HRP）透过血-脑屏障。

四、颅脑创伤后血-脑屏障损害的机制

颅脑创伤后血-脑屏障损害的发生机制尚未完全清楚。一般认为，在脑创伤的直接受力部位和挫裂伤区，由于外力的直接作用造成脑毛细血管破裂、出血，或由于血肿的长时间压迫导致血管内皮细胞缺血性坏死，血-脑屏障的结构和功能均受累而发生不可逆性损害。但在挫裂伤灶周围的脑水肿区，血-脑屏障损害为可逆性的，其发生机制可能与下述因素有关。

（一）内皮细胞Ca^{2+}超载

颅脑创伤后，脑组织内Ca^{2+}聚积，一方面进入神经细胞引起神经细胞Ca^{2+}稳态失调，造成细胞继发性病理生理改变；另一方面，Ca^{2+}可直接进入脑毛细血管内皮细胞。当内皮细胞Ca^{2+}浓度升高时，可直接或通过Ca^{2+}-CaM复合物促进微绒毛形成及运动，使胞饮小泡增多，转运活动加强，并激活中性蛋白酶，使内皮细胞紧密连接处黏合纤维束黏合成分崩解、微丝解体，紧密连接增宽、开放。当内皮细胞胞质中Ca^{2+}升至10^{-6}～10^{-5}mol/L时，磷脂酶A、磷脂酶C的活性增高，膜脂质分解，损害细胞骨架及膜结构，造成内皮细胞通透性增高，甚至发生内皮细胞局部坏死、穿孔。

（二）血管活性物质的作用

20世纪80年代以来，越来越多的研究结果表明，颅脑创伤后机体大量释放自身损害物质，可能是导致脑挫裂伤外周组织血-脑屏障损害的主要因素。目前，已发现下列物质可能参与了血-脑屏障损害的病理过程，其中主要包括组胺、缓激肽、5羟色胺、花生四烯酸、氧自由基、白三烯类物质、兴奋性氨基酸和血小板激活因子。

（三）氧自由基的损害作用

颅脑创伤后，氧自由基产生较常态下增多而且脂质过氧化反应亦同时增强，这已

在实验研究中得到证实。氧自由基造成的最主要的损害是，攻击脑微血管内皮细胞，使内皮细胞膜脂质双分子层、紧密连接和基底膜破坏，导致血 - 脑屏障病理性损害，通透性增高。在猪和鼠的颅脑创伤实验中均可观察到由于氧自由基的增加，有荧光素 - 葡聚糖（相对分子质量为 1.5×10^5）、辣根过氧化物酶等大分子物质透过血 - 脑屏障，使用氧自由基清除剂可降低血 - 脑屏障通透性。

（四）脑微循环障碍

重型颅脑创伤后 4 ～ 12 小时易发生弥漫性脑血管扩张、脑血流量及灌注异常增加，导致血 - 脑屏障通透性增高，血浆渗出至脑实质间隙中，产生弥漫性脑肿胀，谓之“湿性脑水肿”。在局部损伤的脑组织内，由于缺血、缺氧，乳酸性酸中毒，使毛细血管前括约肌、微静脉等阻力血管麻痹扩张，而细静脉、小静脉由于对乳酸反应性低下，仍处于收缩状态，从而发生局部组织过度灌注；同时微血管痉挛、血管内微血栓形成、血管内血液呈淤积状态等均引起血管壁压力梯度增高，使内皮细胞胞饮作用增强，血 - 脑屏障通透性增高，血浆大分子物质和小分子水分子、电解质从血浆内大量渗出，进入脑实质。提示脑微循环障碍是产生血 - 脑屏障损害的重要病理因素。

第四节　脑血流的变化

一、脑血流量的调节

脑血流量（CBF）、脑灌注压（CPP）和脑血管阻力（CVR）三者间的关系呈如下公式：CBF=CPP/CVR，其中 CPP=MAP（平均动脉压）-ICP（颅内压），脑血流与脑灌注压成正比，与脑血管阻力成反比。在生理条件下，脑血流循环在一定脑灌注压范围内可保持血流稳定，这种现象称为脑血流的自动调节功能，主要代表脑阻力血管随灌注压下降而扩张和随灌注压上升而收缩的能力。正常的脑灌注压为 70 ～ 90mmHg，脑血管阻力为 1.2 ～ 2.5mmHg，此时脑血管的自动调节功能良好。人类典型的血流自动调节表现为平均动脉压（MAP）在 60 ～ 150mmHg 的范围内变化。如因颅内压增高而引起的脑灌注压下降，则可通过血管扩张，以降低血管阻力的自动调节反应使上述公式的比值不变，从而保证了脑血流量的稳定。如果阻力血管的平滑肌收缩已经达到极限，再增加 CPP 血管阻力也无法再增加，这是自动调节的上限，相当于 CPP 为 120 ～ 130mmHg 时，超过此上限，CBF 随着 CPP 的增高而增高，发生脑过度灌注，脑血管扩张充血，血管渗透性增加，血液或血细胞将渗出，出现脑肿胀 ICP 增高。如果颅内压不断增高使脑灌注压低于 40mmHg 时，脑血管自动调节功能失效，这时脑血管不能再做相应的进一步扩张以减少血管阻力。公式的比值变小，脑血流量随之急剧下降，导致脑缺血。阻力血管通过肌源性、代谢性和神经源性机制改变其管径以实现自动调节。但其阈值的调节受交感神经、肾素 - 血管紧张素系统、内皮细胞相关因子以及脑血流量自身的影响。脑血流自动调节功能的改变也可与全身性疾病（如低血压、糖尿病）和特殊的中枢神经系统性疾病（如颅内肿瘤或其他占位性病变、感染、脑血管疾病、皮质扩散性抑制、偏头痛）有关。颅脑创伤可造成脑血流自动调节功能部分或完全受损，使脑组织更容易发生继发性损害，导致脑血流量、脑血容量和正常代谢失衡。

此外，二氧化碳对脑血流调节也有影响，正常情况下二氧化碳分压（$PaCO_2$）每上升或下降 1mmHg，脑血流量相应地上升或下降 3%。监测脑血管 CO_2 反应时，通过计算过度通气后 $PaCO_2$ 每改变 1mmHg 时脑血流量上升或下降的百分比（$CO_2R\%$）评估 CO_2 反应：COR%>1% 的患者 CO_2 反应完整；$CO_2R\% \leq 1\%$ 则为 CO_2 反应受损。

二、脑血流变化的监测

在颅脑创伤后脑血流量的各种监测方法中，以半球或区域脑血流测量、脑底大动脉血流速度测量、微循环血流测量，以及间接检测半球脑血流量等方法较为常用。

常用的半球或区域脑血流量检测方法包括 ^{133}Xe 清除法、稳定 Xe 增强计算机体层摄影（Xe-CT）和单光子发射计算机体层摄影（SPECT）。这些检测方法均可以绝对值 [以 mL/（100g · min）为单位] 表示。脑血流量的正常参考范围为 35 ～ 55mL/（100g · min），也有人将其下限定为 33mL/（100g · min）。一般认为，脑血流量 <18mL/（100g · min）即可发生不可逆性脑缺血改变，有学者将此界值定为 20mL/（100g · min）。脑血流量为 18 ～ 35mL/（100g · min）时称为低灌注，脑血流量 >55mL/（100g · min）则为脑充血。

脑底大动脉血流速度检测方法主要是经颅多普勒超声（TCD），通过测量脑底大动脉血流速度间接反映脑血流量的变化。微循环血流量的检测方法主要是通过激光多普勒血流量检测方法（LDF）持续监测脑组织的微循环血流量。间接检测半球脑血流量的方法主要是利用动脉 - 颈静脉氧含量差（$AVDO_2$），由于各种检测方法优势各异，故临床上常将多种方法结合使用。

三、脑血流量的动态变化

颅脑创伤后因颅内压升高、全身低血压、脑水肿、血肿造成的局部压迫、脑血管痉挛、血流动力学改变，以及微血管病变等原因可造成脑微循环紊乱，伤后早期呈低灌注状态。动物实验研究发现，大鼠脑挫裂伤后 2 分钟内同侧皮质脑血流量下降至 60%，对侧皮质脑血流量在伤后 4 分钟上升至受伤前的 172%，随后下降至 78%。对大鼠单侧顶叶造成局部占位压迫性颅脑创伤，发现在脑受压最严重时，同侧的脑血流量下降至基础水平的 20.3%，对侧下降至 34.4%。解除压迫后，脑血流量分别恢复至基础水平的 61.6%（同侧）和 75.8%（对侧）。

许多临床观察研究显示，重型颅脑创伤患者在伤后 24 小时内存在脑血流量低灌注，但伤后脑血流量的改变是一个很复杂的动态变化过程，即患者的脑血流量不一定始终处于低灌注或正常水平。Bouma 等发现，创伤后 24 小时内多数患者脑血流量呈渐进性上升。Marion 等发现，创伤 24 小时后，早期脑血流量降低者，脑血流量上升；而早期脑血流量升高者，脑血流量下降，伤后 36 ～ 48 小时多数患者的脑血流量变化范围为 33 ～ 55mL/（100g · min）。Kelly 等进行的临床观察表明，伤后脑血流量最低值发生于伤后当天，最高值出现于伤后 1 ～ 5 天。Martin 等使用 ^{133}Xe 清除法和 TCD 对 125 例重型颅脑创伤患者伤后 2 周内的脑血流量变化进行动态观察，根据监测结果将脑血流量动态变化过程分为 3 个阶段：①低灌注期，为伤后当天，脑血流量下降；②充血期，伤后 1 ～ 3 天，脑血流量上升；③血管痉挛期，伤后 4 ～ 15 天，脑血流量下降。

由于影响颅脑创伤后脑血流量变化的因素较多，如致伤暴力的轻重程度、颅内病变的病理类型、脑血管反应能力以及全身性因素如动脉血压和心肺功能等，因此颅脑创伤后的脑血流量水平和变化过程存在明显的个体差异，并非所有患者都遵循相同的脑血流量动态变化规律，不同患者伤后脑血流量水平及其变化过程各不相同。

Kelly 等将患者伤后 5 天内脑血流量的变化分为 3 种情况：①脑血流量始终小于 33mL/（100g · min）；②脑血流量先小于 33mL/（100g · min），而后上升至 33mL/（100g · min）以上；③脑血流量始终大于 33mL/（100g · min）。Martin 等虽然将脑血流动态变化过程分为 3 个阶段，但并非所有患者都经历这种典型的脑血流量动态变化的过程。在伤后 1 ～ 15 天仍有 3% ～ 10% 的患者发生脑血流量低灌注甚至发生脑缺血，同样，在伤后当天和伤后 4 ～ 15 天，分别有 16.7% 和 10% 的患者发生脑充血。

四、脑血流量与预后

当颅内压升高但脑灌注压维持在 60 ～ 70mmHg 时，脑血流量可通过自动调节保持稳定，当颅内压升高至脑灌注压 <60mmHg 时，脑血流量的自动调节作用即受损或丧失。另外，当发生颅脑创伤等病理改变时可使脑血流量的自动调节机制受损，此时脑血流量随着颅内压的继续升高而逐渐减少，从而造成继发性脑缺血缺氧损害，并且随着颅内压的不断增高，缺血缺氧也逐渐加重。脑血流量变化是影响重型颅脑创伤患者预后的重要因素。发生脑缺血的患者死亡率明显增加，存活者预后也较差。关于脑充血，传统观念认为脑充血是造成颅内高压的主要原因，因此导致预后不良。但 Martin 等认为，伴有脑充血的高颅压仅发生于 15% 的中型和重型颅脑创伤患者中。Kelly 等也指出，颅脑创伤后的高颅压患者中有 78% 不发生脑充血，即脑充血与高颅压之间并无必然联系。脑充血不伴高颅压的患者 75% 预后良好，而在伴有高颅压者中，仅 12.5% 预后良好。结果表明，脑充血并非意味预后不良。脑充血患者的预后与脑血流量正常

的患者相比无显著性统计学差异，单纯脑充血并不影响患者预后。

五、脑血流变化对治疗的意义

根据脑创伤后脑血流变化特点可以有针对性地采取一些治疗措施，如对创伤后脑血流低灌注期要避免收缩压低于90mmHg，必要时给予升压药维持足够的脑灌注压。在治疗过程中要控制好颅内压，在采取渗透性脱水治疗、过度通气、亚低温、巴比妥昏迷疗法等各种降颅压措施时，要保障脑灌注压维持在50～70mmHg，改善脑微循环，必要时使用升压药提高血压，防止继发性脑缺血损害。

第五节　颅内压增高症

一、颅内压增高症的定义

颅内压（ICP）是指颅腔内容物（脑组织、颅内血液、脑脊液及异常颅腔内容物，如血肿、肿瘤等）对颅腔壁所产生的压强。颅脑创伤时，特别是闭合性创伤时常发生颅内压增高，严重者可危及生命。由于脑室、脑池、颅内蛛网膜下腔和脊椎管内蛛网膜下腔相互连通而形成封闭的腔隙，且充满脑脊液，所以临床上常以侧脑室内和腰段蛛网膜下腔所测得的脑脊液静水压来表示颅内压。但当发生梗阻性脑积水或椎管内梗阻时，腰椎穿刺所测得的压力不能表示真实的颅内压。

正常人在身体松弛的状态下，侧卧行腰椎穿刺测压或平卧行脑室穿刺测室间孔水平压力，成人为5～15mmHg，儿童为4～7.5mmHg。在生理条件下，如咳嗽、喷嚏、体位变化或压迫颈内静脉等，颅内压可以发生短暂性增高，中枢神经系统耐受性良好，一般不会对其造成损害。在病理条件下，如颅脑创伤、颅内血肿、颅内肿瘤或脑脊液循环及吸收障碍等，颅内压持续性超过正常范围的上限时，即为颅内压增高症。

颅内压增高症如不能及早发现处理，可造成脑灌注压下降，脑血流量减少，导致脑组织缺血、缺氧从而加重中枢神经系统损害，甚至可因颅内压持续严重增高而发生脑疝，危及患者生命，因此需要及早发现、及早处理。

二、颅内压增高的发生机制

（一）颅内压增高的因素

颅腔为一无伸缩性的密闭容器。在颅缝闭合后，颅腔容积已相对固定，成人颅腔容积（平均1400mL）是颅腔内容物脑组织（平均1250mL）、单位时间脑血管内贮血容量（平均75mL）及颅内脑脊液容量（平均75mL）3种内容物的体积之和。颅腔所含内容物在正常情况下包括脑组织、血液和脑脊液这3种内容物是不能压缩的，因此造成颅内压增高的因素是颅腔内容物体积增加、颅内出现异常内容物和颅腔变小等 3 种因素。对创伤而言，颅腔内容物体积增加包括因创伤引起的脑水肿、脑充血和脑积水；创伤后颅内出现的异常内容物主要为血肿，如硬膜外血肿、硬膜下血肿和脑内血肿等；颅腔容积变小主要为大面积颅骨凹陷性骨折。但并非所有这些能够引起颅内压增高的发病因素会立即引起颅内压增高。

（二）颅内压增高的代偿

颅内压由正常转为持续超过正常上限，需经过一个从代偿到失代偿的过程。3 种不可压缩的颅腔内容物任何一种发生体积增加，均可导致其他 1 种或 2 种内容物代偿性减少，使颅内压维持于正常范围内，这就是颅内容积代偿的基本概念。脑脊液可通过减少分泌、加快吸收以及流出颅腔（进入脊髓蛛网膜下腔）而产生代偿作用；脑血流可通过颅内静脉系统使血容量减少进行代偿；脑组织可通过缓慢的缺血、软化过程而起代偿作用。其中脑脊液和脑血流的流动性对颅腔容积的代偿作用较为重要。另外，对于颅缝未闭或囟门未闭的婴幼儿，通过颅腔变大亦可产生代偿作用。代偿途径可因病因不同而有所不同。颅内顺应性为承受颅内容物增加的潜在能力（空间），可借此了解颅内压代偿的程度，当代偿严重不足时，需积极采取降颅压措施防止颅内代偿衰竭的发生。

颅内压可有小范围的波动，它与血压和呼吸关系密切，收缩期颅内压略有增高，舒张期颅内压稍下降；呼气时压力略增，吸气时压力稍降。颅内压的调节除部分依靠颅内的静脉血被排挤到颅外血液循环外，主要是通过脑脊液量的增减调节。当颅内压 <5.25mmHg 时，脑脊液的分泌增加、吸收减少，使颅内脑脊液量增多，以维持正常颅内压不变。相反，当颅内压高于正常范围时，脑脊液的分泌减少、吸收增多，颅内脑脊液量保持在正常范围，以代偿增加的颅内压。在颅脑创伤后发生颅内压增高时，首先通过挤压一部分脑脊液进入脊髓蛛网膜下腔，缓解颅内压，可代偿排出颅外的脑脊液量约占颅腔容积的 5%。如果颅内压继续增高则通过减少血液即脑血容量代偿，为保障最低的代谢所需的脑血流量，可代偿排出颅外的脑血容量约占颅腔容积的 3%。因此一般情况下允许颅内增加的临界容积约为 8%，即 100mL 左右的代偿容积，超过此范围，则会产生严重的颅内压增高。在临床上，由于创伤后颅内出血的速度、血肿量的大小部位以及患者的年龄不同，对颅内高压代偿有所不同。对青壮年而言，由于脑组织饱满，创伤后急性颅内血肿 >30mL 时即可发生严重的颅内高压甚至出现脑疝；而老年人由于有不同程度的脑萎缩，对颅内高压代偿的容积相对增加，颅内血肿 >30mL 时可能仍无明显的颅内高压症状。

颅腔容积代偿有其特殊规律。在发病早期，虽然导致颅内压增高的因素已经出现，但由于容积代偿能力尚存，故颅内压不增高或增高不明显。随着病情的加重，容积代偿能力消耗，颅内压开始增高并迅速上升。在 20 世纪 60 年代，Langfitt 通过动物实验绘制了著名的颅腔压力 - 容积曲线，该曲线为指数曲线，客观地反映了随着颅内容积的变化，颅内压由代偿阶段进入失代偿阶段的情况，当其达到临界点时任何微小增加颅内压的因素，都将引起颅内压陡然大幅上升，反之亦然。该理论能够很好解释很多临床现象，如当患者处于临界点时，因用力排便，腹压升高会增加颅内压，此时可能导致颅内压骤然上升而发生脑疝。对发生脑疝的患者，如果能够迅速钻孔释放部分颅内血肿或脑脊液减压也能够有效缓解颅内高压，为后续的治疗赢得时机。

三、颅内压增高的主要症状

1. 头痛

头痛是颅内压增高最常见的症状之一。头痛的程度不同，以早晨或晚间较重，部位多在额部及颞部，可从颈枕部向前方放射至眼眶。头痛程度随颅内压增高而进行性加重。当用力咳嗽、弯腰或低头活动时常使头痛加重。头痛性质以胀痛和撕裂痛多见。

2. 呕吐

当头痛剧烈时，可伴有恶心和呕吐。急性颅压升高时，呕吐多呈喷射性，有时可导致水电解质紊乱。

3. 眼底视盘水肿

眼底视盘水肿是颅内压增高的重要客观体征之一。表现为视盘充血，边缘模糊不清，生理凹陷消失，眼底静脉扩张，随呼吸而发生的正常静脉“搏动”消失。若视盘水肿长期存在，其颜色日渐苍白，视力减退，视野向心性缩小，最终发展为继发性视神经萎缩，甚至失明。

以上三者为颅内压增高的典型表现，称为颅内压增高“三主征”。颅内压增高“三主征”各自出现的时间并不一致，可以其中一项为首发症状。颅内压增高还可以引起一侧或双侧展神经麻痹出现复视。

4. 意识障碍

疾病初期意识障碍可表现为反应迟钝、嗜睡。严重病例可以出现昏睡直至昏迷，伴有瞳孔散大，对光反应消失，发生脑疝甚至去脑强直。

5. 生命体征变化

早期出现血压升高，脉搏徐缓，呼吸减慢或不规则，若颅压升高未得到缓解，生命体征变化日趋严重，直至体温升高等病危状态甚至呼吸停止，可因呼吸衰竭而死亡。

6. 其他症状和体征

在小儿患者中，因颅缝尚未完全闭合，可有头颅增大，颅缝增宽或分裂，前囟饱满隆起，头颅叩诊呈“破罐声”，可见头皮和额眶浅部静脉扩张。部分颅压升高患者还可出现癫痫发作。

四、颅内压增高的后果

颅内压持续增高，可引起一系列中枢神经系统功能紊乱和病理变化。主要改变及后果包括以下 6 个方面。

1. 脑血流量降低

正常成人约 1200mL/min 血液进入颅内，通过脑血管的自动调节功能进行脑血流量的调节保持正常的生理功能。但颅脑创伤后可使脑血流量的自动调节机制受损，此时脑血流量随着颅内压的继续升高而逐渐减少，从而造成继发性脑缺血缺氧损害，并且随着颅内压的不断增高，缺血缺氧也逐渐加重。脑组织尤其皮质对缺血缺氧性改变极为敏感，因此当颅内压增高到一定程度时极易导致脑功能损害，轻者表现为意识障碍，重者出现昏迷。当颅内压接近或超过平均动脉压时，脑血流基本停止，脑代谢终止，很快即发生脑死亡或皮质死亡。

2. 脑水肿

颅内压增高可直接影响脑的代谢和血流量，从而产生脑水肿，使脑的体积增大，进而加重颅内高压。脑水肿时液体的积聚可在细胞外间隙，也可在细胞膜内。前者称为血管源性脑水肿，后者称为细胞中毒性脑水肿。血管源性脑水肿多见于脑损伤、脑肿瘤等病变的初期，主要是由于毛细血管的通透性增加，导致水分在神经细胞和胶质细胞间隙潴留，促使脑体积增加所致。细胞中毒性脑水肿可能是由某些毒素直接作用于脑细胞而产生代谢功能障碍，使钠离子和水分子潴留在神经细胞和胶质细胞内所致，常见于脑缺血、脑缺氧的初期。在颅内压增高时，由于上述两种因素可同时或先后存在，故出现的脑水肿多数为混合性，或先有血管源性脑水肿以后转化为细胞中毒性脑水肿。

3. 库欣反应

在急性颅脑创伤发生急性颅内压增高时，为了维持脑血流量的相对恒定，机体通过自主神经系统的反射作用调节脑血流量，发生全身性血管加压反应，即周围动脉收缩而使动脉压升高，增加每次心输出量而出现心搏有力而慢，以达到提高脑血流灌注压；同时呼吸变慢、变深，使肺泡内 CO_2 和 O_2 充分交换，以提高氧饱和度，改善缺氧。但当颅内压急剧上升达动脉舒张压水平，二氧化碳分压（$PaCO_2$）升至近 50mmHg 时亦可使神经调节反应丧失而发生血压骤然下降，脉搏变细、弱，呼吸变浅或不规则甚至停止。这种全身性血管加压反应的中枢不仅受到延髓内血管运动中枢和呼吸整合中枢的调控，还受额叶眶回、额极、岛叶尖端至扣带回前部内脏运动中枢的影响；并与丘脑及下部视前区、垂体漏斗、中脑等处的血管运动和呼吸整合中枢有关；也受主动脉弓和颈动脉窦压力和化学感受器的支配。

库欣于 1900 年曾用等渗盐水灌入狗的蛛网膜下腔以造成颅内压增高，当颅内压增高接近动脉舒张压时，血压升高、脉搏减慢、脉压增大，继之出现潮式呼吸，血压下降，脉搏细弱，最终呼吸停止、心脏停搏而导致死亡。这一实验结果与临床上急性颅脑损伤所见情况十分相似，颅内压急剧增高时，患者出现血压升高（全身血管加压反应）、心跳和脉搏缓慢、呼吸节律紊乱及体温升高等各项生命体征发生变化，即称为库欣反应。该危象多见于急性颅内压增高病例，慢性者则不明显。

4. 胃肠功能紊乱及消化道出血

部分颅内压增高的患者可有胃肠道功能紊乱，出现呕吐、胃及十二指肠出血及溃疡和穿孔等。这与颅内压增高引起下丘脑自主神经中枢缺血而致功能紊乱有关。亦有学者认为颅内压增高时，消化道黏膜血管收缩可造成缺血，进而产生广泛的消化道溃疡。

5. 神经源性肺水肿

在急性颅内压增高病例中，神经源性肺水肿发生率高达 5% ～ 10%，患者表现为呼吸急促、痰鸣，并有大量泡沫状血性痰液。目前认为此类肺水肿的发生机制有两种可能：一种学说认为，颅内压力增高，导致全身血压反应性增高，使左心室负荷过重，产生左心室舒张功能障碍，左心房及肺静脉压力增高，引起肺毛细血管压力增加与液体外渗，形成肺水肿。另一学说认为，颅内压增高引起交感神经兴奋及去甲肾上腺素释放，导致全身血管收缩及心输出量增加，大量血液被迫进入阻力较低的肺循环系统，从而产生肺水肿。

五、颅内压增高的处理原则

根据颅内压增高的病理生理变化过程，对颅内压增高的处理要争取在颅内高压失代偿前控制好颅内压，防止病情加重进展至脑疝。因此对颅脑创伤的患者有适应证时应行颅内压监测，在颅内压监测下指导治疗；对颅内损伤有手术指征时应及早手术清除病灶降低颅内压；在采取各种降颅压措施时要保障脑灌注压，防止继发缺血缺氧损害。要避免各种使颅内压升高的因素，如躁动、头位过高或过低、呼吸不畅、高热、低钠或高钠等，可予镇静、气管切开、呼吸机等对症治疗。一旦发生脑疝，亦应迅速手术，尽可能在患者出现双瞳孔散大呼吸循环衰竭前解除脑疝以挽救生命。

（戴吉、王燕）

第三章

颅脑创伤的分级与分类

第一节　颅脑创伤分级

颅脑创伤分级是一个重要而又复杂的课题，至今仍缺乏一种国际学术界认同的统一分级标准方案。1974—1975 年，英国格拉斯哥大学 Teasdale 和 Jennett 分别提出了格拉斯哥昏迷评分法（GCS）和格拉斯哥预后评分法（GOS），成为颅脑创伤分级概念的雏形，很快被各国学者所接受，并一直沿用至今。随着颅脑创伤研究空间不断拓宽，国内外已有不少学者从不同角度设计出诸多颅脑创伤分级方法，有些方法在临床实践中得到较好验证，尽管并不十分完美，但在各自不同的应用范围内，显露出不同的功能优势，为丰富颅脑创伤临床诊治经验奠定了稳固的理论基础。

一、分级系统

颅脑创伤分级系统具有多样性，应用原则应体现不同的分级系统满足不同的需要。但是，无论哪一种分级系统都存在一些优点和缺点。

1. 优点

依据分级指导抢救，使治疗和研究更加便捷；为医师和研究者提供容易交流的评估工具；随时反复使用分级工具能及时判断伤病变化。

2. 缺点

没有任何一种分级系统是十全十美的，需要对专业评估人员进行培训，以确保分级评分的一致性和准确性，此外，该方法对患者进行分级的最佳时机尚不十分明确。

（一）分级目的

（1）通过筛查伤病严重程度，决定治疗方案和预后评估。

（2）根据受伤场地环境（运动场、战场、训练场、灾区）和受伤个体、群体或大规模的灾难性平民伤亡，选择相适应的分级系统。

（3）根据伤者生理学的紊乱程度和伤病性质分拣患者，并确定转送到最适合治疗的医院。

（二）分级内容

1. 损伤严重程度评分确定患者伤后即刻表现的病情严重程度。

2. 损伤预后评分评估患者伤后可能会长期遗留的伤残结局。

（三）分级系统类型

目前，经常采用的分级系统有病情严重程度分级系统和预后分级系统，前者所包括的各个分级方法皆贯穿 GCS 评分内容，主要用于颅脑创伤患者的急性期评估，重点关注神经功能缺陷，判定功能障碍程度。

后者则注重功能恢复效果，在伤病急性期后的评估中占有重要位置。

1. 病情严重程度分级系统

（1）**GCS 评分**。在分级系统中应用最为广泛，根据患者睁眼反应、言语反应、运动反应 3 个基本要素进行评分，并按照累计得分数值判断意识障碍程度，最高分为 15 分，最低分为 3 分（表 3-1）。分数值越低，预后越差。GCS 评分更适合颅脑创伤成年患者分级判定，对儿童分级有时不适用。GCS 评分方法分级缺少瞳孔反应、一侧半球肢体运动、脑干反射等重要评估内容，测试的可信度会受到一定影响；干扰 GCS 分级准确性的因素还有：①患者行气管插管或使用镇静药物、肌肉松弛药物；②伤时患者处于醉酒状态；③受试前患者刚发生癫痫。所以，呼吸和循环复苏后，或者镇静药物与麻醉药物代谢之后的评估结论比较贴近伤病程度的真实客观性。

表 3-1　格拉斯哥昏迷评分（GCS）

睁眼反应	GCS 分值	言语反应	GCS 分值	运动反应	GCS 分值
正常睁眼	4 分	回答正确	5 分	遵嘱动作	6 分
呼唤睁眼	3 分	回答错误	4 分	定位动作	5 分
刺痛睁眼	2 分	词语不清	3 分	肢体回缩	4 分
无反应	1 分	只能发音	2 分	肢体屈曲	3 分
		无反应	1 分	肢体过伸	2 分
				无反应	1 分

（2）**格拉斯哥 - 里基评分**。结合 GCS 评分，增加了 5 项脑干反射项目，重点量化分析脑干反射，以此提高分级的准确度，对早期意识完全丧失的患者最为适用。该分级系统预示，脑干反射状态可能是良好预后能力的主要因素。

（3）**因斯布鲁克昏迷评分**。将睁眼、瞳孔检查、眼球活动及位置、运动评分、声音刺激、疼痛反应、躯体位置和口角自动症等 8 个项目均入选评估体系，能够在伤病早期精确地预知不能生存的可能性。

（4）**利兹昏迷评分**。除包括 GCS 评分项目外，又纳入了年龄、瞳孔反应、颅内压力、收缩压、颅脑外部损伤状况和 CT 检查高密度病灶图像表现等多个变量指标，通过权重这些指标来反映死亡的概率。该方法适合确认重度颅脑创伤患者，可在入院后 12 小时内精确预知患者是否会死亡。分数从 0 到 24 分，最佳评分值为 0 分，最差评分值为 24 分。该方法设计者 Gibson 和 Stephenson 认为，对评分超过 13 分的患者建议不再进行积极治疗。

（5）**马里兰昏迷评分**（MCS）。评定组合包括：① GCS 睁眼、言语、肢体运动反应性；②定向、瞳孔、角膜和对热反射；③诱发反应所需刺激类型和刺激强度；提供了更多关于脑干反射与运动单侧化的信息。Salcman 得出研究结论，患者伤后首日如果 MCS 评分≤ 35%，说明预后不良。

2. TBI 预后分级系统

（1）GOS **评分系统**。1975 年 Jennett 与 Bond 为了建立脑伤预后恢复评价标准，设计出 GOS 评分方法，评分内容包括死亡、持续植物生存状态、严重伤残、中度伤残、恢复良好等五项标准（表 3-2）。传统的 GOS 评分法为 5 分制，分为预后良好和预后不良；中度伤残与恢复良好属于预后良好评分值范畴，预后不良分值涵盖死亡、植物生存状态和严重伤残。由于 5 分制 GOS 评分方法被认为缺乏疗效评估的敏感性，经过修正，又将重度伤残、中度伤残及恢复良好分别再分出较高和较低两个标准，形成满 8 分制的扩展 GOS 评分法（eGOS），改变了原始 GOS 评分的局限性（表 3-3）。eGOS 评分与残疾、精神状态、行为能力相关，美国脑损伤联合会建议预后分级系统评估应包括 eGOS 方法。

（2）**伤残分级评分**（DRS）。该评分法为 30 分制评分，包括认知、生活自理、就业能力和 GCS 评分等诸多评定内容，通常用于评估重度颅脑创伤痊愈率。在测试重度颅脑创伤后的治疗结果方面，DRS 比 GOS 更趋于敏感，被认为是一种有效的预后预测方法。

（3）**加尔维斯顿定向和遗忘测试**（GOAT）。主要用来评估颅脑创伤急性期恢复过程中的认知功能，针对人物、地点和时间的定位，以及对损伤前后事情的记忆进行测试。在损伤后 6 ～ 12 个月，GOAT 分数比 GCS 分数能更好地预测言语和非言语记忆的执行能力。

表 3-2 GOS 评分

分值	定义
1 分	死亡
2 分	持续植物生存状态：患者对外界刺激无应答、无言语，持续数周至数月

续表

分值	定义
3 分	严重伤残：有意识但不能自理，患者因身心功能受限，依赖日常护理
4 分	中度伤残：可以自理日常生活，患者可使用公共交通工具出行，能够在残疾弱智者福利场所工作；伤残包括不同程度的失语、偏瘫、共济失调、智力或记忆力障碍、人格改变等
5 分	恢复良好：重返正常生活；可能遗留轻微的神经或心理障碍；评价结果应包括社会功能

表 3-3 eGOS 评分

分值	评分标准	分值	评分标准
1 分	死亡	5 分	高度中度伤残
2 分	植物生存状态	6 分	低度中度伤残
3 分	高度重度伤残	7 分	低度恢复良好
4 分	低度重度伤残	8 分	高度恢复良好

（4）功能状态检查系统。评价患者颅脑创伤后每日生活活动的变化，与 eGOS 评分有着很好的相关性，用于评估患者体格、社交和心理状态。

二、医学分级

颅脑创伤医学分级涉及 3 个部分，即临床分级、CT 分级和病理分级。

（一）临床分级

临床分级一般分 3 个等级，每级都整合了 GCS 标准。分级范围大体与区分伤病类型相对应，有些分级方法纳入项目较多，制订的评判标准比分型更多，甚至包括患者各项生命指征和与医疗有关的所有个人信息。

1. Ⅰ级（轻度颅脑创伤）

伤时有昏迷，昏迷时间 <30 分钟，头颅 CT 多次扫描均无异常影像显示。脑震荡是该级别的代表疾病，根据临床表现，又划分为 3 个级别，即轻型脑震荡、中型脑震荡、重型脑震荡。

轻型脑震荡一般多无后遗症表现，中、重型可有不同程度的颅脑创伤综合性反应症状。

国外学者多青睐罗伯特·坎图和美国神经外科医师协会（AANS）的脑震荡分级法

（表 3-4）。Cantu 分级法偏重于意识丧失，并根据意识丧失持续时间长短，将脑震荡伤级分为中度或重度；而 AANS 分级法只是在确定重度脑震荡时方考虑意识丧失。虽然目前还没有充分的研究证据来表明哪一种分级方法更出色，但多数学者接受 AANS 分级观点。

2. Ⅱ级（中度颅脑创伤）

伤时有昏迷，持续时间 30 ～ 60 分钟；头颅 CT 检查显示颅内出血或水肿影像，出血病情可随时加重转为重度颅脑创伤。与轻度和重度颅脑创伤相比，中度创伤级别较少见，占所有颅脑创伤的 4%-28%。

3. Ⅲ级（重度颅脑创伤）

昏迷时间 >1 小时或持续昏迷，伴有生命指征紊乱，头颅 CT 检查提示颅内出血、水肿或脑干部位低密度影像。重度颅脑创伤死亡率较高，发生于脑干创伤死亡率可达 50% 以上。

由于颅脑创伤病情演变有其特殊性，一些国家创伤神经外科对轻型和重型颅脑创伤进一步分级给予足够重视，以便及早采取必要的预防措施，益于制订更加严谨的治疗计划。1993 年 Stein 和 Ross 首次提出将轻型颅脑创伤再分为轻微型和轻型两级，目的是将有可能增加危险因素的患者鉴别出来，及早给予有效防治，把发生危险的可能性降到最低。

表 3-4 脑震荡分级

分级	Cantu 法	AANS 法
Ⅰ级（轻度）	伤后逆行性遗忘 <30 分钟 无意识丧失	伤后短暂神志混乱 无意识丧失
Ⅱ级（中度）	伤后逆行性遗忘 >30 分钟 但 <24 小时或意识丧失 <5 分钟	症状在 15 分钟内缓解 伤后逆行性遗忘常见 无意识丧失
Ⅲ级（重度）	伤后逆行性遗忘≥ 24 小时或意识丧失≥ 5 分钟	症状持续时间 >15 分钟 伤后出现意识丧失，无论持续时间短暂（数秒）还是较长（数小时）

1. 轻微型

分级要点：①没有意识障碍或健忘；② GCS 评分为 15 分；③机敏反应和记忆力正常；④没有局灶性神经系统功能障碍；⑤没有可触摸到的凹陷性骨折病灶。符合这些要求的患者可以在告知有关颅脑创伤注意事项后，准其回家；但儿童和高龄老人，或者家中没有可靠的护理者，以及患有严重内科疾病需要治疗的这类脑伤患者都应建议留院观察。

2. 轻型

分级要点：①伤后有少于 5 分钟的短暂意识障碍，可有健忘；② GCS 评分为 14 分；③机敏反应和记忆力受损；④少有局灶性神经系统功能障碍；⑤可触及凹陷骨折病灶。此类脑伤患者应当尽快接受 CT 扫描检查，原则上应收留住院。

Stein 在重型颅脑创伤 GCS 评分值基础上确定了严重型和危重型两个分级标准：①严重型，复苏后 GCS 评分 5～8 分；②危重型，复苏后 GCS 评分 3～4 分。1994 年，我国学者在 GCS 评分 3～8 分范围内，将重型颅脑创伤（Ⅲ级）划分出 3 个亚型，即Ⅲ 1 型（普重型）、Ⅲ 2 型（特重型）、Ⅲ 3 型（濒死型），并且评分标准加入呼吸、脉搏、血压生命体征和瞳孔变化等重要变量指标，区别相互间病情严重程度的级别差异比单独应用 GCS 评分更有临床说服力。

（二）CT 分级

美国 Marshall 于 1992 年提出 CT 征象用于颅脑创伤分级的观点。随着 CT 普及应用，影像信息对颅脑创伤分级起到了不可替代的重要作用，极大提高了分级系统评价的准确性。Marshall 和 Gennarelli 等把颅脑创伤 CT 影像特征与 GCS 评分实行整合，建立了 CT 分级系统，彰显作用性与其他分级系统同等重要。Marshall 的 CT 分级方法基于局灶性血肿范围、脑池改变和中线结构移位三种图像表现，对脑损伤进行分级，认为 CT 图像显示脑池消失、中线结构移位 >5mm 预示伤情非常严重。Gennarelli 等着重分析脑伤病灶局限和弥漫的影像状况，同时参考患者意识障碍时间进行评定级别。颅脑创伤动态变化过程无任何规律性，而 CT 影像特征却只能说明在很短的某一时间段内脑伤实际情况，早期 CT 扫描可能会低估脑损伤的严重性，因此，应用 CT 影像分级方法应考虑到这一缺欠。个体化 CT 特征和死亡率密切相关，反复影像检查能够及时反映有价值的病情变化信息，这是 CT 分级最大的优势。然而，在可能会经常发生分级错误、预后相关性不确定，以及获得影像最佳评估时间等方面，CT 分级存在缺点，这是今后需要给予关注的研究课题。

（三）病理分级

迄今为止，还没有一种病理分级能够直接表达脑损伤各个阶段病理改变与相对应的临床征象之间的相互关系，因此，绝大部分临床分级与病理分级无从对应。病理分级是从组织细胞学的微观视角解释病变损伤程度，并将预后评估紧密地联系起来。1989 年 Adams 首先提出脑弥漫性轴索损伤（DAI）病理程度分级方法（表 3-5），DAI 病理分级程度越高，预后则越差，意味着脑损伤患者昏迷时间就越长，死亡率、致残率和植物生存率也越高。这一结论在一组 122 例尸检 DAI 病理研究中得到证实，其中Ⅰ、Ⅱ、Ⅲ级分别为 10 例、29 例、83 例。

表 3-5 弥漫性轴索损伤病理程度分级

分级	Ⅰ级	Ⅱ级	Ⅲ级
显微镜下所见	大脑半球、胼胝体、脑干以及小脑出现 DAI，但无其他病理形态学变化	除Ⅰ级病理程度外，胼胝体有组织撕裂局灶性出血和坏死	除Ⅱ级病理程度外，脑干上端背外侧有组织撕裂局灶性出血和坏死

理想的分级方法不仅要全面反映脑伤轻重和伤病动态变化过程，而且对预后评估也应具有重要指导意义，尽可能做到一致、直接并可信。到目前为止，国内外学者阐述的分级方法种类很多，有些经过改进后被积极采用，有的则没有普及，若能将这些尚需得到循证医学证据支持的分级方法做进一步补充修改、整合，有助于颅脑创伤分级系统日臻完善。

第二节 颅脑创伤分类

颅脑创伤分类方法多样化，可以从脑伤解剖部位、病理改变、损伤机制、致伤物质、伤后时间、头颅影像特征，以及 GCS 评分等方面对受伤的头皮、颅骨、脑膜、脑血管和脑组织进行分类，选择不同的参考条件可以得到不同方式的颅脑创伤分类概念。

一、按创伤部位和病理分类

（一）头皮创伤

（1）头皮血肿。

（2）头皮挫裂伤。

（3）头皮撕脱伤。

（二）颅骨创伤

（1）颅盖骨骨折。

（2）颅底骨骨折。

（三）脑膜创伤

（1）硬脑膜创伤。

（2）软脑膜创伤。

（四）脑创伤

（1）原发性脑创伤：①脑震荡；②脑挫裂伤；③原发性脑干创伤；④弥漫性轴索创伤。

（2）继发性脑创伤：①脑水肿；②颅内血肿；③继发性脑干创伤。

二、按闭合性和开放性创伤分类

头颅受到外力打击后，各解剖部位是否发生闭合性或开放性创伤，需要根据受伤部位各组织层次具体损害程度加以鉴别。例如，头皮裂伤伴有颅骨骨折，硬脑膜尚未破损，头皮与颅骨伤称为开放伤；针对脑组织而言，则称之为闭合性脑创伤。反之，硬脑膜破裂为开放性脑创伤。

（一）闭合性颅脑创伤

闭合性质脑创伤泛指不伴有头皮全层裂开的头皮、颅骨、脑膜、脑组织等创伤。

1. 头皮创伤

受伤头皮仍保持全层结构完整性。

（1）**头皮血肿**。根据血肿存在的解剖位置，头皮血肿分为 3 种类型：①皮下血肿。皮肤层及皮下组织层与帽状腱膜层之间出血。②帽状腱膜下血肿。帽状腱膜下层与颅骨骨膜层之间细小动脉血管破裂出血，形成易于扩散蔓延的血肿包块。③骨膜下血肿。多因颅骨板不全或完全折裂，骨折线锐利边缘刺破通过颅骨板微小孔隙的导血管或板障静脉引发出血，在骨膜层与颅骨外板之间形成血肿。

（2）**头皮挫伤**。头皮肿胀，皮肤与皮下组织层淤血。

2. 颅骨骨折

骨折病灶被头皮组织完整覆盖。

（1）**颅盖骨骨折**。按骨折线形状有 3 种类型：①线形骨折（包括外伤性颅缝分离）；②凹陷性骨折；③粉碎性骨折。

（2）**颅底骨骨折**。见于远离鼻窦或外耳道的颅底骨创伤，不伴有脑积液耳或鼻漏，CT 扫描无颅内积气影像。

3. 脑膜创伤

硬脑膜和软脑膜创伤导致血管破裂，出现硬膜外出血、硬膜下出血或蛛网膜下腔出血。

4. 脑创伤

传统脑创伤分为脑震荡、脑挫裂伤和颅内血肿，也有将脑干损伤、弥漫性轴索损伤和创伤性脑水肿归入该分类中；也可将该类创伤分为原发性脑创伤和继发性脑创伤两大类。

（1）**原发性脑创伤**。为暴力直接打击头颅造成的脑伤害。包括 4 种类型疾病：①脑震荡。为颅脑创伤中最轻的一类脑创伤。②脑挫裂伤。本病又可分为脑挫伤（脑皮质脑回轻度受累，可有较轻充血、淤血，皮质或皮质下散在或聚集的小出血点，而软脑膜完整）和脑裂伤（脑组织除有挫伤病理改变外，尚有肉眼可见的软脑膜、脑组织、脑内细小血管破裂，可累及深部脑组织），伤情较重两者同时存在，不易区分，俗称脑挫裂伤。③原发性脑干创伤。伤后即刻发生的脑干挫伤，可伴有小的出血灶。④弥漫性轴索损伤。为剪应力引起的广泛性脑白质神经轴突损害。

（2）**继发性脑创伤**。头颅遭受暴力打击一定时间后，损伤的脑组织和血管继发形成脑水肿或颅内血肿，促使颅内压力增高，引起脑疝再压迫损伤的脑组织，包括 3 种类型疾病：①脑水肿。是指脑组织内环境受到破坏所引起的脑容积增大和重量增加的一种继发性病理改变，1967 年 Klatzo 将脑水肿分为血管源性（细胞外水肿）和细胞毒性（细胞内水肿）两种类型，经过对脑水肿发病机制和不同时期脑神经细胞水肿病理变化加深研究，在 Klatzo 分类基础上，又新增渗透压性和间质性脑水肿（表 3-6）。②颅内血肿。按照出血部位分为硬膜外血肿、硬膜下血肿、蛛网膜下腔出血和脑内血肿 4 种类型，根据血肿形成时间，又有特急（<3 小时）、急性（3 天以内）、亚急性（3 天至 3 周）、慢性（>3 周）之分。③继发性脑干创伤。因脑挫裂伤造成脑内血肿、脑水肿、脑肿胀，引起颅内压力增高，形成脑疝压迫脑干，使其发生缺血性损害。

表 3-6　创伤性脑水肿分类及鉴别要点

水肿类型	鉴别要点			
	血管源性	细胞毒性	渗压性	间质性
水肿液成分	血浆渗出液	血浆超滤液水和钠增加	血浆超滤液	脑脊液
水肿位置	脑白质、细胞外	脑灰质、白质（邻近）、细胞内	脑灰质、细胞内；脑白质、细胞外	脑室旁白质、细胞外
血 - 脑脊液屏障	破坏	正常	正常	正常
出现时间	伤后 30 分钟至数小时（48 ～ 72 小时达高峰）	伤后 24 小时内	脑损伤亚急性期	脑损伤后期或恢复期
CT 所见	脑白质低密度，也可增强	脑灰质、白质低密度	正常	脑室扩大，其周围白质低密度

（二）开放性颅脑创伤

开放性颅脑创伤又分为开放性颅伤和开放性脑伤，后者诊断完全取决于硬脑膜完整性，所以硬脑膜是辨别开放性颅脑创伤最重要的组织分界层面。

1. 开放性脑创伤

头皮或与颅骨同时完全断裂，而硬脑膜则完好无损。

（1）**头皮裂伤**。头皮组织各解剖层全部挫碎及裂开。

（2）**头皮撕脱伤**。头皮皮肤层、皮下组织层连同帽状腱膜一起在帽状腱膜下层撕脱。根据撕脱皮瓣基底与相邻的组织结构连续性，分成两个类型：①不完全撕脱伤，即撕开的皮瓣尚有一部分基底组织与帽状腱膜下层或骨膜层相连，保留部分血供。②完全撕脱伤，皮瓣已经离体，与骨膜层断绝了任何联系，颅盖骨充分暴露。

（3）**颅盖骨骨折**。骨折线通过头皮裂伤口与外界沟通。

（4）**穿入性骨折**。投射物或锐器的作用力集中在颅骨一点，游离小骨片进入颅内，但未伤及硬脑膜。

2. 开放性脑创伤

开放性脑创伤分为外开放性脑创伤和内开放性脑创伤两种类型。

（1）**外开放性脑创伤**。是头皮与颅骨各自全层结构同时断裂，并伤及硬脑膜，颅腔内环境借助伤道与外界相通的一类脑创伤。

（2）**内开放性脑创伤**。外力作用虽未造成头皮和颅盖骨开放伤，但却伤及颅底骨及覆盖其上的硬脑膜，发生颅底骨骨折和硬脑膜裂伤，颅内蛛网膜下腔经鼻腔或中耳与外界相通，可伴有脑积液耳或鼻漏，CT 扫描能够显示颅内积气影像。

三、按创伤机制分类

（一）直接外力作用的脑创伤

1. 加速性直线运动脑创伤

加速性直线运动脑创伤是指静止状态下的头颅受到外力打击所引起的脑伤害。外力促使头部迅速沿作用力方向直线加速运动，刹那间脑组织也在颅腔内由静止转为急速运动，脑受力点和对冲部位受到挤压、撕脱、牵拉，发生加速性损伤。此类脑创伤以冲击伤居多，损伤范围局限，见于局灶性脑挫裂伤。

2. 减速性直线运动脑创伤

减速性直线运动脑创伤为运动的头部与静止的物体碰撞后受到的损伤。做直线运动的头颅与固定硬物相碰撞，头部运动受阻停止，脑在瞬间由高速减至为零的惯性运动中遭受减速性创伤，多以皮质区域对冲性伤害为主，病变波及范围较广，呈多发病灶，常见于广泛性脑挫裂伤。

3. 角加速运动脑创伤

外力在脑矢状面产生角加速度，引起脑皮质与皮质下脑组织运动互不一致，皮髓之间彼此相对移位，产生剪应力造成脑损伤，Macpherson 等称之为居间性脑挫裂伤。本伤易发生在背侧丘脑和下丘脑部位，属于弥漫性轴索创伤。旋转加速运动引起的脑损伤要比直线加速运动严重，因为这种运动受力形式通常是多轴性的。

4. 挤压性脑创伤

头颅同时受到两个或两个以上，且方向相对的外力挤压变形，脑组织多个部位受力，由于不存在加速或减速作用机制，故对脑组织不产生对冲性伤害。脑中线结构受损严重是本病特点，脑干向下移位，中脑和延髓分别在小脑幕裂孔和枕骨大孔处嵌顿，危害颅底多组脑神经，易出现 Horner 综合征、偏瘫和四肢瘫痪等体征。

（二）间接外力作用的脑创伤

1. 合并脊髓上段损伤的脑创伤

高处坠落足跟或臀部首先着地，强大的冲击力经脊柱上传至头部。外力惯性作用使颅颈交界处强烈过屈或过伸运动，产生的剪应力不仅使关节、韧带、骨与脊髓上段受伤，而且还容易造成枕骨大孔和邻近颅底骨线形或环形骨折，同时也会伤及后颅窝脑神经和脑干，脑内剪应力又会使脑实质发生弥漫性轴索创伤。

2. 挥鞭样脑创伤

躯体某一部位受到撞击瞬间发生快速运动，随后又带动头部过度摆动，整个力的作用机制传递过程类似“甩鞭”动作轨迹，间接传递到头颈，引起颈部过伸或过屈，出现颈椎脱位、骨折、颈椎椎间盘突出，以及高位脊髓受伤。头颅甩动惯性使脑组织产生旋转加速运动，脑皮质表面与相邻的颅骨内板和脑镰摩擦，形成脑震荡和脑挫裂伤，甚至可以撕裂细小血管导致硬膜下血肿。

3. 爆炸气浪震动作用脑创伤

爆炸气浪引起的颅脑创伤，是高压气浪震动压差对全身损害的局部表现之一，它可以造成一般颅脑创伤时所能发生的任何一种原发性或继发性脑伤病变。

4. 胸部挤压伤性脑综合征（创伤性窒息）

胸部受到严重挤压时，声门突然紧闭，气管和肺内的气体不能排出，使胸腔内压力急剧升高，高压力传至纵隔的上下腔静脉，出现面、颈、上胸部皮肤青紫淤血和眼结膜下出血；压力继续向上传递到颅内，还可以导致颅内压力增高，引发脑内出血，发生缺血缺氧性脑肿胀。

四、按致伤物质分类

（一）非火器性损伤

1. 硬器伤

硬器伤主要指锐器伤和钝器伤，皆可造成开放性或闭合性颅脑创伤。

2. 撞击伤

高处坠落、跌倒、交通事故为常见致伤原因，头部与硬物相互碰撞可以引起颅脑开放性或闭合性创伤。

3. 电击伤

电击伤作用广泛，深在，头皮与颅骨焦化，伤灶还可能深达硬脑膜，形成开放性创伤。

4. 化学伤

强酸强碱化学物质能够快速腐蚀头皮，伤及头皮组织层较深，使创伤部位组织蛋白凝固变性坏死。

5. 热灼伤

热灼伤常见于高温液体或气体烫、熏致伤，多发生在头皮浅部，以组织充血、水肿为主，多累及部分头皮质次，全层大面积灼伤少见。

（二）火器性损伤

根据枪弹射伤头颅解剖部位，火器性损伤主要分为3类。

1. 头皮软组织损伤

头皮软组织损伤主要伤及颅外软组织，颅骨及硬脑膜保持完整，伤口与伤道局限于头皮软组织中。

2. 颅脑非穿透伤

头皮各层软组织和颅骨损伤，伴开放性颅骨骨折，而硬脑膜完整。

3. 颅脑穿透伤

此伤颅腔开放，脑与外界相通，属于开放性创伤。按飞射物与伤道关系，穿透伤又分为4种损伤类型。

（1）**切线伤：**飞射物呈切线穿越颅脑浅部飞向颅外，在头皮、颅骨和浅层脑组织形成沟槽状伤道。

（2）**反跳伤：**飞射物穿入颅内，受到射入口对侧颅骨的阻碍变换方向，呈角度反跳停留在原伤道以外的脑组织内，构成复杂伤道；此伤只有射入口，无射出口。

（3）**非贯通伤（盲管伤）：**飞射物穿透颅外软组织、颅骨、脑膜，进入颅内并停留在伤道远端内，只有射入口，无射出口。

（4）**贯通伤：**飞射物穿出颅腔，伤道贯穿颅腔，有射入口和射出口。

五、按创伤程度分类

1960年，我国首次制订出符合我国颅脑创伤流行病学和伤情实际情况的分类方法，分类主要根据临床症状、生命指征、伤后意识状态及意识丧失持续时间，将颅脑创伤分为轻、中、重3型，几经改进又增添特重型，用于闭合性颅脑创伤分类。

（一）轻型

（1）**昏迷时间。**0～30分钟。

（2）**神经系统。**无神经系统阳性体征。

（3）**生命指征。**体温、呼吸、脉搏及血压均无改变。

此类创伤常见于单纯脑震荡，无或有颅骨骨折，脑积液可正常。

（二）中型

（1）**昏迷时间**。昏迷时间 <12 小时。

（2）**神经系统检查**。有轻度的神经系统阳性体征。

（3）**生命指征**。体温、呼吸、脉搏及血压有轻度改变。

此类损伤多为轻度脑挫裂伤，一些患者伴有颅骨骨折和（或）蛛网膜下腔出血，但无脑受压。

（三）重型

（1）**昏迷时间**。昏迷时间 >12 小时，意识障碍逐渐加重或出现再昏迷，可表现深昏迷。

（2）**神经系统检查**。有明显的神经系统阳性体征。

（3）**生命指征**。体温、呼吸、脉搏及血压显著异常。

此类损伤包括广泛脑挫裂伤、颅骨骨折、脑干创伤，并可继发颅内血肿。

（四）特重型

（1）**昏迷**。呈深昏迷状态。

（2）**神经系统检查**。伤后已有明显脑疝，并出现双瞳孔散大、去皮质强直体征。

（3）**生命指征**。严重紊乱甚至呼吸已经停止。

此型多伴有其他部位严重脏器损害和休克。

意识障碍程度与脑伤严重性呈正相关，是脑伤轻重分类不可缺少的评定标准，Teasdale 和 Jennett 基于 GCS 评分，侧重结合颅脑伤后意识障碍持续时间长短，提出了急性颅脑创伤分类方法，分数值越低，预示意识障碍程度越重，<8 分的患者昏迷持续时间超过 6 小时，视为重度颅脑创伤（表 3-7）。

表 3-7　格拉斯哥急性颅脑创伤分类

分类	项目		
	轻度	中度	重度
GCS 分值	13 ～ 15	9 ～ 12	3 ～ 8
意识障碍持续时间	20 分钟	20 分钟至 6 小时	昏迷或再昏迷 6 小时以上

GCS 评分法对修订我国颅脑创伤分类与分型方案起到了积极的推动作用。在 1997 年全国第二届脑创伤学术研讨会上，中华医学会神经外科分会以 1977 年修订的闭合性颅脑创伤分类方案为基础，引入 GCS 评分标准，制订出我国急性闭合性颅脑创伤分类、分型修改草案。

（一）轻型

（1）**伤后昏迷**。昏迷时间 <30 分钟，GCS13 ～ 15 分。

（2）**临床症状**。有头痛头晕、恶心呕吐、逆行性健忘，神经系统检查无明显阳性体征。

（3）**CT 检查**。无异常发现。

（4）**腰椎穿刺**。脑脊液压力及化验检查正常。

（二）中型

（1）伤后昏迷。昏迷时间 <12 小时，GCS9 ～ 12 分。

（2）临床症状。有头痛头晕、恶心呕吐、有或无癫痫，神经系统检查有肢体瘫痪及失语，有轻度脑受压及生命体征改变。

（3）CT 检查。可有局限性小出血及血肿，也可显示脑水肿，中线结构移位 <3mm。

（4）腰锥穿刺压力中度增高，为 200 ～ 350mmH_2O，脑脊液中含血。

（三）重型

（1）伤后昏迷。昏迷时间 >12 小时，GCS6 ～ 8 分。

（2）临床表现。有偏瘫，失语或四肢瘫痪，有脑受压及生命体征改变。

（3）CT 检查。有蛛网膜下腔出血及脑内散在出血灶，血肿 >60mL，脑池变窄或封闭，中线结构移位 >3mm。

（4）颅内压力显著增高在 350mmH_2O 以上，血性脑脊液。

（四）特重型

（1）伤后昏迷。昏迷时间 >12 小时或持续昏迷，GCS3 ～ 5 分。

（2）临床表现。已有脑疝、四肢瘫痪、脑干反射消失。

（3）CT 检查。有广泛蛛网膜下腔出血，颅内血肿或大面积脑梗死，环池封闭，中线结构移位 5-10mm。

（4）颅内压力严重增高，>500mmH_2O，血性脑脊液。

六、按 CT 影像特征分类

CT 已成为当今颅脑伤后必不可少的辅助检查手段，不仅为临床诊断提供了准确的影像证据，同时也为颅脑创伤分类研究增添了新的内容。颅脑创伤的 CT 影像分为局灶性损伤和弥漫性损伤两类，所有的 CT 分类方法都是围绕颅内病灶类型、出血量及部位、中线结构移位、基底池受压改变和蛛网膜下腔出血等影像特征设计获得的。Marshall 等根据创伤性昏迷数据库（TCDB）的资料，重新制定了颅脑创伤的 CT 分类法，着重细化弥漫性脑创伤的分类（表 3-8）。

表 3-8　Marshall CT 分类

分类	定义
弥散性损伤 I	CT 检查未见明确病灶

续表

分类	定义
弥散性损伤Ⅱ	基底池存在，脑中线移位 0 ～ 5mm，和（或）有病灶出现，但高密度或等密度病灶 <25mL，可能合并骨片或异物
弥散性损伤Ⅲ（肿胀）	基底池受压或消失，脑中线移位 0 ～ 5mm，高密度或等密度病灶 <25mL
弥散性损伤Ⅳ（移位）	脑中线移位 >5mm，且高密度或等密度病灶 <25mL
可清除的病灶	任何需要手术清除的病灶
不可清除的病灶	高密度或等密度病灶 >25mL，但不需要手术清除

北京天坛医院神经外科曾对国内外大量颅脑创伤 CT 影像资料进行统计分析，研究表明，伤后患者 CT 显示中线移位 >5mm、基底池受压或消失、脑室内出血、创伤性蛛网膜下腔出血等因素和死亡显著相关，并将具有这些 CT 表现的脑伤列入重型或严重型颅脑创伤类型之内。

另有国内学者通过整合 CT 颅内局灶性血肿量和部位，以及蛛网膜下腔出血范围的征象，并融入 GCS 评分，对创伤性颅内血肿和蛛网膜下腔出血给予分类，有一定实用性，值得借鉴。

（一）轻型

1. 颅内血肿（硬膜外、硬膜下、脑实质内）

（1）GCS 计分。15 分。

（2）CT 影像。幕上血肿量 <10mL，幕下血肿量 <2mL。

2. 蛛网膜下腔出血

（1）GCS 计分。15 分。

（2）CT 影像。纵裂后半有出血。

（二）中型

1. 颅内血肿（硬膜外、硬膜下、脑实质内）

（1）GCS 计分。9-14 分。

（2）CT 影像。幕上血肿量 10 ～ 30mL，幕下血肿量 3 ～ 10mL。

2. 蛛网膜下腔出血

（1）GCS 计分。9 ～ 14 分。

（2）CT 影像。纵裂全程出血，侧裂单侧少量出血。

（三）重型

1. 颅内血肿（硬膜外、硬膜下、脑实质内）

（1）GCS 计分。6～8 分。

（2）CT 影像。幕上血肿量 >30mL，不超过 80mL；幕下血肿量 >10mL，不超过 20mL。

2. 蛛网膜下腔出血

（1）GCS 计分。6～8 分。

（2）CT 影像。双侧或单侧侧裂池出血及下腔（纵裂）出血。

（四）特重型

1. 颅内血肿（硬膜外、硬膜下、脑实质内）

（1）GCS 计分。3～5 分。

（2）CT 影像。幕上血肿量 >80mL；幕下血肿量 >20mL。

2. 蛛网膜下腔出血

（1）GCS 计分。3～5 分。

（2）CT 影像。脑室内、双侧裂池、环池、四叠体池、鞍上池出血。

经过半个多世纪努力探究，颅脑创伤分级与分类理念还在不断更新完善，这不仅使专科医师准确判断伤病严重性、评估预后、识别伤病类型和开展有效救治工作的水平得到前所未有的提高，还在创伤领域中逐渐形成一个颅脑创伤分属归类的独立信息库，为国内外创伤神经外科学术交流搭建一个共享的颅脑创伤信息平台。

（周维亚、姚浩）

第四章

颅脑创伤的电生理监测

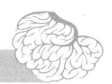

常规的监测包括脉搏血氧饱和度、心电图、呼吸、血压等，有条件者还可进行心输出量、中心静脉压等监测以提供医师和护士有关心肺生理的实时信息。对于中、重度颅脑创伤患者而言，其体内最重要器官之一大脑不能正常工作，并时刻可能受到继发性病变的损害，因此，对这类患者进行脑功能的监护似乎是理所应当的。但近年来，大多数神经重症单元（NICU）逐渐将神经功能监护上升到与心电监护同等重要的地位。神经功能监测最原始也是最直接的形式是神经系统体检，包括 GCS 评分、病理反射等，并根据患者的临床反应量身制订相应治疗措施。但是，在 NICU 环境中，患者通常处于昏迷状态，很大一部分保留口插管或气管切开，其神经系统功能也常受镇静、镇痛、冬眠、肌肉松弛等药物的影响，无法准确评估。

神经影像学检查虽然可以不受药物的影响并提供有关结构性脑损伤的信息，但这类检查往往需要将不稳定的患者搬运到指定地点，检查结果往往是在脑组织出现不可逆性损害之后才被发现，而且不能揭示功能的变化。随着治疗理念和治疗技术的不断推陈出新，越来越多的颅脑创伤患者在及时干预的前提下可以获得良好的预后，因此，对急、危、重症患者进行连续、实时的神经监护显得尤为必要，而配备连续神经电生理监测也已成为成熟的 NICU 的标准之一。脑电图和诱发电位是目前颅脑创伤患者常用的神经电生理监测项目。

第一节　脑电图

一、脑电图基础

健康人除个体差异外，在一生不同的年龄阶段，脑电图都各有其特点，但就正常成人脑电图来讲，其波形、波幅、频率和位相等都具有一定的特点。临床上根据其频率的高低将波形分成以下 4 种。

β 波：频率在 13Hz 以上，波幅约为 δ 波的一半，额部及中央区最明显。

α 波：频率在 8 ～ 13Hz，波幅 25 ～ 75μ V，以顶枕部最明显，双侧大致同步。

Φ 波：频率为 4 ～ 7Hz，波幅 20 ～ 40μ V，是儿童的正常脑电活动，两侧对称，颞部多见。

δ 波：频率为 4Hz 以下，δ 节律主要在额区，是正常儿童的主要波率，单个的和非局限性的小于 20μ V的 δ 波是正常的，局灶性的 δ 波则为异常。δ 波和 β 波统称为慢波。

因小儿的脑组织处在发育与成熟之中，因此其正常脑电图因年龄增长而没有明确的或严格的界限，具体内容很复杂，一般非专业人员不易掌握。

影响脑电图的因素很多，主要包括年龄、个体差异、意识状态、外界刺激、精神活动、药物影响和脑部疾病等。

（一）年龄和个体差异

由于小儿时期脑兴奋抑制机制发育水平的年龄差异，因而对内界、外界各种因素影响的反应较成人显著，容易出现明显的脑波异常，而且异常的范围也较广泛，但相应的消失也较成人快。到成年时，脑波逐渐稳定，中年后随着脑功能的逐渐减退，脑波又产生相应的变化。到老年期由于有脑缺血性损害或有脑萎缩存在，大多数也会出现有意义的脑波异常。关于脑波的个体差异多在 1 岁后出现，并随年龄的增加而逐渐增加，至成人时脑波差异已相当显著。许多研究结果认为，脑电图与遗传及心理特征有一定关系，但出生后各种环境因素对大脑和心理性格的形成也有一定的影响。

（二）意识状态

脑电图能够反映意识觉醒水平的变化，成人若在觉醒状态出现困倦时，脑电图就由 α 波占优势，图形出现振幅降低。入睡后脑波变化将进一步明显并与睡眠深度大致平行。在病理状态下，脑电图波形的异常又与病因及程度有关，除大多数表现为广泛性或弥漫性波外，还可见到一些其他的异常波形。临床上常根据这些异常波形来推断意识障碍的病因、程度，还可确定病位。

（三）外界刺激与精神活动

脑波节律一般易受精神活动的影响，如当被试者将注意力集中在某一事物或做心算时，α 节律即被抑制，转为低幅 β 波，而且精神活动越强烈，α 波抑制效应就越明显，外界刺激也可引起同样的变化。这就是在做脑电图时周围环境要安静、受检者要放松、不要思考问题的原因。

（四）体内生理条件的改变

临床上诸如缺血缺氧、高血糖、低血糖、体温变化、月经周期的变化、妊娠期、基础代谢等都直接影响脑组织的生化代谢，所以脑波也相应地出现变化。如脑组织酸中毒时，脑血管扩张，脑血流量增加，将引起脑波振幅降低和出现快波化。

（五）药物影响

在临床上大多数药物对脑功能会产生直接或间接的影响，尤其是那些直接作用于中枢神经系统的药物可引起明显的脑波变化。具体变化与个体差异、药物种类、服药方法、药量等都有很大关系。如口服给药，刚开始和增加药量时会出现脑波变化，有些在停药后的短期内脑波改变仍可持续存在，甚至会出现一种反跳现象而见到脑波增强，这就是临床上治疗癫痫不能突然换药或停药的原因。

二、脑电监测在颅脑创伤监护中的应用

（一）创伤后早期癫痫的脑电图监测

脑电图是发现癫痫样活动的最好方法。癫痫是皮质神经元的异常同步放电，是颅脑创伤患者重要的并发症之一。文献报道，颅脑创伤后意识丧失超过 24 小时的患者在伤后发生癫痫的概率大约为 10%。创伤性癫痫的形成机制目前不十分清楚，但认为约有 50% 的创伤后癫痫与海马神经元兴奋性增高、创伤后兴奋性神经递质释放、血 - 脑屏障受损、离子泵的功能缺失有关，另有约 30% 的创伤后癫痫与脑挫伤、颅内血肿中血红蛋白的降解产物对神经元的刺激有关。另外，轴突剪切伤、弥漫性水肿和缺血、细胞因子、生物活性脂类或其他毒性介质对细胞的继发性损害也可能诱发癫痫。癫痫可以导致颅内压升高、脑血流量和脑新陈代谢的明显增加，并且加重细胞损害。因此，对在颅脑创伤后急性期发作的癫痫进行积极预防和治疗是神经重症监护室医师最关心的问题之一。预防性应用抗癫痫药物被《重症颅脑损伤治疗指南》所推荐，并且被广泛地应用于多数治疗中心。

然而，研究发现预防性应用抗癫痫药物不能改善患者神经功能的预后。但也有学者提出这些研究存在一定缺陷，即在患者住院过程中未能采用脑电图对其进行有效监测，特别是不能排除非抽搐性癫痫（又称亚临床癫痫）的发生，而这些非抽搐性癫痫的发生可能与不良预后相关。自 20 世纪 90 年代开始，国外部分医学中心已经开始将脑电监护用于急性重度颅脑损伤患者。当时这类监护是非连续性的，往往随机抽取 30 分钟的脑电图样本进行分析，偶尔可发现非抽搐性癫痫。目前，经改进的脑电图技术可允许医师连续几天对患者的脑电进行记录和分析，已有部分医学中心报道了脑创伤后非抽搐性癫痫的发生率。例如，Claassen 等学者在为期 6.5 年的时间里对哥伦比亚长老会医疗中心 NICU 的 570 例患者的脑电图记录进行回顾性分析，发现癫痫总的发生率为 19%，其中 92% 为癫痫非抽搐性发作，并且有 88% 发生在伤后 1 天以内。在国内，除了上海华山医院和其他部分主要颅脑创伤中心以外，连续脑电监护在尚未得到普及。就目前获得的统计资料，颅脑创伤后早期癫痫的发生率为 19% ～ 34%，其中超过半数是非抽搐性的，需用脑电图持续监测才能发现，而且发生非抽搐性癫痫患者的预后比其他患者明显差。这与国外多个神经危重监护中心所得到的结论一致。

尽管对于癫痫患者采用脑电图监测已有数十年的时间，但对于监测脑创伤患者脑电图的开始时间和持续时间仍存争议。有学者提出脑创伤后应尽快进行脑电监测，因

为他们发现绝大多数癫痫发作可在脑创伤后24小时内被发现，少数在经过大于48小时的监测后才被发现。然而，美国加州大学的研究者发现，有约14%的患者在受伤2天后仍可有癫痫发作，因此主张延长监测至伤后7天。

（二）颅脑创伤后局灶性缺血、缺氧的监测

脑电图作为将人体脑组织生物电活动放大记录的一门技术，它反映的是“活”的脑组织功能状态。因此，脑电图的表现与脑代谢有着紧密的联系，而且对于脑损伤最常见的两种病因（缺血和缺氧）非常敏感。脑电图主要产生于皮质3层和5层的锥体神经元，其对于缺血和缺氧具有选择性的易感性。颅脑创伤后，有时由于颅内血肿、挫裂伤的占位效应和高颅压，可能导致部分脑组织出现灌注不足，严重者可造成脑梗死。急性期脑组织缺血、缺氧，皮质受损，神经细胞肿胀，使神经元处于持续的去极化状态。脑电图相应表现为明显的抑制性改变，波率减慢，波幅降低，出现Φ或δ节律。慢波的出现，与梗死部位的缺血、水肿、颅内压升高以及侧支循环未完全充分建立有关，脑电活动的异常范围明显大于形态学改变区域，故患侧Φ、δ波明显增多，波幅增高。脑梗死发生后，数小时就可有局灶性慢波出现，这种改变常在数周后改善或消失。急性缺血性脑血管病损害，以大脑中动脉为最多见，故局灶性改变主要在颞叶。如果是短暂性脑缺血发作，在发作期间脑电图可无异常。在发作期一部分脑电图可能出现异常，这类患者较易发生脑梗死。有时，病变的对侧也能检测到慢波的出现。引起对侧Φ波和δ波的原因可能与脑梗死后血流动力学改变引起对侧同样的病理生理改变有关，也可能与一侧皮质深部病变，其异常脑波通过皮质下白质纤维、胼胝体、前后联合、丘脑等结构的传导及电场效应传至两侧半球有关。脑电图异常程度取决于缺血的程度，缺血灶的深浅及范围的大小，其异常波越明显越局限，提示病灶接近皮质，否则说明病灶位置相对较远。

（三）脑电图提供颅脑创伤患者预后信息

脑电图检查可为颅脑创伤的预后提供信息，并可能对后续积极护理决策产生影响。脑电图背景基频的减慢是脑功能受损的基本表现，减慢区域提示为受损部位。减慢可以是连续或间断的。固定的结构破坏或缺氧性损伤容易产生连续减慢波。结构破坏引起的连续减慢波易见于受损区域，而缺氧损伤则产生普遍的连续减慢。对连续和间断性的脑电异常而言，脑电活动减慢的程度与意识水平的下降相符合。为了对昏迷患者的脑电图变化提供更系统的评价方式，现已有一个脑电分级系统，共分5级。Ⅰ级：正常脑电图；Ⅱ级：以Φ节律为主，伴少量α、β波；Ⅲ级：以δ节律为主，伴有Φ波或间隔有少量平坦波（暴发—抑制波交替）；Ⅳ级：平坦波为主，间隔有少量δ波；Ⅴ级：平坦波（电静息）。现已证明脑电图级别与GCS评分呈负相关，即脑电图分级愈高，GCS评分愈低，患者病情越重，昏迷程度越深；反之则越高。而脑电图分级与预后的关系为脑电图级别越高，预后越不好。

然而，单次获得的检查结果不足以对预后进行预测。常规脑电图通常只能监测到某一时间段的脑电异常情况，由于时间和空间分辨能力的局限性，常规脑电图对昏迷患者的预后判断的敏感性、特异性、准确性均较低，并且常导致错误的结论。相反，动态脑电图是通过对脑电活动及睡眠周期的动态观察来评价脑功能的反应状态，是反映全脑功能的一个较好的指标。在大多数情况下，脑电图改变与脑功能损伤的程度具有很好的相关性，可反映昏迷的深度及脑功能的损伤程度。

（四）脑电图监测有关技术和设备

1. 连续脑电监测的技术问题

目前，连续脑电监测在国内大部分的神经外科中尚未得到开展，其主要原因之一是连续脑电监测在技术和人员配备上有较高的要求。连续脑电监测的操作流程较为烦琐，需要配备专业人员才能保证正常地进行。监测初期电极的布置需要熟练的技术员进行摆放，且必须根据需要进行调整并做到电极屏蔽，才能保证记录的质量。在神经重症监护室，各类干扰非常常见，如静脉输液泵、呼吸机、冰毯和其他各种使用交流电的装置对电磁场都是一个潜在的干扰。另外，如翻身、吸痰等操作对脑电监测结果也会造成很大干扰。对于昏迷的患者，除连续脑电监测之外进行同步视频监测可以在一定程度上尽早发现人为干扰。除此之外，许多脑电监护仪与 CT 和 MRI 缺乏兼容性，需要对脑电监护仪进行升级。目前，CT 兼容的电极已被广泛利用，而 MRI 兼容的电极仍未推广。

对检查结果进行有效的解释恐怕是各神经外科中心推广脑电监护最大的技术障碍。解读脑电监测的记录需要大量的专业培训，在现实中让神经生理医师去监督连续脑电监测是不切实际的。解决这一问题有赖于使用计算机软件对连续脑电监测进行量化分析。商业化的软件应用程序为脑电检测仪创建了显示癫痫发作和皮质活动的可视化图式。这些程序作为信号在出现类似于癫痫样的波形时报警或对脑缺血进行早期预测。这时，护士或技术人员可以提醒神经生理学医生去确认并指导 NICU 进行适当的治疗。

2. 双频指数在 NICU 的临床应用

为了解决脑电连续监测对 NICU 在人员和技术上的要求。1994 年双频指数问世，简称 BIS。BIS 将脑电图的功率和频率经双频分析做出的混合信息拟合成一个最佳数字，用 0 ～ 100 分表示，数字减少时表示大脑皮质抑制加深。由于 BIS 综合了脑电图中频率、功率、位相及谐波等特性，包含了更多的原始脑电图信息，能迅速反应大脑皮质功能状况，被认为是评估意识状态，包括镇静深度的最为敏感、准确的客观指标。美国食品药品监督管理局于 1995 年批准 BIS 用于监测麻醉深度和减少术中意识恢复的发生率。BIS 监护仪由 4 个放在额头上的电极组成，并通过模块连接到综合监护仪。由于 BIS 监测不需要神经电生理专家来放置电极或解释指数，随后发展起来的商用 BIS 设备逐渐由麻醉监测向 NICU 环境进行了适应性的改进。尽管指数不能提供完整的脑电信息，但它可以提示患者状况的恶化，而且它的易用性使得病房护士在双频指数改变时及时开始治疗。

对于颅脑创伤并需要进行神经重症监护的患者，镇静镇痛非常重要，但需适度。过度镇静，会产生低血压、呼吸抑制、肠梗阻、呕吐、拔管时间延长、免疫抑制等；镇静不全者会出现高血压、心动过速、氧耗增加、心肌缺血、肺不张、感染等。另外，不同患者需要的镇静程度也不一致，如气管插管、肌内注射、焦虑不安或组织供氧不足者需要镇静的程度相对深些，老年体弱、安静合作、肝肾功能差及非插管患者只需要消除焦虑，辅助睡眠，镇静程度相对浅些。BIS 作为一种客观指标可以克服主观评分的误差，而且直观。医师可以如看血压而知循环一样，看 BIS 就知道患者的镇静程度，以防止过深镇静，这对危重患者很重要，因此 BIS 很适合在 NICU 应用。总的来说，镇静的目的就是使患者舒适、安静合作或遗忘。镇静的程度多以呼之能醒为宜，在这种状态下，BIS 值一般为 70 ～ 85。

然而，使用 BIS 对脑创伤患者进行监测也遇到一定限制，其中之一是 BIS 受到生理信号和非生理信号的干扰较大。人体可以产生很多种电信号，如骨骼肌在收缩时产生的高频率的电信号，以及心电信号和心脏起搏器等。非生理信号主要是 NICU 内的电子设备引起的电信号干扰，比较典型的是呼吸机、超声雾化器、患者取暖器、神经刺激器等。对有神经疾病、服用精神药物的患者及不到 1 岁的儿童应用时，必须小心解释 BIS 监测。另外要了解，BIS 数值因为信号传导的原因滞后 15 秒。也就是说，当前的数值是患者前 15 秒的状态。开展 BIS 应用的另一个限制是它需要将电极摆放到前额部，因此这可能会干扰包括颅内压监测在内的其他监测手段，或者不可避免地放入受损部位。如果放在中央或后侧，则 BIS 值的意义不同。

第二节 诱发电位

诱发电位应用的电生理基础是神经系统在受到外来或内在环境刺激状况下产生的能检测、与刺激有特定位相和时间关系的生物电活动。当给人体感觉系统或大脑皮质、运动神经纤维以某一适宜的刺激（频率、强度和时间），兴奋沿相应的神经传导通路向中枢或向周围传导。由于神经递质传导的路程的长度和神经纤维冲动传导的速度是无衰减的关系，神经冲动中途需要重新组合及神经系统高级中枢的反应部位也是不变的，诱发电位检测出相对恒定的潜伏期、波形和波幅。诱发电位旨在衡量初级传入神经和初级感觉皮质的电反应，但是诱发电位信号的波幅较小（0.1 ～ 0.2μ V），并且常被自发脑电活动（波幅 25 ～ 80μ V）掩盖，因此必须应用叠加与平均技术，即给予多次重复相同刺激，使诱发电活动逐渐增大，通过计算机并加以描记，得到清晰的波形图像。诱发电位的反应表述是由一个字母和一个数字表示。字母“P”表示“正”，“N”表示

"负"。数字表示到达峰值所需的毫秒数。例如，"P100"表示感受器在受到刺激后约100毫秒在相应皮质诱发出的正向的电位。目前，监护室中较常用的诱发电位监测包括听觉诱发电位和躯体感觉诱发电位。

一、听觉诱发电位

脑干听觉诱发电位（BAEP或BAER）检查时由耳机发出一系列的嗒嗒声，并记录脑干处理这些声音时的反应。其中振幅代表了反应程度，峰间期代表了处理时间。BAEP反映的是脑干听觉传导通路的功能，测量传导时间和从听觉信号到第Ⅷ对颅神经、脑桥、中脑、丘脑和皮质的继发电位，直接反映的是脑干及听神经的功能状况，能敏感地反映脑干缺血状态。20世纪70年代初有学者首先对人类脑干听觉诱发电位（BAEP）进行描述。Sohmer等于1974年报道了选择性的引起BAEP各成分的改变在颅后窝中的病变，研究了一定类型异常BAEP与临床病理具有相关性。BAEP检测出的波形中（图4-1），Ⅰ波显示蜗神经的电生理活动；Ⅱ波显示听神经颅内段及蜗神经核的电生理活动，反映桥延脑交界电活动；Ⅲ波显示内侧上橄榄核电生理活动；反映脑桥下部电活动；Ⅴ波反映外侧丘系上方或下丘，显示脑桥上段或中脑下段电活动。因此，Ⅰ、Ⅱ波实际代表听觉传人通路的周围性波群，其后各波代表中枢段动作电位。波Ⅰ～Ⅴ中波Ⅴ波幅最高，可作为辨认BAEP各波的标志。正常情况下，Ⅱ波与Ⅰ波，或Ⅵ波与Ⅶ波常融合形成复合波形。

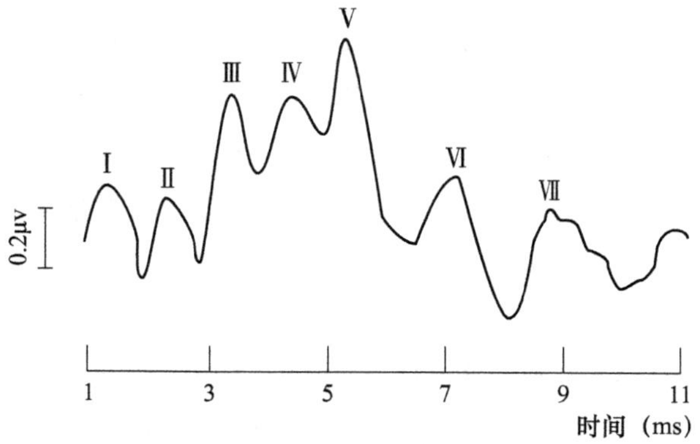

图4-1 正常听觉诱发电位图形

（一）听觉诱发电位的记录技术和参数

听觉诱发电位检查的初始设置大多需要专业人员进行调试，正常成年人听觉诱发电位的优势高频在1000Hz左右，因而滤波带通高频止点至少为2000Hz，最好为3000Hz；低频截止点用100Hz或150Hz，以滤去背景慢波，分析时间10～20毫秒，平均叠加1000次，如在病理情况下波幅降低，则可增加到2000次或2000次以上。在电极安放上，记录电极一般采用表面电极，置于头顶（Cz）或前额（FPz）均可。以刺激的同侧耳垂（Ai）或乳突（Mi）为参考，导联组合法通常用两导：Cz-Ai 和 Cz-Ac。有时增加对侧耳部为参考，这样做的目的是该导联可记录到Ⅱ - Ⅴ波，且Ⅳ波、Ⅴ波分化比较清楚，有助于分辨 Cz-Ai 导联的Ⅴ波，也可间接提示产 Cz-Ai 导联Ⅰ波可能位置。

（二）对异常脑干听觉诱发电位的临床解释

（1）在排除技术因素以及听器的器质疾患的条件下，如果多次重复测试均引导不出听觉诱发电位，可以考虑为听神经近耳蜗段的严重损伤，可配合五官科的耳声发射，以及声阻抗等测试，进一步做出更明确的解释。

（2）Ⅰ波或Ⅰ、Ⅱ波之后各波消失。如果排除技术因素和内耳病理变化，则可考虑听神经颅内段或脑干严重病损。如为双侧性，也可见于脑死亡。

（3）听觉诱发电位各波绝对潜伏期（PL）均延长而且双侧对称。常见的情况有：首先是技术问题，其次要除外双耳传导性或感觉 - 神经性听力下降。另外，还要考虑声刺激方式的问题。除外上述因素后，如Ⅰ - Ⅴ波潜伏期不长，则可能为传导性耳聋直至听神经近耳蜗段病损；倘若Ⅰ - Ⅴ波潜伏期仍延长，则可能提示脑干听通路受累。

（4）BAEP 各波潜伏期延长且双侧明显不对称，首先，要观察双耳短声主观听阈是否对称。如果一侧听阈升高且 BAEP 各波 PL 延长，则可能系传导性障碍。其次，也要考虑不对称性高频听力下降的影响。由于双侧耳蜗行波延迟的时间差异可以引起双侧听神经发放神经冲动的潜伏期差异，从而导致双侧 BAEP 反应参量的变化。

（5）用各种方法都引导不出Ⅰ波，但其后各波尚存在而且潜伏期延长，可用下述方法做出临床判断：第一，如果Ⅲ - Ⅴ波潜伏期正常，则病损可能发生在脑干听通路下段或神经；第二，测量Ⅱ波之前的负波峰至Ⅴ波峰或负峰之间的传导时间，可帮助分辨蜗性病变和蜗后病变；第三，Ⅰ、Ⅲ波引不出来时可观察Ⅴ波的潜伏期。校正后的Ⅴ波潜伏期如果仍超过正常值上限，则提示蜗后病变。

（6）Ⅴ波 / Ⅰ波幅度比异常。在听力正常前提下，该比值 <0.5，可考虑为上部脑干受累。如果选择性Ⅴ波缺失，则上部脑干受累的金标准。

（7）（Ⅲ - Ⅴ）/（Ⅰ - Ⅲ）潜伏期比值。该比值 >1.0 时，为Ⅲ - ⅤPL 相对延长的结果。如果听力学正常，则该参量的异常提示脑桥到中脑下段存在早期病损。

二、体感诱发电位

体感诱发电位（SEP）是用电方波刺激神经干时，在锁骨上厄尔布点、颈后部、顶部头皮记录到的躯体感觉通路，即从周围神经、脊髓后索、内侧丘索直至顶叶皮质的电活动。体感诱发电位检查适用于躯体感觉传导通路损害的病例。神经系统脱髓鞘病变、周围神经损伤、后根病变、脊髓后角、后索、内侧丘系、丘脑投射系统及皮质感觉区的损害均可使相应部位躯体的深或浅感觉减弱或消失，由此可以引起长潜伏期或短潜伏期的躯体感觉诱发电位改变。

（一）体感诱发电位描记方法

体感诱发电位常用的神经及其刺激部位：①正中神经，刺激点在腕部掌侧，刺激引起拇指、示指、中指运动；②尺神经，腕部掌尺侧，刺激引起小指、无名指运动；③桡神经，腕部背桡侧，刺激引起桡神经支配区皮肤感觉反应；④肌皮神经，肘部肱二头肌肌腱外侧缘，刺激引起肌皮神经支配区皮肤感觉反应；⑤腓总神经，刺激踝部背侧，引起趾背伸；⑥胫后神经，刺激内踝后侧，引起趾跖屈。此外还可检查腓肠神经、隐神经、牙髓神经等。

记录上肢 SEP 时，记录电极分别置于头顶（C_3'、C_4'）、锁骨上厄尔布点、第 7 颈椎棘突（C_7），参考电极为前额（FPz），方波脉冲电刺激双侧腕部正中神经及肘关节外侧肌皮神经走行部位，刺激强度 5 ～ 15mA，叠加 250 次，扫描时程 50 毫秒。记录下肢 SEP 时，记录电极置于头顶（Cz），参考电极为前额（FPz），方波脉冲电刺激双侧踝关节内侧胫神经走行部位，刺激强度 15 ～ 25mA，叠加 250 次，扫描时程 50 毫秒。

如果刺激上肢正中神经，在刺激对侧顶部头皮的电极可以记录出 SEP，它包括十几个成分波，命名为 P9、P11、P14、N20、P25、P30、N35、P45、N55、P80、N140、P190 等。P9 意味着刺激正中神经后 9 毫秒出现的波幅向下的波，以此类推。上肢正中神经刺激时 SEP 各波的起源如下。P9 起源于臂丛远端的周围神经部分；P11 的开始相当于冲动进入脊髓，起源于后索；P14 起源于丘脑以下、丘系交叉以上的内侧丘索部分，相当于枕骨大孔上方；N20 以后的潜伏期较长的成分起源于顶叶皮质。P45 以后的成分与感觉皮质对感知刺激的分析，以及对其发生特定反应的处理过程有关，如对两种刺激的分辨产生的 P300 被称为认知性成分。这种认知性成分也可出现在视觉、听觉刺激时。记录电极置于颈后部也可记录出脊髓体感诱发电位（SSEP）。下肢神经干刺激，同样在腰部、在头顶部记录出相应的 SSEP 及 SEP。

（二）体感诱发电位异常的临床意义

诱发电位检查报告主要描述电位的图形，潜伏期是否正常，双侧对比有无差异，如有异常表现应写明波形改变，潜伏期延长，波形消失情况，双侧潜伏期及波形对比有无显著差异。由此可帮助估计损伤部位、范围、程度及推测预后。体感诱发电位的各成分波代表着躯体感觉经路各水平的电活动，因此能反映各水平损害的功能障碍。SEP 的异常可表现为某个成分波消失、潜伏期延长或波幅明显减低；但单纯的波幅减低不能作为异常的可信指标。

研究表明，SEP 主要是由脊髓后索、内侧丘系系统传递的，但也可能由多于一个的躯体感觉经路传递。SEP 广泛地应用于各种神经系统疾病。例如，臂丛神经损伤时 P9 的消失和 N13 的减低表明神经节近端的根撕脱，预示恢复差；颈椎病患者可能有

P9-N13 的间期延长；脊髓空洞症可能有 N11、N13 波的减低或消失；多发性硬化可能有 N11、N13、P14 的消失和潜伏期延长，而且在无临床症状的患者中可早期发现 SEP 的异常；在脊髓横贯性损伤的患者，若在病变水平以下施加刺激，在头皮记录 SEP，则即使患者呈完全的两下肢瘫痪，只要 SEP 存在，便预示有恢复的可能性。另外各种病因累及大脑半球及其体感通路结构时，均可用 SEP 了解其功能损害的情况。因此 SEP 的临床应用有广泛的前景，特别是对一些病灶小、影像学很难发现的病灶更有价值。

三、诱发电位检测结果与重型颅脑创伤患者预后的关系

重型颅脑创伤其致死、致残率高，治疗费用大，对患者家庭往往造成沉重经济负担。早期判断患者预后一直是该领域的一个重要课题。目前，对重型颅脑创伤患者预后有价值的评估工具有 GCS 评分、早期瞳孔反射、早期 CT 检查结果等。但是，体格检查的结果容易受人（医师、患者）、药物等影响，而且准确性并不突出。以 GCS 评分为例，即使是 GCS 为 3 分的患者，其远期预后仍有较大差异。头颅 CT 检查虽然已成为早期诊断颅脑创伤的首选检查之一，但 CT 不能直接反映脑功能损伤情况，特别是当需要判断昏迷患者是否能苏醒时，CT 所能提供的信息非常有限。由于 BAEP 及 SEP 能检测脑干功能及脑皮质功能特异性、敏感性和准确性、可重复性，近年来被应用于重型颅脑损伤患者的监护并对患者预后评估有了新的进展。

自 20 世纪 80 年代起，国外部分学者开始尝试使用诱发电位预测昏迷患者的预后。其中由于听觉和体感诱发电位操作相对简单、检查结果较稳定，被广泛采用。2005 年，国外有学者曾进行过一项比较全面的 Meta 分析，把诱发电位检查分别与 GCS 评分、脑电图、CT 扫描和其他预测脑创伤预后的评分相比。他们发现，在预后良好的患者中，除了瞳孔检查（其有优越的敏感性）和 GCS（其有优越的特异性）外，诱发电位检查有优越的灵敏度和特异性。近期，复旦大学附属华山医院神经外科将近 30 年来国内外发表的诱发电位与重型脑外伤患者预后做了 Meta 分析，发现脑干诱发电位对受伤后 6 ～ 12 个月获得良好预后患者的预测灵敏度为 0.69（95%CI，0.63 ～ 0.74），特异度为 0.73（95%CI，0.68 ～ 0.78），阳性似然比 2.71（95%CI，1.77 ～ 4.15）；对预后不良预测的灵敏度为 0.58(95%CI，0.50 ～ 0.66)，特异度为 0.82(95%CI，0.77 ～ 0.86)，阳性似然比 3.61（95%CI，2.38 ～ 5.47）。脑干诱发电位对预后良好患者预测的特异度高于 GCS 评分，对预后不良预测的灵敏度与 GCS 相当，但对预后良好预测的灵敏度不如 GCS。在预后不良的患者，诱发电位检查有最好的特异性。

总体而言，对脑创伤患者来说诱发电位检查是预测预后的最佳方法。目前，包括复旦大学附属华山医院在内的国内一些临床中心也开始对诱发电位在颅脑创伤监护中应用的研究，特别是脑干听觉诱发电位及体感诱发电位对重型颅脑创伤患者监护应用

的研究取得了一定价值。

然而，Meta 分析中也发现在多个研究诱发电位与神经重症患者预后的报告存在较大的异质性，有的甚至存在相反的结论。造成异质性的主要原因之一是不同的医学中心采用的诱发电位检测方法和评价标准不同。表 4-1 中列举了自 1984 年至今主要的评价颅脑创伤后急性期诱发电位表现与患者预后关系的研究，其中“SEP 等级划分”一项在各中心存在明显差异。目前，国内外采用较为广泛的诱发电位评价标准是由 Houlden 等学者在 20 多年前创建的分级标准。在该标准中，患者的双侧诱发电位根据其表现给予 1-6 级的评分。1 级：双侧 SEP 波形消失；2 级：一侧 SEP 波形消失，另一侧异常；3 级：一侧 SEP 波形消失，另一侧正常；4 级：双侧 SEP 波形异常；5 级：一侧 SEP 波形正常，另一侧异常；6 级：双侧 SEP 波形正常。

表 4-1 近 30 年研究诱发电位与神经重症患者预后关系的文献基本情况

文献	例数	年龄（平均年龄）	入组标准	首次 SEP 时间	SEP 等级划分	预后评估时间	预后良好标准	预后不良标准
Amantini（2005）	60	17～72（27）	GCS ≤ 7	>7 天	1. 正常（normal，N） 2. 异常（patho logIcal，P） 3. 消失（absent，A） 按左右两侧又依次分为 NN、NP、PP、NA、PA、AA 六个等级	12 个月	GOS4-5	GOS1-3
Anderson（1984）	23	-	重型 TB I	0～22 天	1. 任意一侧有 SEP 波形 2. 双侧未记录到 SEP 波形	5 个月	GOS4-5	GOS1-3
Cant（1986）	35	19	重型 TB I	<4 天	1. 正常 2. 异常（SEP 波形消失或潜伏期延长）	-	GOS4-5	GOS1-3
Claassen（2001）	31	50±18	GCS3～4	2～4 天	0 级：双侧无 SEP 波形 Ⅰ级：一侧 SEP 波形消失 Ⅱ级：双侧 SEP 波形潜伏期延长 Ⅲ级：一侧 SEP 波形潜伏期延长，另一侧正常 Ⅳ级：双侧正常	6 个月	GOS4-5	GOS1-3
Facco 20（1991）	20	-	重型 TB I	0～4 天	1. 任意一侧有 SEP 波形 2. 双侧未记录到 SEP 波形	3～6 个月	GOS4-5	GOS1-3
Gulting 50（1995）	50	-	重型 TB I	0～3 天	1. 任意一侧有 SEP 波形 2. 双侧未记录到 SEP 波形	18 个月	GOS4-5	GOS1-3

续表

文献	例数	年龄（平均年龄）	入组标准	首次 SEP 时间	SEP 等级划分	预后评估时间	预后良好标准	预后不良标准
Houlden 76（2010）	76	-	GCS ≤ 3	1 天	1 级：双侧 SEP 波形消失 2 级：一侧 SEP 波形消失，另一侧异常 3 级：一侧 SEP 波形消失，另一侧正常 4 级：双侧 SEP 波形异常 5 级：一侧 SEP 波形正常，另一侧异常 6 级：双侧 SEP 波形正常	21 个月	GOS4-5	GOS1-3
Hutchinson（1991）	90	21	GCS ≤ 8	0 ~ 3 天		6 个月	GOS4-5	GOS1-3
Judson（1990）	100	<70（20）	GCS ≤ 8	0 ~ 5 天		6 ~ 24 个月	GOS4-5	GOS1-3
Ying（1992）	10	16 ~ 75	GCS ≤ 8	-		6 ~ 20 个月	GOS4-5	GOS1-3

注：GCS 为格拉斯哥昏迷评分；GOS 为格拉斯哥预后评分。

（戴吉、韩佳慧）

第五章

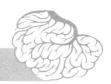

重症颅脑创伤患者的抢救技术

第一节　气道开放术

昏迷的患者舌根、软腭及会厌等口咽软组织松弛后坠，是导致上呼吸道梗阻的主要原因，那么此类患者在进行抢救治疗过程中需重视保持呼吸道通畅，而其关键在于解除舌根后坠对气道的梗阻。

常用的人工手法气道开放的方法有以下两种。

一、仰头抬颏法

如患者无颈椎损伤，可首选仰头抬颌法。

1. 操作方法

操作者站立或跪在患者身体一侧，用一手小鱼际放在患者前额向下压迫，同时另一手示指、中指并拢，放在下颏向上提起，使得额部及下颌向上抬起、头部后仰，使得下颌角与耳垂间连线与地面垂直，气道即可开放。

2. 注意事项

示指和中指尖不要深压颊下软组织，以免阻塞气道；不能过度上举下颌，以免影响口腔闭合；

二、双手举颌法

如已发生或怀疑颈椎损伤时，可首选双手举颌法。

1. 操作方法

操作者站立或跪在患者头端，肘关节支撑在患者仰卧的平面上。两手分别放在患者头部两侧，并分别用两手示、中指固定住患者两侧下颌角，小鱼际固定住两侧颞部，托起两侧下颌角，气道即可开放。

2. 注意事项

双手举颌法适用于颈部有外伤者，以下颌上提为主，下颌上提的程度以下齿高于上齿为度，不能将患者头部后仰及左右转动，以免加重颈髓损伤。

第二节　气管插管术

气管插管是将合适的导管插入气管内的操作，它是建立人工通气道的可靠路径。气管插管目的：①保持呼吸道通畅，防止呕吐物、分泌物流入气管及随时吸除气管内痰液或血液，防治患者缺氧或二氧化碳潴留；②进行有效的人工或机械通气；③便于吸入性全身麻醉药的应用；④插管后任何体位下均能保持呼吸道通畅，有利于呼吸管理，辅助或控制呼吸，能有效地防止呕吐物或反流物误吸致窒息；⑤便于气管内给药。

一、适应证与禁忌证

1. 适应证

（1）呼吸心搏骤停行心肺脑复苏者。

（2）呼吸功能不全或呼吸困难综合征，需行人工加压给氧和辅助呼吸者。

（3）呼吸道分泌物不能自行咳出，需留置人工气道行气管内吸引者。

（4）各种全身麻醉或静脉复合麻醉手术者。

（5）颌面部、颈部等部位大手术，呼吸道难以保持通畅者。

（6）婴幼儿气管切开前需行气管插管定位者。

（7）新生儿窒息的复苏。

2. 禁忌证

无绝对禁忌证，但仍存在一定的相对禁忌证。

（1）怀疑颈椎有骨折。

（2）明显喉头水肿、气道急性炎症及咽喉部脓肿、口底蜂窝织炎或声门及声门下狭窄、下呼吸道梗阻者。

（3）颞下颌关节固定，张口困难，下颌骨骨折或上颌骨骨折，口腔上下牙已固定者；咽腔软腭，扁桃体、咽旁间隙肿物如神经髓鞘瘤、神经瘤等，喉镜不能进入，不宜经口气管插管者。

（4）舌癌不宜经口气管插管者。

（5）胸主动脉瘤压迫气管、严重出血者，应百倍谨慎。

二、操作方法

1. 插管前准备

（1）充分估计插管的难易程度，决定插管的途径和方法。

（2）保证供氧：①供氧设备（中心供氧或氧气瓶）是否无碍，能充分供氧；②麻醉面罩是否良好合适；③保证呼吸机性能良好。

（3）插管用具的准备：①注意喉镜镜片大小，保证喉镜功能良好；②选择管径合适的气管导管及管芯，并分别备用比选用导管大一号及小一号的导管各一根；③喷雾器上注明麻醉药名称和浓度；④牙垫或导管固定器、听诊器、5mL 注射器、胶布。

（4）检查吸引器、吸引导管、吸液瓶。注意负压吸引的大小。

2. 操作方法

（1）明视插管术：利用喉镜充分暴露声门后，直视下将气管导管插入气管内。

（2）盲探插管术：即不用喉镜也不显露声门的探插方法，成功率与操作者经验有密切关系。

3. 操作步骤

（1）经口腔明视插管术：①将患者头部后仰，加大经口腔和经喉头轴线的角度，便于显露声门；②喉镜应由口腔的右边放入（在舌右缘和颊部之间），当喉镜移向口腔中部时，舌头便自动被推向左侧，不致阻碍插管的视线和操作（不要将舌头压在镜片下）；③首先看到腭垂，然后将喉镜向前上方提起，直到看见会厌；④显露声门后，如果两条并列的浅色声带（声襞）已然分开且不活动，即可进行插管，如患者清醒插管时声带仍敏感，应予以表面麻醉；⑤一般右手持笔式持住气管导管的中上段，由右侧方进入口腔，直到导管已接近喉头才将管端移至喉镜片处，准确灵巧地将导管尖插入声门，插入气管内深度，成人以不超过 4 ～ 5cm 为度；⑥若借助管芯插管，那么在导管尖端入声门后，可令助手小心将管芯拔出，同时操作者必须向声门方向顶住导管送入气管内；⑦确认导管位置。

（2）经鼻腔明视插管术：①选一较大鼻孔以 1% 地卡因做鼻腔内表面麻醉，并滴入 3% 麻黄素，使鼻腔黏膜麻醉和血管收缩，减少患者痛苦，增加鼻腔容积，并可减少出血；②先用较口腔插管为细的气管导管，插入时不应顺鼻外形即与躯干平行的方向，而应取腹背方向进入，导管进入口咽部后开始用喉镜显露声门；③用喉镜显露声门的方法及要领与经口明视插管相同；④显露声门后，左手稳固地握住镜柄，同时右手将导管继续向声门方向推进。当导管达会厌上方时，可利用插管钳经口腔夹住导管的前端，将导管送入声门，成功后妥善固定。

（3）经口腔盲探插管术：可应用食道气道双腔通气导管。经口插入食道后，将该套囊充气以防反流或气体被压入胃内。衔接经咽部通气的导管进行通气或供氧。适用于紧急心肺复苏和野战外科，供不熟悉气管内插管的一般医务人员使用。

（4）**经鼻腔盲探插管术**：①右手持管插入，在插管过程中边前进边侧耳倾听呼出气流的强弱，同时左手推动（或转动）患者枕部，以改变头部位置达到呼出气流最强的位置；②呼气（声门张开）时将导管迅速推进，如进入声门则感到推进阻力减小，管内呼出气流亦极其明显，有时患者有咳嗽反射，接上麻醉机口见呼吸囊随患者呼吸而伸缩；③如导管向前推进受阻，导管可能偏向喉头两侧，需将颈部微向前屈再行试插；④如导管虽能推进，但呼出气流消失，为插入食道的表现。应将导管退至鼻咽部，头部稍仰使导管尖端向上翘起利于插入；⑤若经某一侧鼻腔插管失效，可改由另一侧鼻腔或可顺利插入。

4. 气管内插管困难的处理

气管内插管困难是指操作者在基本功扎实、技术娴熟的情况下按标准方法仍无法插入者。此时需借助于特殊器械或特殊操作方法才能将导管插入气管内，故真正不能插入者极为罕见。

（1）**气管内插管困难的原因**。①解剖因素：肥胖、颈短、小下颌（下颌骨发育不全，颏部回收以致缩短与喉头的距离），巨舌，高喉头（甲状软管上凹与颏中点的水平和垂直距离皆很小）都是造成插管困难的；②解剖因素。③病理因素：常见为颜面、颈部烧伤后瘢痕挛缩畸形致成小口，强直性脊柱炎，下颌关节强直，颈部肿物压迫气管使之变形或移位等。颌面部外伤的急症患者也往往由于口腔内损伤造成插管困难。前两个因素可消除经咽部轴线所构成的角度，导致会厌都无法暴露清楚。

（2）**气管内插管困难的处理**。气管插管前需判断是否存在困难插管，若高度怀疑存在则需要及时采用相关措施。①经鼻腔盲探插管：经口腔不能显露喉头致插管困难者，可改为经鼻腔盲探插管。如应用特殊塑形的专用鼻腔气管内导管可提高插管的成功率。②应用顶端带活叶的喉镜片，当放置至会厌时，可由镜柄处将顶端翘起，易于显露声门。利用附有导向装置的气管导管，可在插入过程中调节导管前端位置，提高插管成功率。③借助纤维喉镜或纤维支气管镜插管：将气管导管套在镜杆外面，然后按内窥镜操作原则将纤维喉镜或纤维支气管镜的镜杆送入声门，其后再沿镜杆将气管导管送入气管内。④经环甲膜穿刺置引导线插管法：a. 经环甲膜穿刺将引导线（CVP 导丝或硬膜外导管）逆行经声门插入到口咽部，并将一端夹出；b. 将气管导管套在引导线外，牵好导线两端，将气管导管沿导线送过声门至气管内，然后拔出引导线（拔出时注意固定好气管导管），再将气管导管向前推进 2 ~ 3cm 即可。此方法理论上是完全可行的，但临床上沿导线放置气管导管时很易在会厌部受阻，需反复调节，始能成功。操作时应轻柔，避免组织损伤。⑤口腔颌面部外伤需紧急手术时，麻醉前常需气管内插管，常因口腔内积血，破碎黏膜瓣或肌瓣的阻挡，使声门不易显露。这时只能根据呼气时出现的气泡或破碎组织的摆动，来判断声门的方向进行试插。严重时需做好气管切开的准备。⑥应用顶端带光源可塑性导管管芯插管：将管芯插入并越过气管导管，在插管过程中，利用管芯的可塑性和从颈部看到的光点来指导插管方向。⑦使用食管气管联合套管。

三、并发症及注意事项

（一）并发症

1. 牙齿和（或）软组织损伤： 气管插管操作、放置导管和固定导管的过程中都有可能造成牙齿及呼吸道黏膜的损伤，这种损伤多为操作不够轻柔所致，部分病例与患者牙齿易折损有关。

2. 插管后咽喉疼痛或伴声音嘶哑： 主要因咽喉部黏膜上皮细胞受损、声带充血水肿引起，一般无须特殊治疗，可以自愈。

3. 杓状软骨脱臼： 较少发生，为置入喉镜过深所致。因此拔管后若患者不能发声，应尽早给予关节复位。

4. 气管黏膜缺血、损伤： 多因充气套囊压力过高、导管留置时间过长及经常移动导管等引起，严重时可能出现气道黏膜溃疡，日后可形成瘢痕，造成气管狭窄。因此，目前多采用高容量低压套囊的导管，并对长时间留置导管者定时放松套囊可以预防黏膜缺血、损伤。

5. 应激反应： 插管操作可引起机体应激反应，如高血压、心动过速、心动过缓、呛咳和颅内压增高等。为了避免或减轻此类事件发生，插管前预防性给予充分给氧、完善表面麻醉、使用麻醉性镇痛药等。静脉注射钙通道阻滞药、扩血管药或β受体阻滞药可明显降低插管引起的心血管反应。

6. 急性呼吸道梗阻： 缺氧、浅麻醉下插管均可诱发喉痉挛造成呼吸道梗阻。治疗措施主要包括通气供氧、纠正病因、加深麻醉、采用轻度呼气末正压，必要时使用小剂量琥珀胆碱解痉等。

7. 支气管痉挛可导致下呼吸道梗阻： 多见于基础有哮喘等疾病患者，或应用某些麻醉药物如吗啡类、硫喷妥钠、泮库溴铵、阿曲库铵、β受体阻滞剂，以及浅麻醉下插管、反流误吸等患者。治疗措施包括消除诱因、保证氧供、使用支气管解痉剂，如经气管喷雾、静脉注射氨茶碱、给予皮质激素等。

8. 呼吸道炎症： 导管摩擦可导致咽喉部或气管壁黏膜充血水肿、上皮细胞脱落，引起咽喉炎、气管炎。临床上表现为咽喉疼痛不适、咳嗽咳痰。轻症者一般能自愈，必要时也可使用抗生素治疗。

（二）注意事项

1. 对呼吸困难和呼吸停止者，插管前应先行人工呼吸、吸氧，以免插管过程中缺氧。

2. 导管的选择，应根据患者的年龄、性别、身材大小、插管的途径来决定。

3. 操作时动作准确轻柔，避免组织损伤，按插管操作顺序进行。显露声门力求清楚。

4. 导管插入的深度为鼻尖至耳垂外加 4 ～ 5cm，太浅易脱出，太深易误入一侧支气管。插管深度而言，男性一般距离门齿 22 ～ 24cm，女性则为 21 ～ 23cm。

5. 插管完成后，要确认导管位置后再牢固固定。确认方法有：①插管成功后，可利用听诊器在双腋中线处听诊，可闻及两肺对称的呼吸音；②接呼吸机后，呼吸机流速时间波形可见呼气流速存在；③如能监测 $ETCO_2$，则更易判断，$ETCO_2$ 有显示则可确认无误。如有怀疑（特别是诱导插管），宁可拔出后再插，以免发生意外。

6. 注意吸入气体的湿化，防止气管内分泌物稠厚结痂而影响通气。

第三节　气管切开术

气管切开术是切开颈段气管前壁，置入气管切开导管，使患者可以通过新建立的通道进行呼吸的一种手术；是建立人工气道的一种常用方法，可为气道的通畅、有效引流及机械通气提供条件，有常规手术气管切开术和经皮气管切开术（又称经皮气管导管置入术）两种。

一、适应证

1. 需要长时间接受机械通气的重症患者。

2. 上呼吸道梗阻，如口鼻咽喉及颈部严重软组织感染、损伤导致肿胀，小儿咽后壁脓肿、下咽或口咽部巨大肿瘤，以及气管塌陷等。

3. 气道保护性机制受损，任何原因引起的咳嗽反射抑制、排痰困难导致下呼吸道分泌物淤积、阻塞者，如严重肺心病与肺性脑病、脑血管疾患与颅脑损伤、中毒等原因导致深昏迷，多发性神经根炎和高位颈髓损伤，严重的胸部外伤或胸、腹部手术后等。

4. 口腔、颌面、咽、喉、头颈部大手术或严重创伤的患者，为了便于麻醉和维持手术前后呼吸道通畅，可行预防性气管切开。

5. 极度呼吸困难、无条件行气管插管和无时间、不允许行正规气管切开术时，可行紧急气管切开术。

二、禁忌证

无绝对禁忌证，明显出血倾向时慎用。COPD 反复合并呼吸衰竭者应权衡具体病情及必要性，避免过早气管切开。

经皮气管导管置入术有以下相对禁忌证：①儿童；②颈部粗短肥胖，颈部肿块或解剖畸形难以扪及气管；③气管切开处局部软组织感染或恶性肿瘤浸润；④难以纠正的凝血障碍。

三、操作要点

（一）常规气管切开术

1. 患者体位

体位通常采用仰卧、肩枕、头后伸位。

2. 切口选择

（1）横切口：在颈前环状软骨下方 2cm 处沿皮纹水平皮肤切口长 4 ～ 5cm。

（2）纵切口：颈前正中切口可取自环状软骨下缘至胸骨上切迹的纵行皮肤切口；纵切口所需手术的时间稍短，但遗留瘢痕明显。现今常规气管切开术中，纵切口已逐渐被横切口取代。

（3）切口应注意保持正中位置，以免伤及颈部大血管。对病情严重、颈部粗短或肿胀的患者，宜采用纵切口并使切口延长，以便操作及缩短手术时间。

3. 切开皮肤、皮下组织及颈前筋膜

用拉钩将皮肤及皮下组织向两侧稍行分离，于正中可见两侧带状肌相接的白线，用刀将其划开，钝性沿白线上下分离，两侧带状肌向外拉起，暴露甲状腺峡部。

4. 处理甲状腺峡部

通常可用拉钩将峡部向上拉起，暴露气管前壁。切忌对甲状腺峡粗暴钳夹，遇甲状腺峡出血可缝合止血。若甲状腺峡肥大，影响气管的暴露，可自峡部上缘向下分离，使其与气管前筋膜分开，然后以血管鞘两侧垂直平行夹住峡部，钳夹后切断并将断端“8”字形缝合止血。

5. 暴露并确认气管

甲状腺峡部处理后，即见气管前筋膜，其下方隐约可见气管软骨环，暴露不清时，术者可以食指触诊，以感觉气管的位置。以血管鞘将气管前筋膜略做分离，暴露气管环。

6. 切开气管

气管前壁暴露后，用注射器长针头于两气管环间刺入气管，成年患者回抽空气确认气管后，迅速注入 1% 丁卡因做气管内表面麻醉，使切开气管时咳嗽反射消失。小儿则不宜使用丁卡因。试穿刺有助于确定并与颈总动脉鉴别。

气管切开部位应在 2 ～ 4 环间，以 3 ～ 4 环为宜。第 1 气管环必须保持完整，过高易损伤甲状软骨导致喉狭窄，过低有损伤血管并导致大出血和损伤胸膜顶而出现气胸的危险。以尖刀从软骨环间切开，常选舌形瓣或纵行切开气管。小儿只在气管前壁正中纵行切开，不切除软骨环，因小儿气管软骨软弱，支架作用差，切除软骨易致前壁塌陷和气管狭窄。

切开气管面须妥善止血、备好吸引器，以免血液会被吸入气管。气管一日切开后，立即有分泌物咳出，应及时吸引干净。

7. 插入气管套管与切口缝合

气管套管必须在明视下插入气管，并须证实有气流冲出。警惕误插入组织间隙，确定位置无误后将管芯取出。切口间断缝合，缝线不宜太过紧密，以防发生皮下气肿。若组织分离时气管旁腔隙加大可用凡士林纱条填塞于切口四周，以防皮下气肿和出血，24h 后将纱条取出。缝合后无菌纱布覆盖伤口。

气管套管插入后予以妥善固定，以防止脱出，尤其术后早期脱出因窦道未形成难以再次置入而造成危险。将套管托上的线带系于颈部以固定套管，防止脱出。线带打死结固定，线带的松紧以可容纳一手指为宜，太紧会使颈部受压，太松套管则易滑出。

8. 术后体位

术后体位为仰卧位去枕或低枕。

（二）经皮微创气管切开术（钳切）

1. 检查经皮气管切开包中的器械，确认；气管套管的套囊没有破漏并处于非充盈状态；气管套管的管芯可在气管套管内自由移动并易于取出；导丝可在扩张器及气管套管的管芯内自由移动；气管套管的管芯已固定在气管套管的两个侧翼上；气管套管的外管壁及管芯的头端涂有少量水溶性润滑剂以利于插管等。

2. 使患者处于仰卧位，颈、肩部垫枕以使颈部处于过伸位。检测患者的血氧饱和度、血压及心电图。操作前让患者吸入一段时间的 100% 纯氧。辨认甲状软骨、环状软骨、气管环、胸骨上窝等解剖标志。推荐在第 1 ～ 2 或第 2 ～ 3 气管软骨环间置人气管套管。若患者带有气管插管，将气管插管撤至声带以上。推荐在术前经超声评估甲状腺及表面血管情况，在手术过程中使用支气管镜以确认导丝及气管套管置入的位置。

3. 局部消毒，铺巾，浸润麻醉。局部注射肾上腺素有利于减少出血。

4. 在选定的气管套管插入位置做水平或纵向切口，长 1.5cm 左右。再次确认选定的插入位置是否位于颈部正中线上。

5. 在选定位置以带有软套管并已抽取适量生理盐水的注射器穿刺，注意针头斜面朝下（足部），以保证导丝向下走行而不会上行至喉部。穿刺适当深度后回抽注射器，若有大量气体流畅地进入注射器，表明软套管和针头位于气管管腔内。

6. 撤出注射器及针头而将软套管保留于原处。将注射器直接与软套管相接并回抽，再次确认软套管位于气管管腔内。

7. 适当分离导丝引导器和导丝鞘，移动导丝，使其尖端的“J”形伸直。将导丝引导器置入软套管，以拇指推动导丝经引导器软套管进入气管管腔，长度不少于 10cm，气管外导丝的长度约为30cm。导丝进入气管后常会引发患者一定程度的咳嗽。注意勿使导丝扭曲或打结。经导丝置入其他配件时，注意固定其尾端，以防止其扭曲或受损，这一点非常重要。在此后的步骤中，可随时检查导丝是否受损、扭曲，以及能否在气管内自由移动。

8. 经导丝引导置入扩张器，使扩张器穿透皮下软组织及气管前壁，确认导丝可在气管内自由移动后，拔除扩张器，将导丝保留在原处。

9. 合拢扩张钳，将导丝尾端从扩张钳顶端的小孔中置入，从扩张钳前端弯臂的侧孔中穿出，固定导丝尾端，将扩张钳经导丝置入皮下，角度同置入气管套管的角度一致。逐渐打开扩张钳，充分扩张皮下软组织，在打开状态下撤出扩张钳。

10. 重复步骤8和9直到扩张钳可经气管前壁进入气管管腔。

11. 经导丝引导，将扩张钳在闭合状态下置入气管。注意使扩张钳手柄处于气管中线位置并抬高手柄使其与气管相垂直，以利于扩张钳头端进入气管并沿气管纵向前进。逐渐打开扩张钳，充分扩张气管壁，在打开状态下撤出扩张钳。

12. 将导丝自气管套管管芯头端的小孔置入，将气管套管连同管芯经导丝引导置入气管，拔除管芯及导丝。

13. 吸除气管套管及气管内的分泌物及血性液体，确保呼吸道畅通。以注射器注入少量气体，使套囊充盈。若患者带有气管插管，此时予以拔除。以缚带将气管套管的两外缘牢固地缚于颈部，以防脱出。缚带松紧要适度。

四、注意事项

1. 误切颈总动脉已有多例报道，尤其小儿的颈总动脉不易与气管相鉴别。颈总动脉一般均较气管细，但有弹性，触之较软，并有搏动感，试穿刺有助于鉴别。

2. 气管前筋膜不应过度分离，前筋膜的切口亦不宜小于气管的切口。为避免气体沿气管前间隙扩散而形成纵隔气肿，可将气管前筋膜与气管一同切开。

3. 患者咳嗽时胸膜可凸出于锁骨上方，若手术分离较深，则可能损伤胸膜而造成气胸，多发生于小儿患者，有侧多见，此外小儿气管前方可能遇到胸腺。将拉钩向下推移即可暴露气管，并可用钝拉钩将胸膜拉向下方以保护之。

4. 气管壁切口不应过大，以避免瘢性狭窄。气管应尽量在无咳嗽时切开，切开时刀尖不宜用力过猛，以免刺伤气管后壁及食管前壁，尤其是咳嗽及用力吸气时，气管后壁前突，更易造成损伤。

5. 手术结束时，若观察到套管有与脉搏一致的搏动，提示套管贴近或压迫大血管，应尽快更换合适套管，直至无搏动为止。

6. 注意套管系带的松紧，随时调整，避免太松时脱管。

五、并发症及其防治

1. 皮下气肿、纵隔气肿和气胸

皮下气肿主要由于气管前软组织分离过多、皮肤缝合过紧和术后咳嗽所致。单纯的皮下气肿一般危害不大，无须特殊处理。应警惕皮下气肿的信号性症状意义，因其可提示存在纵隔气肿或气胸。

（1）**纵隔气肿可能由以下因素引发：**①术中气管前筋膜分离过多；②喉阻塞时肺内压力增高导致肺泡破裂，空气经肺间质至肺门，进入纵隔；③皮肤切口过低达胸骨上窝或更低。

（2）**气胸为较为严重的并发症，发生原因有：**①纵隔气肿时壁层胸膜破裂导致气胸；②严重呼吸困难时肺泡及脏层胸膜破裂；③手术中损伤胸膜顶，由于小儿胸膜顶较高，发生概率较大。许多学者的经验表明，气管切开术前插入气管插管可预防和减少气胸的发生。

2. 原发性出血

原发性出血发生的主要原因为术中止血不完善，颈前静脉、甲状腺下静脉、甲状腺下动脉和甲状腺峡为较常见的出血部位。轻者可用一凡士林纱条填塞压迫伤口止血；严重者提示可能伤及较大血管，应立即打开伤口探查、止血。

3. 继发性大出血

尽管继发性大出血较少见，但后果极为严重，可造成患者迅速死亡，通过改善手术技巧和术后护理可减少发生的机会。头臂干是最常见的出血部位，颈总动脉、甲状腺下动脉、甲状腺上动脉、主动脉弓等部位也可发生。为避免继发性大出血的发生，应保持伤口清洁，预防和控制感染；对小儿、昏迷或瘫痪患者须密切注意其头位，避免过度屈曲、后仰或扭曲；患者的气囊压力控制在 25 ～ 30cmH_2O。呼吸机与气管套管应妥善固定，避免因套管摆动造成气管壁损伤。要警惕继发性大出血的先兆，主要为气管内出现血性分泌物和气管套管出现与脉搏一致的搏动。一旦发生继发性大出血，可立即将气管切开套管更换为气管插管，充起气囊，以其中保持呼吸道通畅和压迫止血，同时可用手指向下将无名动脉压向胸骨柄以期暂时止血，为进一步开胸止血赢得时机。目前使用牛角气管切开套装，可以减少钳切的很多并发症。

4. 气管食管瘘

手术中气管前壁切开时切人过深误伤食管，若术中发现应立即修补；若术后发现，瘘孔小者经鼻饲观察可能自愈，瘘孔大者则需手术修补。气管套管的气囊长时间压迫和腐蚀气管壁，向后方破坏即可形成气管食管瘘，需待全身和局部情况允许时择期手术修复。

5. 喉、气管狭窄

喉狭窄主要由手术损伤环状软骨所致，气管切开术中不应损伤第 1 气管环。气管狭窄常发生于气管切口处和气囊所在部位。气管切口处愈合后表面可形成肉芽肿导致管腔阻塞，气管切开口的瘢痕形成和凹陷也是气管狭窄的成因，这类狭窄多发生于气管前壁和侧壁。气管套管的气囊压迫可损伤气管的各个壁，造成气管的环形狭窄。

6. 空气栓塞

空气栓塞为病死率很高的并发症，主要是由于患者深吸气时颈部静脉内存在较高的负压，一旦静脉破损，将空气吸入形成空气栓塞。手术中应将甲状腺下静脉等颈部静脉妥善结扎。

7. 切口感染

切口感染是造成气管狭窄和继发致死性大出血的重要原因。其防范措施为注意无菌操作、适当的引流、加强支持治疗和合理应用抗感染药物。

第四节 心脏电复律

心脏电复律是在短时间内向心脏通以高压强电流，使心肌瞬间同时除极，消除异位性快速心律失常，使之转复为窦性心律的方法。最早用于消除心室颤动，故亦称心脏电除颤。

一、电复律种类与操作方法

（一）非同步电复律仅适用于心室颤动和心室扑动，此时患者神志多已丧失。立即将两电极板上均匀涂满导电糊或包以生理盐水浸湿的纱布，分别置于胸骨右缘第二、三肋间和心尖部，并与皮肤紧密接触，按充电钮充电到功率达 300J 左右，两电极板同时放电。此时患者身体和四肢抽动一下，通过心电示波器观察患者的心律是否转为窦性。

（二）同步电复律适于心房颤动、心室扑动，室上性及室性心动过速等的复律。利用患者心电图上的 R 波触发放电，其电脉冲发放在 R 波降支。患者仰卧于硬板床上，松开衣领，有义齿者取下，开放静脉通道。先连接好心电图机及示波器，术前做全导心电图，选 R 波较大的导联测试电复律仪的同步性能。用地西泮 0.3 ～ 0.5mg/kg 缓慢静脉注射，至患者睫毛反射开始消失的深度，麻醉过程中严密观察呼吸，有呼吸抑制时给予面罩给氧。电极板放置方法和部位及操作程序同前，充电到 100 ～ 200J 按同步复律键，放电。如心电图显示未转复为窦性心律，可增加电功率，再次电复律。

二、适应证和禁忌证

（一）适应证

1. 心室颤动（简称“室颤”）是绝对紧急适应证。患者神志丧失，心电图上呈基线的连续波动，功能上等于停搏，应立即使用非同步电复律。

2. 心房颤动（简称“房颤”）是电复律的主要适应证，指征有以下几点。

（1）心房颤动持续时间在一年半以内。

（2）风湿性心脏病二尖瓣狭窄术后 1 ～ 2 个月，心房颤动不消失。

（3）甲状腺功能亢进（简称“甲亢”）治愈后心房颤动仍不消失。

（4）快速心房颤动影响心功能。

3. 室性心动过速药物治疗无效者。

4. 室上性心动过速先用刺激颈动脉窦的方法或药物治疗，无效时用电复律。

（二）禁忌证

1. 洋地黄中毒所致的各种心律失常。

2. 低血钾的患者。

3. 对奎尼丁和乙胺碘呋酮过敏或不能耐受者。

4. 心脏明显扩大、联合瓣膜病变者。

5. 慢性心房颤动，病史超过 5 年以上者。

6. 高度房室传导阻滞和病态窦房结综合征的心房颤动患者。

7. 心力衰竭未控制、风湿活动者。

8. 年龄过大、体质衰弱、胸部严重畸形无法放置电极板者。

三、术前准备

（一）物品准备电复律器、心电图机、抢救车、硬板床或木板一块、氧气、盐水纱布、橡皮手套、抢救器械与药品等。

（二）患者准备

1. 对择期做复律的患者，做好思想工作，消除恐惧心理，取得良好配合。必要时术前给予镇静剂。

2. 试服奎尼丁的患者，应观察心率、心律、血压、脉搏及有无奎尼丁反应。服用洋地黄患者，术前需停药 1 ～ 2 天。

3. 心房颤动、有栓塞史者，需先抗凝治疗两周后再复律。

4. 电击前禁食，以免胃内容物反流而窒息。

5. 记录心电图以供对照，并选择 P 波明显的导联测试电复律器的同步功能。

四、操作方法

1. 患者睡在硬板床上或放置心脏按压板一块。建立静脉通路。

2. 术前做 12 导联心电图供对照，选 R 波较大的导联测试复律机的同步功能。

3. 选用地西泮 15 ～ 30mg 做静脉麻醉至患者呈朦胧或嗜睡状态，必要时亦可加硫喷妥钠。麻醉过程中严密观察呼吸，有呼吸抑制时，面罩加压吸氧。神志丧失或病情危急者无须麻醉。

4. 两电极板上涂满导电糊或包以生理盐水浸湿的纱布。两个电极板分别紧贴胸骨右缘第二、三肋间和心尖部。按需要量充电，心室颤动为 250 ～ 300 瓦 / 秒非同步复律。室性心动过速为 150 ～ 200 瓦 / 秒，心房颤动为 150 ～ 200 瓦 / 秒，心房扑动为 80 ～ 100 瓦 / 秒，室上性心动过速 100 瓦 / 秒，均为同步复律。

5. 放电后随即听心率和观察心电图改变，如复律未成功，可增加电功率再次复律。两次电击需间隔 10 ～ 15 分钟。复律后有心室颤动、室性心动过速等心律失常出现时紧接再次复律。

五、术后护理

1. 术后心电监护，密切观察心率、心律、呼吸、血压、神志、面色、肢体情况及有无栓塞表现，随时做好记录。病情稳定后返回病房。术前抗凝治疗者，术后仍需给药，并做抗凝血监护。

2. 患者绝对卧床休息 2 ～ 3 天，给予高热量，富含维生素，易消化饮食，保持大便通畅。

3. 心房颤动复律后，继续服用药物维持，并观察药效及不良反应。注意有无皮肤烧伤。

4. 保健指导，向患者说明诱发因素，如过度劳累、情绪激动等，防止复发。

第五节　动脉穿刺技术

动脉穿刺及置管是危重患者抢救治疗的重要途径之一，及时的动脉穿刺将为标本采集、有创血压监测和临床治疗提供重要帮助。

一、适应证

危重病或大手术后，血流动力学不稳定且需要使用正性肌力或缩血管药者行有创血压监测；动脉血标本采集用于血气分析，如监测 PaO_2、pH 值、$PaCO_2$ 等；其他可用于经动脉给药等。

二、禁忌证

有出血或凝血功能障碍者、拟穿刺部位感染者不宜行动脉穿刺。穿刺和（或）置管后不影响远端血供是基本原则，避免在侧支循环差动脉进行穿刺，如有雷诺现象的供血动脉、血栓性脉管炎或终动脉。严重动脉疾病，如脉搏微弱或局部可听到血管杂音或曾行血管手术的动脉也是穿刺或置管的禁忌。如需反复抽取动脉血者，一般适宜放置动脉导管。

艾伦试验有助于判断侧循环状况。试验方法是：①触摸腕部桡动脉和尺动脉搏动情况；②嘱患者反复紧握拳头并压迫两动脉（桡和尺动脉）；③松开拳头后观察手掌有无苍白；④放开尺动脉，观察手掌变白的恢复时间，5 ～ 10 秒内恢复者属正常。如恢复时间延长，提示尺动脉侧支循环差，此时做桡动脉穿刺便应慎重考虑，但艾伦试验并非完全可靠，其有效性仍存争议，具体操作应结合患者实际情况。

三、操作方法

1. 穿刺前准备

5mL 注射器或专用动脉穿刺包（包括套管针），肝素溶液或肝素帽，1% ～ 2% 利多卡因溶液，纱布垫，麻醉用注射器，无菌棉球、纱布和洞巾等。穿刺前，抽吸肝素溶液润滑注射器管壁及针栓（可用肝素注射液原液或 50 ～ 250U/mL 的稀释液），应充分暴露穿刺部位，在拟穿刺处作广泛皮肤消毒，铺无菌洞巾（单次性抽血可不铺巾，但消毒区直径应≥ 5cm），用利多卡因局部麻醉（昏迷患者或肢体水肿不一定麻醉）。

2. 桡动脉穿刺抽血

术者立于穿刺侧，戴无菌手套或用碘酊、乙醇消毒拇、示指，以消毒手指固定桡动脉，另一手持注射器，在两指间与动脉走向成 30° ～ 45° 角缓慢刺入，如见鲜血进入注射器（玻璃注射器的针栓会自动弹出，无须抽吸），即表示已刺入动脉，略进针少许后，获取足够动脉血后拔针。注意拔针的同时，应用无菌棉球压迫针眼至少 5 分钟，如有凝血功能障碍或已使用肝素者，应压迫 10 ～ 15 分钟或更长时间，否则会致局部出血和血肿。

3. 桡动脉穿刺置管

戴无菌手套、局部消毒、铺巾、麻醉后，用手指固定欲穿刺的桡动脉、另一手持套管针，在两指间与动脉走向成 30° ～ 45° 角缓慢刺入，如见搏动性鲜血进入针与套管间隙，即表示已刺入动脉，略进针少许后，持针的那只手固定位置针头不动，另一手将套管推入动脉血管内，确定位置后，缓慢拔出针头，在针头完全拔出前可见动脉血随针头充盈套管。拔针后立即压迫套管。并向套管内注入生理盐水或肝素生理盐水溶液 1 ～ 2ml，而后用肝素帽封住套管口，固定套管，以无菌棉球或纱布擦净套管周围血迹，再用消毒棉球消毒针眼及周围，以保护薄膜覆盖穿刺套管入口处。注意，如穿刺时套管内未见动脉血搏动性冲入套管，应怀疑穿刺针是否在动脉内。

4. 肱动脉穿刺

肱动脉较桡动脉粗，因此穿刺成功率更高，由于无侧支循环，肱动脉一般仅用作单次性抽取血气分析，较少用于动脉置管。如用于动脉置管，应密切监测桡动脉搏动情况，必要时可行多普勒超声检查，发现动脉搏动减弱或有栓塞证据者，应立即拔除导管。穿刺部位选择肘窝部搏动最明显处或肘窝略下方处，如已行置管、置管后前臂应处于伸展状态。

5. 股动脉穿刺

股动脉穿刺置管是继桡动脉置管的第二选择，由于股动脉粗大，较其他部位动脉更易触及，穿刺更容易。方法与桡动脉穿刺相似，置管时应在腹股沟韧带下方 3 ～ 5cm 处进针，以避免或减少穿刺针过度而引起腹膜后血肿或肠穿孔的风险。穿刺时，针柄与皮肤成 45° 角进针，穿刺成功后，针柄可适当向下压至与皮肤成 25° ～ 30° 角，以方便引导丝插入，但单纯抽动脉血，一般选择垂直进针。股动脉穿刺置管成功率高，但有动脉硬化或置管史者也易导致穿刺失败。

四、并发症

局部血肿形成是最常见的并发症，通过充分压迫可预防。穿刺部位感染是另一重要并发症，股动脉穿刺由于靠近会阴更易感染，但严重感染者少见。穿刺可能诱导血管痉挛，可能会导致远端缺血或血栓形成，一般是暂时性缺血，多数不会产生严重后遗症，少数情况时需拔针另找其他部位置管。静脉或神经损伤也是潜在并发症，特别是股动脉穿刺，因为股动脉与股静脉紧靠，易受损伤，反复穿刺者更易出现，也可能损伤动脉旁边的神经。

第六节　中心静脉置管

急诊和重症监护单元开展中心静脉通路和有创操作越来越频繁，各种高级监护技术、经静脉起搏和静脉营养等均需要快速、安全和可靠的中心静脉通路。纵使在复苏时或儿童危重患者，也越来越多地开展中心静脉导管技术。

一、适应证

多种原因需要中心静脉导管，最常见的是需要紧急静脉输液或给药的患者无法建立外周静脉通路时，应建立中心静脉导管通路；不宜经外周小静脉使用刺激性较强的药物时，也需开放中心静脉通路给药；高能量静脉营养和其他高浓度输液。其他如中心静脉测压、经静脉临时起搏、心导管操作、肺动脉导管、肺血管造影等均需中心静脉通路。

二、禁忌证

中心静脉导管插入无绝对禁忌，应根据临床和穿刺经验选择合适的穿刺部位，但应避免在目标静脉区有皮肤感染处或有静脉血栓形成的静脉进行穿刺。凝血功能障碍者（特别是锁骨下静脉穿刺）、严重肥胖且解剖定位困难者和不合作者等均是相对禁忌证。

具体地说，一般的相对禁忌证包括局部解剖变异、血管炎、既往有长期留置导管史、既往有使用致血管硬化剂史、局部有放射治疗史、疑有邻近血管损伤、出血体质、抗凝或溶栓治疗、躁动患者、穿刺者无操作经验或不熟练。锁骨下静脉相对禁忌证，如胸壁畸形、气胸、COPD；颈静脉相对禁忌如经颈静脉吸毒者；股静脉相对禁忌如患者需要不断活动下肢者；贵要静脉（外周）相对禁忌，如心搏骤停等。

三、不同穿刺入口优缺点比较

根据医生穿刺技术和经验不同，选择穿刺入口也各有差异，有时贵要静脉等外周静脉也作为中心静脉导管的入口，但外周静脉到达上、下腔静脉的距离较远，而且外周静脉可能因容量不足等原因常有萎陷，甚至血栓栓塞，不宜进行中心静脉导管操作。一些大静脉，如锁骨下静脉、颈内静脉、腋静脉和股静脉部位较为确定，静脉内径较粗，穿刺成功率更高，是中心静脉的优选。表 5-1 是不同穿刺入口的优缺点简单比较，可作临床穿刺时参考。

表 5-1　中心静脉穿刺不同入口优缺点比较

穿刺入口	优点	缺点
贵要静脉（肘部，外周）	严重并发症发生率低；可以直视下穿刺操作；可以进行大量和快速输液	轻度并发症，如感染、静脉炎和血栓形成发生率高
颈内静脉	体表标志好；与锁骨下静脉相比，气胸发生率更低；易出血但可控性好；罕有发生导管错位；右颈内静脉到上腔静脉几乎成一直线；颈动脉容易鉴别；是2岁以下儿童静脉切开的次选和有效途径	属于“盲穿”操作；失败率略高于锁骨下穿刺法；固定更困难和不方便

续表

穿刺入口	优点	缺点
股静脉	体表标志好；是凝血功能障碍、上腔静脉创伤或 CPR 等上腔静脉入口的优选替代途径。	固定困难；易受污染
锁骨下静脉锁骨下入口	体表标志好	并发症发生率高，特别是低血容量性休克患者；属于“盲穿”；2 岁以下儿童尽量避免
锁骨下静脉锁骨上入口	体表标志好；气胸风险更低	“盲穿”多选择此通路；导管错位少见
腋静脉	与锁骨下静脉相比气胸发生率更低，感染风险低；有损失腋动脉可能，但可控性好；因其可有效避免锁骨下“挤压综合征”受电生理医生青睐。	属于“盲穿”，体表定位较困难，近年来随着超声引导下穿刺技术的普及，穿刺困难度明显下降。

四、穿刺器械

无菌手套；静脉输液和输液管；中心静脉专用穿刺包，一般含聚维酮碘消毒液，消毒洞巾，麻醉剂及注射器，穿刺针，金属导丝，导管，皮肤扩张导管，纱布垫，11 号小刀片，5mL 和 10mL 注射器，3-0 号或 4-0 号不吸收缝线等。成人用静脉导管一般要求 20cm 的法氏 7 号留置管，如用作透析或快速输液，应选择更大孔径的导管。

五、穿刺定位及方法

（一）颈内静脉穿刺置管

患者仰卧 Trendelenburg 位（垂头仰卧位），将床头下倾 10° ～ 15° 角，头转向穿刺对侧。一般取右侧颈内静脉，因为它与上腔静脉几乎成一直线，有气管插管的患者更多选用锁骨下或股静脉置管。颈内静脉穿刺分为前、中、后路三种进针法，三种进针方法详见表 5-2。以下简要介绍中路进针法；穿刺点定位于锁骨、胸锁乳突骨胸骨头和锁骨头形成的三角形尖端，由于颈颈静脉位于颈动脉外侧，即穿刺时应在颈动脉搏动外侧进针，颈静脉一般在皮下约 0.5cm，但个体肥胖程度不同而有差异。用 1% ～ 2% 的利多卡因溶液 1 ～ 2mL，作皮肤及皮下浸润麻醉。穿刺进针点位于颈动脉搏动外侧的三角区顶点处，针尖朝向同侧乳头方声，针柄与皮肤成 45° ～ 60° 角进针，边进针边抽吸，见暗红色细血流进入注射器表示穿刺进入颈内静脉，可再进针少许（1 ～ 2mm）

以确保针尖斜面完全进入血管内，然后按下述的“导管插入过程”置入静脉留置导管。置管完成后，应拍摄胸部 X 线片，确定导管位置及有无并发症。

表 5-2 颈内静脉前、中、后路穿刺方法比较

	中路进针法	前路进针法	后路进针法
进针点标志	胸锁乳突肌胸骨头、锁骨头与锁骨所成的三角形尖部	胸锁乳突肌前缘与甲状软骨上缘的水平线交界处	胸锁乳突肌后缘、锁骨和同侧乳突连线下 1/3 交界处
针柄与皮肤角度	儿童 30° 成人 45° ～ 60°	儿童 30° 成人 45°	30° ～ 45°，沿胸锁乳突肌侧边向下
针尖方向	同侧乳头	同侧乳头	胸骨上切迹
成人颈内静脉深度	≤ 3cm	≤ 3cm	≤ 5cm

（二）锁骨下静脉穿刺置管

患者仰卧置于 Trendelenburg 位，头转向穿刺对侧。在患者肩胛骨下置一毛巾或纱垫，以突出胸锁关节。用利多卡因溶液做皮肤及皮下浸润麻醉。按进针点在锁骨上或下分为锁骨上进针法和锁骨下进针法。

1. 锁骨下进针法：多数医师（或经培训的护士）习惯锁骨下进针法。进针点位于锁骨下 1cm，锁骨 1/3 与外 1/3 交界处，针尖朝向内上方，胸骨上切迹上方，穿刺针与皮肤成 15° ～ 20° 角进针，边进针边抽吸，见有暗红色血流进入注射器，表示已穿刺进入锁骨下静脉，可再进针少许（1 ～ 2mm）以确保针尖斜面完全进入血管内，一般进针 3 ～ 4cm 即可。然后按下述的“导管插入过程”置入静脉留置导管。置管完成后应摄胸部正位片了解导管位置及有无并发症。

2. 锁骨上进针法：进针点位于胸锁乳突肌外侧 1cm，锁骨上方 1cm，针尖指向胸骨颈静脉切点后方，朝对侧乳头方向，穿刺针与皮肤约成 45° 角，边进针边抽吸，见有暗红色细血流进入注射器表明已穿刺进入锁骨下静脉，此时可再进针少许（1 ～ 2mm），以确保针尖斜面完全进入血管内，一般进针 2 ～ 3cm 即可。然后按下述的“导管插入过程”置入静脉留置导管。置管完成后应摄胸部正位片了解导管位置及有无并发症。

（三）股静脉穿刺置管

患者取平卧位，其穿刺侧下肢轻微外展外旋，在腹股沟韧带中点的内下方 1.5 ～ 3.0cm（即股动脉搏动之内侧）处定为穿刺点并标记。用 1% ～ 2% 的利多卡因溶液 1 ～ 2mL，做皮肤及皮下浸润麻醉。轻轻压迫皮肤及股静脉并稍加固定。右手持穿刺针管，向左手中穿刺点的皮肤刺入，进针方向是注射针管与穿刺部位的皮肤成

30° ～ 40° 角顺血流方向（针尖指向病人脐部），逆血流方向，边进针边抽吸缓慢刺入。当穿刺针进入股静脉时，即有静脉血回流入注射针管内，此时需再进 2 ～ 4mm 调整针尖位置，以保持针尖处于股静脉内部。然后按下述的“导管插入过程”置入静脉留置导管。

（四）腋静脉穿刺置管

患者取平卧位，①取两条线：一条是胸锁关节与肩锁关节的连线（A 线），一条是胸骨角中心与肩胛骨喙突的连线（B 线）；②取两个点：A 线的内、中 1/3 交点（C 点）和 B 线的外、中 1/3 交点（D 点）；③穿刺：取 D 点位穿刺点，针尖指向 C 点，与皮肤成 30° ～45° 夹角，在 C 点处刺入静脉，当穿刺针进入腋静脉时，即有静脉血回流入注射针管内，然后按下述的“导管插入过程”置入静脉留置导管。

六、导管插入过程（seldinger 法）

1. 保持穿刺针固定，由导丝口送入“J”型导丝。

2. 导丝进入 15 ～ 20cm 后拔出穿刺针，将导丝留在血管内。

3. 沿导丝将扩皮器送入皮下扩皮，如皮肤或皮下组织较紧，可以小尖刀侧切小口。

4. 拔出扩皮器，将已预冲肝素生理盐水的留置导管沿导丝插入静脉，留置导管进入后即拔出导丝，关闭静脉夹。

5. 分别回抽导管各端观察回血是否顺畅，再于各端分别注入肝素生理盐水 3 ～ 5mL，冲净残血，肝素帽封管。

6. 用皮针与缝线将导管颈部的硅胶翼与皮肤缝合，固定导管，再以敷料覆盖包扎。

七、并发症

与其他有创操作一样，中心静脉穿刺也时有穿刺不成功或出现并发症，文献报道中心静脉穿刺总失败率为 10% ～ 20%，并发症发生率为 5% ～ 10%，其中约 4% 发生错位，应慎重选择相应操作，切勿滥用。中心静脉穿刺置管的并发症一般有感染性、机械性和血栓性并发症。颈内静脉或锁骨下静脉穿刺后必须拍胸部 X 线片，以确认导管位置和有无并发症。

（一）导管感染

主要通过 3 个途径：插入部位感染，并沿插入导管径路漫延；导管连接处感染并向导管内漫延；血源性感染。减少导管感染可采用 5 步法：操作者手的卫生清洁；严格操作；皮肤严格消毒；选择理想的置管部位；每日仔细观察导管及附属必需物品，无使用必要时，及时拔除导管。

（二）机械并发症

主要有动脉损伤、血肿形成、气胸、血胸、心律失常、导管位置不当。股静脉与锁骨下静脉置管并发生相当。如刺破动脉，应更换穿刺部位，不宜再在同一部位进行穿刺。超声引导穿刺有利于降低穿刺并发症，但受条件限制，不少医院尚难以做到。在锁骨下静脉穿刺时，气胸的发生率可能更高，因为左侧胸膜顶位置较右侧略高。穿刺后注意患者有无呼吸困难、有无皮下气肿、气管有无移位、两侧呼吸音是否对称等方法了解有无气胸，通常穿刺后应拍摄胸部后前位片。如患者在置管前已有气胸，一般选择气胸同侧进行穿刺置管，以免在对侧穿刺引起双侧气胸。如导丝插入过深进入心室，可能诱发期前收缩或心动过速等并发症，此时可适当退出几厘米。导管刺入动脉是最严重的并发症，此时常可见到导管内搏动性鲜红色血液回流，颈内动脉刺破可能导致颈部血肿压迫气管，应仔细观察，必要时做气管插管。

（三）血栓性并发症

静脉导管增加静脉血栓形成的风险，易并发血栓栓塞。血栓形成最早可发生于穿刺置管后的第一天，通常锁骨下静脉血栓形成的风险最低。尽快拔除导管是降低血栓形成风险的最有效方法。

第七节　脉搏指示连续心输出量测定

脉搏指示连续心输出量（PiCCO）是一种指示剂经肺温度稀释技术和脉搏轮廓分析技术联合应用的一项新技术，是计算机、生物医学工程等高新技术以及监测技术迅速发展，利用新材料、新技术对经典原理的再现、再认识与修订的结果。

PiCCO 的优势明显，具体包括以下几点。

1. 使用方便，借助于中心静脉和动脉通道，就能提供多种特定数据，如 CCO、SV、SVV、SVR、CO、ITBV、EVLW、CFI 等，同时反映肺水肿的情况和患者循环功能情况。

2. 连续心输出量监测，其反应时间快速而直观，为临床实时提供多种血流动力学数据，便于进行相关比较和综合判断。

3. EVLW 比 PAWP 在监测肺水肿的发生与程度方面有相对较高的准确与合理性。

4. PiCCO 操作简单，具有微创伤、低危险、简便、精确、连续、床边化等优点，近年来受到临床工作者重视。

一、工作原理

1. 脉搏轮廓心输出量法

脉搏轮廓心输出量法（PiCCO）以动脉压力波形计算心输出量，认为心输出量同主动脉压力曲线下面积成正比，经过对压力、心率、年龄等影响因素校正，该法才逐步转向临床。

主动脉血流和主动脉末端（股动脉或其他大动脉）测定的压力之间的关系，是由主动脉顺应性函数所决定的，即主动脉顺应性函数具有同时测定血压和血流（CO）共同特征。利用与连续动脉压同时测定的经肺温度稀释心输出量来校正脉搏轮廓分析中的每个患者的主动脉顺应性函数。

PiCCO 法为了做到心输出量的连续校正，需要用温度稀释心输出量来确定一个校正系数（cal），还要计算心率（HR）以及压力曲线收缩部分下的面积（P/SVR）与主动脉顺应性 C. 和压力曲线波形 [以压力变化速率（dp/dt）来表示的积分值]。动脉压力波要求无阻尼与干扰以便 PiCCO 正确计算。

2. 热稀释心输出量法

PiCCO 中单一温度稀释心输出量技术由温度 - 染料双指示剂稀释心输出量测定技术发展而来。1966 年，Peaarse ML 等在肺实质容量测定中，从中心静脉同时注入温度和染料两种指示剂，在股动脉测定心输出量，还可计算出不透过血管壁的染料（血管内）和透过血管壁的温度容量（血管外腔隙）。PiCCO 依据热稀释法，从热稀释曲线中推算出相关的容量参数。

二、PiCCO 导管和监测方法

PiCCO 监测仪需要一条输液用中心静脉通路，同时需要在股动脉放置一条 PiCCO 专用监测管。测量开始，从中心静脉注入一定量的冰水（0 ～ 8℃），经过上腔静脉 → 右心房 → 右心室 → 肺动脉 → 血管外肺水 → 肺静脉 → 左心房 → 左心室 → 升主动脉 → 腹主动脉 → 股动脉 →PiCCO 导管接收端；计算机可以将整个稀释过程画出热稀释曲线，并自动对该曲线波形进行分析，得出一系列基本参数：然后结合 PiCCO 导管测得的股动脉压力波形，得出一系列具有特殊意义的重要临床参数。

1. 心输出量 / 心输出指数（CO/CI）

连续 3 次注入冰水，取平均值来减少误差。此后将会实时显示相关参数，但每 6 ～ 8 小时需再次注入冰水来测定相关参数，不但可能间断评估患者病情改变，还可以定期标定相关参数。有研究显示经过反复定标后的各项参数指标的误差率仅有 3.58%。

2. 心脏舒张末总容积量（GEDV）

该参数较准确反映心脏前负荷的指标，可以不受呼吸和心脏功能的影响，较好地反映心脏的前负荷数值。一般而言，ITBV 大约是 GEDV 的 1.25 倍。

3. 胸腔内总血容量（ITBV）

胸腔内总血容量是指左右心腔舒张末期容量和肺血量的总和，与 GEDV 呈线性关系。反映患者的血容量情况，指导临床输液治疗。

4. 血管外肺水（EVLW）

血管外肺水是指分布于肺血管外的液体，可由胸腔内热容量和胸腔内血容量的差值计算出来，是目前监测肺水肿较好的量化指标。

5. 肺血管通透指数（PVPI）

肺血管通透指数是指血管外肺水同胸腔内总血容量之比（EVLW/ITBV）。一般正常值 1 ～ 3，可以用于协助判断肺水肿的原因。若 PVPI 明显升高，考虑与血管通透性增加有关；若 PVPI 在正常水平，则可能与静水压升高相关性更大。

6. 每搏输出量变异度（SVV）

每搏输出量变异度是左心室搏出量随着胸腔内压力的改变而发生周期性改变，可用于协助判断患者容量状态情况。相比于 CVP、GEDV 等反映容量的静态指标而言，SVV 更能反映容量反应性，利于临床容量管理的实施。

三、适应证与禁忌证

该方法适用于需要血流动力学监测、任何原因引起的血管外肺水增加或存在可能引起血管外肺水增加危险因素的患者。

临床上常用于各种原因的休克、急性呼吸窘迫综合征、心力衰竭、水中毒、严重感染、重症胰腺炎、严重烧伤和烧伤，以及围术期大手术患者血管外肺水及循环功能的监测等。

无绝对禁忌证，对于下列情况应谨慎使用。

1. 肝素过敏。

2. 穿刺局部疑有感染或已有感染。

3. 严重出血性疾病。

4. 溶栓和应用大剂量肝素抗凝。

四、注意事项

由于 ITBV 等参数测定依赖单一温度稀释技术，因此其准确性易受外源性液体、指示剂注射不当、心内分流、温度额外丢失、体温变差过大、非规范的注射部位、主动脉瓣关闭不全、心脏压塞等因素的不同程度的影响。

在给左心室功能减退伴有中度容量不足的患者补充液体时，发现 ITBV 和 GEDV 不如 PAOP、CVP 敏感，其机制可能与左心室功能减退患者心腔多有扩大和顺应性降低，腔径变化不如压力变化明显有关，因此仍应注重使用充盈压监测。

第八节　连续性肾脏替代治疗

CRRT 即连续肾脏替代治疗，是采用每天 24 小时或接近 24 小时的一种长时间、连续的体外血液净化疗法以替代受损的肾功能。CRRT 临床应用的目标是清除体内过多水分、代谢废物、毒物，纠正水电解质紊乱，促进肾功能恢复及清除各种细胞因子、炎症介质。连续性肾脏替代治疗可用于各种原因导致的循环不稳定、高分解代谢状态或伴脑水肿的急慢性肾衰竭，以及多脏器功能障碍综合征，如急性呼吸窘迫综合征、挤压综合征、急性坏死性胰腺炎、肝性脑病、药物及毒物中毒等的救治。

一、分类及目标

1. 缓慢连续超滤（SCUF）清除过多液体。
2. 连续性静 - 静脉血液滤过（CVVH）清除大量中分子溶质及过多液体。
3. 连续性静 - 静脉血液透析滤过（CVVHDF）有利于清除炎症介质及过多液体。
4. 连续性静 - 静脉血液透析（CVVHD）高分解代谢需要清除大量小分子溶质。
5. 连续性高通量透析（CHFD）ARF 伴高分解代谢者。
6. 连续性高容量血液滤过（HVHF）者。
7. 连续性血浆滤过吸附（CPFA）去除内毒素及炎症介质者。

二、适应证

1. 肾脏疾病

（1）重症急性肾损伤（AKI）伴血流动力学不稳定和需要持续清除过多水或毒性物质，如 AKI 合并严重电解质紊乱、酸碱代谢失衡、心力衰竭、肺水肿、脑水肿、急性呼吸窘迫综合征（ARDS）、外科术后、严重感染等。

（2）慢性肾衰竭（CRF）合并急性肺水肿、尿毒症脑病、心力衰竭、血流动力学不稳定等。

2. 非肾脏疾病

非肾脏病包括多器官功能障碍综合征（MODS）、脓毒症或败血症性休克、急性呼吸窘迫综合征（ARDS）、挤压综合征、急性重症胰腺炎、心肺体外循环手术、慢性心力衰竭、肝性脑病、药物或毒物中毒、严重液体潴留、电解质和酸碱代谢紊乱、肿瘤溶解综合征、过高热等。

三、禁忌证

CRRT 无绝对禁忌证，但存在以下情况时应慎用。

1. 无法建立合适的血管通路。
2. 严重的凝血功能障碍。
3. 严重的活动性出血，特别是颅内出血。

四、治疗实施

（一）完善治疗前准备

术前完善相关检查，如血常规、凝血功能、肝肾功能等情况，指导 CRRT 治疗模式，以及抗凝方式等选择。

（二）患者评估及知情同意

为保证 CRRT 的有效性及安全性，应由有资质的肾脏专科或 ICU 医师负责患者的筛选、治疗方案的确定等。签署知情同意书。

（三）建立血管通路

常用的血管通路有颈内、锁骨下及股静脉双腔留置导管，右侧颈内静脉插管为首选，置管时应严格无菌操作。提倡在 B 超引导下置管，可提高成功率和安全性。

（四）选择合适的抗凝方式

1. 治疗前患者凝血状态评估和抗凝药物的选择。

2. 普通肝素，前稀释：首剂 15 ～ 20mg，后 5 ～ 10mg/h，静脉泵入；后稀释：首剂 20 ～ 30mg，后 8 ～ 15mg/h，静脉泵入；治疗结束前 30 ～ 60 分钟停止追加；治疗时间越长，给予的追加剂量应逐渐减少。

3. 低分子肝素，首剂 60 ～ 80U/kg，在治疗前 20 ～ 30 分钟静脉注射；追加剂量 30 ～ 40U/kg，每 4 ～ 6 小时静脉注射；应监测血浆抗凝血因子 Xa 活性，根据测定结果调整剂量。

4. 阿加曲班 1 ～ 2μg/（kg · min）持续滤器前给药，也可给予一定的负荷剂量（250μg/kg 左右），应依据患者凝血状态和血浆部分活化凝血酶原时间的监测，调整剂量。

（五）滤器或透稀器选择

根据治疗方式选择血滤器或透析器。根据滤器对溶剂（水）的清除能力，选择高通量滤器或低通量滤器。根据滤器对溶质的清除能力，选择高通透滤器或低通透滤器。

（六）置换液

1. 电解质

原则上应接近人体细胞外液成分，根据需要调节钠、钾和碱基等浓度。碱基常用碳酸氢盐或乳酸盐，但 MODS 及脓毒症伴乳酸酸中毒、合并肝功能障碍者不宜用乳酸盐。采用枸橼酸抗凝时，可配制低钠、无钙、无碱基置换液。定时检查内环境，根据临床需要调整置换液配方。

2. 糖

置换液糖浓度通常维持在 100 ～ 200mg/dL。由于无糖置换液可引起低血糖反应，高糖溶液可能引起高血糖症，不建议使用。

3. 温度

在温度较低的环境中补充大量未经加温的置换液可能导致不良反应。应注意患者的保暖和置换液、透析液加温。

4. 置换液输注方式

根据置换液补充的部位不同，分为前稀释与后稀释模式。前稀释是指置换液既从滤器前的动脉管路输入，肝素使用量低，但清除效率低；后稀释则是置换液从滤器后的静脉管路输入，清除效率高，但容易凝血。具体选择需要根据治疗需求而定。

5. 操作程序

（1）CRRT 仪器准备及管路预冲

1）准备置换液、生理盐水、肝素溶液、注射器、消毒液、无菌纱布及棉签等物品。

2）操作者尽量做到无菌操作，操作前还需要洗手、戴帽子、口罩、手套。

3）检查并连接电源，打开机器电源开关。

4）根据机器显示屏提示步骤，选择合适的治疗模式，如 CVVH、CVVHDF 等，并逐步安装 CRRT 血滤器及管路，安放置换液袋，连接置换液、生理盐水预冲液、抗凝用肝素溶液及废液袋，打开各管路夹。

5）进行管路预冲及机器自检，如未通过自检，应通知技术人员对 CRRT 机进行检修。

6）CRRT 机自检通过后，检查显示是否正常，发现问题及时对其进行调整；关闭动脉夹和静脉夹。

（2）治疗（以 CVVHDF 为例）

1）设置血流量、置换液流速、透析液流速、超滤液流速及肝素输注速度等参数，此时初始血流量设置在 100mL/min 以下为宜。

2）去除提前留置好的血滤导管封帽，用消毒液消毒导管口，抽出导管内封管溶液并注入生理盐水冲洗管内血液，确认导管通畅后从静脉端给予负荷剂量肝素。

3）将管路动脉端和静脉端连接与导管连接，打开管路动脉夹及静脉夹，按治疗开始键，CRRT 机开始运转。

4）逐步调整血流量等参数至目标治疗量，查看机器各监测系统处于监测状态，整理用物。

5）监测治疗过程中患者生命体征变化。

（3）治疗结束

1）需要结束治疗时，准备生理盐水、消毒液、无菌纱布、棉签等物品。

2）按结束治疗键，停血泵，关闭管路及留置导管动脉夹，分离管路动脉端与留置导管动脉端，将管路动脉端与生理盐水连接，将血流速减至 100mL/min 以下，开启血泵回血。

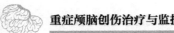

3）回血完毕停止血泵，关闭管路及留置导管静脉夹，分离管路静脉端与留置导管静脉端。

4）消毒留置导管管口，封管液冲洗留置导管管腔，包扎固定。

5）根据机器提示步骤，卸下透析器、管路及各液体袋；关闭电源，擦净机器，推至保管室内待用。

6. 治疗过程中的监护

（1）管路系统监护

1）检查管路是否紧密、牢固连接，管路上各夹子松开，回路各开口关、开到位。

2）机器是否处于正常状态：绿灯亮，显示屏开始显示治疗量。

3）核对患者治疗参数设定是否正确。准确执行医嘱。

4）专人床旁监测，观察患者状态及管路凝血情况，心电监护，每小时记录一次治疗参数及治疗量，核实是否与医嘱一致。

5）根据机器提示，及时更换抗凝液、倒空废液袋、更换管路及透析器或滤器。

6）发生报警时，迅速根据机器提示进行操作，解除报警。如报警无法解除且血泵停止运转，则立即停止治疗，手动回血，并速请维修人员到场处理。

（2）抗凝监测

1）肝素监测：监测活化凝血时间（ACT）、部分活化凝血活酶时间（APTT）。ACT、APTT维持于治疗前的1.5～2.5倍，治疗结束后ACT、APTT需要恢复至治疗前水平。

2）低分子肝素监测：监测抗凝血因子Xa活性。无出血倾向的患者抗凝血因子Xa活性维持在500～1000U/L，伴有出血倾向者维持在200～400U/L。

3）阿加曲班监测：监测部分凝血活酶时间（APTT）。APTT维持于治疗前的1.5～2.5倍。

4）监测时机：对于第一次进行血液净化的患者，血液净化治疗前、治疗过程中和结束后均需要全面凝血状态监测，以确立合适的抗凝剂量。对于某个患者来说，每次血液净化过程的凝血状态差别不大；因此一旦确定患者的抗凝药物种类和剂量，则无须每次血液净化过程都监测凝血状态，仅需要定期（1～3个月）评估。

（七）并发症及处理

1. 导管相关的并发症：穿刺部位出血、血肿；穿刺引起气胸、血气胸等；导管相关感染；导管异位。

2. 血液滤过器及管道相关的并发症：滤器内漏血，与滤器中空纤维中压力过高有关；滤器和管道内血栓堵塞，与血滤管路扭曲、导管贴壁或未应用肝素抗凝有关；泵管破裂，与泵管使用时间过长有关。

3. 与抗凝相关的并发症：肝素用量过大引起全身多个部位出血；滤器内凝血；血小板降低。

4. 全身并发症：超滤液过多，置换液补充不足，导致血容量不足和低血压；补液不当引起酸碱平衡失调及电解质紊乱；长期血液滤过的患者还应注意激素丢失引起的内分泌系统紊乱。

第九节　体外膜肺氧合技术

一、定义

体外膜肺氧合（ECMO）是将血液从体内引到体外，经氧合器氧合后再用血泵或体外循环机将血液灌入体内，对一些呼吸或循环衰竭的患者进行有效支持的技术。它可使心、肺得到充分的休息，为心功能和肺功能的恢复赢得宝贵时间。

二、基本原理

ECMO 的本质是一种改良的人工心肺机，最核心的部分是氧合器和血泵。ECMO 运转时，血液从静脉引出，通过氧合器补充氧、排出二氧化碳。静脉血经过气体交换后变成动脉血，在血泵的推动下回到静脉（V-V 通路）或者动脉（V-A 通路）。因此依据治疗目的的不同，可将 ECMO 基本模式分为 VV 模式和 VA 模式，前者主要用于替代呼吸功能，承担气体交换任务，使肺处于休息状态，为患者的康复赢得宝贵时间；后者则主要用于替代心脏的泵血功能。维持循环灌注。

三、适应证

该方法主要用于病情严重（预期病死率在 80% 以上），但病因可逆的呼吸循环衰竭的重症患者。

1. 新生儿若出现呼吸窘迫综合征、胎粪吸入综合征、顽固性肺动脉高压、先天性膈疝、重症肺炎等可考虑 ECMO 治疗。但需注意的是：年龄 >32 周，体重 >1.5kg，且没有颅内出血（一级以上）和凝血功能障碍，机械通气时间 <2 周，吸入纯氧时间 >4 小时，PaO_2 仍 <40mmHg。

2. 各种原因导致顽固性低氧血症患者：大手术后、创伤或全身感染引起的急性呼吸窘迫综合征、哮喘持续状态、吸入性肺损伤、肺栓塞、全身重症感染。

3. 各种原因导致的顽固性低心输出量，给予最优化的药物治疗，仍然无法改善组织器官灌注，如急性暴发性心肌炎、恶性心律失常、急性心肌梗死合并心源性休克、心脏术后心功能进一步恶化等；心脏手术，术中循环衰竭，无法脱离体外循环机；心脏术后心功能。

4. 为准备心脏重大手术或心脏移植前的桥梁。

四、禁忌证

（一）绝对禁忌证

大多数禁忌证都是相对的，需要衡量患者的利弊关系，进行个体化评估。

1. 不可逆脑损害。
2. 恶性肿瘤晚期。
3. 活动性出血或严重凝血功能障碍。

（二）相对禁忌证

1. 禁忌抗凝者。
2. 高龄患者（年龄 >70 岁）。
3. 慢性进展性心力衰竭者。
4. 重度免疫抑制。
5. 严重的原发基础疾病难以恢复者。

五、ECMO 治疗的目标

1. 维持患者的血红蛋白≥ 100g/L。
2. 血小板计数≥ $50x10^9$/L。
3. 肝功能检查结果正常。
4. 保温，鼻咽温度 36 ～ 37℃。
5. ACT 在 160 ～ 220 秒或活化部分凝血活酶时间（APIT）维持在 50 ～ 80 秒。
6. 可以接受的血气分析结果。
7. 平均动脉压≥ 65mmHg。
8. 中心静脉压维持在 8 ～ 12mmHg。
9. 尿量≥ 1mL/（kg · h）。

六、ECMO 的护理

1. ECMO 的护理操作配合

安装前充分做好准备，严格消毒隔离；备好各种抢救药品、物品和设备；安装进行时，严格执行无菌操作；适当镇静、镇痛；患者取仰卧位；插管过程中密切监测生命体征；插管完成后，X 线确定插管位置；严密观察局部有无渗血，常规监测血气、血生化、血常规、胶体渗透压；配合灌注医生调节辅助流量，直到循环稳定，酸碱、电解质恢复平衡。

2. ECMO 支持阶段的护理

（1）严密监测生命体征变化。

（2）密切观察血流动力学的变化。

（3）气道管理：采用肺保护性通气策略，监测动脉血气（每 4 小时一次），持续监测动、静脉血氧饱和度，适度镇静、镇痛，定时进行镇静水平评估，加强护患沟通和心理护理，避免人机对抗，床头抬高 30°，采用密闭式吸痰。

（4）严密监测凝血功能：每天监测凝血功能，给予肝素静脉泵入，ACT 维持在 160～220 秒。每天监测血常规，必要时可进行输血。监测肾脏功能：记录每小时尿量，维持尿量 >1mL/（kg · h）[肾功能受损时，尿量 <0.5mL/（kg · h）]，观察尿液颜色，注意有无溶血。

（5）妥善固定，严防管道移位和脱落。

3. 撤机标准

（1）呼吸功能评估：①关闭 ECMO 气流 6 小时以上，呼吸机 $FiO_2 \leqslant 60\%$；② PEEP ≤ $10cmH_2O$；③动脉血氧饱和度 >90%，$PaCO_2$<50mmHg；④肺顺应性 ≥ 0.5mL/（cmH_2O · kg）。

（2）心脏功能评估：①最小剂量的正性肌力药物，肾上腺素 ≤ 0.02μg/kg · min；② ECMO 辅助血流量 ≤ 2L/min；③心脏超声检查提示心脏搏动能力良好，能够保证组织灌注；④肺毛细血管楔压和（或）中心静脉压 <16mmHg。

七、并发症

ECMO 的并发症主要包括两部分，即患者并发症和 ECMO 机械性并发症。患者自身常见并发症有出血、栓塞、神经系统功能异常、心肌顿抑、肾功能不全、溶血、感染，以及末端肢体缺血等。ECMO 机械性并发症包括氧合器功能不良、血浆渗漏及泵失灵等。

1. 患者相关并发症

（1）出血：是最为常见的并发症，包括手术区域的出血和其他重要脏器的出血，而后者则以颅内出血最为严重。导致出血的主要原因包括：①手术技术的缺陷、管道固定不可靠、不规范体位改变等均可能造成手术区域的出血。② ECMO 治疗中采用全身肝素化，以避免血液凝固和血栓形成，但长期肝素化可使出血的风险增加。③运用 ECMO 时血小板消耗严重。④血细胞损伤所致的血小板功能下降、凝血酶活物的匮乏及纤溶亢进。

处理方案有以下几种。①提高手术技术的熟练度，并管道固定切实可靠。② ECMO 运行过程中密切监测 ACT 水平，保持在 120～220 秒之间，避免抗凝过度引起致命的出血。③若长时间的肝素抗凝患者出现血小板下降，怀疑为肝素相关血小板减少症者，则可更换抗凝药物，如达比加群、利伐沙班等。④尽可能使用有肝素涂层的 ECMO 管道，这样可以减少肝素的使用量。⑤如血小板低于 50×10^9/L 时，需及时输注血小板，警惕出血的发生。⑥如考虑存在活动性出血，应积极行外科手术处理。

（2）**栓塞**：其原因可能为长时间 ECMO 支持导致大量血液成分破坏、全身炎症反应及抗凝不充分等。而 ECMO 流量过大，造成左心血流不足、流速缓慢，则可能导致左心内血栓形成。

处理方案：① ECMO 运行期间监测 ACT 或 APTT 水平，实时调整肝素的用量，可以有效地降低血栓栓塞的发生率；②尽量保证导管通畅，避免扭曲打折的情况发生。

（3）**神经精神系统并发症**：主要表现为脑出血及脑栓塞所引起的中枢神经系统异常，以及撤离 ECMO 后的抑郁躁狂状态。引起神经系统并发症的原因包括低氧血症、栓塞及出血等。常见的诱因有：①低氧血症直接危害神经系统；②气体微栓及动脉微血栓均可导致脑栓塞；③血流动力学不稳定状态是脑损伤的危险因素；④脑血管自身调节系统依赖于搏动性血流灌注，而 V-A ECMO 时脑部可能接受的时非搏动性血流，将导致或加重脑水肿。

处理方案：V-A ECMO 辅助同时联合使用主动脉内球囊反搏（IABP），将非搏动性血流变成搏动性血流，改善脑部灌注，有利于组织器官灌注的改善。

（4）**心肌顿抑**：临床上 VA-ECMO 患者自身心脏功能较差，VA-ECMO 运行过程中不合适血流速对左心室收缩产生一定阻力，可能心肌顿抑。ECMO 导致心肌顿抑的可能原因有：①心肌缺血再灌注损伤；② ECMO 提高左心室的后负荷，从而增加左心室壁张力，增加心肌的氧耗；③冠状动脉非搏动性血流，导致冠脉灌注减低。

处理方案：①选择合适的血流速；②必要时 VA-ECMO 联合使用 IABP 可降低左心室后负荷，改善冠脉灌注。

（5）**肾功能不全**；是 ECMO 常见的并发症之一。可能与溶血、血栓栓塞、非搏动性灌注、全身炎症反应等因素有关。肾功能不全的主要病变是急性肾小管坏死，常为可逆性改变，通过积极治疗，多数患者肾功能可恢复正常。ECMO 期间发生肾功能不全的患者需进行连续性肾脏替代治疗，也可采用腹膜透析的方法治疗。

（6）**溶血**：患者表现为血红蛋白含量下降，血红蛋白尿，血浆游离血红蛋白水平升高，严重者造成急性肾衰竭。引起溶血常见的原因有：①静脉端引流不良，造成泵前负压过大，引起红细胞机械性破坏；②离心泵轴心处产生血栓，造成泵的转动不平衡或血栓在泵内的转动，直接破坏红细胞；③泵的转动及管道内表面的直接破坏。

处理方案：①在满足流量的情况下，尽可能使静脉引流的负压绝对值最小；②适当碱化尿液，减少肾小管堵塞的危险；③发生严重血红蛋白尿时需进行血液净化治疗。

（7）**感染**：ECMO 期间感染发生率较高，主要与 ECMO 运行时间过长、手术创伤过大等因素有关，因此需要监测感染指标变化，必要时使用抗生素治疗。

处理方案：①在 ECMO 治疗的过程中各个环节严格无菌操作，注意环境的清洁；②合理使用抗生素，尽可能缩短 ECMO 的辅助时间；③尽早恢复患者进食，减少静脉用药。

（8）**末端肢体缺血**：其中以股动脉置管侧肢体末端缺血最为常见。血栓、栓塞、留置的导管口径太大等导致血流阻塞，均可造成肢体缺血。

处理方案：①置管前需要评估血管内径，选择适合尺寸的导管，原则上在流量允许的情况下，管道的口径尽可能小；②根据动脉血管内流量的情况，可酌情放置远端肢体的灌注管，以改善肢体灌注；③如远端肢体已出现缺血所致的骨筋膜室综合征，则应在恢复血供的基础上及时行骨筋膜室切开术，以挽救缺血的肢体。

2. ECMO 系统异常

（1）**氧合器功能不良**：氧合器支持时间过长，氧合器功能将下降，表现为氧合器后动脉血氧分压下降及二氧化碳分压升高，影响机体的氧供。

处理方案：积极抗凝，避免氧合器堵塞；必要时应及早更换氧合器。

（2）**氧合器血浆渗漏**：氧合器出破膜情况时即可有血浆样液体流出。

处理方案：① ECMO 支持期间尽可能减少脂肪乳剂静脉输注；② ECMO 运行之前需评估氧合器功能；③一旦出现血浆渗透，则必须及时更换氧合器。

（3）**泵失灵**：ECMO 支持时间过长，则可能出现泵头工作的失灵。表现为泵头检测系统报警，轴心转动不平衡。

处理方案：泵头失灵是较为紧急的情况，一旦出现，应及时更换泵头。

八、ECMO 技术操作流程

（一）目的

保证机体有足够的氧供，替代自体心肺功能，使其得到休息而恢复。

（二）用物

离心泵、氧合器、管道支架系统、体外循环管道、动静脉穿刺导管、林格液、肝素、白蛋白、肾上腺素、血制品。

（三）人员

灌注师（协助医师连接和预冲管道，并在床边保证 ECMO 正常运转）、护理人员（处理静脉内输液或给药，并监测患者的生命体征变化）、ICU 医师和（或）外科医师（协助或直接建立动静脉通路）。

（四）操作流程

1. 向患者及家属解释操作的目的及过程，评估患者病情。

2. 标准预防：戴口罩、帽子，外科洗手，穿手术衣，戴无菌手套。

3. 选择合适的体外膜肺氧合模式和穿刺部位，建立循环通路，保证患者在全身肝素化之前完成动脉穿刺和中心静脉导管的建立，并保证其功能完整，保证患者的血红蛋白含量不低于100g/L。

4. 连接并安装体外循环管道，用2000U/L的肝素生理盐水预冲管道，将空氧混合气体管道连接氧合器上，固定各连接处，检查是否渗漏。

5. 患者全身肝素化，ACT维持在160～220s。

6. 连接患者。

7. 根据患者氧合和循环改善的情况，将呼吸机的条件调整至肺损伤最小的状态。

8. 整个治疗期间适当镇静，密切观察患者的呼吸循环情况。

9. 评估患者是否符合撤离标准，撤离体外氧合治疗。

10. 根据患者凝血情况，适时给予鱼精蛋白中和肝素。

11. 停止血泵，拔出静脉内引流管和静脉（动脉）内的回血管。

12. 穿刺部位加压包扎。

13. 密切观察患者的生命体征和穿刺侧远端的血运情况。

（五）注意事项

1. 在治疗期间要密切监测患者的凝血功能，如出现出血并发症，调整肝素剂量，维持ACT在160～220s，并将血小板计数校正到100×10^9/L。

2. 治疗期间要密切监测患者的血红蛋白、胆红素和尿液的颜色变化情况，如果出现严重的贫血、高胆红素血症和血红蛋白尿，要注意保护肝肾功能，必要时进行血液净化治疗。

3. 严格执行无菌操作，全身使用抗生素防治重症感染，如果出现感染征象，立即采集血液、痰液和尿液的标本并进行培养。

4. 禁止在体外循环的管道上输注脂肪乳，以免影响氧合器的效能。

（周维亚、姚浩）

第六章

颅脑创伤的重症监护

急重症患者颅脑创伤的逐年增多，其死亡率及致残率居高不下，为了尽可能减少继发性损伤和改善预后，对颅脑创伤患者进行实时监测疾病的演变和及时处理至关重要。颅脑创伤患者通过重症监护（ICU）可以得到良好的治疗和护理，是提高治愈率和降低死亡率的重要措施，颅脑创伤患者在监护病房观察 48 ～ 72 小时以上最为理想。

第一节　脑功能监测

一、颅内压及脑灌注压监测

颅内压（ICP）是指颅腔内容物—脑组织、脑脊液（CSF）和脑血流量（CBF）三种物质容积之和对颅腔壁产生的压力。ICP 的调节主要依赖 CSF 和 CBF 量的改变，当 ICP 增高时，首先影响的是颅腔内的 CSF，其次为 CBF。脑灌注压（CPP）是指平均动脉压（MAP）与平均颅内压（MICP）的差值，即 CPP=MAP-MICP。CBF 量与 CPP 成正比，与脑血管阻力（CVR）成反比，即 CBF=CPP/CVR，可见 CPP 是维持 CBF 的基本条件，而 CVR 来自其本身的紧张度和 ICP 对脑血管的外加压力。正常状态下，MAP 为 80 ～ 100mmHg（1mmHg≈0.133kPa），ICP 为 5 ～ 15mmHg，因此 CPP 为 70 ～ 90mmHg。连续行动脉血压和 ICP 监测可以了解脑灌注压的变化。一般主张伤后或术后连续监护 ICP 和 CPP 1 周左右，这能及时发现颅内并发症，尤其在 6 小时内动态观察 ICP 和 CPP 变化非常重要。

ICP 监护的方法包括脑室内插管法、蛛网膜下腔插管法、硬脑膜下、硬脑膜外及脑组织内置入传感器测压等五种方法。其中脑室内插管法是最精确和最可靠的 ICP 监护方法，并可确保治疗性的脑室内 CSF 的外引流，降低 ICP 减轻脑水肿。ICP 监测手术要严格遵守无菌操作规程，监测的时程一般不超过 7 天。目前，国际上比较公认的 ICP 分级标准为：正常 ICP 等于 5 ～ 15mmHg（200mmH_2O，加注 ICP 对应毫米水柱更方便）；轻度增高，ICP=16 ～ 20mmHg；中度增高，ICP=21 ～ 40mmHg；重度增高，

ICP>40mmHg。大多数学者认为 ICP ≥ 20mmHg 时应作为 ICP 处理的界限。正常 CPP 值为 70 ～ 90mmHg。目前的观点认为 CPP 保持在 50mmHg 以上即可保证 CBF 量，若 CPP<50mmHg 属低灌注，将会导致脑缺血发生，CPP ≥ 90mmHg 并不能提高 CBF 且可能导致脑充血。《重型颅脑创伤治疗指南》建议 CPP 不宜超过 70mmHg，并避免低于 50mmHg。

ICP 增高是颅脑创伤患者遇到的最重要的和最常见的临床问题之一，无法控制的颅内高压已被证明是颅脑创伤患者死亡的首要原因。然而，目前有效控制颅内高压仍然是一个挑战。在 ICP 监测技术用于临床实践之前几乎没有任何新的和有效的治疗措施。要想避免出现死亡或降低发生率，必须逆转颅内高压这种紧急情况。精确和实时 ICP 监测是有效管理颅内高压必不可少的措施，ICP 逐步增加时提示可能存在脑出血的增大、脑水肿或脑积水。ICP 的数据是预测颅脑创伤患者恢复预后非常有用的指标。ICP 监护仪显示 ICP 增高的改变往往先于临床 ICP 增高的表现。因此，ICP 监护可以起到 ICP 增高的早期报警作用。通过 ICP 监护，能准确了解 ICP 变化，合理应用降颅压措施，减少治疗的盲目性。更重要的是有利于及早发现迟发性或手术后并发的颅内血肿和其他引起 ICP 增高的病变，及时采取手术治疗。因此国内外指南推荐对 GCS 评分为 3 ～ 8 分且头颅 CT 扫描异常（有血肿、挫裂伤、脑肿胀、脑疝或基底池受压）的颅脑创伤患者应行 ICP 监护，而对于 GCS 评分为 3 ～ 8 分且头颅 CT 无异常的颅脑创伤患者，如果其年龄 >40 岁，收缩压 <90mmHg 且高度怀疑有颅内进展性病情变化时，也可考虑行 ICP 监测。ICP 和 CPP 监护持续时间，应根据病情变化而定，一般应为伤后或术后连续监护 1 周左右，当撤除 ICP 治疗后，24 ～ 72 小时内 ICP 波动在正常范围内，可以停止 ICP 监测。

二、CBF 监测

脑的功能和代谢的维持依赖于足够的供血和供氧。正常人脑只占体重的 2%，却接受心排出量 15% 的血液，占全身耗氧量的 20%。正常成人在休息状态下平均脑血流量（CBF）为 45 ～ 65mL/（100g · min）。脑的各个区域血流量并不均匀，一般认为，静息状态下脑灰质的 CBF 平均为（76±10）mL/（100g · min），而白质仅为（20±4）mL/（100g · min）。全脑和局部脑血流量（rCBF）可以在一定范围内波动，低于这一范围并持续一定时间将会引起不同程度的脑功能障碍，甚至发生梗死。

目前的研究显示，由于患者病情发生变化（恶化或改善）、影响 CBF 的全身性因素（如 MAP、MICP 等）发生变化以及接受了影响 CBF 的治疗手段和药物，患者的 CBF 始终处于动态变化中。由于影响 CBF 变化的因素较多，如患者的年龄、致伤暴力的轻重程度、颅内病变的病理类型、脑血管反应能力及全身性因素，如动脉血压和心肺功能等，因此 CBF 水平和变化过程存在明显的个体差异，即不同患者的 CBF 水平及其变化过程各不相同。

目前比较常用的半球或区域 CBF 测量方法有 133Xe 清除法、Xe-CT 和 SPECT，但这些方法都不能用来进行 CBF 的持续监测。有学者利用 $AVDO_2$ 间接检测 CBF 变化，还有学者利用光纤探头经皮穿刺至颈内静脉球部，持续监测颈静脉血氧饱和度（$SjvO_2$）。在全身动脉血氧饱和度（SaO_2）稳定的情况下，可以利用 $SjvO_2$ 估计 CBF。但这些间接的 CBF 监测技术较烦琐，准确性有待进一步研究。目前只有激光多普勒血流测量法（LDF）能进行 CBF 的持续监测。另外，通过经颅多普勒超声成像（TCD）测量脑底大动脉血流速度来确定，也有一定的临床参考价值。TCD 作为床旁的无创性监护手段，一般选用大脑中动脉，根据其血流速度、指标及波形，可以判定颅内血流动力学变化。正常人大脑中动脉平均血流速度为（65±17）cm/s。重症神经外科患者大脑中动脉初始速度通常低于正常水平 65cm/s。数天内，血流速度可仍低于或恢复正常或高于正常水平，达 100cm/s。脑创伤越重，低血流速度持续时间越久。血流速度快且 $SjvO_2$ 增高提示脑充血。此外，高血流速度也是脑血管狭窄、大脑中动脉痉挛的反映。这在蛛网膜下腔出血患者常见，其平均血流速度可达 250 ～ 300cm/s。在脑创伤后脑血管痉挛，血流速度增加则不甚显著，通常为 100-200cm/s。由于 ICP 增高或血压降低致 CPP 降低时，舒张血流速度比收缩血流速度更快地下落，由此引起脉率指数升高。在重型颅脑创伤患者，脉率指数升高在 CPP 降至 70mmHg 时开始。适当治疗后，随 CPP 回升，脉率指数恢复正常。连续监测 CBF 可以帮助医生准确判断患者的预后，调整治疗方案。例如，脑缺血伴有低血压可以用多巴胺升高血压，增加 CBF；脑充血时，可以应用短暂过度通气降低 CBF。CBF 只能反映局部脑灌注，颈静脉血氧饱和度监测反映大脑半球氧代谢，可以联合应用，互相补充各自的不足。颈静脉氧饱和度监测有两种方法，即通过颈静脉间断采血测氧饱和度或将 Paratrend 探头经皮穿刺置入到颈静脉球部，连续监测颈静脉血氧饱和度。颈静脉氧饱和度正常值为 50% ～ 70%，<50% 或 >70% 均提示预后不良。饱和度下降常表现为 CBF 下降。

CBF 监测也可采用 LDF，通过有创性颅内探头，持续监测 rCBF 变化情况。LDF 测量的脑皮质微循环血流不能以绝对值来表示，而只能以计量单位 AU 来表示，但动物实验已经证实 LDF 血流值与微循环 CBF 相关性良好。研究表明脑皮质 LDF 血流值的正常参考范围为 50 ～ 150AU，<50AU 为脑缺血，>150AU 为脑充血。LDF 可以持续监测微循环 CBF，因此对于动态观察颅脑创伤后 CBF 变化及检测脑血管反应功能具有重要价值。

对于 CBF 低灌注的患者，维持正常的 CPP、正常的血氧分压，以及正常的血红蛋白浓度是必要的。

由于相当一部分患者的自动调节丧失，所以在此期间适当使用升高血压的药物可以有效改善 CBF 循环。不少颅脑创伤患者存在区域性 CBF 下降并伴有 CO_2 反应敏感性增强，因此不宜使用过度通气，以免加重 CBF 低灌注而发生脑缺血。高渗盐水可以明显降低 ICP，但对 CBF 无明显影响，因而适用于 CBF 下降伴高颅压的患者。由于床头抬高可使 CBF 下降，因此对于 CBF 低灌注的患者应尽量采取水平体位。亚低温的神经元保护作用已经得到普遍承认，因此在此期间可以通过亚低温治疗来保护神经元免受缺血性损害。

对于脑充血的患者，使用过度通气降低 ICP 是比较安全的，但由于 CBF 变化的区域性差异，过度通气仍不能作为降颅压的一线手段，短暂、适度的过度通气则比较妥当。同时对于自动调节受损的患者，应谨慎使用升高血压的药物，以免增加出血机会和加重高颅压。吲哚美辛通过降低 CBF 和减轻脑水肿来降低 ICP，因此比较适用于脑充血的患者。对于脑充血伴有高颅压的患者，还可采用床头抬高来降低 ICP，但不应超过 30°，因为床头抬高超过 30° 可引起 CPP 下降和 ICP 的升高。

对于脑血管痉挛引起 CBF 下降的患者，应使用扩容和升血压等治疗来增加 CBF，同时使用尼莫地平等松弛血管平滑肌的药物可能具有一定的保护作用。

三、脑氧代谢监测

危重症颅脑创伤患者的脑组织代谢变化在伤后即可引起机体的应激反应和一系列代谢紊乱，这些代谢紊乱可以造成继发性脑损害，造成继发性脑损害最重要的病因是脑组织的氧代谢异常。脑的氧代谢是指流经脑组织的血液中氧被利用的过程，衡量脑氧代谢的常用指标为脑氧代谢率（$CMRO_2$），其是指脑组织在单位时间内所消耗的氧含量。根据 Fick 公式，$CMRO_2$ 表达为 CBF 与颈内动脉 - 颈内静脉血氧含量差（$AVDO_2$）的乘积，即 $CMRO_2=AVDO_2\times CBF/100$，单位是 mL/（100g · min）。CBF 因血管自动调节功能的存在而相对恒定，正常平均局部脑血流量为 50mL/（100g · min）左右。$AVDO_2$ 也保持恒定，正常约 6.5vol%。因此正常人 $CMRO_2$ 相当恒定，正常值为 3.2 ～ 3.3mL/（100g · min），一般认为 CBF<18mL/（100g · min）会发生脑缺氧。$AVDO_2$ 与通过脑组织的氧消耗（CBO_2）、脑氧摄取量（CBOE）密切相关，$CBOE=SjaO_2-SjvO_2$，$AVDO_2$= 血红蛋白（Hb）含量 X1.34XCBO_2E+0.003（$PjaO_2$-$PjvO_2$）。

其中颈内动脉血氧饱和度（$SjaO_2$）与 SaO_2 相同，而桡动脉或股动脉血氧饱和度又可以代表全身动脉血氧饱和度，故其也可代表 $SjaO_2$ 颈内动脉血氧分压（$PjaO_2$）与全身动脉血氧分压（PaO_2）相同，而桡动脉或股动脉血氧分压又可以代表全身动脉血氧分压，故其也可代表 $PjaO_2$。因此根据公式，只要测定了 $SjvO_2$ 和颈内静脉血氧分压（$PjvO_2$），再结合 Hb 含量和桡动脉或股动脉血气就可以计算出 $AVDO_2$。

$SjvO_2$ 的测定一般使用穿刺法置管，将显微导管置于颈静脉窦，可以测定颈静脉的血氧饱和度来反映大脑半球的氧合程度。多数文献报道，$SjvO_2$ 的正常值为

50% ～ 70%，≤ 50% 提示脑缺氧，≥ 70% 提示脑充血。有报道称，重型颅脑创伤后 24 小时内 $SjvO_2$ 低于正常对照组，CBO_2E 和 $AVDO_2$ 高于正常对照组；伤后 2 ～ 4 天 $SjvO_2$ 高于正常对照组，CBO_2E 和 $AVDO_2$ 低于正常对照组。提示 sTBI24 小时内存在脑氧合不足，伤后 2 ～ 4 天为脑氧合过度。由于 $SjvO_2$、CBO_2E 和 $AVDO_2$ 均代表脑氧合的整体水平，所以伤后 2 ～ 4 天脑氧合过度并不排除局部脑组织可能存在缺血缺氧。目前国外有些学者采用测定局部脑组织氧分压（$PbtO_2$）来反映脑组织缺氧程度的方法，通过临床应用表明此方法优于 $SjvO_2$ 测定法。

$PbtO_2$ 是指氧从毛细血管克服弥散阻力到达脑组织的氧利用器官 - 线粒体这一弥散通路上组织内物理性溶解的氧的压力，其大小直接与脑组织细胞水平的氧利用有关。细胞水平的氧利用决定于局部组织氧供给与局部氧消耗之间的平衡关系。动脉血氧含量和 CBF 决定氧供，脑细胞代谢状况其中包括线粒体功能决定氧耗。$PbtO_2$ 是反映脑组织氧供应状况的一个可靠指标，其相对正常值为 16 ～ 40mmHg。若 $PbtO_2$ 为 10 ～ 15mmHg，提示轻度低氧状态，<9mmHg 为重度低氧状态。脑皮质要有功能，其 $PbtO_2$ 必须 >5mmHg，但患者不提倡以此作为缺血阈值，因为此时患者可能已经发生缺血损害。

有学者提出以 $PbtO_2$ 为 10mmHg 作为缺血阈值。$PbtO_2$ 监测可以持续进行（平均 7 天），$SjvO_2$ 为 4 天左右。与 $SjvO_2$ 监测需要在监测过程中反复校准不同，$PbtO_2$ 监测仅需测定前进行一次零校准和灵敏度标准，监测过程中的零漂移很小，并且不受患者头位的影响。因此，多数学者认为 $PbtO_2$ 的监测较 $SjvO_2$ 安全、敏感、可靠，监测时间更长、更稳定，是一种较为理想的脑氧监测手段。近几年来，随着组织监测技术的改进与发展，直接监测脑组织氧代谢状态的方法（即将传感器置入脑组织内，直接监测 $PbtO_2$ 及有关指标）已在国内外临床上得到应用，普遍认为其准确度高，是脑氧代谢的首选方法。目前常用的监测设备有两类：① LICOX 监测系统。该仪器是分别将氧探头和温度探头置入脑组织内，直接监测探头所在局部的 $PbtO_2$ 和脑温（BT）。$PbtO_2$ 和 BT 可同时监测，也可分别监测，可持续稳定监测 1 ～ 7 天。② Neuro-trend-7 多参数系统，是在一个直径为 0.5mm 的传感器（Clark 微导管）内装有可测量 $PbtO_2$、$PbtCO_2$、pHbt 和 BT 的 4 个探头。应用时将传感器通过颅骨钻孔或术中置于健侧额叶白质，插入深度 4cm 左右即可同时测量出局部 $PbtO_2$、$PbtCO_2$、pHbt 和 BT，一般可持续稳定监测 1 ～ 7 天。武警医学院附院 56 例 sTBI 患者早期 $PbtO_2$ 测定的结果表明，伤后 24 小时内其平均值为（9.6±4.3）mmHg。对脑组织的氧合程度及酸碱平衡进行监测，早期发现脑缺血缺氧，对降低 sTBI 及其他颅脑手术患者的死亡率、提高生存质量具有非常重要的意义。

四、脑温监测

脑温（BT）的波动常提示脑代谢、CBF 的改变，神经元的损伤和脑功能的变化。脑组织对温度的变化非常敏感。在外部条件恒定的情况下，影响 BT 高低的机体内在因素主要包括 3 个方面：①局部脑组织的产热量；②局部脑血流量；③局部灌注血流的温度。实验研究表明：在缺血情况下，BT 的高低直接影响神经细胞受损害的程度、范围及动物的预后。同样，大量的临床和实验证据表明，BT 是决定脑创伤病变范围发展趋势的一个重要因素。即使 BT 的微小变化也可严重影响实验性脑创伤动物模型的组织病理损害程度及范围。一些研究甚至发现某些药物，如非竞争性 NMDA 受体拮抗剂 MK-801、巴比妥类药物、尼莫地平等，其脑保护作用也与药物造成局部 BT 降低的机制有关。BT 的变化可能不仅是机体对各种因素作用的一种生理反应，而且极有可能是脑保护作用的一个调节因素，成为某些药物或治疗手段发挥脑保护作用的共同途径。因此，准确监测 BT 对于判断预后，保证疗效，防止或减轻继发性脑损害的发生、发展及预防并发症等至关重要。重型颅脑创伤后 24 ～ 48 小时内，应持续监测体温或每 2 ～ 4 小时测温一次。此后每 6 小时测温一次，直至体温正常连续 1 周，改为每天 2 次。

一般认为 BT 与机体核心温度相接近，所以在以往的文献中常用核心温度来代表。有许多部位可用来测定核心温度，如中耳、直肠、口腔、膀胱、食管、肺动脉或颈静脉等。但近年来的研究发现，正常情况下，BT 比躯体中心温度高，异常温度范围时，其差距更大，这与脑代谢功能旺盛、产热量高及脑血液供应丰富有关。

BT 的监测分直接测温法和间接测温法。直接测温法即直接测定脑组织内（包括脑室内、深部脑皮质、硬脑膜下间隙等部位）的温度。此法准确可靠，但创伤大且临床上对于设备及技术条件要求较高，亦有可能引起脑脊液渗漏、颅内感染和颅内血肿等严重并发症，故应用范围有限。目前脑温直接监测设备有两类：一类是德国生产 LICOX 监测系统，该仪器有一直径为 0.5mm 的温度探头，可监测探头周围大约 17mm 内脑组织温度；另一类是 Neurotrend-7 生物传感器，敏感长度为 7.1mm。间接测温法即测定机体中心温度以代表脑温。

通常，BT 被普遍认为与直肠温度接近，因而以往的文献报道中常用直肠温度代表 BT，但近期的国内外动物实验及临床研究所得出的结论却不尽相同，甚至是相互对立。此外，日本的山下进等报道以膀胱温度为基准，则平均肺动脉温度低 0.33℃，颈内静脉温度低 0.32℃，脑组织温度高 0.17℃。Verlooy 亦观察到脑室内温度比膀胱温度高（0.5±0.2）℃。他们建议以持续监测膀胱温度替代 BT 来指导治疗过程，但膀胱温度受尿液流速的影响，当尿液流速快时，由于热传递不均衡导致膀胱温度下降，且长期插管易致泌尿系统感染。鼓膜温度与 BT 最为接近，其平均差异接近 0℃。颞肌温度亦能较好地反映 BT 变化。

Lyeth 等观察到液压打击法脑创伤大鼠在常温（37.5℃）和低温（30℃）条件下，其皮质下 BT 与颞肌温度之差均保持在 0.4℃以内。但两者在测定时均有一定的困难。口腔和食道温度与直肠温度相近，但其不适用于躁动、神志不清和不合作者，故而在 BT 监测中较少使用。

笔者对重型颅脑创伤患者的 BT 和肛温进行持续监测研究，发现在伤后 BT 和肛温均明显升高，肛温比 BT 低 0.3 ～ 1.2℃。在亚低温治疗中，早期肛温低于 BT 约 1℃，降到亚低温标准后，肛温与 BT 基本一致。持续高体温，增加脑氧代谢，加重脑缺氧，并可能引起惊厥。重型颅脑创伤患者 48 小时后体温仍不逐渐下降时，则提示丘脑下部损伤或脑干等部位损伤严重，或因蛛网膜下腔出血，颅内感染或颅外感染，如肺炎、泌尿系感染也常引起体温升高，对病情恢复极为不利，应及时针对原因，予以处理。

近年来对于 BT 的研究已取得一些进展，但仍存在诸多问题，如以中心温度推测 BT 的最佳估算方法以及直接监测 BT 的理想置入部位仍有争议；灵敏度与精确度更高、操作更简便且无创的测温方法尚在探讨中；现 BT 变化的绝大部分成果是在缺血性脑创伤的研究中获得的，对其他神经外科疾病时的 BT 变化研究还很薄弱，临床研究普遍例数较少，尚有待于大样本的进一步深入研究。

第二节 脑外器官系统监测

临床监测的目的是为了解病情变化，迅速诊断疾病，以便及时进行处理，并对治疗的效果进行评价。合理应用监测技术可以减少诊断错误和治疗的盲目性。重症医学科（ICU）应用的监测项目很多，包括一般性监测，如体温、呼吸、血压、心率、尿量、心功能、肝功能、肾功能等，也有特殊的监测项目，如心输出量、呼气末 CO_2 等。本节主要介绍危重症患者的监测。

一、呼吸

机体与外界环境的气体交换过程，称为呼吸。通过呼吸，机体从空气中摄取新陈代谢所需要的 O_2，排出所产生的 CO_2。因此，呼吸是维持机体新陈代谢和其他功能活动所必需的基本生理过程之一，一旦呼吸停止，生命也将终止。

1. 正常呼吸

正常成人安静时呼吸 1 次为 6.4s 为最佳，每次吸入和呼出的气体量大约为 500ml，称为潮气量。当人用力吸气，一直到不能再吸的时候为止，然后再用力呼气，一直呼到不能再呼的时候为止，这时呼出的气体量称为肺活量。正常成人男子肺活量为 3500 ～ 4000ml，女子为 2500 ～ 3500ml。

2. 异常呼吸

（1）**潮式呼吸：**呼吸由浅慢逐渐变为深快，然后再由深快逐渐变为浅慢，之后经过约20s暂停，再开始重复上述过程，即呼吸呈周期性“浅慢→深快→浅慢→暂停”。呼吸过程中呼吸暂停时间可变，因此呼吸周期不定，可在30秒至2分钟，主要的原因是呼吸中枢兴奋性异常，呼吸调节反馈系统失常，只有当缺O_2和CO_2潴留到一定程度，才能刺激呼吸中枢使呼吸恢复和加强。当潴留的CO_2呼出后，呼吸中枢又失去有效的兴奋，呼吸再次减弱，进而暂停。潮式呼吸多见于中枢神经损害、糖尿病昏迷、中毒和充血性心力衰竭等患者。

（2）**间歇式呼吸：**表现为一段时间加强呼吸，以后呼吸突然暂停后又突然开始，呈“深呼吸→呼吸暂停”周期性改变，也称为Biot呼吸。多见于脑膜炎和尿毒症等患者。

（3）**库式呼吸（Kussmaul呼吸）：**表现为快速节律的深呼吸，呼吸频率超过20次/分，多见于糖尿病酸中毒和其他可能导致酸中毒的疾病。

（4）**长吸呼吸（Apneustic呼吸）：**表现为长时间吸气后紧跟短的呼气，多见于桥脑病变等患者。

（5）**中枢性睡眠呼吸暂停：**表现为呼吸的自主控制对正常呼吸刺激反应衰竭，不能自主呼吸，清醒时靠患者主观用力呼吸来维持生命，入睡则呼吸停止。多见于延髓压迫、延髓灰白质炎患者，气道无气流通过的时间>10s，亦无法观察到胸廓起伏。

（6）**其他：**呼吸监测时还应注意患者说话的声音大小，有无呼吸困难，有无发绀或贫血貌，如有三凹征（吸气时胸骨上窝、锁骨上窝、肋间隙出现明显凹陷）出现，则可能有上气道部分梗阻所致吸气性呼吸困难，常见于气管异物、喉水肿、白喉等。

二、心率与心律

1. 心率

心率指心脏每分钟跳动的次数，以第一心音为准。正常成人在安静状态下心率在60～100次/分。一般新生儿心率较快，而经常锻炼身体的人心率则较慢。心动周期与动作电位的周期相关，因此凡是能改变动作电位周期的因素都能改变心率，如体温的变化、运动、睡眠、摄食状态、情绪激动等。在病理状态下，甲状腺功能亢进症或发热性疾病等均可使心率增加。而不恰当的医疗干预亦可能导致脉率的改变，如给予甲状腺激素过量时，则可能引起200次/分以上的速脉。

2. 心律

心律就是指心脏跳动的节律。正常人心脏的跳动是由一个称为“窦房结”的高级司令部指挥。窦房结发出信号刺激心脏跳动，这种来自窦房结信号引起的心脏跳动属正常心律，亦称“窦性心律”。正常心律是均匀的。当心脏的起搏部位、频率及冲动传导的路径等任何一项发生异常时，就会发生心律失常。精神紧张、大量吸烟、饮酒、喝浓茶或咖啡、过度疲劳、严重失眠等常为心律失常的诱发因素。心律失常多见于器质性心脏病患者，也常发生在麻醉、手术中或手术后。心电监护可以早期发现患者的心电改变，在危重患者的抢救中发挥着重要的作用。

三、血压

血压指血管内血液对单位面积血管壁的侧压力，即压强。通常所说的血压是指动脉压。当血管扩张时血压下降，血管收缩时血压升高。心室收缩时将血液从心室泵入动脉，此时血液对动脉壁的侧压力最高，称为收缩压（SBP），俗称“高压”。心室舒张时，动脉血管弹性回缩，但仍维持一定的压力推动血液继续向前流动，此时的压力最低，称为舒张压（DBP），俗称“低压”。常用测量血压的部位是上臂肱动脉，是大动脉血压的间接测定。右侧与左侧不一致，最高可相差 10mmHg，最低相差不到 5mmHg。

1. 血压水平分类及定义

《中国高血压防治指南》2010 年修订版中仍将高血压的诊断标准定在收缩压 ≥ 140mmHg 和（或）舒张压 ≥ 90mmHg，同时根据血压水平分为正常血压、正常高值血压和 1、2、3 级高血压，详见表 6-1。

表 6-1　血压水平分类及定义

分类	收缩压 mmHg		舒张压 mmHg
正常血压	<120	和	<80
正常高值血压	120 ～ 139	和（或）	80 ～ 89
高血压	≥ 140	和（或）	≥ 90
1 级高血压（轻度）	140 ～ 159	和（或）	90 ～ 99
2 级高血压（中度）	160 ～ 179	和（或）	100 ～ 109
3 级高血压（重度）	≥ 180	和（或）	≥ 110
单纯收缩期高血压	≥ 140	和（或）	<90

注：当收缩压和舒张压分属不同的级别时以较高的分级为准

高血压预后与危险分层密切相关。在 ICU 内除应关注患者的收缩压（SBP）和舒张压（DBP）外，还应关注患者的平均动脉压（平均动脉压 =1/3SBP+2/3DBP），代表心脏的每搏量和血容量。另外平均动脉压也是危重患者循环功能的重要监测指标之一。

2. 无创血压监测

无创血压监测是一种间接测量人体血压的方法，受很多外界因素的干扰和影响，如所测部位不同、测量工具不同、外界温度变化等。因动脉血压与心输出量和总的外周血管阻力有直接关系，可以反映心脏后负荷、心肌耗氧和做功以及周围组织和器官的血流灌注情况，是判断循环功能的有效指标，因此可作为常规的监测项目。

3. 有创血压监测

低血压、休克、某些外科大手术等情况下应使用有创血压监测。有创血压（IBP）的监测主要包括动脉血压（ABP）、肺动脉压（PAP）。其测量原理是利用流体的压力传递作用，将血管内的压力通过导管内的液体传递到外部的压力传感器上，实时获得变化的血管内压力的波形，然后再通过特定的计算方法，将压力波转换为数值，获得被测部位血管的收缩压、舒张压和平均动脉压。其适用条件为：①各种类型休克；②严重心肌梗死和心力衰竭；③各种重大手术；④低温麻醉和控制性降压；⑤呼吸衰竭；⑥重危患者接受复杂大手术，如严重高血压、心脏病患者行大手术、脑膜瘤、嗜铬细胞瘤手术摘除。可选择的动脉穿刺部位有桡动脉、肱动脉、足背动脉、股动脉等。临床上常选用桡动脉，主要是因为便于操作，易于观察。

4. 监测血压应注意的问题

（1）**无创血压监测的注意事项：**①根据患者年龄、胖瘦选择合适的血压袖带，婴幼儿使用小儿专用袖带。避免在患肢测量血压。②测量血压前应让患者情绪稳定，安静休息 10 ～ 15min，以消除疲劳、紧张等对血压的影响，检查前 5min 内不做体位变动；室内温度以 20℃左右为宜；测量血压前 30min 内避免进食，不吸烟、不饮酒，排空膀胱。③袖带缠于上臂应平服紧贴，气囊中间部位正好压住肱动脉，气囊下缘应在肘弯上 2.5cm。

（2）**有创血压监测的注意事项：**开始监测时，首先对换能器进行校零；监测过程中，要随时保持压力传感器与心脏在同一水平上；为防止导管堵塞，要不断注入肝素盐水冲洗导管，保持测压管路的通畅；同时要妥善固定导管，防止导管位置移动或脱出。一般来说，有创血压测压值比无创测压值高 5 ～ 20mmHg。

四、中心静脉压

右心房和胸腔内大静脉的压力统称为中心静脉压（CVP），反映右心房压力，不能直接反映血容量。CVP 受右心泵血功能、循环血容量和体循环静脉系统血管紧张度 3 个因素的影响。测定 CVP 对了解有效循环血容量和右心功能有重要意义。正常值为 5 ～ 12cmH_2O。

CVP 的大小取决于心脏射血能力和静脉回心血量之间的相互关系。若心脏射血能力强，能将回到心脏的血液及时泵到动脉内，CVP 则低。反之由于心力衰竭等原因造成心脏射血能力下降则会导致 CVP 升高。若 CVP<5cmH_2O，则为右心房充盈不足或血容量不足；>15cmH_2O，则提示心功能不全、静脉血管床过度收缩或肺循环阻力增高。

1. CVP 的组成

CVP 由 4 部分组成，即右心室充盈压、静脉内壁压、静脉收缩压和张力及静脉毛细血管压。临床上可将 CVP 变化作为容量反应性的指标。临床上可采用补液试验来判断容量反应性，即在 20min 内快速输入一定量液体，CVP 升高不明显，甚至有所下降，同时血压有所上升、心率下降，即表明患者有绝对或相对的血容量不足，并且心脏对容量有反应性，可以耐受继续输液；反之，输液必须慎重。

2. CVP 监测的适应证

CVP 为有创性监测手段，借助于经皮穿刺技术，在颈内静脉、锁骨下静脉放置中心静脉导管，用来监测 CVP。其适应证为：①严重创伤、各种休克及急性循环功能衰竭等重症患者；②各类大、中手术，尤其是心血管、脑和腹部大手术；③需大量、快速输血、补液的患者。

五、体温

正常人腋下温度为 36 ～ 37℃，口腔温度比腋下温度高 0.2 ～ 0.4℃，直肠温度又比口腔温度高 0.3 ～ 0.5℃。人体的温度是相对恒定的，正常人在 24h 内体温略有波动，一般相差不超过 1℃。生理状态下，早晨体温略低，下午略高。正常人上午 6 时体温最低，下午 4 时最高。运动、进食后、妇女月经期前或妊娠期体温稍高，老年人则体温偏低。体温高于 41℃或低于 25℃将严重影响各系统（特别是神经系统）的功能活动，甚至危害生命。疾病状态下亦可导致体温的变化，需要及时监测与评估。

1. 体温测量的方法

体温计是常用的测量人或动物体温用的工具。

（1）**口测法：**先用 75% 乙醇擦拭体温计，放在舌下，紧闭口唇，放置 5min 后取出来读数。正常值为 36.3 ～ 37.2℃。

（2）**腋测法：**是测量体温最常用的方法。首先擦干腋窝汗液，将体温计水银端放于腋窝顶部，上臂曲肘将体温计夹紧，10min 后读数。正常值为 36 ～ 37℃。

（3）**肛测法：**多用于昏迷患者或小儿。患者取仰卧位，将肛表头端用油类润滑后，慢慢插入肛门，直至肛表的 1/2，放置 3min 后读数。正常值为 36.5 ～ 37.7℃。

2. 体温测量的注意事项

（1）应根据患者病情、年龄选择合适的测量方法：①婴幼儿、精神异常、昏迷、口鼻腔手术以及呼吸困难、不能合作的患者，不宜测量口腔温度；②消瘦不能夹紧体温计、腋下出汗较多者以及腋下有炎症、创伤或手术的患者不宜使用腋下测温法；③直肠或肛门手术、腹泻、心肌梗死的患者不宜使用直肠测温法。

（2）患者进食、饮水或进行蒸汽吸入、面颊冷热敷等，需隔 30min 后测口腔温度；腋窝局部冷热敷应隔 30min 后再测量腋温；灌肠、坐浴后需隔 30min，方可经直肠测温。

（3）为婴幼儿、昏迷、危重患者及精神异常者测体温时，应有专人看护，以免发生意外。

（4）如发现体温与病情不相符合，应守护在患者身旁重新测量，必要时可同时测肛温做对照。

（5）ICU 患者不宜测量口温。

3. 发热的分度

以腋下温度为衡量标准。

（1）**低热**：体温在 37.3 ～ 38℃。若低热持续时间 1 个月以上，即为长期低热。

（2）**中度热**：体温在 38.1～39℃。若发热持续 2 周或更长时间，即为长期中度热。

（3）**高热**：体温在 39.1 ～ 41℃。若发热持续 2 周或更长时间，即为长期高热。

（4）**超高热**：体温在 41℃以上。

六、尿量

尿量主要取决于肾小球的滤过率和肾小管的重吸收率，还与外界因素，如每日饮水量、食物种类、周围环境（气温、湿度）、排汗量、年龄、精神因素、活动量等相关。正常情况下，成人尿量为 1000 ～ 2000mL/24h，夜尿超过 750mL/d 称为夜尿增多。小儿尿量的个体差异较大，按体重计算较成人多 3 ～ 4 倍，其尿量受多种因素影响，如液体入量、肺及皮肤蒸发量，肾的浓缩功能、细胞外液量及血容量、年龄、应激反应等。而危重患者多有不同程度的肾损害，观察每小时尿量尤为重要，建议危重患者采用精密测尿仪监测尿量。

1. 多尿

24h 尿量超过 2500mL 称为多尿。多尿可见于正常情况，如饮水过多或多饮浓茶、咖啡、精神紧张、失眠等情况；也可见于使用利尿药或静脉输液过多时。亦可见于病理情况，常见的病理情况有：①内分泌系统疾病，如尿崩症、糖尿病等。尿崩症时尿比重很低（常 <1.010），而糖尿病时尿比重较高。②肾脏疾病，如慢性肾炎、肾功能不全、慢性肾盂肾炎、多囊肾、肾髓质纤维化或萎缩。各种原因导致的肾小管破坏，致使尿浓缩功能减退，均可导致多尿，尤其是夜尿增多。③精神因素，如癔症大量饮水后。④服用药物所致，如进行噻嗪类、甘露醇、山梨醇等药物治疗后。

2. 少尿

24h 尿量少于 400mL 或每小时尿量少于 17mL 称为少尿。生理性少尿见于机体缺水或出汗过多时，尿量的减少可出现在尚未出现脱水的临床症状和体征之前。病理性少尿可见于以下几种情况。

（1）**肾前性少尿：**①各种原因引起的容量不足，如严重腹泻、呕吐、大面积烧伤引起的血液浓缩；②感染、心功能不全等导致的血压下降和肾血流量减少，或肾血管栓塞、肾动脉狭窄引起的肾缺血；③重症肝病、低蛋白血症引起的全身水肿、有效血容量减少；④当严重创伤、感染等应激状态时，可因交感神经兴奋、肾上腺皮质激素和抗利尿激素分泌增加，使肾小管重吸收增强而引起少尿。

（2）**肾性少尿：**①急性肾小球肾炎时，因滤过膜受损、肾内小动脉收缩、毛细血管腔变窄、阻塞、肾小球滤过率降低而引起少尿，此时表现为高渗性少尿；②各种慢性肾衰竭时，由于肾小球滤过率减低也出现少尿，但表现为低渗性少尿；③肾移植术后急性排异反应，也可导致肾小球滤过率降低引起少尿。

（3）**肾后性少尿：**可因单侧或双侧上尿路梗阻性疾病、尿路结石、损伤、肿瘤，以及尿路先天畸形、机械性下尿路梗阻（如膀胱功能障碍、前列腺肥大症）等，使尿液积聚在肾盂而不能排出。

3. 无尿

无尿是指 24h 尿量 <100mL 或 12h 内完全无尿。无尿的原因与少尿的病因相同，具体见上述。

七、心输出量

心输出量（CO）是指每分钟左心室或右心室射入主动脉或肺动脉的血量。左、右心室的输出量基本相等。心室每次搏动输出的血量称为每搏排血量，人体静息时约为 70mL（60 ～ 80mL），如果心率平均为 75 次 / 分，则每分钟输出的血量约为 5000mL（4500 ～ 6000mL），也称为每分心输出量。一般临床所称的心输出量，都是指每分心输出量。正常值为（6.0±2.0）L/min。心输出量是评价循环功能状态的重要指标。在很大程度上应与全身组织细胞的新陈代谢率相适应，其在危重患者评估及心功能监测中有很重要的指导意义。

1. 影响心输出量的基本因素

基本因素为心脏本身的射血能力及外周静脉回流量。此外，心输出量还受体液和神经因素的调节。

（1）**心脏泵功能对心输出量的影响：**健康成年人静息时的心输出量一般为 5 ～ 6L/min，而事实上机体静息时最大心输出量（容许输出量）可高达 13 ～ 15L/min。因此，当外周循环回心血量增加时，只要心功能可以代偿，心输出量即可相应地增加。而由于各种原因导致心脏泵功能下降，即使增加回心血量，仍无法增加心输出量，甚至可能出现心输出量下降的表现。

（2）**静脉回流量对心输出量的影响：**随着静脉回流量增多，则舒张末期心室容积愈大，即心室肌纤维“初长”增加而使心肌收缩力增强，使每搏排血量相应增加，此现象叫作福兰克-斯塔林二氏定律，也叫作“异长自身调节”。在体循环中，血液之所以能从动脉经毛细血管、静脉而回流到右心房，是由于体循环和右心房之间存在压力差。当体循环中压力不变时，右心房压力愈高则压力差愈小，此时静脉回流愈少，心功能不变的情况下心输出量相应减少；反之，右心房压力愈低，则压力差愈大，心功能不变的情况下心输出量相应增加。

（3）**静脉回流量与心输出量的动态平衡：**正常情况下，静脉回流量与心输出量基本处于相对匹配状态。当打破此平衡状态时，心脏将发挥其调节作用。经过若干次心动周期的调节以后二者即可达到新的平衡。因此，静脉回流量与心输出量之间的平衡并不是固定不变的，而是随着机体各种功能状态变化而变化。如果心肌收缩有力，则每搏排血量增加，心房内压力降低，静脉回流量增加，直至二者之间重新匹配；反之亦然。

（4）**左心房压力和动脉压对左心室输出量的影响：**左心房压力和动脉压表示左心室的前负荷和后负荷。一般来说，左心房压力（前负荷）愈高，则左心室输出量愈多；相反，动脉压（后负荷）愈高，则左心室输出量愈少。左心房压越高，平均动脉压越低，则左心室输出量越多；相反，左心房压越低，平均动脉压越高，则左心室输出量越少。

（5）**心率对心输出量的影响：**一般来说，心率在一定范围内时，随着心率增快，心输出量也会相应增多。心率超过 140 次 / 分时，心室充盈时间明显缩短，充盈量减少，心输出量亦开始下降。当心率低于 40 次 / 分时，心脏舒张期过长，心室充盈接近最大限度，再延长心脏舒张时间，也不会增加心室充盈量，尽管每搏排血量增加，但由于心率过慢而使心输出量减少。

2. 其他调节因素对心输出量的影响

（1）**心输出量的神经调节机制：**交感神经兴奋时，大量释放去甲肾上腺素，并和心肌细胞膜上的 β 肾上腺素能受体结合，可使心率加快、房室传导加速、心肌收缩力加强，从而使心输出量增加。而当心迷走神经兴奋时，乙酰胆碱释放量增加，并与心肌细胞膜上的 M 胆碱能受体结合，可使心率减慢、房室传导减慢、心肌收缩力减弱，以致心输出量减少。

（2）**心输出量的体液调节机制：**主要是通过某些激素和若干血管活性物质影响心血管活动，从而导致心输出量的变化。如血管紧张素Ⅱ可使静脉收缩，静脉回流增多，从而增加心输出量。甲状腺素（T3 和 T4）可使心率加快、心肌收缩力增强，心输出量增加。在缺血缺氧和酸中毒等情况下，心肌收缩力减弱，做功能力降低，因此心输出量减少。某些强心药物，如洋地黄，可使心肌收缩力增强，心输出量得以增加。

（3）**心输出量与机体新陈代谢率的关系：**机体在静息时，代谢率降低，心输出量减少；在劳动、运动时，代谢率增高，心输出量亦相应增加，以满足全身新陈代谢的需要。一般而言，心输出量与体表面积正相关。故为便于在不同个体之间进行比较，一般采用空腹和静息时每平方米体表面积的心输出量即“心脏指数”为指标。一般成年人的体表面积为 1.6 ～ 1.7m^2，静息时心输出量为 5 ～ 6L/min，推算心脏指数为 3.0 ～ 3.5L/（min · m^2）。

八、肝功能

肝是机体内最大的代谢器官，担负着去氧化、储存肝糖原、合成分泌性蛋白质、制造胆汁等功能，被称为人体的“加工厂”。一般认为，成人肝上界位置正常的情况下，如在肋弓下触及肝，则多为病理性肝大。幼儿的肝下缘位置较低，可在肋下触及。肝的位置常随呼吸改变，通常平静呼吸时升降可达 2 ～ 3cm，站立及吸气时稍下降，仰卧和吸气时则稍升，因此在给患者行肝触诊时常常需要患者做呼吸配合。正常肝呈红褐色，质地柔软。成人肝的重量相当于体重的 2%。

1. 肝的功能

（1）**解毒功能：**有毒物质（包括药物）绝大部分在肝脏被处理后变成无毒或低毒的物质。在严重肝病时，如晚期肝硬化、重型肝炎等情况下，肝脏的解毒功能减退，使体内有毒物质蓄积，不仅损害其他脏器，也会进一步加重肝的损害。

（2）**代谢功能：**包括合成代谢、分解代谢和能量代谢。人每天从食物中摄入蛋白质、脂肪、糖类、维生素和矿物质等各种营养物质，经胃肠道初步消化吸收后被送到肝分解。蛋白质分解为氨基酸、脂肪分解为脂肪酸、糖类分解为葡萄糖等。分解后的“小物质”又根据身体需要再在肝内被合成为蛋白质、脂肪和一些特殊的糖类或能量物质等，这是一个“由小变大”的过程。

（3）**分泌胆汁：**由肝细胞分泌的胆汁经肝内和肝外胆管汇集并储存于胆囊。进食时胆囊收缩，通过胆囊管和胆总管将胆汁排泄到小肠，以帮助食物消化吸收。如果肝内或肝外胆管发生堵塞，胆汁不能外排，蓄积于血液中，则出现黄疸。

（4）**造血、储血和调节循环血量功能：**新生儿的肝有造血功能，长大后不再造血，但由于血液通过门静脉和肝动脉流入肝，同时经过另一根血管肝静脉流出肝，因此肝的血流量很大，肝的血容量相应地也很大。由此肝就像一个仓库，在需要时可以供出部分血液，为其他器官所用。

（5）**免疫防御功能：**肝除了具有解毒、破坏外来有害物质的能力外，还有着一种数量不小的细胞，叫作库普弗细胞，它既是肝的卫士，也是全身的保护神。其作用是机体对外来分子，尤其是颗粒性的抗原物质进行吞噬、消化，或者经过初步处理后交给其他免疫细胞进一步清除。另外，肝含有较多的淋巴细胞，尤其是有炎症反应时，血液或其他淋巴组织里的淋巴细胞很快“赶”到肝，解决炎症的问题。

（6）**再生功能**：肝的再生功能实际上是一种代偿性增生，是对受到损伤的肝细胞进行修复和代偿反应。肝的再生功能极其强大，切除 70% ～ 80% 肝的动物，经过 4 ～ 8 周修复，剩余的肝最终能再生至原来肝的重量。肝再生的特点为：①肝细胞病理表现为增生，而不是细胞代偿性肥大；②肝细胞的再生过程受到严密的调控，一旦达到与自身相适应的理想体积，肝细胞的复制将受到抑制；③在修复损伤肝细胞的同时，能够继续维持肝细胞的特异性功能，产生急性时相反应物质等而保持机体的自身稳定。

2. 肝功能的临床监测项目

（1）**白蛋白（AIB）**：肝是白蛋白合成的唯一场所，血清白蛋白水平是反映慢性肝损伤的良好指标之一。慢性肝病患者的血清白蛋白水平可以反映肝合成白蛋白的能力及白蛋白的容积分布变化，如果血清白蛋白水平降低且不易恢复，往往预后不良。血清白蛋白水平降低见于营养摄入不足、合成障碍、消耗过多、丢失增多。

（2）**凝血酶原时间（PT）**：肝功能损害时，相关凝血因子合成障碍，导致 PT 延长，这是肝功能异常的早期预测指标之一，尤其是在暴发性肝衰竭患者中。PT 延长，VitK 又无法纠正，则预示肝功能极差。

（3）**脂质和脂蛋白**：不是肝损害的敏感指标，但是在肝细胞损害时，血清胆固醇酯水平降低，而且与肝的损害程度成正比。慢性肝疾病时，脂蛋白降低，其水平与转氨酶、胆红素呈负相关。

（4）**胆红素**：胆红素是反映肝功能的重要指标之一，正常总胆红素（TBIL）的水平 <1.1mg/dL（17.1μmol/L），其中 70% 是间接胆红素，不能从肾滤过。只有直接胆红素才能从尿液中排出。胆红素异常情况可见于：①肝功能正常时，溶血性黄疸 TBIL< 正常的 5 倍（85μmol/L）；②肾功能正常时，不论任何原因引起的黄疸，TBIl<500μmol/L；③有黄疸，但尿胆红素为阴性，提示为间接胆红素升高。许多单纯以间接胆红素升高为主的黄疸称为 Gilbert 综合征，这种综合征的患者肝脏可以没有病理组织改变，且对机体没有明显的影响，一般无须特殊治疗。

（5）**谷丙转氨酶（ALT）**：参考值为 <50U，是诊断肝细胞实质损害的主要指标，其高低往往与病情轻重呈正关性，但 ALT 缺乏特异性。不仅在急性肝炎及慢性肝炎时 ALT 均可升高，许多肝脏疾病和肝外源性疾患均可升高，另外，ALT 活性变化与肝病理组织改变缺乏一致性；有的严重肝损害患者 ALT 并不升高。

（6）**门冬氨酸转移酶（AST）**：在诊断肝炎方面的意义与 ALT 相似。一般情况下，其敏感性不及 ALT，如果 AST 值高于 ALT，说明肝细胞损伤、坏死的程度比较严重。而其同工酶测定意义则更大，轻度肝损害时仅有 ASTs 升高，而重度损害则 ASTm 明显升高。

（7）**碱性磷酸酶（ALP）**：参考值为 30～90U/L，由 3 种以上同工酶组成，即肝型、肠型（含量极微）及胎盘型（仅见于中后期孕妇），还有一部分来自骨骼。ALP 经由胆道排出。因此，肝脏疾患一旦出现胆道排泄功能障碍、胆道自身疾患、骨骼疾患（如成骨肉瘤、转移性骨瘤）均可使 ALP 上升。

（8）**谷氨酰转肽酶**（GGT）：参考值为 5 ～ 50μ/L。一般来说，90% 的肝胆疾病患者有 GGT 升高，多见于酒精肝、肝内胆汁淤积、原发性肝癌等。

（9）**肝功能相关的特殊检查**；近期有关部门新增了几项肝功能检查项目，具体有以下几种。

①甘胆酸（CG）：当肝细胞受损或胆汁淤滞时，血液中 CG 含量就明显增高，反映肝细胞的损害程度。CG 比目前临床上常用的 ALT 等更敏感，能早期发现轻度的肝损害，对区别慢性肝炎病情严重程度有帮助。

②铁蛋白（SF）：在肝内合成并储存，肝细胞炎症反应可使 SF 合成增加，肝细胞变性坏死可使 SF 释放至血液中。SF 上升程度与肝细胞受损程度呈正相关，但一些特殊情况，SF 的监测价值需要重新审视，如在严重低蛋白血症、缺铁性贫血时 SF 可明显降低，其无法准确反映肝功能情况。

③前白蛋白（PA）：对早期发现重症肝炎及慢性肝损害有一定意义。病情愈重其值愈低。

3. 肝功能监测的意义

肝功能监测主要用于评价以下几种情况：肝细胞损伤程度；肝脏排泄功能；肝脏储备功能；肝间质变化情况。

（1）**反映肝细胞损伤程度**：主要包括血清丙氨酸氨基转移酶（ALT）、血清谷草转氨酶（AST）、碱性磷酸酶（ALP）、γ- 谷酰转肽酶（γ-GT）、乳酸脱氢酶等。其中，ALT 和 AST 能敏感反映肝细胞损伤及损伤程度。反映急性肝细胞损伤以 ALT 最敏感，反映急性肝细胞损伤程度则以 AST 较敏感。在急性肝炎恢复期，ALT 虽然正常，但 γ-GT 持续升高，提示患者已处于肝炎的慢性期。慢性肝炎患者的 γ-GT 若持续不降，则提示有活动性病变。

（2）**反映肝脏排泄功能**：总胆红素、直接胆红素和间接胆红素可用于反映肝脏排泄功能。

（3）**反映肝脏储备功能**：血浆白蛋白（ALB）和凝血酶原活动度（PTA）可用于反映肝脏储备功能。血浆白蛋白下降提示肝合成蛋白的能力减弱；凝血酶原活动度延长提示各种凝血因子的合成能力降低。

（4）**反映肝间质变化**：包括血清蛋白电泳、γ- 球蛋白、透明质酸酶（HA）、板层素（LN）、Ⅲ型前胶原肽和Ⅳ胶原。

4. 肝功能监测的注意事项

（1）**空腹检查**：肝功能监测中多个项目与饮食有一定关系。因此进行肝功能检查前一天晚餐应避免饮酒，避免进食高脂肪、高蛋白食物，晚上 9 点后禁食，空腹时间一般为 8 ～ 12h。

（2）**禁止剧烈活动：**检查当天早上不能进行体育锻炼或剧烈运动，在检查开始前需要安静休息 20min 后再抽血送检。

（3）**尽量避免在静脉输液期间或在用药 4h 内做肝功能检查：**如果病情允许，最好在做肝功能检查前 3 ～ 5d 停药。通常用药剂量越大，间隔时间越短，对肝功能结果的干扰越大。影响肝功能检查结果的药物有异烟肼、利福平、氯丙嗪、水杨酸制剂等。

（4）**不能食用富含胡萝卜素、叶黄素的食物。**肝功能检查前一天食用含有丰富胡萝卜素、叶黄素的食物会使血清呈黄色，影响黄疸指数的测定。

5. 肝功能异常的症状

（1）**消化功能减弱症状：**有食欲缺乏、厌油、恶心、呕吐等症状。

（2）**神经系统功能受损症状：**有乏力、易倦、嗜睡等症状。

（3）**色素代谢异常症状：**有黄疸、蜘蛛痣、肝掌、脸色黝黑等症状。

（4）**机体功能紊乱症状：**有皮肤粗糙、夜盲、唇舌炎症、水肿、皮肤流血、骨质疏松等，有时会出现牙龈出血、鼻出血、性欲减退、月经失调等症状。严重时导致胸腹腔积液。

6. 肝功能异常的原因

引起肝功能异常的原因很多，可能为各种感染、化学药品中毒、免疫功能异常、营养不良、胆道阻塞（如结石、肿瘤、蛔虫等）、血液循环障碍（如慢性心力衰竭）、肿瘤、遗传缺陷、情绪变化等。

九、肾功能

肾的基本功能是生成尿液，借以清除体内的代谢产物和某些废物及毒物，同时经重吸收水分及其他有用物质，如葡萄糖、蛋白质、氨基酸、K+、Na+、$NaHCO_3$ 等，以调节水电解质及酸碱平衡。肾也具有内分泌功能，生成肾素、促红细胞生成素、活性 VitD、前列腺素、激肽等，同时肾又是部分内分泌激素的降解场所和肾外激素的靶器官。肾的这些功能，保证了机体内环境的稳定，使新陈代谢得以正常进行。

1. 肾的功能

（1）**生成尿液：**血液流经肾脏时，除细胞与大分子蛋白质外，大部分血浆成分通过肾小球毛细血管内皮、基底膜及足细胞裂孔膜构成的滤过膜滤入肾小囊形成原尿，在流经不同节段肾小管的过程中通过浓缩和稀释形成终尿，汇入肾盂，排出体外。

（2）**排泄代谢产物：**机体在新陈代谢过程中产生多种废物，包括以尿素氮、肌酐、尿酸等为代表的绝大部分代谢废物，通过血液进入肾，再经肾小球滤过或肾小管分泌，随尿液排出体外。

（3）**维持水电解质及酸碱平衡：**血液中的水和电解质通过肾小球滤入原尿；原尿

中的水和电解质在流经不同节段肾小管时以不同的比例被重吸收，同时部分电解质被重新吸收入血液中。通过肾的浓缩与稀释过程维持机体水电解质及酸碱平衡，从而维持内环境的稳定。

（4）**内分泌功能**：①分泌肾素、前列腺素、激肽。通过肾素 - 血管紧张素 - 醛固酮系统和激肽 - 缓激肽 - 前列腺素系统来调节；②分泌促红细胞生成素，刺激骨髓造血；③分泌活化 VitD，以调节钙磷代谢；④降解许多内分泌激素，如胰岛素、胃肠激素等；⑤肾外激素的靶器官。如甲状旁腺素、降钙素等可影响及调节肾功能。由此可见，肾在维持机体内环境稳定方面发挥着重要作用。

2. 肾功能检测的临床意义

肾功能检测常用于急慢性肾炎、肾病、尿毒症、肾衰竭等疾病的诊断和判断治疗效果。临床最常用的肾功能检查项目包括以下几种。

（1）**血尿素氮（BUN）**：参考值为二乙酰一肟显色法 1.8 ～ 6.8mmol/L，尿素酶一钠显色法 3.2 ～ 6.1mmol/L。BUN 升高常见于急慢性肾炎、重症肾盂肾炎、各种原因所致的急慢性肾功能障碍、心力衰竭、休克、烧伤、失水、大量内出血、肾上腺皮质功能减退症、前列腺肥大、慢性尿路梗阻等。

（2）**血肌酐**：一般情况下，成年男性为 79.6 ～ 132.6μmol/L，女性为 70.7 ～ 106.1μmol/L，小儿为 26.5 ～ 62.0μmol/L。血肌酐升高常见于肾衰竭、尿毒症、心力衰竭、巨人症、肢端肥大症、水杨酸盐类治疗等；血肌酐降低常见于进行性肌萎缩、白血病、贫血等。

（3）**血尿酸**：参考值为 60 岁以下成年男性 149 ～ 417μmol/L，女性 89 ～ 357μmol/L；60 岁以上，男性 250 ～ 476μmol/L，女性 190 ～ 434umol/L。尿酸升高常见于痛风、急慢性白血病、多发性骨髓瘤、恶性贫血、肾衰竭、肝衰竭、红细胞增多症、妊娠反应、剧烈活动及高脂肪餐后等。

（4）**尿肌酐（UCr）（24h）**：参考值为婴儿 88 ～ 176μmol.kg^3，儿童 44 ～ 352μmol.kg^3，成人 7 ～ 8mmol。尿肌酐升高常见于饥饿、发热、急慢性消耗性疾病、剧烈运动后等；尿肌酐降低常见于肾衰竭、肌萎缩、贫血、白血病等。

（5）**尿蛋白**：正常情况下定性为阴性。正常人每日自尿液中排出 40 ～ 80mg 蛋白，上限不超过 150mg，其中主要为白蛋白，其次为糖蛋白和糖肽。这些蛋白的 60% 来自血浆，其余来自肾、泌尿道、前列腺的分泌物和组织分解产物，包括尿酶、激素、抗体及其降解物等。生理性增加常见于体位性蛋白尿、运动性蛋白尿，发热、情绪激动、过冷或过热的气候等。

（6）**选择性蛋白尿指数（SPI）**：正常情况下，SPI<0.1 表示选择性好，SPI 在 0.1 ～ 0.2 表示选择性一般，SPI>0.2 表示选择性差。

（7）**微球蛋白清除试验**：参考值为 23 ～ 62μl/min。本试验是了解肾小管损害程度的可靠指标，当微球蛋白清除增高则提示肾小管损害。

（8）**尿素清除率：**标准清除值为 0.39 ～ 0.63ml/（s·m^2），最大清除值为 0.58 ～ 0.91ml/（s·m^2）。

（9）**血内生肌酐清除率：**正常情况下，成人血浆内生肌酐清除率为 0.80 ～ 1.20ml/（s·m^2）。50 岁以上，每年下降 0.006ml/（s·m^2）。内生肌酐清除率降至 0.5 ～ 0.6ml/（s·m^2）时为肾小球滤过功能减退，如 <0.3ml/（s·m^2）则为肾小球滤过功能严重减退。在慢性肾炎或其他肾小球病变的晚期，由于肾小管对肌酐的排泌相应增加，使其测定结果较实际水平高。同样，慢性肾炎肾病患者，由于肾小管基膜通透性增加，更多的内生肌酐从肾小管排出，其测得值也相应增高。

（10）尿素氮 / 肌酐比值：参考值为（12 ～ 20）：1。增高常见于肾灌注减少（如失水、低血容量性休克、充血性心力衰竭等）、尿路阻塞性病变、高蛋白餐、分解代谢亢进状态、肾小球病变、应用糖皮质类固醇激素等。降低则提示急性肾小管坏死。

3. 肾功能异常的情况

肾功能不全可由多种原因引起。由于肾小球严重破坏，在排泄代谢废物和调节水电解质、酸碱平衡等方面出现紊乱的临床综合征，分为急性肾功能不全和慢性肾功能不全，预后不良，是威胁生命的主要病症之一。肾功能受损或逐渐衰退，肾的排泄和调节功能也将会降低，最终进入肾衰竭阶段。按其发作之急缓分为急性和慢性两种。急性肾衰竭系因多种疾病致使两肾在短时间内丧失排泄功能，简称急性肾衰。慢性肾衰竭是由各种病因所致的慢性肾病发展至晚期而出现的一组临床综合征。

根据肾功能损害的程度将慢性肾衰竭分为 4 期：①肾储备功能下降期，此时患者可以无症状；②肾功能不全代偿期；③肾功能失代偿期（氮质血症期），患者可有乏力，食欲缺乏和贫血等症状；④尿毒症期，严重者可危及生命。

4. 肾疾病的常见表现

（1）**肾绞痛：**疼痛突然发作，常向下腹、外阴及大腿内侧等部位放射，呈间歇性剧烈绞痛。常由输尿管内结石、血块或坏死组织阻塞所致。

（2）**肾区钝痛及胀痛：**①由肾肿大引起的疼痛，如急性肾炎、急性肾盂肾炎、肾盂积水、多囊肾、肾癌、肾下垂等；②由肾周疾病所致的腰痛，如肾周围脓肿、肾梗死并发肾周围炎、肾囊肿破裂及肾周血肿等。

（3）**尿量异常：**危重患者监测每小时尿量，还需注意夜尿的变化。夜尿增多常常与肾功能不全、心功能不全等有关。

（4）**排尿异常：**①尿频、尿急、尿痛：尿频指排尿次数增加（正常人白天平均排尿 4 ～ 6 次 / 日，夜间 0 ～ 2 次 / 日）。尿急是指有尿意时即刻要排尿或刚排完尿又急着要排，常常急而不能自控。尿痛是指排尿时尿道产生疼痛或烧灼感。这 3 个症状并存是泌尿系统炎症的特征性表现。②尿潴留是指排尿障碍，导致尿液停留于膀胱内而无法排出。多与尿道的部分和完全性梗阻有关，某些药物和神经系统疾病也可引起。③尿失禁是指尿液不自主地从尿道溢出。可见于下尿路解剖或功能异常、神经性膀胱等。

（5）**水肿**：肾是身体排出水分的主要器官。当肾患病时，水分潴留在体内，而发生肾性水肿。水肿的程度可轻可重，轻者无可见的水肿，仅有体重增加（称隐性水肿）或在清晨眼睑稍许肿胀。重者全身明显水肿，甚至有胸腹腔积液，致体重增加数十公斤（重度水肿）。引起水肿的原因有：①肾的滤过面积减少，通透性降低及血流量减少，但肾的重吸收功能完好，从而产生少尿。②机体的免疫损害致使全身毛细血管壁通透性增加，使血浆内的水分渗向组织间隙。③肾血流量减少，肾实质缺血，使肾素分泌增加，通过肾素 - 血管紧张素 - 醛固酮系统使肾小管中水、Na+ 的重吸收增加和潴留。④肾患病时，由于蛋白大量丢失而形成低蛋白血症，使血浆胶体渗透压降低，细胞外液滞留于组织间隙，引起水肿。另外，低蛋白血症还可引起有效血容量减少，致使醛固酮和抗利尿激素分泌增多，肾重吸收水、Na+ 增加，引起水肿。

（周维亚、韩佳慧）

第七章

颅脑创伤的院前急救和急诊室处理

颅脑创伤严重威胁人类健康，一个半世纪以来尽管其死亡率已有显著下降，但重型颅脑创伤的死亡率依然维持在35%左右。有分析认为，2020年颅脑创伤有可能超过癌症和心脑血管疾病成为全世界第一大死亡原因。在颅脑创伤患者的救治过程中，及时有效的院前急救、迅速合理的急诊室处理是提高救治水平的关键。和平时期颅脑创伤的主要致伤原因是交通意外，约占所有颅脑创伤的60%左右，因此也是本章节论述的重点；而战时的颅脑贯通伤、爆震伤等特殊类型创伤的院前急救和急诊室处理不在本文的论述范围（请参考相应章节）。

颅脑创伤发生后，脑组织创伤可分为原发性创伤和继发性创伤。原发性脑创伤发生于外部暴力作用的瞬间，是颅脑创伤病理生理改变的基础，其特点和严重程度由致伤因素和机制决定，仅能采取相应措施预防和后续治疗；而继发性脑创伤是在原发性创伤基础上，继发出现的神经病理改变，是医疗救治的重点。导致继发性脑创伤的主要原因可归结为局灶性因素（如血液刺激、脑挫裂组织水肿、颅内压增高等）和系统性因素（如休克、低氧血症等）。故院前急救和急诊处理的关键是治疗原发性创伤，阻断或减少继发性脑创伤的进展，保护脑组织。

第一节　颅脑创伤患者的院前急救

院前急救的目的是迅速解救伤员并安全转移至救治医院。中国的院前急救主要由120急救人员和现场非专业人员共同完成；而欧美等发达国家都已建立了专门的救治机构，通过完善现场抢救体系，降低颅脑创伤的病死率，提高患者的生存质量。国内外专家一致认为颅脑创伤患者伤后1小时内应得到救治，并将伤后医疗救治的时间作为衡量创伤救治水平的重要指标。部分发达国家使用的直升机创伤救治系统（HEMS），缩短了危重症创伤患者的转运时间，显著提高了院前救治的效率。美国耶鲁大学急救中心将患者送达医院后接受救治的时间规定为半小时，并将之称为“黄金时间”。参考2007年美国创伤学会制订的《院前急救指南》，现将颅脑创伤院前急救要点列表简述如

下（表 7-1）

表 7-1 颅脑创伤院前急救要点

项目	要点
机体氧合状态和血压监测	持续监测血氧饱和度和血压 避免低氧血症（SpO_2<90%）和低血压（收缩压 <90mmHg）
神志状态观测	经过专业培训的医务人员进行 GCS 评分 机体充分复苏后（气道、呼吸和循环）再次 GCS 评分 应用镇静药或肌肉松弛药之前再进行 GCS 评分
瞳孔特征观测	事故现场及时记录双侧瞳孔的形状、大小及直接和间接对光反射 机体充分复苏后再次准确检查、记录瞳孔特征 记录眼球、眼眶及眶周组织的外伤状况
维护气道、通气、氧合	重型 TBI 患者或持续吸氧仍低氧血症者需建立人工气道，避免血氧饱和度（SpO_2）<90% 监测血压、SpO_2，气管内插管后需监测呼气末二氧化碳分压（$ETCO_2$） 通过双肺听诊或测量 $ETCO_2$，判断插管后导管的位置是否正确 避免过度通气（避免 $ETCO_2$<35mmHg） 城市道路转运时，对自主呼吸存在且 SpO>90% 的患者不建议使用肌肉松弛药和气管内插管
复苏治疗	对低血压患者静脉输注平衡盐溶液复苏
脑疝防治	重型 TBI 患者避免预防性应用过度通气（$PaCO_2$<35mmHg） 密切观察脑疝的临床体征；GCS 评分变化；瞳孔特征变化；神经系统体征变化对于生命体征稳定的脑疝患者，可适当过度通气（$ETCO_2$ 控制在 30～35mmHg）过度通气呼吸频率设定：成人为每分钟 20 次；儿童为每分钟 25 次；婴儿为每分钟 30 次

颅脑创伤的院前急救的原则可概括为迅速现场解救、维持生命体征、避免继发损伤、快速安全转运。高碳酸血症、低血压、低氧血症的严重程度与患者的伤情及预后密切相关。颅脑创伤患者院前早期气管内插管辅以机械通气治疗可以减少高碳酸血症和低血氧的发生率，显著改善患者的预后，因此，对于 GCS ≤ 8 分的患者需尽早气管内插管，机械通气辅助呼吸，并持续监测脉搏、血氧饱和度，避免高碳酸血症和低氧血症的发生。重型颅脑创伤患者合并低血压时死亡率增高 1 倍，对于此类患者在采用加压包扎等方法止血后，应持续监测血压并尽早开始静脉补液治疗，同时积极寻找出血源，必要时输血以维持患者血压。对于伤情不明的患者，在事故现场解救出伤员后，需立即固定颈椎，以防在转运患者的过程中继发脊髓损伤。

在救治患者的同时，急救人员应尽可能详细记录相关的致伤因素及受伤过程。以交通伤为例，患者是否使用安全带、是否被甩出车外、方向盘是否弯曲、风挡玻璃是否有特征性的破损等现场有价值的信息，将为救治医生准确判断患者伤情、明确诊断提供更全面的线索（表 7-2）。

表 7-2　致伤相关因素及可能合并的创伤类型

致伤相关因素	可能合并的创伤类型
汽车受到前方撞击方向盘弯曲 仪表盘有膝盖撞击痕迹 前风挡玻璃牛眼样破碎	颈椎损伤 前胸壁多发骨折 心肌挫伤 血气胸 创伤性主动脉破裂 肝脾破裂 膝盖或髋骨骨折、脱位
汽车侧方受到撞击	对侧颈部扭伤 颈椎骨折 胸侧壁骨折 血气胸 创伤性主动脉破裂 膈肌破裂、创伤性膈疝 肝脾肾破裂 骨盆 / 髋臼骨折
汽车后方受到撞击	颈椎损伤 颈部软组织损伤
患者被甩出车外 行人受到汽车撞击	全身各种严重的损伤 肋骨骨折 创伤性主动脉破裂 腹腔脏器损伤 骨盆 / 肢体骨折

第二节　颅脑创伤患者的急诊室处理

颅脑创伤患者的急诊室处理要求快速、准确、全面。根据大量的临床实践经验结合相关循证医学证据，颅脑创伤患者的急诊室处理分为初步诊查和深度诊查。

一、初步诊查

初步诊查是指在颅脑创伤患者送达急诊室后医护人员立即对伤情进行的分析判断与处置，其目的是快速了解伤情，及时处理致命病症，它既是急诊室诊断的开始，也是进一步救治患者的基础。为了防止疏漏，可按照英文字母“ABCDE”顺序进行。

1. 呼吸道（airway，A）

患者呼吸道通畅情况的评估。清除阻塞患者呼吸道的分泌物、异物（可能脱落的义齿）、胃内容物及血块。颅脑创伤后意识障碍严重（GCS ≤ 8 分）的患者应尽早进行气管内插管或气管切开，并进行机械通气辅助呼吸。合并面部及气管损伤的患者可以适当放宽气管内插管的临床指征。进行气管内插管时，对可能合并颅底骨折的患者禁止采用经鼻插管，仅可选择经口途径。此外，在插管操作过程中应确保颈椎中立位，以防可能的颈椎损伤。

2. 呼吸（breathing，B）

患者呼吸功能的评估。观察患者双侧胸廓是否对称，呼吸动度是否一致，双肺呼吸音是否存在。若患者出现连枷胸、气胸，血气胸表现应立即予以吸氧及其他专科处置，并纠正低氧血症及高碳酸血症。注意应保证患者血二氧化碳浓度在适当范围（动脉血二氧化碳分压在 30 ～ 35mmHg），浓度过高可能增加颅内压，过低可能导致脑供血不足。循证医学研究显示，预防性过度通气导致血二氧化碳的浓度过低，将增加颅脑创伤患者的死亡率。

3. 血液循环（circulation，C）

患者循环功能的评估。立即检查并记录患者血压、心率，必要时可予以持续动脉压监测。若患者存在活动性出血（如头皮挫裂伤），应立即采取加压包扎、缝合等措施止血。对于体表无明显损伤出血而血压下降、心动过速，尤其是经补液扩容治疗后血压仍无明显升高的患者需高度警惕胸、腹脏器损伤等机体其他深在部位的出血。对于伤情严重的患者，在密切监测血压的同时应积极建立经脉输液通道，若血压下降，可进行静脉补液治疗，以维持正常血容量（避免收缩压 <90mmHg）。

颅脑创伤患者出现血压增高、脉压差增大、脉搏徐缓、呼吸深慢等库欣综合征表现，则应警惕颅内压的增高。延髓衰竭的濒临死亡患者也可出现心动过缓。低血压伴心动过缓多提示神经源性休克，常与脊髓损伤相关，此时低血压的治疗主要以升压药物为主，而非大量静脉补液。

4. 神经功能障碍（disability，D）

患者神经功能的评估。患者生命体征稳定后，应迅速开始神经系统检查，包括 GCS 评分、颅神经、感觉和运动功能检查。需要注意的是低血压休克可导致患者意识不清，只有经抗休克治疗后进行的 GCS 评分才能够正确反映患者神经系统损伤所致的意识障碍。此外，饮酒、吸毒、伴复合伤等因素也可能影响神经系统功能的评估。创伤所致的痫性发作后出现的神经功能障碍会持续数分钟至数小时，需与原发或继发脑创伤所致的神经功能障碍相鉴别。

5. **暴露（exposure，E）**

其他合并损伤的评估。对于神志不清、受伤机制不明的颅脑创伤患者，为了全面评估受伤状况，需充分暴露观察患者全身，以避免体格检查疏漏。仔细检查患者颅面部是否有压痛及畸形。注意固定患者颈部，并采用滚木式平衡翻身法侧翻患者，充分暴露背部，并仔细触诊脊柱是否存在压痛和畸形。在暴露检查中应注意保暖，避免体温过低。

急诊室初步诊查要点有以下几点。

A- 呼吸道

评估气管开放程度，是否可以为机体充分提供氧合，以保证呼吸道通畅，确保颈椎中立位（避免颈椎损伤）。

B- 呼吸

高流量吸氧，评估胸部损伤及程度。专科处理：张力性气胸、血胸、连枷胸、心脏压塞。

C- 血液循环

观察是否存在明显外出血；观察皮肤色泽、温度和周围毛细血管充盈状态；观测记录脉搏、心律、血压；观察颈部血管充盈状态。

D- 神经功能障碍

GCS 评分观察神志变化，检查瞳孔形态，大小及对光反射，检查是否存在脑疝及脊髓损伤的体征。

E- 暴露

充分暴露患者身体，便于全面体格检查，注意保暖，避免低体温。

二、深度诊查

1. 病史采集

病史采集对患者伤情的判断及治疗方案的选择尤为重要。应充分向患者、家属、现场急救人员采集患者的病史并客观记录病史，以便评估病史的准确性。为了避免疏漏可按英文"AMPLE”的字母顺序采集病史，即过敏史（allergies，A）、用药史（medications，M）、既往史（孕龄妇女含妊娠史）（past medical history，P）、最近进食史（last meal，L），受伤经过（events，E）。注意不要忽视受伤过程及事故现场的信息采集。此外，患者病情进展的状况也是判断伤情的重要线索，如典型的硬膜外血肿意识障碍的演变过程表现为，昏迷—中间清醒期—昏迷，即患者伤后因原发性脑创伤较轻，出现短暂昏迷后神志恢复，但伴随硬膜外血肿量逐渐增多，患者因出现脑疝而再次昏迷。

2. 全身体格检查

首先再次评价患者的意识状态，在行 GCS 评分之前需确保患者无低血压或使用可能影响神志判断的药物。需要强调的是复苏后生命体征平稳下的 GCS 评分才对患者预后判断有价值。

GCS 评分后面加上“T”则代表患者已行气管插管，无法行语言评分。如果带气管内插管到达急诊室，呼唤睁眼，刺痛定位，则 GCS 评分为 8T。此外，GCS 评分以每项最佳评分为准，如患者一侧出现去皮质状态、对侧出现去脑强直，则运动项目评分为 3 分，而非 2 分。复苏后患者的 GCS 评分下降，高度提示继发性脑创伤。因此，在复苏过程中应多次对患者进行 GCS 评分。GCS 评分中运动评分较为准确，与患者病情及预后密切相关，应予特殊重视。应仔细检查患者头部是否有头皮损伤、血肿、头颅凹陷变形。再次检查瞳孔及眼球各方向运动并摘除隐形眼镜。瞳孔大小、对光反射情况及患者年龄是判断患者伤情及预后的重要指标，眼外伤后若出现同侧瞳孔散大，直接对光反射消失、间接对光反射存在，提示伤眼原发性视神经损伤；无明显眼外伤患者，单侧瞳孔散大、对光反射减弱或消失，则高度提示同侧海马沟回疝。若患者一侧眼睑下垂、瞳孔散大、眼球外展外斜固定，则提示动眼神经损伤。双侧瞳孔散大见于缺氧、低血压、双侧动眼神经损伤或濒危状态（注意是否使用了扩瞳药物）。双侧瞳孔缩小多为药物所致，也可见于脑桥损伤。一侧瞳孔缩小伴同侧眼睑下垂，提示霍纳综合征，应注意排除颈动脉夹层动脉瘤。

检查患者是否存在脑脊液耳漏或鼻漏，仔细检查鼓膜是否有损伤，一侧周围性面瘫伴同侧乳突部皮下血瘀斑（Battle 征）提示中颅窝底骨折，眶周皮下及球结膜下血瘀斑（熊猫眼征）提示前颅窝底骨折。检查气管是否居中，双侧颈动脉搏动是否良好，有无明显杂音。检查患者有无明显颈部软组织肿胀、颈静脉怒张。颈后部疼痛或棘突序列不良，提示脊髓损伤。对胸、腹、骨盆、四肢进行详细的体格检查，尤其是伴有低血压的颅脑创伤患者。

急诊医师应熟悉掌握不同种类脑疝的临床表现。海马沟回疝可表现为同侧瞳孔散大，可因受压大脑脚的侧别不同，出现一侧肢体偏瘫。枕骨大孔疝临床表现为患者烦躁或昏迷加深、生命体征紊乱、呼吸变慢，患者表现为可呼吸心跳突然同时停止或呼吸越来越慢直至停止，而心跳仍可维持数分钟后停止。颞叶沟回疝和枕骨大孔疝均可导致脑干移位出血，出血多位于脑干腹侧中线旁，也称为 Duret 出血。而弥漫性轴索损伤导致的脑干出血常见于四叠体的背侧。

值得注意的是颅脑创伤患者合并其他部位的复合伤是导致病情加重、救治困难的另一重要因素。以交通伤为例，研究发现，超过 50% 的重型颅脑创伤患者合并其他部位的复合伤，32% 的患者合并骨盆或长骨骨折，23% 的患者合并胸外伤，22% 的患者合并颌面部骨折，7% 的患者合并腹腔脏器损伤，2% 的患者合并脊柱损伤。因此在深度诊查时，需要各专科医师对患者进行详细的体格检查。

3. 影像学检查

头 CT 平扫检查是急性颅脑创伤患者的首选影像学检查。为了不浪费医疗资源，对于伤后无意识障碍、无逆行性遗忘、神经系统症状轻微、急诊室神经系统查体正常的患者可以暂不行头 CT 检查，除此以外的颅脑创伤患者均应在伤后尽早进行头 CT 平扫检查。CT 检查时可通过调节窗宽和窗位进一步观察，以便更敏感地发现微小病灶；通过骨窗位观察可以更清晰地显示颅骨骨折。由于骨容积效应，后颅窝病变常在 CT 平扫检查时显示不清，必要时需配合头 MRI 检查。

单次头 CT 检查时仅能反映检查以前出现的病理改变，随着伤后时间的延长，患者还可能出现新的继发性病理改变。因此，应动态分析 CT 检查结果，如患者头痛、呕吐等症状体征进行性加重时，应及时复查 CT。如患者头 CT 检查结果与出现的局灶性神经功能障碍不符，则要高度怀疑颅内血管损伤的可能，必要时可考虑行 CTA 或 DSA 检查。颅内小的挫伤及出血灶 CT 检查显示不清时，为明确诊断可进一步行 MRI 检查。

三、颅脑创伤患者的院前临床风险评估

为了快速、高效地开展颅脑创伤的院前急救和急诊室处理，可以根据患者的临床特征进行风险评估（表 7-3），尤其是在群伤患者的救治时，科学分类将有助于保障患者安全，提高救治质量。

表 7-3　颅脑创伤患者的院前临床风险评估

风险评估	临床特征
低危患者	伤后无意识障碍（GCS 评分持续 15 分），无逆行性遗忘 临床症状轻微：仅有轻度头痛、头晕、乏力 无明确神经功能障碍：患者可有一般性头皮软组织损伤（头皮挫裂伤及血肿），但临床检查未发现感觉、运动及生理反射异常，无病理反射 无严重的其他合并伤
中危患者	伤后曾出现意识丧失，大小便失禁、逆行性遗忘、肢体抽搐等，或受伤过程不详 GCS 评分波动在 13 ～ 15 分，头痛、头晕症状逐渐加重伴呕吐 虽然无明确的神经功能障碍，但有较重的头皮裂伤、帽状腱膜下肿胀、面部损伤等，临床上不能除外颅底骨折或凹陷性骨折的存在 伴机体其他部位一般性复合伤，呼吸、血氧饱和度、心率、血压稳定 年龄小于 2 岁，以及受伤时已饮酒或已使用其他影响意识药物的患者

续表

风险评估	临床特征
高危患者	伤后持续意识不清或意识障碍程度逐步加深（包括有中间清醒期者） GCS 评分≤ 12 分 存在局灶性或系统性神经功能障碍；明确的开放性颅脑创伤或凹陷性骨折 伴机体其他部位严重复合伤，呼吸、血氧饱和度、心率，血压持续波动不稳 患者深昏迷；GCS 评分 3 分
极危患者	双侧瞳孔散大，眼球固定，脑干反射消失 出现点头呼吸或呼吸暂停等严重呼吸衰竭表现，或经气管内插管或气管切开，并进行机械通气辅助呼吸后血氧仍难以维持 经复苏治疗，血压仍持续下降难以维持；心率急骤下降或出现心室扑动、心室颤动等严重心律失常

四、颅脑创伤患者的急诊处理

所有患者在初步诊查和深度诊查的同时，均应根据不同状况及时进行相应处置，如吸痰、吸氧、气管插管或气管切开、伤口止血、抗休克治疗等。对体表存在伤口者应及时注射破伤风抗毒素或人破伤风免疫球蛋白。

1. 低危患者处理原则

低危患者一般可院外观察，但应符合以下条件：① GCS 评分 15 分；②急诊室神经系统查体正常；③头 CT 无明显异常。此类患者大多仅有头痛、头晕、乏力表现，但急诊医师应充分告知患者及家属，患者若出现病情变化应再次到医院就诊。

2. 中危患者处理原则

中危患者一般均有或曾有意识障碍，可出现逆行性遗忘，临床表现复杂，病情变化快。可根据不同的临床特征选择处理方案。

（1）**院外观察，定期复诊。**但应符合下述条件：① GCS 评分≥ 14 分；②除有轻度头皮挫裂伤、头皮血肿外，急诊室神经系统查体未见其他异常；③头 CT 检查颅骨及颅内无明显异常；④患者有家属陪伴，可密切观察患者病情变化，且观察地附近有就医条件。同时急诊医师应充分告知患者及家属，患者若出现下述情况，应立即就近诊治：①不能被唤醒或意识障碍程度加深；②头痛加剧伴呕吐；③言语含糊不清，行为异常；④感觉异常，肢体无力或抽搐；⑤头皮损伤部位肿胀迅速增大。

（2）**观察室或住院观察。**除可以院外观察的患者外，中危患者原则上均应观察室或住院观察。特别是伤后时间短、伤情尚不稳定、年龄 <2 岁的中危患者。此类患者病情有可能突然恶化或进一步进展，应密切监测患者生命体征、神志、瞳孔等变化，必

要时动态复查头 CT。

3. 高危患者处理原则

对于高危患者，除立即进行生命体征监测、吸氧、止血、气管插管或切开、颈托固定颈部等紧急处理外，对合并胸，腹创伤及肢体骨折者还应及时进行相关的专业处理。如发现颅内血肿、挫裂伤、水肿等颅内占位病症及脑疝时，应紧急给予甘露醇等脱水药物降低颅内压，尽快完善术前准备（以备紧急手术的需要），并迅速将患者转入神经重症监护病房（NICU）。

4. 极危患者处理原则

极危患者生命垂危，呼吸、循环衰竭，生命体征难以稳定，转运过程中风险极高，应立即组织相关学科医师协作现场救治，稳定患者生命体征，再争取机会将患者转入 NICU 救治。

（周维亚）

第八章

颅脑创伤患者的呼吸道管理及呼吸功能监测

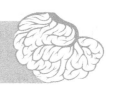

颅脑创伤后常发生呼吸功能障碍。合并胸部原发损伤、继发呼吸道阻塞、并发呼吸系统感染、神经源性肺水肿等均是造成颅脑创伤患者呼吸功能障碍的主要原因，中枢神经系统对缺氧耐受性很差，因此颅脑创伤并发呼吸功能障碍时，若不及时纠正，将会导致患者预后不良，增加病死率。

呼吸功能包括两个内容，一是肺功能（如肺通气及肺换气），二是呼吸驱动力。肺通气功能受肺顺应性和呼吸道阻力的双重影响，如创伤引起呼吸道狭窄、通气不畅，呼吸道阻力增加，通气血流比例失调，引起低氧血症和二氧化碳潴留，即发生了阻塞性通气障碍；临床还常见的另一种情况，就是外伤引起胸壁或肺部组织弹性减弱、呼吸运动受限使氧进入肺泡减少，引起低氧血症，称为限制性通气障碍。肺换气功能由肺泡与血液之间气体弥散功能和肺通气血流比例而决定，颅脑创伤及合并的肺部损伤引起肺水肿（可使呼吸膜增厚）、气体弥散功能不全或通气血流比例失调、伤后无效腔增加均可引起肺部换气功能障碍。创伤及伤后出现的各种因子引起皮质、脑干、脊髓、周围神经及呼吸肌群病变可出现呼吸驱动功能障碍。颅脑创伤后下呼吸道感染及急性非感染性肺损伤（ALI）也是临床常见的难题。本章重点阐述颅脑创伤后各种肺部原发及继发性病变的特点、监护及呼吸道管理。

第一节　颅脑创伤后的呼吸道梗阻及肺不张

颅脑创伤患者中，一些因素可导致其发生呼吸道阻塞及肺不张。这些因素包括呼吸动力的下降、意识障碍、颈髓或胸髓损伤、疼痛引起的通气不足，来自痰栓或呼吸道颗粒物的支气管梗阻以及创伤性气胸、血胸或胸腔积液导致的临近肺组织受压。出现呼吸道梗阻时，可表现为吸气性呼吸困难、呼气性呼吸困难，听诊出现干湿啰音，或仅表现为呼吸浅快，但听诊一侧肺或肺叶呼吸音消失，说明肺不张形成。

一、呼吸道梗阻

呼吸道梗阻是最容易被医护人员忽视的、引起颅脑创伤患者呼吸功能障碍的因素。当患者出现呼吸道梗阻时，表现为吸气性呼吸困难、呼气性呼吸困难，听诊出现干湿啰音，或仅表现为呼吸浅快，但听诊一侧肺或肺叶呼吸音消失。

1. 造成呼吸道梗阻的原因

主要有：①误吸，是导致颅脑创伤患者呼吸道梗阻的首要原因。患者常因颅内压增高而发生呕吐。呕吐的胃内食物残渣被误吸可阻塞呼吸道，使患者出现吸气性呼吸困难，而呕吐物中的酸性胃液成分常刺激呼吸道，造成支气管痉挛，患者出现呼气性呼吸困难。颅脑创伤患者合并颌面部创伤或颅底骨折时，创伤出血可被误吸入呼吸道，出血量大时，患者因呼吸道梗阻可在短时间内死亡。另外，口腔、鼻腔和咽喉部的分泌物也是误吸的来源。②意识障碍。神经外科患者中多有不同程度的意识障碍，尤其是危重症，昏迷程度较深，咳嗽反射和吞咽反射减弱甚至消失，因此发生误吸的机会大大增加。③呼吸道干燥。中枢神经系统特殊位置的损伤（如重型颅脑创伤尤其是弥漫性轴索损伤、丘脑或脑干的出血等）常出现中枢性高热，容易引起呼吸道干燥。而且此类患者常行气管内插管、气管切开插管甚至机械通气等处理，如果对呼吸道的湿化处理不足，常导致呼吸道干燥，呼吸道清除黏液的能力减弱，从而使痰液变形成痰痂，阻塞呼吸道。④对于昏迷程度较深的患者，下颌松弛、舌根后坠也可造成明显的呼吸道梗阻。

2. 呼吸道梗阻的诊断

患者昏迷程度深、存在误吸等危险因素时，应注意患者随时出现呼吸道梗阻的可能性。患者出现吸气性或呼气性呼吸困难时，诊断呼吸道梗阻不难；若肺部听诊出现干啰音应高度怀疑呼吸道阻力增加；若出现一侧肺或肺叶呼吸音消失伴叩诊实音，应怀疑肺不张的可能，胸部 X 线检查可确诊。

3. 呼吸道梗阻的处理

主要原则为预防，一旦出现应及时处理。主要包括：①胃肠减压；②气管内插管、气管切开插管并行气囊充气防止误吸；③气管湿化；④加强翻身拍背与吸痰；⑤支气管镜检查并清除呼吸道内的血块、食物残渣、痰痂等；⑥对于呼气性呼吸困难的患者应给予氨茶碱、肾上腺素、异丙肾上腺素等药物解除支气管痉挛，但需防止低血压；⑦处理颌面部原发创伤；⑧对于高热的患者降低体温有助于减少呼吸道梗阻的发生。

二、肺不张

颅脑创伤患者常合并肺部的原发创伤，如呼吸道阻塞，创伤性气胸，血胸或胸腔积液可导致临近肺组织受压引起肺不张。患者常出现呼吸功能障碍，临床表现为呼吸困难、发绀。胸部创伤合并颅脑创伤时，往往伤情严重而临床表现复杂。在接诊患者时，除了要详尽了解受伤史外，体检时不可忽视对患者呼吸状态和胸部的检查。首先了解患者的呼吸状况，有无呼吸困难和发绀；注意胸廓有无突起或凹陷及反常呼吸运动，如发现胸部畸形和反常呼吸运动，则说明有多根多处肋骨骨折、连枷胸存在，急需处理；胸部触诊要注意有无气管移位和皮下气肿，结合胸部叩诊和听诊初步判断有无气胸、血胸或血气胸存在。胸部开放伤应根据伤道的方向、深度判断可能伤及的器官，从而做出正确的伤情判断和相应的急救措施。胸部X线检查及CT平扫对于胸部创伤的诊断和伤情判断具有极为重要的价值。一旦明确患者具有血胸、气胸、多处肋骨骨折，应立即注意监护生命体征，进行机械通气、备血，并请胸外科医师进行干预治疗。

三、颈髓或胸髓的原发损伤或病变

临床上颈髓或胸髓的损伤后可以引起呼吸动力不足，发生肺不张及低氧血症。在诊治此类患者时，必须时刻警惕发生肺部严重并发症。除了密切监护生命体征（尤其是血氧饱和度或血气分析）外，应备好气管插管、气管切开术以及人工通气措施。具体原则遵循此处损伤处理原则。

第二节 颅脑创伤合并原发性胸部损伤

收治颅脑创伤患者时常发现其同时存在胸部的原发性损伤，及时诊断、正确处置胸部创伤可大大提高重型颅脑创伤的救治成功率。

一、肋骨骨折

肋骨骨折是颅脑创伤时最常见的胸部合并伤，特别是胸部闭合性损伤常合并肋骨骨折，其发生率大于50%，严重的肋骨骨折可以导致呼吸、循环功能障碍，而且可合并其他胸部创伤。多根、多处肋骨骨折（连枷胸）是其中较为严重的胸部创伤之一，可造成胸壁软化形成反常呼吸运动，全身发绀和血压下降、休克等。肋骨骨折的治疗原则以止痛、预防肺部并发症为主旨，可给予镇痛药或肋间神经封闭，减轻疼痛，以利于咳嗽、排痰。连枷胸有反常呼吸运动者需急救处理，纠正反常呼吸运动，常用方法为：①加压包扎其优点为简单易行，缺点为肺容积减少，限制呼吸，适用于急救和小面积连枷胸；②牵引，不导致肺容积减少，但限制活动，适用于大面积连枷胸；③手术固定，适用于因其他胸部伤，需剖胸手术者；④机械通气，通过正压呼吸，纠正反常呼吸运动，但并发症多，适用于呼吸衰竭及合并严重肺挫伤、休克者。

二、创伤性气胸

气胸是颅脑创伤时合并胸部创伤中较为常见的并发症，其发生率仅次于肋骨骨折和胸壁软组织损伤。几乎所有胸部穿透伤都合并气胸，在闭合性胸部创伤中气胸的发生率为 15% ～ 50%。根据气胸的病理生理变化不同，可分为闭合性气胸、张力性气胸和开放性气胸。

闭合性气胸最常见的致伤原因为胸部钝性或肋骨骨折刺破肺组织，也可由枪弹导致的贯通伤所致。气胸的量不同，其病理生理和临床表现程度亦不同。小至中量气胸者，症状不明显，根据病史，体征及 X 线检查可明确诊断。闭合性气胸则以排气、预防感染、全身应用抗生素为治疗原则。少量气胸可自行吸收，仅需卧床休息、严密观察即可；中等量以上气胸者，原则上应行胸腔闭式引流。张力性气胸因空气随呼吸运动持续进入胸膜腔而不能排出，造成胸膜压力持续增加，可使双侧肺组织受压萎陷、腔静脉扭曲、回心血量减少，出现严重的呼吸、循环衰竭，如不及时抢救可迅速死亡。临床表现为进行性呼吸困难、发绀，可伴有休克，常有皮下或纵隔气肿。胸腔穿刺排气为急救措施，同时又可帮助确立诊断，随后尽早行胸腔闭式引流术。开放性气胸常见于火器伤致胸壁有较大缺损者，胸膜腔通过胸壁切口同外界相交通，空气随呼吸运动自由进出胸腔，使纵隔随呼吸而左右摆动，不仅大血管扭曲、回心血量减少，还因刺激肺门及胸膜而引起反射性胸膜休克。其临床表现除伤侧肺萎陷外，还可形成“钟摆通气”，加重缺氧，如不及时救治，患者可迅速死亡；严重缺氧和休克以及伤口出现“吸吮声”为其特征性表现。急救原则为紧急封闭创口，变开放性气胸为闭合性气胸，然后彻底清创，放置胸腔闭式引流管，预防感染。

三、创伤性血胸

血胸在闭合性和穿透性伤中均较常见，其发生率同气胸相似，如伴有气胸则称为血气胸。血胸主因肋骨断端骨髓腔出血、胸壁血管损伤或肺组织破裂出血；心脏大血管破裂出血，出血量大，患者早期死亡，临床少见。少量血胸临床上一般无明显症状、体征，仅有吸收热；中等量以上血胸可有失血症状，如贫血、休克等。另外胸膜腔大量积血可压迫肺组织导致呼吸功能障碍。胸腔积液的体征为 X 线检查显示胸部大片阴影、纵隔移位，可帮助诊断。对于多发性肋骨骨折可进行诊断性胸膜腔穿刺，如抽出不凝固或陈旧性血液可以确诊。血胸的治疗原则为：①抗休克；②排出胸膜腔积血；③解除肺压迫，恢复肺功能；④预防继发性感染。少量血胸可行胸部穿刺抽血，一般中等量以上的血胸需行胸腔闭式引流术，彻底排出胸膜腔积血。如出现休克，经输血、输液后血压暂时回升后又下降，胸腔穿刺抽血后胸腔内血液又增多，闭式引流管持续有血液流出，血液在胸膜腔内凝固，范围持续增大，伤情恶化，说明胸腔内有活动性出血，需紧急开胸手术止血。

第三节　神经源性肺水肿

神经源性肺水肿（NPE）是一种伴随于明显中枢性神经系统损伤后出现的特殊的急性肺水肿。此诊断一般都是排除其他可能的原因后才做出的。典型的表现出现在神经系统创伤后的数分钟到数小时内，而通常在 72 小时内消散。其典型表现为数分钟内急性进展性呼吸困难、呼吸急促及低氧血症。常见到患者咳出粉红色泡沫样痰并且双侧肺部听诊可闻及水泡音。如果不加处理或进行不恰当的治疗，病情进展快，病死率高。引起神经源性肺水肿的最常见的中枢神经系统损伤就是蛛网膜下腔出血，可见于超过 2/3 的病例报道中。报道显示，23% 伴随于蛛网膜下腔出血，20% 伴随于重型颅脑创伤，33% 可见于癫痫持续状态。极少的病例出现于多发性硬化、脑肿瘤、脑炎、颈髓损伤，以及缺血性脑卒中。

一、病因和发病机制

神经源性肺水肿的病因，目前认为是中枢神经系统损伤后出现的儿茶酚胺的大量释放，导致心肺功能紊乱，使肺部的液体静压增加，进而提高肺毛细血管的通透性并发生相关炎性反应。

中枢神经系统损伤后肺损害的发生机制可能与下列因素有关。

1. 交感神经过度兴奋及血浆儿茶酚胺含量升高

中枢神经系统损伤（特别是重型颅脑创伤）可引起全身应激反应，导致交感 - 肾上腺髓质系统过度兴奋，引起血浆儿茶酚胺含量升高。此外，原发和（或）继发脑创伤可影响下丘脑及低位脑干交感神经传导通路。伤后血浆儿茶酚胺含量急剧增加，可引起肺部发生许多重要变化。包括以下几个方面。

（1）**肺血流动力学改变**。血浆儿茶酚胺含量剧增使全身血管收缩，大量血液转移到肺循环内，肺血容量急剧增加，肺血管收缩，肺静脉压增高。同时儿茶酚胺含量剧增又使全身动脉收缩时阻力增大，左心顺应性下降，左房内压升高阻止肺静脉回流。这些血流动力学的变化可导致急性肺水肿等病理改变。

（2）**肺毛细血管通透性增高**。肺血管床血容量剧增，压力升高可造成肺毛细血管内皮细胞结构破坏，通透性增高，导致富含蛋白的肺泡外间质水含量增多和出血。

（3）**肺淋巴回流障碍**。颅脑创伤后交感神经过度兴奋可引起肺淋巴回流障碍。此外，肺泡外间质水含量增高，其蛋白含量几乎与血浆相等，影响肺淋巴回流。肺淋巴回流障碍会加速肺水肿等病变的发生。

（4）**肺泡表面活性物质减少**。肺泡表面活性物质的主要生理功能是降低肺泡气液界面表面张力，使肺泡在呼气仍能保持一定的张力而不萎缩。研究表明，颅脑创伤后交感神经过度兴奋可引起肺泡表面活性物质减少，同时合并有肺部淤血、缺氧、水肿等病变时更加造成肺泡表面活性物质减少及失活。肺泡表面活性物质明显减少或失活，可导致弥漫粟粒型肺泡萎缩或多灶性肺不张，加重肺水肿，甚至造成肺泡表面透明膜出现。

2. 白细胞异常反应的破坏作用

生理状态下，大量中性粒细胞停滞于小血管边缘，特别是低压的肺循环血管中。这些肺边缘细胞数量很多，为循环中的 2 ～ 3 倍。颅脑创伤后肺部淤血、缺氧可导致多种继发性物质释放。尤为重要的是多种损伤因子可直接或通过旁路活化补体系统产生 C5a 和刺激肺巨噬细胞释放一种小分子趋化因子，诱导大量的多形核中性粒细胞（PMN）在肺内聚集活化。这种活化的 PMN 黏附在肺毛细血管内皮表面，通过释放颗粒物质、氧自由基和花生四烯酸代谢产物引起肺损害。

3. 肺巨噬细胞（AM）的作用

研究表明，颅脑创伤后合并肺部淤血、缺氧等变化时，原来静止状态的肺 AM 被激活，不但释放中性粒细胞趋化因子，将大量 PMN 动员至肺泡及肺间质，破坏肺组织，还能直接释放介导炎症反应的物质，包括过氧化基因、补体、前列腺素（PG）、胶原酶、溶蛋白酶、白细胞介素（LTs）等，可直接损伤肺组织。

4. 纤维蛋白降解产物（FDP）的作用

据报道，重型颅脑创伤患者血浆中促凝血酶原激酶明显增多并激活，引起肺微小血管内栓塞，重者发生肺部 DIC。在这种高凝血反应的过程中，凝血酶又可强烈激活纤维蛋白溶解酶原系统，在肺血管内产生大量的 FDP。FDP 能引起毛细血管通透性增高、平滑肌收缩，以及加速中性粒细胞趋化性反应。因此，在颅脑创伤后的肺内部分区域微血管内栓塞时，其他区域可能发生严重水肿、出血等病变。

二、诊断

在临床上可见到两种不同肺水肿的临床表型，即心源性及非心源性，二者的区别可导致治疗的不同。这里谈到的神经源性肺水肿是非心源性肺水肿，其诊断标准包括典型临床表现再加上以下几点：①双侧肺部浸润影；② PaO_2/PIO_2 比率 <200；③无左心房高压的证据；④存在中枢神经系统损伤（严重程度足以导致明显高颅压）；⑤排除其他常见的导致急性呼吸困难或 ARDS 的原因。此外，血清中儿茶酚胺的检测有助于诊断这一类肺水肿。

三、监护及治疗

神经源性肺水肿由于起病迅速，治疗困难，病死率高。治疗上除增强对该病的认识外，应迅速采取以下几项措施。

1. 病因

治疗迅速降低颅内压，应用脱水剂及地塞米松或甲泼尼龙以减轻脑水肿，并能降低肺毛细血管通透性；对颅内血肿造成的颅高压应紧急开颅清除血肿，脑组织损伤严重者可行单侧或双侧去大骨瓣减压；对严重脑创伤、弥漫性脑水肿和脑肿胀患者给予亚低温治疗。

2. 改善肺通气

紧急气管插管或气管切开给予呼吸机正压通气，以保证供氧，减少呼吸做功耗氧，同时可给予呼气末正压通气（PEEP，3.68 ～ 11.03mmHg），以改善因肺水肿时通气血流比例失调所致的弥散障碍。

3. 重症监护

脉搏指数连续心输出量（PiCCO）监测可以对高通透性肺水肿和高静水压性肺水肿进行诊断和鉴别，并可以对肺水肿的严重程度进行量化从而指导液体治疗。

4. 维持循环功能稳定

适当使用强心、血管活性药（建议使用多巴胺和多巴酚丁胺），血压稳定后尽早应用扩血管药，以改善微循环。有文献报道多巴胺对神经源性肺水肿具有良好的治疗效应。

5. α－肾上腺素受体阻滞剂

如酚妥拉明可考虑应用。

6. 中枢神经抑制剂

适当应用巴比妥类或地西泮，减少神经兴奋性，提高机械通气同步性。

7. 调整水电解质、酸碱平衡

维护内环境稳定。

8. 加强护理

护理工作是抢救成功与否的关键，对中枢神经系统严重损伤的患者，应警惕神经源性肺水肿的发生，出现临床迹象及时报告医师，避免延误抢救；抬高床头以利脑静脉回流，促进脑脊液循环；加强呼吸道护理，定期气管湿化吸痰，预防呼吸道感染。

第四节　颅脑创伤后肺部感染

颅脑创伤后肺部感染是临床治疗重型颅脑创伤患者的常见情况。

一、发病机制

创伤后的误吸、长期卧床，咳嗽和吞咽反射减弱或消失，全身和局部免疫防御能力下降、人工呼吸道建立等因素，均可引发肺部感染。

1. 免疫防御功能障碍

颅脑创伤造成机体免疫力下降，呼吸道黏膜 - 纤毛清除能力下降，咳嗽反射减弱；肺泡巨噬细胞介导的吞噬作用受到影响；因呼吸中枢的抑制而使潮气量减低，分泌物潴留，这些均可抑制呼吸道局部免疫防御功能。创伤还造成细胞免疫和体液免疫功能下降，使机体对致病微生物的抵抗力降低，容易发生肺部感染。

2. 致病微生物

侵入下呼吸道颅脑创伤可造成呼吸道上皮细胞表面纤维连接结合蛋白减少，使上呼吸道机会致病菌或其他病原体得以黏附繁殖，为肺感染的发生提供了先决条件。昏迷、休克、呼吸道分泌物增多、人工呼吸道及雾化吸入、机械通气，均可促使病原体侵入下呼吸道。

3. 滥用抗生素

滥用抗生素会造成菌群失调和二重感染。

二、病原学

以需氧革兰阴性杆菌引起者最多见，占各种感染的 60% ～ 80%，尤以肺炎杆菌、绿脓杆菌、肠杆菌常见，而金黄色葡萄球菌、肺炎军团病菌、鲍曼不动杆菌感染有增加趋势。近年来广谱抗生素的发展和大量使用，使一些平时少见的病原体，如真菌、病毒、原虫等引起的肺部感染也时有发生。

三、诊断

1. 初步诊断

颅脑创伤 48 小时后出现发热、咳脓性痰，肺部听诊闻及啰音，白细胞计数升高，特别是中性粒细胞，结合胸部 X 线检查有异常阴影，均提示肺部感染，应进一步查找病原体。

2. 病原学诊断

细菌学方法依赖于下呼吸道分泌物 [气管内吸痰、支气管肺泡灌洗（BAL）或经支气管镜标本的采集] 的定量培养，来确定肺部感染的存在并明确致病微生物。这种方案的优势在于有目的地进行抗生素治疗，从感染病原体中分离出定植菌群，且有助于避免过量使用抗生素。这种方案的缺陷包括可能存在培养出假阴性的结果，特别是在过去 72h 内使用了抗生素，缺乏能对诊断结果进行对照的“金标准”，而且被大多数调查者认可的是临床上不稳定的患者当存在感染迹象时均要接受广谱抗生素治疗而不是先参照细菌培养的结果而使用。细菌定量培养可以通过气管内吸痰或是采集痰液标本（通过支气管镜或非支气管镜）来进行，而且每一种技术均有其自身的诊断限制和使用方法的受限。由此可见，诊断方案的选择依赖于每位医师的专业知识、经验、操作可行性以及费用等。

3. 临床肺部感染评分（CPIS）

CPIS 被设计出来用于那些怀疑呼吸机相关肺炎患者的诊断，使诊断更具体化。该评分结合了临床表现、影像学、生理参数（PaO_2/FiO_2），以及某一培养结果的微生物数据。CPIS>6 分表明支气管镜采集的标本具有非常高的发生肺感染的相关性。表 8-1 中描述了 CPIS 评分的计算方法。Singh 等学者又设计出改良的 CPIS 评分，后者不依赖于细菌培养数据就可指导临床用药。

表 8-1 临床肺感染评分

评分内容	指标	分值
体温（℃）	≥ 36.5 且≤ 38.4	0 分
	≥ 38.5 且≤ 38.9	1 分
	≥ 39 或≤ 36.5	2 分
血白细胞（/mm^3）	≥ 4000 且≤ 11 000	0 分
	<4000 或 >11 000	1 分
	存在核型≥ 50%	加 1 分
气管分泌物	无气管分泌物	0 分
	存在非脓性气管分泌物	1 分
	存在脓性气管分泌物	2 分
氧合能力：PaO_2/PIO_2	>240 或 ARDS	0 分
	<240 且无 ARDS	2 分
肺部影像学	无浸润影	0 分
	弥漫性（或非对称）浸润影	1 分
	局限性浸润影	2 分
肺部浸润影的演变	无进展	0 分
	影像学进展（排除充血性心力衰竭及 ARDS）	2 分
气管呼吸道细菌培养	病原菌定植稀少或轻度定植或无增长	0 分
	病原菌中度定植或大量生长	1 分
	一些病原菌可通过革兰染色显现	加 1 分

在实际工作中当医疗资源受限时，使用气管内吸痰进行细菌革兰染色再辅以 CPIS 评分就可有效地诊断呼吸机相关肺炎，并可指导初始的经验治疗。如革兰染色呈阴性而且 CPIS 评分 >6，则要高度怀疑医院获得性肺炎或呼吸机相关肺炎的存在。如果患者的 CPIS 评分≤ 6 而高度怀疑感染的话，最好在 48 ～ 72 小时后再次进行评分。患者

的起始 CPIS 评分在第一天≤ 6，而在细菌学结果出来后再次的 CPIS 评分仍≤ 6，那么诊断医院获得性肺炎或呼吸机相关肺炎的可能就很小了。对于临床上不稳定的患者在其进行确诊的过程中，治疗是不可耽搁的，而且结合临床和细菌学的策略才更有利于医院诊断获得性肺炎和呼吸机相关肺炎。

四、治疗

动脉血气分析及血氧饱和度监测应常规进行。当怀疑颅脑创伤患者存在肺炎，在更改抗生素时应采集血培养和下呼吸道分泌物培养。标本来源应包括气管内吸痰、支气管镜肺泡灌洗或带保护装置的标本刷等。当患者出现胸腔积液时应进行诊断性胸腔穿刺以指导合适的治疗。一旦决定开始治疗肺炎，尽早进行经验性用药，要合理、足量而且择优选用。当微生物药敏试验结果回报后，应逐步降低抗生素级别。

短期抗生素治疗应提倡使用，并延长抗生素持续时间。理想状况是，每个 ICU 病房都应该具备自己的抗生素治疗方案，在怀疑院内感染时立即开始进行经验治疗。做出与治疗原则有别的处理必须基于强大的临床证据。对于所有 ICU 中正在接受机械通气的患者，抗生素的使用策略应基于分泌物细菌培养或每周至少 2 次动态监测的细菌学实验。

五、呼吸道的管理及应注意的问题

（1）造成难治性肺部感染的原因应从宿主的抵抗力、病原体和抗菌药物三者全面分析，其中最主要的是机体免疫因素。治疗上不能忽略加强营养，以提高机体抵抗力。

（2）为减少耐药菌株及二重感染，应避免长期大量使用两种或某几种抗菌药物，应采用抗菌药物轮换使用法。

（3）加强肺部感染的预防和护理，包括：①加强气管湿化和吸痰。昏迷患者咳嗽、咳痰能力下降，过度通气、吸氧、人工气管呼吸，加之脱水治疗，均使气管分泌物黏稠，不易咳出，因此气道湿化十分重要。加强气管雾化吸入，以稀释痰液。对于人工气管患者可持续气管点滴生理盐水，每日 250 ～ 500mL，或定时气管内注入生理盐水，每次 5mL；若气管内有小痰栓或痰痂形成，可反复以生理盐水 5 ～ 10mL 气管内冲洗吸痰，以及进行纤维支气管镜肺泡灌洗吸痰治疗。目的在于稀释气管分泌物，达到痰液引流，排出顺畅，减少感染发生，同时可提高抗感染治疗效果。对无人工气管患者，可用吸痰管自鼻咽部导入气管刺激咳嗽和吸痰。②重视医源性因素，避免交叉感染。重视病室内空气和各种接触性医疗器械的消毒，注意无菌操作，减少医源性因素。对重症感染患者应单独护理，物品专用，医护人员操作完毕后注意洗手和泡手，以减少院内交叉感染。③协助排痰，避免误吸。经常改变体位、翻身并结合叩背，促进小气管分泌物排出，减轻肺下垂部位分泌物潴留。对呕吐患者避免误吸，如发生误吸可于雾化吸入时加入 5mg 地塞米松。存在人工气管时可直接在气道内注入地塞米松每次 2 ～ 5mg 每日 6 ～ 8 次，以减轻气管炎症反应。

第五节　急性呼吸窘迫综合征和急性肺损伤

急性呼吸窘迫综合征（ARDS）是一种急性病理生理综合征，伴双肺炎性浸润，无左心房压力增高证据而且动脉血氧氧合指数（PaO_2/PIO_2）低于 200。急性肺损伤（ALI）的定义是当 PaO_2/PIO_2 在 200 ～ 300 之间而其他诊断标准同以上的情况。ARDS 为一种综合征，其包括了多重诊断，如肺炎、腹式呼吸、肺泡出血，而且并非其自身的一种疾病，而是在重型颅脑创伤后发生率较高的综合征。神经源性肺水肿是可导致 ARDS 的一种特殊因素。

一、临床特点

ARDS 是急性肺损伤发展的结局，表现为呼吸加快、窘迫，发绀；血气结果突出表现为低氧血症和代谢性酸中毒；肺部听诊早期可无体征，后期可闻及干湿啰音；胸部 X 线片显示双侧肺浸润，呈斑片状阴影，边缘模糊，可融合成均匀致密毛玻璃样影。ARDS 的诊断标准较多，尚未完全统一。目前临床诊断主要依据病史，临床表现、胸部 X 线片和动脉血气分析结果进行综合判断。对存在易发因素的患者，应高度警惕，严密监护，经常观察呼吸频率，注意有否窘迫和发绀，胸部 X 线片表现常在缺氧之后出现，对早期诊断价值不高，强调连续、动态监测动脉血气变化对诊断具有重要意义。

二、治疗

（1）**积极控制感染**。颅脑创伤后院内获得性肺感染是威胁患者生命的最主要因素，也是引发 ARDS 的首位高危因素。积极控制感染是预防和治疗 ARDS 的关键。

（2）**机械通气**。目前证实管理 ARDS 患者降低其病死率的唯一方案就是使用低流量的机械通气（即体重 6mL/kg），尽可能维持平台压低于 $30cmH_2O$。当吸入氧浓度提高至 50% 时，$PaO_2<60mmHg$ 时，应加用呼气末正压通气（PEEP），以不超过 11.03mmHg（$15cmH_2O$）为佳，以免影响循环功能。目前国际上报道其他方法如高 PEEP、高频率通气以及俯卧位姿势都可用来进行救治威胁生命的低氧血症，但这些方法并不推荐常规使用，因其在大样本人群研究中未显示能降低病死率。

（3）**其他**。细致的营养支持治疗方法也是需要的，尽可能减少或避免使用镇静剂及神经肌肉阻滞剂。当患者出现难治性低氧血症，如条件允许可以使用体外膜氧合治疗技术。

第六节 颅脑创伤患者的呼吸功能监测

对颅脑创伤患者进行呼吸功能监测有着重要的意义，监测项目应包括一般监测、肺功能监测、呼吸力学监测以及呼吸中枢功能监测等。

一、呼吸功能一般性监测

虽然目前国内许多医院开展神经重症监护病房，但对于多数基层医疗机构仍无法普及先进的呼吸监测设备，一般性呼吸监测既简单又实用，在大多数情况下仍发挥重要作用。包括：①呼吸频率，通过观察呼吸频率可了解患者的呼吸功能和中枢兴奋情况，成人正常值为每分钟 12 ～ 20 次，当发生皮质或脑干损伤以及弥漫性轴索损伤时，呼吸频率明显异常。②呼吸方式，即胸式呼吸和腹式呼吸。临床上应着重观察呼吸是否同步、呼吸动度是否对称等。气胸及肺不张可表现为呼吸动度不对称，上呼吸道梗阻患者更可表现为吸气性呼吸困难、三凹征等，如呼气时间延长可提升下呼吸道梗阻。③呼吸幅度和吸呼比，反映呼吸道梗阻的程度及通气量的大小。④呼吸类型，损伤累及大脑半球可出现潮式呼吸（Cheyne-Stokes 呼吸）；损伤累及中脑、间脑可发生深快的呼吸；脑桥损伤时延髓呼吸中枢失控而出现吸气时间长而且与呼吸暂停交替的长吸式呼吸；损伤累及延髓时可出现间停式呼吸（Biot 呼吸）；脊髓或周围神经损伤时可出现呼吸驱动功能减弱而表现为浅表无力型呼吸。

二、肺通气功能监测

肺通气功能监测包括：①肺容量监测，常用肺功能监测仪来监测静态下肺容量的各生理指标，如潮气量、补吸气量、补呼气量等。该监测方法对于意识清楚能够配合的患者可以进行。②呼气二氧化碳监测，为无创性监测，包括呼气末二氧化碳分压监测和呼气二氧化碳波形图监测。其可反映肺的通气功能状态，同时也可反映出循环功能状态和肺部血流情况。因需红外线分光谱定量测定仪，故此监测项目无法普及。③动脉血二氧化碳分压监测，是反映肺通气功能的常用指标。为动脉血浆中呈物理溶解状态的二氧化碳分子产生的张力，记录为 $PaCO_2$。其正常值为 35 ～ 45mmHg。对重型颅脑创伤患者实施过度通气治疗时必须严密观察此指标。

三、肺换气功能监测

肺换气功能主要体现为对氧的整合能力，监测包括：①动脉血氧分压（PaO_2），为血浆中物理溶解的 O_2 所产生的张力，反映肺换气功能及氧合功能的指标。临床正常值范围 80 ～ 100mmHg，如低于 60mmHg 则认为低氧血症，但对于颅脑创伤患者需注意，一旦发现血氧分压呈进行性降低趋势，虽未低于 60mmHg 仍需积极寻找原因进行处置。②氧合指数（PaO_2/FiO_2），为单位吸氧浓度下的氧分压，吸氧浓度在实施机械通气的情况下可根据呼吸机面板直接读出。正常情况下 $PaO_2/FiO_2 \geqslant 500mmHg$，它的最大意义在于能够真实反映肺通气和肺的氧合功能。在颅脑创伤患者实施机械通气氧疗时，观察 PaO_2/FiO_2 更能准确地评价肺功能。当 PaO_2/FiO_2 低于 300mmHg 时提示肺损伤明显，一旦此值低于 200mmHg 则提示存在 ARDS。③动脉血氧饱和度（SaO_2），为血红蛋白在氧分压下与氧结合的百分比，正常人为 97%。其常受动脉氧分压、动脉二氧化碳分压、pH 值、温度和 2，3- 二磷酸甘油之影响，描记的氧解离曲线图表示了这种关系。④脉搏血氧饱和度（SpO_2），实际意义在于经皮实行无创实时监测，常用指端探头发出两种波长的光，利用氧合血红蛋白和还原血红蛋白吸收光谱不同，由波动的血管转至光传感器，监护仪上即可见到描记出的动态曲线。但是对于临床实际工作时需注意颅脑创伤常合并末梢微循环衰竭，不能只依靠这种方法监测氧饱和度。此外，当 SpO_2>80% 时，其准确度为 ±4% ～ 5%，氧饱和度越低，其准确度也越低。⑤其他，一氧化碳弥散量（$dLCO_2$）一氧化碳弥散量指肺泡毛细血管膜两侧的分压差为 1mmHg 时，单位时间内通过肺泡毛细血管膜的一氧化碳量。需要使用肺功能仪进行测定。正常值为 26.5 ～ 32.9mL/（min.mmHg），反映了气体通过肺泡毛细血管界面的能力。颅脑创伤合并肺部损伤的后期，肺毛细血管膜增厚或破坏，DCO_2 会出现降低。但此项检测需要患者配合。

四、呼吸力学监测

呼吸力学监测在颅脑创伤治疗中意义重大，尤其是在神经重症监护病房中使用机械通气治疗的患者，该数据基本上均由呼吸机面板上读出。①平台压（Pplat），机械通气时平均肺泡峰压，呼吸机在呼气末测得。当患者肺壁顺应性正常时，维持平台压 ≤ 35cmH$_2$O。实际意义在于脑创伤患者进行机械通气时需密切注意此压，如平台压增加提示肺泡膨胀过度风险增加。②呼吸道阻力。为推动气体的压力除以气体流速。临床上实施机械通气的患者呼吸道阻力 <10cmH$_2$O/（L · s），颅脑创伤患者因受多种神经及体液影响，肺部并发症较多而且变化多端，无论是气管切开还是保留气管插管，人工气管容易形成痰痂、积液等使呼吸道阻力增加，而管道漏气时呼吸道阻力降低。因此应注意监护重型颅脑创伤的呼吸道阻力变化。③肺顺应性（CL），为单位压力波动所引起的肺容量变化。当急性呼吸窘迫综合征、肺不张以及肺感染时肺顺应性降低。

五、动脉血气分析

动脉血气分析目前在重症监护病房中应用较为广泛，而且简单便捷，实用性强。应用血气分析仪测定动脉血液的 pH 值、PCO_2 和 PO_2 值，并计算出 HCO_3^-（AB），SB，BB，BE，TCO_2 参数。在有些条件较好的医疗机构还使用血管内血气分析系统进行监测，实现了床旁动态血气数据监测，但造价昂贵。

1. 血气分析应用于神经创伤的意义

（1）**判断呼吸功能**。动脉血气分析值是判断呼吸衰竭最客观的指标。根据动脉血气分析值可以判断有无缺氧、评价缺氧程度，并可将呼吸衰竭分为Ⅰ型和Ⅱ型。①Ⅰ型呼吸衰竭，其标准为海平面平静呼吸空气的条件下，$PaCO_2$正常或下降，$PaO_2<60mmHg$；②Ⅱ型呼吸衰竭，其标准为海平面平静呼吸空气的条件下，$PaCO_2>50mmHg$，$PaO_2<60mmHg$。

（2）**判断酸碱失衡**。①单纯性酸碱失衡：呼吸性酸中毒（呼酸）、呼吸性碱中毒（呼碱）、代谢性酸中毒（代酸）和代谢性碱中毒（代碱）；②混合型酸碱失衡。

（3）**对于重型颅脑创伤患者实施过度通气治疗**。用以准确测定二氧化碳分压定量以及评估内环境情况。动脉血气分析检查无绝对禁忌证。但在动脉穿刺采血完成，拔针后应紧按动脉穿刺部位3～5分钟，防止采血部位出血，特别对有严重出血倾向的危重患者更应注意采血部位的局部出血。

2. 应注意的问题

（1）**样品采集的主要要求**。合理的采血部位；严密隔绝空气；患者处于安静状态下的抗凝血；抽血后立即送检；病情许可，最好停止吸氧30分钟后再取血，否则应注明吸入氧浓度。

（2）**采血部位与方法**。采血前嘱患者安静（意识清楚者），避免紧张及呻吟，以免$PaCO_2$下降。首选的采血部位为股动脉、桡动脉或肱动脉。为避免肝素对血样的稀释而影响血气结果，最好用肝素化的干注射器抽血。但此法较烦琐，目前临床上常用消毒肝素液（用生理盐水配成1000IU/mL）湿润2mL注射器内壁并充满注射器的无效腔（肝素含量为40～50IU），当针刺入动脉后，借助于动脉压力足以推动针芯使动脉血自动进入含肝素液的注射器内，原则上不必抽吸。一般取血1～2mL后即在针头上加盖塞子，做到严密隔绝空气，立即送检。如有空气混入，会影响测定结果。

（3）**样品的保存**。采血后应尽快进行测定。原则上样品应在抽取后20分钟内进行测定，如果需要放置，则应置于碎冰块中（0℃）或放置冰箱内，但不应超过2小时。

（4）**记录患者的体温和吸氧浓度**。患者体温可影响pH值、$PaCO_2$和PaO_2测定值。特别是低温时，测定值需加以校正。吸氧浓度可影响PaO_2值，医师判断时应考虑到吸氧对氧分压的影响。

目前较为先进的多参数血气分析仪不仅能提供上述提到的常见血气指标数值，还能测定出血乳酸定量、血糖、电解质、氧合指数、血尿素氮及肌酐等重要数据，为临床了解重型颅脑创伤患者的内环境提供极为重要的参考价值，而进行过度通气治疗、亚低温冬眠治疗的患者，需随时监测动脉血气分析，以指导用药和通气方案。

（蔡济民、戴吉）

第九章

颅脑创伤

第一节 颅骨损伤

一、颅骨解剖

颅顶盖由额骨鳞部，双侧的顶骨、蝶骨大翼、颞骨鳞部和枕骨鳞部的上半借各骨之间的颅缝连接而成。额、顶、蝶三骨的会合点称为翼点，此点恰在脑膜中动脉主干的行径部位颅盖骨一般分 3 层，即外板、板障和内板。内板和外板为密质骨，板障为松质骨。板障内有板障静脉，在一定部位借导血管与颅内静脉窦或颅外静脉相交通。颅骨骨折时板障出血可为颅内血肿的一个来源。脑膜中动脉走行于脑膜中动脉沟内或骨管中，当骨折经过此动脉沟或骨管时，容易撕裂脑膜中动脉而发生硬膜外咖肿。颅底内面借蝶骨峰和岩骨嵴分为颅前、中和后窝，三者呈阶梯状。

二、颅骨骨折机制

颅骨骨折的发生原因是暴力作用于头部产生反作用力的结果。故当头颅随外力方向移动而未形成反作用力时，则不发生骨折。

（一）局部套曲变形引起骨折

当暴力打击于颅骨时，首先在着力点局部内陷，而作用力停止时颅骨又迅速强回而复位。当外力较大使颅骨变形已超过其弹性限度，则可产生颅骨骨折。有学者解释骨折过程时指出，内板骨折系由骨质分离所致，而外板骨折则因骨质挤压造成。

（二）与颅骨骨折的性质及严重程度有关的因素

1. 颅骨之弹性和硬度

随年龄的增长使颅骨之弹性减小而硬度增加，如凹陷骨折在儿童为乒乓球样骨折，而在成人则呈粉碎凹陷骨折。

2. 打击物作用点的面积、速度

（1）打击物的作用点面积小、速度快，可引起颅骨穿入性骨折，并使碎骨片嵌入脑内。

（2）作用点面积小、速度不快，则引起局部之线状骨折，而骨折线往往通过作用点的中央。

（3）作用点面积较大而速度快，可引起凹陷骨折（成人多呈粉碎性凹陷骨折）。

（4）作用点面积大而速度不快，可引起粉碎骨折或广泛性颅骨骨折。

3. 外力打击方向及部位

（1）垂直打击于颅盖的外力可引起局部凹陷或粉碎骨折。

（2）斜行打击于颅盖的外力可引起颅骨的线状骨折，骨折线多与外力方向相平行，有时向颅底蔓延而形成联合骨折。

（3）斜行打击于后头部的外力常可引起枕骨骨折，骨折线可伸延至颞骨岩部，甚至使岩骨横断。

4. 外力作用与颅底骨折的关系

外力作用与颅底骨折的关系可归纳为以下 4 点。

（1）直接打击于颅底水平的外力易引起颅底骨折。

（2）任何颅骨的普遍弯曲变形均可引起颅底骨折，如在颅脑挤压伤时常有颅底骨折。

（3）垂直打击于头顶部的外力，由脊柱之对冲作用可引起颅底骨折。

（4）颅盖骨折蔓延造成颅底骨折。

三、颅骨骨折分类

颅骨骨折是按以下 3 种情况分类的。

1. 按创伤性质的分类

通常有闭合性和开放性两种表现。两者之分是以骨折是否与外界相通而定，即头皮完整时为闭合性，反之为开放性。但闭合性骨折线延伸至副鼻窦、中耳或乳突时，常因撕裂硬脑膜而成“内开放性骨折”，此时应预防发生颅内感染。

2. 按骨折的形状分类

（1）**线性骨折：**骨折呈线状，大多数是单一的骨折线，可有分枝。放射状和多发性线形骨折比较少见。骨折线的宽度多为 1～3mm，个别宽者可达 1cm 左右。线形骨折占颅盖骨折 2/3 以上，而颅底骨折几乎都是线形骨折。骨折线大多发生在暴力的冲击部位，骨折线常以冲击点为中心向外延伸，一部分颅盖骨折可伸延至颅底。

（2）**凹陷骨折：**致伤物直接冲击颅盖可造成凹陷性骨折，间接暴力沿脊柱向上传递偶尔可发生枕骨大孔区环形凹陷骨折。婴幼儿发生的乒乓球性骨折，也属凹陷骨折。

凹陷性骨折约占颅盖骨折的 1/3，多发生于颞部，其次为额部和顶部，枕部者很少见。凹陷骨折几乎都是全层骨折的凹陷，单纯内板凹陷者极少见。凹陷骨折片常刺破硬脑膜和脑实质，造成局限性脑损伤，有时合并各类型的颅内血肿。颅内血肿的产生与凹降陷骨折有密切的关系。此外，由于局部的压迫和局限性脑挑裂伤，外伤性癫痫的发生率较高。

（3）**粉碎性骨折：**暴力大，与颅骨接触面积广时可造成粉碎性骨折，形成多条骨折线，出现多块碎骨片，有的骨片互相重叠，有些轻度陷入，造成硬脑膜撕裂和脑组织广泛的挫伤，同时合并颅内血肿。癫痫发生率也较高。

3. 按骨折部位分类

（1）**颅盖骨折：**暴力直接打击颅盖部可引起颅盖骨折，骨折多位于颅盖范围内，也常延伸到颅底。大宗病例统计，颅盖骨折发生率较颅底骨折多 1 ～ 2 倍。

（2）**颅底骨折：**大多数为颅盖和颅底的联合骨折，单纯发生在颅底的骨折比较少见。颅底骨折发生的原因有：①颅盖骨折延伸而来。②暴力作用于附近的颅底平面。③头部挤压伤，暴力使颅骨普遍弯曲变形所致。④在个别情况下，垂直方向冲击头顶或高处坠落时；臂部着地（或双足着地）也可引起颅底骨折。

颅底骨折绝大多数是线形骨折，只有极少数在枕骨基底部或蝶骨大翼处发生凹陷骨折。骨折线多发生在 1 个或 2 个颅窝。累及 3 个颅窝者很少。骨折的走行与外力作用的部位和方向有密切关系。

由于颅骨结构上的特点，骨折线如为横行者，在颅前窝可由眶顶达于筛板甚至伸延到对侧；在颅中窝常沿岩骨前缘走行，甚至将岩骨横断；骨折线如为纵行者，则近中线的纵行骨折线常在筛板、视神经孔、破裂孔、岩骨内侧和岩枕裂直达枕骨大孔，靠外侧的纵行骨折线常在眶顶、圆孔和卵圆孔线上，甚至将岩骨横断。

临床上习惯按其解剖部位分为颅前窝骨折、颅中窝骨折和颅后窝骨折。

四、颅骨骨折

（一）颅盖骨线状骨折

颅盖骨线状骨折最为多见，约占颅盖骨折的 2/3 以上。

1. 诊断要点

（1）骨折局部的头皮肿胀和压痛，局部头皮可有挫伤或血肿。若颅骨板障出血可积聚到骨膜下，形成颅骨骨膜下血肿，其范围多以该颅骨颅缝为界。当骨膜被撕破时，血液流入帽状腱膜下层，形成帽状腱膜下血肿。此血肿范围广泛，有时发展为头皮下血肿。此外，板障出血也可进入颅内，在硬脑膜外腔积聚，形成硬脑膜外血肿。对此类骨折要有警惕，应结合患者的临床表现，尽早做出诊断。骨折线经过脑膜中动脉沟、矢状窦和横窦等血管位置，常常撕破这些血管，发生硬脑膜外血肿。

（2）颅骨 X 线片骨折线呈线状或星形放射状，边缘清晰、锐利，宽数毫米。骨折线的走行多与外力的方向一致，通过着力点，几乎均为全层骨折。

（3）外伤性骨缝分离的情况也属线形骨折，以人字缝为多见。骨缝哆开 2mm 即为骨缝分离；若两侧对称的骨锋宽度相差 1mm 以上，则该增宽的骨缝即为受缝分离，如果骨折处伴头皮损伤，更有利于诊断。

（4）线形骨折应与骨缝相区别外板骨缝呈曲线状，有一定位置；内板骨缝为直线状，在 X 线片上可见“双重”颅缝线，不应误认为线状骨折。有 6% ～ 10% 的正常人终身额缝保留；还有人在人字缝尖端的颅缝间有缝间骨存在；小儿枕乳缝常较平直，显影较黑，小儿的蝶枕在鞍背下方的斜坡上呈现一横条形裂隙。这些正常结构勿与骨折混淆。

2. 治疗原则

（1）单纯的线形骨折无须特殊处理。

（2）骨折线通过硬脑膜血管沟（如脑膜中动脉）或静脉窦（如横窦）时，应警惕发生硬膜外血肿。

（3）骨折线通过鼻窦或岩骨时，应注意是否有硬脑膜破裂产生脑脊液漏的可能。

（二）颅底骨折

颅底部的线形骨折多为颅盖骨骨折线的延伸，也可由邻近颅底平面的间接暴力所致。由于硬脑膜与颅前窝，颅中窝底粘连紧密，故该部位不易形成硬脑膜外血肿。又由于颅底接近气窦、脑底部大血管和脑神经，颅底骨折时容易产生脑脊液漏、脑神经损伤和颈内动脉 - 海绵窦瘘等并发症。颅后窝骨折可伴有原发性脑干损伤。单纯性颅底骨折很少见，大多为颅底和颅盖的联合骨折。颅底骨折以线形为主，可以仅限于某一颅窝，亦可能穿过两侧颅底或纵行贯穿颅前、颅中、颅后窝。由于骨折线经常累及鼻旁窦、岩骨或乳突气房，使颅腔和这些窦腔交通而形成隐性开放性骨折，容易引起颅内继发感染。

1. 颅底骨折的分类

颅底骨折多为内开放性线状骨折，骨折线有横行、纵行及环形 3 种。

（1）横行骨折

1）在颅前窝时，可由眶顶经筛板蔓延到对侧。

2）在颅中窝时，常沿岩骨前缘走行，甚至可将蝶鞍横断。

3）骨折线可横断岩骨，占据颅中及颅后窝。

（2）纵行骨折

1）近中线时，可由筛板经视神经孔，眶上裂，岩骨内侧，岩枕裂而达到枕骨大孔。

2）靠外侧时，可由眶顶连接圆孔，卵圆孔，甚至将岩骨横断。

（3）**环形骨折**

由于枕底与颈椎的对冲力而发生骨折时，可出现枕底环形骨折（极少见）。

颅底骨折线方向常为多种多样，大多数病例骨折线通过颅骨的裂孔、裂缝和颅底变薄处，在颅前窝或颅后窝骨折线多纵行，而在颅中窝的骨折线多为横行。

2. 临床表现

（1）**症状与体征**

颅前窝发生骨折后，血液向下侵入眼眶，引起球结合膜下及眼睑皮下淤血，呈紫蓝色，多在伤后数小时后出现，称为"熊猫眼"，对诊断有重要意义。此外，颅前窝骨折还常有单侧或双侧嗅觉障碍，眶内出血可致眼球突出，若视神经管骨折或视神经受损，尚可出现不同程度的视力障碍。颅前窝骨折累及筛板时，可撕破该处硬脑膜及鼻腔顶部黏膜而致脑脊液鼻漏或气颅。个别情况下，脑脊液也可经眼眶内流出形成脑脊液眼漏。

颅中窝骨折常累及岩骨，损伤内耳结构或中耳腔，故患者常有听力障碍和面神经周围性瘫痪。由于中耳腔受损，脑脊液即可由此经耳咽管流向咽部或经破裂的鼓膜进入外耳道形成耳漏。若骨折伤及海绵窦，则可致动眼神经、滑车神经、三叉神经或展神经麻痹，并可弓起颈内动脉假性动脉瘤或海绵窦动静脉瘘，甚至导致大量鼻出血。鞍区骨折，波及下丘脑或垂体柄，患者可并发尿崩症。

颅后窝骨折时虽有可能损伤面神经、听神经、舌咽神经、迷走神经、副神经及乙状窦、舌下神经等，但临床上不多见，其主要表现为颈部肌肉肿胀，乳突区皮下迟发性瘀斑（Battle 征）及咽后壁黏膜淤血水肿等征象。

（2）**影像学检查**

1）X 线片不易显示颅底结构，对诊断意义不大。

2）CT 检查扫描可利用窗宽和窗距调节，清楚显示骨折的部位，有重要价值。CT 三维成像目前应该广泛，可有助于颅底骨折的诊断。

3）MRI 扫描检查对颅后窝骨折亦有重要意义，尤其是对颅颈交界区的损伤更具有参考价值。

3. 治疗

颅前窝骨折本身无须特殊处理，治疗主要是针对由骨折引起的并发症和后遗症。早期应以预防感染为主，可在使用能透过血 - 脑脊液屏障的抗菌药物的同时，做好五官清洁与护理，避免用力擤鼻及放置鼻饲胃管。采半坐卧位，鼻漏任其自然流出或吞咽下，颅压下降后脑组织沉落在颅底漏孔处，促其愈合，切忌填塞鼻腔。通过上述处理，鼻漏多可在 2 周内自行封闭愈合，对经久不愈长期漏液达 4 周以上，或反复引发脑膜炎以及有大量溢液的患者，则应施行修补手术。

颅中窝骨折的治疗原则与颅前窝骨折相同，仍以防止感染为主。有脑脊液耳漏的患者，应清洁消毒外耳皮肤，然后用灭菌脱脂棉或纱布敷盖，定时更换。采取半坐卧位头偏向患侧，以促其自愈，如果漏液持续4周以上则应考虑手术治疗。对伴有海绵窦动静脉瘘的患者，早期可采用Mata试验，对部分瘘孔较小的病例有一定效果。但对为时较久，症状有所加重或迟发的动静脉瘘患者，则应及早手术治疗。

颅后窝骨折的治疗，急性期主要是针对枕骨大区及高位颈椎的骨折或脱位，若有呼吸功能紊乱和（或）颈脊髓受压时，应及早行气管切开和颅骨牵引，必要时行呼吸机辅助呼吸，甚至施行颅后窝及颈椎板减压术。

4. 并发症防治

（1）脑脊液鼻漏及耳漏

颅底骨折并发脑脊液漏者可高达50%，耳漏多于鼻漏。脑脊液漏可伤后即出现，亦可延迟或间断发生，漏液流量或多或少，甚至不易察觉。鼻漏通常在损伤侧，但也有在损伤的对侧者。由于其为内开放性，故可导致脑膜炎。

诊断要点包括以下几点。

1）详细询问病史，如鼻孔流液与体位的关系，外伤后有无鼻出血、眼睑青紫、嗅觉或听力障碍，以及有无变应性鼻炎等。

2）检查鼻腔与外耳道有无损伤出血，鼓膜是否穿孔、破裂出血，并鉴别是否耳鼻局部损伤。

3）检查是否伴有特征性的皮肤黏膜淤血和相应的脑神经损伤。

4）摄颅骨正侧位像及与受伤机制相应的颅底像（眼眶位、颅底位、汤氏位），以及时发现骨折。摄取筛蝶区每2mm的断层照片，对骨折及鼻漏瘘口位置的诊断很有帮助。在阅读颅骨X线片时，应注意：①鼻窦内有无透光区或液平面；②有无颅内积气。

5）用葡萄糖氧化酶试纸检测流出物是否为脑脊液。

6）CT扫描可在硬脑膜内外、蛛网膜下腔、脑内和脑室内查出颅内积气，并呈现出特殊的“小气泡”征象（双侧积气弥漫分布），如气体积于额硬脑膜下隙则表现为“山峰征”。CT扫描颅底重建技术能清楚显示颅底骨折缺损部位。

7）放射性核素脑池显像，通过腰椎穿刺或枕大池穿刺注入放射性核素，从连续摄片中可看清骨折及硬脑膜裂口的位置；在注入显像剂2小时后，在两侧鼻腔的上、中、下鼻道放置棉球，尽量向后放，上鼻道的尽量向上靠近筛板。2～4小时后，筛窦后组和蝶窦开口于上鼻道，分侧测量各鼻道所放棉球的放射性浓度，如有脑脊液漏；则相应瘘口部位的放射性浓度明显增高；从而有助于瘘口道的测定和定位。采用Metrizamide X线CT脑池显像和棉球法，对脑脊液漏瘘口的定位及其大小的诊断更为精确。漏道及其周围的解剖关系都十分清楚，有利于手术修复，从而成为最有效的诊断定位方法。

非手术治疗方法包括以下几点：①预防和控制感染颅底骨折所致脑脊液漏大多在

14 天内停止，所以抗生素治疗至少 2 周，以预防脑膜炎。外伤性脑脊液漏并发脑膜炎的发生率为 3% ～ 50%，多数发生在伤后 1 个月，且有反复发作的可能。②保持鼻孔和外耳道清洁按无菌伤口处理，不可堵塞和冲洗，以防污染液体逆行感染。③清醒者头宜取高位一般无须行腰椎穿刺，以免颅压降低，液体逆流引起颅内感染。

手术适应证包括以下几点：①伤后对症治疗 2 周～ 1 个月以上仍经久不愈合者，可行手术治疗；严重创伤后即有大量脑脊液外流时，应伤后即时施术。②并发脑膜炎者，应在临床及生物学检查均已证实其痊愈时，方可手术。③漏口较大或漏液中混有脑组织、碎骨片、异物，有并发感染可能者。

手术方法包括以下几种：①手术入路的选择应根据骨折的部位和脑脊液漏瘘口的位置而定。②严密修补硬脑膜和骨缺损。③依具体情况选用不同入路的开颅术式。④经鼻内镜修补脑脊液漏，避免了开颅术的缺点和并发症，被认为是治疗筛窦和蝶窦脑脊液漏的最佳手术方法。⑤瘘口堵塞修补材料有，肌肉片、筋膜、骨片、明胶海绵、生物胶水、人工硬脑膜等。

（2）脑神经损伤

脑神经损伤多系颅底骨折所致，也可因脑干损伤累及脑神经核团，或继发于其他疾病。症状显著的脑神经损伤几乎都是在通过颅底孔道出颅的部位受到损伤，可因骨折直接造成神经断裂，或因牵拉、挫伤或神经血液供应障碍引起。

1）嗅神经损伤：颅脑损伤伴嗅神经损伤者为 3% ～ 10%，半数以上的嗅神经损伤是额部直接暴力所致，嗅神经丝在穿过筛板处被撕脱，同时伴有鼻旁窦骨折。约有 1/3 的患者系由枕部受力所引起的对冲性额叶底部撕裂伤所致。伤后立即出现一侧或双侧嗅觉减退或丧失，并常伴有脑脊液鼻漏。若为部分嗅觉障碍，日后可有不同程度的好转，于恢复之前常出现异常嗅觉。若系双侧完全嗅觉丧失，持续 2 个月以上者，则常难恢复。

2）视神经损伤：闭合性颅脑损伤伴视神经损伤的发生率为 0.5% ～ 4%，且大多为单侧受损，常因额部或额颞部的损伤所引起，特别是眶外上缘的直接暴力，往往伴有颅前窝和（或）颅中窝骨折。视神经损伤的部位，可以在眶内或视神经管段，亦可在颅内段或视交叉部。视神经损伤后，患者立即表现出视力障碍，如失明、视敏度下降、瞳孔间接对光反射消失等。

视神经损伤的治疗较困难，对已经离断的视神经尚无良策。若系部分性损伤或属继发性损害，应在有效解除颅内高压的基础上，给予神经营养性药物及血管扩张剂，必要时静脉滴注低分子右旋糖酐 -40 及丹参注射液，改善末梢循环，亦有学者采用溶栓疗法。视神经管减压手术，仅适用于伤后早期视力进行性障碍，并伴有视神经管骨折变形、狭窄或有骨刺的患者。目前视神经管减压术基本通过内镜完成，不再实施开颅手术减压。对于那些伤后视力立即丧失且有恢复趋势的伤员，手术应视为禁忌。

3）动眼神经损伤：常由颅前窝骨折累及蝶骨小翼所致，亦可因颅中窝骨折穿过海绵窦而引起，偶尔继发于颈内动脉海绵窦瘘、动脉瘤或海绵窦血栓。动眼神经完全麻痹时，患者伤后随即出现上睑下垂、瞳孔散大、光反射消失，眼球偏向外侧稍下方，且向上、向下、向内的运动及辐辏功能丧失。如系不完全麻痹时，则上睑下垂和瞳孔散大程度较轻，但患者常有复视，特别是向健侧凝视时更为明显，向患侧看时可减轻或消失。若患者属脑干损伤，累及动眼神经核，或伴有颅内继发血肿引起颞叶钩回疝时，亦可出现动眼神经麻痹的症状。

对外伤性动眼神经损伤尚无特殊治疗方法，主要靠神经营养性药物及血管扩张剂。轻度复视可及时进行斜视矫正训练，尤其是儿童更宜尽早矫治。对完全麻痹 1 年以上的重症患者，可行眼科斜视纠正术及上睑下垂整形术，亦有助于改善功能和容貌。

4）三叉神经损伤：多见于颌面部骨折累三叉神经及其分支，而在颅内损伤三叉神经根、半月节或其主要分支者少见。患者伤后多出现患侧颜面部麻木感。眼支损伤后常致前额部感觉障碍，角膜反应消失或减退，如果同时伴发面神经损伤，可因眼睑闭合不全而引起角膜炎，有失明的危险，应善加保护，一旦发生感染应及时施行眼睑缝合术。上颌支伤常由圆孔或上颌骨骨折所引起，伤后除颊部及上唇麻木之外，尚有上颌牙齿感觉障碍。下颌支损伤可因卵圆孔骨折而致，常同时伤及三叉神经运动支，除下颌部的皮肤和黏膜麻木外，下齿槽感觉亦丧失，咀嚼无力，张口时下额偏向患侧。

三叉神经损伤的治疗主要依靠药物和理疗。少数出现顽固性疼痛发作，可施行射频损毁术或手术治疗。

5）展神经损伤：展神经单侧损伤较双侧者多，其完全性损伤可使眼球内斜、外展不能，部分性损伤时患者仅在向患侧凝视时出现复视。

目前治疗尚无良策，眼科斜视矫正手术至少应在伤后半年至 1 年才能考虑。

6）滑车神经损伤：可因蝶骨小翼骨折或眼眶骨折累及上斜肌的滑车部而引起，但明显的滑车神经麻痹多为眶后出血所致。其临床特点是当患者向下凝视时出现复视，尤其是近距离注视时更为显著。患者常诉下楼梯时出现双影，移步艰难，故多采取倾斜头部的姿势，以纠正复视。滑车神经损伤的治疗目前亦无良策，除对症治疗之外，有学者将断离之滑车神经再缝合取得成功，但为数甚少。

7）面神经损伤：颅脑损伤伴面神经损伤的发生率约为 3%，常见原因是颅中窝岩骨部及乳突部的骨折。早发型伤后立即出现面肌瘫痪，患侧失去表情，眼睑闭合不全，口角偏向健侧，尤以哭笑时更为明显，患眼常有暴露性角膜炎。如果面神经损伤在鼓索神经近端，则同侧舌前 2/3 味觉亦丧失。迟发型者常于伤后 5 ～ 7 天出现面肌瘫痪，多因出血、缺血、水肿或压迫所致，预后较好。

治疗方面，由于面神经损伤后恢复的可能性较大，早期处理应以非手术治疗为主，可采用地塞米松、甲泼尼龙等激素及适量脱水以减轻创伤反应及局部水肿，给予神经营养性药物及钙离子阻滞剂，改善神经代谢及血管供血状况，常能促进神经功能恢复。外科治疗仅用在神经已经断离或严重面瘫，经 4 ～ 6 个月的非手术治疗毫无效果的患者。其目的不仅能恢复面肌的运动功能，而且有益于矫正容貌，解除患者心理上的压力。

8）听神经损伤：约占颅脑外伤的 0.8%，均伴有岩骨骨折并累及中耳腔。患者伤后患侧听觉立即失聪。其原因可能有以下几种情况：①中耳腔积血最为常见，因属传导性耳聋，当血液吸收后听力即有所改善或完全恢复；②是直接损伤内耳结构，听神经受牵拉、撕裂及挫伤等，系神经性耳聋，听力往往完全丧失，恢复亦差；③偶有因听骨链受损，为锤骨和砧骨脱位引起的传导性耳聋，常残留不同程度的听力障碍，尤其是老年人恢复较差。

听神经损伤的治疗，目前尚无良策，仍以药物治疗为主，急性期可给予激素及适量脱水以减轻局部水肿、促进神经营养及供血状况，使用神经生长因子等改善神经功能。对后期经久不愈的耳鸣及眩晕，则需依靠适量的镇静剂来抑制或减轻症状，如苯巴比妥、美克洛嗪、氯丙嗪或异丙嗪等。对个别严重耳鸣或眩晕、久治无效者可考虑耳科手术治疗，破坏迷路或选择性切断前庭神经。

9）后组脑神经损伤：后组脑神经位于颅后窝，受损的机会相对较少，多由骨折线波及颈静脉孔及舌下神经孔所致，严重时可伴发面、听神经损伤。舌咽神经受损后患者吞咽困难，患侧咽反射消失或减退，舌后 1/3 味觉丧失；迷走神经受损表现为伤侧软腭运动障碍，声带麻痹而声嘶；副神经受损时可见患侧胸锁乳突肌及斜方肌瘫痪，患者出现垂肩；舌下神经损伤则半侧舌肌萎缩，伸舌偏向患侧。

后组脑神经损伤治疗，仍以神经营养药物及血管扩张剂为主，同时可以配合针灸、理疗，吞咽困难者可放置胃管。

（3）严重鼻出血

颅底骨折并发严重鼻出血是临床处理中最棘手的问题之一。损伤部位及出血来源在严重鼻出血的情况下，难以及时准确判明，患者往往因大量出血来不及抢救而死亡。

处理严重鼻出血，应根据伤情特点，迅速查明出血来源，采取正确妥善的急救措施，才能取得较好的效果。

1）首先确定出血来源是否在鼻部寻找鼻腔出血点；酌情采用填塞止血法、鼻腔填塞法、气囊或水囊止血法、后鼻孔填塞法等。

2）超选择性颈外动脉造影和栓塞此种技术为严重鼻出血的治疗提供了新的途径。尤其在前后鼻孔填塞法失败后，常会受到意想不到的良好效果。具体要求：①应了解的有关解剖知识，颈外动脉的颌内动脉供应鼻腔和鼻窦，面动脉供应鼻翼；咽升动脉和腭升动脉供应鼻咽部和软腭。颈内动脉通过眼动脉的筛支也参与供血。②技术操作，股动脉穿刺，首先行一侧或双侧颌内动脉和面动脉造影，无论有无病变显示，均可根据供血状况将供应血管栓塞；如仍不能止血或复发出血，可再次行血管造影复查，并栓塞咽升动脉和腭升动脉。栓塞材料有明胶海绵或Ivalon、干燥硬脑膜和生物胶等。③一次栓塞仍不能控制出血，也可选择筛动脉夹闭术或颌动脉和筛前动脉同时结扎。④颈外动脉结扎术的应用，由于有同侧与对侧的丰富吻合支，颈外动脉结扎虽不能根本解决，或可取得暂时效果，以便争取时间，采取下一步更有效的措施。⑤严重不可控制的鼻出血还可发生于颈内动脉损伤、颈内动脉海绵窦段动脉瘤破裂等。急救中应全面分析病情，尽可能及早做出诊断，及时采取相应的措施。⑥全身情况的处理，保持呼吸道的通畅、失血性休克的处理以及止血药物的应用等综合治疗，此不赘述。

（三）颅骨凹陷性骨折

颅盖区凹陷骨折在1组病例中可占到28.6%。急性期，有时触诊可检出局部颅骨下陷。但触诊常不可靠，可行X线检查，除作常规正侧位摄片外最好作切线位摄片，能看到凹陷骨折的深度、碎骨片重叠和移位的情况、婴幼儿乒乓球性骨折也属凹陷性骨折，但可无骨折线，范围不会过深过广，形同乒乓球形陷凹，多无脑受压症状，常能自行复位。此类骨折多见于额区和顶区，多为接触面较小的钝器打击头颅或头颅碰撞在凸出的物体上所引起，着力点头皮往往有擦伤、挫裂伤。常见颅骨全层陷入颅内，也可见内板单独陷入。陷入骨折片周边的骨折线呈环形或放射状。骨折片有的整片陷入，较多的是呈碎片状陷入，多有骨片移位，常刺破硬脑膜。

1. 临床表现

症状与体征在软组织出血不多时，通过头部触诊可以确定较大的凹陷性骨折。较小的凹陷性骨折，与边缘较硬的头皮下血肿难于区分，需借助X线片加以鉴别。如果陷人的骨折片压迫或刺伤脑组织，临床上可出现损害部位的脑局灶性损害症状和体征，并出现局限性癫痫等。若并发颅内血肿，则可出现颅内压增高和脑受压症状。凹陷性骨折刺破静脉窦可引 | 起致命的大出血，如静脉窦受压影响血液回流，也可引起颅内压增高。

2. 影像学检查

（1）X线检查：骨折线为低密度，呈线状、星状或分叉状。凹陷骨折为颅骨全层向颅内凹陷，骨折线呈不规则状或环状。

（2）头颅CT检查：有助于了解脑组织损伤及颅内出血情况。

3. 手术治疗

（1）适应证与禁忌证

1）适应证：①凹陷超过1cm；②骨折位于运动区，引起偏瘫、失语或局灶性癫痫；③骨折片刺破硬脑膜，并发脑组织挫裂伤或脑内血肿；④骨折位于大静脉窦表面，造成血流受阻，引起颅内压增高；⑤骨折位于前额，严重影响美观者。

2）禁忌证：①深度小于1cm的非功能区凹陷骨折，无脑受压症状；②无颅内压增高的静脉窦区的轻度凹陷；③婴幼儿的“乒乓球样”凹陷骨折。

（2）术中注意事项

骨折片取出后应检查局部硬脑膜有无破损，必要时切开硬脑膜查看脑组织，排除脑内血肿。硬脑膜应该严密缝合，有缺损时可将邻近的骨膜翻转修复，以防脑脊液漏。也可用骨折碎片拼补在骨缺损区。骨瓣复位后应认真检查，确定无出血才能分层缝合头皮。如果颅骨缺损过大，或骨折片已不适用于颅骨修补，则可采用人工材料修补。

（3）术后处理

1）密切观察神志、瞳孔、生命体征、语言反应、肢体活动等情况。

2）硬膜有破损患者可以应用抗癫痫药：如苯妥英钠、丙戊酸钠等，时间不超过7天。

3）颅骨缺损最大直径 >3cm，或缺损部位位于功能区或前额部有碍于美观者，可在 1 ～ 3 个月后行颅骨修补术。

（四）粉碎性骨折

颅骨粉碎性骨折以额骨为多，顶部次之。X 线片上可见多条呈星状骨折线，骨折片可重叠、错位，也可有陷入脑内。如骨片无凹陷或错位，未引起脑受压者，按线形骨折处理；如骨片有明显凹陷或刺人脑内，则按凹陷性骨折处理，并修补硬脑膜。粉碎骨片无污染，可以修平整，平铺覆盖于硬脑膜外，即颅骨一期整复成形术。既往对粉碎性凹陷性骨折的处理常将不能复位的碎骨片弃去，以后再行植骨以修补颅骨。近年来，应用国产快速医用胶（如 EC 胶）将清创处理的碎骨片黏合完整后，重新复位，骨折愈合良好，并无诸多非生理性修补材料的弊端，不失为一种简便、实用的有效方法。

（五）小儿颅骨骨折

小儿颅骨骨折有其显著的特殊性。婴幼儿颅骨薄而软，有纤维隔，弹性大，缓冲力强。因此，颅骨虽有凹陷，但未断裂，无骨折线，即所谓乒乓球样凹陷性骨折。小儿颅骨骨折因年龄及个体差异不同，在治疗上也有较大差别。

1. 处理原则

（1）新生儿颅骨凹陷性骨折尽可能采用非手术方法复位，即将胎头吸引器置于颅骨凹陷处，借负压吸引力，使凹陷骨折复位。

（2）婴幼儿凹陷性骨折如无神经系统症状生长中可自行复位，一般无须手术。

（3）手术的适应证：① X 线片显示骨片陷入较深，刺破硬脑膜或进入脑内；②头皮下有脑脊液积留征象；③有神经系统症状；④颅压增高，疑有颅内血肿；⑤自行复位失败。

2. 小儿特殊类型的颅骨骨折

（1）非压迫性分离线状骨折：为婴儿颅骨骨折的一种类型。患儿伤后骨折边缘分离，间距多在 4 ～ 10mm，硬脑膜撕裂，脑组织突出到帽状腱膜下，多伴有神经系统异常。但如不及时手术，势必出现神经系统损害，甚至癫痫等晚期并发症。

手术方法：①骨折部位作皮瓣；②切除突到帽状腱膜下的脑组织；③切除相应部位颅骨，暴露其下的硬脑膜裂口，并修补之。

（2）**颅骨生长性骨折**：婴幼儿线状骨折后，在骨折下的硬脑膜被撕裂。在骨折线中间夹有硬脑膜、蛛网膜、脑组织或其形成的复合性瘢痕，使骨折不能愈合；同时，骨折缝隙不断受到脑脊液和脑的搏动性冲击或囊肿的侵蚀，并逐渐增宽扩大，骨缘外突，以致形成持久的骨缺损，此即称为颅骨生长性骨折。其诊断依据有：①原发头外伤后一段时间，出现可触知的颅骨缺损或隆起的包块；②颅骨 X 线片显示原颅骨分离处扩大为骨缺损；③ CT、MRI 检查显示病变部位为损伤的脑组织或脑脊液。

处理原则：①应早期诊断，以便在硬脑膜破口打大之前行修补术；②切除恋性的脑组织，同时完整修补硬膜及颅骨成形。

第二节　外伤性颅内血肿

一、急性硬脑膜外血肿

（一）概论

1. 定义

硬脑膜外血肿是由于头部创伤后颅骨骨折等使硬脑膜与颅骨内板剥离，硬脑膜血管破裂或板障出血，血液存积于颅骨内板与硬脑膜之间形成的血肿。

2. 流行病学

自从 CT 成为颅脑创伤诊断的主要手段以来，根据 CT 诊断的硬脑膜外血肿患者占全部颅脑创伤患者的 2.7% ～ 4%，占所有颅内血肿的 30% ～ 40%。而昏迷患者中，9% 的硬脑膜外血肿患者必须手术治疗。20 岁左右是硬脑膜外血肿的发病高峰年龄，硬脑膜外血肿患者的平均年龄在 20 ～ 30 岁之间。50 ～ 60 岁以上的老年人很少发生硬脑膜外血肿。儿童患者中，硬脑膜外血肿的平均年龄在 6 ～ 10 岁之间，新生儿和幼儿较少发生硬脑膜外血肿。

交通事故，坠落伤和暴力伤害分别占到硬脑膜外血肿的 53%（30% ～ 73%）、30%（7% ～ 52%）和 8%（1% ～ 19%）。婴幼儿和学龄前儿童患者中坠落伤是导致硬脑膜外血肿的主要致伤原因：占 49%（25% ～ 59%），另外交通事故占 34%（25% ～ 41%），学龄儿童中交通事故致伤比例明显增加。

3. 发病机制

硬脑膜外血肿多由脑膜中动脉、板障静脉或静脉窦破裂出血所致。脑膜中动脉出血是硬脑膜外血肿形成的主要原因。手术患者中，硬脑膜外血肿多发生在颞部及颞顶部，右侧的硬脑膜外血肿比左侧略多，双侧硬脑膜外血肿占 2% ～ 5%。

4. 临床病理生理

硬脑膜外血肿的临床表现可因出血速度、血肿部位及年龄的差异而有所不同，但从临床特征看，仍有一定规律及共性，即昏迷—清醒—再昏迷。以幕上急性硬脑膜外血肿为例，概述如下。

（1）**意识障碍**：由于原发性脑创伤程度不一，这类患者的意识变化，有 3 种不同情况：①原发性脑创伤较轻，伤后无原发昏迷，至颅内血肿形成后，始出现进行性颅内压增高及意识障碍，这类患者容易漏诊；②原发性脑创伤略重，伤后曾一度昏迷，随后即完全清醒或有意识好转，但不久又再次陷入昏迷状态，这类患者即所谓典型“中间清醒期”病例，容易诊断；③原发性脑创伤严重，伤后持续昏迷，且有进行性加深表现，颅内血肿的征象常被原发性脑挫裂伤或脑干创伤所掩盖，较易误诊。

（2）**颅内压增高**：患者常有头疼、呕吐加剧、躁动不安的典型颅内压增高变化。严重者可出现库欣综合征，出现血压升高、脉压差增大、体温上升、脉率及呼吸缓慢等代偿性反应，等到衰竭时，则血压下降、脉搏细弱及呼吸抑制。

（3）**神经系统体征**：单纯的硬脑膜外血肿，早期较少出现神经受损体征，仅在血肿形成压迫脑功能区时，才有相应的阳性体征，如果患者伤后立即出现面瘫、偏瘫或失语等症状和体征时，应归咎于原发性脑创伤。当血肿不断增大引起颞叶沟回疝时，患者则不仅有意识障碍加深，生命体征紊乱，同时将相继出现患侧瞳孔散大，对侧肢体偏瘫等典型征象。偶尔因为血肿发展急速，造成早期脑干扭曲、移位并嵌压在对侧小脑幕切迹缘上，则可引起不典型体征；对侧瞳孔散大、对侧偏瘫；同侧瞳孔散大、同侧偏瘫；对侧瞳孔散大、同侧偏瘫。应立即借助辅助检查定位和定性。

5. 预后影响因素

所有年龄组硬脑膜外血肿的病死率（包括手术患者的）将近 10%（7% ～ 15.3%），儿童的病死率为 5%。GCS 评分、年龄、瞳孔变化、颅内损害情况、出现神经系统损害到手术的时间长短等是硬脑膜外血肿患者预后的重要影响因素。

年龄对硬脑膜外血肿预后影响并没有其他颅脑创伤中年龄对预后的影响大。回顾性研究发现对于硬脑膜外血肿手术患者，GCS 评分对预后的影响作用比年龄的影响大。就诊时的 GCS 评分和术前的 GCS 评分是硬脑膜外血肿预后评估的最重要影响因素。

瞳孔异常，包括瞳孔不等大、瞳孔固定和瞳孔散大在硬脑膜外血肿手术患者中占 20% ～ 30%，60% 的昏迷患者伴有瞳孔异常。

在手术清除硬脑膜外血肿患者中 30% ～ 50% 的成年患者伴有其他颅内病变。主要包括脑挫裂伤、脑内血肿、硬脑膜下血肿和弥漫性脑肿胀。儿童患者中其他颅内损害伴发率较成人少。伴有硬脑膜下血肿和（或）脑实质损害的硬脑膜外血肿患者预后差。

（二）临床表现

检索文献，3% ～ 27% 的硬脑膜外血肿患者没有神经系统损害。15% ～ 80% 的患者头痛。17% ～ 74% 的患者呕吐。22% ～ 56% 的患者，就诊时已昏迷或术前突然昏迷。并不是所有患者都有“中间清醒期”，综合文献共计 963 例患者中 456 例有“中间清醒期”占 47%。12% ～ 42% 的患者从伤后到术前一直保持清醒。18% ～ 44% 的患者有异常瞳孔改变。其他的一些表现包括脑局部受损表现，如偏瘫、去脑强直状态、癫痫等。8% 的儿童患者早期可出现癫痫。

（三）辅助检查

对于颅脑外伤患者，CT 扫描是首选辅诊方法，不但能明确诊断，而且能准确反映血肿部位、大小、占位效应、合并脑内损伤的颅骨骨折等，为手术提供可靠的依据。

硬脑膜外血肿绝大多数（85%）都有典型的 CT 表现：在颅骨内板下方有双凸形或梭形边缘清楚的高密度影；有的血肿内可见混杂低密度区，是由于外伤时间太短仍有新鲜出血，并与血块退缩时溢出的血清混合所致；少数血肿可呈半月形或新月形；个别血肿可通过分离的骨折缝隙渗到颅外软组织下；骨窗位常可显示骨折。此外，血肿可见占位效应，中线结构移位，病变侧脑室受压，变形和移位。静脉源形硬脑膜外血肿因静脉压力低，血肿形成晚，CT 扫描时血肿可能溶解，表现为略高密度或低密度区。

（四）诊断与鉴别诊断

1. 诊断

急性硬脑膜外血肿的早期诊断，应在脑疝征象出现之前进行，尽量避免昏迷加深、瞳孔散大之后。故对临床症状体征的观察尤为重要，当创伤患者头痛呕吐加剧、躁动不安、血压升高、脉压差加大和（或）出现新的体征时，即应高度怀疑颅内血肿，及时 CT 扫描。CT 扫描发现骨板下梭形高密度或混杂密度占位性病变，即可诊断硬脑膜外血肿。

2. 鉴别诊断

急性硬脑膜外血肿与急性硬脑膜下血肿进行鉴别，硬脑膜外血肿一般范围小；不跨越颅缝，边缘光滑，呈梭形、双凸形，内缘弧度与脑表面弧度相反，多合并骨折，一般不合并脑挫裂伤，占位效应轻；硬脑膜下血肿一般范围大，常跨越颅缝，边缘波浪状，呈新月带状，内缘弧度与脑表面一致，多合并挫裂伤，一般不合并骨折，占位效应较明显，常位于外力作用点的同侧或对侧。

（五）治疗

1. 手术治疗

（1）手术指征

1）不管患者的 GCS 评分，如果硬脑膜外血肿超过 30ml，需立刻手术清除。

2）血肿 <30mL，而且最大厚度 <15mm，中线移位小于 5mm，GCS 评分 >8 分，没有局灶损害症状的患者（如失语、运动障碍、偏盲等）可以保守治疗，但必须严密观察病情变化，并行 CT 动态观察血肿变化。

3）对于创伤性后颅窝占位病变，如果 CT 扫描有占位效应以及出现与占位效应有关的神经功能异常或恶化的患者，应该进行手术治疗。CT 上确定占位效应主要依据以下几个方面：四脑室的变形、移位或闭塞、基底池受压或消失、梗阻性脑积水。

（2）手术时机：对于有手术指征的患者必须马上行手术清除血肿。

（3）手术方法：硬脑膜外血肿手术方法主要为开颅血肿清除术。开颅血肿清除术可以发现出血部位，消除出血原因，较完整地清除血肿，开颅术中应悬吊硬膜，必要时探查硬脑膜下。根据术中情况和脑肿胀程度，决定是否还纳骨瓣。

2. 保守治疗

保守治疗的患者在伤后 6 ～ 8 小时内应行 CT 复查。颞部硬脑膜外血肿保守治疗效果不理想的可以考虑手术治疗。

二、急性和亚急性硬脑膜下血肿

（一）概论

1. 定义

创伤后由于出血来源的不同又分为复合型硬脑膜下血肿与单纯型硬脑膜下血肿。前者系因脑挫裂伤、脑皮质动静脉出血，血液积聚在硬脑膜与脑皮质之间。病情发展较快，可呈急性或亚急性表现。有时硬脑膜下血肿与脑内血肿相融合，颅内压急剧增高，数小时内即形成脑疝，多呈特急性表现，预后极差；单纯硬脑膜下血肿系桥静脉断裂所致，出血较缓；血液积聚在硬脑膜与蛛网膜之间，病程发展常呈慢性；脑原发伤较轻，预后亦较好。

2. 流行病学

硬脑膜下血肿是颅脑创伤常见的继发损害，发生率约为 5%，占颅内血肿的 40% 左右。急性硬脑膜下血肿发生率最高达 70%，亚急性硬脑膜下血肿约占 5%。

3. 发病机制

硬脑膜下血肿通常伴有不同程度的脑挫裂伤，其形成机制包括由脑挫裂伤出血引起血肿和颅骨骨折累及大血管或静脉窦出血。加速性损伤所致脑挫裂伤，血肿多在同侧；而减速性损伤所引起的对冲性脑挫裂伤出血常在对侧：一侧枕部着力的患者，在对侧额、颞叶前部发生复合型硬脑膜下血肿，甚至同时并发脑内血肿；枕部中线着力易致双侧额极和颞极部血肿；当头颅侧方打击时，伤侧可引起复合型硬脑膜下血肿，即硬脑膜下脑内血肿；头颅侧方碰撞或跌伤时，同侧多为复合性硬脑膜下血肿或硬脑膜外血肿，对侧可致单纯性和（或）复合型硬脑膜下血肿；另外，前额部遭受暴力，不论是打击还是碰撞，血肿往往都在额部，很少发生在枕部，而老年人则常引起单侧或双侧单纯性硬脑膜下血肿。

4. 临床病理生理

急性者大多为复合型硬脑膜下血肿，多伴有脑挫裂伤，进行性颅内压增高更加显著。患者伤后意识障碍较为突出。常表现为持续性昏迷，并有进行性恶化，较少出现中间清醒期，即使意识障碍程度曾一度好转，也为时短暂，随着脑疝形成迅速陷入深昏迷。亚急性者，由于原发性脑挫裂伤较轻，出血速度稍缓，故血肿形成至脑受压的过程略长，使颅内容积代偿力得以发挥，因此可见中间清醒期。伤后早期可因脑挫裂伤累及某些脑功能区，伤后即有相应局灶体征，如偏瘫、失语、癫痫等。若是在观察过程中有新体征出现，系伤后早期所没有的或是原有的阳性体征明显加重等，均应考虑颅内继发血肿的可能。

5. 预后影响因素

GCS 评分、瞳孔变化、年龄、脑损伤范围、术中有无脑膨出、是否需要去骨瓣外减压和术后有无高热等项与患者预后相关。

（二）临床表现

急性和亚急性硬脑膜下血肿大部分患者，就诊时 GCS 评分≤ 8 分。30% ～ 55% 的患者在就诊时或术前有瞳孔异常改变。伴有脑挫裂伤患者伤后即有相应局灶体征。并发脑疝时可出现中枢衰竭的症状。

（三）辅助检查

CT 检查是硬脑膜下血肿首选检查方法。在急性期及亚急性期，CT 主要表现是颅骨内板下出现新月形高或等密度影。伴有脑挫裂伤或脑水肿的硬脑膜下血肿，在 CT 片上可有明显占位效应。

硬脑膜下血肿的 MRI 信号改变，随着血肿不同时期而不同。急性期，T2 加权像上呈低信号强度；而在 T1 加权像血肿的信号与脑实质信号强度相仿。在亚急性期，在 T1 和 T2 加权像上均为高信号影。运用功能 MRI 可以对伴有挫裂伤的硬脑膜下血肿的脑缺血及脑实质损伤进一步诊断。

（四）诊断与鉴别诊断

1. 诊断

患者有明确头部创伤史，有颅内压增高表现，如头痛、呕吐、视盘水肿、意识障碍等，伴有或不伴有神经系统局灶体征，CT 扫描发现颅骨内板下出现新月形高或等密度影，即可诊断硬脑膜下血肿。

2. 鉴别诊断

急性硬脑膜下血肿和亚急性硬脑膜下血肿需与急性硬脑膜外血肿鉴别诊断，详见急性硬脑膜外血肿章节。

（五）治疗

1. 手术治疗

（1）手术指征

1）硬脑膜下血肿厚度 >10mm，或中线移位 >5mm 有意识障碍的患者，都需要手术清除血肿。

2）所有 GCS 评分 <9 分的患者都应行颅内压监测。

3）对于最大厚度 <10mm，中线移位 <5mm 的昏迷的硬脑膜下血肿患者（GCS<9 分），如果受伤时与医院就诊时的 GCS 评分下降 2 分以上，也应手术治疗。

（2）手术时机

有手术指征的患者都应尽快手术治疗。

（3）手术方法

硬脑膜下血肿清除有多种方法，常用方法如下：①钻孔冲洗引流术；②开颅血肿清除术去骨瓣减压术；③颞肌下减压术；④大骨瓣减压术，硬膜成形。

手术方法的选择受到术者的经验、习惯及当地设备条件的影响。有些创伤中心对硬脑膜下血肿全部去骨瓣减压。大多数报道认为，应根据临床表现、影像资料、手术入路而制订相应的手术方法。

1）钻孔冲洗引流术：多用于急诊脑疝患者，患者基础状态较差，不能承受开颅手术，或患者病情危重，时间不允许行开颅手术。根据 CT 显示血肿所在部位，行钻孔引流，或按致伤机制及着力点，结合患者临床表现做出定位，然后按序钻孔。小儿急性硬脑膜下血肿囟门未闭者可经前囟侧角穿刺反复抽吸逐渐排出，若属固态血肿则需钻孔引流或开颅清除血肿。目前对于急性期硬膜下血肿，已经很少用该术式。

2）骨窗或骨瓣开颅术：适用于血肿定位明确的患者；经钻孔探查发现血肿呈凝块状，难以冲洗排出者；于钻孔冲洗引流过程中有鲜血不断流出者；或清除血肿后，脑组织迅速膨起，颅内压力又复升高者。

3）颞肌下减压术：急性硬脑膜下血肿伴有严重脑挫裂伤脑水肿或并发脑肿胀时，虽经彻底清除血肿及糜烂挫裂的脑组织之后，颅内压仍不能有效缓解、脑组织依然膨隆时，则需行颞肌下减压或去骨瓣减压，必要时尚需将受累的额极和颞极切除，作为内减压措施。一般多行单侧减压，如有必要亦可行双侧颞肌下减压。

4）大骨瓣开颅血肿清除 + 去骨减压术：是目前临床治疗急性硬脑膜下血肿最堂用的方法。大骨瓣减压的适应证为：急性或特急性颅内血肿，伴有严重脑挫裂伤和（或）脑水肿，术前已形成脑疝，清除血肿后颅内高压缓解不够满意，又无其他残留血肿时；弥散性脑损伤，严重脑水肿，脑疝形成，但无局限性大血肿可予排除时；术前双散大、去脑强直，经手术清除血肿后颅内压一度好转，但不久又有升高趋势者。20 年来，国内外学者多主张采用大骨瓣开颅术来治疗单侧急性幕上颅内血肿和脑挫裂伤。因为这种外伤大骨瓣开颅术能达到下列手术要求：①清除额颞顶硬脑膜外、硬脑膜下以及脑内血肿；②清除额叶、颞前以及眶回等挫裂伤区坏死脑组织；③控制矢状窦桥静脉、横窦及岩窦撕裂出血；④控制颅前窝、颅中窝颅底出血；⑤修补撕裂硬脑膜，防止脑脊液漏等。经临床对比也证明外伤大骨瓣开颅术【12cm×（12 ～ 15）cm】比经典骨瓣【（6 ～ 8）cm×（8 ～ 10）cm】疗效好。而且经改良后可用于双侧硬脑膜下血肿脑挫裂伤患者。临床证明创伤大骨瓣开颅术能清除约为 95% 单侧幕上颅内血肿，另外 5% 幕上顶后叶、枕叶和颅后窝血肿则需行其他相应部位骨瓣开颅术。

2. 保守治疗

急性、亚急性硬脑膜下血肿厚度 <10mm，中线移位 <5mm，并且在 ICP 监测下，如果伤后神经体征一直稳定，瞳孔没有异常，没有颅高压（ICP<20mmHg），可以暂时保守治疗。由于硬脑膜下血肿常伴有脑实质内损伤，因此对于多发病变的患者，手术治疗指征可以放宽。

三、慢性硬脑膜下血肿

（一）概论

1. 定义

慢性硬脑膜下血肿指创伤后 3 周以上开始出现症状，位于硬脑膜与蛛网膜之间，具有包膜的血肿。

2. 流行病学

慢性硬脑膜下血肿多见于小儿及老年人，占颅内血肿的 10% 左右，占硬脑膜下血肿的 25%，其中双侧血肿发生率高达 14%。本病头伤轻微，起病隐秘，临床表现无明显特征，易误诊。从受伤到发病的时间，一般在 1 个月，文献报道有长达 34 年之久者。

3. 发病机制

慢性硬脑膜下血肿的患者绝大多数都有轻微头部创伤史，尤以老年人额前或枕后着力时，脑组织在颅腔内的移动度较大，最易撕破自大脑表面汇入上矢状窦的桥静脉，其次静脉窦、蛛网膜颗粒或硬膜脑膜下积液受损出血。近年来，临床观察发现慢性硬脑膜下血肿患者在早期头部受伤时，CT 常出现少量蛛网膜下腔出血。这可能与慢性硬脑膜下血肿发生有关。非损伤性慢性硬脑膜下血肿十分少见，可能与动脉瘤、血管畸形或其他脑血管病有关。

对慢性硬脑膜下血肿扩大的原因，过去有许多假说，如血肿腔内高渗透压机制，现已被否定。目前多数研究证明，血肿不断扩大与患者脑萎缩、颅内压降低、静脉张力增高及凝血机制障碍等因素有关。据电镜观察，血肿内侧膜为胶原纤维，没有血管。外侧膜含有大量毛细血管网，其内皮细胞间的裂隙较大，基膜结构不清，具有异常的通透性，在内皮细胞间隙处，尚可见到红细胞碎片、血红蛋白和血小板，说明有漏血现象。学者研究发现，血肿外膜中除红细胞外，尚有大量嗜酸性粒细胞浸润，并在细胞分裂时有脱颗粒现象，这些颗粒基质内含有纤溶酶原，具有激活纤溶酶而能促进纤维蛋白溶解，抑制血小板凝集，故而诱发慢性出血。

小儿慢性硬脑膜下血肿双侧居多，常因产伤引起，产后颅内损伤者较少。一般 6 个月以内的小儿发生率最高，此后则逐渐减少，不过创伤并非唯一的原因，有学者观察到营养不良、坏血症、颅内外炎症及有出血性素质的儿童，甚至严重脱水的婴幼儿，亦可发生本病。出血来源多为大脑表面汇入矢状窦的桥静脉破裂所致，非创伤性硬脑膜下血肿，则可能是由全身性疾病或颅内炎症所致硬脑膜血管通透性变所致。

4. 临床病理生理

慢性硬脑膜下血肿的致病机制主要在于占位效应引起颅内高压、局部脑受压、脑循环受阻、脑萎缩及变性。有文献报道癫痫发生率高达 40%。该类为期较久的血肿，其包膜可因血管栓塞，坏死及结缔组织变性而发生钙化，以致长期压迫脑组织，促发癫痫加重神经功能缺失。甚至有因再次出血内膜破裂，形成皮质下血肿的报道。

5. 预后影响因素

慢性硬脑膜下血肿术后血肿复发是影响患者预后的主要因素，据文献报道术后血肿复发率为 3.7% ～ 38%。常见的复发原因有老年患者脑萎缩，术后脑膨起困难；血肿包膜坚厚，硬脑膜下腔不能闭合；血肿腔内有血凝块未能彻底清除；新鲜出血而致血肿复发。因此，需注意防范，术后宜采用头低位、卧向患侧，多饮水，不用脱水剂，必要时适当补充低渗液体；对包膜坚厚或有钙化者应施行开颅术予以切除；血肿腔内有固态凝血块时，或有新鲜出血时，应采用骨瓣或窗开颅，彻底清除。术后引流管高位排气，低位排液，均外接闭式引流瓶（袋），术后残腔积液、积气的吸收和脑组织膨起需时 10 ～ 20 天，故应做动态的 CT 观察，如果临床症状明显好转，即使硬脑膜下仍有积液，亦不必急于再次手术。

（二）临床表现

主要表现为慢性颅内压增高，神经功能障碍及精神症状，多数患者有头疼、乏力、智能下降，轻偏瘫及眼底水肿，偶有癫痫或卒中样发作。老年人则以痴呆、精神异常和锥体束体征阳性为多，易与颅内肿瘤或正常颅压脑积水相混淆；小儿常有嗜睡、头颅增大、顶骨膨隆、囟门凸出、抽搐、痉挛及视网膜出血等特点，酷似脑积水。

国外有学者将慢性硬脑膜下血肿的临床表现分为 4 级：Ⅰ级，意识清楚，轻微头疼，有轻度神经功能缺失或无；Ⅱ级，定向力差或意识模糊，有轻偏瘫等神经功能缺失；Ⅲ级，木僵，对痛刺激适当反应，有偏瘫等严重神经功能障碍；Ⅳ级，昏迷，对痛刺激无反应，去大脑强直或去皮质状态。

（三）辅助检查

CT 的临床应用有助于慢性硬脑膜下血肿的早期发现和双侧慢性硬脑膜下血肿的诊断，慢性硬脑膜下血肿的 CT 表现较复杂，随出血时间长短，CT 扫描可见高、低、等密度影像。一般从新月形血肿演变到双凸形血肿，需 3 ～ 8 周，血肿的期龄平均在 3.7 周时呈高密度，6.3 周时呈等密度，至 8.2 周时则为低密度。CT 扫描还可见脑室受压占位效应，并有中线移位等间接征象；个别显影欠清晰，等密度慢性硬脑膜下血肿 CT 平扫因血肿密度与脑质相同，不能直接显示血肿本身征象，只能显示一些由血肿占位所产生的间接征象，常见的间接征象为同侧脑室受压移位，中线结构移位越过中线，病变区脑沟消失及脑沟、脑回内移聚拢，脑灰白质界面内移，CT 增强扫描显示血肿包膜弧形强化。

双侧慢性等密度慢性硬脑膜下血肿 CT 诊断比较困难，可行 MRI 检查。T1 加权像和 T2 加权像，血肿均为高信号。

（四）诊断与鉴别诊断

1. 诊断

由于这类患者的头部创伤往往轻微，出血缓慢，加以老年人颅腔容积的代偿间隙较大，故常有短至数周、长至数月的中间缓解期，可以没有明显症状。当血肿增大引起脑压迫及颅内压升高症状时，患者早已忘记头部创伤的历史或因已有精神症状，痴呆或理解能力下降，不能提供可靠的病史，所以容易误诊。因此，在临床上怀疑此症时，应尽早施行辅助检查，明确诊断。临床都采用 CT 扫描，但对某些无占位效应或双侧等密度慢性硬脑膜下血肿的患者，MRI 更具优势。

2. 鉴别诊断

慢性硬脑膜下积液，又称硬脑膜下水瘤，多数与创伤有关，与慢性硬脑膜下血肿极为相似，甚至有学者认为硬脑膜下水瘤就是引起慢性血肿的原因。鉴别主要靠 CT 或 MRI，否则术前难以区别。

大脑半球占位病变，除血肿外其他尚有脑肿瘤、脑脓肿及肉芽肿等占位病变，均易与慢性硬脑膜下血肿发生混淆。区别主要在于无头部创伤史及较为明显的局限性神经功能缺损体征。确诊亦须借用于 CT、MRI 或脑血管造影。

正常颅压脑积水与脑萎缩，病变彼此雷同又与慢性硬脑膜下血肿相似，均有智能下降和 / 或精神障碍。不过上述两种病变均无颅内压增高表现，且影像学检查都有脑室扩大、脑池加宽及脑实质萎缩为其特征。

（五）治疗

1. 手术治疗

（1）手术指征对慢性硬脑膜下血肿的治疗意见已基本一致，一旦出现颅内压增高症状，即应施行手术治疗。

（2）手术时机对于有手术指征的患者都应尽快手术治疗。

（3）手术方法慢性硬脑膜下血肿的治疗首选的方法是钻孔引流，疗效满意，如无其他并发症，预后多较良好。

1）钻孔冲洗引流术：根据血肿的部位和大小选择前后两孔（一高一低）。也有临床研究证明单孔钻孔冲洗引流术与双孔钻孔冲洗引流术的疗效基本相同，故不少临床医生采用单孔钻孔冲洗引流术。单孔引流仍可以放入双根引流管进行冲洗，故目前双孔引流逐渐减少。

2）前囟侧角硬脑膜下穿刺术：小儿慢性硬脑膜下血肿，前囟未闭者，可经前囟行硬脑膜下穿刺抽吸积血。

3）骨瓣开颅慢性硬脑膜下血肿清除术：适用于包膜较肥厚或已有钙化的慢性硬脑膜下血肿。掀开骨瓣后，可见青紫增厚的硬脑膜。先切开一孔，缓缓排出积血。待颅内压稍降后瓣状切开硬膜及紧贴其下的血肿外膜，一并翻开可以减少渗血。血肿内膜与蛛网膜多无附着，易于分离，应予以切除，但不能用力牵拉，以免撕破内外膜交界缘，该处容易出血，可在近缘 0.5cm 处剪断，血肿腔置管引流 3 ～ 5 天。对双侧血肿应考虑分期分侧手术。

2. 保守治疗

随着老龄化社会的发展，大量心脑血管病患者长期服用阿司匹林或者支架植入后服用华法林预防血栓形成，抗血小板和抗凝药物的广泛使用使慢性硬脑膜下血肿的发生率呈现上升趋势。对于全身状况差、凝血功能异常、颅高压、神经损害症状不明显的患者可采取保守治疗。对于高龄患者，术前一定要全面评估手术给患者带来的利弊再行决定。对于低龄患者，出血量较少的患者有自行吸收的可能。目前关于口服药物治疗慢性硬脑膜下血肿的研究很多，口服阿托伐他汀治疗的疗效较好，临床证据较充分。

四、急性和亚急性脑内血肿

（一）概论

1. 定义

脑内血肿是指脑实质内的血肿，可发生在脑组织的任何部位，创伤性脑内血肿绝大多数均属急性，少数为亚急性。迟发性颅内血肿（DTICH）是指首次 CT 扫描未见，复查时发现了的血肿。DTICH 在中重型颅脑创伤中的发生率为 3.3% ～ 7.4%。

2. 流行病学

在闭合性颅脑创伤中，脑内血肿发生率为 0.5% ～ 1.0%，占颅内血肿的 5% 左右；好发于额叶及颞叶前端，占全数的 80%，其次是顶叶和枕叶约占 10%，其余则分别位于脑深部、脑基底节、脑干及小脑内等处。

3. 发病机制

位于额、颞前部和底部等浅层的脑内血肿，往往与脑挫裂伤及硬脑膜下血肿相伴发，多因直接冲击伤、对冲伤或凹陷性骨折使皮质组织及血管受外力破裂形成。深部血肿，多于脑白质内，系由脑受力变形或剪力作用致使深部血管撕裂出血所致。

4. 临床病理生理

脑内血肿形成的初期仅为血凝块，浅部者周围常与挫碎的脑组织相混杂；深部者周围亦有受压坏死、水肿的组织环绕。4 ～ 5 天之后血肿开始液化，变为棕褐色陈旧血液，周围有胶质细胞增生，此时，手术切除血肿可见周界清楚，几乎不出血，较为容易。至 2 ～ 3 周时，血肿表面有包膜形成，并逐渐成为囊性病变，相邻脑组织可见含铁血黄素沉着，局部脑回变平、加宽、变软，有波动感。

脑内血肿多伴有脑挫裂伤，进行性颅内压增高显著。患者伤后意识障碍明显，常表现为持续性昏迷，并有进行性恶化，较少出现"中间清醒期"。额颞部脑内血肿易发生脑疝而致意识障碍突然加重。部分伤后意识障碍较轻患者如意识状态逐步变化，应考虑迟发血肿的可能。如病变累及某些脑功能区，伤后即有相应局灶体征。

5. 预后影响因素

影响脑内血肿预后的相关因素包括年龄、就诊时或复苏后的 GCS 评分、有无颅骨骨折、光反应或脑干反射、呼吸频率、ICP、基底池状态或脑室形态。还有一些与预后相关因素，包括病变位置、脑内血肿量、复查 CT 时的 GCS 评分、GCS 最低值、病灶周围水肿的严重程度、手术时间、术前是否已有神经损害症状出现，以及急性脑肿胀或是否伴有硬脑膜下血肿等。

对冲伤等复杂受力导致的颅内多发血肿病情多较严重。单侧手术后，临近部位及对侧病变因失去"填塞效应"而呈进展性扩大，处理起来较为棘手。颅内占优势的病灶直接影响到创伤后多发性颅内病灶患者的预后，因此，临床处理这类患者及判断预后时，应重点考虑颅内占优势的血肿或病灶的类型。

（二）临床表现

脑内血肿的临床表现，依血肿的部位而定，位于额、颞前端及底部的血肿与对冲性脑挫裂伤、硬脑膜下血肿相似。除颅内压增高外，多无明显定位症状或体征。若血肿累及重要功能区，则可出现偏瘫、失语、偏盲、偏身感觉障碍及局灶性癫痫等征象。因对冲性脑挫裂伤所致脑内血肿患者，伤后意识障碍多较持久，且有进行性加重，多无中间意识好转期，病情转变较快，容易引起脑疝。因冲击伤或凹陷骨折所引起的局部血肿，病情发展较缓者，除表现局部脑功能损害症状外，常有头疼、呕吐、眼底水肿等颅内压增高的征象，尤其是老年患者因血管脆性增加，较易发生脑内血肿。

（三）辅助检查

CT 是颅脑创伤最常用的检查手段，急性、亚急性脑内血肿 CT 表现为脑内类圆形、不规则形高密度影，边界较清，周围有环形低密度影围绕，有一定占位效应，破入脑室系统，可见脑室内高密度影。伴有脑挫裂伤患者可见脑内点片状高密度影。

（四）诊断

急性及亚急性脑内血肿与脑挫裂伤硬脑膜下血肿相似，患者于颅脑创伤后，随即出现进行性颅内压增高及脑受压征象时，即应进行 CT 扫描，以明确诊断。急性期 90% 以上的脑内血肿均可在 CT 平扫上显示高密度团块，周围有低密度水肿带，但 2 ～ 4 周时血肿变为等密度，至 4 周以上时则呈低密度。此外，迟发性脑内血肿是迟发性血肿较多见者，应提高警惕，必要时应做 CT 复查。

（五）治疗

1. 手术治疗

（1）手术指征

1）脑内血肿的患者如果有进行性的神经功能损害，药物控制高颅压无效，CT 可见明显占位效应，应行手术治疗。

2）在颅内压监护下，如果药物治疗后 ICP ≥ 25mmHg，CPP ≤ 65mmHg，应手术治疗。

（2）手术时机

有手术指征的患者应尽快开颅手术治疗。

（3）手术方法

对急性脑内血肿的治疗与急性硬脑膜下血肿相同，均属脑挫裂伤复合血肿，两者还时常相伴发。手术方法多采用骨窗或骨瓣开颅术，在清除硬脑膜下血肿及挫碎糜烂脑组织后，应随即探查额、颞叶脑内血肿，予以清除。如遇有清除血肿后颅内压缓解不明显，或仍有其他可疑之处，如脑表面挫伤、脑回膨隆变宽，扪之有波动时，应行穿刺。对疑有脑室穿破者，尚应行脑室穿刺引流，必要时需采用术中脑超声波探测，以排除脑深部血肿。病情发展较急的患者预后较差，病死率高达 50% 左右。对单纯性脑内血肿，发展较缓的亚急性患者；则应视颅内压增高的情况而定，如为进行性加重，有形成脑疝之趋势者，仍以手术治疗为宜。有少部分脑内血肿虽属急性，但脑挫裂伤不重，血肿较小不足 20mL，临床症状轻，神志清楚，病情稳定，或颅内压测定不超过 25mmHg 者，亦可采用非手术治疗。对少数慢性脑内血肿，已有囊变者，颅内压正常，则无须特殊处理，除非有难治性癫痫外，一般不考虑手术治疗。

2. 保守治疗

患者有脑实质损伤但无神经损害表现，药物控制高颅压有效，或 CT 未显示明显占位的病人可严密观察病情变化。

第三节 原发脑组织损伤

一、脑震荡

脑震荡是原发性脑损伤中最轻的一种，表现为受伤后出现一过性的脑功能障碍，经过短暂的时间后可自行恢复，其通常的特点是外伤后短暂的意识障碍，常表现为近事遗忘，无其他神经功能障碍，无肉眼可见的神经病理改变，显微镜下可见神经组织结构紊乱。幼儿的脑震荡发生率最高。运动和自行车事故是多数 5 ～ 14 岁脑震荡病例的原因，而摔倒和交通事故则是成年人脑震荡的最常见原因。脑震荡性遗忘症的程度大致与意识丧失的持续时间和头部损伤的严重程度相关。患者既可有顺行性遗忘症（记不住新信息），也可有逆行性遗忘症，后者包括遗忘受伤前的情况，或在少见病例中，遗忘以前数天或更长时间的情况。在一些例外病例中，非常轻的头部打击可引起持续数小时的记忆障碍。顺行性记忆缺失的持续时间一般短于逆行性记忆缺失的持续时间，两种情况都可在数小时后改善。脑震荡不引起自体信息的丢失，如患者的姓名和出生日期。这种类型的记忆丧失是癔症或诈病的一种症状。有脑震荡相关性遗忘症的患者没有虚构现象，临床很多情况类似于一过性完全性遗忘。

（一）机制及病理

脑震荡在临床脑损伤中最常见，但其机制知直是个谜。它常在头部遭受轻度暴力的打击后产生，但并无可见的器质性损害，在大体解剖和病理组织学上均未发现病变，所表现的一过性脑功能抑制，可能与暴力所引起的脑细胞分子紊乱、神经传导阻滞、脑血流循环调节障碍、中间神经元受损、中线脑室内脑脊液冲击波及脑干网状结构受损影响上行性传导系统的功能等因素有关。在 20 世纪，为了解释脑震荡的病理生理学基础，产生了数个有价值的学说，这些学说都从某个特定的角度对其进行了探讨，并且在某些方面给出了解释，但单个学说均不足以解释，仍缺乏定论。

1. 血管源性学说

此学说认为脑震荡时，颅骨遭暴力打击后的变形促使颅内压升高，将血液逼出毛细血管，同时合并血管功能的改变，造成的短暂脑缺血是脑震荡的主要病理生理基础，但这却很难解释即刻发生的意识障碍问题。

2. 惊厥学说

惊厥学说由 Walker 等在 1944 年提出，他认为脑震荡外力刺激皮质形成类似癫痫样的放电，并向下传播，而产生一系列的症状。脑震荡的神经电生理学特征具有类似癫痫样的表现，皮质电活动最初呈自发的高兴奋表现，继之以较长时间的抑制期，此段时间传入刺激不能引起皮质的相应反应。脑震荡和癫痫大发作的症状及体征又极其相似，并有足够的证据显示，脑震荡后神经元能量代谢提高，存在弥漫性的神经兴奋。

3. 网状上行激动系统学说

该学说起源于20世纪40年代，一度占据主导地位。它认为头部遭受的外力打击暂时抑制了脑干网状结构中上行激动系统的上行激动通路，使网状结构的电活动暂时遭到破坏，从而导致即时的意识丧失。但是该学说缺乏有力的神经病理证据来证明损害在网状结构。此外，它缺乏有力的电生理学证据，且脑震荡后即刻发现的皮质脑电图与之不符合。此外，它也无法解释在实验动物和某些临床病例中脑震荡后即刻发生的癫痫样运动和外伤后的近事遗忘。

4. 向心学说

该学说在20世纪70年代由Ommaya等提出，认为突发的旋转力会在脑局部产生瞬间的剪切力，从而对中线结构产生影响，影响程度依作用强度而不同，轻者的神经损伤只是可逆的功能性改变，重者则是不可逆的器质性改变。该学说认为，脑震荡和重型闭合性脑损伤的机制是相同的，区别只在于损伤程度的不同。但是根据Ommaya等的模型，只有重型脑损伤所致的损害才能波及中脑的上行激动系统，影响其功能而导致意识丧失，轻型脑损伤只影响皮质下的白质纤维，不会向深处传播。这就使得向心学说难以解释脑震荡的短暂意识障碍及其他各种症状。

5. 脑桥胆碱能学说

在动物实验和临床研究中，不论是轻型还是重型脑损伤，都发现脑脊液中乙酰胆碱的升高。此学说认为，乙酰胆碱激活了脑桥被盖部胆碱能的抑制系统而导致意识丧失。根据胆碱能学说的观点，脑震荡时只在脑桥被盖部存在高代谢，脑的其余部位因受到抑制都应是低代谢的状态。但新近的研究却发现，脑震荡后短期内不仅脑桥被盖部，更广泛的区域包括皮质、海马，都有高代谢反应的证据。

（二）临床表现

脑震荡患者需有明确的头部外伤史，伤后即刻发生意识障碍，程度一般不严重，可表现为昏迷或一过性神志恍惚，持续时间一般不超过0.5小时。头部损伤后的瞬间感觉头晕眼花，但无短暂意识丧失，这种临床状态的后果不确定，但一般认为是最轻型的脑震荡。可能同时血压下降、心率减慢、面色苍白、出冷汗、呼吸暂停继而浅弱和四肢松软等现象。这是暴力传导致使大脑、脑干和颈髓功能抑制，引起血管神经中枢和自主神经调节紊乱。大部分患者中枢神经功能迅速自下而上由颈髓向大脑皮质恢复，多在0.5小时内恢复正常。

有的患者清醒后对受伤发生的时间、地点和伤前不久的情况等不能记忆，出现近事遗忘或称逆行性遗忘，但对往事能够记述，出现记忆中枢海马回功能受损的表现。几乎所有的脑震荡患者都有不同程度的头痛、恶心、呕吐、头晕、乏力、耳鸣、畏光、失眠、心悸、烦躁、注意力和记忆力减退等症状，临床症状的严重程度与脑震荡的严重性有关，有时可合并呕吐。还可表现为一定程度的精神状态改变，如出现情绪不稳定，易激惹、欣快等，也有部分患者可表现为忧郁、淡漠。一般在数日至数月恢复若上述症状持续 3 ～ 6 个月仍无明显好转，除考虑是否有精神因素外，还需除外继发损伤。

此外，患者脑震荡后经常会出现一组中枢神经功能障碍综合征。由于其表现与其他颅脑损伤后的症状相似，所以通常笼统地称为“脑外伤后综合征”或“脑震荡后综合征（PCS）”。PCS 症状缺少特异性，主要表现为持久的躯体、认知和行为症状，典型症状包括头痛、记忆力和注意力下降、眩晕、焦虑、失眠、抑郁、易激惹、易疲乏及对声光敏感。脑外伤后癫痫（外伤性癫痫）作为一种独立病症，不归类于 PCS。同脑震荡本身一样，仍不明确 PCS 是属于器质源性还是属于精神源性。目前，PCS 的症状也主要靠患者主诉，还没有可诊查的客观征象，特别是其临床表现经常受精神因素影响，有些脑震荡者可完全没有后遗症，有精神问题或心理压力的伤者多有 PCS，症状明显且严重。

（三）诊断

脑震荡的诊断主要依据患者头部受伤史及临床症状，特别是出现短暂的意识障碍和近事遗忘，且患者的临床症状很快消失，昏迷时间不超过 30 分钟，无生命体征变化，神经系统查体多无阳性表现。腰穿颅内压在正常范围，少数可偏高或偏低，脑脊液化验正常。头颅 X 线片无明显骨折；头颅 CT 检查多无阳性发现；脑电图仅见低至高波幅快波；脑干诱发电位可有潜伏期延长；单光子发射断层扫描（SPECT）可见局部脑血流减少，呈放射性稀疏改变。在鉴别诊断上主要与轻度脑挫裂伤相区分，两者在临床表现上相似，必须通过各种辅助检查来明确诊断。

（四）治疗

脑震荡患者一般无须特殊治疗，伤后密切观察，避免一旦发生颅内血肿，不能及时诊断和治疗。伤后早期卧床休息，静养 1 ～ 2 周，可给予安神、镇静、镇痛等治疗，服用神经营养药物，自觉症状明显者可早期行高压氧治疗。减少外界刺激，注意脑力休息，少思考问题，不阅读长篇读物，避免长时间看电视，同时劝解患者消除对脑震荡的惧怕心理，多数患者在 2 周内痊愈，预后良好。对于头痛、头晕、失眠较严重的患者，可适当选用不良反应较少的镇痛、镇静药和神经功能改善药如谷维素、吡拉西坦，以及钙拮抗药如尼莫地平等对症治疗，避免使用吗啡类药物以免影响病情的观察。

二、脑挫裂伤

脑挫裂伤是脑挫伤和脑裂伤的总称，多呈点片状出血。脑挫伤指脑组织遭受破坏较轻，软脑膜尚完整者；脑裂伤指软脑膜、血管和脑组织同时有破裂，伴有外伤性蛛网膜下腔出血。脑挫裂伤的程度与致伤力的大小有关，加速性损伤时，受力处颅骨变形或发生颅骨骨折，可造成受力部位及其邻近部位脑组织的挫裂伤，通常为局灶性。减速性损伤时，脑挫裂伤常发生于远离冲击点的对冲部位，且造成广泛性的脑挫裂伤。

（一）临床表现

1. 意识障碍：是脑挫裂伤最突出的临床表现之一，其严重程度是衡量伤情轻重的指标。轻者伤后立即昏迷，时间可为数十分钟或数小时；重者可持续数日、数周或更长时间，有的甚至长期昏迷。一般以昏迷时间超过 30 分钟为判定脑挫裂伤的参考时限。如果患者昏迷后清醒或好转后再次昏迷，应考虑继发脑损害的存在，如颅内出血、脑水肿和弥漫性脑肿胀。由于 CT 检查的应用，发现部分没有原发昏迷的患者 CT 扫描时也可见脑挫裂伤征象，临床上应予以足够重视。

2. 头痛、恶心、呕吐等症状：脑挫裂伤患者由于同时伴有不同程度的脑水肿和外伤性蛛网膜下腔出血，清醒后多有头痛、头晕、恶心、呕吐，以及记忆力减退和定向力障碍，严重者可出现智力减退。伤后早期出现恶心呕吐可能由于头部受伤时第四脑室底部呕吐中枢受脑脊液的冲击、蛛网膜下腔出血对脑膜的刺激或对前庭系统的刺激等所致，若脑挫裂伤急性期已过，仍持续剧烈头痛、频繁呕吐，或者一度好转后又加重，需警惕继发颅内出血的可能。对于昏迷患者需应注意呕吐物误吸后窒息的危险。

3. 生命体征变化：早期多表现为血压下降、脉搏呼吸浅快，这主要为脑干功能抑制所致，常于伤后不久逐渐恢复。若出现持续性低血压，需注意有无复合伤存在。如果生命体征短时间内即恢复正常并出现血压进行性升高，脉搏洪大有力，心率变慢，呼吸深缓，则需考虑发生颅内血肿及脑水肿、脑肿胀等继发性损伤。脑挫裂伤患者常有低热，若损伤波及下丘脑则会出现中枢性高热。

4. 脑膜刺激征：因蛛网膜下腔出血引起，表现为畏光，颈强直，克氏征阳性，多在 1 周后消失，若持久不见好转，应注意排除颈椎损伤或继发颅内感染。

（二）诊断

脑挫裂伤患者检查时应详细询问头部受伤经过，特别应注意分析受伤机制和严重程度。根据有明确颅脑外伤史，伤后原发昏迷超过 30 分钟，有神经系统定位体征，脑膜刺激征阳性，结合 CT 扫描等辅助检查，即可确立脑挫裂伤的诊断。临床上需与颅内血肿相鉴别，颅内血肿一般表现为继发昏迷，与脑挫裂伤原发昏迷之间可有一个中间好转或清醒期，并且颅高压症状明显，明确的诊断有赖于辅助检查。

头颅 CT 和 MRI 扫描 CT 扫描能确定脑组织损伤部位及性质，脑挫裂伤多表现为低密度和高、低密度混杂影像，挫裂伤区呈点片状高密度区，数小时后病灶周围出现低密度水肿带，同时可见侧脑室受压变形，严重者出现中线移位。CT 扫描对脑震荡和脑挫裂伤有明确的鉴别诊断意义，并能清楚显示挫裂伤的部位、程度及继发损害，如颅内出血、水肿，同时通过观察脑室、脑池的大小和形态及移位情况间接估计颅内压的高低，因此是首选的重要检查。但需要强调的是，CT只反映CT检查当时的颅内情况，CT不能预测颅内血肿和严重脑肿胀的发生和发展。其中创伤性迟发性颅内血肿的首次CT特征为侧裂池有较明显的积血；侧裂池周围的额颞叶有较明显的挫裂伤，其皮质下有较大范围的点状出血。MRI扫描较少用于急性颅脑损伤诊断，但对诊断脑挫裂伤的敏感性明显优于CT，主要表现为脑挫裂伤灶内的长T1、长T2水肿信号及不同时期的出血信号。

（三）治疗

治疗脑挫裂伤以非手术治疗为主，其治疗原则是减少脑损伤后的病理生理反应，维持机体内外环境的生理平衡，促进脑组织功能康复，预防各种并发症的发生，严密观察有无继发性颅内血肿发生。若出现颅内继发性血肿、难以遏制的脑水肿、颅内高压时需考虑手术治疗。

对于轻型脑挫裂伤患者的非手术治疗可参照脑震荡的治疗，密切观察病情变化，针对脑水肿对症治疗，及时复查CT扫描。对于中重型脑挫裂伤患者则应加强专科监护，注意保持气道通畅，持续给氧，对有呼吸困难者应及时行气管插管呼吸机辅助呼吸。维持水电解质平衡，防止高血糖以免加重脑缺血、缺氧损害及酸中毒。如果患者3～4d不能进食时，宜留置胃管，鼻饲流食或应用肠内营养以补充热量和营养。对于休克患者在积极抗休克治疗同时，应详细检查有无骨折、胸腹腔有无脏器伤和内出血，避免延误复合伤治疗。

伤后6小时当除外了颅内血肿，无血压过低及其他禁忌证，应根据具体情况使用脱水治疗。其中20%甘露醇为临床上最常用的渗透性脱水药，它除了有确切的降低颅内压的作用外，尚可降低血细胞比容、降低血液黏滞度、增加脑血流量和增加脑氧携带能力。目前主张小剂量甘露醇，每次125mL，6～8小时1次，10～15分钟快速静脉滴注。值得注意的是甘露醇可进入血-脑屏障破坏区可加重局部脑水肿，因此无明显脑水肿和颅高压表现的患者不应使用甘露醇。大剂量、长期使用甘露醇使血浆渗透压超过320mol/L时可引起电解质紊乱、肾衰竭，酸中毒等，如同时应用其他肾毒性药物或有败血症存在时更容易发生肾衰竭。当出现弥漫性脑肿胀时，则可以给予巴比妥疗法，同时行短暂过度换气及强力脱水，冬眠降温和降压有助于减少脑血流量减轻血管源性水肿。

患者的躁动、抽搐、去脑强直和癫痫发作常加重脑缺氧，促进脑水肿，应及早查明原因给予有效的抗癫痫和镇静治疗，可给予苯巴比妥0.1～0.2g肌内注射，避免使用有呼吸抑制作用的药物。对于颅脑损伤患者是否需要给予预防性抗癫痫药的问题一直存在着争议。不少学者认为伤后给予抗癫痫药能有效地预防癫痫灶的形成和癫痫的发生，而一些前瞻性的临床研究却认为预防性抗癫痫药无效。但有学者提出，预防性抗癫痫药的效果不是单单取决于是否给药，而是取决于药物在血液中的浓度，只要达到药物有效的治疗浓度，就能起到预防的作用。

急性期治疗中应注意保护脑功能，可以酌情使用神经功能恢复药物，待病情平稳后尽早开始各种脑功能锻炼，包括听力、语言、肢体功能的康复治疗。对于不伴有气胸、休克和感染等患者，可采用高压氧治疗。高压氧可降低脑外伤后因合并低氧血症、低血压、贫血等导致的继发缺血缺氧性脑损伤的可能，早期适时使用高压氧疗法有助于可逆性脑损伤的好转。在脑挫裂伤治疗中也要注意发生弥散性血管内凝血的可能，注意观测血流动力学变化。

原发性脑挫裂伤一般不需要手术治疗，但对于下列两种情况应考虑急诊手术治疗：①继发脑内血肿 30mL 以上，CT 示有占位效应，非手术治疗欠佳或颅内压超过 30mmHg；②严重脑挫裂伤，脑组织挫碎坏死伴脑水肿导致进行性颅内压增高，降颅压治疗无效，颅内压达到 40mmHg，应尽早行开颅手术，手术目的是清除颅内血肿和挫碎坏死的脑组织，充分内外减压。碎化脑组织的特征是组织颜色呈暗灰色，吸除时无出血，质地松脆，易于吸除。值得注意的是靠近或位于重要功能区的碎化脑组织的吸除需十分谨慎，少量的碎化脑组织可以不用处理。脑挫裂伤后期并发脑积水时，宜先行脑室引流待查明积水原因后再给予相应处理。

三、原发性脑干损伤

原发性脑干损伤（PBSI）是指伤后立即出现脑干症状，可分为脑干震荡、脑干挫伤及出血等。单纯的原发性脑干损伤较少见，一般多伴有严重的脑挫裂伤。原发性脑干损伤是重型颅脑损伤的一种特殊类型，占颅脑外伤的 1.9% ～ 3.0%，但其致残率及致死率高达 70.0%。其病理改变主要表现为弥漫性脑干轴索损伤和脑干挫伤伴小灶性出血。其中脑损伤后立即出现的意识障碍，如意识模糊、浅昏迷、昏迷和深昏迷，是由于皮质、皮质下结构和脑干的弥漫性轴索损伤（DAI）的结果，只是因程度不同而出现意识障碍轻重不一。而生命体征的改变，呼吸、循环功能的紊乱甚至死亡则是由于脑干网状结构中的生命中枢受损，心血管运动中枢和呼吸中枢神经元及其传入或传出纤维不同程度损伤的结果。

（一）机制及病理

原发性脑干损伤通常指暴力作用于头部引起脑干为主的损伤，并于伤后立即发生持续时间较长的意识丧失或死亡。对于 PBSI 和 DAI 之间的关系有两种观点，一种观点认为 PBSI 从属于 DAI：Adams 早在 1985 年便提出所谓 PBSI 实际上是 DAI 的一部分，不应作为一种独立病征；国内也有观点认为 PBSI 是 DAI 的一部分，孤立存在的 PBSI 很少存在或不存在。另一种观点则认为 PBSI 可以单独存在，而且是某些颅脑损伤致死的唯一原因。究竟孰是孰非，还有待于学者进一步研究论证。PBSI 和 DAI 都是由于暴力直接作用所致的颅脑原发性损伤，颅脑的病理变化轻微，多不伴颅骨骨折、颅内血肿和脑疝等病变；不同的是两者的损伤范围不一样，DAI 较广泛，多同时累及大脑、拼胝体和脑干，而 PBSI 则局限于脑干。

造成 PBSI 的原因有：①头部受外力作用时，脑在颅腔内大幅度移动，脑干与小脑幕游离缘或斜坡相撞；②枕骨大孔区骨折直接损伤；③脑室内脑脊液波的冲击，此种损伤多见于顶枕部或枕部着力时；④颅底部间接着力；⑤颈部过伸展或挥鞭样损伤也常造成脑桥与延髓交界处断裂。通过生物力学的研究发现，人颅脑在动态冲击载荷下，除着力点处压力最高外，脑干部位的压力比颅内其他部位均高，呈压力集中现象。说明在脑损伤中，脑干是易损部位。而且，脑损伤后的能量代谢障碍也是以脑干最明显。

原发性脑干损伤的一般病理改变：①脑干出血，多在中脑、脑桥的边缘或被盖部及第四脑室室管膜下，出血灶局限，境界清楚，大者肉眼即可见，小者需在光镜下才能发现；②脑干软化，脑干由于局限性缺血缺氧，而导致细胞坏死、软化；③脑干局限性水肿，多发生在损伤部位。脑干损伤的形态学异常是构成神经系统功能缺失的重要基础之一，一般认为脑损伤后组织病理学改变具有特征性，在几分钟内就可以发现神经元、胶质细胞和微血管异常，2 小时后继发性病理改变逐渐明显，周围循环紊乱，炎性细胞浸润，脑实质肿胀、水肿加重，进一步引起神经元死亡。关于轴浆运输障碍的机制，有学者认为是创伤性反应机械地破坏神经丝及细胞骨架网，导致上述改变。还有学者认为是剪应力和牵引力激发局部轴突内神经化学改变，而导致上述改变。还有学者认为轴膜本身可能同时受到损伤，由此导致局部离子失调，引起轴浆运输障碍。脑干网状结构的广泛部位都存在意识中枢，脑干损伤后很容易引起意识障碍。如果损伤到脑桥下部和延髓上部网状结构中的生命中枢，则很容易导致死亡。对于原发性脑干损伤所致短期内死亡者脑干结构在细胞和分子水平上的改变，国外目前报道极少，国内学者近年报道较多，取得了一定进展。

（二）临床表现

脑干损伤后患者多立即出现意识障碍，昏迷程度深，持续时间长，恢复过程慢。早期即出现典型的去大脑强直或交叉性瘫痪、锥体束征阳性、脑神经功能障碍等病灶体征。生命体征与自主神经功能紊乱，出现顽固性呃逆、呼吸衰竭或消化道出血等。不同部位的脑干损伤其表现也不同：中脑损伤后以意识障碍较为突出，系因网状结构受损所致。伤及动眼神经核时可表现出眼球歪斜，一侧外上一侧内下呈跷板状，去大脑强直；脑桥受损后除有持久意识障碍外，双侧瞳孔极度缩小，呼吸节律紊乱，呈陈-施呼吸或抽泣样呼吸；延髓受损的表现主要为呼吸抑制和循环紊乱，呼吸缓慢、间断，可在短时间内停止呼吸，脉搏快弱，血压下降，心眼反射消失。脑干损伤患者早期即出现典型的去大脑强直或交叉性瘫痪、锥体束征阳性、脑神经功能障碍等病灶体征。生命体征与自主神经功能紊乱，出现顽固性呃逆、呼吸衰竭或消化道出血等。

（三）诊断

原发性脑干伤的诊断可简单归纳成以下几点，伤后持续昏迷的前提下，具备以下一个条件即可诊断。①去脑强直；②双侧锥体束征阳性；③眼球分离；④双侧瞳孔散大、双侧瞳孔针尖样缩小、瞳孔不圆、瞳孔多变。生命体征的不稳定在除外心肺本身的疾患和休克外常提示预后不良，尤其是呼吸节律的改变，如潮式呼吸、叹息样呼吸、双吸气呼吸常提示脑干功能衰竭。

原发性脑干损伤往往与脑挫裂伤或颅内出血同时伴发，临床症状相互掺杂，除少数早期病人于伤后随即出现脑干损伤症状又没有颅内压增高可资鉴别外，其余大部分均需借助 CT 或 MRI 检查始能明确，不过在显示脑实质内小出血灶或挫裂伤方面，尤其是对胼胝体和脑干的细微损害，MRI 明显优于 CT。Keller 等报道的 1 例导致脑桥交叉性瘫痪的脑干多发性损伤，便是通过 MRI 快速而准确地诊断出来。有学者还报道 MRI 是检测脑干损伤后下橄榄核肥大和齿状核 - 红核 - 橄榄核通路损害的高灵敏方法。

（四）治疗

原发性脑干损伤的病死率高达 50% ～ 70%，约占全部颅脑损伤患者病死率的 1/3。合并脑挫裂伤或颅内出血不严重时治疗与脑挫裂伤相同。合并脑挫裂伤继发脑水肿出现脑疝者，可行开颅手术，清除破碎脑组织，行脑内外减压术。一旦确定手术，应争分夺秒，尤其是已有脑疝形成的情况下更应尽一切努力缩短术前准备的时间。其余治疗包括脑水肿和颅内高压的防治：应用防治措施包括脱水药、短暂过度通气、脑室引流、巴比妥疗法、低温治疗。并发症的防治：低氧血症的纠正、肺部感染的防治、消化道出血的防治、癫痫的防治、深静脉血栓的防治。内环境的维持：正常体温或稍低体温的维持、正常电解质的维持、正常血气的维持、肝肾功能的维持、营养的支持。

四、丘脑下部损伤

下丘脑损伤分为原发性伤和继发性伤两类。前者系下丘脑直接受到损伤；后者则常是在严重广泛的脑创伤基础上，出现脑水肿、颅内压增高、脑组织移位和脑疝之后，下丘脑受到继发性损伤。因下丘脑在维持机体内环境稳定中极为重要，丘脑损伤防治对提高颅脑创伤救治水平有特殊意义。

（一）机制及病理

下丘脑是间脑的最下部分，重量约 4g，形成第三脑室底部及部分侧壁，其主要功能是保持内环境的稳定和行为协调。下丘脑的矢状面由前向后可分为 3 个区域：①前区（又称视上区），位于视交叉上方，内有视上核、交叉上核、室旁核、下丘脑前核等；②中区（结节区），位于灰结节，内有下丘脑背内侧核、腹内侧核及结节核漏斗等；③后区（乳头区），位于乳头体前方，内有乳头体外侧核、后核、前核和内侧核。

下丘脑的传入纤维来自大脑皮质、丘脑、丘脑底核、苍白球、内侧丘系、视觉感受器等部位。传出纤维到达中脑被盖、涎核、迷走神经运动核、脊髓侧角细胞及神经垂体。

下丘脑的神经内分泌细胞有大、小两种，对丘脑以上部位的神经冲动和神经递质（如单胺类、乙酰胆碱类）起反应，并受体液因素的反馈调节。大型神经元位于视上核和室旁核内，其传出纤维构成视上核室旁核神经的垂体束（下丘脑 - 垂体束），该束大部分终止于神经垂体，小部分终止于正中隆起。视上核主要分泌抗利尿激素（血管升压素），室旁核主要分泌催产素，少量分泌抗利尿激素。小神经元位于下丘脑正中隆起加第三脑室旁下部，分泌多种促垂体释放激素和抑制因子，经垂体门脉系统进入腺垂体。下丘脑的血液供应来自脑底 Willis 环。颈内动脉发出的垂体上动脉到达结节漏斗部后，即分成初级微血管丛，再集合成垂体肝门静脉系，沿垂体柄达腺垂体远侧部，形成第二级微血管丛。这些微血管各有其供应区，互不重叠，故易发生缺血性梗死或出血。垂体门静脉系统为下丘脑促垂体释放激素进入腺垂体的渠道，流出的血液经蝶顶静脉窦 - 岩静脉窦 - 颈内静脉。

下丘脑具有广泛而复杂的生理功能，是神经系统与内分泌系统及免疫系统的连接枢纽，也是大脑皮质下自主神经和内分泌的最高中枢；又是垂体腺及其靶腺的控制中心。下丘脑参与调节和其他生理活动，如渗透压和体温调节、能量代谢与营养摄取、水盐平衡、睡眠与觉醒、情感行为、性功能与生殖及心血管运动功能等。

下丘脑深藏于脑底和蝶鞍上方，前方有视神经固定，下方有垂体柄通过鞍膈孔和神经垂体相连，周围有丰富的垂体门脉血管系统包裹。因此，暴力既可直接又可间接地造成下丘脑损伤，也可影响到其血液供应而致缺血和（或）出血。单纯原发性下丘脑创伤少见，而多数与广泛而严重的脑挫裂伤和脑干伤并存，且常伴有垂体腺出血与软化。下述情况易使下丘脑损伤。

1. 广泛颅底骨折累及蝶鞍、蝶骨翼、前颅底时骨折片可直接刺入下丘脑。

2. 头部受到暴力打击时尤其头部处于减速运动下，脑在颅腔内呈直线可旋转运动中，由于脑与骨结构摩擦致额叶底部严重挫伤，或因垂体柄、视神经等相对固定，头伤瞬间形成剪力作用，均可致下丘脑损伤。

3. 严重脑挫裂伤、颅内血肿因脑水肿和颅内压增高引起脑移位和脑疝时，可使下丘脑血供受到影响，而产生缺血性损害。

4. 医源性损伤多见于鞍区病变手术时，因下丘脑受到牵拉、挤压而造成损伤。

一组 106 例闭合性颅脑伤死亡病例早期尸检结果表明，有下丘脑损伤者占 42.5%（45 例），双侧损伤者占 22.6%（24 例）。病理改变包括微出血灶和缺血性损害两类（前者占 31 例，后者占 21 例，两者均有占 12 例）。微出血灶多出现于下丘脑前区，而缺血性病变则偶然出现，这可能与该区有丰富的微血管网有关。另一组病例也有类似发现，在颅脑伤后 30 日内死亡的病人中，下丘脑前区均可见大小不一的微出血灶。坏死性病理改变最常见于下丘脑结节区，并可合并垂体出血和梗死，可能是由到达下丘脑的小穿支血管和垂体门脉系统分支受损所致。严重颅脑伤后继发的血肿、水肿或脑疝，导致下丘脑移位变形，血液循环发生隆碍，也可能是因素之一。

（二）临床表现

下丘脑一旦受到损伤常较为严重，且损伤范围往往不止涉及一个核团，故临床表现复杂。当伴发广泛脑挫裂伤、脑干损伤时，其临床表现可被掩盖，不易识别，对此应提高警惕。其较为特征性的表现有以下几点。

1. 意识和睡眠障碍：下丘脑皮质脑干网状结构有着密切的传入与传出联系，对维持觉醒和睡眠具有重要作用。下丘脑损伤将影响脑干网状结构上行激活系统的功能。下丘脑损伤严重者多出现昏迷、运动不能性缄默；轻者可能出现嗜睡、睡眠节律紊乱等。

2. 体温调节障碍：一般认为下丘脑的前部主其邻近区域有散热中枢，下丘脑后外侧有产热和保温中枢。散热机制是通过呼吸、皮肤血管扩张和排汗来实现，其中以排汗最重要。产热保温机制是通过皮肤血管收缩、肌肉紧张、毛孔收缩、停止出汗等以保持体温。下丘脑损伤后，两种生理调控机制均可受到破坏，临床上可出现体温过高或过低，但以前者多见。下丘脑损伤患者伤后常迅速出现中枢性高热，体温持续 40 ～ 41℃，四肢厥冷、躯干温暖、皮肤干燥，不受退热发汗药的影响，有时随着室温的变化体温可相应升高或降低。不论体温过高或过低，均显示下丘脑受到严重损害，对物理降温或升温反应不良者预后更差。

3. 水盐代谢紊乱：生理情况下，水盐代谢受下丘脑调控。腺垂体分泌的促肾上腺皮质激素（ACTH）和神经垂体释放的抗利尿激素（ADH）等可通过对细胞内外液中电解质和渗透压的调控，共同维持机体的正常水盐代谢和机体内环境的稳定。ACTH 通过增加肾上腺醛固酮的分泌，使血钠和血浆渗透压升高；而 ADH 则通过促使肾小管对游离水重吸收，引起低血钠、低血浆渗透压及高血容量。正常状态下 ACTH 和 ADH 保持着动态平衡。当下丘脑损伤尤其是视上核及室旁核受到损害时，可导致 ADH 分泌不足或过度而出现 ADH 异常分泌综合征（SIADHS）。临床上表现为尿崩症、水潴留、水中毒或中枢性高血钠综合征。

（1）尿崩症；ADH 由下丘脑的视上核和室旁核产生后，沿垂体柄中下丘脑垂体束到达神经垂体，储存在神经末梢和微血管相连接处。下丘脑损伤后，不论是 ADH 分泌减少，或输送 ADH 的通路受到影响，均可发生尿崩症。其临床特征为多尿、烦渴、多饮。患者常诉说口渴难忍，手不离水杯。尿量常在 3000mL 以上，多者高达 10 000mL/d，尿相对密度在 1.010 以下，尿渗透压在 280mmol/L 以下，肾功能及血浆渗透压常无明显变化。目前外伤性尿崩症的发生率尚无精确统计，可能与临床观察中对其认识不足有关。一组 5000 例闭合性头伤中，仅发现 13 例尿崩症；而另一组 291 例闭合性头伤中却发现8例尿崩症，发生率的差异可能与严重创伤患者由尿崩症引起的多尿易被临床医生忽视有关，以致尿崩症未得到早期诊断。因此在排除脱水药应用等外加因素后，重度颅脑伤患者出现明显多尿，就应想到尿崩症存在的可能。

（2）**低血钠综合征**：下丘脑损伤后出现的低血钠综合征，以低血钠（<130mmol/L）、低血浆渗透压（<270mmol/L）、高尿渗（尿渗：血渗>1）、高尿钠>80mmol/（L·d）和高血AVP（>1.5pg/mL）为特征。

水潴留和水中毒是低血钠综合征的主要临床表现。正常情况下，由于下丘脑调控，ADH和ACTH维持着动态平衡。下丘脑损害时调控机制失效，可出现ADH分泌增加，促进肾小管对游离水的重吸收，水分在体内潴留，出现低血钠、低血浆渗透压和高血容量。水向细胞内转移，致细胞内水分增加，最终引起渗透压性脑水肿和颅内压增高。血钠<120mmol/L时，病人即出现厌食、厌水、恶心、呕吐、腹痛等症状；血钠进一步下降，神经系统症状加重，易激怒，或反应迟钝、嗜睡、腱反射迟钝，出现病理反射；血钠90～105mmol/L时，意识障碍进一步加重，发生抽搐，甚至昏迷，因脑水肿和脑疝而不能救治。

部分低血钠综合征的患者，其血ADH含量并不高，故不属于SIADHS，而被称为脑性盐耗综合征，其发生机制可能与下丘脑致使心房钠尿肽（ANP）或脑钠尿肽（BNP）倡导的肾神经调节功能紊乱，致肾小管对钠的重吸收障碍有关。在临床实践中对干SIADH及脑性盐耗综合征的鉴别十分重要，因为其在治疗原则上具有根本差别。脑性盐耗综合征的处理为补充高渗氯化钠，并给予醋酸去氧皮质酮（DOCA）或促肾上腺皮质激素（ACTH），以增加肾对钠的回吸收；而SIADHS则必须严格限制入水量（成年人每天800～1000mL），甚至应用呋塞米才能见效，这是因为体内保留过多水分不能排出形成“水中毒”、血液被稀释而形成低钠低氯。

（3）**高血钠综合征**：中板性高血钠症可见于下丘脑损伤患者，尤其在下丘脑损伤与严重脑损伤伴存时。昏迷患者渴感消失，此外高热、多汗、大量应用脱水药、限制水分摄入等，均可促使水分丧失和血钠增高，导致低血容量性高钠血症，易引起凝血机制亢进。维持血浆渗透压需靠血浆钠和氯含量的稳定。下丘脑损伤后ADH分泌减少和ACTH分泌增加，结果导致机体水盐平衡出现障碍。ACTH兴奋其靶腺肾上腺分泌醛固酮而产生保钠排钾，故ACTH分泌增多，可导致高血钠综合征。有明显脑损伤后的高血钠患者，血ADH水平正常，也无体液容量减少，被称为原发性高钠血症，可能与下丘脑等损伤后ANP或BNP分泌不足，肾小管利钠利尿作用减少有关。血浆钠增高后，细胞外液内钠浓度虽很高，但钠泵不易使钠进入细胞内。细胞外液高渗致细胞内水分向细胞外转移，脑细胞处于脱水状态。急性血钠症患者，常表现烦躁、易激惹、四肢腱反射亢进、肌张力增高、抽搐、昏迷等。脑细胞严重脱水可致脑萎缩、脑动脉“机械性”牵拉或静脉内血栓形成，甚至发生脑出血和缺血。高血钠综合征病情都十分严重，诊断治疗易被延误，预后很差。

4. 急性上消化道出血：严重颅脑损伤与严重脑血管病患者常并发上消化道出血，有合并下丘脑损伤时消化道出血发生率高达 90%。关于消化道出血的发病机制，目前尚无统一认识，但自主神经功能紊乱无疑起了主导作用。自主神经的皮质下高级中枢位于下丘脑，既有副交感神经中枢，又有交感神经中枢。不论直接损伤下丘脑或严重颅脑伤后导致下丘脑、脑干发生移位和扭曲，自主神经系统均可受到不同程度损害。大量的实验和临床研究均证明，严重颅脑伤早期应激状态下，交感神经处于异常兴奋状态，胃肠活动减少，胃潴留，儿茶酚胺，5- 羟色胺等神经递质增多，胃肠黏膜下血管痉挛、缺血，黏膜代谢障碍。继而，迷走神经兴奋性明显增强，胃肠蠕动加快，胃酸分泌增多。在原已出现的胃黏膜病理损害基础上，由于胃酸的作用，胆汁反流进一步加重黏膜屏障损伤，黏膜下血管痉挛、缺血加重，形成大小不一的糜烂面，最终融合成溃疡灶，上述病理改变多见于胃体和胃底部，并可发生在幽门区甚至小肠上段。

5. 高渗非酮症糖尿病性昏迷（HNDC）：是一种以高渗透压、高血糖和酮体阴性为特征的病症。下丘脑损伤后 HNDC 的发生机制，与颅脑挫伤、颅内血肿或脑水肿直接或间接损害下丘脑 - 垂体轴有关。急性颅脑损伤患者处于应激状态，有大量应激激素分泌，血中胰高血糖素、糖皮质激素明显升高，而胰岛素水平下降，糖代谢障碍。此外，严重颅脑伤患者为减轻脑水肿，降低颅内压，常需用甘露醇等脱水治疗，限制入量；伴有高热或气管切开等情况时，水分丧失更多，也促使 HNDC 发生。HNDC 患者临床表现有多饮、多尿、发热、恶心、呕吐、嗜睡、定向障碍、幻觉、癫痫样发作直至重度昏迷等。实验室检查：血糖 >33mmol/L、血渗透压 >350mmol/L、血钠 >150mmol/L、尿酮阴性或弱阳性，尿素氮与肌酐比例 >30：1，二氧化碳分压和 pH 值在正常范围。HNDC 应及早诊断和处理，否则预后不良，病死率很高。

6. 其他：下丘脑损伤后可出现丘脑饥饿综合征，患者食欲异常亢进，体态肥胖。下丘脑垂体轴损伤后存活下来的患者，则可继发性功能障碍、性腺萎缩、不育等腺垂体功能低下表现。

（三）诊断

颅脑损伤过程中，直接或间接损伤导致的广泛性下丘脑损伤的患者常病情危重，预后不良。孤立而局限的下丘脑原发性损伤，在急性颅脑损伤病例中则较为少见。

多数下丘脑伤病例由于暴力重，损伤机制复杂，往往合并脑其他部位的损伤，下丘脑伤的临床表现常被其他脑损伤的症状掩盖。因此，临床诊断时，只要有一二种“特征”性表现时，就应想到有下丘脑损伤的可能，尤其是蝶鞍区及附近有颅底骨折或额叶底部广泛性挫裂伤，又有高热、多尿等表现时，更应高度警惕，以免遗滑或延误诊断。

Mark 等报道 9 例鞍上区损伤的 MRI 表现；5 例临床疑有视交叉损伤病例中，2 例视交叉横断损伤；1 例因直回下疝致视交叉损伤；2 例表现为第三脑室底的裂伤；2 例有垂体柄的横断损伤，表明高灵敏度的 MRI 对下丘脑损伤的诊断具有一定意义。但目前对于丘脑下部损伤仍缺乏明确公认的影像学诊断标准。

头外伤后存活的下丘脑损伤患者，出现多饮、多尿、烦躁等尿崩症表现时，应注意与精神性多饮相鉴别。精神性多饮的患者亦可有多饮、多尿，且肾功能正常。鉴别诊断时，尚需进行水剥夺试验、高渗盐水试验等。其他，如肾性尿崩、糖尿病等虽亦可有多饮、多尿等表现，但前者有肾病史，肾功能不良可资鉴别；后者有空腹血糖升高，尿糖阳性可资鉴别。

头外伤后进行有关内分泌功能检查，如促甲状腺激素、生长激素、催乳素及水盐代谢的有关激素水平，亦可提示下丘脑 - 垂体轴损害情况，对诊断有一定参考价值。

（四）治疗

急性下丘脑损伤是最严重的脑损害之一。由于大多数患者常合并其他部位的脑损伤，故对其治疗应采用综合性治疗原则；防治颅内血肿及脑水肿所致的颅内压增高仍是治疗的关键，同时也是防治下丘脑继发性损伤的重要措施。下丘脑损伤所继发的高热、水盐代谢障碍、消化道出血和高渗性非酮症糖尿病昏迷等是严重影响患者预后的因素，同时也是脑损伤后“二次”打击的主要因素，故在下述治疗在下丘脑损伤中有特殊重要的意义。

1. 亚低温治疗：早在 20 世纪 50 年代，国内外已应用冬眠低温疗法治疗严重颅脑损伤，尤其是用于治疗伴有高热的严重脑挫伤和脑干损伤，并显示良好作用。但实验研究不够深入，亦缺乏系统临床总结，故后来应用不够普遍。20 世纪 80 年代以来，国内外大量实验研究证明，亚低温疗法（34 ～ 35℃）优于深低温疗法，且并发症少，对脑有良好保护作用。大量的临床应用实践证明，亚低温治疗可降低颅脑伤的脑耗氧和代谢率，降低颅内压，从而明显降低死残率。

亚低温治疗的脑保护机制，目前尚不完全清楚，但实验研究和临床应用研究均提示，它有以下几方面的作用：①降低耗氧量和乳酸堆积，减轻酸中毒；②维持正常脑血流量和能量代谢；③抑制花生四烯酸代谢产物白三烯生成，减轻脑水肿；④抑制颅脑损伤后急性高血压反应，减轻血脑屏障损害；⑤抑制颅脑伤后有害因子，如乙酰胆碱、单胺类介质、兴奋性氨基酸、自由基等的生成和释放，减轻脑的继发性损害；⑥调节脑损伤后钙调蛋白激酶和蛋白激酶 C 的活力。

降温方法及注意事项；①严重颅脑外伤伴有高热、深昏迷等下丘脑损伤的患者应尽早实施亚低温治疗，力争在数小时内使脑温降至 35℃（条件不具备者，可测定鼻腔温度或肛温代替），维持 2 ～ 12 天不等，或根据病情适当增减；②停止低温治疗时，宜自然复温；③为了保持降温迅速和防止寒战反应，开始降温前给予冬眠合剂和肌肉松弛药（需辅助呼吸者），然后降温毯进行降温；④降温过程应严密监护病情，注意水盐平衡，防止低钾；⑤休克、严重心肺功能损害、严重的多器官创伤、妊娠及婴幼儿等。

目前亚低温实施的应用时程仍有争议，欧美多主张短期应用 2 ～ 3 天。我国及日本多应用中长时程亚低温治疗。随着颅内压监测技术的广泛应用，笔者主张根据颅内压监测的情况结合临床指标和 CT 结合的方式动态控温调整，建议应用 7 天为宜。亚低温实施的过程中，要及时维护患者各个器官功能，防止亚低温并发症。

2. 急性上消化道出血：治疗重点在于预防、及早发现和及早治疗。严重颅脑伤和下丘脑损伤病人宜尽早置入胃管，以便吸除滞留的胃内容物防治误吸发生。常规静脉或胃管内注入硫糖铝（本药可与胃黏膜分泌黏蛋白结合，形成一层保护膜）、雷尼替丁、奥美拉唑（洛赛克）等。如发现胃液隐血试验阳性（注意排除误吸血液）、呕血或柏油样便等，证实有明显消化道出血时，则可用 6 ～ 8℃冷生理盐水 150mL 内加入去甲肾上腺素 1 ～ 2mg，或凝血酶 2000U 加生理盐水 20mL 行胃内灌注每天 3 ～ 4/ 次，同时静脉滴注血凝酶、奥美拉唑及其他止血药，并根据柏油样便的量和次数、血红蛋白值，适时补充红细胞和血浆。经过上述处理多可止血，如反复大量呕血和大量柏油样便，非手术治疗无效时，有条件者可在急诊下通过纤维胃镜进行止血、急诊腹腔动脉造影介入止血或急诊剖腹探查止血，以挽救患者的生命。

3. 水盐紊乱的处理

（1）**尿崩症：**出现典型的多尿、烦渴和多饮表现，诊断多无困难。但对于严重颅脑外伤早期出现的多尿，则应注意查找原因，注意尿相对密度及尿渗透压，以防延误治疗。轻症尿崩症患者，应嘱其限制盐的食用。中重症患者可应用垂体后叶素，本品为猪脑垂体后叶提取物，主要成分为抗利尿激素。加压抗利尿素注射剂也用于治疗尿崩症，耐受量因人而异，应注意病情及时调整用药剂量，有高血压、冠心病、心力衰竭者及孕妇禁用。醋酸去氨加压素（弥凝），可减少尿液排出，增加尿渗透压，减低血浆渗透压治疗尿崩症，但要防止用药过多导致水潴留，诱发脑水肿。

（2）**低血钠综合征的治疗：**SIADHS 引起的低血钠综合征，具有二低（低血钠，低血渗）和三高（高尿钠、高尿渗、血 AVP 高），但无心、肝、肾功能损害，无水肿和糖尿病的特点，主要从以下方面着手处理：①限制水摄入，因患者体内有较多水分潴留，常有渗透压性脑水肿表现，使病情加重。故应限制水分摄入，一般每日 1000mL 左右。限制水分后血钠可逐渐回升。②利尿和脱水，可应用 20% 甘露醇和呋塞米。以呋塞米为首选药物，因该药利尿作用强，本身不带入更多水分，按每千克体重 1mg/d，最大用量可达 0.5 ～ 1g/d，分次静脉输入。③补钠，一般认为 SIADHS 低钠血症，并不代表体内真正缺钠，补钠过多可能有害，故 SIADHS 患者的补钠应慎重。应每日测定血钠、尿钠、体重。严重病例血钠 <120mmol/L，有明显神经精神症状者，可输注 3% 高渗盐水，使血钠逐步升至 130mmol/L。④ SIADHS 患者，给予 ACTH 治疗，腺垂体

ACTH 分泌绝对或相对不足，补充 ACTH 有助于纠正 ADH 与 ACTH 平衡失调。ACTH 用量一般为 25 ～ 50U，肌内注射，每日 1 次。⑤其他，血管升压素类似物，如弥凝可以选用。

脑耗盐综合征的处理；为补充高渗氯化钠，并给予促肾上腺皮质激素（ACTH），以增加肾对钠的回吸收。体重的监测对于 SIADHS 及脑耗盐综合征具有简便、明确的鉴别意义。

（3）高钠血症的处理：由 ADH 分泌减少引起的高钠血症属于低血容量性高钠血症，其治疗原则是在纠正失水和高血钠的同时，积极治疗颅脑损伤。首先是严格测算失水量，并注意不同体液的丢失量。需补充的液体总量；应均匀分布输入，最好在 48 小时内分次给予，切勿输注过快，以防引起脑水肿，中心静脉压的监测对于合理补液具有重要的指导意义。如出现周围循环衰竭时，应迅速纠正休克，输注混合血浆、干燥血浆或人血白蛋白。

4. 高渗性非酮症糖尿病昏迷的治疗：HNDC 患者多存在低血容量性休克，失水可多达 12 ～14L。治疗原则应迅速纠正休克和降低高血糖，但补液速度及降糖不宜过快，并注意预防并发症和兼顾原发性脑损伤的治疗。

（1）立即停用易诱发和加重 HNDC 的药物；如甘露醇、呋塞米、苯妥英钠及肾上腺皮质激素。

（2）以 0.45% 低渗盐水 500mL，于 2 小时内静脉滴注，并测定血浆渗透压。

（3）经胃管注水，有学者认为此法简单有效。无消化道出血者，用凉开水以 6mL/min 速度注入胃内；有消化道出血者，用 4 ～ 6℃冷水以 3mL/min 速度注入胃内，直到血浆渗透压降至 330mmol/L 时，即停用。

（4）此类患者对胰岛素反应敏感，故应以小量为宜，首次 10 ～ 20U 加入 0.45% 盐水 500mL，在 2 小时内静脉滴注。胰岛素治疗中应当定期监测血糖和尿糖。

（5）伴有高热、肺炎或消化道出血等并发症时，应降温，并选用有效抗生素，按消化道出血治疗。

第四节　开放性颅脑损伤

颅脑开放伤的致伤原因较多，如头部被物体击伤，或在跌倒、坠落时头部撞击在尖锐物体上致伤，爆炸物所致的爆破伤和火器伤，本章仅重点介绍非火器性颅脑开放伤。

一、病理基础

（一）病理生理

颅脑开放伤机制主要系由碰撞物接触时产生的冲击波和压力波所致，包括3种；①接触时产生的冲击波直接对脑组织的损伤；②物体穿行人体组织时，压力波产生的瞬时空腔效应和远隔传递效应造成的创伤；③继发性投射物（如骨折片）的创伤。而冲击波和压力波的大小，主要取决于接触时物体相对于颅脑的速度，速度越高其动能越大，杀伤力也越严重，引起的瞬时空腔效应和远隔效应亦更为明显。

（二）病理改变

伤道的病理改变与相对投射物的性质、初期外科处理的时机、出血、感染以及并发症有关。物体形成的脑原发伤道，由中心向外周可分为组织坏死区、挫裂伤区和震荡区。

（1）组织坏死区，即物体穿过脑组织时造成的原发伤道。呈不规则状，内充满破碎、液化无生机的脑组织、血液和血块、碎骨片、毛发或布片等异物。另外在主伤道外，尚有碎骨片形成的副伤道，以及物体遇到阻力后折射造成的伤道。

（2）挫裂伤区位于原发伤道的周围，是冲击波和压力波（瞬间空腔效应）造成的损害。脑组织挫裂、出血、缺血或充血，神经元、轴突和髓鞘出现水肿、肿胀、损毁或断裂，星形胶质细胞水肿、肿胀或崩溃等，神经功能障碍严重而持久。

（3）脑震荡区围绕脑挫裂伤区但与脑挫裂伤区分界不清，光学显微镜下常无明显改变。神经功能损伤常为暂时的，如无继发性改变，治疗得当可逐渐恢复。

（三）特殊分类

按照物体物损伤的颅内重要结构和部位，可分为以下几种特殊类型。

（1）静脉窦损伤。最常见为上矢状窦损伤，其次为横窦损伤，其他静脉窦损伤少见。

（2）脑室穿透伤。盲、管伤和贯通伤均可损伤脑室，导致脑室内出血、积血和脑脊液大量外流，以侧脑室损伤最常见。第三脑室和第四脑室伤因邻近脑重要功能区，故遭受损伤时多不能生存，故临床上极少见。

（3）颅面复合损伤。损伤时物体经眼眶、鼻旁窦或颌面部进入颅内，造成面部和颅内创伤，伤道复杂、破坏严重，易发生颅内积气和感染。

（4）颅后窝穿透伤。此型穿透伤亦极为严重，患者常因损及大血管和脑干生命中枢而迅即死亡，或并发急性小脑扁桃体疝而失去救治机会，临床上非常少见。

（5）其他特殊类型。如近颅底伤、颅颈伤、霰弹伤等，后者是平时常见的火器性开放颅脑创伤，由自制猎枪所致，头皮射入口呈蜂窝状伴有灼伤，头皮和颅内有多数小弹丸，深浅不一。

二、临床表现

1. 伤道特点

（1）**钝器伤**：常见于棍棒、砖石、铁器等钝物打击。多为加速性脑损伤，一般无远隔部位的对冲伤。损伤特点为致伤物作用范围大，头皮挫裂伤面积大，创口形态不规则，创缘挫碎不整，或头皮软组织残缺；颅骨损伤多为粉碎、凹陷性骨折，骨折碎片移位，穿透硬脑膜，刺入脑组织，造成程度不同的脑贯通伤，伤道周围脑组织挫裂明显，可合并有颅内出血及血肿形成。

（2）**锐器伤**：多见于刀、斧、钉、锥、剪、匕首、钢筋、钢钉等的刺伤。致伤物着力点小，创口相对整齐，损伤范围局限，但致伤物可将颅外组织碎片或毛发等异物带入伤道深部，伤及静脉窦或颅内血管，导致颅内出血及深部感染灶形成。

（3）**坠落伤**：属于减速性脑损伤，着力点损伤与钝器伤类似，其主要特征是严重的对冲部位伤，通常表现为弥漫性脑损伤，患者意识障碍重，预后极差。

2. 全身情况

（1）**休克症状**：头部伤口活动性出血，未及时处理，可因出血量大而导致休克。患者面色苍白，心率快，口渴，皮肤弹性差；重者脉搏微弱，血压低，患者烦躁不安。

（2）**意识障碍**：直接损伤脑干网状结构，或是弥漫性脑损伤颅内压增高，可有不同程度的意识障碍。脑损伤越重，意识障碍越重。如患者有进行性意识障碍或清醒后再次昏迷；应考虑有继发性颅内血肿形成。伤后意识水平是判断病情轻重的主要指标之一，可用 GCS 评分表示，这亦是手术指征和预后估计的重要依据。在相对较小物体所致的颅脑穿透伤中，有些患者伤后并无意识丧失，如不详细检查，易做误诊而延误治疗。高速物体损伤颅脑时，将其大的动能传递给脑组织，造成脑组织的广泛性损伤，低速投射物直接损伤丘脑、脑干等重要结构时，患者都会出现昏迷。应强调连续观察神志变化过程，对意识障碍的患者可用呼唤、问话、疼痛刺激等检查方法观察其反应性，以确定意识障碍的程度。伤后急性期密切观察意识情况的演变至关重要，在患者转送途中，或当大批患者到达时，救护人员更应提高警惕，密切观察伤情变化，尤其是患者意识情况的变化。应防止由于伤情变化发现不及时而丧失抢救的时机。因此，在伤后伤情多变的急性期，要求每 15 ～ 30 分钟记录一次意识情况，如发现患者由清醒逐渐进入蒙眬或半昏迷状态，或由清醒变为躁动不安时，早期应考虑有颅内血肿的可能性，若在创伤晚期或恢复过程中出现意识障碍，则应考虑是否并发脑水肿或脑脓肿。

（3）**神经功能障碍**：损伤皮质运动区或其传导束后，可出现肢体运动障碍，伴有肌张力增强、腱反射亢进及病理反射阳性。临床表现为单瘫或偏瘫，而以偏瘫最为常见。如伤后观察中见患者瘫痪程度逐渐加重，多表示为脑伤道内的血肿形成。损伤视放射、视皮质和语言区还可导致视野缺损和失语。清醒合作的患者可以进行感觉检查。感觉区皮质损伤表现为对侧半身触觉、痛觉和温度觉障碍，而位置觉、运动觉和振动觉，以及实体觉等亦可受累。下丘脑损伤可马引起中枢性高热，中脑损伤表现为四肢强直、昏迷。若见昏迷患者出现一侧瞳孔散大、光反射消失，常为小脑幕切迹疝的征象。

（4）**生命体征变化：**伤后的急性期，患者的呼吸、脉搏、血压和体温的变化均较明显。如昏迷患者误吸胃内容物，血液而造成窒息，此时应迅速开放呼吸道，保持其通畅是现场急救的最重要措施之一。如呼吸深、慢，每分钟脉搏低于60次和血压升高时，多为急性颅内压增高的表现，应考虑为颅内血肿或急性脑水肿；若呼吸和脉搏增快，血压偏低，多为失血性休克，若见病理性呼吸、脉搏微弱和血压下降，常提示延髓功能衰竭，此时患者已处于垂危阶段。

（5）**颅内压增高和癫痫：**颅内压增高症状多见于广泛脑挫伤，合并有颅内出血和严重脑水肿者。在昏迷患者突出表现为意识进行性恶化；在神志清醒者则有头痛、呕吐、血压渐进性升高、脉搏宏大而有力、呼吸深慢，继而出现意识障碍。颅内压增高晚期，出现一侧瞳孔散大，光反应消失，一侧肢体瘫痪等脑干受压体征。开放性颅脑创伤的癫痫发生率明显高于闭合性颅脑创伤，但比火器性开放性颅脑创伤少见。

（6）**创道污染：**随着现代车辆增多导致脑伤道与致伤物的出、入口有多种异物存留，伤道内一般都会受到不同程度的污染，伤口还可能沾有化学物质或放射性物质。由于颅腔开放、伤道深以及异物存留等因素，使创伤感染的机会明显增加。感染后伤口未及时处理或处理不当，极易并发颅内感染。出现高热、昏迷、惊厥及脑膜刺激症状。因此，必须采取早期伤道彻底清创，使用有效的广谱抗生素及综合性防治感染的措施进行处理。

（7）**多器官功能障碍综合征：**消化道出血、高血糖、电解质紊乱、肾功能不全、肝功能低下。

3. 局部症状

（1）**脑损害表现：**可出现瘫痪、失语、感觉障碍、偏盲等。

（2）**颅面联合伤：**眼眶损伤者，可见眼睑或结膜淤血肿胀，眶内出血，眼球可外突。眼球同时损伤者，则有眼冒金星、视力障碍。损伤眶上裂或视神经者，出现眶尖综合征，即第Ⅲ、Ⅳ V、Ⅵ对脑神经及第V对脑神经的第一支损伤表现，视力减退和眼球运动隐碍，颅底骨折可形成脑脊液鼻漏或耳漏。

三、诊断

现代颅脑患者的数量逐渐增多，需要迅速做出救治处理。检查方面应着重于患者的意识障碍、瞳孔、生命体征、运动、反射、创伤局部及合并伤的检诊，然后进行影像学检查（如颅骨正侧位 X 线片和头颅 CT 扫描等）。综合以上检查结果，尽早做出正确诊断，并迅速进行救治和安排脑清创术。

1. 病史明确了解病史及伤情，在接诊患者时，一定要查询受伤的原因、有无昏迷、呕吐和伤口出血等情况，并记录在病历上，为后续诊治提供资料。

2. 神经系统检查要求简捷、有侧重，既要照顾全面，又要抓住重点。首先是患者的意识状态；有无颅内压增高症状，神经系统是否出现功能障碍；其次是有无脑疝征象等。对清醒的患者要迅速检查造言、视力、视野、感觉、运动、小脑功能及有关脑神经受损情况；对意识意碍的患者应重视眼部体征，肢体活动情况并行 GCS 评分，定时复查，进行分析与比较，以便及时发现颅脑继发性病变。

3. 创伤情况检查对了解和判断伤情有重要帮助。检查头部时，要注意伤口的部位、大小、数量和形状；有无脑组织、脑脊液外溢等，可帮助分析脑的损伤程度。有意识障碍、反复呕吐，神经系统有定位体征者，需剃光头发检查，才能发现细小的伤口。一个小的物体射入口常使头皮伤较轻，如不仔细检查有时可能忽略。即使情况良好，甚至在负伤后可自己行走，仍可能是颅脑穿透伤，需拍头颅 X 线片或 CT 扫描后才能确定损伤种类。只有一个小的头皮射入口而患者症状却很严重时，要警惕合并颅内血肿的可能性。在检查头部创口时，如发现创伤部位有液化的脑组织或脑脊液外溢，即可确定为颅脑穿透伤。在无手术准备的情况下，不宜随便用探针、钳子等器械伸入颅内探查或夹取异物，以免加重脑损伤而诱发出血，或增加感染的机会。应注意在检查伤部时需采用无菌技术。

4. 其他部位合并伤不可忽略，因重要脏器损伤的漏诊将会给患者带来延误治疗的严重后果。将患者内衣脱下，检查周身有无损伤及其具体损伤情况，必要时可进行胸腔或腹腔穿刺，或行各损伤部位的 X 线片、B 超和 CT 扫描等检查。在处理步骤上，应根据各部位伤的轻重缓急，进行会理安排。对伴有张力性气胸、血胸、腹腔出血等紧急情况者应尽早处理。

5. 多器官合并颅内出血易造成多器官功能障碍综合征症状。

6. 影像学检查

（1）**颅骨 X 线检查：**颅骨正位和侧位 X 片可了解骨折及其范围，有无颅内异物滞留和颅内积气，但 X 线片不能直接判断脑内创伤情况。

（2）**头颅 CT 平扫：**开放性颅脑创伤均应进行颅脑 CT 检查。便于了解脑创伤程度，伤道入口位置、走向、深浅，有无血肿，异物的数量、性质，脑室有无损伤及脑水肿的轻重；晚期可对脑脓肿、脑积水、脑穿通畸形等并发症提供精确诊断。

（3）**脑血管造影：**并发有创伤性颈动脉海绵窦瘘、创伤性血管闭塞或创伤性动脉瘤时，脑血管造影为首选诊断方法。

（4）**磁共振成像（MRI）：**检查无创、无射线损害，可三维成像，适用于晚期创伤性癫痫灶定位，以及晚期脑脓肿和脑积水的诊断。

（5）**经颅多普勒超声**（TCD）：为无创性检查，适用于创伤性动静脉瘘或脑动脉栓塞的初步定性检查。

（6）**腰椎穿刺**：腰椎穿刺通过测量颅内压和检验脑脊液，可了解颅内压力、有无出血或感染等情况，但对颅内压增高的危重患者须慎重，以免引起脑疝。在野外对疑有颅内感染者，则可行腰椎穿刺与脑脊液检查，必要时可经此途径向蛛网膜下腔注射抗生素进行治疗。

7. **实验室检查**：所有伤者均应行血常规及凝血功能检查。伤情严重者，必要时定期进行血气分析和肝肾功能检查。怀疑颅内感染的患者，及时行腰椎穿刺取脑脊液化验，以明确诊断。

四、治疗

治疗的总原则包括，紧急救治，迅速止血、抗休克；控制头皮软组织活动性出血，及时输血、给液，充分补足血容量，创口大有脑组织外膨者，可用棉圈罩住，妥为保护；创口内留有致伤物者，在无手术处理条件的情况下，不可轻易撼动或拔出；昏迷患者应采取侧卧位或侧俯卧位，及时清除口鼻腔分泌物、血液、呕吐物，昏迷深者可置入口咽通气管以保持呼吸道通畅。必要时给予呼吸道插管，或行气管切开术；及时应用破伤风抗毒素。

由于抗生素的应用，使颅脑创伤清创手术的时间可延长到伤后 48 小时或 72 小时。开放性颅脑创伤清创手术应本着一次彻底清创的原则，如早期手术不彻底，还不如较晚些时候做一次彻底清创的效果好。但在伴有颅内血肿、患者生命遭受威胁的情况下，则应及时清除血肿，不可拘泥于等待条件，以免延误抢救时机。早期应用抗生素预防感染、迅速清除威胁生命的颅内血肿、安全快速的转送等对患者极其重要。

1. 急救与后送及时、合理的现场急救和迅速、安全的后送，是救治成功的基本保障。

（1）**保持呼吸道通畅**：简单的方法是将患者的下颌向前推拉，取侧卧位，吸除呼吸道分泌物和呕吐物，也可插管行过度通气。

（2）**抢救休克**：有大血管损伤出血，应采取钳夹、结扎或延长压迫止血时间等方法来达到止血目的，并早期足量的予以补液及输血。

（3）**严重脑受压的急救**：患者在较短时间内出现单侧瞳孔散大或很快发生双侧瞳孔变化，呼吸浅慢，估计不能转送至手术医院时，应迅速扩大贯通伤入口，清除创道浅层的血肿，使部分患者获救，然后再考虑转送医院救治。

（4）**创伤包扎**：现场抢救只做简单的伤口包扎，以便减少出血。有脑膨出时，用敷料绕其周围保护脑组织，以免污染和增加损伤，尽快直接送专科医院。若患者出现休克或已有中枢衰竭征象者，应就地急救，不宜转送。

2. 当大批颅脑患者同时到达时，应逐一进行检查，并根据伤情的轻、重、缓、急，合理安排手术的顺序。一般手术应安排以下先后顺序。

（1）伤口有大量活动性出血者。

（2）患者意识情况恶化，有颅内高压和脑疝征象者。

（3）创伤部有大量脑脊液流失，多表现为脑室损伤，为了防止脑室感染，需尽早处理。

（4）穿透伤的伤情重，感染率高，应先于非穿透伤进行手术。

（5）在伤情类似的穿透伤患者中，应对受伤较早和意识情况较差的优先安排手术。

（6）危及生命的胸、腹伤亦应尽快处理，此后再处理颅脑伤；如同时已有脑疝征象，伤情极重，在良好的麻醉与输血保证前提下，两方面的手术可以同时进行。

（7）物体贯通伤，伴有爆破性颅骨骨折或脑弥漫性损伤，患者深度昏迷，脉搏频、弱，血压低，呼吸不规则等濒危状态，无脑受压症状，则不适于紧急手术。应首先采取措施改善呼吸和循环状况，待情况好转后尽早进行清创术。

3. 创伤分期处理对颅脑穿透伤患者，应在伤后立即送到相应医院治疗，以便及时和彻底地进行早期清创手术。但由于各种原因不能及时送达的患者，在创伤处理上应根据患者到达的时间不同，分为初期处理、延期处理和晚期处理三种不同情况。

（1）初期处理（伤后72小时内）：应强调早期、彻底清创。去除挫碎组织，摘除异物，彻底止血，在污染不重时，可封闭伤道。应尽量在伤后24小时内清创，最晚不要超过伤后48小时，加强周身营养支持。如果周身情况极差，可先予以纠正后，再行清创术。由于抗生素的早期、大量应用，初期处理的允许时间可延长至72小时，甚或更长。

（2）延期处理（伤后3～6天）：对伤后3～6天到达的颅脑患者，其机体状况较好，体温在38℃以下，伤口无明显的感染迹象者，在正确、合理地使用抗生素的情况下，可行脑的彻底清创术，术后不缝或只缝合部分伤口，以利引流。如创伤已发生感染，表浅的异物可以摘除，有助于脓性分泌物向外引流；可扩大伤口清创和在创腔内放置闭式引流管，此时可不做脑内清创，以免感染打散，全身和局部应用抗生素，加强全身营养支持，应等待感染局限或创伤愈合后，再进行晚期清创手术。

（3）晚期处理（7天以上）：对于伤后7天以上才送达的患者，创伤感染多较为严重，常合并有脑膜炎或脑脓肿，先使用广谱抗生素控制感染后再行脑清创术。如因伤部脓液排出不畅，或因脓液潴留致使患者脑症状加重时，仍然要扩大伤口，清除表面异物及液化的脑组织，放置引流管以利渗液或脓液的排出，但不要过多地干扰脓腔周围的炎性反应组织。待感染消除，伤口彻底愈合后再手术摘除深部异物。术后根据伤口菌种的药物敏感试验，合理地选用大剂量、抗菌力强的抗生素，同时配合支持疗法。

五、颅脑清创术

颅脑开放伤进行颅脑清创术采用气管内全身麻醉。根据术前辅助检查结果，决定手术范围。

1. 清创术的目的和原则

（1）**清创术的目的：** 将一个出血、污染、内有碎化脑组织和各种异物的开放性脑创道，变成一个清洁、干净并止血彻底的闭合性创伤。要尽可能在不损伤脑的功能和不切除健康脑组织的原则下来完成。麻醉、术前准备、一般清创原则与火器性开放性颅脑创伤的处理基本相同。

（2）**清创术的原则：** 尽早进行清创术，清创手术愈早，创伤感染率愈低。

2. 颅脑穿透伤的清创术要点

颅脑穿透伤是一种伤情较复杂而严重的开放性颅脑伤，脑穿透伤的清创术必须遵循早期彻底清创的原则，在直视下由浅入深、由外到内、分步骤地清创头皮、颅骨及脑内伤道。贯通伤一般应首先处理有活动出血或有血肿的一侧。颅脑穿透伤的清创术有以下几个要点。

（1）**头皮切口：** 选择切口的原则是，①创伤小，尤对颜面部的切口更应慎重；②容易显露伤道；③不影响伤口皮肤愈合。常用的切口有 S 形、弧形或梭形。创缘可切除 0.2cm，切除过多会使伤口缝合困难。皮瓣切口仅用于射入口在眶面部、前额部，或异物到达的远侧，或为对侧清创时使用。

（2）**颅骨及硬脑膜处理：** 先清除颅骨创口内异物和失活组织，用咬骨钳沿骨创边缘扩大骨窗。如骨创口小，可在其附近另钻孔，用咬骨钳扩大。骨窗的大小应根据伤情和手术显露的需要来决定。咬除骨质的范围一般为 3 ～ 4cm 直径，就足以进行脑清创术。但如创道较深，碎骨片比较分散，则颅骨切除的范围应稍增大。在入口处不宜做骨瓣开颅，骨瓣开颅只适合入口对侧的开颅清创，如清除异物、血肿等，将硬脑膜瓣状切开并翻向与骨瓣相反的方向。射入口或出口的骨瓣和骨片不宜及时复位，将硬脑膜的破损边缘稍加修整并洗净，即可进行创口缝合。

（3）**脑清创：** 主要是清除碎化脑组织，摘除脑内的碎骨片，注意清除头发、泥沙和衣物碎片等异物。在不增加脑创伤的情况下，摘除创道内或其附近的金属或非金属异物。清除碎化脑组织，对减轻脑水肿和减少颅内感染都具有重要作用。可灵活地使用膝状镊子轻轻地摘除脑创道内碎骨片和其他异物。采用立体定向仪，以磁性导针沿创道进入，沿创道壁移动可吸附并取出埋藏于创道壁的金属异物。术中将摘除碎骨片和弹片的数量、大小和其所在位置，与 X 线片所显示的进行仔细核对。如异物进入对侧或小脑幕下，可在异物靠近颅骨之点（避开中央区、言语运动区等）开颅，切开脑皮质，插入磁针将其吸出。对过深且位于大血管处或难以达到的金属异物，不强求在 I

期清创术中摘除，以免造成严重的功能障碍。术中可用移动型 X 线机跟踪摄片，了解碎骨片是否完全被手术摘除。初次清创后 2 ～ 3 天内可再次摄颅骨 X 线片，如发现脑内仍留有碎骨片等异物，说明清创尚不彻底，还潜伏着并发感染的危险。因此应在术后再次清创，不能因为碎骨片数目少而不重视再次手术，因脑内碎骨片引起的感染机会较多。一般认为，完全摘除脑内存留的碎骨片是“彻底清创”的标志。

（4）**贯通伤**：多伴有对侧脑皮质血管的损伤，如果出现对侧部位的脑受压（如偏瘫、失语或原有的症状加重），或有对侧的小脑幕切迹疝时，应迅速行头颅 CT 检查，明确对侧血肿及异物位置后再行对侧清创术。彻底清创后可使颅内压力下降，脑组织下陷，并见脑搏动良好。①硬脑膜缝合和修补：若彻底的脑清创术是在伤后 72 小时内进行的，并且创道内异物已完全摘除，应将硬脑膜严密缝合，这对减少颅内感染，预防脑膨出或脑脊液漏均有作用。有下列情况者对硬脑膜可不予缝合及修补：a. 清创不彻底；b. 脑挫裂伤严重，清创后脑组织仍肿胀或膨出；c. 已有感染的创伤，清创后仍需创道引流；d. 止血难以达到彻底者。②头皮缝合及引流：行创缘切除者，应做到无张力的缝合，头皮下放置引流管。对头皮缺损较大不能缝合者，应采取转移皮瓣或松解切口的整形手术方法缝合头皮。对清创手术不彻底的患者或于 3 天后清创的患者，如创伤已有感染，最好不予严密缝合头皮或仅在切口两端做部分缝合，以利术后放置引流。术后 2 ～ 4 天拔除引流管，也可根据情况适当延期拔管。

3. 特殊类型伤处理要点

一部分特殊类型的穿透伤，伤情大多较复杂，在处理上也有其特殊性和不同要求。

（1）**静脉窦损伤**：手术的目的是止血和恢复静脉窦通畅的血流。①充分备血，如 2000 ～ 3000mL；②预防空气栓塞，不宜将患者头部过度抬高；③对刺入上矢状窦中的大骨片，为了恢复静脉窦通畅和防止感染，在做好充分准备后应设法摘除；④如有血栓应将其取出；⑤窦的破裂口可通过吸收性明胶海绵压迫，用肌肉片或筋膜片涂以生物胶进行黏合，或用硬膜缝合等方法处理；⑥对上矢状窦前 1/3 的断裂，可用丝线将窦行贯穿结扎；若系上矢状窦中或后 1/3 段的断裂，应尽可能将其修补或采取血管移植法进行重建；⑦横窦损伤时，应鉴别是否为主侧横窦；对主侧横窦损伤不可结扎，而应进行修补或吻合；⑧对于上矢状窦损伤进行覆盖和缝合，以及采用人工血管重建窦者，术后应行预防性抗凝治疗。

（2）**经额窦、筛小房的穿透伤**：手术目的是预防感染及防止脑脊液漏。①手术时应将入口骨孔扩大做脑清创术，严密修补硬脑膜，将额窦黏膜刮除，用含抗生素粉末的骨蜡封闭窦腔，使颅腔与损伤的额窦隔离；②如额窦已有感染，在黏膜切除后，留置外引流管；③经筛小房的穿透伤，一般皮肤入口多在面部或鼻根部，物体经筛小房和额叶底面入脑，常伴有脑脊液鼻漏。手术应采用经前额骨瓣开颅术，抬起额叶，在嗅球附近可看到硬脑膜破口，行清创术时要修补好硬脑膜。

（3）**经眶部的穿透伤：**手术目的是预防感染及防止脑脊液漏。①将损伤严重且无保留希望的眶内容清除，刮除受累的额窦黏膜，摘除脑内碎骨片；②将硬脑膜适当游离，争取不用修补材料即能将其缝合，如硬脑膜缺损较大不能缝合时；应取帽状腱膜、颞筋膜或大腿阔筋膜进行修补；达到不漏液的严密缝合；③创道内留置引流管。

（4）**脑室伤：**手术目的是清洁脑室及预防脑积水的形成。①清除脑室内积血、碎屑组织及异物等，用含抗生素的生理盐水反复冲洗；②将侧脑室内脉络丛进行电凝，以减少脑脊液的分泌；③术后行脑室持续引流；④拔除引流后做腰椎穿刺，以降低颅内压和减轻脑膜刺激症状。

（5）**脑多发伤：**即患者的头部同时有两处以上的脑穿透伤。①伤情较轻者能耐受两处手术时，应一次完成两处伤的清创术；②对伤情重者也可在一处清创后，待伤情稳定后，再进行另一处穿透伤的清创术。

4. 非穿透伤的清创术要点与穿透伤的清创术基本相似，不同之处在于非穿透伤的硬脑膜完整，发生于硬膜下或脑内的血肿需要切开硬脑膜进行硬膜下探查术而清除血肿。但对于创伤已发生感染的情况下，则清创手术时不可切开硬脑膜。

（1）**头皮清创：**头皮伤口周围用肥皂水刷洗，伤口内用无菌生理盐水冲洗，清除泥沙、头发等异物，消毒铺巾。手术切口视情况而定，如头皮裂伤较大可适当延长伤口。伤口小者可采用弧形皮瓣，或通过伤口做一“S”形切口。伤口用双极电凝止血，创缘修剪 2 ～ 3mm，不可过多，以使缝合时张力不会过大。

（2）**颅骨处理：**颅骨创伤范围小且呈洞状骨折，可在四周钻孔做游离骨瓣开颅；骨折范围大呈粉碎状，尽量保留大的骨折片，以减小骨缺损范围。如有骨折片损伤静脉窦，在充分显露和做好输血准备前，不应移动骨折片。颅内嵌入较长异物切忌贸然拔出，可先在其邻近处做颅骨钻孔，绕异物周围咬开颅骨后再拔出异物。

（3）**硬脑膜清创：**硬脑膜污染程度一般较轻，略修剪后呈放射状或弧形剪开。

（4）**脑创道处理：**脑创道显露后，条件具备者应于手术显微镜下操作。先清除脑皮质表面和创道内血块和液化脑组织，以双极电凝止血。非火器性颅脑开放伤除特殊致创物导致的创伤外，一般创道较浅，骨碎片也分布在较浅部位，处理相对比较容易。在整个清创过程中，应按照由外及内、由浅部达深部顺序进行，创道内一切操作要仔细、轻柔，用生理盐水轻轻冲洗创道，使坏死脑组织自然流出。要特别珍惜有生机的脑组织，避免用强力吸引器吸引创道，较深处止血必须在良好照明下妥善处理，渗血用棉片压敷或用 3% 过氧化氢溶液冲洗多可止渗，必要时方可用明胶海绵或止上血纱布止血。清创要彻底，止血完好，创道应松弛，脑搏动明显。

（5）**关闭颅腔：**硬脑膜如有缺损，应取骨膜或颞筋膜修补，并严密缝合，防止脑脊液漏出。如脑水肿、脑肿胀严重或脑挫裂伤范围大，硬脑膜不易缝合需要外减压时，可敞开硬脑膜。部分患者清创彻底后颅骨可复位。头皮分层缝合，有缺损者可采取减张缝合或转移皮瓣后缝合。

5. 合并伤的处理： 如患者同时合并胸、腹内脏创伤，大出血危及生命，则必须紧急手术，以纠正休克，挽救生命；如患者有颅内血肿且脑疝形成，则可两种手术同时进行，但必须保证术中血压稳定，避免出现低血压而加重脑缺氧、脑水肿。对交通事故伤和坠落伤还应注意患者是否存在脊柱骨折和脊髓创伤，尤其应注意颅颈交界区骨折和高位颈髓创伤。

六、术后处理

1. 一般处理： 颅脑开放伤的术后处理与重型闭合性颅脑创伤相同，术后应入重症监护病房观察。术后应注意意识、瞳孔及生命体征的变化，有继发创道出血时，意识障碍加深、术侧瞳孔散大、血压升高、呕吐等，应及时行 CT 检查和手术治疗。脑水肿严重者常规应用脱水药物治疗，应用神经细胞活化药物。注意营养支持治疗，预防各种并发症的发生。应该鼓励患者早期下床活动，有神经功能缺失和肢体活动障碍者，进行康复治疗和积极主动锻炼。

2. 特殊处理： 伤后遗留颅骨缺损且缺损部位影响美容时，早期处理后如无感染，可于 1 ～ 3 个月后行颅骨成形术。出现晚期癫痫者，经电生理检查确诊后，若癫痫灶位于非功能区，可于皮质电图监测下行致痫灶切除，术后继续服用抗癫痫药物治疗 1 ～ 2 年，待电生理检查证实异常电活动消失，方可逐渐停药。当出现晚期脑脓肿时，由于多发生在异物周围，手术时应连同异物和脓肿壁一并切除。为防止脓肿复发，应给予广谱抗生素治疗 3 ～ 4 周。

第五节　颅脑火器伤

火器性颅脑损伤是一种严重战伤，其发生率与死亡率都较高。主要死亡原因：①脑部重要区域损伤；②并发颅内血肿；③合并伤与休克；④颅内感染等。

一、分类

（一）Cushing 分类法

Cushing 在第一次世界大战期间，按火器性颅脑损伤和性质与部位特点，分为 9 类：①头皮伤；②开放性颅骨骨折无硬脑膜破裂；③颅骨骨折，骨片凹陷，硬脑膜破裂、无脑膨出；④沟槽形伤，碎骨片深入脑内，并有脑膨出；⑤脑穿透伤，并有碎骨片及金属异物存留；⑥在第四类或第五类基础上，并有侧脑室伤和异物深入；⑦颅面伤，伤及鼻窦、乳突；⑧颅脑贯通伤；⑨广泛性，爆裂性颅骨骨折与脑损伤。

（二）按创伤深浅分类

1. 头颅软组织伤

头颅软组织伤包括头皮各层及肌层与骨膜伤，颅骨与硬脑膜尚完整，创伤局部与对冲部位可能有脑挫伤。此类多属轻型伤，少数为中型。

2. 颅脑非穿透伤

颅脑非穿透伤即开放性颅骨骨折。骨折呈凹陷、粉碎性，弹片有进嵌入骨折裂隙，硬脑膜未破。常伴有硬脑膜外出血，局部存在脑挫裂伤或形成血肿。此类多属中型伤，个别可为重型。

3. 颅脑穿透伤

颅脑穿透伤即开放性脑损伤。颅内多有碎骨片、弹片及枪弹存留，伤区脑组织有不同程度的破坏，并发伤道血肿的机会多，属重型伤。此型伤又有盲管伤、贯通伤、切线伤与反跳伤四种基本类型。

（三）按硬脑膜是否破裂分类

将火器性颅脑损伤简化为非穿透伤与穿透伤两类，前者包括头皮伤与开放性颅骨骨折；后者相当于上述三型分类中的颅脑穿透伤。简明适用。

二、病理改变

火器性颅脑损伤的病理改变与非火器伤有所不同。高速轻武器的弹片或枪弹伤造成的脑损伤有一定特点，伤道脑损伤的病理改变分为3个区域：①原发伤道区，指位于伤道中心的一条宽窄伤道内含毁损与液化的脑组织碎块与出血和血块交融，混杂有颅骨碎片、头发、布片、泥沙以及弹片或枪弹等。碎骨片通常于伤道近端，呈散射状分布，使脑的损伤区加大。弹片或枪伤则位于伤道内聚积形成硬膜外、硬脑膜下、脑内或脑室内血肿。脑伤道内血肿的部位，可位于近段、中段与远段；②紧靠脑破坏区外一带，为脑挫裂区。致伤机制是由于高速投射物穿入密闭颅腔后的瞬间，在脑内形成暂时性空腔，产生超压现象，冲击波向周围脑组织传递，使脑组织顿时承受高压及相继的负压作用而引起脑挫裂伤。病理征象表现为点状出血和脑水肿带。在该区域内的神经组织出现缺血性改变，小胶质细胞与星形细胞肿胀或崩解，随后小胶质细胞变成格子细胞，大量进入该区，开始组织修复过程；③位于脑挫裂区周围为脑震荡区。脑组织在肉眼或一般光学显微镜下无明显病理改变可见，但可出现暂时性功能障碍。

脑的病理变化可随创伤类型、伤后时期，初期外科处理和后期治疗情况而有所不同。脑部的血液循环与脑脊液循环障碍，颅内继发出血与血肿形成、急性脑水肿、并发感染、颅内压增高等因素，皆可使病理改变复杂化。上述病理演变大致分为急性期、炎症反应期与并发症期三个时期。如创伤得到早期彻底清创处理，则可不经并发症期而愈合。此外，脑部冲击伤也可能存在，是因炸弹或炮弹爆震引起之高压冲击皮所致。

使脑部发生点状出血、脑挫裂伤、脑水肿。肺、肝、脾及脏器也可同时存在冲击伤，不可忽略。

三、临床表现

火器性脑损伤具有以下临床特点。

（一）意识障碍

火器性颅脑穿透患者，局部虽有较重的脑损伤，有时可不出现昏迷，此点不可忽略，应予连续观察神志变化过程。如患者在伤后出现中间清醒或好转期，或受伤当时无昏迷随后转入昏迷，或意识障碍呈进行加重，都反应患者存在急性脑受压征象，可能合并急性颅内血肿。长期昏迷，反映广泛脑损伤以及休克、缺氧等；皆可使脑伤情趋向恶化。一部分患者尚可出现精神障碍。

（二）生命体征

重型颅脑患者，伤后多数立即出现呼吸、脉搏、血压的变化。伤及脑干部位重要生命中枢者，可早期发生呼吸紧迫、缓慢或间歇性呼吸。脉搏转为徐缓或细速，脉率不整与血压下降等中枢性衰竭征象。伤后呼吸慢而深、脉搏慢而有力、血压升高的进行性变化是颅内压增高、脑受压和脑疝的危象。常提示有颅内血肿。开放伤引起外出血，大量脑脊液流失，可引起休克、衰竭。应该注意查明有无胸、腹伤、大的骨折等严重合并伤，进行分析鉴别。

伤后出现中度发热，多系蛛网膜下腔出血和创伤反应。下丘脑损伤可引起中枢性高热。还要考虑颅内感染、肺炎、泌尿系感染等因素。体温不升，说明周身反应能力低下，是预后不良之征。

（三）癫痫

癫痫与非火器性颅脑伤一样，患者可有运动区脑挫裂伤、血肿、骨片刺激，脑膨出等常引起癫痫，并因癫痫加重瘫痪。

（四）颅内压增高

火器伤颅脑损伤并发颅内血肿的机会较多，脑水肿与颅内感染，都使颅内压增高，改善呼吸可使情况改善。

四、诊断

作战时，因患者数量很多，检查要求简捷扼要，迅速明确颅脑伤性质和有无其他部位的合并伤。要强调头颅 X 线检查；这对了解伤道情况，确定颅内异物的性质、数目、位置、分析是否有头部多发伤很有必要。对指导清创手术的进行也有重要作用。脑血管造影通常在一、二线医院都不宜采用。在急性脑受压时，宜抓紧时机，直接进行清创探查。

在野战条件下，腰椎穿刺检查尽可能不做。疑有颅内感染者，则可进行腰穿与脑脊液检查。必要时可同时通过蛛网膜下隙注射抗生素作为治疗。火器性颅脑损伤转运到有条件的后方医院后定期的头颅 CT 检查是必须的。

五、处理

（一）急救

①尽力将全部患者从火线上抢救下来，暂时隐蔽在安全地带，并开展自救与互救；②包扎伤口，减少出血，有脑膨出时，用敷料绕其周围，保护脑组织以免污染和增加损伤；③昏迷患者取侧卧位，在整个转送途中都要特别注意，以利口腔，呼吸道分泌物和呕吐物排出，保持呼吸道通畅，防止窒息；④迅速后送到团、师救护所，对休克、颅内血肿患者施行急救；⑤尽早开始大量抗菌药物治疗，应用破伤风类毒素；⑥剃发，清洁创口外围，预防感染入侵；⑦进行分类、填表、记录伤情，医疗文件随同患者后送。后送中注意安全和其他医疗防护事项。已出现休克或有中枢衰竭征象者，就地急救，不宜转送。

（二）分级医疗救护

在战争特殊环境下，强调合理的战时救护组织与分级医疗救护，不可将大批颅脑患者集中在一线医院处理，而需按战情、地理环境等情况，及时组织后送。医疗救护通常是按一线、二线、后方区三级划分，神经外科手术组（或队）加强到一线或二线医院，后方区则设置专科医院，集中收治头部伤患者。也可按两级划分、即前方和后方区。患者最好尽早用飞机空运至后方医院。在一线医院，通常只限于危及生命的颅内血肿，胸腹部伤和休克的救治。

在二线医院或后方专科医院，大量患者到达时，患者手术的顺序大致如下：①有颅内血肿等脑受压征象者，或伤道有活动性出血者，优先手术；②颅脑穿透伤的手术先于非穿透伤，其中脑室伤有大量脑脊液漏，及颅后窝伤也应尽早处理；③同类型伤，选先到达者，先做处理；④危及生命的胸、腹伤，优先处理，然后再处理颅脑伤，如同时已有脑疝征象，伤情极严重，前面已经提到，只有在良好的麻醉与输血保证下，两方面手术同时进行。术后加强抗感染和颅脑伤的一般治疗。

（三）创伤的初期清创处理

火器性颅脑损伤与非火器伤一样，要求在伤后早期进行清创术，但要避免不适当的初期清创与二期手术。

（四）清创术原则与方法

麻醉、术前准备、一般清创原则基本上与平时开放性颅脑损伤的处理相同。在战时，为了减轻术后观察和护理的任务，宜多采用局部麻醉或只用短程的全身麻醉。开颅可用骨窗法或骨瓣法。彻底地颅脑清创术。要求修整污染或已失活的头皮、肌肉、硬脑膜，摘尽碎骨片，清除碎烂失活的脑组织与其他异物，严密止血。对过深难以达到的金属异物，不要求在一期清创术中摘除。清创术后，颅内压力下降脑组织下塌、脑搏动良好，冲净伤口，缝合修补硬脑膜，缝合头皮。硬脑膜外可置引流 1 ～ 2 日。伤口局部可酌用抗生素。

对于脑室伤，术毕用含抗生素的生理盐水冲净伤口，对预防感染有一定作用，同时可做脑室引流。脑肿胀明显时，骨窗与硬脑膜伤口要扩大，行减压术。摘除的碎骨片数目，可与当时 X 线片之数目核对确认是否已全部取出。避免残留碎骨片形成颅内感染隐患。

新鲜伤道中深藏的磁性金属异物和弹片，可应用磁性导针伸入伤道底部吸出。手术简便，附加损伤小。如异物射到对侧或小脑幕下颅腔内，可在异物靠近颅骨之点（避开中央区，言语运动区）开颅，切开脑皮质，插入磁针吸出。颅脑贯通伤的入口与出口相隔较远，可分别从入口与出口两处清创。脑室伤清创术中，强调将脑室中之血块彻底清除，脑室壁出血，一般用棉片压迫片刻可止，脉络丛出血用电凝止血。用含稀释抗生素之生理盐水多次冲洗，而后缝合硬脑膜。颅面伤、颅底旁伤、颅后窝伤可按上述非火器性开放性颅脑伤手术原则处理。

下列情况时，硬脑膜不予缝合修补，而需行颞肌下或枕下减压术：①清创不彻底；②脑挫裂伤严重，清创后，脑组织仍然肿胀或膨出；③已化脓之创伤，清创后需伤道引流；④止血不可靠。

（五）术后处理

脑穿透伤清创术后，仍需要密切观察生命体征、意识、瞳孔的变化，观察有无颅内继发出血、脑脊液漏等。加强抗脑水肿、抗感染、抗休克的治疗。保持呼吸道通畅，吸氧。躁动、癫痫，高热时，酌情应用镇静药、冬眠药和采用物理方法降温。昏迷瘫痪患者，定时翻身，预防肺炎，褥疮和泌尿系感染，注意营养，这些都要参照重型闭合性脑损伤处理。

第六节　爆炸性颅脑创伤

一、概述

爆炸性颅脑创伤（bTBI）是由民用、军用或简易爆炸物（如炸弹、瓦斯、油库、汽车等）爆炸所致的颅脑创伤。爆炸性颅脑创伤是战争中战斗人员遭受的一种常见的、较为严重而又多发的创伤。近年来，在不断发生的恐怖袭击中，越来越多的平民遭受着爆炸物及爆炸装置的创伤。爆炸性颅脑创伤是创伤性脑损伤的重要类型，不同于常规颅脑创伤，具有其独特的特点，患者死亡率高，救治难度大，存活患者常有不同程度的神经功能障碍。

爆炸性颅脑创伤的发生率没有确切的统计，主要原因在于轻型爆炸性颅脑创伤没有明确的诊断标准。美军资料显示，海湾战争中爆炸伤所致的损伤高达 64%。在近年的伊拉克、阿富汗战争中，爆炸性颅脑创伤患者占 47% ～ 78%。2000—2001 年以色列国内发生的恐怖袭击爆炸伤中，颅脑爆炸伤占 47%。美国国防部报告中指出，2000—2010 年美国有接近 20 万人遭受颅脑爆炸伤。国防和退伍军人脑损伤中心 2009 年报告 8000 多名颅脑创伤患者中，超过 50% 为爆炸性颅脑创伤。沃尔特里德陆军医疗中心统计，约有 2/3 的患者为爆炸性颅脑创伤。我军历次战争中颅脑创伤发生率均高达 1/3 以上，爆炸性颅脑创伤患者死亡率高达 35% ～ 60%。美国马里兰爆炸案 29% 伤者为头部创伤，俄克拉荷马爆炸案有 80 人受到不同程度的头部创伤。在我国统计煤矿瓦斯爆炸创伤的病例报告中，约 2/3 的患者存在颅脑创伤。

近年来，爆炸性颅脑创伤的研究日益引起相关部门的重视，从 2007 年开始，美国政府已投资约超过 10 亿美元进行爆炸性颅脑创伤的研究。从发表文献分析，1946—1999 年 50 余年间共发表 Pubmed 收录爆炸性颅脑创伤论文约为 120 篇，2000—2015 年已发表 800 余篇，爆炸性颅脑创伤方面的中文论文也在日渐增多。

二、爆炸性颅脑创伤的致伤因素和分类

1. 爆炸的物理特性

爆炸是指物质在极短时间内由一种状态迅速转变成另一种状态的过程中，以热和气体的形式释放大量能量的现象，分为物理和化学爆炸。民用军用或简易爆炸物的爆炸属于化学爆炸，核爆兼有两者。爆炸反应的速度超过声速的爆炸物称为高能爆炸物，如 TNT、黑索金、硝酸甘油等；低于声速的爆炸物为低能爆炸物，如火箭推进剂、黑火药、硝化棉、枪弹发射药等。爆炸的中心温度可高达 1726 ～ 4726℃，压力达 10 ～ 40GPa。爆炸瞬间呈球性扩张的高压热气体压缩周围空气，形成冲击波。典型的爆炸冲击波由超压和负压两部分组成。爆炸时所产生的超压与负压作用（原发性效应），是直接致伤的主要因素。爆炸产生的冲击波在空气传播过程中可形成压缩区和稀疏区。压缩区内压力超过大气压，称之为超压区（BOP）；稀疏区内压力下降，甚至低于大气压，称之为负压区。冲击波的波形特征是：冲击波能量作用于周围空气介质，使周围空气大气压剧增达到峰值，随后呈指数衰减下降，直至低于大气压水平，随后回到正常大气压水平。这种波形称之为 FriedLander 波形。建筑物内，装甲车辆舱室、坑道工事等密闭空间内爆炸形成的冲击波可发生反射、叠加，超压峰值可较开阔地增加 2 ～ 9 倍。空气粒子随冲击波波阵面高速运动产生的冲击压力称为动压。爆炸装置爆炸时，壳体破裂形成的弹片以及产生的继发投射物（如舱体碎片、沙石土块、骨折碎片等）是爆炸损伤的主要致伤因素。

2. 爆炸冲击波的致伤机制

当爆炸冲击波与人体相互作用时，一部分冲击波形成反射和绕射，而很大一部分会被人体吸收。被人体吸收的冲击波可进一步形成不同频率和波幅的剪切波和应力波，导致人体组织器官的损伤。爆炸冲击波的正压和负压的峰值、达峰时间、持续时间、脉冲宽度都与损伤严重程度有关。爆炸冲击波对组织的损伤可分为直接效应（压缩、剪切和牵张）和间接效应（冲击 / 泡沫相互作用）。冲击波可以使全身多种脏器损伤，其中含气的脏器，如肺脏容易受到冲击波致伤，且伤情更为严重，主要表现为肺出血、肺水肿。冲击波引起颅脑创伤的确切机制尚不完全清楚。按照爆炸的致伤因素分类，爆炸性颅脑创伤可分为以下 5 种类型（表 9-1）。

表 9-1　爆炸性颅脑创伤的致伤因素

类型	损伤
一级损伤	冲击波直接损伤累及空腔脏器或存在气 - 液界面的脏器
二级损伤	弹片及继发投射物造成的损伤是造成损伤或死亡的最主要原因
三级损伤	爆炸冲击波导致人体抛掷后引起的损伤造成与交通事故伤或高处坠落伤相类似的颅骨骨折和脑挫伤
四级损伤	爆炸所致高温有毒气体造成的损伤造成烧伤、窒息性损伤等
五级损伤	爆炸所致放射性、细菌性或化学性损伤，放射性脏弹、细菌弹、化学毒气弹爆炸所导致的损伤

（1）**一级损伤**。直接冲击波超压导致的损伤，可损伤全身各种器官。鼓膜对冲击波超压最敏感，其次是肺脏、胃肠道。听器和胃肠道内的气体在冲击波超压的作用下压缩，冲击波过后受压气体极度膨胀，可造成鼓膜破裂和空腔脏器穿孔。冲击波在肺泡 - 空气界面反射增强，可破坏肺泡壁，导致肺泡出血和渗出增加。不同密度脑组织在冲击波超压作用下可发生高加速度和减速度运动，从而发生神经元和轴突损伤。已证实，冲击波超压可造成脑组织远达损伤，如爆炸冲击波作用于胸腹部，剧烈的胸部挤压发生的血流动力学紊乱、低氧、迷走神经张力增高等因素导致的脑灌流障碍，均可损伤远离致伤部位的脑组织。冲击波损伤脑组织的超压阈值低于肺脏损伤阈值。

（2）**二级损伤**。爆炸弹片以及继发投射物造成的损伤。如击中头部的弹片或爆炸所致周围物体弹射穿过头皮、颅骨后停留于脑实质的损伤为穿入伤，国内也将此种伤称为盲管伤；如伤道贯穿头颅，存在出入口的损伤称为贯通伤；创道切线方向穿过头皮、颅骨、脑组织，呈沟槽状损伤，称为切线伤。

（3）**三级损伤**。爆炸冲击波导致人体抛掷后引起的损伤。可造成与交通事故伤或高处坠落伤相类似的颅骨骨折和脑挫伤等。

（4）**四级损伤**。爆炸所致高温有毒气体造成的损伤。爆炸造成的高温、烟雾、振动加速度和其他不明原因致伤因素（如气体栓子）所造成的损伤，可造成烧伤、窒息性损伤等。

（5）**五级损伤**。爆炸所致放射性、细菌性或化学性损伤。如放射性脏弹、细菌弹、化学毒气弹爆炸所导致的损伤。

3. 爆炸性颅脑创伤的类型

（1）**按照损伤的严重程度**。将爆炸性颅脑创伤分为轻、中、重三种类型（表 9-2）。

表 9-2　轻、中、重度爆炸性颅脑创伤

	轻度	中度	重度
GCS 评分	14 ～ 15 分	9 ～ 13 分	3 ～ 8 分
意识丧失	小于 1 小时	1 ～ 24 小时	大于 24 小时
记忆缺失	小于 24 小时	1 ～ 7 天	大于 7 天
结构改变	无	无或有	有

轻度爆炸性颅脑创伤：主要表现为伤后头痛、意识模糊、记忆缺失，以及注意力难于集中、情绪异常、睡眠紊乱及焦虑，GCS 评分为 14 ～ 15 分。症状常在伤后几小时或几天内好转。

中度爆炸性颅脑创伤：主要表现为较长时间的意识丧失和（或）神经功能的缺失，GCS 评分为 9 ～ 13 分。患者需要立即后送，并可能需要神经外科手术治疗。

重度爆炸性颅脑创伤：GCS 评分为 3 ～ 8 分。常有严重的神经影像学改变（如 CT 显示的颅骨碎裂、颅内血肿，以及早期的弥漫性脑水肿）。经过初步处理后，患者必须尽快送到有神经外科手术能力的后方医院。GCS<8 分的患者死亡率为 88% ～ 92%，GCS 评分 3 ～ 5 分患者预后差，少有存活。

针对爆炸伤意识障碍明显，近年提出了以判定意识和记忆为主的分类方法：轻度爆炸性颅脑创伤是指伤后意识丧失小于 1 小时且记忆缺失小于 24 小时；中度爆炸性颅脑创伤意识丧失在 1 ～ 24 小时内且记忆缺失在 1 ～ 7 天；重度爆炸性颅脑创伤指意识丧失大于 24 小时、记忆缺失大于 7 天。

爆炸冲击波也会引起脑震荡，也可分为轻度、中度或重度，其分类标准与一般颅脑创伤的相同。轻度脑震荡是指意识模糊的时间不超过 15 分钟，且不出现意识丧失；中度脑震荡是指意识模糊时间超过 15 分钟，且不出现意识丧失；重度脑震荡出现意识丧失。

（2）**按照硬脑膜是否完整**。爆炸性颅脑创伤目前同样被分为开放性颅脑创伤和闭合性颅脑创伤，与常规颅脑创伤使用相同的分类标准。

（3）**按照损伤的时间**。将爆炸性颅脑创伤分为原发性和继发性两种类型（表 9-3）。

表 9-3　原发性和继发性爆炸性颅脑创伤

分类	原发性创伤	继发性创伤
主要表现	受伤当时至数小时内 硬膜外、硬膜下、脑组织、脑室内血肿 不同程度脑挫裂伤 弥漫性轴突损伤 颈内动脉和大脑前动脉痉挛	伤后数小时至数天内 兴奋性神经毒性 氧化应激反应 炎症反应 血 - 脑屏障功能障碍 脑水肿 脑组织缺血性损伤 细胞凋亡 神经退行性变

原发创伤：发生于受伤当时至数小时内。为爆炸直接造成的血肿、脑挫伤和弥漫性轴索损伤等，其创伤程度和持续时间与致伤因素有关。击中头部的爆炸弹片和继发投射物造成创道内脑组织缺失，创道周围脑组织挫裂伤，脑和脑膜血管破裂，硬膜外、硬膜下、脑内血肿以及脑室出血，脑组织肿胀、颅内出血和血肿。爆炸冲击波在体内传播和局部组织应力变化造成血管和神经损伤，如脑组织在外力作用下快速移动，脑表面和静脉窦相连静脉血管撕裂，硬脑膜下出血；脑组织与颅骨的撞击造成脑前叶和颞叶的前、侧、下方表浅灰质挫伤；皮质延髓连接处、内囊、胼胝体、脑干等处的轴突弥漫性损伤和微小血管破裂。重度颅脑爆炸伤患者伤后 48 小时内常见颈内动脉和大脑前动脉的痉挛，特别是当合并有颅内出血或投射物致开放性脑创伤时更容易出现。神经细胞显微结构损伤包括神经元间隙扩大、细胞质空泡形成、神经元脱髓鞘、神经轴突皱缩等。

继发创伤：发生于伤后数小时和数天内。爆炸可直接刺激神经元释放兴奋性神经介质谷氨酸，开放离子通道，增加钙离子内流，促进氧自由基生成，从而损伤神经细胞。伤后炎症反应和线粒体功能障碍在继发创伤中有重要作用。伤后数小时挫伤脑组织多形核白细胞、小胶质细胞、星形胶质细胞活化，在数天内炎症因子释放达到峰值，导致血 - 脑屏障开放，激活补体介导的神经细胞死亡，启动细胞凋亡进程；挫伤脑组织缺血，线粒体功能障碍，三磷腺苷（ATP）生成减少，触发了神经细胞凋亡和坏死。

三、爆炸性颅脑创伤的机制与病理生理

近年来，国内外大量研究采用不同的动物模型、不同的暴露方式，从不同角度研究了爆炸性颅脑创伤的机制与病理生理改变。然而，由于缺乏准确模拟冲击波对人体

致伤效应的实验模型，研究使用暴露方式各样，有激波管、爆炸物爆炸、高频脉冲干扰等，研究的冲击波峰值范围各不相同，还没有令人满意的数据和结果可以清楚地解释爆炸性颅脑创伤的发生机制。大多数研究者认为爆炸冲击波对头部的直接撞击、压力性颅骨弯曲或头部的加速度震动是爆炸性颅脑创伤的发生机制。近年来，研究者认为爆炸冲击波撞击人体躯干后导致的胸腹腔血管中血液快速向头部的激涌是产生爆炸性颅脑创伤的主要原因。

1. 爆炸性颅脑创伤的动物模型

颅脑爆炸伤动物模型可根据不同致伤方式及研究目的分为以下几种。

（1）**开放环境模型**。爆炸伤研究初期，为模拟真实战场环境，于开放环境下开展动物爆炸实验。通过使用不同物种的动物，评估其空腔脏器，如肺、肠等的出血程度，研究爆炸的致伤机制。

（2）**冲击波损伤模型**。主要采用爆炸管和激波管产生冲击波。爆炸管可在实验室环境下模拟爆炸造成损伤，且可较好地控制爆炸的物理参数及实验动物的生理水平，通过固定头部和保护其他身体部位，可避免二、三级损伤对实验造成的影响。激波管则使用压缩气体模拟冲击波的产生与传播，可由一个至多个串联的超压室组成，形成由简单至复杂的多种冲击波波形。激波管产生的冲击波超压持续时间较爆炸管长，但超压峰值相对较低，且不产生四级损伤。

（3）**破片伤（二级冲击波损伤）模型**。在爆炸导致的创伤性颅脑创伤中，破片可穿透颅骨或脑组织，造成严重的颅脑创伤甚至导致死亡。国外多通过特制高压气枪击发铅弹头，以 100m/s 的速度贯穿脑表面。国内多使用特制滑膛枪直接发射高速钢珠或特制破片，对大型实验动物造成损伤，可较真实的模拟现实环境中爆炸导致的破片损伤。

（4）**抛掷伤（三级爆炸伤）模型**。除了原发性冲击波损伤及间接冲击波损伤之外，躯体可被冲击波投掷，从而形成第三级爆炸损伤。使用矢状平台旋转加速，麻醉后的大鼠头骨紧密固定于一旋转物，此物体被撞击后与动物头部一起背向加速旋转；再次撞击后方障碍时减速停止。可对胼胝体、皮质下白质及脑干等部位造成明显的弥漫性轴索损伤。

2. 爆炸性颅脑创伤的致伤机制与病理生理

最新的研究认为，爆炸性颅脑创伤致伤机制包括原发性和继发性致伤机制。原发性致伤机制是指爆炸冲击波超压直接作用于头颅导致的损伤，继发性致伤机制是指原发性损伤后继发的能加剧脑损伤的机制，如炎症反应、氧化应激、血管内皮受损、脑缺血损伤等机制。

（1）**爆炸性颅脑创伤的原发性创伤机制**。

爆炸冲击波通过颅骨直接传递导致脑创伤：冲击波超压可以通过颅骨直接传递进

入颅腔，也可以通过眼眶和耳道传播进入颅腔。Romba 等在一死亡猴子的大脑中放置了压力传感器，并将此猴子暴露于爆炸物产生的冲击波超压中，记录到猴子脑内冲击波超压波形类似于 FriedLander 波。另一个研究将微型纤维压力传感器置入活兔子的第三脑室，记录到脑室内的冲击波超压波形与波幅均与空气中冲击波相似，脑室内的冲击波超压峰值较空气波冲击波超压峰值仅低 15mmHg，爆炸冲击波通过全身大血管传递导致脑创伤：高峰值的爆炸冲击波超压袭击人体可形成震荡冲击波，进而通过循环系统传播到脑血管，导致脑血管周围的结构损坏，包括神经元、神经轴突、神经纤维等。Cernak 等通过比较全身暴露和局部暴露（仅胸部暴露）于爆炸冲击波的两种模型后发现，两种模型都导致了海马神经元损伤的超微结构改变（包括神经元间隙扩大、细胞质空泡形成、神经元脱髓鞘、神经轴突皱缩等）。Okie 等认为爆炸冲击波可以导致血管空洞形成，进而形成空气栓子随血流运行造成脑栓塞。

爆炸冲击波通过胸腔传递导致脑创伤：爆炸冲击波既可以通过颅骨直接传播，同时也可以通过胸腔进行传播。Coutnery 等发现高速运行的炮弹投射物击中胸部防护盔甲但未穿透盔甲后释放能量形成的弹道压力冲击波可以导致脑神经元的创伤，提示冲击波可能还能通过胸腔的机制引起脑创伤。

爆炸冲击波造成头颅加速运动导致脑创伤：头颅加速运动可以导致轻微颅脑创伤。一般的撞击、交通事故，以及运动碰撞导致的脑创伤都存在不同程度的头颅加速运动。在使用侧向液压模型导致头颅加速运动的研究中，有学者认为爆炸冲击波引起头颅加速运动导致的脑创伤与中脑和其周围组织通过剪切应力相互作用有关。

（2）爆炸性颅脑创伤的继发性创伤

炎症反应导致继发性脑创伤：爆炸性颅脑创伤后脑组织内炎症反应主要表现为神经胶质细胞增生、神经元凋亡、毛细血管增生和海马神经元再生等。Bauman 等研究发现，在颅脑爆炸伤后早期，脑组织内细胞因子（TNF-a、INF-γ 和 IL-1β）增加，提示颅脑爆炸伤后早期可能存在炎症反应。随着炎症反应的进展，最终可能导致神经纤维变性、脱髓鞘等。Leung 等使用激波管冲击波超压（1189.6mmHg）致伤大鼠，伤后 24 小时海马组织中 GFAP 大量表达，提示暴露于冲击波超压后大鼠海马组织中星形胶质细胞大量增生。氧化应激导致继发性脑创伤：氧化应激参与了爆炸性颅脑创伤导致的继发性脑创伤。Elsayed 等研究发现大鼠、兔子、羊等遭受爆炸伤后导致脂质过氧、血红蛋白氧化为高铁血红蛋白、抗氧化剂的耗竭、细胞膜钙离子通道功能障碍等。这些因素均可加剧氧化应激，介导了海马等神经元损伤。

爆炸伤后低血压与低血氧促进继发性脑创伤：颅脑爆炸伤后氧化应激导致继发性脑创伤的同时还导致了脑血管自身调节代偿能力的降低，促进继发性脑创伤的发展。由于缺乏能准确反映爆炸冲击波对人体脑血管作用的实验模型，爆炸冲击波对脑血管代偿能力的作用目前还了解甚少。

爆炸伤后血 - 脑屏障创伤与脑水肿：爆炸冲击波撞击人体躯干后导致的胸腹腔血管中血液快速向头部的激涌，从而引起脑血管压力快速而急剧增高，造成大范围的血 - 脑屏障破坏和微细脑血管的破裂。Hue 等人证明爆炸冲击波可导致体外血 - 脑屏障模型立即被破坏，血 - 脑屏障的内皮跨膜电阻随着冲击波脉冲的增加而急剧降低，血 - 脑屏障的通透性的显著增加。爆炸冲击伤后血 - 脑屏障破坏和微细脑血管的破裂可造成早期的脑水肿和持续的血管痉挛，进而造成神经元和神经功能的继发创伤。

爆炸性颅脑创伤后其他分子生物学改变：爆炸性颅脑创伤后脑组织内 NSE（神经元细胞质中包含的蛋白）和 S-100（星形胶质细胞质中包含的蛋白）水平明显增高，提示爆炸性颅脑创伤后神经元和星形胶质细胞的细胞膜通透性明显增高，可促发一系列复杂的细胞水平的创伤，最终导致脑组织的弥漫性创伤。爆炸性颅脑创伤后丘脑内 β-淀粉样前蛋白（β-APP 神经轴索损伤标志物）表达也增高，提示神经轴浆运输的破坏和轴索损伤，均可导致神经元之间突触联系障碍，以及神经元营养障碍，进而导致脑创伤发生。其他报道颅脑爆炸伤后继发的分子生物学改变还包括神经细胞的凋亡、坏死、神经细胞骨架蛋白的破坏、基因表达的改变等。由于这些分子改变单独使用时缺乏必要的敏感性或脑特异性，目前分子标记物在爆炸性颅脑创伤的诊断与预后评估中的作用仍在研究之中。

（3）**爆炸性颅脑创伤后神经病理学改变**。爆炸性颅脑创伤不同于平时的颅脑创伤，具有其独特性，其典型特点是脑水肿发生快而且明显，急性期脑内血肿和血管痉挛发生率高，易出现假性动脉瘤。爆炸性颅脑创伤后的急性期神经病理学的改变包括白质内小量出血、神经元的尼氏体原溶解性改变、弥漫性脑损伤以及硬膜下血肿。最常见的颅脑创伤的类型是弥漫性轴索损伤、脑挫伤及硬膜下血肿。多发生在皮髓质交界处（尤其在额叶和颞叶）、内囊处、深部灰质核团、上脑干及胼胝体区轴突的肿胀及断裂处。Cernak 等使用大鼠全身或局部（胸部）暴露于激波管产生的冲击波超压致伤的模型，通过电镜扫描发现致伤后 24 小时开始持续到第五天海马组织表现为不同程度的神经元细胞核固缩、神经元肿胀、线粒体肿大、细胞质中空泡增多、胶质细胞增生和神经纤维脱髓鞘等超微结构变化。Long 等报道了大鼠颅脑暴露于 1102.59mmHg 的冲击波致伤后，脑组织病理表现为部分皮质出现组织细胞坏死、胶质细胞增生和炎症细胞浸润，还可见到蛛网膜下腔出血等。通过细胞形态学的观察，发现颅脑爆炸伤后脑组织超微结构改变可表现为：神经元树突萎缩和神经元胞体中神经微丝蛋白质类亚基的大量聚集。颅脑爆炸伤后脑组织病理变化还可以表现为神经细胞的凋亡。在爆炸冲击波致伤 2 小时后，就可发现凋亡相关基因如 c-Jun、c-Myc 和 c-Fos 在大鼠大脑皮质、海马锥体细胞层和齿状回颗粒细胞层中表达。

爆炸冲击波性脑创伤可以导致严重的血管反应，包括动脉和静脉，如矢状窦损伤及皮质动脉损伤。爆炸冲击波性创伤有导致假性动脉瘤的高风险，并且假性动脉瘤会长大并破裂。血管痉挛在爆炸冲击波性脑创伤后尤其常见。在进行造影的患者中，有47%的患者有进行性血管痉挛。早期经颅多普勒显示这种血管痉挛发生较早，在伤后48小时内就会出现。常发生于中重度爆炸冲击波性脑创伤者，并加重了伤情。在疾病的发展过程中，脑血管痉挛也可以发生，甚至在伤后10天以后仍会发生，尤其在急性创伤性蛛网膜下腔出血的患者中更易发生。

四、爆炸性颅脑创伤的临床诊断

1. 病史询问及神经系统检查

尽可能了解受伤当时情况、致伤武器、受伤时间，了解伤后意识情况，有无再昏迷等；检查既照顾全面，又抓重点，首先检查意识状态、生命体征、瞳孔大小、四肢活动情况，主要的深、浅反射和病理反射，有无呼吸道受阻、气胸等。对意识障碍患者要记录生命体征、肢体活动情况及GCS评分等，以便复查时比较。防止遗漏合并伤，迅速判断伤情，以便分类做相应处理。

2. 伤口检查

应注意伤口的部位、大小、形状，有无脑脊液流出和脑组织外露和脑膨出；有无活动性出血，伤口与颅内重要结构（如外侧裂、静脉窦或主要血管）关系及创口污染情况；检查时应注意防止遗漏细小伤口及邻近眼、鼻、耳、颌面和颈部伤口，严禁用探针或镊子向伤口深处探查或随意取出伤口内骨片等异物，以免引起颅内大出血和增加感染的机会。

3. 辅助检查

有条件者应进行适当辅助检查，以先易后难、针对性强为原则。

（1）应常规做头颅正侧位及其他位置X线检查，以了解并记录颅骨骨折情况，颅内碎骨片及异物的数目、大小、形态和部位，有无颅底损伤。

（2）平时或有条件的后方医院应行CT扫描检查，以了解判定受伤的位置、方向、异物数量和性质、颅内出血和脑水肿、脑肿胀等，对指导颅内清创和判断清创是否彻底有重要价值。后期CT的追踪检查对了解颅内伤情变化，发现继发感染、出血、脑积水等有重要价值。

（3）MRI可用于颅内继发脓肿和血肿的诊断，但有金属异物存留的火器伤禁用。

（4）血管造影主要用于爆炸性颅脑创伤后血管性并发症，如创伤性动脉瘤、动静脉瘘等诊断。

五、爆炸性颅脑创伤的处理

爆炸性颅脑创伤的处理包括及时合理的现场急救，快速安全的转送，在有专科医师和设备的医院进行早期、有效清创，修复术及相应非手术综合治疗。

1. 急救与转送

阵地或战场尽快将患者转移至安全地带，对伤口进行止血包扎，减少出血和污染，同时保持呼吸道通畅，避免窒息，昏迷患者取侧卧位或侧俯卧位。迅速后送到团、师救护所或急诊室，在救护所对患者进行意识、脉搏、呼吸、血压、瞳孔及伤口检查。根据伤情进行抗休克；维持呼吸道通畅；抢救高颅压危象，进行脱水、降颅压等治疗，必要时进行急诊手术扩大颅骨伤口，清除血肿、止血，达到减压目的，稳定病情；尽早应用抗生素和破伤风抗毒素；记录伤情，填好伤票。根据伤情分类，除濒危患者暂时留治外，对有希望救治的颅脑火器患者应尽快后送治疗（表 9-4）。

表 9-4 爆炸性颅脑创伤的现场评估与急救

内容	要点
氧饱和度和血压	伤后低氧血症和低血压是患者预后不良的主要因素 爆炸性颅脑创伤患者的现场急救与转运后送过程中应尽最大可能避免出现低氧血症和低血压 尽早对患者进行氧饱和度监测，当 SaO<90% 或 PaO<60mmHg 时，需尽快纠正 尽早对患者血压进行监测，当血压 <90mmHg 时，需尽快纠正
意识与瞳孔观察	伤后第一时间的意识（GCS 评分）与瞳孔观察是早期伤情判断的主要手段 患者转运过程中对 GCS 评分与瞳孔的持续观察是判断伤情进展的主要手段 早期发现瞳孔散大时需考虑到脑疝的可能，但需要结合现场情况，有时一些生化战剂可引起瞳孔散大而不是脑疝
呼吸道与通气	出现呼吸道梗阻时需要尽快清理，保持呼吸道的通畅，维持 SaO_2>90% 呼吸暂停者给予胸外按压或气管插管，有条件时给予吸氧 有条件时进行胸部 X 线检查，以检查是否有呼吸道内异物梗阻 除非有颅内高压或者脑疝表现，一般不进行过度通气
液体复苏	输液维持血压是保证颅脑创伤后脑灌注压，减少继发性脑创伤的有效方法 当血压 <90mmHg 时，用低渗液体可能导致预后不良 血压 <90mmHg 时，可先用 500mL 高渗液体，然后输入等渗液体或胶体溶液
药物应用	甘露醇：当患者出现脑疝时，可用 1.4 ～ 2.1g/kg 甘露醇静脉滴注，但需要监测血压变化 抗生素：当爆炸性颅脑创伤患者存在开放或贯通性脑创伤时，需尽早应用广谱抗生素和破伤风抗毒素 出现低血糖患者需输入含糖液体
后送与转运	根据伤情，濒危患者暂时留治，对 GCS 低于 13 分的爆炸性颅脑创伤患者尽快后送治疗

2. 早期清创处理

爆炸性颅脑创伤清创应在有专科手术队和手术条件医院或二线专科医院进行。清创术的时间和彻底程度是治疗爆炸性颅脑创伤的关键。彻底清创时间越早，感染率越低，因此应争取在伤后 72 小时内早期彻底清创。不适当、不彻底的清创不仅给患者带来多次手术的痛苦，其致残率和死亡率也较高。在脑清创时一定要在头皮、颅骨、硬脑膜先清理干净后再进行。

（1）**清创的目的和要求**。爆炸性颅脑创伤清创的目的是把创道内污染物，如毛发、泥沙、碎骨片、弹片等异物，坏死碎裂的脑组织，血块等清除，经清创后使创道清洁、无异物、无出血、无坏死脑组织，然后进行修补硬脑膜，缝合头皮，将开放伤变为闭合伤。清创要求早期和彻底，同时尽可能不损伤健康脑组织，保护脑功能。

（2）**清创手术原则和方法**。爆炸性颅脑创伤的清创原则与方法基本与平时开放性颅脑创伤的处理原则相同。头皮切口设计和选择主要依据伤口部位、形状、大小，参考伤情和颅内异物的位置，使之容易显露创道又不影响伤口皮肤愈合，清除严重污染或已失活的头皮和肌肉；开颅多用骨窗法，摘尽碎骨片和修整骨窗边缘直至见到新鲜有血供、无污染骨板；修剪硬脑膜，彻底清除创道内头发、帽子碎片、弹片等异物，碎烂失活的脑组织，血凝块等，确切止血，见创道内和脑组织有搏动。爆炸性颅脑创伤时，脑组织多为弥漫性损伤，手术过程中极易发生严重的脑膨出，脑挫裂伤严重，清创后脑组织仍肿胀，膨出骨窗外者要扩大并不缝硬脑膜或行硬膜扩大成形术，同时行去骨瓣减压术。对于颅内异物，在情况条件允许下原则上都应尽力早期摘除，以减少术后并发症。

3. 术后处理

清创术后应定时观察意识，注意有无继发性出血、脑脊液漏，必要时行 CT 动态观察或 CTA、DSA 检查，以观察病情变化，检查有无创伤性动脉瘤。加强抗感染、抗脑水肿、抗休克治疗，术后常规抗癫痫治疗，加强全身支持治疗；保持昏迷患者呼吸道通畅，给予吸氧并加强全身护理，预防肺炎、压疮和泌尿系感染，根据病情应用脑代谢活化剂，促进脑功能恢复。

4. 轻型爆炸性颅脑创伤的诊治

轻型爆炸性颅脑创伤（mTBI）是指伤后意识丧失小于 1 小时且记忆缺失小于 24 小时，GCS 评分为 14 ～ 15 分，无明显的神经系统结构性损伤，主要表现为伤后头痛、意识模糊、记忆缺失，以及注意力难以集中、情绪异常、睡眠紊乱及焦虑。由于在所有颅脑创伤患者中，轻型颅脑创伤占 70% ～ 80%，尤其是轻型爆炸性颅脑创伤后产生神经心理学、神经行为学及创伤后应激综合征（PTSD）的比例远高于其他颅脑创伤，因此，对轻型爆炸性颅脑创伤的关注日益增多。

（1）**轻型爆炸性颅脑创伤的诊断与评估。**

轻型爆炸性颅脑创伤的诊断直接影响其发生率，而单纯基于意识判断和主观症状描述的诊断具有明显的偏差，目前美国采取一系列的评分对轻型爆炸性颅脑创伤进行诊断。

军队急性脑震荡评估（MACE）：是对轻型颅脑创伤进行简单评分的量表，第一部分主要是对现场情况的评估，第二部分则是标准的脑震荡评估。MACE 可用于作战前线，在伤后 12 小时内评估的准确性最高。

自动神经精神评分量表：是计算机辅助的认知评估方法，如果再获得患者伤前的基线，将有助于判断患者是否受到了轻型的爆炸性颅脑创伤。

眼球追踪检测：是一项比较可靠、快速、实用的轻型颅脑创伤检测技术，与注意力、记忆力和 DTI 检测出异常的关联性很强。

平衡能力检测：是一项重要的轻型颅脑创伤检查方法，但其特异性不强。

CT 与 MRI 检查：轻型爆炸性颅脑创伤患者的 CT 和常规 T1WI、T2WI 序列的 MRI 检查多为阴性。而 MRI 的弥散张量成像（DTI）、磁敏感加权成像（SWI）及功能磁共振（fMRI）等检查已用于轻型爆炸性颅脑创伤的评估。SWI 是近年来发展起来的一种用于检查组织磁场属性的高分辨率 3D 梯度回波成像新技术，是利用血氧水平依赖效应和组织之间磁敏感性差异来成像，对血液代谢产物非常敏感，对检出微小出血灶特别敏感，可能检测出轻型爆炸性颅脑创伤微小出血灶及轻微脑水肿。DTI 是目前唯一能够活体显示脑白质纤维束损伤情况及邻近病变与脑白质纤维束关系的方法，对脑白质损伤更为敏感。能够检出常规 MRI 难以发现的轻度脑白质损伤情况，尤其能够检查中脑、小脑、扣带回及大脑半球白质的损伤，DTI 可用于对颅脑爆震伤诊断、病情程度分类及治疗方案选择。通过 fMRI 可评估患者的记忆、静息态功能活动改变等，但此类方法仍在研究中，尚未成为评估轻型爆炸性颅脑创伤的标准。

（2）**轻型爆炸性颅脑创伤的治疗。**

轻型爆炸性颅脑创伤患者的症状多持续数天至数年，大多数于 6 个月内得到明显改善，患者的治疗需要药物、心理、康复、社区组成的团队共同完成。药物治疗以神经营养、改善代谢及对症处理为主。有研究认为，高压氧治疗有助于轻型爆炸性颅脑创伤患者的康复，而中医、中药治疗也可能促进患者的康复。

六、爆炸性颅脑创伤的预后

爆炸性颅脑创伤预后与武器的性质、距爆炸中心的距离及部位、清创的时间、清创的彻底程度和全身治疗均有重要关系。另外，伤后 GCS ≤ 5 分的特重型者很少存活，缺少脑干反应，瞳孔无光反射，只存在呼吸和咳嗽反射，预后很差，临近死亡；CT 扫描中脑室内血肿、弹道穿过脑室、小脑幕切迹疝、广泛的脑水肿以及双侧半球损伤对预后均有明显的影响；合并广泛的颌面部骨折者预后较差；任何凝血参数不正常和脑室内广泛的凝血提示较差的预后，在 24 小时内血小板减少也同样预后不良。

第七节　高原颅脑创伤

高原颅脑创伤是指发生在海拔 3000m 以上地区的颅脑创伤。高原在地球上分布广泛，包括中国青藏高原、埃塞俄比亚高原，南美的安第斯山脉，加拿大及美国的落基山脉、欧洲阿尔卑斯山脉等。世界上长期居住在高原地区的人口超过了 1.4 亿，加上流动人口将达到 5 亿左右。我国幅员辽阔，其中高原地区就占了将近全国总面积的 1/5，是世界上高原地区面积最大的国家，也是拥有高原人口最多的国家。青藏高原常住人口就超过了 1000 万。高原地区空气稀薄，大气氧分压低，致使人体的肺泡气及动脉血中氧分压也随之降低，引起机体缺氧。长期生活于高原环境，大脑的发育、结构和功能都可能会出现相应的改变以适应高原缺氧环境。随着社会及交通的发展，经济水平的不断提高，前往高原地区开发和旅游的人口逐年增多，高原颅脑创伤也成为严重威胁常住及进驻高原地区人群生命健康的急性病之一。我国高原边界线长，有些区域具有重要的战略意义，也可能成为现代局部高科技战争的热点地区，一旦战争爆发，将有大批部队进入高原。颅脑创伤是致死率及致残率最高的战争创伤，我军在抗美援朝、对越自卫反击战等战争中颅脑创伤占全部患者的 20% 以上，死亡率超过 30%，严重影响部队战斗力和患者生存质量。高原环境恶劣、致伤因素复杂，高原环境下的颅脑创伤有别于平原，伤情更重、救治难度更大。加之伤者包括原居民、内地移居高原人群、急进高原旅游或执行任务的人员等，各类人员由于身体条件的差异，颅脑创伤后的伤情特点亦不尽相同。目前，对高原颅脑创伤的发生率、死亡率、治愈率等尚无确切的统计，对其伤情特点及救治策略的研究仍相对薄弱。

一、高原颅脑创伤的临床流行病学特点

目前尚缺乏高原颅脑创伤的全面系统的流行病学调查资料。据西藏高原部分地区调查显示，颅脑创伤患者中男性占 82.6%，女性占 17.4%；藏族占 35.8%，汉族占 64.2%；以 20 ～ 50 岁年龄段居多，占 80% 以上。颅脑创伤以轻型居多，占 61.5% ～ 91%，中重型次之，占 5.6% ～ 15.4%，其中重型颅脑创伤死亡率为 12.65% ～ 33.9%。因受西藏高原自然环境及交通不便的影响，有许多重危患者在抢救或转院途中已死亡，未能记入统计分析，实际中重型颅脑创伤及死亡率可能更高。高原颅脑创伤主要的致伤原因以车祸伤（49.5%）、打击伤（21.5%）、坠落伤（19.4%）为主，其次还包括火器伤、摔伤、砸伤等。

二、高原颅脑创伤的伤情特点

1. 伤情易恶化、救治难度高、持续时间长

高原对机体的影响及所产生的病理生理改变主要是由高原低压低氧环境引起，海拔 4000m 的高原环境空气中的氧含量为平原地区的 61%，3700m 以上地区，大气压为 488mmHg 以下。这种环境可造成机体的供氧不足，产生各系统的功能紊乱，可以明显加重颅脑创伤伤情。受高原特殊地域环境的影响，高原缺氧使高原创伤性脑水肿较平原出现时间早、持续时间长、程度重；寒冷干燥、昼夜温差大等气候，导致高原地区颅脑创伤水及电解质紊乱发生率相对较高。因此，高原颅脑创伤相对于平原颅脑创伤而言，在语言功能恢复、头痛时间、住院天数方面均长于平原颅脑创伤患者，而无论是重型还是中型颅脑创伤患者，治疗 3 天后的平均格拉斯哥昏迷评分，高原组均低于平原组。具有伤情易恶化、救治难度更高、病情持续时间长的特点。

2. 并发症严重、恢复时间长

由于高原低压、低氧环境，人体各重要器官、组织的功能均受到不同程度的高原缺氧的影响，如心肺储备功能明显下降、神经系统功能紊乱、胃肠黏膜缺氧缺血性损害、红细胞及血红蛋白明显增加、血液黏滞度增高，肺或脑组织含水量增加，毛细血管通透性增大等。当发生颅脑创伤时，这些缺氧造成的病理生理改变将加剧，并对伤情的恶化产生协同作用。高原颅脑创伤并发症发生率较平原地区明显为高，除具有上消化道出血发生率明显较高、易出现心肺功能紊乱等特点外，较为突出的是高原颅脑创伤患者中，迟发性颅内血肿发生率较高且发生时间较晚，多数为 24 ～ 48 小时，无明确好发年龄及好发部位。除一般的导致迟发性颅内血肿的原因外，伤后颅内压增高致血管自主功能丧失、脑挫裂伤局部血管床扩张淤血、高原缺氧所致高原凝血功能紊乱等在高原迟发性颅内血肿的发生发展中也起着重要作用。高原颅脑创伤患者的康复明显较平原地区为慢，尤其是语言、意识等高级神经功能，主要原因可能也是高原缺氧所致。

3. 救治中存在的主要问题

（1）**对高原颅脑创伤的认识不足。**目前我国对高原颅脑创伤的研究尚较薄弱，对不同人群，如原居民、移居高原人群及急进高原旅游或执行任务人员颅脑创伤后各自的特点尚无确切的统计和分析，从而不能达到有针对性的个性化治疗。高原颅脑创伤后病理生理过程的研究尚不多，缺乏系统的了解，尚无高原颅脑创伤的诊治指南，多数为借鉴平原颅脑创伤诊治方案进行，所以其有效性大打折扣。

（2）**高原地区医疗、交通条件不便。**高原地广人稀，交通条件不便，有条件进行颅脑外伤诊治的医院分布较稀，从而使患者在转运、诊治方面出现不同程度的延误，导致伤情加重，甚至出现不可逆转的损伤；同时也难以及时后送、转诊。高原地区医

院的医疗条件也各有差异，有开颅条件的医院较少，即使可进行开颅手术，术中、术后监护，以及术后综合治疗的手段仍有限，从而限制了对高原颅脑创伤患者的系统化治疗。

三、高原颅脑创伤病理生理特点

目前，国际对急性高原病、高原脑水肿、高原肺水肿等主要的高原疾病的实验研究较多，而对高原颅脑创伤的实验研究还比较少，基于我国国情，国内对高原颅脑创伤的实验研究应更系统和深入。

1. 高原颅脑创伤的实验动物模型

目前应用的实验动物有大鼠、小鼠、兔、犬、小型猪等。不同类型的实验动物有各自的优点，可以进行不同指标的观测，根据实验目的进行合理选择。大鼠、小鼠等小动物体型小，易于同时大批量观察，节省实验时间。大动物形体较大，生理、解剖等更接近于人类本身，有利于 CT，MRI 等影像学观察。文献报道的高原颅脑创伤模型类型较多，没有统一的标准，可以根据不同的实验设计和目的应用不同的模型。①高原开放性颅脑创伤：目前的高原颅脑创伤实验研究以此类模型最多，去除部分颅骨但保持硬脑膜的完整，采用垂直打击杆通过骨窗自由落体垂直打击脑组织，造成开放性颅脑创伤。②高原闭合性颅脑创伤：通过液压打击装置导致闭合性颅脑创伤，或采用动物自体动脉血注射入颅内脑组织造成闭合性颅内血肿。③高原火器性颅脑创伤：通过民用射钉枪紧贴致伤点头皮垂直射击致颅脑盲管伤，或用 53 式滑膛枪前额部冠状向致贯通伤，或用国产 5.80mm 弹道枪致右颞额浅部贯通伤。④高原爆炸性颅脑创伤：将 8 号军用雷管置于正上方距动物头部 18cm 处引爆致伤。

2. 高原颅脑创伤的病理生理改变

（1）生存率与行为学，在采用射钉枪开放性颅脑创伤的大鼠穿通伤模型研究中，平原组和高原组死亡率分别为 22.49% 和 28.27%；伤后暂时性的呼吸停止平原组为 14.29%，高原组为 16.48%；肢体抽搐发生率平原组为 50.55%，高原组为 57.14%；实验动物死亡主要发生在伤后即刻和 24 小时内，高原组死亡率略高。采用雷管在密闭金属环境中空中爆炸的大鼠爆炸模型研究中，伤后多发生暂时性的呼吸停止（平原组 50%，高原组 64.58%）和肢体抽搐（平原组 53.13%，高原组 61.46%）；实验动物死亡同样主要发生在伤后即刻和 24 小时内，平原组与高原组死亡率分别为 25.27% 和 35.65%。采用颅内注血闭合性颅脑创伤的小型猪动物模型研究发现，伤后 24 小时到伤后 168 小时，高原组的神经功能缺损均较平原组严重，提示高原颅脑创伤后神经功能损伤更重，而且神经功能的恢复也较平原缓慢。

（2）脑组织氧分压（$PbtO_2$），的高低直接与脑组织细胞水平的氧利用有关，能够比较直接的反映脑氧代谢率（$CMRO_2$），判断脑组织缺氧状况。高原颅脑创伤后血氧分压（PO_2）显著下降，大鼠开放性和爆炸性颅脑创伤模型在伤后 1 小时，$PbtO_2$ 开始明显下降，在伤后 24 ～ 48 小时下降到最低，之后开始恢复；高原组与平原组相比，$PbtO_2$ 无明显差异，在伤后 6 ～ 72 小时高原组则明显低于平原组。在小型猪注血模型中注血 2 小时后，高原组与平原组血肿周围脑组织的 $PbtO_2$ 均显著降低，并且高原组的 $PbtO_2$ 显著低于平原组。之后两组的 $PbtO_2$ 均缓慢恢复，至 168 小时，高原组仍显著低于平原组。说明在高原颅脑创伤模型伤后伤情的发展变化中，环境缺氧因素对致伤动物的 $PbtO_2$ 有明显影响，而脑缺血缺氧则是造成继发性脑损害的各种机制的最后共同通路之一，因此早期、连续的 $PbtO_2$ 监测，对高原颅脑创伤的救治有积极的指导意义。

（3）局部脑血流量（rCBF），激光多普勒血流仪（LDF）是一种敏感的无创微循环血流量监测方法。通过发射单频低能激光穿透待测组织，然后经过传感器接收反射激光，测量组织血液中流动的红细胞对激光的散射所产生的多普勒频移量来获取血流的速度，从而达到监测血流量的目的。大鼠开放性和爆炸性颅脑创伤模型中，rCBF 于伤后 1 小时即开始明显下降，在伤后 48 ～ 72 小时下降到最低点，之后开始恢复，到 168 小时仍未完全恢复正常，高原组较平原组变化更为明显。小型猪注血模型中，高原组 rCBF 于注血后 24 小时、72 小时、168 小时均低于平原组。提示可在临床救治中，尤其高原颅脑创伤的救治中，利用 LDF 对颅脑创伤伤后患者进行 LDF 的早期、持续监测，以确保患者 ICP 及 CPP 控制在最佳水平，保证最佳的脑血流量和正常的脑血管自动调节能力，从而达到最佳的救治效果。

（4）听觉脑干诱发电位（BAEP），是一项脑干受损较为敏感的客观指标，是由声刺激引起的神经冲动在脑干听觉传导通路上的电活动，能客观敏感地反映中枢神经系统的功能，BAEP 记录的是听觉传导通路中的神经电位活动，反映耳蜗至脑干相关结构的功能状况。大鼠贯通伤和爆炸伤模型中高原对照组与平原对照组相比，BAEP 各波潜伏期略有延长；伤后各波 PL 和 IPL 都有显著延长，开放性颅脑创伤者以伤侧 IIII、V 波 PL 和 Ⅰ-V 波 IPL 延长最为明显，与伤情为颅顶至颅底穿透伤吻合，同时伤侧 I 波 PL 也有延长，表明伤侧听神经也受到损伤影响，健侧各波 PL 也有不同程度延长，考虑可能为损伤后脑水肿等病理生理改变波及对侧有关。爆炸伤模型中，IPL 的延长为 Ⅰ - Ⅲ波，提示爆炸伤对听神经至脑干段影响比较显著。两种模型中，高原组与平原组伤后变化规律一致，但各波 PL 和 IPL 延长时间明显较平原组长。提示两种模型在伤后即刻就有脑干及脑神经功能的明显损害，高原缺氧条件对伤情有加重作用。

（5）颅内压（ICP），是目前临床上比较可靠的颅脑监测指标，能够直观地反映颅腔内的占位效应或组织的肿胀程度，从而判断各种脑损伤的严重情况。小型猪颅内压的基础值，平原组、高原组之间无显著差异，平原组注血后颅内压迅速升高，之后缓慢下降，至 168 小时颅内压值仍高于正常水平。高原组 ICP 的变化趋势与平原组相同，

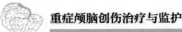

在 2 小时和 6 小时时，高原组与平原组的颅内压值无明显差异，但在 24 小时、72 小时及 168 小时时，高原组的 ICP 明显高于平原组。提示高原缺氧环境下，脑出血后会产生较平原环境更加严重的脑水肿，致使颅内压维持异常升高的时间较平原环境长，而持续的高颅内压又会加重循环障碍及脑组织缺氧状态，导致更加严重的脑水肿，加重颅脑创伤。

（6）脑水肿与组织病理改变。无论是大鼠开放性及爆炸性颅脑创伤，伤后脑含水量和 BBB 通透性的增高均于伤后 1 小时即开始出现，伤后 24 ～ 48 小时达到高峰，72 小时后开始恢复；高原组与平原组变化的总体趋势一致，但各观察时相点脑含水量和 EB 含量的增高程度、增高幅度和异常情况的持续时间，高原组明显大于平原组。同时病理形态学的观察，可见与上述变化一致的脑细胞水肿情况和脑微血管内皮细胞肿胀、吞饮小泡增多、血管周围水肿、基底膜破坏等现象。在小型猪注血模型中注血 24 ～ 168 小时后，高原组脑皮质组织和脑干组织含水量均高于平原组，MRI 检查也发现高原组脑组织水肿程度明显重于平原组。小型猪脑组织的病理检查结果也提示血肿周围的脑组织均有不同程度的破坏。平原组血肿周围部分神经元细胞结构不清，部分胞体周围间隙增宽，尼氏体减少；电镜可见细胞核、细胞质水肿，细胞核不规则，部分核仁显示不清，少量水肿破坏线粒体，内质网扩张明显。而高原组血肿周围神经元形态基本消失，细胞核结构不清，胞体周围间隙明显增宽，尼氏体大量减少；电镜可见细胞核、细胞质水肿明显，细胞核形态不规则，电子密度降低，核仁部分崩解，细胞器较少，线粒体，内质网明显肿胀、破坏，显示不清。

（7）生化与代谢改变，脑组织微透析（CMD）可监测到局部脑组织的神经化学变化和代谢变化。小型猪注血模型中，利用 CMD 检测了血肿周围脑组织中的葡萄糖、乳酸、丙酮酸、谷氨酸等物质浓度的变化。实验结果显示，注血后平原、高原两组血肿周围脑组织间液葡萄糖浓度均值均有所降低。其中 6 小时时，平原，高原两组葡萄糖浓度低于正常，24 小时后恢复，两组无明显差异。注血后 2 小时及 168 小时，高原组乳酸浓度显著高于平原组。乳酸丙酮酸比值（L/P）在注血后显著升高，24 小时达到高峰后下降，2 ～ 168 小时高原组均显著高于平原组。谷氨酸浓度在注血后显著升高，其中平原组于 24 小时达到高峰，之后开始下降，168 小时时基本恢复正常。而高原组则于 6 小时即达高峰，至 24 小时时仍维持在较高水平，168 小时仍显著高于正常。结果提示高原颅脑创伤后细胞代谢紊乱及谷氨酸的兴奋毒性作用程度更重、维持时间更长，可能是导致高原颅脑创伤后严重继发损伤的重要原因。

（8）炎症因子与分子标志。研究发现小鼠在低压低氧环境下颅脑创伤后，血浆中白介素 -6（IL-6）、白介素 -8（IL-8）、神经元特异性烯醇化酶（NSE）的浓度显著高于平原环境；巨噬细胞炎性蛋白 -1A（MIP-1A）的水平也较平原高；高原颅脑创伤后脑组织中 MMP-9 的表达增加；大鼠高原颅脑创伤后中性粒细胞弹性蛋白酶（NE）水平明显高于平原，NE 抑制剂西维来司钠可以降低大鼠高原颅脑创伤后脑水肿程度，减轻脑损伤；还有研究发现高原急性重症脑功能损伤患者血清中 S-100 的含量与脑损伤程度呈正相关。

四、高原颅脑创伤的治疗原则和方法

1. 现场急救

低氧血症、脑低灌注压是影响脑创伤预后的两大因素，提高血氧浓度，保证脑供氧和脑灌注压是治疗重型颅脑创伤的关键。动物颅脑创伤后易出现呼吸抑制，高原条件下更为明显，立即保持呼吸道通畅、辅助呼吸挽救大量实验动物生命，说明现场救治时保持呼吸道通畅、辅助呼吸对挽救患者生命具有极其重要的作用，不仅可直接改善脑组织的供氧，还可以明显改善其他重要脏器功能，如减少高原肺水肿及应激性溃疡的发生、改善肾功能等。有研究认为，高原颅脑创伤患者机械通气治疗不同于低海拔及平原地区，海拔 2260m 的高原地区血气正常参考值：pH 值为 7.42±0.23，$PaCO_2$ 为（29.7±6.0）mmHg，PaO_2 为（66.7±13.2）mmHg，剩余碱（BE）为（3.3±1.9）mmol/L，SaO_2 为 93.5%±1.8%。机械通气指征为：① SaO_2<85%；② $PaCO_2$>35mmHg 或 PaO_2<50mmHg；③呼吸频率 >28 次 / 分或 <10 次 / 分；④患者的 GCS<8 分，以及存在病情恶化趋势，或根据术中情况、头颅 CT、脑水肿加重等因素综合分析；⑤严重的肺部并发症。

2. 积极外科干预

开颅减压、血肿清除仍是降低颅内压，减轻脑水肿，改善脑供氧，改善预后的关键治疗措施。由于高原颅脑创伤后脑水肿具有出现时间早、持续时间长、程度重等特点，在手术指征的把握上应该比平原更严格一些，在密切监测生命体征的情况下及时决定手术治疗；同时在选择是否去骨瓣减压时，也要将指征放宽，对于伤情严重者，宜选择标准大骨瓣减压手术。

3. 综合术后治疗与康复

水及电解质和酸碱平衡的良好维持、营养支持治疗及生命体征的密切监测，也是高原颅脑创伤患者治疗中不可忽视的。颅内压监测对于指导用药、及时采取有效的救治措施是非常必要的。高压氧综合治疗在高原颅脑创伤患者的救治中有重要意义，明显优于常规治疗，高压氧治疗过程中脑组织的氧供增加，颈内动脉系统血流量下降，从而打破缺氧—血流量增加—颅内压增高—加重缺氧的恶性循环，可起到保护神经组织、减轻脑水肿、减少病残程度、改善生存质量的作用；高压氧治疗却能增加椎动脉系统的血供，加速脑干等部位功能恢复，具有促醒的作用。因而，高原颅脑创伤患者情况允许下应早期行高压氧治疗，对某些原因延迟高压氧治疗的患者不应放弃高压氧治疗机会。

4. 急进高原人员高压氧预适

预适应是指预先给予机体某种刺激可以诱使机体产生对有害因素的耐受性或适应性，但缺血、缺氧预适应存在标准难掌握而且可能引出并发症，所以，从伦理学角度而言，高压氧预适应则比较安全，可以诱导中枢神经系统对缺血的保护作用。研究发现，高压氧预适应后致伤组与高原致伤组相比，神经功能缺损评分明显下降，脑皮质及脑干组织含水量明显降低，组织病理损伤亦明显减轻，提示高压氧预适应可以诱导对高原颅脑创伤的神经保护作用，改善神经功能。

（1）**高压氧预适应对机体一般情况的影响**。将大鼠置于低压氧舱（舱内压力维持在462.04mmHg，相当于海拔4000m高原）内3天后采用改进Feeney落体撞击法建立急进高原环境大鼠颅脑打击伤模型，分为平原致伤组、高原致伤组和高压氧预适应致伤组。结果提示致伤前三组之间血常规、血气分析均无显著的差别；PO_2高原致伤组较平原致伤组明显下降；与平原致伤组血糖相比，高压氧预适应致伤组和高原致伤组明显下降。

（2）**高压氧预适应对神经功能与脑组织氧供的影响**。高原致伤组神经功能缺损评分最高，高压氧预适应致伤组次之，平原致伤组最低；伤后各组rCBF均显著降低，与平原致伤组和高压氧预适应致伤组相比，高原致伤组rCBF下降明显；伤后各组$PbtO_2$均显著降低，高原致伤组$PbtO_2$较平原致伤组和高压氧预适应致伤组显著下降。

（3）**高压氧预适应对脑水肿的影响**。伤后各组脑皮质及脑干组织含水量均显著升高，高原致伤组分别与平原致伤组和高压氧预适应致伤组相比脑皮质组织含水量和脑干组织含水量均显著升高。

（4）**高压氧预适应对组织病理的影响**。高原致伤组可见大片细胞坏死，神经元和胶质细胞明显减少，间质高度水肿，可见点片状出血，高压氧预适应致伤组和平原致伤组损伤较高原致伤组减轻；电镜显示各假手术对照组脑组织超微结构正常，高原致伤组可见神经元线粒体明显肿胀，内质网呈空泡状，数量减少，毛细血管周围间隙明显扩大，管腔受压，红细胞淤积，基膜膜性结构破坏断裂，血管周围可见红细胞渗出，高压氧预适应致伤组和平原致伤组损伤较高原致伤组减轻。

（5）**高压氧预适应对脑内蛋白基质金属蛋白酶-9（MMP-9）表达的影响**。伤后大鼠脑内MMP-9表达明显增多，其中高原组分别与平原组和高压氧预适应组相比，MMP-9阳性细胞数均显著升高。

目前对高原颅脑创伤的伤情特点及救治策略的研究仍相对薄弱，只有在充分了解不同情况、不同人群高原颅脑创伤后的病理生理过程及伤情特点后，才能制订出适合于高原颅脑创伤应用的救治指南、方案，才能有针对性、个性化地对高原颅脑创伤患者进行有效的治疗，从而提高患者的救治成功率，改善预后，提高生存质量。

第八节 外伤性颈、颅血管性损伤

一、颈、颅血管解剖

颈总动脉

两侧颈总动脉起点不同，左侧起自主动脉弓，右侧于胸锁关节后方起自头臂干。右颈总动脉平均长度约9.5cm，左侧颈总动脉平均长约12.5cm，内径4～5mm，男女略有差别。此段行走于颈部双侧软组织下，若火器伤或利器伤受损，抢救不及时，往往预后极差。

1. 颈外动脉及主要分支

颈外动脉（ECA）自甲状软骨上缘（C）水平由颈总动脉发出，先行于颈内动脉的前内侧，而后经其前方转至外侧，上升并发出腮腺上动脉、面动脉、舌动脉、咽升动脉、耳后动脉、颞浅动脉及上颌动脉。

（1）面动脉

面动脉又称为颌外动脉，系颈外动脉的第三个分支。主要供应面部皮肤、咬肌、唾液腺、鼻翼、鼻咽部及大部分口腔黏膜，分颏下水平段与表面上升段。颏下水平段的分支腭升动脉位于咽壁，供应鼻咽部和软腭。腭升动脉破裂时可引起鼻出血。

（2）咽升动脉

咽升动脉常在枕动脉开口之下，紧靠舌动脉起于颈外动脉后面或内侧面，但也可有变异。咽升动脉较细，在颈内动脉、颈外动脉之间，沿咽侧壁上升至颅底。供应鼻咽部、脑膜、部分颅神经和鼓膜其脑膜支始于椎旁后支的顶部，向后经颈静脉孔或舌下神经管至后颅凹的硬膜，当发生硬脑膜动静脉瘘（DAVF）时此血管常参与供血。

（3）枕动脉

枕动脉位于二腹肌后腹下缘处，起自颈外动脉后壁，在侧位像上分3段：上升段、水平段和再上升段。重要分支为脑膜支，经乳突孔入颅，供应枕叶内面、岩骨后面和后颅凹的硬脑膜。

（4）耳后动脉

耳后动脉起自颈外动脉后壁，于二腹肌后腹和茎突舌骨肌上缘发出。有时与枕动脉共干发出。分支有耳支、枕支及茎乳动脉。供应耳郭的内侧面、耳后头皮及腮腺。

（5）上颌动脉

上颌动脉又称颌内动脉，是颈外动脉的终末支，与颞浅动脉成几乎直角发出。起自下颌颈，止于翼腭窝顶。血管造影时侧位像显示清楚，沿途分支供应牙齿及牙龈、腭、咀嚼肌、鼻腔、外耳道、鼓室及硬脑膜等处。其分支有蝶腭动脉、腭大动脉及眶下动脉，供应鼻腔，破裂时可导致严重鼻出血；脑膜中动脉为颌内动脉的重要分支之一，是颌内动脉的第二个上升支，穿棘孔入颅，供应大脑凸面硬脑膜、大脑镰等，又分颅外支、颅底支、前支及后支；脑膜副动脉（AMA），起源于上颌动脉近侧或成为脑膜中动脉的重要分支；供应三叉神经节、海绵窦及其邻近卵圆孔的硬脑膜、鼻咽部和腭部等，是鼻咽腭部肿瘤、海绵窦区 DAVF 的重要参与供血的动脉。

（6）颞浅动脉

颞浅动脉是颈外动脉的终末支之一，系颈外动脉的延续，与颌内动脉成直角发出，与颌内动脉、耳后动脉有吻合。供应头皮的前方和面部上外侧。

2. 颈内动脉及其主要分支

颈内动脉和颈外动脉分叉处是动脉硬化斑块形成的好发部位。老年人行选择性颈内动脉血管造影时，必须看清后再实施插管。

（1）颈内动脉（ICA）

自 C、水平即甲状软骨上缘水平由颈总动脉分出。最初行于颈外动脉的后外侧，之后转向其后内侧，在颈椎横突前方沿咽后壁上行至颅底，经由颈动脉管入颅，穿过海绵窦，止于前床突上方，分出大脑前动脉和大脑中动脉两个终支。颈内动脉在颈部无分支，内径为 4 ～ 5mm。主要分支有眼动脉、脑膜垂体干、后交通动脉、脉络膜前动脉、大脑前动脉、大脑中动脉。颈内动脉可分为 5 段，分别为颈段、岩段、海绵窦段、膝段和脑内段（前床突段）。颈段又叫颅外部；岩段、海绵窦段、膝段和脑内段合称颅内部。

1）颈段。颈内动脉自颈总动脉分出至颞骨颈动脉孔为止，是颈内动脉各段中最长的一段。无分支。

2）岩段。自颞骨岩部颈动脉管外口起，行至岩部尖端出颈动脉管内口，穿破裂孔向上沿蝶骨体两侧入中颅窝，于后床突外侧穿过硬脑膜，续为海绵窦段。颈内动脉最初约 10mm 垂直上行，为垂直段，然后水平向前内侧行，为水平段。该段的特点为大部分行于骨性颈动脉管内，一般在穿硬脑膜入海绵窦时形成正常环状狭窄。

3）海绵窦段。先行向后床突，再沿蝶骨体两侧的颈动脉沟内前行，到前床突内侧急转弯向后上穿海绵窦顶的硬膜、蛛网膜，入蛛网膜下腔移行为脑内段。该段特点：经过海绵窦时，其内侧紧贴蝶窦侧壁，其外侧与穿行于海绵窦的动眼神经、滑车神经、三叉神经眼支（第一支）及展神经相邻。颈内动脉的海绵窦段是体内唯一位于静脉结构内的动脉，若主干或其窦内分支发生破裂则形成“颈内动脉海绵窦瘘”。

4）膝段。又称虹吸弯或虹吸段，位于海绵窦段和床突上段之间的转折处，呈“C”形弯曲，故名膝段。眼动脉由该段发出，常用来作为颈内动脉出海绵窦的标志。

5）脑内段。在前床突内侧续于海绵窦段，因位于前、后床突假想连线的上方，又称床突上段。由前向后行于蛛网膜下腔内，该段与海绵窦段行走方向相反。此段先分出后交通动脉、脉络膜前动脉，最后分出大脑前动脉、大脑中动脉。一般把海绵窦段与膝段合称为颈内动脉的虹吸部。

（2）颈内动脉主要分支

1）眼动脉。一般由颈内动脉穿出硬膜后发出，约占 83%，长度为 70 ～ 130mm，是颈内动脉第一个较大的分支。在前床突内侧发自颈内动脉的虹吸弯，沿视神经外下方前行入视神经管，经视神经孔入眶，而后，跨越视神经上方到眶内侧壁和上壁交界处前行，至内眦附近分为额动脉和鼻背动脉两个终支，供应眶内结构。颌内动脉的脑膜中动脉和眶下动脉也参与眶内供血，并相互吻合。眼动脉最重要的分支为视网膜中央动脉，在眼球后方沿视神经直径前行，于视神经乳头处分为视网膜颞侧上、下动脉和视网膜鼻侧上、下动脉，供应视网膜。眼动脉的分支筛前动脉和筛后动脉供应鼻腔。

2）后交通动脉（PComA）。起自颈内动脉的脑内段（床突上段），位于脑底，在视束下方、动眼神经上方，沿灰结节和乳头体外侧后行，在距基底动脉分叉约 10mm 外连接大脑后动脉前壁，是构成 Willis 环的重要动脉之一。全长约 15mm，直径不超过 3mm，粗细不等，也可一侧缺如。当粗大时，起始部可以发生漏斗状扩张，容易被误诊为动脉瘤。后交通动脉沿途发出一些中央支动脉。前段发出前群，供应下丘脑、丘脑腹侧核、视束前部和内囊后肢；中段发出 1 ～ 2 支较大的丘脑灰结节动脉，供应灰结节、丘脑和下丘脑的前部及外侧部。后段发出后群，供应丘脑底核。各中央支动脉之间没有吻合，其中任何一支闭塞，将出现供血区内梗死。

3）脉络膜前动脉（AChoA）。于后交通动脉远侧 2 ～ 4mm 处起自颈内动脉，直径 0.6 ～ 1.0mm。主要供应脉络丛、苍白球大部、内囊后肢后 2/3、大脑脚底前 1/3、海马、视束、外侧膝状体等处。该动脉较细，在蛛网膜下腔内行程较长，因而较易发生闭塞。

4）大脑前动脉（ACA）。为颈内动脉的终末分支之一。大脑前动脉在视交叉外侧，正对嗅三角外侧，与颈内动脉呈垂直方向，由颈内动脉发出。发出后先向前内侧行走，至视交叉上方达中线折入大脑前纵裂，在半球内侧面绕过胼胝体并沿胼胝体沟向后行，至胼胝体压部稍前方，再斜向上延续为终支。左右大脑前动脉在折入前纵裂之前，在中线处彼此靠近，由一条短的前交通动脉相连。

大脑前动脉的分支有皮质支和中央支两组。主要的皮质支有眶额动脉、额极动脉、胼缘动脉、胼周动脉及楔前动脉。主要的中央支有长中央动脉、短中央动脉。以前交通动脉为界，大脑前动脉可分为近侧段（交通前段）和远侧段（交通后段），供应额叶内侧面、尾状核、基底节、胼胝体及额叶的底面。

5）大脑中动脉（MCA）。大脑中动脉是颈内动脉的直接延续，是颈内动脉最大的一个分支，外径平均为 3 ～ 4mm。一般于视交叉外侧、外侧裂内侧，嗅三角和前穿质的下方，由颈内动脉发出。首先呈水平位向前外横越前穿质，约在前床突附近，进入外侧沟。继而向外上方，行于脑岛表面，呈双干型（约 60%，分上干和下干）或单干型（总干，约 40%），沿外侧沟向后上方行走，再发出分支从外侧沟浅出，分布至大脑半球的背外侧面。大脑中动脉与大脑前动脉、大脑后动脉有丰富的吻合，大脑半球 80% 的血液来自大脑中动脉，有时大脑中动脉可分为 3 条血管干。正常变异还可表现为重复的大脑中动脉，后者起自脉络膜前动脉与颈内动脉末梢之间。大脑中动脉供应大脑半球的背外侧面、额叶的下面和基底节。按走行可分为水平段、侧裂段和皮质分支段。也可分为皮质支和中央支两组分支。

6）小脑幕动脉（脑膜垂体干）。起自颈内动脉的海绵窦段，向后行走，供应小脑幕游离缘。病理情况下可参与硬脑膜动静脉瘘（DAVF）的供血。

二、椎 - 基底动脉系统

椎动脉（VA）左右各 1 条，是锁骨下动脉的第一个最大的分支。一般于第 6 颈椎进入横突孔，上行于 C。-C 的颈椎横突孔内。椎动脉人横突孔后垂直上行至第 2 颈椎，出第 2 颈椎横突孔后向外侧行走，穿过寰椎横突孔，然后向后内行于寰椎后弓上的水平沟内，于近中线处穿过枕部硬膜，经枕骨大孔入颅，急转向内上斜行于脑桥下缘，双侧椎动脉合并成一条基底动脉。椎动脉直径为 2 ～ 5mm，平均为 3.77mm。约 90% 的人双侧椎动脉直径不一，且多不对称。约 6% 椎动脉直接起自主动脉弓、锁骨下动脉的近端，偶尔起自颈总动脉。约 10% 的患者发自第 7、第 5 或第 4 颈椎进入横突孔。主要分支有脑膜后动脉、脊髓前动脉、脊髓后动脉和小脑后下动脉。小脑后下动脉是椎动脉最大的一个分支。脑膜后动脉在硬脑膜动静脉瘘时可参与供血。

1. 椎动脉解剖分段

V1 段：为在横突孔内上升的一段。前后位显示椎动脉垂直上升。

V2 段：为从枢椎横突孔开始横行向外的一段。

V3 段：从 V2 段外端弯向上，垂直上行至寰椎横突孔为止。

V4 段：从 V3 段上端急弯曲向内走一小段，之后又弯向上，垂直上行至进入枕骨大孔。小脑后下动脉由该段发出。

2. 椎动脉的主要分支

（1）**脑膜后动脉**。起自寰椎椎弓处，于枕骨大孔水平自椎动脉发出。也可起自小脑后下动脉，在后颅窝行于颅骨与硬脑膜之间，分成若干支，供应大脑镰和枕骨附近的硬脑膜。直径约 0.5mm，椎动脉造影显示率约为 30%。

（2）**脊髓前动脉**。于椎动脉末端接近桥延沟处起自椎动脉，在延髓前面向内下斜行。左右脊髓前动脉在延髓椎体交叉处合并成一个脊髓前动脉。沿途接受 5 ～ 8 支前根动脉，下行至终丝。行程中发出 250 ～ 300 支沟动脉，供应脊髓的内 2/3，包括前角、侧角、中央灰质和后角部分及脊髓前索、侧索。其延髓支主要供应延髓腹侧中缝两旁诸结构，包括椎体束、内侧丘系、舌下神经根等。椎动脉造影时，侧位像上约 50% 可见到脊髓前动脉。

（3）**脊髓后动脉**。起自延髓水平的椎动脉或小脑后下动脉，先沿延髓后外侧下行，出枕骨大孔后行于脊髓后外侧沟。主要供应脊髓后角和后索。延髓支供应延髓背外侧，包括薄束、楔束核、楔束及绳状体尾端背侧。

（4）**小脑后下动脉（PICA）**。小脑后下动脉是椎动脉最大的一个分支，发出点比脊髓前动脉低，通常于下橄榄核中部或下 1/3 水平，距基底动脉下端 12 ～ 20mm 处发出。起始点常有变异，据统计约 57% 起自枕骨大孔以上水平，18% 在枕骨大孔以下水平，4% 在枕骨大孔水平，21% 起点不清楚。可以双侧不对称，也可缺如，由小脑前下动脉代替。小脑后下动脉供应延髓背外侧、第四脑室、小脑下蚓部、小脑半球的下面及扁桃体。近端闭塞时出现 Wallenberg 综合征。

3. 基底动脉及其主要分支

基底动脉（BA）由双侧椎动脉于脑桥下缘汇合而成，沿脑桥基底沟上行至脑桥上缘，分为左右大脑后动脉两个终支。基底动脉与其腹侧的斜坡平行，相距 2 ～ 3mm。基底动脉呈 S 形或垂直状，末端多在中线或近中线处，偏离范围在 2mm 以内。平均长度为 32mm，平均直径为 4mm。正常变异为起始部较高或偏低，低者可至橄榄核下端，其主要分支有小脑前下动脉（AICA）、小脑上动脉（SCA）、大脑后动脉（PCA）。

三、脑底动脉环

脑底动脉环位于大脑底部下方，蝶鞍上方，围绕视交叉、灰结节、乳头体，形成一多边形的环，Thomas 首先描述，又称 Willis 环。它由一条前交通动脉和成对的大脑前动脉近侧段、颈内动脉、后交通动脉及大脑后动脉近段共同联结而成。Willis 环有多种变异。

根据 Willis 环影像学研究，可将其分为 3 型：完整型、部分完整型和不完整型。完整型指组成 Willis 环的全部血管完整连续；部分完整型指 Willis 环的前部或后部完整；不完整型指 Willis 环的前部和后部有血管发育不全或整段缺如。

关于 Willis 环的功能，一般认为是脑血液供应的调节与代偿装置。当构成 Willis 环的某一血管闭塞或两侧血压不等时，Willis 环即起调节与代偿作用，使脑血流重新分布。Willis 环的功能与组成环的各血管形态表现密切相关。同时，Willis 环也是颅内动脉瘤的好发部位。

四、脑的静脉系统解剖

颅内静脉系统组成静脉窦和脑静脉。静脉窦也称硬膜静脉窦。

（一）硬膜静脉窦

硬膜静脉窦由分开的两层硬脑膜衬以血管内皮细胞构成。窦壁没有平滑肌，不能收缩。脑内血液通过硬膜静脉窦引流到颈内静脉。

1. 上矢状窦

上矢状窦位于矢状沟内大脑镰的上缘，前部始于额骨的鸡冠盲孔，向后流入窦汇。窦汇是上矢状窦后端的扩大，位于枕内隆凸附近，向两侧与横窦相通。上矢状窦接受大脑表面包括硬膜、导静脉和板障静脉的血液。一般情况下，上矢状窦的血液回流到右侧横窦。

2. 下矢状窦

下矢状窦位于大脑镰下缘，其走向与上矢状窦一致，与大脑大静脉一同注入直窦。下矢状窦接受大脑镰、大脑内侧面和胼胝体的一部分血液。血管造影时，侧位像显示较好，但有时显影不明显。

3. 直窦

直窦在小脑幕与大脑镰相接处，由大脑大静脉和下矢状窦汇合而成，向后通窦汇。

4. 横窦

横窦成对，位于小脑幕后缘、外侧缘附着处的枕骨横沟内，连于窦汇与乙状窦之间。接受小脑半球下静脉、Labbe静脉（下吻合静脉）、岩上窦和许多导静脉的血液。

5. 乙状窦

乙状窦成对，位于乙状沟内，系横窦的延续，围绕颞骨乳突而呈“乙”字状形态。向前下于颈静脉孔处延续为颈内静脉。许多导静脉和小脑静脉引流入乙状窦。

6. 海绵窦

海绵窦位于蝶鞍两侧，为两层硬脑膜间的不规则腔隙，形似海绵。两侧海绵窦借两条横支即海绵间前窦和海绵间后窦相连。颈内动脉和展神经在窦内穿过，在窦的外侧壁内，自上而下有动眼神经、滑车神经和三叉神经的眼支、上颌支通过。海绵窦向前通过眼静脉与面部浅静脉交通；向后借斜坡上的基底静脉丛与椎管内的静脉相通；借岩上窦与横窦相通，借岩下窦与乙状窦相通；向上借基底静脉、大脑大静脉与直窦交通；向下借眼下静脉等与翼静脉丛相通。蝶窦与海绵窦之间仅借非常薄的骨板相隔。

7. 岩上窦

岩上窦成对，位于颞骨岩部后缘处的岩上沟内。起自海绵窦的后端向后外行走，引流入横窦。

8. 岩下窦

岩下窦成对，位于颞骨岩部后缘处的岩下沟内。起自海绵窦的后端，将海绵窦内的血液引向颈内静脉。

（二）大脑的静脉

大脑的静脉不与动脉伴行，分为浅、深两组。浅静脉收集皮质及皮质下白质的静脉血，并直接注入邻近的静脉窦（如上矢状窦、横窦、海绵窦、岩上窦等)。深静脉收集大脑深部白质、基底节、间脑、脑室脉络丛等处的静脉血，最后汇成一条大脑大静脉（又称 Galen 静脉)，后者于胼胝体压部的后下方向后注入直窦。在脑表面或白质内，两组之间有广泛的吻合。

1. 大脑的浅静脉

大脑皮质和皮质下髓质的毛细血管汇集成小静脉，小静脉在软脑膜内吻合成静脉网，逐级汇合成一些较大的大脑浅静脉，穿过蛛网膜和硬膜的内层注入静脉窦。大脑浅静脉约分 3 组，即大脑上静脉，大脑中浅静脉和大脑下静脉。

（1）**大脑上静脉**。有 7 ～ 15 条，分为额叶静脉、Rolando 静脉、顶叶静脉和枕叶静脉。收集大脑半球上外侧面及内侧面上部（胼胝体以上）的静脉血。大脑上静脉先在蛛网膜下腔内由下而上行走，自上矢状窦附近穿蛛网膜，走到窦旁与硬膜内板紧贴，最后前部静脉呈直角注入上矢状窦，后组静脉以上与上矢状窦血流相反的方向注入上矢状窦。

（2）**大脑中浅静脉**。即大脑中静脉，又叫 Sylvius 浅静脉，有 1 ～ 3 条，是与脑动脉伴行的静脉。起自大脑外侧沟后支，沿外侧沟向下方行走，至颞极附近注入海绵窦。引流大脑外侧裂附近的额、颞、顶叶的静脉血。大脑中浅静脉与大脑上、大脑下静脉有较多的吻合。其中有两条显著的吻合支，即上（大）吻合静脉（Trolard 静脉）及下（后）吻合静脉（Labbe 静脉)。上吻合静脉沟通大脑中浅静脉和上矢状窦。下吻合静脉沟通大脑中浅静脉与横窦。

（3）**大脑下静脉**。一般为 1 ～ 7 条，引流大脑半球外侧面下部及底面的静脉血，汇入横窦和基底静脉。

2. 大脑的深静脉

大脑的深静脉主要引流大脑半球深部结构，包括半球白质、基底节、脑室脉络丛和间脑的静脉血。重要的大脑深静脉为大脑内静脉、基底静脉及大脑大静脉。

（1）**大脑内静脉**。成对，主要收集侧脑室周围的大脑半球白质、基底节、胼胝体、侧脑室脉络丛及丘脑等部位的静脉。大脑内静脉在室间孔后方，由隔静脉与丘脑纹状体静脉合成。左、右大脑内静脉在第三脑室顶并列后行，至胼胝体压部下方、松果体上方汇合成大脑大静脉。其主要属支有：①隔静脉；②丘脑纹状体静脉；③脉络丛静脉；④丘脑静脉；⑤侧脑室静脉。血管造影时，侧位像显示大脑内静脉呈轻度上弧形，丘脑纹状体静脉汇入大脑内静脉处形成锐角称“静脉角”，相当于室间孔的后缘；前后位显示卵圆形，与上矢状窦重叠。

（2）**基底静脉**。又称 Rosenthal 静脉，是深静脉系中一条重要的主要静脉。在前穿质处由大脑前静脉和大脑中深静脉（Sylvius 深静脉）等静脉合成，向后上绕过大脑脚和四叠体注入大脑静脉。可分为 3 段：第一段为纹状体段，第二段为大脑脚前段，第三段为间脑段。引流额叶底面、岛叶、大脑纵裂、基底节及颞叶内下面的血液。其属支有大脑前静脉、大脑中静脉及纹状体静脉。

（三）小脑的静脉

小脑的静脉位于小脑表面的软膜内，包括上、下两组。小脑上静脉由小脑上面的小静脉汇合而成，其中有的向前向内注入直窦和大脑内静脉，有的向外注入横窦和岩下窦。小脑下静脉较大，注入乙状窦和枕窦。

五、创伤性颈动脉海绵窦瘘

（一）概述

创伤性颈动脉海绵窦瘘（TCCF）多指由创伤造成颈内动脉海绵窦段本身和（或）其分支破裂，与海绵窦之间异常的动 - 静脉交通而造成的一系列特殊的临床表现。创伤原因为：①头面部损伤，尤其是颅底骨折；②医源性创伤，如血管内治疗，蝶窦或经蝶窦的手术易误伤颈内动脉窦内段。

（二）海绵窦解剖

海绵窦位于蝶鞍两侧硬脑膜两层间不规则的腔隙，左右各一。由于海绵窦内有许多包有内皮的纤维小梁，将其腔隙分隔成许多相互交通的小腔，使之状如海绵而得名。

每侧海绵窦前起眶上裂的内侧端，向后达颞骨岩部尖端，长约 2cm，内外宽为 1cm。在横切面上，海绵窦略呈尖端向下的三角形。上壁向内与鞍膈相移行；内侧壁在上部与垂体囊相融合，下部以薄骨板与蝶窦相隔；外侧壁较厚，又分为内外两层，内层疏松，外层厚韧。两侧海绵窦在前床突的前方借海绵间前窦相通，在后床突之后借海绵间后窦相沟通。因而在蝶鞍周围形成了一个完整的环状静脉窦，称为环窦。

海绵窦内有颈内动脉和一些脑神经通过，其外侧壁与Ⅲ - Ⅵ对脑神经的行程关系密切。在前床突以前的海绵窦外侧壁中通过的结构，自上而下有滑车神经（Ⅴ）、动眼神经（Ⅲ）和眼神经，上颌神经则离开了外侧壁斜向外走行；颈内动脉在海绵窦内折转向上。在前床突和后床突之间的海绵窦外侧壁的内层中，由上而下依次排列着动眼神经、滑车神经、眼神经和上颌神经。窦腔内有颈内动脉和展神经通过，展神经位于颈内动脉和眼神经之间，或在窦的外侧壁内。在后床突之后，外侧壁内只有滑车神经（居上）和眼神经（居下）。颈内动脉在窦内上升并折转向前。TCCF 常发生于此段。

海绵窦主要接受大脑中静脉、大脑半球额叶眶面静脉和眼静脉等的血液。海绵窦内的血流方向，主要是向后经岩上窦、岩下窦分别汇入乙状窦或横窦和颈内静脉或乙状窦。海绵窦与颅内、外静脉的交通十分广泛。向前经眼上静脉、内眦静脉与面静脉相交通；经眼下静脉与面深部的翼静脉丛相交通。向上经大脑中静脉与上矢状窦、横窦相交通。向后经岩上窦与乙状窦或横窦相交通，经岩下窦与乙状窦或颈内静脉相交通。向下经卵圆孔、破裂孔等处的导静脉与翼静脉丛相交通。颅内外静脉的广泛交通，侧支循环也是颈动脉海绵窦瘘时静脉回流、临床症状的解剖学基础。颈内动脉穿经于海绵窦，但颈内动脉壁并非直接被浸泡在海绵窦的血液内，而是借窦内被覆着内皮细胞的结缔组织相隔开。但若发生颅底骨折，致使窦壁及其内的颈内动脉破裂并相互沟通，就会导致颈内动脉内的动脉血液与窦内的静脉血液相混，形成动静脉瘘。同时，由于眼静脉注入海绵窦，而眼静脉内没有静脉瓣，致使患侧眼静脉扩张、眼球前突且随动脉搏动而搏动。患者主观感觉颅内有杂音，于患侧眼球或颞部听诊时可闻及搏动性杂音，若压迫患侧颈总动脉，大多可使搏动停止，杂音消失；双侧 TCCF 除外。

（三）病理生理

颈动脉海绵窦瘘的主要致病机制有以下几点。

1. 盗血量大

血液经颈内动脉破口流入海绵窦，当前、后交通动脉发育不良时，可以引起颈内动脉远端供血不足，产生脑缺血及眼动脉灌注不足；瘘口血流量越高，盗血量越大，病程越急，症状也越重。当瘘口小，盗血量小，Willis 脑动脉环交通良好时，病程缓慢，症状也较轻或不明显。

2. 引流静脉扩张淤血

海绵窦与周围静脉有广泛的交通，大量的颈动脉血直接进入海绵窦，造成这些静脉的高度扩张、动脉化和淤血，并因静脉引流的不同而出现不同的症状。最常见的引流方式是经眼上静脉向前方流入眼眶，引起波动性突眼、眶周静脉怒张、眼底静脉淤血、视盘水肿、眼结膜充血、眼外肌不全性麻痹等；其次，当血流主要向后经岩下窦、横窦及乙状窦引流时，眼部症状轻微而颅内杂音很明显；血流向上经蝶顶窦流入侧裂静脉、皮质静脉及上矢状窦时，可出现颅内静脉扩张和颅内压升高甚至蛛网膜下腔出血；血流向下经颅底引流至翼窝，则可引起鼻咽部静脉扩张，导致鼻出血；另外，如果血流向内侧引流，也可通过海绵间窦引起对侧症状。

3. 出血

颈动脉海绵窦瘘伴有硬脑膜血管畸形或过度扩张的静脉破裂引起颅内出血；眼底静脉持续淤血引起视网膜静脉破裂出血影响视力；鼻腔及鼻咽部静脉扩张破裂引起鼻出血；也可以形成假性动脉瘤造成反复鼻出血。

（四）临床表现

1. 头痛

头痛多见于早期，疼痛位于眼眶部位，随着病程迁延，头痛常会逐步减轻。

2. 搏动性突眼

搏动性突眼由动脉血流入海绵窦，逆行充盈眼静脉引起。大多数情况突眼侧为病侧，但如果海绵间窦发达，可发生对侧突眼或双侧突眼。解剖基础是角静脉不发达，如果角静脉（内眦静脉）发达，异常血流可以通过面静脉回流入颈外静脉，搏动性突眼可以不出现或轻微突眼。患侧眼球向前突出并有与脉搏相一致的眼球跳动。手触摸眼球可感到眼球的波动及血液流过时的颤动感。

3. 颅内杂音

动脉血流入海绵窦后可向岩下窦或翼丛引流，异常血流在此区域形成涡流，特别是岩下窦引流时更易出现颅内杂音。有主诉的患者大多数有此区域的异常引流，而临床查体听诊时，只要有静脉回流的区域均可以探到不同程度的杂音。杂音如机器轰鸣样连续不断，夜晚及安静时尤为明显，常使患者难以忍受、烦躁不安，严重影响休息和睡眠。听诊检查时在患者眼眶、额部、外耳乳突部、颞部甚至整个头部听到与心律一致的杂音；压迫患侧颈总动脉，杂音减轻或消失，而压迫对侧颈总动脉，则杂音不消失甚至更响。

4. 球结膜水肿

球结膜水肿多数情况下是由异常引流通过眼上静脉或眼下静脉引流导致眶内组织正常回流不畅引起。患侧眼眶内、眼内眦、眼结膜、视网膜等部位静脉怒张充血、水肿，严重时眼结膜翻出眼睑之外，眼睑闭合困难并发暴露性角膜炎。

5. 眼球运动障碍

眼球运动障碍由高压海绵窦内的眼球运动神经支功能障碍造成。一般情况 TCCF 治愈后，大多数患者可以恢复。患侧眼球运动不全麻痹，可伴有复视，以外展麻痹常见。复视的恢复慢于其他眼球运动支的恢复。

6. 神经功能障碍

单纯 TCCF 一般不会引起神经功能障碍，如果出现严重的“盗血”同时伴有侧支发育或代偿不良时，则有可能引起正常脑组织的血流灌注不足而出现神经功能障碍症状。但值得注意的是 TCCF 的神经功能障碍多数情况下是由于外伤直接造成的。

7. 蛛网膜下腔出血（SAH）

SAH 只占颅内 SAH 的 1.41%，多数原因是皮质静脉引流、伴或不伴有流出道梗阻及其不畅引起的静脉性出血。TCCF 引起的蛛网膜下腔出血需要与创伤引起的蛛网膜下腔出血相鉴别。

8. 视力下降

多数情况下 TCCF 不会引起视力改变，视力下降的原因有 3 个：①创伤造成的原发性视神经挫伤；②长期颅内压增高造成的视力、视野变化；③眼底静脉持续淤血引起视网膜静脉破裂出血影响视力；④严重“盗血”引起视神经供血不足。少数患侧视力下降，甚至失明。

（五）影像学分型

1. Parkinson 分型

Parkinson 将 TCCF 分为两型。

I 型：颈内动脉海绵窦段本身破裂，与海绵窦直接形成交通；Ⅱ型：颈内动脉海绵窦段的分支断裂，形成与海绵窦的直接交通。

2. Barrow 等分型

Barrow 等（1985）将海绵窦区的动静脉瘘分为 4 型。

A 型：单的、高流量的瘘，主要是由于创伤和海绵窦内颈动脉瘤破裂引起；B 型：仅有颈内动脉硬脑膜支供血的海绵窦瘘；C 型：仅有颈外动脉供血的海绵窦瘘；D 型：颈内、外动脉均供血的海绵窦瘘。

3. 华山医院分型

由于以上分型是根据供血动脉的不同将其区分，却不能体现不同类型的 TCCF 与临床表现的关系，而 Barrow 分型中的 B、C 和 D 型是间接颈内动脉海绵窦瘘，且瘘口位于邻近海绵窦的硬脑膜内，因此，应归于自发性海绵窦区硬脑膜动静脉瘘。有学者也曾根据其静脉引流的不同进行分型，这种分类虽然体现了临床表现的不同，却忽略了由于供血动脉的不同而要采取的治疗方式和预后的不同。与海绵窦有关的动脉系统有颈内动脉和颈外动脉。当 TCCF 产生后，海绵窦的引流有 5 种方式：①前方引流。特点是眼静脉明显增粗，通过面静脉引流，从而产生搏动性突眼、颅内血管性杂音和海绵窦充血、压力增高的综合征。②后方引流。特点是岩上、岩下窦增粗，与颅内血管性杂音的形成和传导有关。③上方引流。碟顶窦扩张，向皮质静脉和脑深静脉引流，与蛛网膜下腔出血和脑出血有关。④通过海绵间窦向对侧引流。引起对侧或双侧临床症状；若角静脉发育良好，则不出现眼部症状。⑤混合性引流。上述引流方式混合出现，多伴有颈内动脉远端的“盗血”现象。

上述分型意义如下：①简单、容易记忆。②既包括了动脉的供血又包括了静脉的引流方式，克服了以往分型的不足，仅仅通过对 DSA 片子的分析，就能对临床表现和潜在的危险性一目了然。例如，a 亚型，可能会出现同侧、对侧或双侧的搏动性突眼、球结膜充血水肿、颅内杂音等；b 亚型，皮质静脉和脑深部的静脉引流，就提示颅内出血的危险因素存在，可能其突眼、球结膜水肿、颅内杂音等临床表现并不严重，但对这种患者更应提高警惕，防止可能的突发性的颅内出血。③对治疗方式的选择具有指导意义，I 型可只选用颈内动脉入路闭塞瘘口即能达到治愈的目的；Ⅱ型则多需选用颈内动脉和颈外动脉的联合治疗或经静脉入路才能达到治愈；Ⅲ型的治疗有时较困难，一般首选治疗的一侧应力争保持颈内动脉的通畅，才能使另侧的治疗的选择余地较大，反之，另侧的治疗可能会有相当大的麻烦。④对预后的判断提供了依据。⑤对治疗预算有所帮助。⑥便于资料的分型统计和随访总结。创伤性颈动脉海绵窦瘘（TCCF）分为以下几型。

Ⅰ型：单纯颈内动脉供血

Ⅰa型：前、后、对侧的引流

Ⅰb型：伴有上方引流的混合性引流

Ⅱ型：颈内动脉、颈外动脉均参与供血

Ⅱa型：前、后、对侧的引流

Ⅱb型：伴有上方引流的混合性引流

Ⅲ型：双侧 TCCF

Ⅲa型：前、后、对侧的引流

Ⅲb型：伴有上方引流的混合性引流

（六）辅助检查

1. CT 和 MRI 检查

增强的 CT 或 MRI 上可见到明显扩张的眼静脉；眼球突出，眼外肌充血增厚，眼睑肿胀，眼结膜水肿，鞍旁结构密度或信号明显增高，增粗的皮质引流静脉及伴随的脑水肿，以及颅脑创伤性改变如颅骨及颅底骨折、脑损伤和颅内血肿等。

2. 经颅多普勒超声（TCD）

无创、实时地了解颈动脉海绵窦瘘的血流动力学参数。这些参数包括：①测定患者侧颈内动脉的血流；②经眼眶测定眶周静脉的异常频谱可协助诊断动静脉海绵窦瘘；③经窗探测颅内血流，很少应用，可了解盗血情况；④指示血流方向。

3. 单光子发射电子计算机体层扫描（SPECT）

SPECT 是无创的脑灌注及脑代谢的检查方法。

（七）诊断标准

1. 创伤史

确诊 TCCF 时创伤病史很重要；如果没有明显创伤史发生而出现突眼、颅内杂音、结膜充血水肿等临床表现，应该首先考虑为自发性的海绵窦区 DAVF 而不是 TCCF。

2. 临床表现

搏动性突眼、颅内杂音、结膜充血水肿、鼻出血等临床表现并结合头部创伤病史，诊断本病并不困难。

3. 头颅 CT 和 MRI

头颅 CT 和 MRI 可显示眼球突出及眶内眼静脉或颅内引流静脉增粗及伴随脑组织水肿，TCD 和 SPECT 有以上改变均有助于诊断。

4. 脑血管造影 DSA

脑血管造影 DSA 是最重要的确诊手段，检查时必须常规进行两侧颈内动脉、椎动脉及颈外动脉正侧位选择性造影，以利于明确诊断全面了解 TCCF 供血和引流静脉情况。学者观察到在TCCF中：①供血动脉。单侧单纯颈内动脉供血占88%，单侧颈内动脉和颈外动脉供血为8.5%，双侧颈动脉海绵窦为3.4%。②瘘口位置。颈内动脉海绵窦段。③引流方向。向眼静脉引流占96.6%，向岩上、岩下窦引流占88%，向皮质静脉引流占25.4%，通过海绵间窦向对侧引流占8.5%；各种引流方向可以混合出现而且绝大多数TCCF的引流不是单一出现的。同时TCCF的临床表现，如搏动性突眼、颅内血管性杂音、球结膜水肿充血、眼球运动障碍、视力减退、神经功能障碍及蛛网膜下腔出血等，均与海绵窦充血、压力增高及回流静脉的方向有关。

5. TCCF血管造影

除按照常规血管造影要求进行外，必须：①行病变对侧颈内动脉选择性造影正位时，要压迫病变侧颈动脉，主要是判断前交通动脉的代偿情况，为下一步治疗提供影像学依据；②行椎动脉侧位选择性造影时，也要压迫病变侧颈动脉，目的有二，观察后交通动脉的代偿情况，通过后交通动脉反流显示TCCF的瘘口位置及大小。如果看不清楚瘘口时，可以通过增加摄片的帧数（8～12帧/分钟）来显示瘘口。

（八）鉴别诊断

直接型颈动脉海绵窦瘘应与以下疾病相鉴别：①突眼性甲状腺功能亢进、眶内及眶后肿瘤或假性肿瘤，均无搏动性突眼和血管杂音，可资鉴别；②眶内血管性病变，如海绵状血管瘤、动脉瘤、动静脉畸形等，鉴别比较困难，尤其与流量较小的直接型瘘鉴别更加困难，需依赖脑血管造影检查；③海绵窦血栓性静脉炎或血栓形成，症状与颈动脉海绵窦瘘十分相似，但没有眼球搏动和血管杂音；④框壁缺损，可以是先天性、创伤性或肿瘤性，当框顶缺损时，脑组织向缺损外膨出，引起突眼，并可因脑搏动传至眼球而出现眼球搏动，但一般无血管杂音，可加以鉴别。

（九）治疗

据文献报道，瘘口小、症状轻的创伤性颈动脉-海绵窦瘘可自愈，但绝大多数患者如不施以治疗，病情将继续发展。患者不但难以忍受颅内血管性杂音的困扰，而且由于“盗血”和海绵窦内压力日益加重，使视网膜和视器缺血而继发青光眼，导致视力进行性下降甚至失明；此外，还可发生脑缺血、颅内血肿和鼻腔大出血等。因此，创伤性颈动脉-海绵窦瘘是手术治疗的绝对适应证。手术堵塞瘘口的目的在于消除颅内杂音；预防视力进行性下降；防止出血和脑缺血并发症。

1. 血管内栓塞治疗

随着血管内治疗技术的不断发展，介入治疗已逐步成为此类疾病的首选。自Serbinenko于1973年首先使用血管内可脱性球囊成功栓塞创伤性颈动脉-海绵窦瘘以来，血管内栓塞技术、介入导管和栓塞材料已有了巨大进步。各种球囊、弹簧圈以及支架不断问世，而既往采用单个技术治疗的方式已逐步为多技术联合的方式所取代。通过术前对瘘口供血动脉及引流静脉进行血流动力学分析，选择不同的材料及入路给予患者最优化治疗。

1）球囊栓塞法。通常对于Ⅰ型TCCF患者，仅有颈内动脉系统供血而无颈外动脉系统供血，仅存在单一的中-大瘘口并位于颈内动脉主干时，多选用球囊栓塞，既简单、经济，效果又好。其技术要点是，认清瘘口位置和大小，选择型号合适的球囊；待球囊进入瘘口后，耐心调整球囊位置和充盈球囊大小以完全闭塞瘘口的同时保证颈内动脉通畅。只要瘘口适中，球囊充盈位置和形态良好，通常1枚球囊就可以完全封闭瘘口。对于瘘口较大者，可用4枚或更多枚球囊封闭。此时应事先估计好瘘口处所留空间的大小，以保证最后1枚球囊的顺利放置和解脱。万一所剩空间过小导致最后1枚球囊无法放置时，可加用微弹簧圈闭塞瘘口或等待1～3周球囊泄漏后再次治疗，而不轻易将患侧颈内动脉闭塞。但尽管球囊栓塞应用甚为广泛，但综合文献报道的手术成功率仅为90%左右。由于自身稳定性较差，使用球囊存在较高的手术风险。例如，术中球囊移位可能导致动脉远端闭塞造成脑梗死；球囊扩张过程中可能发生泄漏或破裂导致手术失败；周围穿支血管可能因球囊的过度扩张导致破裂出血。因此，在许多欧美国家，球囊的使用一直存在极大争议。在美国，FDA早在2003年便宣布将其从市面上召回。在部分发展中国家，球囊作为独立的栓塞手段，由于其价格优势仍在使用，但总体趋势呈逐步减少。

2）微弹簧圈栓塞术。随着应用球囊作为独立栓塞材料在近几年逐步减少，经动脉途径进行弹簧圈栓塞则开始成为主流。较之于球囊，弹簧圈在提升疗效的同时降低了手术风险。尤其瘘口较小且位于颈内动脉分支时，微弹簧圈栓塞具有较大优势。手术采用Seldinger技术，主要适用于瘘口小、球囊不能进入者；术中通常选用2～4枚微弹簧圈即可将瘘完全封闭。但实践中发现，Ⅰ型TCCF治疗的技术难点在于微弹簧圈易突向颈内动脉，导致栓塞失败。采用球囊保护技术可以很好地解决这一问题。

3）弹簧圈结合Onyx胶栓塞术。针对单纯弹簧圈栓塞可能出现填塞不致密的情况，部分学者提出弹簧圈结合Onyx胶联合治疗的方法。Onyx胶具有良好的弥散性及可控性，但单纯使用Onyx胶可能导致逆流或者过度弥散等缺陷。Onyx胶与弹簧圈联合使用，可利用弹簧圈限制Onyx胶的过度弥散，为后者的固化提供有效的支撑和必要的限制。同时Onyx胶可填补单纯弹簧圈栓塞形成的间隙。在操作过程中，国内外均有主张使用Hyperglide球囊保护并帮助定位的报道，这一举措同时也有利于在栓塞术中稳定微导管。在弹簧圈的选择上多采用相对较长且稳定的弹簧圈以增加栓塞密度，减少Onyx胶的用量。同时在推胶时应该利用血流压力梯度以充分发挥Onyx胶良好的弥散性能。

4）经动、静脉入路海绵窦填塞术。适用于颈内动脉主干破裂、瘘口较小球囊无法通过时。首先应试行经颈内动脉入路，而当瘘口不明确等原因致使微导管无法进入瘘口时，可试行经静脉入路。填塞海绵窦的要点为，填塞之前应先行微导管造影，证实微导管所在的部位确实是最靠近瘘口的静脉丛，否则栓塞无效；动脉入路时应尽量靠近瘘口填塞，可较快封闭瘘口，节约微弹簧圈的用量；静脉入路时应根据引流静脉的情况分别予以栓塞，无须填塞整个海绵窦。选用栓塞材料应兼顾安全和价廉。用弹簧圈栓塞较球囊栓塞技术要求高，在海绵窦填塞不紧密时，尚需加用 y- 氰基丙烯酸正丁酯（NBCA 胶），故应由有一定临床经验的医师进行操作。

5）颈内动脉闭塞术。仅适用于多种治疗方法均告失败的患者。应注意在永久闭塞颈内动脉之前，除必须进行球囊闭塞试验外，还应确认已同时封闭侧支循环（前交通动脉或后交通动脉）对瘘口的供血，否则将导致难治性 TCCF。

6）覆膜支架置入术。覆膜支架理论上可以重塑病变部位的颈内动脉，是理论上最佳的治疗方式。国内外目前均有报道，效果也令人满意。但由于覆膜支架是由两层裸支架中间夹一层聚四氟乙烯膜制备而成，因此顺应性较差，不易通过迂曲的颈内动脉，因此需要良好的血管基础作为适应证。同时支架置入后的血栓事件同样值得关注，国内外均有术后眼动脉栓塞导致视网膜缺血的报道。

2. 手术治疗

自血管内栓塞治疗技术成为治疗创伤性颈动脉 - 海绵窦瘘的常规方法之后，基本取代了颈动脉结扎术和其他外科手术方法。手术治疗的方法包括颈动脉结扎术、颈动脉 - 海绵窦瘘孤立术、肌栓系线法、经颅内颈动脉 - 海绵窦瘘电凝术及海绵窦直接手术等。

1）颈动脉结扎术。包括颈总动脉结扎、颈总动脉十颈外动脉结扎和颈内动脉结扎。Locke（1924）对文献报道进行回顾性分析，在 588 例接受颈动脉结扎术的颈动脉 - 海绵窦瘘患者中，经颈总动脉结扎治愈及改善者占 68%，病死率为 7%；颈内动脉结扎治愈及改善者占 87%，病死率为 9.4%。颈动脉结扎法治疗颈动脉 - 海绵窦瘘，方法虽然简单，但疗效差，术后不仅易并发脑缺血，而且侧支血管尚可经瘘口腮漏而加重脑缺血，故现已放弃单独使用。

2）颈动脉 - 海绵窦瘘孤立术。先经颈部显露颈总动脉或颈内动脉，暂时阻断颈内动脉，观察有无急性脑缺血症状，如无异常反应，开颅后可事先结扎眼动脉，然后在眼动脉与后交通支之间结扎颈内动脉床突上段。颈内动脉颅内段结扎后，在颈部结扎颈总动脉十颈外动脉或结扎颈内动脉。如眼动脉未结扎，为防止眼动脉、枕动脉和脑膜支的血液经瘘口逆流入海绵窦，有学者主张加行栓塞术。即在结扎颈动脉前，先暂时阻断颈外、颈内和颈总动脉；切开颈总动脉置入砸碎的肌块或止血海绵，缝合颈动脉切口；依次松开颈内动脉和颈总动脉，让血流将栓塞物冲至窦段颈内动脉内，形成永久性栓塞。然后松开颈外动脉，逐层缝合颈部伤口。

3）颈动脉 - 海绵窦瘘直接修补术。Parkinson 法，即通过颞部开颅经 Parkinson 三角切开海绵窦外侧壁，显露颈内动脉及其分支，探查到瘘口后直接修补。该手术需在深低温、体外循环和心停跳下进行，技术复杂，极少采用。Dolence（1983）介绍采用显微外科技术修补瘘口，经翼点十颞下部入路，由硬膜外探查到脑膜中动脉、弓状隆起和岩大浅神经三个解剖标志，结扎脑膜中动脉，磨除此3个标志之间、岩骨内段前上份和咽鼓管上内份骨质，显露颈内动脉岩内段。沿蝶骨嵴由外向内切开硬脑膜达前床突和视神经，磨除前床突和视神经管上外份，显露眼动脉和颈内动脉窦段前份。自前床突向后沿海绵窦外侧壁外方达棘孔，切开硬脑膜。电凝、切断引流到海绵窦的静脉支，抬起颞叶显露小脑幕缘达第IIV对脑神经进入海绵窦处，在此处将窦侧壁外层与第Ⅲ、Ⅳ、Ⅴ对脑神经分开直达眶上裂，并翻向外侧。再切开海绵窦显露颈内动脉及瘘口，用Yasargil夹阻断瘘口两端血流，直接修补瘘口或夹闭。海绵窦出血可用明胶海绵填塞止血，注意勿损伤窦内脑神经。此方法虽无须在深低温、体外循环和心停搏下施行手术，但方法亦较复杂，需有丰富的临床经验和娴熟的手术技巧，近年亦鲜见应用了。

4）肌栓系线法（放风筝法）。在广泛应用经导管血管内栓塞颈动脉-海绵窦瘘之前，此方法在国内曾被推崇。手术在局部麻醉下施行，皮肤切口和显露方法与颈动脉结扎相同。在颈阔肌或胸锁乳突肌取一带有肌膜的小肌条，直径约4mm、长6mm，肌块用7-0尼龙线拴系（线长按照影片上颈动脉分叉减去瘘口距离再长5cm），肌块另一端夹半个银夹作为标记。肌栓置入“Y”形管主管内，系线尾端用血管钳暂时固定，“Y”形管另一臂接装满等渗盐水的20mL空针，制好后备用。在颈外、颈内和颈动脉显露后，以动脉夹暂时夹闭颈总动脉和颈内动脉。在面动脉和甲状腺上动脉间结扎颈外动脉，在其前壁切开置入“Y”形管，达颈动脉分叉处并与颈外动脉一同固定。松开颈内动脉和颈总动脉上的血管夹，用力将空针内盐水注入血管，系线肌栓即可随血流冲向瘘口。如系线肌栓大小、长度和位置合适，患者可立即感到血管杂音消失，听诊进一步核实后，将系线尾端固定在邻近血管筋膜上，分层关闭伤口。术后X线透视观察肌栓标记位置。此法相对简单，较游离肌栓安全，不易到达颈内动脉颅内段和分支。唯肌栓大小难以恰到好处且可阻塞海绵窦段颈内动脉，但在不具备球囊栓塞条件的单位，可以采用。

六、创伤性鼻出血

创伤性鼻出血可分为颅内血管损伤和颅外血管损伤。

（一）病因

鼻腔的动脉和静脉血管较多，血运丰富，鼻腔及鼻窦遭受碰撞和挤压等外力作用时，常因黏膜血管破裂、鼻甲海绵组织等软组织撕裂伤或异物创伤等导致鼻出血。颅前窝或颅中窝的颅底骨折，可因筛前动脉、筛后动脉和蝶腭动脉破裂或海绵窦内段颈内动脉破裂，而发生致命性大出血。在高原地区，由于气候干燥及气压偏低等因素，致使鼻中隔前下区等部位的鼻腔黏膜血管更容易破裂，故鼻出血的发生率明显高于平原地区。

（二）临床表现

创伤性鼻出血可与外鼻、鼻腔和鼻窦等部位伤同时发生，也可单独发生，后者出血量一般较少，如果伤后大量鼻出血常提示有合并伤的存在。应仔细检查鼻腔、鼻窦和颅底有无创伤或骨折。双侧同时出血者较多见，亦可单侧出血。鼻中隔前下区是最易出血的部位，鼻腔后部出血时常流人鼻咽部，然后经口吐出或吞咽入胃。

（三）诊断

从出血部位可以大致判断破裂的动脉，从而为选择性血管结扎等治疗提供依据。例如，出血点位于中鼻甲后方或蝶窦前壁者，多为蝶腭动脉破裂所致，出鼻部位在中鼻甲以上者，多系筛前动脉破裂。

（四）治疗

在进行局部止血前，首先要注意保持呼吸道通畅，解除呼吸道梗阻，注意患者体位，尤其是昏迷患者，要避免血液误吸入呼吸道发生窒息。同时，对剧烈鼻出血者，应采取有效的止血措施，并注意输血补充血容量等抗休克治疗。常用的局部止血方法有以下几点。

（1）局部药物

止血法适用于出血轻微或鼻黏膜渗血者。以 1% 麻黄碱或凝血酶等药物浸湿的棉片，敷于出血部位，但应在半小时内取出，最多不超过 2 小时。

（2）前鼻孔填塞法

出血较剧、出血部位不明确或药物棉片止血无效者采用，并于 24 ～ 48 小时后取出，如仍有出血可再次填塞。应用明胶海绵或纤维蛋白棉等可吸性填塞物填塞后，可不必取出。

（3）前 - 后鼻孔联合填塞法

前 - 后鼻孔联合填塞法适用于前鼻孔填塞止血无效或鼻腔后部出血者，留置时间以 24 ～ 48 小时为宜，取出后若仍出血可再次填塞。前鼻孔填塞法或前 - 后鼻孔联合填塞时，均应注意无菌操作，全身应用抗生素控制感染。常见并发症有局部疼痛、软腭肿胀、急性中耳炎、急性鼻窦炎和低氧血症等，应注意预防和治疗。

（4）血管结扎止血法

严重创伤性鼻出血经上述方法不能止血者，可考虑行血管结扎术。对于中鼻甲平面以下或出鼻部位不明确的严重鼻出血，可行颈外动脉或上颌动脉结扎；出血部位在中鼻甲平面以上者，可行筛前动脉结扎；鼻中隔前下区的严重动脉性出血，可行上唇动脉结扎。颈总及颈内动脉结扎术的危险性很大，不可轻易采用。

（5）血管栓塞法

与动脉结扎相比，血管栓塞对病变血管的阻断更为准确可靠。血管栓塞术治疗严重鼻出血的优点主要有：①直接进行造影显示出血部位并在诊断明确后立即栓塞供血动脉；但筛动脉不能栓塞，因有引起失明的危险；如为筛动脉出血，必须用结扎等其他方法控制。②可使出血部位最末梢的远端动脉栓塞，从理论上讲是最佳的止血方法。③如果止血失败，还可重复治疗。但血管栓塞术需要先进的仪器设备和多学科的协作，部分病例可能出现较为严重的并发症，应慎重选用。

七、创伤性夹层动脉瘤

由创伤所致夹层动脉瘤多位于颈内动脉，颈外动脉较少见。常见原因有：①颈部长期处于压迫状态或颈部旋转过度；②突然的、剧烈的颈部运动及轻微创伤等突发原因；③颈部手术、整脊治疗、血管造影过程和颈动脉穿刺等医源性原因；④车祸，颈动脉弹力膜创伤性、扭性撕脱，创伤性动脉瘤可为囊性或多房性构成。

（一）主要症状

颈动脉颅外段发现颈部肿块，有明显的搏动及杂音，少数肿块因瘤腔内被分层的血栓堵塞，搏动减弱或消失。发生在颈总动脉、颈内动脉的动脉瘤可影响脑部供血，瘤体内血栓脱落可引起脑梗死，患者可出现不同程度的脑缺血症状，如头痛、头昏、失语、耳鸣、记忆力下降、半身不遂、运动失调、视力模糊等。瘤体增大压迫神经、喉、气管、食管，可出现脑神经瘫痪、Horner 征、吞咽困难、呼吸困难等。

颈动脉颅内段，同颅内动脉瘤。

（二）治疗

颅内创伤性动脉瘤虽有自愈的病例报道，但多数创伤性动脉瘤会逐渐增大直至破裂，破裂后病死率高达 40% ～ 81%。有统计资料显示，在动脉瘤破裂前施行手术者，病死率为 0%；破裂后手术者病死率为 5%；而破裂后未手术者病死率则高达 80%。因此，创伤性颅内动脉瘤一经确诊，尽快予以手术治疗是最行之有效的措施。手术时机与手术方法，应按动脉瘤的部位、原发性和继发性颅脑创伤的程度、意识障碍水平综合分析后决定。下述几点可供参考。

（1）位于表浅部位的创伤性动脉瘤。因病变易于显露，手术难度不大，即使原发性颅脑创伤和动脉瘤破裂后病情严重，一经确诊亦应及时手术切除。也可选择血管内治疗，使用 Onyx 胶将动脉瘤近端血流封闭，也可取得较好的效果。位于幕上的浅表创伤性动脉瘤有自愈机会，如脑损伤不严重，患者一般情况良好，亦可在严密监护下保守治疗，并定期 CAG 随访。

（2）位于较深部位的创伤性动脉瘤。如胼周动脉和大脑中动脉的创伤性动脉瘤，多为假性动脉瘤，瘤囊薄，无瘤蒂，破裂后常合并脑内或脑室内血肿，容易因脑疝而死亡。确诊后应尽快施行手术清除血肿，夹闭动脉瘤。由于此型动脉瘤瘤壁脆弱且与周围组织粘连，术中极易破裂出血，因此术中需首先控制载瘤动脉近端、远端，而后处理动脉瘤。如动脉瘤体周围解剖结构不清，夹闭困难，可行包裹术。对于在控制血流的情况下可切除病变血管段，再行血管吻合术。

（3）位于脑深部的创伤性动脉瘤，如颈内动脉床突段和基底动脉的创伤性动脉瘤，若确诊时病情危重、深度昏迷、颅压高又无脑积水者，手术非但不易接近动脉瘤且可加重脑损伤，宜先行脱水，止血治疗，待脑水肿改善后再考虑直接手术。如有介入放射条件的单位，宜急诊行血管内栓塞治疗。一般选择球囊或弹簧圈治疗，即可直接闭塞动脉瘤又能保持载瘤动脉通畅。但支架的应用目前仍有争议。不少学者认为，创伤患者过早使用抗血小板可能增高其他部位出血的风险。Willis 覆膜支架目前已经应用于创伤性颈内动脉假性动脉瘤，国内外报道均肯定其疗效。但其同样面临抗血小板聚集治疗及术中肝素化造成的风险问题，有待临床进一步验证。

（4）位于海绵窦段的创伤性动脉瘤，因反复大量鼻出血，可造成休克和死亡，可能时应急诊行血管内球囊栓塞术；无介入放射条件的单位，急诊进行颈动脉结扎术或孤立手术，必要时辅以颅内外动脉搭桥术。

第九节　颅脑创伤并发症及后遗症

一、颅骨骨髓炎

开放性颅骨骨折若污染较重、处理不及时、清创不彻底或有碎骨片遗留，均可造成颅骨感染。颅骨因头皮缺损而长期裸露，亦可导致感染。外伤后颅骨骨髓炎的临床表现和一般骨髓炎相同。如果急性期治疗不及时或炎症得不到有效控制，感染可向内外扩展、蔓延，向内形成硬脑膜外脓肿，甚至侵及脑膜及脑实质；向外导致骨膜下及皮下积脓。若引流不畅或有异物、死骨存留，感染可迁延反复而演变为慢性骨髓炎，溃破后可形成窦道。X 线片可见骨质破坏、增生和死骨形成。颅骨骨髓炎急性期以应用抗生素控制感染为主，一旦有脓肿形成或出现死骨，应手术排脓、清除死骨。慢性骨髓炎需行病灶清除术。

二、化脓性脑膜炎

外伤后脑膜炎多见于开放性颅脑损伤、颅底骨折涉及鼻旁窦或有脑脊液鼻漏或耳漏者。细菌侵入颅内，引起弥漫性化脓性脑膜炎。此外，头皮和颅骨感染扩散、脑脓肿溃破也可引起化脓性脑膜炎。外伤后脑膜炎的临床表现和治疗原则与一般化脓性脑膜炎相仿，若有明显原因可查（如有脑脊液漏，或颅内有异物存留）者，应在感染控制后针对病因进行手术治疗。

三、脑脓肿

开放性颅脑损伤，特别是有碎骨片或其他异物在脑内存留者，易产生脑脓肿。脓肿的发生还和清创的及时性、彻底性有着密切关系。外伤后脑脓肿常在伤后数周至数月内发病，尤以 1 个月内多见。但也有少数在伤后数年甚至数十年发病。通常将伤后 3 个月内发生者称为早发性脑脓肿，3 个月后发生者称为晚发性脑脓肿。一般说来，颅内存留毛发、砂石和碎骨片者脓肿发生较早，而晚发性脑脓肿多与金属异物存留有关。

外伤后脑脓肿的临床表现与一般脑脓肿无异，CT 扫描可以确定诊断并显示其所在位置，MRI 同样也是方便可靠的确诊手段。预防外伤后脑脓肿的主要措施是早期彻底清创，毛发、沙砾和碎骨片等异物应彻底清除，较大的金属异物在可能的情况下也应尽可能清除，并积极应用抗生素预防感染。治疗需将脓肿连同异物一并切除。

四、脑脊液漏

脑脊液漏是由开放性颅骨骨折同时撕裂硬脑膜和蛛网膜所致，多在颅底骨折时产生，发生于颅盖骨折者甚为少见。常见的脑脊液漏有鼻漏和耳漏 2 种。鼻漏多见于颅前窝骨折涉及筛板、筛窦、蝶窦或额窦的患者。少数嗅神经被撕裂的患者虽然并无颅底骨折，脑脊液亦可沿嗅神经通路进入鼻腔而发生鼻漏。耳漏多在岩骨鼓室盖部骨折时发生，脑脊液常由蛛网膜下腔直接进入中耳，如果鼓膜同时破裂，液体即经中耳向外耳流出。如果鼓膜未破，脑脊液将在中耳积聚，达到一定压力后可经咽鼓管进入鼻咽腔从鼻孔流出。

脑脊液外溢是脑脊液漏的突出表现，多数在伤后立刻发生，也有发生在受伤数天或数月之后，但大多数是在 48 小时之内出现。急性期的漏液常呈血性，慢性期则为透明清亮液体。流失量过大可引起低颅压综合征，出现头痛、头晕、恶心、呕吐等症状，并可因头位抬高而加重，平卧时减轻。

脑脊液漏的诊断不难，有清液自鼻孔或外耳道流出者即应疑为此症，如漏液中含糖量在 300mg/L（1.67mmol/L）以上，或 β_2 转铁蛋白检测阳性均可肯定诊断。但要确定漏口位置常属不易。

脑脊液漏的主要危害是引起反复发生的颅内感染。漏液量的多少与发生颅内感染的机会并无关系。若患者反复发生颅内感染，即使无明显漏液可见，仍应排除隐性脑脊液漏之可能。

脑脊液耳漏一般皆在短期内愈合。脑脊液鼻漏亦多能自行愈合，若历时 1 个月尚未愈合者，需施行开颅手术修补漏口。手术成败的关键是要确定漏口的部位。可通过鼻内镜、薄层 CT 扫描（包括骨窗像）、MRI 成像、放射性核素脑池显像或 CT 脑池造影等检查方法确定漏口位置。

五、脑神经损伤

脑神经皆从颅底骨孔中通过，如果颅底骨折线通过此等骨孔，即可造成脑神经损伤。嗅神经、眼球运动神经、面神经和听神经损伤均属常见，并以嗅神经最易受累，造成一侧或双侧嗅觉丧失；眼球运动神经损伤，表现为患侧瞳孔散大、眼球固定；再次为面、听神经损伤，引起周围性面瘫或听力障碍。视神经损伤导致视力障碍者临床亦不少见。

神经损伤可为暂时性麻痹，亦可为永久性损害。一般可给予神经营养和血管扩张药物，多无须手术治疗。视神经损伤若系骨折片或血肿压迫引起者，有学者主张尽早施行视神经管减压或血肿清除术，以挽救视力。但也有学者认为减压术亦难以改善预后，只有视力呈进行性下降者，才有施行减压手术的指征。

六、外伤后硬脑膜下积液

颅脑损伤后，大量脑脊液在硬脑膜下间隙积聚，称为外伤性硬脑膜下积液。文献报道其发生率为 0.62% ～ 1.2% 不等。多见于小脑幕上，尤其好发于颞部，位于颅后窝者甚为少见。硬脑膜下积液的确切发病机制至今仍未完全清楚。多数学者认为外伤能引起蛛网膜撕裂，如果裂口较小，可形成单向活瓣作用，使脑脊液不断从蛛网膜下隙流向硬脑膜下腔，从而导致硬脑膜下液体积聚。放射性核素扫描和手术所见均支持这一论点。

硬脑膜下积液有急性和慢性 2 种。急性者多见，积液可在伤后数小时内形成，液体游离于硬脑膜下间隙。慢性积液周围有被膜包裹，故又称为硬脑膜下水瘤，其形成时间一般在 1 个月以上。有些硬脑膜下积液还可发展为慢性硬脑膜下血肿。

外伤后硬脑膜下积液的临床表现和硬脑膜下血肿相似而缺乏特征，加之许多病例还与脑挫裂伤、脑干损伤或颅内血肿合并存在，在 CT 问世之前很难在术前做出确切诊断，多系术中发现。目前则可经 CT 扫描获得正确诊断，其典型表现为硬脑膜下新月形低密度区，并有不同程度的占位效应。

外伤后硬脑膜下积液的治疗需根据临床表现和 CT 扫描所见进行综合考虑。病情稳定、积液量不多者可以在密切观察病情演变并进行 CT 随访的情况下保守治疗。如果伤后意识障碍进行性加重或出现再昏迷、CT 扫描积液量递增者，则应及早进行手术治疗。假如还合并其他颅内原发和继发性损伤，手术更应持积极态度。具体手术方法可酌情决定，最安全、简便的方法是钻颅抽吸液体；前囟未闭的小儿也可经前囟穿刺。

如合并颅内血肿或严重脑挫裂伤，则宜进行开颅手术。对于术后反复发生积液者，有学者建议施行硬脑膜下腔 - 腹腔分流术。

七、颅脑损伤后脑积水

严重颅脑损伤后继发脑积水者并不少见，并且是导致病情加重、致残率和病死率增加的原因之一。通过 CT 诊断的脑外伤后脑积水的发生率为 3% ～ 8%。

严重颅脑损伤后脑积水分为急性和慢性 2 种类型。急性型大多在伤后 2 周内发病，甚至在数小时内即可发生；临床上以此型为多见。慢性型多在伤后 3 ～ 6 周形成，亦可迟至伤后数月发生。

颅脑损伤后继发脑积水的原因是：①外伤后血凝块堵塞中脑导水管开口、第四脑室出口或基底池，或使上述结构受压变形，导致脑脊液循环通路受阻；红细胞堵塞蛛网膜颗粒，妨碍脑脊液吸收。这些因素是产生早期脑积水的主要原因，基本属梗阻性脑积水。②外伤后蛛网膜下腔出血造成颅底蛛网膜纤维粘连；红细胞溶解导致脑脊液中蛋白质含量增高，影响蛛网膜颗粒的吸收功能。这些因素能导致脑脊液的循环和吸收障碍，是晚期脑积水形成的主要原因，通常属交通性脑积水。

凡颅脑损伤后持久昏迷不醒或意识障碍一度好转后又无端恶化且难以用其他原因解释时，即应考虑继发脑积水的可能。进行 CT 扫描不仅能确定脑积水有无，还能了解脑积水的类型、原因和严重程度。CT 扫描除能显示脑室扩大，还常能见到脑室周围有低密度区，这是由于脑室内静水压升高使脑脊液渗入脑室周围白质而产生的间质性水肿，这一情况在侧脑室额角周围更为明显。外伤后脑积水的 CT 扫描所见需与脑萎缩相鉴别。脑萎缩后因脑室受到牵拉也可被动扩大，同时脑沟增宽，但脑室周围无低密度水肿区。脑积水时脑室周围可出现低密度水肿区，而脑沟并不增宽。

颅脑损伤后脑积水的诊断一旦确立，应尽早施行脑室 - 腹腔或脑室 - 心房分流术。术前腰穿放出适量脑脊液后症状得以改善是预测手术可能奏效的良好指标。

八、外伤后癫痫

各型颅脑损伤皆可导致癫痫发作，但开放性损伤后的癫痫发生率明显高于闭合性损伤。一般认为，伤情越重，发生癫痫的机会越多，但有些轻伤患者亦同样可以发生。损伤部位与癫痫的发生也有关系，损伤越接近皮质运动区或颞叶内侧，癫痫越易发生。外伤性癫痫可在伤后任何时间发病，但半数以上首次发作是在伤后 1 周之内。早期发生的癫痫常由脑挫裂伤、颅内血肿、蛛网膜下腔出血、脑水肿及颅骨凹陷骨折引起。伤后数月或 1 年以后发生的晚期癫痫多因颅内异物、脑皮质萎缩、脑膜 - 脑瘢痕、慢性血肿或脑脓肿等造成。外伤性癫痫的发作类型以部分性发作最为常见，其次为全身性发作，精神运动性发作和失神发作则属少数。

外伤性癫痫的治疗以应用抗癫痫药物为主。经过 2 ～ 3 年正规药物治疗仍不能控制，且发作频繁而严重的患者，特别是表现为部分性发作，脑电图及影像学检查证实有局限性致痫灶者，则可选择地进行外科手术治疗。手术的主要目的是切除癫痫灶，因而癫痫灶的准确确定和切实切除是手术成败的关键。癫痫灶虽然局限但因位于或波及脑主要功能区而无法切除者，可进行多处软脑膜下横纤维切断术治疗。对于病灶分布弥散，波及双侧额颞顶部的难治性癫痫，采用胼胝体切开术亦可能取得一定疗效。

对于颅脑损伤患者是否需要给予预防性抗癫痫药物问题一直存有争论。目前一般认为，对于轻型或中型颅脑损伤患者不必预防性应用抗癫痫药，对有以下情况存在者则可考虑应用：①伤后早期有过癫痫发作者；②大脑半球开放性损伤，尤其是运动区及运动前区有脑挫裂伤者；③以额叶为主的广泛脑挫裂伤患者；④伤情较重、神经系统检查阳性体征者；⑤脑电图检查有痫样放电者。

九、外伤后脑血管并发症

头部（或颈部）遭受损伤后，可直接或间接累及颅内或颅外的动脉或静脉系统，导致脑部血液循环障碍，引起一系列神经损害并出现相应临床综合征。常见的有外伤性颈动脉海绵窦瘘、外伤性脑梗死（包括外伤性颈动脉血栓形成和外伤性脑动脉栓塞）和外伤性脑动脉瘤等。

第十节　颅脑创伤风险的临床评价

接诊颅脑损伤患者，不论在现场或急诊室，也不论伤情轻重，都应在询问病史和初步检查后，选择进行辅助检查，对伤情进行判断和分析。

诊断上应明确 3 个问题：①颅脑损伤的类型与轻重；②有无颅内血肿等紧急手术指征，是否进行急诊手术处理；③有无其他部位的合并伤、休克及严重的周身器质性病变。

伤情判断有 10 个方面：①意识状态；②生命体征；③眼部征象；④运动障碍；⑤感觉障碍；⑥小脑体征；⑦头部检查；⑧脑脊液漏；⑨眼底情况；⑩合并损伤。

一、颅脑损伤的类型与轻重

1. 加速性或减速性损伤

加速性损伤多以着力点局部凹陷骨折和脑冲击伤为主；减速性损伤则以线形或放射形骨折和脑对冲伤为重。

2. 着力点

（1）**判断损伤部位：**垂直于颅盖的暴力易致凹陷或粉碎性骨折；斜向暴力常引起线形骨折和对冲伤；挤压暴力可造成双颞部或颅底骨折；额部着力脑冲击伤为主；枕部着力脑对冲伤为重。

（2）**判断颅脑损伤的类型**：确定为开放性或闭合性损伤，重点针对脑损伤。头部开放性伤口，有脑脊液或脑组织碎块流出，可容易诊断为开放性脑损伤；头皮创伤，很小的脑穿透伤，需要X线、头颅CT检查，有时在手术中才能证实。

（3）**颅内血肿定位**：①检查头皮伤的部位；②结合受伤机制判断。

CT检查可明确颅脑损伤的部位、类型和损伤范围：①幕上血肿意识恶化较突出，幕下血肿呼吸改变较明显；②单侧锥体束征多系幕上血肿，双侧锥体束征则常见于颅后窝血肿；③眼睑瘀斑及耳鼻出血、溢液常伴幕上血肿，乳突部瘀斑和颈肌肿胀应警惕后颅窝血肿；④颞部血肿，动眼神经受累症状常早于意识障碍；⑤额部血肿有进行性意识恶化而无定位症状，情况多突然变化，瞳孔随即放大；⑥顶部血肿易致对侧偏瘫，意识障碍加重时，瞳孔始渐次散大；⑦枕部血肿较少，常为脑内血肿，缺少定位症状，头痛呕吐较显著；⑧横窦沟小血肿多有枕骨骨折穿过横窦，出现进行性颅内压增高、头痛、呕吐剧烈、缺乏定位体征；⑨颅后窝血肿，头痛、呕吐明显，常有双侧锥体束征，颈强直、呼吸抑制较多见。

（4）**确定伤情**

1）意识水平（CCS）评分：判断意识障碍程度。一般规律，伤后立即出现昏迷即代表有脑损伤，昏迷时间短，反映脑损伤轻；深昏迷，迁延时间长，表示脑损伤重。根据意识障碍的发展，可基本判断颅脑损伤的类型。

2）生命体征：是判断伤情轻重的一项重要指标。它常与GCS评分程度相一致。生命体征变化轻微，表明伤情稳定；生命体征变化明显者伤情严重。

3）瞳孔变化：可提示颅脑损伤轻重及伤情演变。两侧瞳孔正大等圆，光反射灵敏，代表伤情轻；瞳孔时大时小，眼球震颤，位置不对称，常为中脑平面脑干损伤；两侧瞳孔缩小，表示脑桥损伤或蛛网膜下腔积血；一侧瞳孔进行性散大，多为小脑幕孔疝；伤后即出现一侧瞳孔散大，直接与间接光反射迟钝或消失，多因该侧动眼神经损伤；一侧瞳孔散小，直接光反射迟钝或消失，间接光反射灵敏，多因该侧视神经损伤。

4）其他：年龄、合并损伤、周身器质性疾病等又影响伤情进一步变化。

（5）**影响判断的因素**：①酒后受伤；②服用镇静药；③与其他疾病混淆；④强力脱水之后；⑤脑脊液漏自行减压；⑥休克。

遇上述情况时，应慎加考虑，严密观察、仔细分析，及时做CT检查和颅内压监护。

（6）**诊断书写**：①先标明开放或闭合性损伤；②明确损伤部位；③明确损伤类型；④注明伴随体征，如颅底骨折并脑脊液鼻漏；⑤附加GCS评分；⑥注明周身器质性疾病，这样可以从诊断上明确地表达损伤的实际情况。

二、确定有无手术指征

这是诊断的关键问题，密切关系到颅脑损伤的救治和预后。

（一）开放性损伤

必须及早行清创术。

（二）闭合性损伤

根据患者的意识情况、神经功能障碍情况及病情演变的规律，尽早进行手术治疗；如早期诊断尚有一定困难或病情相对稳定，需密切观察、及时复查，以免耽误手术时机。

三、全身情况

查明合并伤、休克及全身严重器质性疾病。颅脑损伤，约 30% 合并其他部位不同程度损伤，常因此导致休克。所以要重点、全面查体，不能只注意颅脑损伤而漏诊，对抢救成功造成严重影响。常见合并伤，如血气胸、多发肋骨骨折、肝脾等实质性脏器破裂、骨盆或股骨干骨折、四肢骨折、失血性休克等，其中肝脾和肠破裂应引起高度重视。

（葛新、郎胜坤）

重症颅脑损伤管理述评和特殊病例报道

为了更好地了解国内外重度颅脑创伤的诊治方法和进展，笔者特建立此章节。本述评介绍了常见的创伤性颅脑损伤（TBI）的处理。本章回顾了急性硬膜下血肿（aSDH）和慢性硬膜下血肿（cSDH）、急性硬膜外血肿（EDH）和颞叶挫伤的外科手术和治疗管理；讨论了颅底骨折及相关脑脊液漏的诊断和处理。最后，笔者对标准剂量溴隐亭不能控制的中枢性高热的特殊病例进行性描述，此病例来自笔者亲自治疗的患者，希望可以给读者带来一定的帮助。

第一节　闭合性颅脑损伤的管理

一名 18 岁的女性在一场车辆事故后送到医院。患者瞳孔 5mm，有对光反射、角膜反射、咳嗽和呕吐反射。疼痛刺激不能睁眼，呈过伸状态。生命体征如下：血压 139/83mmHg，脉搏 101 次 / 分，血氧饱和度 98%，呼吸频率 8 次 / 分。血红蛋白为 9.7g/dL，葡萄糖为 6mmol/L。

一、问题

1. 这位患者的下一步应该进行什么检查?

（A）12 小时后重复 CT

（B）允许进入 ICU，每小时进行神经检查，如果患者检查发生改变，则复查头部 CT 检查

（C）放置一个 ICP 监测管道

（D）带患者去手术室进行去骨瓣减压术

2. 放置一个 ICP 监测管道，ICP 为 30，你的下一步计划是什么?

（A）现在就带患者去做去骨瓣减压术

（B）开始巴比妥药物治疗，给患者降温

（C）确保患者床头升高，镇静，疼痛得到控制

（D）患者进行 24 小时的短暂过度通气

3. 患者的格拉斯哥昏迷评分（GCS）评分是多少?

（A）8　（B）4　（C）3　（D）10

4. 以下哪项是脑创伤基金会（BTF）指南的一级建议?

（A）TBI 后使用抗癫痫药物预防创伤后癫痫

（B）应避免预防性过度通气

（C）GCS ≤ 10 应使用 ICP 监测

（D）不建议使用类固醇激素来改善结局和降低颅内压

二、分类

闭合性严重颅脑损伤患者常表现为弥漫性颅内损伤，可表现为创伤性蛛网膜下腔出血（tSAH）、脑挫伤、急性硬膜下出血和弥漫性轴索损伤（DAI）。DAI 的临床特征是神经系统查体时较重，但是没有发现需要进行手术的病灶。它是轴突和小血管的拉伸和剪切伤的结果，导致了轴突功能障碍。临床上 DAI 在 CT 扫描上是不容易被看到的。为了诊断 DAI 可以早期进行头 MRI 检查，能在额叶和颞叶区灰质 - 白质交界处、

胼胝体、深部灰质、内囊、脑干上发现微出血。

三、手术方案的制订

非手术严重 TBI 的治疗是根据《严重 TBI 治疗指南》指导的。最新的（第四版）于 2016 年由脑创伤基金会出版。ICP 引导下的治疗是所有治疗的基本原则。GCS 评分≤ 8、CT 扫描提示颅内压高的患者需要颅内压监测。可以通过放置脑室外引流管（EVD）实现，也可以通过放置在脑实质中的光纤或微应变测量设备实现。

应遵循一个逐步升级的诊疗方案，使用镇静和高渗治疗主要是使用甘露醇和高渗盐水来控制颅内压。血清钠浓度不应超过 155mEq/L，血清渗透压浓度不应超过 320mOsm/kg。脑灌注压（CPP）应保持在 60mmHg 以上。过度通气应谨慎使用或根本不使用；过度通气有可能降低颅内压和脑血流，但可以引起脑缺血。由于呼吸机相关肺炎的发生率较高和住院时间较长，使用肌松治疗的频率不高。

如果在进行了最大限度的药物治疗后，颅内压仍持续升高，则应进行单侧或双侧大骨瓣减压术，以提供更多的空间缓解脑肿胀。在一些随机对照的临床试验中还没有显示低温有益。然而，建议采用先进的控温方法来维持正常体温（36.5 ～ 37.5℃）。高剂量巴比妥药物控制颅内高压只能在标准药物治疗和手术治疗失败后使用。严重 TBI 后的血流动力学管理相当具有挑战性。应该避免使用低渗溶液，因为这会导致颅内压的增加。然而高渗处理升高的颅内压，如甘露醇，实际上是可以导致脑灌注压下降的。生理盐水通常用于正常血容量的患者，对于容量不足、需要复苏的颅内压升高的患者，使用 3% 氯化钠的高渗盐水是最佳的。高渗盐水的优点是它在血管内停留的时间比生理盐水长，并且具有类似于甘露醇的渗透作用机制，没有利尿作用。高渗盐水的其他理论好处包括调节血管张力，改善心输出量和免疫调节，扩张血浆容量。

目前，大多数严重的 TBI 患者除了 ICP 监测外，还有其他监测设备。其他可以测量的指标有：脑组织氧张力（$PbtO_2$）、脑血流、微透析变量、脑双频指数和脑血氧仪。这些附加参数有助于指导 ICP 和 CPP 的治疗。

四、病例讨论

这位患者到达急诊时的 GCS 评分为 4 分（$E1V_TM2$），CT 提示她有 3mm 的硬膜下血肿但是存在弥漫性脑组织。SDH 是不需要马上开颅处理的。患者被诊断为闭合性颅脑损伤伴弥漫性脑组织。因为 GCS<8，该患者处置的正确步骤应该是马上放置一个 ICP 监测管道。尽管 12 ～ 24 小时内要复查头 CT，但是 ICP 监测是必要的。只有在弥漫性颅脑损伤外还有局部病损需要手术时，才考虑立即将患者带到手术室进行去骨瓣减压血肿清除术，而无需放置 ICP 监测。去骨瓣减压术有 30% ～ 40% 出现远期并发症的风险。如果放置了颅内压监测，发现 ICP>22mmHg，第一步应该是头部抬高，并给予充分的镇静和疼痛控制，必要时进行手术治疗。

五、问题答案

1. C. 她不能睁眼 =1；插管 =1；过伸姿势 =2。头部 CT 显示弥漫性脑肿胀，右侧 3mm aSDH。GCS 为 4 分。因此正确的选择是放置一个 ICP 监测。少量 SDH 暂时不需要引流，在未来 12 ～ 24 小时内复查头部 CT，但需要立即监测 ICP。

2. C. 一旦测量发现 ICP> 为 22mmHg，第一步应该是头部抬高、充分的镇静和疼痛控制，必要时进行手术治疗。

3. B. 她不能睁眼 =1；插管 =1；过伸姿势 =2。GCS 为 4 分。

4. D. 不建议使用类固醇来改善预后或降低 ICP 是严重 TBI 指南中唯一的 I 级建议。TBI 后给予抗癫痫药物仅能降低早期创伤后癫痫发作（创伤后前 7 天）的发生率，但不能降低创伤后癫痫的发生率。应避免预防性过度通气，这个说法是正确的，但不是一级的建议。CGS<8，如果不遵循命令，就是放置 ICP 监测的指征，而不是 GCS<10。

第二节　急性硬膜下血肿

一位 64 岁男性患者病史不明，在街道一侧被发现，面部和头皮多处裂伤。在进入到急诊科时他昏昏欲睡不听从指令，左侧肢体无力。由于他的意识状态差，进行了保护性气管插管。头部 CT 显示右侧 aSDH，中线移位 7mm。确认凝血功能和血小板水平在正常水平后，他被紧急送往手术室。行右侧开颅手术并清除血肿。术后第 1 天，患者保持清醒，能够听从指令，偏瘫有明显改善。术后 CT 显示 aSDH 被完整清除。

一、问题

1. 以下哪位患者最不可能需要手术干预？

（A）55 岁女性终末期肾病患者，每日服用阿司匹林 81mg，右额叶为 7mm 厚的 aSDH。

（B）一位 88 岁的女性车祸后有一个 4mm 厚的纵裂 aSDH。

（C）75 岁男性，新诊断白血病，血小板计数 8，自发性左额叶 5mm 厚 aSDH。

（D）一位 25 岁的男子从滑板上摔下来，头部受伤，左枕部 aSDH 为 6mm。

2. 以下哪位患者的预后最好？

（A）70 岁，跌倒后右额 aSDH，入院 GCS 为 10 分，立即进行开颅术。

（B）一名 90 岁男性，服用阿司匹林和波立维，左侧 aSDH，入院 GCS 14 分，加重后减为 8 分需要进行插管，6 小时后接受手术。

（C）50 岁女性，GCS13 分，车祸后右额叶 aSDH，立即开颅手术清除血肿。

（D）24 岁从阳台坠落，双侧瞳孔散大固定，现场插管，在急诊科接受高渗治疗，因双侧 aSDH 和脑挫裂伤立即进行双额去骨瓣减压血肿清除术。

3. 急性硬膜下病变可能与以下哪一种情况有关？

（A）实质内出血

（B）蛛网膜下腔出血

（C）颅骨骨折

（D）颞叶挫伤

（E）以上所有

二、医源性原因

清除 aSDH 或引流 cSDH 也可导致危及生命的对侧或同侧复发的 aSDH。在对侧颅骨骨折的情况下，减压后可能发生对侧 EDH。手术中损伤桥静脉或脑室外引流后的过度引流也可发生 aSDH。抗凝药剂量超量也会引起自发性出血。

三、保守治疗

如果血肿没有引起明显的脑肿胀，则少量 aSDH 可以严密监测，对于有脑萎缩的老年患者尤其如此。通常在 4 ～ 6 小时和 24 小时要进行 CT 的复查，特别是当患者服用过抗凝、抗血小板药物时。可以考虑给予血小板、去氨加压素、凝血因子和抗癫痫药。对于具有小 aSDH 的昏迷患者，建议进行 ICP 监测。ICP 升高且持续 >20mmHg 时，应考虑进行手术。

四、手术治疗

手术适用于 >1cm 的血肿且中线移位 >5mm 的患者，也适用于单侧瞳孔散大固定的患者。一般来说在受伤后 4 小时内进行手术，死亡率较低。尽管进行快速减压手术，功能恢复也可能不会得到改善。硬脑膜可以保持开放，也可以贴附人工硬脑膜或者进行硬膜扩大修补。硬膜扩大修补必须有足够的空间以容纳肿胀的脑组织和避免缺损骨缘附件的皮质血管受压。

五、术后监测治疗

术后应转入 ICU 治疗，如果患者平稳术后第二天早上应进行头部 CT 复查。硬膜下和外引流管何时拔除由手术医生决定。意识状态、肢体运动等查体发现明显恶化或癫痫发作时需要进行紧急 CT 检查。预防性抗癫痫药物通常给予 7 天。

六、结局

即使是相对较小的 aSDH 也可能是致命的。TBI 出血和肿胀可以导致大脑镰下疝、颞叶钩回疝和枕骨大孔疝。未经治疗，血肿还可压迫脑血管导致脑血流减少，出现脑缺血和梗死。aSDH 的死亡率因血肿的大小、TBI 的严重程度和患者的年龄而显著不同。手术时神经系统状况较差的患者预后较差。来自 17 个奥地利中心的数据时发现，aSDH 死亡率为 47%。老年患者的预后特别差，死亡率 >80%。单中心的数据发现，中线移位比血肿大 3mm 或 3mm 以上的成年患者全部死亡。这些患者死亡的重要原因可能是继发的严重的脑肿胀。根据这些数据，有严重 TBI 和相当大 aSDH 的昏迷患者，应早期告知患者家属预后不良。

七、病例讨论

本章开始时的病例在表现为意识状态改变和局灶性神经功能缺损。急诊头部 CT 显示右侧 SDH 较大，中线移位。因此急诊进行了手术，术后神经系统状况有所改善。早期识别和治疗 aSDH 可以更好地改善预后，特别是对年轻患者。

八、问题答案

1. B. 大脑半球间 aSDH 很少对大脑产生显著的压迫效应，通常也不会导致神经功能缺陷。此类患者很少需要立即进行手术，特别是对于有潜在凝血功能障碍或正在接受抗凝、抗血小板治疗的患者。终末期肾病、使用阿司匹林和肿瘤会影响血小板功能和计数，使原本的小 SDH 扩大，可能需要手术治疗。健康的年轻患者对颅内容积的快速增加没有太大的耐受性，即使是一个很小的 SDH 也能显著提高这些患者的颅内压。已知 aSDH 患者出现进行性神经功能恶化或癫痫发作应立即进行头 CT 复查以排除血肿扩大。

2. C.65 岁以下患者术前进行良好的神经系统检查并得到及时监测的患者效果最好。老年患者和入急诊时神经系统查体不良的患者预后较差。

3. E. 单纯的 aSDH 是罕见的，其损伤机制决定了需要考虑其他损伤原因，进行详细的查体和监测。

第三节　急性硬膜外血肿

一名 38 岁患者从 3 米高的脚手架上坠落，摔到音乐会地板上。在急诊科进行了气管插管，GCS 评分为 7 分。他左侧肢体刺激可动右侧肢体瘫，瞳孔等大光反射正常，脑干反射完好。损伤后 2 小时进行的 CT 扫描显示左侧颅骨骨折和硬膜外血肿，中线向右侧移位。

一、问题

1. 这名患者下一步最好的诊疗方案是什么？

（A）放置 ICP 监测，因为 GCS<8 分

（B）进入 ICU 进行一系列神经系统检查和治疗

（C）急诊左侧开颅手术进行硬膜外血肿（EDH）清除

（D）复查头部 CT

2. 哪个参数与手术的延迟有关？

（A）颞叶的位置

（B）1cm 的中线移位

（C）初始 CT 扫描血肿厚度 >5mm

（D）第一次 CT 在损伤后 6 小时内

3. 根据 BTF 指南，EDH 清除的指征是什么？

（A）EDH 的体积大于 $10cm^3$

（B）15mm 的厚度

（C）EDH 与颅骨骨折相关

（D）所有动脉性出血导致的 EDH 都应被清除，无论大小

4. 什么出血来源可导致静脉 EDH？

（A）脑膜动脉撕裂

（B）骨出血

（C）脑挫伤

（D）横窦撕裂

5. 与其他创伤性脑损伤相比，EDH 的死亡率为多少？

（A）低于 SDH

（B）高于闭合性严重颅脑损伤

（C）低于清醒患者的 tSAH

（D）类似于颅底凹陷性骨折

二、治疗方案的制订

进行急诊 EDH 手术基于意识状态的评估，主要是 GCS 评分、瞳孔异常、CT 扫描的结果和非手术观察时的神经系统恶化。

三、手术技巧

一旦决定进行血肿清除术，最重要的是切口的选择，是使用标准的问号型皮瓣还是使用线性直切口。这个切口需要充分暴露血肿和骨折以方便进行止血，如果考虑是静脉窦出血，必须考虑静脉窦的解剖及如何控制大出血。如果没有 SDH，无须打开硬脑膜。如果清除 EDH 后硬脑膜看起来紧绷状态并且担心有新的 SDH，可以在硬脑膜中做一个小开口，并检查和冲洗硬脑膜下空间。如果没有发现血液，则关闭硬脑膜。骨缘出血可以用骨蜡或缝合线悬吊止血。关颅时非常重要的在骨瓣中心打孔，进行硬膜和骨瓣的悬吊缝合，以防止 EDH 再发。

四、病例讨论

所述患者与 EDH 常见病史一致，从高处坠落到坚硬的表面上会导致颅骨骨折，从而导致 EDH。CT 扫描显示梭形混杂密度影像，骨窗也显示了颅骨骨折，明确了出血的诊断和病因，为脑膜中动脉撕裂。因此得出结论，这是一个动脉 EDH，并将迅速扩张。这些情况再加上 EDH 的大小和患者非常差的神经系统查体结果，根据指南做出决定，明确该患者需要紧急开颅手术进行 EDH 清除。

五、问题答案

1. C. 如上所述，该患者需要手术来清除血肿。
2. D.6 小时前的扫描可能不会显示缓慢的 EDH。
3. B. 大于 15mm 的血肿需要手术清除，即使患者在就诊时是清醒的。
4. D. 横窦和其他静脉窦损伤可导致硬膜外血肿。
5. A.EDH 的死亡率低于 SDH 的死亡率。

第四节　闭合性颅脑损伤伴颞叶挫伤及蛛网膜下腔出血

一名 23 岁的男子发生车祸，他左侧受伤并失去了意识。在紧急医疗服务到达时他不能睁眼，受到刺激时四肢退缩。现场给他进行了气管插管并被带到急诊科。头部 CT 显示右侧颞部挫伤，中线移位 4mm，脑沟回表面上有创伤性蛛网膜下腔出血（tSAH）。

一、问题

1. 以下哪一项本身并不是 ICP 监测的指征?

（A）GCS<8 和 CT 头部异常

（B）存在颞叶挫伤

（C）CT 头部正常，年龄 40 岁以上，运动状态正常

2. 除了 ICP 监测外，还可以使用什么床边评估工具来评估水肿恶化和中线移位？

（A）血压袖带

（B）温度探针

（C）瞳孔大小

3. 患者使用了大剂量麻醉药和苯二氮卓类镇静剂。ICP 的范围为 17 ～ 19mmHg。床边护士打电话报告左神经瞳孔指数（NPI）从 3.2 下降到 1.4。以下哪一项将不是一个合适的管理策略？

（A）减少镇静

（B）给予高渗盐抢救治疗

（C）复查 CT 头部

二、手术方案的制订

根据已发布的手术指南，手术清除血肿的适应证包括，难治性颅内高压（持续 ICP>20mmHg），血肿体积 >50mL（相对标准），GCS 评分 3 ～ 8 分，额叶或颞叶血肿体积 >20mL，中线移位 >5mm 和（或）脑池受压。

三、临床治疗

首先患者应注意床头抬高，确保颈静脉不受压迫。其他的治疗方法包括镇静、高渗治疗、控温和预防高碳酸血症。值得注意的是，过度通气使 PCO_2 值低于 30mmHg 是有害的，这种做法现在已经被禁止了。没有足够的证据建议预防性低温治疗，然而体温增高已被证明预后很差。在此基础上，避免发热适当控温作为难治性颅内压升高的治疗选择。

在高渗治疗方法的选择上也存在着一些争议。1992 年的一篇文献在一个动物模型中证明，甘露醇可以在脑挫伤血 - 脑屏障破坏的区域积累，引起反渗并最终加剧颅内压升高。研究表明，甘露醇单次给药不能降低含水量，而多次给药会导致脑挫伤区域的局部含水量增加。多项研究试图阐明高渗盐水和甘露醇之间的区别，但迄今为止的证据并没有表明在死亡率、神经系统预后或颅内压降低方面两者有任何差异。

四、外科治疗

2006 年《关于难治性颅内高压指南》的手术标准包括，脑实质挫伤引起占位效应，神经功能进行性下降，难治性颅内高压。该指南中建议手术的具体标准包括额叶或颞叶血肿 >20mL，GCS<9 分的任何部位超过 50mL 的血肿。手术目标是最大可能清除血肿并进行充分减压。

五、病例讨论

使用在线 TBI 预测计算器，该患者 6 个月预测死亡率为 11%，不良结果预测率为 25%。患者需要进入 ICU 并放置 ICP 监测指导治疗。这包括镇静、使用高渗药物和呼吸机治疗。最终经过一周的治疗，ICP 得到了很好的控制，镇静药逐渐减量。患者成功拔管并转到康复机构继续治疗。患者的格拉斯哥预后评分（GOS）为 3 分，但无法独立生活。康复出院后，患者 GOS 评分为 5 分，最终能够回到学校但遗留轻微的注意力集中困难。

六、问题答案

1. B. 根据《BTF 指南》（第四版），ICP 监测的适应证包括 GCS 3 ～ 8 分，头部 CT 异常显示血肿、挫伤、肿胀、脑疝或基底池压缩。该指南还建议对严重颅脑损伤初始 CT 正常的患者的进行 ICP 监测，但要符合以下标准：年龄 >40 岁，单侧或双侧运动异常，收缩压 <90mmHg。

2. C. 一个瞳孔笔可以在床边用来评估颞叶肿胀的变化。瞳孔对光反射和瞳孔大小的变化可以被检测和量化，有一定的变化表明可能是颞叶水肿的增加。

3. A. 这种情况可能表明左颞叶脑水肿增加，而整体脑水肿没有增加。如果不是全脑水肿增加，ICP 监测仍可能显示 ICP<20mmHg。在这种情况下，颞叶可能会向内侧移动，对动眼神经根产生压迫，并降低瞳孔的反应速度。这需要抢救治疗，应复查头 CT 以评估新的出血或水肿恶化。

第五节　创伤性脑脊液漏

一名 45 岁的男性，没有异常既往病史，在从大约 1.83m 的高度坠落后出现了短暂的意识丧失和面部创伤。患者主诉头痛和鼻腔流血，问诊时患者说嘴里有一点咸味。患者擦鼻子的纸巾中央是一个血点，周围是一个略带红色或粉红色的区域。患者的神经系统查体都很正常。然而，当患者的头向前倾斜时出现间歇性的鼻漏，并带有血迹。头部 CT 显示 tSAH 和前颅底少量积气。

一、问题

1. 确认脑脊液鼻漏或耳漏的首选实验室检查是什么？

（A）床边葡萄糖试纸试验

（B）β2- 转铁蛋白试验

（C）脑脊液常规

（D）S100B

2. 标准的5mm层厚的头CT没有发现任何鼻漏和疑似创伤性脑脊液漏的颅骨或颅底骨折。下一步最好的诊断步骤是什么？

（A）不需要进一步的诊断性检查，因为在CT没有发现脑脊液漏

（B）没有发现骨折，不需要进一步的诊断性检查。纸巾血晕是鼻排出液中脑脊液存在的证据和诊断

（C）CT脑池造影术

（D）高分辨率（1～2mm）头部CT

3. 前颅底脑脊液漏已被临床和影像学证实。哪种保守措施最适合采用？

（A）严格控制床头，把床头抬高到30°～45°

（B）避免擤鼻涕、咳嗽或打喷嚏

（C）避免使用吸管或使用肺活量计

（D）使用大便润滑剂、泻药、止吐药等

（E）以上都是

4. 关于使用抗生素治疗脑脊液漏，以下哪些是正确的？

（A）目前的证据不支持常规使用预防性抗生素治疗以降低钝性创伤性脑脊液漏后脑膜炎发生率

（B）使用预防性抗生素并没有筛选出更强微生物的风险

（C）不建议对接受手术修复脑脊液漏的患者使用围手术期抗生素

（D）对于由穿透性头部损伤，如枪伤引起的脑脊液漏，不应给予预防性抗生素

5. 高分辨率CT显示有外伤性脑脊液漏和筛窦骨折的患者，在保守治疗3天后仍有间歇性小容量鼻漏。他发热但感觉很好，想要出院回家。下一步最合适的是什么？

（A）通过内镜下的鼻内入路进行修复

（B）通过经颅入路进行修复

（C）通过放置腰大池引流管进行脑脊液分流的保守治疗

（D）通过门诊随访，让患者出院回家

二、病因学

头面部钝性创伤通过剪切力导致颅底骨折，这解释了颅底骨折与硬脑膜撕裂的常见关联，从而导致脑脊液漏。解剖学的差异是前颅底骨折导致脑脊液漏的主要原因，包括前颅底硬脑膜和颅底贴合更紧密，以及前颅底骨质更薄更易撕裂硬膜。前颅底骨折导致脑脊液发生鼻漏，在极少数情况下通过眼眶发生眼漏。当鼓膜完整时，中或后颅底骨折（特别是颞骨骨折）可发生耳漏或鼻漏。由于副鼻窦体积较小，损伤导致的脑脊液漏在儿科患者中较少见。

三、自然病程

研究发现 50% ～ 80% 的创伤性脑脊液漏将在损伤后 48 小时内出现，其余的通常在第一周内。迟发创伤性脑脊液漏可能发生在外伤后数月甚至一年，但是绝大多数出现在 3 个月内。创伤性脑脊液漏可并发脑膜炎、张力性气脑炎、脑膜性脑膨出或脑脓肿。持续性创伤后脑脊液漏后细菌性脑膜炎的报告发生率一般认为在 10% ～ 20% 之间，脑膜炎的病死率最高可达 10%。

四、临床表现

创伤性脑脊液漏最常见的症状是单侧鼻漏。发生鼻漏典型的位置是直坐头部前屈，或起身站立。创伤后意识水平下降的或脊柱损伤的患者可能不能执行该体位。在少量脑脊液漏的情况下，可能很难区分脑脊液和鼻分泌物。脑脊液鼻漏通常是间歇性的，有意识的患者可能会发现嘴或喉咙有咸味或甜味。

在颅面创伤后常见的鼻咽出血病例中，可能很难区分流出的血液和与血液混合的脑脊液。后者可以在纱布或纸巾上形成一个典型的“晕征”：中心红点被一个粉红色或透明的环包围，这是由于脑脊液更广泛的扩散造成的。然而，这种迹象是非特异性的，脑脊液漏的存在还需要通过额外的诊断检测来确认。其他迹象提示存在颅底骨折，包括眶周瘀斑（熊猫眼）、耳后瘀斑（Battle 征）。颅底骨折后也可能出现颅神经损伤，包括嗅觉丧失、眼肌麻痹、面瘫或听力下降。一小部分创伤后脑脊液漏可能到受伤后的几周、数月甚至数年才会表现出来。这些病例的表现通常是间歇性、体位性、水状鼻涕、低颅压头痛或反复发生的脑膜炎。在某些情况下，患者可能表现为脑脓肿。颅面外伤或颅底骨折导致脑脊液漏的患者也可能出现相关的颅内损伤、脑血管损伤或脊柱外伤，在确定适当的诊断检查和管理策略时需要考虑。

五、诊断性检查

实验室检测有助于确认创伤性脑脊液漏的诊断，特别是在间歇性或少量泄漏时。历史上最简单和最直接的确认试验是床边葡萄糖试纸试验，阳性结果提示存在脑脊液。然而由于该检测的灵敏度和特异性较低，目前已经很少使用。如果漏液中的葡萄糖浓度大于血糖的一半，则葡萄糖定量试验可以确认脑脊液的存在。这种测试需要在不受任何血液污染的情况下收集液体，然而这并不总是容易完成的，这限制了该检测在创伤中的有效性。目前对脑脊液漏最明确的实验室检测是 β2- 转铁蛋白，它具有较高的灵敏度和特异性。β2- 转铁蛋白试验的两个注意事项为，由于房水中存在 β2- 转铁蛋白，穿透性眼损伤可能会出现假阳性结果；β2- 转铁蛋白在一些机构是外送测试，因此可能需要几天时间才能获得结果。最新的测试是微量蛋白（βTP），它由脑膜和脉络膜丛产生，在脑脊液中发现的浓度高于其他体液。与β2-转铁蛋白一样，βTP检测具有较高的敏感性和特异性，但在肾功能不全或细菌性脑膜炎患者中可能不可靠。

影像学是创伤性脑脊液漏检查的主要方法之一。特别是影像学研究可以更精确地定位泄漏部位并帮助制订适当的治疗策略，特别是在需要手术干预时。所有疑似颅底骨折的创伤患者都应接受高分辨率（1～2mm层厚）头部CT扫描，轴状位、冠状位和矢状位重建，因为5mm层厚的标准CT往往会遗漏损伤。在创伤性脑脊液漏的病例中高分辨率CT经常会显示颅底骨折，并提供有关位置、缺损的大小和相关的颅内损伤的有价值的信息，这些信息可能会改变患者的治疗策略。

然而在某些情况下，高分辨率CT扫描仍然不能揭示颅底骨折和相关的硬脑膜撕裂的确切位置。因此，寻找与颅底骨折和脑脊液漏相关的其他影像学征象，如颅内积气或由于血液和脑脊液引起的副鼻腔混浊影像。其他有用的成像方式包括CT脑池造影、放射性核素脑池造影、MRI和MR脑池造影。CT脑池造影术通过在鞘内注射对比剂后扫描高分辨率的头部CT，最常见的是通过腰椎穿刺或腰大池引流管，这种方法被证明是非常有用的。颅脑MRI也可以定位脑脊液漏部位，特别是脂肪抑制和图像反转的T2加权图像来突出脑脊液。与CT脑池造影类似，MR脑池造影可以在鞘内给药后进行。放射性核素脑池造影可能有助于确认是否存在低流量或间歇性的脑脊液泄漏，特别是在没有明显的鼻漏的情况下。放射性标记示踪剂（如碘131标记的血清白蛋白）在鞘内注射，并在内窥镜下放置鼻填充物。12～24小时后取出并对示踪剂摄取进行分析，以确认脑脊液泄漏部位和泄漏的总量。最后，对于创伤性脑脊液漏的患者，考虑到明显颅底骨折患者的钝性脑血管损伤的高发生率，应考虑进行头部脑血管成像检查（CTA）检查。头部穿透性损伤的患者一般都应进行CTA检查。

六、保守治疗

一旦创伤性脑脊液漏口位置被确认，第一个治疗决策是保守治疗和手术治疗。穿透性创伤通常是进行手术治疗的指征，因为单纯保守治疗脑脊液漏治愈率低下。钝性头部损伤伴明显的粉碎性骨折也是早期手术修复的指征。早期手术的适应证如下：骨片移位1cm，颅底中线骨折，筛板受累，或通过骨折线突出的脑膜脑膨出。如果需要手术治疗相关的颅内损伤，如颅内血肿或张力性气颅，则可以同时修复脑脊液漏口。

如果颅底缺损较小且粉碎程度很低，则保守治疗后脑脊液漏的治愈率较高。这包括采取措施尽量减少蛛网膜下腔和鼻腔、副鼻腔之间的压力梯度。严格地将床头抬高至30°～45°，有助于轻微的颅内压的降低，从而促进脑脊液漏口的封闭。建议患者避免擤鼻涕、咳嗽或打喷嚏，因为这些活动会增加鼻腔、副鼻腔内的压力，使漏口进气导致气脑。使用吸管或肺活量计可以降低鼻腔内的气压增加脑脊液的泄漏，应避免。粪便软化剂可以防止肠道运动时的腹部紧张，从而降低蛛网膜下腔的压力。同样，止吐药可能有助于防止呕吐或干呕导致的颅内压升高。乙酰唑胺可以通过减少脑脊液的产生来降低ICP，有时也被用作保守治疗的辅助手段。然而其有效性一直受到质疑，必须注意监测代谢性酸中毒和低钾血症的出现。

据报道在保守治疗3天后，创伤性脑脊液漏的总缓解率接近40%，颞骨骨折导致的中颅底骨折脑脊液漏的缓解率（60%）高于前颅底骨折（26%）。保守治疗延长到7天可能有高达85%的病例治愈。对于保守治疗持续超过3天，特别是来自前颅底的脑脊液漏，或对于最初活跃或高流量的脑脊液漏，应考虑增加保守治疗时程。可以通过下腰大池引流管进行治疗，或者是通过多次的腰椎穿刺。通常脑脊液引流速率为5～10mL/h，这大约是正常成年人脑脊液每小时产量的1/4～1/2。这在充分的脑脊液分流和减少加重气脑的风险之间提供了最佳的平衡。

如果保守措施失败，颅底缺损较大或骨片粉碎严重，有其他颅内病变，则需要进行手术治疗。手术的时机需要专家的临床判断。外科医生需要权衡最初保守治疗后脑脊液漏解决的可能性与持续脑脊液漏继发为脑膜炎的风险，每延迟一周会增加9%脑膜炎发生率。此外，长期持续的脑脊液漏通过保守治疗或手术治疗都有可能得不到解决。如果最初尝试过保守治疗，许多外科医师认为手术修复的最佳时间大约为创伤后1周。对于颅底骨折引起的耳漏患者，保守治疗的解决率更高，且中颅底手术修复更复杂，在手术前可以考虑更长时间的保守治疗。存在严重的脑水肿时不是最佳手术时机，通常建议推迟手术，直到水肿消退，因为它会显著增加手术并发症发生率。常规使用预防性抗生素治疗创伤性脑脊液漏以降低脑膜炎的发生是有争议的。目前的证据并不支持这种做法，而且有可能筛选出毒性更强的微生物。不过穿透性颅脑损伤的患者通常应该给予预防性抗生素，因为有来自穿刺物的污染。此外，接受手术干预或鼻内镜下修复的患者围手术期应使用抗生素。肺炎球菌经常在创伤后脑脊液漏的患者中分离出来，因此建议针对这种细菌进行预防和治疗。创伤后出现迟发性脑脊液漏的患者可能需要进行手术修复，因为单纯保守治疗的治愈率显著降低。

七、病例讨论

患者摔倒导致明显的面部创伤，应注意可能的颅底骨折。此外，患者还主诉有头痛和流鼻涕。患者的鼻涕有一个特征性的“晕”外观，这是提示但不是诊断，存在脑脊液鼻漏。通过β2-转铁蛋白试验，确认鼻腔内有脑脊液，从而诊断外伤性脑脊液漏。一旦怀疑有创伤性脑脊液漏，应进行高分辨率CT扫描作为放射学定位和确定泄漏部位的第一步。应采取保守措施，包括将床头抬高到30°～45°；避免擤鼻涕、咳嗽或打喷嚏；避免使用吸管或肺活量计；服用大便软化剂或泻药，以减少腹部紧张的动作；应用止吐药以减少呕吐或干呕。预防性抗生素不一定需要使用，因为很少有证据表明使用抗生素可以降低钝性创伤性脑脊液漏后发生脑膜炎的风险。如果患者最终进行手术修复，围手术期应给予抗生素。如果脑脊液漏在 3 ～ 7 天的保守治疗后未能解决，那么在尝试手术修复之前，进行腰大池引流继续保守措施是合理的，特别是当泄漏是间歇性的、低流量或来自中颅底（颞骨骨折伴耳漏），因为这些漏比前颅底漏更难手术修复，也可以通过保守治疗更好解决。在本病例报告中描述的患者中，如果保守治疗和腰大池引流失败，内镜下鼻内修复将是一种合适的修复方法。如果患者需要面颅骨骨折切开复位和固定，则可以考虑经颅或颅外入路。

八、问题答案

1. B. 目前对脑脊液漏最明确的实验室检测是 β2- 转铁蛋白，它具有较高的灵敏度和特异性。脑脊液常规可以看红细胞与白细胞的比例，以及脑脊液中葡萄糖和蛋白质等溶质的数值。这对于确定脑脊液样本是否与炎症或感染（如细菌性脑膜炎、病毒性脑膜炎）相一致是有用的，但对于初步确定鼻漏或耳漏液是否实际上是脑脊液并不是特别有用。S100B 是一种钙结合蛋白，存在于包括星形胶质细胞在内的各种细胞的细胞质中。在包括创伤性脑损伤在内的几种急性脑损伤后，血清 S100B 水平升高。然而，它并不是脑脊液的特异性标志物。

2. D. 对于疑似脑脊液泄漏的患者，通过颅底进行高分辨率（1 ～ 2mm）CT 是最初的放射学检查。A 是不正确的，因为鼻漏确实可能是脑脊液的（如果可能的话，应该通过 β2- 转铁蛋白试验来确认），而标准的 5mm 切片 CT 可能不能识别颅底骨折。晕模式提示液体是脑脊液，但不是诊断。β2- 转铁蛋白检测阳性可诊断脑脊液。在该患者的检查中，最终可能需要 CT 脑池造影，以积极确定脑脊液漏的位置；然而，它通常适用于高分辨率 CT 扫描不能有阳性定位的颅底骨折或脑脊液漏病例。

3. E. 讨论时已述。

4. A. 讨论时已述。

5. E. 治疗该患者的下一个最合适的步骤是通过放置腰大池引流管（或连续的多次腰椎穿刺）来增加最初的保守治疗时程。大多数数据支持脑脊液分流增加了保守治疗成功的可能性，并允许瘘管开始愈合。考虑到发生脑膜炎或颅内脓肿的风险，让持续脑脊液漏的患者出院回家是不合适的。此外，长时间保守治疗效果不佳，自愈的可能性很小。如果采用保守措施和脑脊液分流法未能停止漏，那么可能需要通过内镜下鼻内或经颅入路进行手术修复。在这种情况下，泄漏是相对低流量，间歇性的，由单纯骨折引起；因此，在考虑更具侵入性的经颅入路之前，首先尝试侵入性的内镜鼻内修复可能是有利的。

第六节　慢性硬膜下血肿

一名 66 岁的男子曾因被机动车撞伤，出现轻度颅内出血而接受治疗。患者在门诊随访中发现有左侧慢性硬膜下血肿（cSDH），最初一直进行观察。在 cSDH 开始扩大后，患者接受了类固醇药物治疗。后来他因嗜睡和右侧肢体无力再次来门诊。患者没有服用任何抗凝剂或抗血小板药物。CT 扫描显示一个较大的、亚急性（慢性）的左侧 SDH，中线移位约为 7mm。

在初步查体中，患者指令睁眼，完全定向，听从命令，左侧肌力 5 级。右上肢和右下肢分别为 4- 和 4+。第二天，患者入院接受观察和可能的手术，但患者在急诊室病情已经恶化。术前，患者需要强烈刺激才能睁眼，不能定向和问遵循指令。实验室值显示患者有凝血功能障碍和白细胞计数升高。在给予 4 因子凝血酶原复合物和维生素 K 后，凝血功能障碍很快纠正。患者当晚被带到手术室进行左侧 cSDH 钻孔引流术。他最终因尿毒症接受了治疗，出院时神经系统和精神状态检查完好。

一、问题

1. 对 cSDH 患者的手术适应证是什么？

（A）中线偏移≥ 5mm

（B）局灶性神经功能缺损

（C）意识状态的下降

（D）以上所有

2. 一名 65 岁的男子在目睹从楼梯上摔下来后，通过 CT 扫描发现了一个小的、薄的 cSDH。患者的神经系统检查正常，也没有头痛、恶心或呕吐。患者的妻子回忆说，大约 1 个月前患者的头撞到了橱柜，但并没有寻求治疗。患者应该避免服用以下哪些药物？

（A）对乙酰氨基酚（泰诺）治疗偶发性头痛

（B）阿司匹林治疗头痛

（C）奥丹司琼，偶尔出现恶心症状

（D）非那雄胺治疗其良性前列腺增生

3. 在大多数 SDH 中，哪个被认为是罪魁祸首？

（A）脑膜中动脉

（B）脑膜中静脉

（C）桥静脉

（D）上矢状窦

二、医源性原因

在腰椎穿刺、脊柱手术伴脑脊液漏或硬膜外麻醉后一周或一周以上持续头痛的患者可能怀疑有 cSDH。颅内手术后患者也可发生 cSDH。EVD、腰大池引流管或分流管的过度引流也可导致硬膜下积液和血肿。

三、临床表现

cSDH 可表现为轻度健忘和认知障碍，发展到嗜睡和轻度或严重的运动无力。患者也可能出现癫痫发作，这些症状可表现为失语症、精神状态下降、运动无力、感觉异常等。较少见的表现包括单纯性动眼神经麻痹和异常的帕金森运动。随着 cSDH 的扩大，症状可能进展缓慢，并对大脑造成更多的压迫效应。有些患者没有头部外伤史，甚至仅是轻微的。医师应排除脑脊液漏、肿瘤和血液疾病导致的年轻和其他健康的患者出现非肿瘤性 cSDH。

四、治疗

处理 cSDH 的方法有多种，神经外科医师对每种方法的利弊进行了激烈的争论。神经系统查体无异常无症状的患者可以通过连续 CT 扫描进行监测，并在门诊进行随访。类固醇激素，特别是地塞米松，可以帮助减轻患者的头痛和恶心，并可以随着时间的推移减少一些患者的血肿体积。氨甲环酸，一种抗溶栓药也被用于一定的患者。对于并发症发生率高，面临手术风险非常高的患者也可以通过连续头 CT 扫描进行监测，特别是当他们的症状很轻微时。cSDH 的外科手术过程包括颅骨双孔引流术，放置硬膜下血肿冲洗引流系统（美敦力公司）、钻孔引流、开颅手术。

颅骨双孔引流术可以在床边进行，在大多数情况下不需要全身麻醉，非常适合手术风险高和有明显的液体集聚但没有很多分隔的患者。这个手术不能排出急性期的血液。一个引流导管放入硬膜下腔，通过负压引流到引流袋几天时间进行。钻孔血肿引流术通常在手术室的全身麻醉或镇静条件下进行。可以放置多个引流管以最大限度地引流，并允许通过硬脑膜下的橡胶导管冲洗血肿。大多数外科医师在钻孔引流后留置硬膜下引流，以使剩余的血肿和冲洗液缓慢排出，并给受压的大脑一个重新复张的机会。

开颅术可能更适合于有大量血肿的患者，特别是那些有明显定位体征的患者。有大量急性出血的患者可能从这种手术中获益，偶尔也可以发现出血的静脉并进行止血，不过电烧大的皮质静脉可导致术后静脉梗死。这种手术还要求患者在全身麻醉下，比钻孔引流需要的时间更长。颅骨切除术很罕见，通常用于围手术期有明显再出血的患者。无论采用何种方法来处理患者的 cSDH，引流管都应该接轻度负压或者重力引流袋上。

五、术后注意事项

所有接受 cSDH 手术的患者都应该在 ICU 中监测至少 24 ～ 48 小时，或直到硬膜下引流管被移除。术后通常要进行 CT 复查。一些外科医师还希望在拔除引流管后进行拔管后扫描，以评估是否有拔管后出血。癫痫发作、精神状态改变或新的或恶化的神经功能缺陷都需要进行头 CT 复查，以排除脑实质出血或出现对侧 aSDH。超过 20% 的患者可能会经历 cSDH 的复发，有些患者需要第二次手术来解决问题。引流后几乎总是有残留的血肿，由于大脑再复张缓慢，可持续数周，建议门诊连续多次随访。因为一些疾病治疗需要包括冠脉疾病、周围血管疾病和缺血性脑卒中等，许多老年 cSDHs 患者正在服用抗血小板或抗凝药物。其他内科医师的共同评估是很重要的，需要对这些患者进行深思熟虑的、个体化的、风险 / 效益的评估。

六、病例讨论

该患者最初表现为急性创伤和轻度颅内出血，最终发展为慢性血肿，在观察和药物治疗过程中出现症状。这个病例强调了对头部损伤后的患者进行持续监测的必要性。接受 cSDH 手术的患者将需要随访监测，直到残余的硬膜下血肿得到适当解决。

七、问题答案

1. D. 所有这些都是带患者去手术室的适应证。

2. B. 颅内出血患者一般应避免阿司匹林和其他抗血小板药物、非甾体抗炎药物和抗血小板药物，如氯吡格雷，除非迫切需要此类药物（即最近放置的心脏支架），因此需要另一名专家和神经外科医师密切合作来监测患者。

3. C. 破裂的桥静脉常被认为是 SDH 的原因，急性和慢性都常见。这些血管的凝血可导致静脉梗死。首选用明胶海绵等药物压迫止血。

（葛新）

第七节　标准剂量溴隐亭不能控制的中枢性高热

发热是 ICU 患者的最常见的并发症，与高病死率和不良预后相关。非感染性病因导致的发热，特别是急性神经系统损伤，如脑外伤和颅内出血，严重影响这类患者的临床效果和结局。非感染性发热最主要的病因是中枢性高热，以身体核心温度过高为特征，同时对解热镇痛药和抗生素反应不佳。目前，没有指南指导如何治疗中枢性热疗，主要依靠临床实践。各种各样的诊疗方法，包括使用特定的药物和装置，如吗啡、芬太尼、表面或血管内冷却装置，特别是溴隐亭，已经被报道可以治疗中枢性高热。

一名 63 岁的女性因严重车祸入院，在急诊科患者处于浅昏迷状态，GCS 评分 9 分（GCS 9，E2V2M5）。然而，8 小时后，患者的瞳孔从 2.5mm 扩大到 4.0mm。患者昏迷评分下降至 6 分（GCS：6，E1V1M4），立即行 CT 扫描复查。提示颅内出血进行性加重，所以急诊进行了标准的额颞顶叶去骨瓣减压脑血肿清除术。术中所见，在切开硬脑膜后，医师发现薄层硬脑膜下血肿，这在 CT 扫描时不是很明显的显影。脑组织似乎没有大范围的肿胀，硬膜下血肿及额颞叶血肿均成功清除。

术后持续使用镇静剂和镇痛药，她的双侧瞳孔恢复到 3.0mm。45 小时后，患者开始发热，解热剂对患者不起作用。直肠测温度升高至 39.3℃，但未出现心动过速。给患者使用冰毯进行物理降温，并继续使用强效的镇静剂和镇痛剂。患者的体温保持在 36.0℃。7 天后，冰毯在 1 天内逐渐停用。在冰毯停用 16 个小时后，患者的体温上升到 40.1℃。此时患者的白细胞计数、C- 反应蛋白水平、降钙素原水平等感染指标基本正常。床旁超声未检测到深静脉血栓形成。最终患者被确诊为中枢性高热，给予芬太尼 0.2mg 治疗。不幸的是，3 小时内没有任何效果。医师给患者应用了 2.5mg 溴隐亭，每天 3 次，并在其身上放了冰袋来降温。患者的体温停止上升，逐渐降到了 39.0℃。使用溴隐亭 48 小时后，进行专家会诊。最终医师决定增加溴隐亭的剂量。每次 5mg，每日 3 次应用。16 小时后，患者的体温下降到 37.5℃，并在这个水平维持了很短时间；3 小时后，她的体温再次升高。这种现象在第二天观察到了 3 次。第二天，在获得患者合法授权家属的书面知情同意后，给患者使用了溴隐亭 5mg，每日 6 次。患者的体温降到了 36.5℃，并一直保持在这个温度，但她的心率从每分钟 95 降到了 57，血压也下降了。体温控制后 5 天，医师试图将溴隐亭的剂量减少到 5mg，每天 4 次，但失败了。患者的体温再次上升到 40.1℃，然后下降到 38.0℃，持续了 3 ～ 4 小时。医师恢复了之前的剂量，她的体温逐渐稳定下来了。溴隐亭药物的不良反应包括使心率和血压降低。患者的心率下降到 41 次 / 分，但使用血管活性药物后保持稳定。7 天后，医师试图减少溴隐亭的剂量，但再次失败。术后 6 周，溴隐亭给药 34 天，医师减少了剂量，并成功在 2 周内停止给药。

术后 8 周，患者 GCS 评分为 5（E1VTM3）。MRI 示中脑、脑桥、垂体点状信号，左侧额叶、颞叶、枕叶、基底节区、丘脑、胼胝体多发损伤信号。MRI 结果支持弥漫性轴索损伤的诊断。经过治疗，她被送到神经康复中心。6 个月后 GCS 评分为 8 分（E3VTM4）。

体温升高不仅会影响大脑，还会影响其他器官，可能会增加死亡的风险。重度创伤性颅脑损伤患者的非感染性原因导致高热并不少见，它被称为神经源性高热。神经源性高热的特征是体温升高、心动过速、多汗伴有高血压，有时伴有癫痫，称为自主神经功能异常或阵发性交感神经过度兴奋综合征（PSH）或间脑综合征。然而，该患者未出现心动过速、多汗症和高血压的症状。既往研究表明，中枢性高热可能是由于下丘脑和脑干的温度调节中心的区域受压导致的。这些区域，包括下丘脑的视前区（POA），来自脊髓丘脑皮层中转通路的输入，以及位于脑桥和延髓交界处的外侧臂旁核，它们可以调节体温控制中心。

在这个病例研究中，MRI结果证实了患者的诊断为弥漫性轴索损伤（DAI）。DAI是由于旋转或剪切力引起的加速-减速性创伤性颅脑损伤。DAI有三个独特的临床特征：①弥漫性的幕上轴突损伤（一级）；②胼胝体的局部损伤（二级）；③脑干的局部损伤（三级）。因此，该患者损伤很重属于三级，因为其MRI扫描显示所有这些特征。在DAI病例中，下丘脑损伤与自主神经功能障碍症状有明显的相关性。下丘脑和脑干区域的受压可能会导致热敏感神经元的选择性丧失，孕酮或前列腺素等激素的改变导致视前核内侧热敏神经元的放电率的改变或由终板血管器（OVLT）感受到压力的改变。

溴隐亭是一种多巴胺 D_2 受体激动剂，作用于下丘脑和纹状体。由于其对多巴胺能传递的影响，其治疗中枢性高热和PSH疗效的研究在以往就有报道。据报道，每天应用7.5mg的溴隐亭治疗中枢性高热是有效的。医师试图使用7.5mg的溴隐亭来控制该患者的中枢体温，但失败了。根据临床表现和结果，医师逐步将剂量增加到30mg/d，并最后取得了成功。大剂量溴隐亭治疗期间的不良反应为心动过缓和低血压。临床治疗过程中发现，溴隐亭剂量越高，心动过缓、低血压越严重。医师使用血管活性药物如阿托品和去甲肾上腺素是可以稳定患者的血流动力学的。医师曾2次尝试减少溴隐亭的剂量，但因严重的高热再次出现而失败。因此，这个研究证实了溴隐亭对中枢性高热的控制是有效的且和剂量相关。

（葛新）

第十章

灾难情况下颅脑创伤患者的分类、转运、监护和管理

灾难常导致大量伤亡，也称为大规模伤亡事件（MCIs）。原因主要包括自然灾害、传染病、恐怖事件和战争等。MCIs 的特征包括：①短时间内造成大量伤亡，且患者数量不断增加，超过当时当地医疗救治的承受能力；②事件发生地的医疗资源多被毁坏，且程度多较严重，无法正常利用；③事件发生地和外界之间的联系也常遭到破坏；④事发现场多嘈杂，抢救人员来自不同单位，水平和习惯千差万别。这种情况下，患者的早期恰当有序处理，对降低死亡率和改善后期转归至关重要。主要包括早期分类检诊、转运及生命支持。为达到这一目的，应该总结既往经验，在国家、地区和专业学 / 协会的层面上制订 MCIs 早期救治操作规范，并开展针对性培训。

自然灾害（主要是地震）和恐怖袭击（主要是爆炸）的流行病学调查表明，颅脑创伤是继四肢创伤后居第 2 位的创伤类型，约占所有创伤类型的 20%，且在多发创伤患者中，颅脑创伤也是最常合并的创伤类型。颅脑创伤具有高死亡率和致残率的特点，是 MCIs 中救治的重点患者群体。2008 年四川汶川地震后人民卫生出版社出版了《地震灾害颅脑损伤医疗救护》。2013 年四川雅安地震的现场和后方救治质量明显改善。本章将对 MCIs 中颅脑创伤患者的早期分类检诊、转运、监护和管理进行简要介绍。

一、颅脑创伤患者的早期分类检诊

由于短时间内大量患者的出现，超过救治承受力，有效的分类检诊是提高救治能力的重要手段。分类检诊的英文是“triage”，字面意思是分类、收集，实际上分类检诊的目的不仅包括区分患者救治的先后顺序，还包括了将那些需要进一步给予特殊治疗的患者筛选出来。分类检诊不仅需要在发生 MCIs 的地点实施，后期转运到达后方诊疗场所时也需要重新实施，以充分发现具有潜在危险或需进一步治疗的患者。

限于 MCIs 发生时的复杂性，现场分类检诊的原则是简便易行、能够快速实施、先重后轻、先急后缓。分类检诊的方法应能够被救治人员快速掌握，一般要求能够在

60 秒内完成。现场分类检诊的目的应以挽救患者的生命为核心。目前国际常用的分类检诊标准主要包括 START，triage sieve 和 care flight 三种（表 10-1）。

表 10-1　国际常用 MCIs 分类检诊方法

方法	项目			
	自行行走	呼吸道和呼吸频率	灌注	意识
START	首先判断	两者	桡动脉搏动	遵嘱
triage sieve	首先判断	两者	毛细血管充盈时间	无
care flight	有	有无自主呼吸	桡动脉搏动	首先判断

通用的评价项目包括，行动能力、气管、呼吸、灌注和意识。START 依照是否能够行走以及生命体征（呼吸、脉搏和意识）是否存在问题，将患者分为 4 类，并按照通用的 4 种颜色标明。只要患者能够自行行走则判定为轻伤（绿色）。若患者不能行走，但存在自主呼吸，呼吸频率低于 30 次 / 分，脉搏在 50 ～ 120 次 / 分之间，意识清醒能够正常回答问题，为中度伤。有以下任意一项者，判定为重伤：①呼吸频率高于 30 次 / 分；②无呼吸但开放气管后呼吸恢复；③无脉搏或脉搏低于 50 次 / 分或高于 120 次 / 分；④意识不清。该方法简便，易于培训，能够快速做出判断。国际上使用通用的 4 色标识标明救治顺序。重伤为红色，救治顺序为第一优先；中度伤为黄色，其次优先；轻伤为绿色，可延期处理；死亡为黑色，最后处理。这样，在分类检诊后，其他参加救治的人员可以很容易地辨明哪些患者需要紧急处理。1996 年对 START 进行了改良，更加简便易行，是目前北美和欧洲应用最多的分类检诊方法。

国内医疗援救人员报道，在 2008 年汶川地震的现场分类检诊中，在 START 分类的基础上，增加了受伤部位的分类，并将评价步骤化。一看行走姿势、表情、面色和受伤部位，二问观察对答和意识情况，三摸皮肤温度和桡动脉，四测呼吸频率和血压，对患者情况进行快速检查。将分类时间缩短于 60 秒内，提高了效率，并降低过度分类率。在现场标识中，对接触掩埋后操作严重污染或感染的患者，增加了蓝色标识，防止交叉感染并便于针对性治疗。

按照上述分类方法，现场存活的颅脑创伤患者全部属于危重患者，需要优先救治和转运。呼吸道阻塞是导致颅脑创伤患者早期死亡的最主要原因，因此对颅脑创伤或怀疑存在颅脑创伤的患者，现场分类检诊的过程中就应该强调呼吸道保护或人工气管的建立。笔者参加汶川地震后方医院医疗救援时发现，存活到达医院的颅脑创伤患者较少。虽然没有相关的统计资料，分析造成这种现象的可能原因是部分患者死于现场或转运过程中，其中丧失对呼吸道的控制可能是主要原因。对于非侵入性操作仍无法达到呼吸道保护目的的患者，应果断建立人工气道。

二、颅脑创伤患者的转运

MCIs 发生现场的医疗救护实施多被严重毁坏，无法继续利用，多数情况下需要将患者转运至后方医院进一步救治。以战争为例，患者伤亡绝大多数发生在到达后方医疗单元之前。对于颅脑创伤患者，初步转运目标是距离事发地点较近的二级医疗机构，还是直接转运到后方三级医疗机构，主要取决于事发现场与外界交通的具体情况。但是，针对汶川地震的回顾性资料表明，直接转往后方三级医院的颅脑创伤患者，死亡率明显低于转往当地或二级医院的患者。这些有限的资料提示，当条件许可时，应尽量在第一时间将颅脑创伤患者转至后方救治条件较好的三级医院接受进一步治疗。

目前国内患者转运方式仍以汽车为主。ABC 原则（A：气道；B：通气；C：循环）同样适用于颅脑创伤患者。重症颅脑创伤患者常处于昏迷状态，保持呼吸道通畅尤为重要。需要使用吸引器或徒手清理患者口咽部异物、分泌物或血凝块等。将患者头部偏向一侧，避免误吸。视患者具体情况进行气管插管或放置口咽通气管。当患者自主呼吸不足时，应使用简易呼吸器辅助呼吸。应尽量建立静脉通路，保证输液通畅。对于失血性休克患者，应补充晶体液和胶体液。对于颅内压升高患者，可给予高渗透制剂降低颅内压。转运途中应密切观察病情变化，包括意识水平、瞳孔变化和呼吸状况，及时发现并快速处理。随着国民经济发展及对 MCIs 处理水平的提高，近年来国内航空转运逐渐增多。特别是发生在山区或半山区的灾害事件，由于无法一次将患者直接转运到后方三级医院，伤情初步稳定后，需要再次转运接受进一步治疗。目前国内多采用民航转运，中间交接环节多，负责转运的人员水平参差不齐，经验也多不足。因此，对于准备进行航空转运的患者，应在转运前、中和到达指定医院等各个环节仔细准备，以免意外发生。转运前应向患者所在地派出转运小组，至少应包括神经外科和重症医师，以及有颅脑创伤处理经验的护士。转运小组到达后应评估患者是否适合转运，并参与救治使患者的情况符合转运标准。呼吸、循环和内环境稳定是安全转运的基本前提。对于需要进行外科处理的情况，应视当地的医疗条件权衡决定。确定转运前，应亲自与航空公司的人员接洽，了解机舱内设施，尤其是氧源数量、压力和接口。除常规转运设备和药品外，应特别注意准备呼吸道维护和镇静药物。由于升空后气压下降，气道膨胀，有气管导管气囊破裂的事件发生，登机后应适当放气减压。患者在飞行过程中躁动的情况并非少见，在排除呼吸和循环问题后，常需要给药适当镇静。常用的药物包括咪达唑仑或丙泊酚。从当地医院到机场，以及从降落到目标医院间的交接也应事先妥善安排，如救护车是否可驶入停机坪、救护车的设备等细节问题。目前没有通用的转运准备核对表，参加转运的组长，应事先全面考虑转运中的各个环节，建立核对表，分工协作。

三、颅脑创伤患者的监护和管理

MCIs 患者的分类检诊、监护和管理应贯穿于急性期救治的各个环节。对于颅脑创伤患者，既要避免漏诊和延误颅脑伤情的救治，也要避免其他伤情的诊治。目前多数国家采用高级创伤生命支持（ATLS）项目作为 MCIs 监护和管理的培训。该项目按照 ABCDE 的顺序筛查、监护和管理患者，主要目的在于快速稳定生命体征，最大限度避免漏诊，具体包括以下几点。

1. airway maintenance with cervical spine protection 呼吸道维护及颈椎保护。
2. breathing and ventilation 呼吸和通气。
3. circulation with hemorrhage control 循环维持、控制出血。
4. disability/Neurologic assessment 神经系统评估。
5. exposure and environmental control 暴露和环境控制。

当患者转诊至后方医院时，应重新进行分类检诊和评估。同样，当较多患者到达医院时，集中管理的原则尤其重要。最好是能够在到达后方医院最初的 24 ～ 48 小时将患者集中管理，组建多学科抢救队伍实施诊治。待诊断明确，生命体征初步稳定后再分到各科继续治疗。对于颅脑创伤患者，应收治于重症加强医疗病房，患者由神经外科医师和重症医师共同管理。

四、问题和展望

2008 年汶川地震使学者重视 MCIs 的救治问题。应该明确的是，当短时间内大量患者出现时，决定患者转归的因素并非临床诊治水平，而是救治的组织管理。目前国内 MCIs 救治的最主要问题是缺乏统一的指南和相应的培训机制。往往大量医疗救助团队到达 MCIs 现场和后方医院时，彼此缺乏协调，效率不高。因此，在国家、地区和专业学会各层面建立相关指南，并在平时组织定期培训，是提高 MCIs 发生后有效救治的关键。

（戴吉、周维亚）

第十一章

成人重型颅脑创伤围术期管理

一、颅脑创伤流行病学

颅脑创伤是指头部遭受撞击或贯通伤，引起脑功能障碍。在所有创伤中，颅脑创伤往往是最严重和危及生命的，是导致儿童和成年人残疾和死亡的首要原因。在美国，每年约有150万人遭受颅脑创伤，其中超过5万人死亡，另有8万人遗留功能障碍或残疾。颅脑创伤导致的残疾严重影响患者本人及其家庭的生活，同时大大增加了医疗和康复的成本。

颅脑创伤通常发生在青少年、年轻人和75岁以上的老年人，在所有年龄组，男性遭受重型颅脑创伤的发生率是女性的两倍以上。颅脑创伤的主要死亡原因为坠落、车祸和斗殴，爆炸伤则是服役军事人员在战争地区的颅脑创伤首要原因。

2016年美国脑创伤基金会在Pubmed在线发表了《重型颅脑创伤治疗指南》(第四版)(以下简称《指南》)，受到神经外科特别是神经创伤学术界的关注。《指南》内容涉及重型颅脑创伤救治诸多方面，本文结合国内重型颅脑创伤的治疗现状，对《指南》涉及的3个最为重要的临床问题——去骨瓣减压、亚低温治疗、颅内压（ICP）监测进行重点论述和解读，旨在帮助国内临床医师正确看待国外权威指南的观点和证据，共同提高我国重型颅脑创伤的临床救治水平。

二、关于《指南》和中国重型颅脑创伤的救治现状

循证医学有别于传统医学，现代循证医学的内容包括对证据的收集、治疗指南和医疗政策的制订，有着严格的实施方法和考评手段，从而尽量规避认识偏倚。因此，美国脑创伤基金会制订的《指南》在收集证据和制订指南的方法上有严格的实施方法和考评手段，指南的公信力大为提高，以其严格的循证医学标准，以94项新的研究结果为证据，对颅脑创伤提出了更为精准的治疗推荐和问题解决方案。公开发表的论文证据是《指南》制订推荐方案的基石，新《指南》推荐级别如下。

（一）Level Ⅰ级

推荐源于高质量的证据样本；高质量是指研究能够得出高度可信的结果，后期研究不太可能推翻结论者。

（二）Level ⅡA级

推荐源于中等质量的证据样本；中等质量是指研究可以得出可信结果，但后期研究有可能改变结论者。

（三）Level ⅡB级和Level Ⅲ级

推荐源于较低质量的证据样本。低质量是指证据可以反映结果，但后期研究很可能会改变结果评价或改变结论者。

随着中国的医疗水平的进步，中国重型颅脑创伤的救治水平相比几十年前已经有了天壤之别。但是由于我国幅员辽阔、人口众多、颅脑创伤的发病率较高及颅脑创伤救治的“就近就急”的临床特点，决定了我国急性重型颅脑创伤的主要救治场所是在基层医院。而正如我国的不同地域经济情况，各级医院的救治水平差异巨大，因此基层医生的技术能力决定了我国颅脑创伤救治的整体水平。目前我国10 000余人的神经外科医师中，绝大部分在基层从事急救工作，由于不同地区的医院条件和医师的知识水平存在很大差异，导致对患者的救治结果明显不同。在颅脑创伤的临床诊治上，中国的神经外科，尤其是发达地区的医学中心与世界基本是同步的，在发展过程中也积累了很多经验，并总结出很多指南和专家共识，为规范和提高中国颅脑创伤整体水平做出了重要贡献。但仍需要指出，我国针对颅脑创伤所制订的临床指南大多停留在专家共识的水平，这与国际主流的临床实践指南还存在差距。

三、颅脑创伤的分类

颅脑创伤的分类基于GCS评分表，根据睁眼、语言和运动功能方面的神经损害评分，总分为15分，重型颅脑创伤的界定为GCS ≤ 8分持续6小时以上。GCS和GOS使得不同的颅脑创伤患者在初步临床表现和最终预后的基础上进行比较。颅脑创伤的预后取决于损伤类型、患者年龄和GCS。总体而言，颅脑创伤的死亡率与GCS关系密切，在损伤类型和GCS类似的情况下，老年人的预后往往不如年轻人。

原发性颅脑创伤是由于外力在数毫秒内作用于颅骨和脑的结果，目前还没有预防办法。继发性颅脑创伤发生于伤后数分钟、数小时或几天后，表现为起源于原发性损伤的一系列复杂过程，如缺血、脑肿胀和水肿、颅内出血、ICP升高和脑疝等，最常见为脑缺血和缺氧，加重损伤的因素包括，缺氧、高碳酸血症、低血压、贫血和高血糖，这些因素都是可以预防的。伤后数小时或数天若出现癫痫、感染和败血症会进一步加重脑创伤，必须及时防治。

超过50%的脑创伤患者发生继发性脑创伤。数据显示颅脑创伤后若发生低血压，危害极大，超过 70% 合并有低血压的患者致残率和死亡率显著增高。此外，在低血压基础上若再复合缺氧则进一步加重损害，90% 以上此类患者预后极差或死亡，这些发现证实了在颅脑创伤患者避免失血性休克的重要性。颅脑创伤管理的目标是，采取及时有效的治疗，预防继发性脑创伤。如果初始创伤并不致命，在大多数患者继发的神经损害和全身并发症是可以预防的。

脑实质的原发性创伤或生物力学创伤包括脑震荡、挫裂伤和血肿。并不是所有的严重颅脑创伤患者都需要手术治疗，但是多数都存在脑水肿和脑挫伤，突发脑循环阻塞或充血可引起弥漫性脑肿胀。原发性创伤 24 小时后脑白质可出现细胞外间隙水肿。弥漫性脑水肿的非手术治疗包括过度通气、使用甘露醇或呋塞米、巴比妥类药物和 ICP 监测。

凹陷性颅骨骨折，急性硬膜外、硬膜下和脑内血肿通常需要开颅手术。慢性硬膜下血肿往往通过颅骨钻孔引流。凹陷性颅骨骨折给予复位并在 24 小时内清创，以尽量减少感染的风险。在急诊室不要处理碎骨片和贯穿物，因为它们可能引起静脉窦或硬脑膜窦填塞。

外伤性硬膜外血肿通常由车祸引起。原发性创伤撕裂脑膜中动静脉或硬脑膜窦，可导致昏迷。受损血管发生痉挛和血栓时出血停止，患者可重新恢复意识，在接下来的几个小时，血管再次出血，特别是动脉出血时，病情会迅速恶化，应立即开始治疗，常需要紧急清除血肿。静脉出血性的硬膜外血肿发展相对比较缓慢。

急性硬膜下血肿的临床表现差异较大，轻者无明显临床表现，重者出现昏迷、偏瘫、去大脑状态和瞳孔放大。硬膜下血肿的最常见原因是创伤，但也可源于凝血障碍、动脉瘤和肿瘤。若 72 小时内出现症状称为急性，3 ～ 15 天者为亚急性，2 周后为慢性。亚急性或慢性硬膜下血肿多见于 50 岁以上患者，有可能没有头部外伤史。这些患者临床上可表现为局部脑功能障碍、意识障碍或器质性脑综合征，急性硬膜外血肿多伴有 ICP 升高。在血肿清除前后都需要积极治疗以纠正 ICP 升高和控制脑水肿和肿胀。

脑内血肿患者轻者无明显症状，重者可深度昏迷，大的孤立性血肿应及时清除。新鲜出血引起延迟性神经功能障碍者也应清除，但有可能预后不佳。根据脑创伤的程度，脑内血肿患者需要积极治疗以控制颅内高压和脑水肿。撞击伤和对冲伤通常会导致脑挫伤和脑出血，一般情况下不需切除挫伤脑组织，但偶尔会切除挫伤的额叶或颞叶的脑组织以控制水肿和预防脑疝。

四、急救治疗

脑创伤患者围术期管理的重点是稳定病情，避免引起继发性创伤的全身和颅内损害，包括全身因素，如低氧血症、低血压、贫血、低碳酸血症、高碳酸血症、发热、低钠血症、低血糖症、高血糖症等，以及颅内因素，如血肿、ICP 升高、癫痫、感染、脑血管痉挛等。继发性脑创伤加重病情，严重影响预后。随着颅脑创伤救治指南的制订、急救人员培训方面的进步，对颅脑创伤患者的管理能力得到提高，急救治疗的目标是防治各种继发性创伤以改善预后。

（一）院前处理

在事故现场和救护车内就应开始急救治疗，根据脑创伤基金会对颅脑创伤的院前治疗指南，急救人员应遵循的一个评估和治疗颅脑创伤的原则，优先开始初级复苏（呼吸道、呼吸和循环）、评估和治疗，维持呼吸道和血压。在转运患者之前急救人员应进行合理评估和采取各种措施稳定病情，对于重度创伤患者（GCS<9 分）建议直接运至具有 24 小时放射学检查、手术室、能够按照《重型颅脑创伤管理指南》进行迅速地治疗、ICP 监测和治疗条件的综合医院或创伤救治中心，最好能在伤后 2 ～ 4 小时内行血肿清除术。

在 2002 年和 2008 年发表的《院前急救管理指南》，是已经被院前急救人员和急诊医师广泛接受的治疗标准。在指南首次发表后，几项研究结果对其能否改善预后提出了质疑。这些研究支持将患者直接转运到具备救治能力的综合医院或创伤救治中心，但对于在创伤发生地或转运途中紧急插管能否改善转归持有异议。目前在澳大利亚和其他一些国家正在进行随机、对照研究，以检验在事故现场由非医务人员实施救治能否降低重型颅脑创伤患者的死亡率和致残率。

（二）急诊处理

所有颅脑创伤患者都应进行充分的神经学评估、病史和神经学检查。有两项研究结果提出轻度颅脑创伤患者是否接受 CT 扫描的指征。加拿大轻度颅脑创伤 CT 扫描指征包括：年龄≥ 65 岁；伤后呕吐≥ 2 次以上；伤后 2 小时 GCS<15 分；遗忘 >30 分钟；怀疑开放或压迫性颅骨骨折，或颅底骨折体征。新奥尔良轻度颅脑创伤 CT 扫描的指征包括：年龄 >60 岁；头痛、呕吐；凝血障碍；体检锁骨以上创伤的证据；药物或酒精中毒；短期记忆障碍；癫痫。另外，急性颅脑创伤患者应行平扫 CT 扫描，重型颅脑创伤和可能合并高位颈椎损伤的患者应行螺旋 CT 检查。

急诊室就诊的颅脑创伤患者大部分为轻度创伤（GCS 为 13 ～ 15 分），这些患者大多迅速恢复且不会遗留后遗症。如果没有意识一过性丧失、恶心或遗忘过程、神经学检查正常、帽状腱膜下肿胀较轻，这些患者可在其他人监护下回家观察，也有少数 GCS 在 13 ～ 15 分之间的患者需要接受开颅手术。轻度颅脑创伤患者中的高危人群、中度颅脑创伤患者（GCS 为 9 ～ 12 分）可能出现迅速病情恶化，即使初始的 CT 扫描是正常的，此类患者可能需要紧急 CT 扫描和系统神经功能检查。重型颅脑创伤患者（GCS ≤ 8 分）需要充分高级创伤生命支持（ATLS）和头颈部 CT 扫描，多需手术治疗。

（三）重型颅脑创伤的紧急治疗

在气管内插管前应评估重型颅脑创伤患者的神经功能状态和复合伤情况。气管内插管可保护呼吸道、防止误吸、保证足够的通气、避免缺氧、低碳酸血症和高碳酸血症。存活的重型颅脑创伤患者中，1% ～ 3% 的成年人和 0.5% 的儿童合并有颈椎损伤。跌倒时头部首先着地或高速机动车辆事故的伤者中 10% 或更高可能伴有颈椎骨折。一般侧位放射线检查对于颈椎骨折漏诊率可达 20%，因此推荐同时前后位和齿状突位检查，有报道可使骨折漏诊率降至 7%。在没能经 X 线检查排除颈椎骨折的情况下，紧急气管内插管时应注意保持颈椎中立位。

面部骨折和软组织水肿可影响声门暴露，可考虑使用纤维支气管镜、光棒或插管型喉罩进行气管内插管，严重面部和（或）喉部损伤时考虑气管切开。在怀疑颅底骨折、严重面部骨折和出血性素质时要避免经鼻腔插管。出现耳腔出血、耳漏、乳突和眼周瘀斑时强烈怀疑颅底骨折，颅底骨折时经鼻腔插管有可能将污染物直接带入脑组织，应尽量避免。

对于面部受伤患者，最简单和最快捷的插管方法是预吸氧，然后快速序贯诱导，诱导过程中保持环状软骨压迫和保持头部中立位。所有颅脑创伤患者都应视为饱胃。对严重创伤患者可考虑不使用任何麻醉药经口清醒插管，但在清醒、不合作和挣扎的患者很难施行。根据患者的心血管系统功能状况，几乎所有静脉麻醉药都可用来麻醉诱导。神经外科患者紧急插管时肌肉松弛药的选择一直是多年来争议的问题，氯化琥珀酰胆碱可以增加 ICP，然而在急性呼吸道阻塞、饱胃、需要插管后进行神经学检查的患者，快速起效和清除的氯化琥珀酰胆碱的优点要超过短暂 ICP 升高带来的风险。目前起效迅速的非去极化肌肉松弛药罗库溴铵可用于饱胃患者快速序贯诱导插管（RSI）。

确保呼吸道通畅及呼吸支持后应立即开始稳定心血管系统功能，颅脑创伤后常有短暂的低血压，如持续低血压多提示伴有其他部位出血，应采取积极的输液和输血治疗，必要时应用心血管活性药。

对于多发创伤，没有哪一种治疗液体是完美的。液体复苏时应避免加重脑水肿，动物实验证明血浆总渗透压是影响脑水肿形成的关键因素。当血浆渗透压下降时，无论是正常还是异常，脑组织都会出现水肿，这主要是因为 Na^+ 不能通过血 - 脑屏障。输入低于血浆 Nat 浓度的含钠液会使水进入脑组织，增加脑水含量，因此，与生理盐水相比，0.45% 盐水和乳酸林格液更容易引起脑水肿。使用大量等渗晶体液进行液体复苏时可引起胶体渗透压下降，导致外周组织水肿，然而在这方面脑和其他组织表现不同，动物实验发现，在正常脑组织和某些脑创伤模型中，即使血浆胶体渗透压大幅下降也不会引起脑水肿。由于血 - 脑屏障的独特结构，胶体渗透压对于脑水的移动的影响小于总渗透压。

对于这些动物实验结果能否与临床实际相符一直存在疑问，因为在动物实验中采用的损伤模型可能与脑创伤患者情况不同，当血-脑屏障破坏时，脑组织毛细血管通透性很可能与外周组织相同。另外，这些动物实验都没有观察液体复苏后24～48小时后的水肿情况。一项大鼠撞击脑创伤模型显示胶体渗透压降低会加重脑水肿。因此临床上似乎也应该避免胶体渗透压的过度降低。等渗胶体液，如5%白蛋白和6%羟乙基淀粉被推荐用于维持胶体渗透压和血管内容量。

在一项关于生理盐水和白蛋白的随访研究结果发表之后，对于颅脑创伤患者的复苏液体选择方面一直存在争议。这项随机对照研究比较了重症创伤患者应用4%白蛋白和0.9%盐水的效果，结果发现盐水组患者的预后明显优于白蛋白组，提示在重型颅脑创伤患者的液体复苏方面，生理盐水优于白蛋白。高渗盐水（3%、7.5%）可降低ICP、升高血压，还可能改善局部CBF，在脑创伤患者的低容量复苏中用处较大。高渗盐水对脑组织可产生与其他高渗溶液如甘露醇相似的渗透性脱水作用，但一项随机对照研究结果显示，与传统液体复苏方法相比，高渗盐水没能起到显著改善预后的效果。在某些情况下，如难治性ICP升高、提供脑松弛和维持血管内容量方面，高渗盐水可能优于其他利尿药。长期使用高渗盐水的顾虑是血浆渗透压升高引起的生理紊乱，如意识障碍和惊厥等，需要进一步的研究以确定其剂量-效应关系和安全性。

颅脑创伤患者液体复苏的目标是维护血浆渗透压和循环血容量、避免胶体渗透压明显下降，尽早防治低血压和维持CPP在60mmHg以上。如病情需要，可插入ICP监测探头以指导液体复苏和预防ICP的剧烈升高。目前推荐使用等渗晶体液恢复血容量，应避免输入含糖液。动物和人体实验都提示高血糖不利于缺血脑组织的转归。失血量大时应输入红细胞，红细胞比容至少应维持在30%～33%之间以保证氧供。

颅脑创伤患者，常表现为高血压，心动过速和心输出量增加，还有心电图异常和致命性心律失常的报道。脑创伤后肾上腺素水平的剧烈升高可能是引起循环高动力学反应和心电图改变的主要原因，可使用拉贝洛尔和艾司洛尔控制高血压和心动过速。

在一些患者中，严重的ICP升高会引起高血压和心动过缓，称为库欣三联征，如果出现低血压则会使CPP降低，进一步加重脑缺血。对于ICP升高的患者，一定要谨慎采取降低血压治疗以免加重脑缺血。在此情况下，降低ICP可能会抑制库欣反射。

在管理脑创伤患者呼吸道和血压的同时，应开始积极控制ICP。ICP管理十分重要，因为CPP与MAP和ICP直接相关。处理急性ICP升高的方法包括：①头部处于中立位，并抬高15°，以利于颅内静脉血和CSF回流。②静脉注射甘露醇0.25～1g/kg可快速降低ICP，也可考虑使用高渗盐水。③插管后给予肌肉松弛药，通过机械通气使$PaCO_2$维持在35mmHg。如有脑疝临床表现应使$PaCO_2$降到在30mmHg以快速降低ICP。如其他方法均无效，可考虑将$PaCO_2$维持在30mmHg以下，巴比妥治疗和CSF引流。④合理监测，避免低血压。

一般认为过度通气可通过降低 CBF 和 ICP，从而维持 CPP 和 CBF，所以传统方法采用过度通气使 $PaCO_2$ 达到 25 ～ 30mmHg 一直是脑创伤救治的常规。临床研究表明脑创伤患者在伤后 24 小时内处于脑缺血状态，在此类患者中，过度通气可进一步减少 CBF 和加重脑缺血。在《重型颅脑创伤管理指南》中已经不再推荐应用过度通气使 $PaCO_2$ 达到 25 ～ 30mmHg 作为第一阶梯治疗，目前的指南建议避免在重型颅脑创伤后最初 24 小时内进行预防性过度通气（$PaCO_2 \leqslant 35mmHg$）。当应用过度通气控制 ICP 时，$PaCO_2$ 应维持在 30 ～ 35mmHg 范围内以降低脑缺血相关风险。只有在二线治疗难治性 ICP 时才考虑将 $PaCO_2$ 降至 30mmHg 以下。建议在过度通气时应连续监测 $SjvO_2$ 或 CBF 以指导治疗。在紧急情况下，当控制 ICP 是首要目标时可持续进行过度通气，但当患者临床情况不再需要或已有脑缺血的表现时，应及时恢复 $PaCO_2$ 正常。

甘露醇被认为是高渗治疗的规范并建议作为处理 ICP 升高的第一阶梯疗法。然而，一项 2007 年 Cochrane 系统评价发现“推荐甘露醇用于脑创伤患者管理的证据不足”。这一综述发表后，一项包括 18 篇文献的 Meta 分析研究了甘露醇和 ICP 的量效关系，发现使用甘露醇后，初始 ICP>30mmHg 的患者 ICP 降低的程度大于初始 ICP<30mmHg 者，但没能提供甘露醇剂量 - 效应曲线的具体信息，两者只表现出很弱的线性关系，这可能是由于各研究之间的标准不同造成，也说明对于这个重要问题需要设计更完善的研究。

（四）重型颅脑创伤手术治疗的麻醉管理

颅脑创伤后急性硬膜外血肿、硬膜下血肿、脑内血肿和脑挫伤最好在伤后 4 小时内实施手术。这些患者进入手术室时，麻醉前评估的时间往往很紧迫，手术前需了解受伤时间、意识障碍、持续时间、通气和氧合、循环状态、合并创伤、神经功能（GCS）、合并慢性疾病及相关药物服用情况。麻醉管理包括初级复苏的延续、呼吸道管理、水电解质和 ICP 控制。

麻醉管理的主要目标是改善脑灌注及氧合，避免继发性创伤并提供满意的手术条件。CPP（MAP 与 ICP 的差值）应保持 60 ～ 80mmHg，特别是手术打开硬脑膜前。如果 ICP 上升程度超过 MAP 变化，CPP 就会下降，引起脑缺血。ICP 剧烈升高可导致脑疝和死亡，因此，应避免使用可引起 ICP 升高的药物和操作。

要根据患者的全身及颅内情况选择麻醉药。在血流动力学稳定的严重颅内高压患者，可使用丙泊酚 1.5 ～ 2.5mg/（kg·h）、阿片类药、非去极化肌肉松弛药，吸入混合氧气和空气维持麻醉，在 ICP 增高较低的患者，可使用丙泊酚、低于 1MAC 的吸入麻醉药、阿片类药物维持麻醉，麻醉中要避免继发性脑创伤。避免失血或麻醉药物引起的低血压，进行适当的容量治疗。因为创伤后最初 24 小时内脑组织往往是低灌注的，应避免过度通气和可加重脑缺血的药物。丙泊酚降低 CBF 的程度超过脑代谢，在某些情况下可造成缺血，特别是在过度通气期间。麻醉医师在术中应通过维持组织氧输送

（红细胞比容 30% ～ 35% 和正常心输出量）、稳定血糖（建议 80 ～ 150mg/dL、电解质平衡和温度等改善脑生理状态。

脑肿胀或手术部位脑膨出会影响手术，这可能是由于患者体位不当、合并对侧血肿、静脉回流障碍和脑室出血引起的急性脑积水等引起，应该给予相应处理。这时必须判断过度通气的效应。肺泡和动脉之间可能存在较大的 CO_2 梯度，使得呼气末 CO_2 可能不能反映 P_aCO_2。检查呼吸回路和设备以确保正常吸气和呼气峰压。张力性气胸、腹内压升高、气管导管或呼气管道打折、呼气活瓣阻塞等可使吸气或呼气压力明显升高，引起低氧血症和高碳酸血症。出现脑肿胀时必须重新评估水电解质平衡状态。甘露醇的效应仅能维持 1 ～ 3 小时，需要提高渗透压时应再次追加。容量超负荷和低钠血症也可能会导致脑肿胀，必须予以纠正。如果脑肿胀持续存在，应改为全凭静脉麻醉和维持中浓度氧。目前国内硫喷妥钠已极少使用。为了静脉麻醉引起的心肌抑制和低血压，可能需要增加前负荷，并使用心血管活性药如去氧肾上腺素。恶性脑肿胀时需要切除部分脑组织、减张缝合硬脑膜以使关颅后 ICP 降低。

创伤性颅脑创伤患者苏醒期常保留气管插管、机械通气及麻醉状态。将患者转运到重症监护室时，即使没有并发症的血肿清除术也推荐在术后继续机械通气一段时间，因为脑肿胀在伤后 12 ～ 72 小时达到高峰。应尽量避免高血压、咳嗽或气管导管引起的屏气导致颅内出血，可选用拉贝洛尔或艾司洛尔控制高血压，巴比妥类药有助于患者镇静。

（五）脑保护

药物脑保护主要是通过降低 $CMRO_2$ 实现。巴比妥类药是唯一证实具有这种保护作用的药物，但二级证据并不支持预防性使用巴比妥达到 EEG 暴发抑制。推荐使用大剂量巴比妥类药处理难治性 ICP 升高，但必须在患者血流动力学稳定的情况下使用。

缺血时氧供减少，低温可降低氧耗。体温降低到 33 ～ 35℃可能起到脑保护的作用。尽管一些临床试验得出了令人鼓舞的结果，但都没能表现出统计上的显著改善。一项脑创伤术后亚低温治疗的多中心研究在收入 392 名患者后提前终止，正常体温组和亚低温组的死亡率没有差异，而且亚低温组还出现了更多的并发症。亚低温组分析显示，入院时低温且被分配到低温组的年轻患者（≤ 45 岁）往往比分配到常温组的预后更好，对这一组的一项新的研究也开始启动，但最近又被终止。

目前还不清楚是否存在创伤后亚低温保护作用的治疗时间窗，当实施低温时，必须注意避免不良反应，如低血压、心律失常、凝血障碍和感染等。低温治疗时复温应缓慢进行，在颅脑创伤患者体温升高无疑有害。

（六）脑切除减压术

经过其他治疗后还表现为弥漫性脑肿胀的患者应实施脑切除减压术以控制 ICP，可通过降低容量限制来降低 ICP，手术方式有额颞双侧开颅、硬膜切开和硬膜成形术。

虽然去骨瓣减压术可降低 ICP，但它可能无助于改善转归，因此对它还存在争议。目前在欧洲和澳大利亚有两项正在进行中的随机对照临床试验评价手术减压对难治性 ICP 升高的治疗效果，以确定去骨瓣减压是否比药物治疗更能改善成年人颅脑创伤的转归。

（七）全身性后遗症

颅脑创伤的全身性影响是多种多样的，可使治疗复杂化，包括心肺（呼吸道阻塞、低氧血症、休克，急性呼吸窘迫综合征、神经源性肺水肿、心电图改变）、血液（弥散性血管内凝血）、内分泌（垂体功能障碍、尿崩症、抗利尿激素分泌综合征），代谢（非酮症高渗性糖尿病昏迷）和胃肠道（应激性溃疡、出血）。

吸入性肺炎、液体超负荷和创伤相关的急性呼吸窘迫综合征是颅脑创伤患者肺功能障碍的常见原因，也可能会出现急性神经源性肺水肿。神经源性肺水肿主要表现为肺循环显著充血、肺泡内出血和蛋白水肿液，特点是发病迅速，与下丘脑病变、α 受体拮抗剂和中枢神经抑制密切相关。神经源性肺水肿是由于创伤后高颅压造成交感神经强烈兴奋导致。传统的心源性肺水肿的治疗方法常对此无效。神经源性肺水肿结果往往致命，其治疗包括药物或手术解除颅内高压、呼吸支持和液体管理。

脑创伤患者可能存在凝血异常，轻、重度脑创伤、缺氧性脑损伤后有发生弥散性血管内凝血的报道，可能是由于脑组织凝血活酶释放入循环引起。对潜在疾病的治疗通常会使凝血障碍自然恢复，偶尔需要输入冷沉淀、新鲜冷冻血浆、浓缩血小板和全血。

垂体前叶功能不全是颅脑创伤后一种罕见的并发症，创伤后尿崩症可能引起延迟性垂体前叶激素障碍并需要替代治疗。脑创伤后更容易出现垂体后叶功能障碍，颅面部创伤和颅底骨折后可出现尿崩症，临床表现为多尿、烦渴、高血钠、高渗透压和尿液稀释，创伤后尿崩症通常是暂时的，治疗主要是基于液体治疗。如果患者不能维持体液平衡，可补充外源血管升压素。抗利尿激素分泌综合征与低钠血症、血浆和细胞外液低渗透压、肾脏钠排泄、尿渗透压大于血浆渗透压、正常肾脏和肾上腺功能相关，患者出现水中毒表现（厌食、恶心、呕吐、烦躁、性格改变、神经系统异常）。这种综合征通常出现于伤后 3 ～ 15 天，若治疗得当一般不超过 10 ～ 15 天，治疗包括限制液体，可考虑输入高渗盐水。

许多因素导致神经外科患者易患非酮症高渗性糖尿病昏迷，如类固醇的应用、长期甘露醇治疗、高渗性鼻饲、苯妥英钠和液体摄入不足。非酮症高渗性糖尿病昏迷的诊断标准是高血糖、尿糖、无酮症、血浆渗透压 >330mmol/L、脱水和中枢神经系统功能障碍。低血容量和渗透压过高直接威胁生命。取决于水化状态，血钠水平高、正常或低，血清钾降低，有必要进行连续的实验室检查。一旦钠缺失纠正、血压和尿量稳定，应输入 0.45% 盐水。高血糖通常对小剂量的胰岛素反应良好，对于患有 2 型糖尿病或有肾功能损害的老年患者可间断使用呋塞米预防脑水肿。

五、重症治疗

重症治疗的目标是预防继发性损伤和维持脑稳态改善原发性脑创伤的预后。这就需要全身支持的基础上维护脑能量代谢平衡和维持充足的 CPP，并且维持 ICP 在正常范围内。及时识别和处理可引起继发性损伤的全身并发症对于脑创伤患者的管理十分重要。为此，应建立全身和脑局部的多模式监测，ICP、CPP、CBF（或 TCD、激光多普勒 CBF）监测应成为常规。脑氧监测，如 $SjvO_2$、脑组织氧分压和脑代谢能提供更多有效的防治脑缺血缺氧的信息。对于改善颅脑创伤患者转归的最佳管理方案尚存在争议，目前接受的方案是使用个体化评估、多靶点治疗和降低医源性损伤。

六、总结

颅脑创伤基金会在 1996 年发布了《严重颅脑创伤的管理指南》，并在 2000 年发表的一份文件中进行了修订，讨论了一些证据支持的管理方案和治疗指南。随着新信息的获取，这个指南会不断更新并在互联网上发布。由脑创伤基金会颁布的建议、指南和标准反映了通过对这个高危人群的循证管理和规范化治疗的持续工作成果。一些管理建议只是基于二级或三级的证据，而且不是所有建议在实施后都起到了改善转归的结果，因此，需要大型的多中心随机试验解决这些悬而未决的临床问题，降低围术期风险和预防继发性创伤有助于改善转归，从而减少颅脑创伤患者的死亡率和致残率。

（蔡济民、戴吉）

第十二章

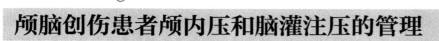

颅脑创伤患者颅内压和脑灌注压的管理

第一节　脑灌注压

脑灌注压为脑动、静脉之间的压力差，相当于大脑动脉环水平的平均动脉压与颅内静脉压之差。当颅内压大于静脉压时，计算脑灌注压时将用颅内压代替静脉压。在实际应用中，脑灌注压等于平均动脉压与平均颅内压之差。当颅内压和静脉压低时，血压被看作近似脑灌注压。

一、自身调节

脑灌注压的自身调节是通过小血管的局部肌源性调节和交感神经活动联合实现的。交感神经主要影响自身调节的高低限，正常成年人自身调节的高低限分别为150mmHg和50mmHg，儿童的自身调节限值还不清楚。低血压时交感活动增加，脑血管紧张性增加，引起脑血流改变的血压阈值也会增加。在没有脑创伤和其他影响自身调节因素的情况下，脑灌注压在相当大的范围内波动时脑血流都可以保持恒定，这意味着当血压和颅内压在一定范围内波动时，脑灌注压可以保持恒定。当脑灌注压下降时，小动脉就会扩张来增加脑血流，从而增加脑血容量。随着脑灌注压的增加，脑血管收缩，脑血流减少，脑血容量降低。而血压突然显著升高时，超过自身调节高限，会引起脑血流的增加，极端情况下会出现脑水肿和脑出血。超过调节范围，脑血流会被动地依赖脑灌注压的改变，在这种情况下，脑血流和脑血容量会同向被动波动。许多病变会造成自身调节功能的减弱甚至丧失，如缺血性脑卒中和头部创伤。自身调节在颅内压升高时有效维持脑血流的能力比血压降低时更高，由于等量的脑灌注压的降低，全身低血压引起的低灌注比高颅压引起的低灌注危险性大。

脑血流在一定范围的脑灌注压下保持稳定，但超过上下两个限值时也会出现压力变化，此曲线对于新生儿要左移，高血压患者要右移。

二、血氧分压

动脉血氧含量与血红蛋白浓度和血氧饱和度的乘积成比例，动脉血氧含量与脑血流呈线性关系。因此，血红蛋白浓度低即贫血时，脑血流上升。因为血红蛋白解离曲线的形状，动脉血氧分压下降至 50mmHg 时动脉血氧含量才发生变化，因此脑血流在动脉血氧分压很大范围内是恒定的。

三、二氧化碳分压

当动脉血二氧化碳分压在生理范围内时，脑血流量对动脉血中二氧化碳分压的变化很敏感。二氧化碳分压从 40mmHg 降至 20mmHg 时脑血流量降低 40%，而把二氧化碳分压升至 80mmHg 时脑血流量就增加 1 倍。当颅内顺应性高的时候，增加的容量经过脑脊液转移得到缓冲；在顺应性低的时候，即使轻微的高碳酸血症也可引起颅内压显著的增加。持续的高碳酸血症会使正常脑组织的血流量和颅内压升高，严重的低碳酸血症可以引起血管过度收缩而降低血流量，使血流量低于机体代谢需要的水平，从而造成缺血。然而，一些资料表明，过度通气引起的低碳酸血症可以减少脑血流量和脑容量，从而达到降低颅内压的目的。

四、体温

当体温升至 42℃时，动物的脑血流量呈直线增加，低体温时，体温每降低 1℃，脑血流量大约减少 6%。但是，许多资料表明目前临床上应用亚低温治疗颅高压效果尚不明确。

五、血液黏滞度

降低血红蛋白浓度可降低血液黏滞度和增加脑血流量，但是它同时也可以使动脉血氧含量降低，对脑的氧供产生一定的影响，然而在大多数情况下，血红蛋白浓度的降低可增加脑血流，补偿了它所造成的动脉血氧含量下降，因此脑供氧量没有明显下降。在病理情况下，血液黏滞度改变对颅内压的影响程度尚未得到深入的研究。

第二节　颅脑创伤脑灌注压和颅内压的管理

对于颅脑创伤后合适的脑灌注压，目前尚有一定的争议，但一般认为维持在 50 ～ 70mmHg 比较合理，过低或过高的脑灌注，都有可能对脑组织造成损害，过低会造成脑缺血，过高则会造成血管源性脑水肿。对于颅内压而言，一般认为高于 20mmHg 即开始积极的降颅压治疗。在治疗过程中，要充分考虑各系统的具体情况和脑灌注压的情况，Lund 理论是目前存在争议的一种治疗方法，虽然它对许多病例有效。

一、治疗颅内压增高的常规方法

临床中许多常规医疗和护理措施对颅内压有重要的影响，如插管、体位等，正确认识和处理对每位医护人员均十分重要。

（1）**机械通气的相关问题**。由于插管前或同时有可能造成短暂缺氧、二氧化碳潴留等，可引起颅内压升高。使用呼气末正压（PEEP）亦可引起气管压升高，通过静脉和脑脊液传递至颅内。因此，插管时使用短效的麻醉剂，可降低脑代谢率，提高脑灌注压降低后脑组织对缺氧的耐受性。在呼吸衰竭患者中常常使用 PEEP，但 PEEP 可使颅内压升高，其机制主要是升高 PEEP 和平均气管压，可传至胸腔静脉和脑脊液，并到达颅内，因此，为避免在 PEEP 时同时出现颅内压升高，必须提供合适的 PEEP，以保证氧合；自主或不自主咳嗽、吸痰可使正常人的颅内压升高 30 ～ 40mmHg，显著降低脑灌注压。处理方法是在治疗前给予镇静或利多卡因喷喉，在吸痰前给予 100% 氧气吸入及过度通气。

（2）**患者体位**。头部扭转和颈部严重受压可使颈静脉回流障碍，导致静脉压和颅内压的升高。因此，临床上要避免使用压迫颈静脉的治疗，包括过紧固定气管插管或套管等，患者的体位一般保持在 15° ～ 30°（循环稳定的情况下）。

（3）**血压控制**。脑灌注压 >120mmHg 和颅内压 >20mmHg，可使用降血压药物，在使用过程中，不可使血压降得太低，避免灌注压 <50mmHg，如在收缩压 <90mmHg、中心静脉压低的情况下，首先需要进行容量补充，必要时给予血管活性药物，如去甲肾上腺素及多巴胺，以保证脑组织的灌注。

（4）**发热**。脑代谢和氧需求随体温升高而增加，后者可加重脑缺血的发生。因此，在颅高压情况下，控制发热对患者的预后有一定的作用（尚待证实），可采用解热镇痛药如吲哚美辛等，如有感染的发生，需根据情况使用敏感抗生素。

（5）**控制癫痫发作**。即使没有明显的临床发作，癫痫也可以明显增加脑代谢，导致颅内压升高，一般需给予抗癫痫药物，根据癫痫发作形式的不同，给予相应药物，详见本书第二十八章。

（6）**补液**。要充分认识液体对渗透压和血容量的影响，对有颅内压增高的患者，应避免并快速纠正低渗透压，以免水分进入细胞内，引起细胞水肿的发生。同时，对于渗透压持续增高的患者，需经过几天时间缓慢降低渗透压，避免脑水肿反弹。

渗透性利尿的药理作用是通过产生渗透压梯度，从脑组织中移除液体，从而降低颅内压，药物包括甘露醇、甘油、白蛋白及高渗盐水等。

（7）**镇静**。许多镇静药可有效降低颅内压。对躁动或人 - 机对抗等患者要给予镇静治疗，以有效控制颅内压。可采用定时定量给药，或持续输注并定期加量等方法，亦可采用间断给药的方法。可采用 Ramsay 镇静评分系统评估患者的镇静程度。要根据患者的烦躁程度、颅内压的顺应性和病情制订相应的治疗方案，通常使用的药物包括苯二氮卓类药物（如咪达唑仑）、阿片类（如吗啡和芬太尼）和丙泊酚，使用此类药物的同时，需警惕这些药物不良反应的发生。避免使用升高颅内压的药物，如血管扩张剂（如硝酸甘油）和麻醉剂（如安氟醚等）。

二、降低颅内压的外科方法

（1）脑脊液引流。脑室插管、脑脊液外引流，是降低颅内压的有效方法，但并非所有的脑室插管都能顺利进行（有些脑室受压明显），另外也要注意有些情况下脑室插管会造成脑组织移位。在后颅窝病变时，脑室过快引流可引起上疝的发生。

（2）清除占位性病变。手术可迅速清除硬膜外血肿、硬膜下血肿和脑内血肿，可有效降低颅内压。

（3）去骨瓣减压术。要注意骨瓣去除范围要足够大，颞骨处要低，防止疝出脑组织再次损伤，数月后再次行修补术。

（4）内减压术，去除坏死的脑组织及部分脑叶切除术，可进一步降低颅内压和减少脑组织移位，但对患者预后的帮助仍需进行相应评估。

（王慧敏、杨晓）

第十三章

颅脑创伤的镇静与镇痛

TBI 患者管理的一个关键目标是避免因脑组织缺血引起的继发性脑损伤。实现适当程度的镇静和镇痛对于这一目标至关重要，因为不受控制的疼痛和焦虑可能会产生有害的血流动力学和脑代谢。同时，重要的是要注意避免过度镇静并保持神经系统检查的便利性。虽然有大量文献研究重症监护病房（ICU）的镇静选择和结局，但很少有研究纳入脑损伤患者。因此，在 TBI 患者中指导镇静选择的证据主要是间接的，即从其他疾病状态的研究中推断出来。

一、镇静方案制订原则

针对 TBI 患者的镇静治疗策略需要考虑多方面因素。镇静具有多种作用。首先，镇静可以缓解疼痛和焦虑，而未缓解的疼痛和焦虑可能导致不适宜的平均动脉压（MAP）和颅内压（ICP）升高，从而导致脑灌注压（CPP）下降。其次，镇静有助于促进机械通气患者的人 - 机协调和耐受 ICU 常规操作及护理，如气管内吸痰，从而有助于防止由此引发的胸腔内压力和脑静脉引流阻力的升高。最后，镇静可能有助于降低脑氧代谢率（$CMRO_2$），从而短期内使受损的脑组织耐受氧输送缺乏的状态。

对镇静药物使用的担忧通常围绕着掩盖神经系统评估和对血流动力学产生不利影响的可能性。选择镇静药物时必须考虑这些潜在的不良反应。时量相关半衰期较短的药物是合适的，其停药后血浆药物浓度下降 50% 所需时间较短，这样便于间断的神经系统检查。一些镇静药物具有抗惊厥作用，这可能是有益的，因为癫痫发作会增加 $CMRO_2$。常用的镇静剂可导致全身血管扩张，进一步导致 MAP 剂量依赖性下降。这种效应在血管内容量减少的患者中尤为突出，这些患者依赖外周血管张力来维持 MAP 在 TBI 患者中，很难预测 MAP 降低的血流动力学后遗症。在具有完整脑血流自动调节的患者中，低血压将导致 ICP 升高，从而导致 CPP 降低。在自身调节受损的患者中，低血压可对 CPP，脑血流量（CBF）和 ICP 产生不可预测的影响。

二、常用的镇静和镇痛药物

（一）丙泊酚

1. 药理学

丙泊酚是一种静脉内应用的镇静（催眠）药，通常用于 NICU 的镇静。它起 γ- 氨基丁酸（GABA）受体激动剂的作用，产生镇静和轻度遗忘，但不产生镇痛作用。镇静深度呈现剂量依赖效应。它具有高度亲脂性并容易穿过血 - 脑屏障、从而迅速达到镇静效果，起效时间通常不超过 60 秒。当药物从中枢神经系统重新分布时，血浆药物清除迅速发生，从而允许患者从镇静中快速苏醒；该效应通常持续不到 10 分钟。丙泊酚经过肝结合为无活性的代谢产物，最终经尿液消除。没有明显的药物相互作用，肾衰竭或中度肝功能不全时也不需要调整剂量。

2. 不良反应

丙泊酚诱导全身性血管舒张，并呈剂量依赖性降低血压。使用丙泊酚可能需要联合正性肌力药物来维持血流动力学稳定，特别是推注剂量。使用不当可能导致 MAP 和 CPP 的下降，这可能导致 TBI 患者的缺血性损伤。丙泊酚也可导致心率降低。丙泊酚是高度亲脂性的并且混合在脂质乳剂中。脂质乳剂以相当于小时输注速率（1kca/mL）的速率提供非蛋白质热量、并应计算入营养方案。此外，长期输注丙泊酚会导致血清三酰甘油升高，由此产生的高脂血症与不良结局无关，因此未对其进行常规监测。

3. 特别关注

广为人知的不良反应是丙泊酚输注综合征，其特征为严重的乳酸性酸中毒、高钾血症、横纹肌溶解症、心脏和肾衰竭，病死率为 30%。此并发症具体发生机制尚不清楚，不过其与 >5mg/kg 的速率延长输注超过 48 小时有关中。在 TBI 患者中，单用丙泊酚镇静来控制 ICP 所需的剂量和用药时程通常超过安全范围，因此需要联合用药降低丙泊酚的使用剂量。

4. TBI 相关的注意事项

丙泊酚的一些特性使其成为 TBI 患者镇静药物的一种有吸引力的选择。它起效迅速，药效持续时间短，便于进行频繁的神经系统评估。在一项研究中，丙泊酚降低了对照组和 ICP 升高患者的 ICP。由于丙泊酚对颅内压的有利影响及其抗猴痫的特性，丙泊酚可用作有颅内占位性病变患者的镇静剂

（二）咪达唑仑

1. 药理学

咪达唑仑是一种苯二氮草类药物作用于 GABA 受体系统产生镇静作用。还有额外的遗忘效应导致顺行性遗忘。由于咪达唑仑具有高脂溶性，因此其起效时间快，为 1 ～ 2 分钟。它可以从血液中迅速清除并被摄取到脂肪组织中，而不是从体内排出。这

导致不必要的镇静作用延长，尤其是肥胖患者，药效可能持续超过 24 小时。此外，咪达唑仑还可出现快速耐药现象，患者需要逐步增加剂量以维持相同的镇静水平；这会导致药物在组织内蓄积并导致镇静时间延长。由于这些原因，建议将输注持续时间限制在 48 小时以内。应该注意的是，咪达唑仑的代谢是通过 CYP450（细胞色素 P450）酶系统进行的，应当避免使用干扰该系统的药物。此外，咪达唑仑的某种活性代谢产物是通过肾脏排泄的，所以急性肾衰竭可导致镇静作用延长。

2. 不良反应

与丙泊酚相比，咪达唑仑的血流动力学抑制相对较少。与所有苯二氮䓬类药物一样，它具有抗惊厥作用，对有戒酒风险的患者有益。但是，长时间输注如果突然停止，咪达唑仑本身会增加苯二氮䓬类药物的使用风险。ICU 使用苯二氮䓬类药物与患者谵妄和创伤后应激障碍（PTSD）的增加有关。虽然因果关系尚未证实，但在 ICU 内使用较高剂量的苯二氨䓬类药物与出院后 6 个月 PTSD 症状的加重相关。

3. TBI 相关的注意事项

咪达唑仑对 ICP 和 CPP 的影响与异丙酚相当。2014 年的一项 Meta 分析显示，达唑仑与丙泊酚对重度 TBI 患者的镇静效果没有显著差异。

（三）右美托咪定

1. 药理学

右美托咪定是一种 α 受体激动剂，其对 α_2 肾上腺素能受体的亲和力比可乐定高 8 倍。它呈剂量依赖性产生镇静、镇痛和抗焦虑作用。右美托咪定镇静时产生与睡眠相似的脑电图（EEG）变化。在停药 10 小时内右美托咪定的血药浓度就可以恢复到治疗前的水平，其分布和消除半衰期（以）分别为 6 分钟和 2 小时。右美托咪定通过肝脏代谢成无活性的甲基和葡糖苷酸结合物，并主要通过肾脏途径排泄。因此，在患有肝脏或肾脏损害的重症患者中，右美托咪定的作用时间延长。

2. 不良反应

右美托咪定的主要不良反应是其剂量依赖性地降低心率、血压和循环儿茶酚胺水平。对于心输出量依赖于心率的患者，如充血性心力衰竭、血容量不足或心脏传导阻滞者，应谨慎使用右美托咪定。而右美托咪定在高血浆浓度时也不会显著抑制呼吸。事实上，其良好的呼吸特性使其可用于非插管患者的镇静。与咪达唑仑相比，应用右美托咪定缩短了患者的拔管时间和 ICU 住院时间，并降低了谵妄的发生率。与可乐定不同，右美托咪定的突然撤药并不会产生反跳性高血压。

3. 特别关注

Tan 等人报道的 Meta 分析中，一共纳入 24 项研究，使用负荷剂量和维持剂量 >0.74g/（kg · h）的右美托咪定导致致死性心动过缓的风险增加。此 Meta 分析纳入研究的异质性很大，而大部分排除的研究针对的是神经系统疾病。

4. TBI 相关的注意事项

能够配合检查的镇静状态是右美托咪定独有的特征，可以使镇静的患者配合神经专科检查而不需要停止输注。一旦刺激停止，患者就会恢复到镇静状态。右美托咪定不具有异丙酚或咪达唑仑所诱导的抑制癫痫发作的益处。一项单中心研究报道，右美托咪定比丙泊酚更能让 TBI 患者达到 Richmond 躁动镇静评分（RASS）的目标。然而，右美托咪定较丙泊酚更容易导致低血压。最后，关于右美托咪定对 TBI 患者 ICP 的影响的数据有限。一项小规模前瞻性对照试验表明，使用右美托咪定不影响 TBI 患者的 CBF 和脑氧合。

（四）阿片类药物

阿片类药物麻醉剂（吗啡、芬太尼、瑞芬太尼）是 ICU 常用的镇痛药。它们产生轻度的镇静作用，在镇静方案中添加阿片类药物有助于减少镇静药物的总剂量需求。阿片类药物通过几种受体，如 μ 受体，产生镇痛作用。以前应用于 TBI 患者的阿片类药物以吗啡为主。它有多种不良反应，包括耐受性差、戒断反应和活性代谢物蓄积，以及无法预测的唤醒时间，特别是对于肾衰竭患者。随着不良反应更易耐受的短效阿片类药物的出现，吗啡在 TBI 患者镇静方案里的作用逐渐减弱。

（五）芬太尼

1. 药理学

芬太尼是 ICU 最常用的阿片类药物。它作用于 4、K 和 S 受体来抑制上行性疼痛通路，从而提高疼痛阈值并改变机体对疼痛的反应。芬太尼通过静脉内给药时起效迅速，并通过 CYP450 系统代谢成活性代谢产物，因此需要考虑药物间的相互作用芬太尼可以通过肾脏清除，在长时程输注的情况下会有蓄积效应，尤其是在晚期肾病患者，而这可能会妨碍神经系统检查。

2. 不良反应

芬太尼通常会导致许多 ICU 中常见的阿片类药物不良反应。呼吸抑制呈剂量依赖性。低血压是由血管舒张引起的，大剂量推注给药的风险更高，尤其是对于循环容量不足的患者。长时程输注通常需要考虑肠道功能减退和肠梗阻的风险，因此需要适当的肠道管理方案来预防阿片类药物引起的便秘。

3. TBI 相关的注意事项

阿片类药物对脑血流动力学的影响存在争议。大多数关于 TBI 的研究都表明其导致 TBI 患者的 ICP 升高，同时伴随着 MAP 和 CPP 的降低。有的研究发现，在具有完整自身调节的患者中，MAP 降低导致脑血管舒张，从而增加 CBF 并随之导致 ICP 升高。然而也有其他研究报道显示 ICP 增加，MAP 和 CPP 减少，但 CBF 保持不变，这提示除了血管扩张以外还存在其他机制。大多数表明 ICP 升高的研究均使用了推注给药方式，但也有一些报道称当阿片类药物以滴定输注的方式给药时可以避免 ICP 升高。

尽管对 ICP 的作用及其临床意义尚未明确，但芬太尼仍然是 NICU 中一种常用的镇痛药。

（六）瑞芬太尼

1. 药理学

瑞芬太尼是一种超短效的人工合成阿片受体激动剂，其作用强度是吗啡的 250 倍。它起效迅速（不到 1 分钟），并通过血浆非特异性酯酶代谢成为无活性的代谢产物后经过肾脏排泄。它的时量相关半衰期为 3 ～ 4 分钟，因此无论输注持续时间如何，其药效都会迅速消退。在肾脏或肝损伤患者中使用瑞芬太尼时无须调整剂量。

2. 不良反应

与其他阿片类药物相似，瑞芬太尼可引起心动过缓、低血压、呼吸抑制和恶心。

3. 特别关注

瑞芬太尼可在输注停止后 10 分钟内引起急性阿片类药物戒断综合征，其特征为心动过速、高血压、瞳孔散大、出汗和肌阵挛。即便给予吗啡等替代阿片类药物，症状仍可能持续存在并需要重新开始使用瑞芬太尼治疗。

4. TBI 相关的注意事项

与基于丙泊酚或咪达唑仑的镇静相比，瑞芬太尼能快速起效且无蓄积作用，使患者做神经系统检查的可预测苏醒时间缩短。基于综合 ICU 或外科 ICU 的一些研究表明，使用瑞芬太尼而非咪达唑仑或吗啡的镇静方案可以缩短机械通气的持续时间、拔管时间和 ICU 住院时间。

与丙泊酚或咪达唑仑相比，瑞芬太尼对 NICU 患者的 ICP 和 CPP 似乎没有任何重大影响。然而，由于药物可以从患者体内快速消除并且可能使患者缺乏镇痛措施，因此需要警惕静脉用药的突然撤退和反弹性痛觉过敏，后者可导致 ICP 升高。在停药前应为患者提供足够的镇痛保护。此外，仅使用瑞芬太尼镇静不能充分抑制气管内吸痰导致的咳嗽反应，这也可导致 TBI 患者的 ICP 升高。

（七）氯胺酮

1. 药理学

氯胺酮是一种苯环利定衍生物，可作为竞争性 NMDA（N- 甲基 -D- 天冬氨酸）受体拮抗剂。它能产生镇痛和镇静状态，称为分离性麻醉，此时患者对疼痛刺激无反应，但仍可能睁开眼睛并保留反射。氯胺酮能够快速通过血 - 脑屏障，起效时间小于 5 分钟。虽然 NICU 中氨胺酮通常使用静脉输注，但其可以通过多种其他替代途径（肌内、舌下或直肠）给药。氯胺酮的清除半衰期为 2.5 小时。它在肝脏中转化成为活性代谢产物去甲氯胺酮，并通过肾脏和胆汁排出。在重度肝或肾功能不全患者中，长期给药存在蓄积风险。

2. 不良反应

氯胺酮是一种正性肌力药物，也是一种血管收缩药物。虽然对休克患者的血流动力学有益，但如果用于活动性心肌缺血患者，氯胺酮可增加后负荷和心肌需氧量。氯胺酮不会引起大多数常见镇静药和镇痛药的典型不良反应，没有血流动力学或肠蠕动的抑制。

3. 特别关注

氯胺酮是一种分离性麻醉剂，可导致诸如幻觉和出现谵妄的不良反应。相反，围手术期使用氯胺酮与军队烧伤患者的创伤后应激障碍患病率降低相关。此外，一项随机研究报道了氯胺酮对难治性抑郁症中的良好表现。目前尚不清楚氯胺酮对 TBI 患者的精神影响。

4. TBI 相关的注意事项

氯胺酮能保留自主呼吸和咳嗽、吞咽反射，因而可以应用于非插管患者。20 世纪 70 年代起的早期研究发现氯胺酮导致自主呼吸的志愿者或非控制性通气患者 CBF 和 ICP 升高，推测可能是由于二氧化碳分压增加诱导的脑血管扩张所致。因此，出于对 ICP 恶化的顾虑，在 TBI 患者需谨慎应用氯胺酮最近的研究表明，机械通气的 TBI 患者联合应用氯胺酮和苯二氮䓬类药物或丙泊酚镇静后 ICP 可以降低。一项针对机械通气的儿童 TBI 患者的前瞻性病例对照研究发现，一线药物难以控制 ICP 升高的患者在氯胺酮给药后其 ICP 降低了 30%。目前还没有氯胺酮作为机械通气患者唯一镇静剂的研究报道，因此氯胺酮的使用仅可作为对一线镇静剂难以控制的 ICP 升高忠者的辅助治疗用药。

（八）巴比妥类药物（戊巴比妥和硫喷妥钠）药理学

巴比妥类药物通过中枢兴奋 GABA 受体和抑制 AMPA（a- 氨基 -3- 羟基 -5- 甲基 -4- 异噁唑丙酸）受体而发挥作用。它们产生剂量依赖性的镇静和全身麻醉作用。巴比妥类药物脂溶性很高，因此可快速起效，适用于作为快速诱导插管中用作诱导剂。其经过肝脏代谢，并且长时程输注会发生显著的蓄积。巴比妥类药物的半衰期很长。当血浆水平高于 30mg 时，消除由一级动力学变为零级动力学，导致显著蓄积。脑电图爆发抑制是治疗难治性 ICP 危象或难治性癫痫持续状态的常见临床终点，通常需要 >40mg 的血浆药物水平，因此由于其消除动力学而可能导致不可预测的苏醒时间。

1. 不良反应

随着更安全的新型镇静剂的出现，不良反应较多的巴比妥类药物作为 ICU 中镇静剂的地位日渐降低。巴比妥类药物具有直接的心肌和血管舒缩抑制作用，可导致低血压，通常需要添加血管升压药物。在巴比妥酸盐诱导的昏迷患者中也可观察到胃瘫肾上腺抑制、免疫抑制和体温调节丧失。

2. TBI 相关的注意事项

巴比妥类药物可降低 CBF、$CMRO_2$ 和 ICP。然而，它们也可导致 MAP 的显著降低，因此会对 CPP 产生不同的影响。此外，达到脑电爆发抑制所需的血浆药物浓度导致数日内无法进行神经系统检查一项 2012 年 Cochrane 系统评价发现，应用巴比妥类药物后 1/4 的患者出现低血压而没有任何相关的病死率或残疾率降低。笔者认为，低血压效应可能会影响到巴比妥类药物相关的 ICP 降低所带来的 CPP 获益。由于其不良反应较多，巴比妥类药物不作为常规维持用镇静剂，限于 ICP 控制困难的患者和难治性癫痫持续状态的治疗。临床医师应提高警惕，并准备根据需要提供血流动力学支持。

（王慧敏、戴吉）

第十四章

亚低温脑保护治疗

亚低温脑保护技术在重型颅脑损伤治疗中的应用始于20世纪50年代至60年代末，当时多数学者都认为低温对重型颅脑损伤有一定疗效，且无任何心脏和凝血系统的严重并发症。但由于早期的文献多为临床个案少量病例报道，缺乏临床前瞻性对照研究和系统性的动物实验研究，因此低温治疗重型颅脑损伤并未得到足够的重视。20世纪80年代以来，亚低温对实验性颅脑外伤的治疗保护作用得到证实，其在重型颅脑损伤的治疗中的价值再度引起研究者的关注，一系列前瞻性的单中心或多中心临床研究得以开展，而低温治疗从具体方法如治疗时间窗、指征、时程、复温速度和并发症防治到疗效都存在着一些争议。

由于严重脑挫裂伤脑疝患者颅高压通常维持1周甚至更长，欧美国家采用2日短时程低温治疗方案，经常出现复温过程中颅内压再次升高现象，并明显影响低温治疗效果。江基尧教授早在20多年前就提出长时程低温概念，并成功建立了安全稳定的长时程低温治疗临床技术方案。2021年，由上海交通大学医学院附属仁济医院江基尧教授牵头组织了国内14家医院颅脑创伤中心参加，历时8年的临床循证医学研究。该研究是从2946例急性颅脑创伤患者中，筛选出符合研究条件的302例重型颅脑创伤病例。将302例患者随机分为长时程亚低温组（35℃左右，5天）或常温组（37℃）。随访6个月患者预后、颅内压、并发症、住院时间等重要指标。研究结果显示：长时程亚低温治疗组预后良好率为58.69%，常温组为48.12%（P=0.081）。进一步研究发现：长时程亚低温能显著提高颅内压>30mmHg重型颅脑创伤患者预后良好率，亚低温组为60.82%，常温组为42.71%（P=0.018）。该发现结果表明：35℃长时程低温治疗能够显著提高恶性颅高压重型颅脑创伤患者生存率和生存质量，但并不能显著改善所有重型颅脑创伤预后。另外，5天35℃长时程低温治疗不增加严重并发症。该研究是全球第一个完成的长时程低温治疗重型颅脑创伤患者的多中心临床随机对照研究，为临床精准采用亚低温治疗提供了新的临床证据。

学者应该清醒地认识到，截至目前，已经公布的全球颅脑损伤循证医学研究结果显示：尚无一种方法或者药物能够降低重型颅脑损伤患者死残率。其原因：①脑神经元发生不可逆损害后无法再生；②由于临床多中心前瞻性随机对照研究受到研究单位条件和医护水平不同、患者损伤类型差异、病例数量有限、研究方法和技术限制、非双自研究等原因，导致研究结果难以揭示其本质内涵，甚至导致研究结果与事实完全不同。所以，近年来，真实世界研究（RWS）已经成为临床研究的重要手段，特别是大数据基础上的疗效比较研究（CER）将有助于揭示影响临床疗效的真实原因，为提高颅脑损伤救治水平提供有力工具。

第一节 历史回顾和亚低温概念的提出

早在20世纪50年代，学者就将深低温（体温降至27～28℃）应用于开胸心血管直视手术，以保护脑和其他重要脏器。但由于深低温易发生心房颤动和凝血功能障碍，增加患者病死率，所以深低温已很少被临床医师所采用。尽管深低温会引起严重并发症，但由于脑常温条件下耐受缺血、缺氧时间不得超过5～8分钟，所以，目前深低温仍被选择性用于某些复杂的心血管直视手术。20世纪70年代，国外也曾将深低温体外循环方法应用于颅内动脉瘤直视手术，但由于手术后复温过程中常并发颅内再出血、心功能失常及全身凝血功能障碍等，故神经外科已不再将深低温体外循环方法应用于颅内手术。20世纪50年代以来，国内外神经外科也曾经采用轻度（33～35℃）至中度（28～32℃）低温治疗重型颅脑伤。据文献检索发现，20世纪50年代至60年代末，全世界几十家医院对大约100多例重型颅脑伤采用亚低温治疗，通常在伤后12～24小时才入院开始低温治疗，疗程2～10天。大多数学者认为亚低温对重型颅脑伤有一定疗效，且无任何心脏和凝血系统的严重并发症。但由于上述报道均为临床个案少数病例报道，未做临床前瞻性对照研究，所以无法对低温治疗重型颅脑伤的疗效做出确切结论加上无系统动物实验研究和临床降温方法落后，低温治疗重型颅脑伤已被国内外医生所遗忘。直至20世纪80年代中后期学者才证明亚低温对实验性脑缺血和实验性颅脑损伤具有显著的治疗保护作用。目前，已有大量实验研究表明30～35℃亚低温能明显降低脑损伤动物死亡率，显著减轻脑损伤后运动神经功能障碍，显著减轻脑损伤后脑病理形态损害，保护脑损伤后血-脑屏障功能等。20世纪90年代以来的大多数前瞻性单中心临床应用研究结果发现，33～35℃亚低温能显著降低重型颅脑伤患者的死残率，说明亚低温对颅脑伤患者具有肯定的疗效。但是，近10年来，前瞻性多中心临床研究发现亚低温无法改善重型颅脑损伤患者的预后，进一步分析发现：①同一个低温研究项目中不同类型颅脑损伤患者效果不同；②同一个低温研究项目中不同医院取得的效果也完全不同；③所有临床多中心研究发现低温能够降低颅内压。现在问题的关键是：所有医院是否都应该放弃低温治疗严重颅脑损伤患者？哪些类型颅脑损伤患者接受低温治疗会得到良好结果？最重要的是，低温是双刃剑，如果无法防治低温的不良反应，则会增加患者死残率。所以，目前的争议聚焦在低温治疗时间窗、指征、时程、复温速度和并发症防治。

目前，国际临床医学将低温划分为轻度低温 33 ～ 35℃、中度低温 28 ～ 32℃、深度低温 17 ～ 27℃、超深低温 16℃以下。动物实验研究发现轻中度低温 28 ～ 35℃）都有良好的脑保护作用，而且无明显不良反应。所以，笔者于 1993 年首先将 28 ～ 35℃轻中度低温定义为亚低温随后亚低温这一概念被国内同行广泛引用。但是，随着临床应用研究的不断深入和推广，发现 <32℃可能出现低血压、心律失常、增加肺部感染的机会，所以，国际上逐步调整临床患者降温温度至 33 ～ 35℃，既发挥低温脑保护作用，又可以最大限度减少低温可能导致的并发症。

第二节　亚低温与缺血性脑损伤

20 世纪 80 年代中期以来，国外大量实验研究发现，脑缺血前、缺血过程中或缺血后早期开始亚低温治疗能明显减轻脑缺血后脑组织病理形态学损害程度，促进脑缺血后神经功能的恢复。美国迈阿密大学医学院医生采用鼠的 4 条脑血管结扎 20 分钟脑缺血模型，观察脑缺血过程中不同脑温对缺血后脑组织病理损害的影响。研究结果发现，正常脑温（37℃）脑缺血动物大脑半球纹状体和海马区神经元几乎全部死亡；30 ～ 34℃低温治疗的脑缺血动物大脑半球纹状体和海马区神经元几乎正常，无任何病理形态学损害。随后他们又采用双侧动脉结扎 10 分钟伴全身性低血压 49.5mmHg 鼠脑缺血模型，观察脑缺血后 5 分钟或 30 分钟开始低温（30℃）治疗对缺血后脑组织病理损害的影响。而后发现，正常脑温脑缺血动物海马区神经元几乎全部变性坏死，脑缺血后 5 分钟开始低温治疗的动物海马区神经元则无任何病理损害，但是脑缺血后 30 分钟才开始低温治疗的动物海马区神经元全部变性坏死。实验结果充分表明，脑缺血后低温治疗是越早越好。美国弗吉尼亚州大学神经外科医生观察了不同体温对双侧颈总动脉结扎 5 分钟脑缺血动物缺血后脑组织病理损害程度的影响，经研究也发现，正常体温脑缺血动物海马区神经元几乎全部死亡，而 32 ～ 35℃体温脑缺血动物海马区神经元无任何病理形态损害。瑞典朗德医院研究人员采用双侧颈总动脉结扎 15 分钟伴全身性低血压（49.5mmHg）动物模型，观察亚低温对缺血后脑组织病理损害的影响，他们发现正常体温脑缺血动物大脑皮质、海马和纹状体大量神经元发生变性坏死，经 33 ～ 35℃低温治疗的脑缺血动物大脑皮质、海马和纹状体神经元病理损害则明显减轻。另外他们还比较了 35℃低温治疗对不同时程（5、10、15 分钟）双侧颈总动脉结扎脑缺血动物缺血后脑组织神经元的保护作用发现，35℃低温对不同时程脑缺血动物脑组织神经元都有显著保护作用，但随着脑缺血时程延长，脑组织病理损害程度加重，35℃低温脑保护效能也随之相应降低。国外其他学者亦证明 27 ～ 35°C 低温对 5 ～ 15 分钟颈总动脉结扎脑缺血动物脑组织神经元具有显著保护作用。

亚低温除了对脑缺血后脑组织病理形态有显著保护作用外，对动物脑缺血后神经功能恢复也有促进作用。美国芝加哥大学医学院医生发现脑缺血后开始 31℃低温治疗，能显著减轻单侧颈总动脉结扎伴全身性低血压（30mmHg）30 分钟动物脑缺血后运动神经功能障碍，同时 31℃亚低温还能显著减轻脑缺血后脑组织神经元病理形态损害。美国迈阿密大学医学院研究人员研究也发现 30℃亚低温能明显减轻 4 条脑血管（2 条颈总动脉、2 条椎动脉）结扎 12.5 分钟脑缺血动物伤后运动神经功能障碍，同时还发现 30℃低温对脑缺血后大脑皮质和海马神经元有显著保护作用。美国宾夕法尼亚州立大学医学中心研究人员采用 29℃低温治疗单侧颈总动脉永久性结扎伴缺氧 3.5 小时（吸入 8% 氧浓度）脑缺血缺氧动物，发现 43 只 37℃正常体温脑缺血缺氧动物中死亡 9 只（死亡率 21%）而 40 只经 29℃低温治疗的脑缺血缺氧动物则无死亡（$P<0.0001$），29℃低温还能显著减轻脑缺血缺氧后脑组织病理形态损害程度。1997 年，笔者研究发现 32 ～ 33℃亚低温能显著减轻鼠缺血后脑运动功能和记忆功能障碍，还能显著降低脑水肿程度；病理形态学证实 32 ～ 33℃亚低温能显著减轻海马 CA1 区神经元损害程度。

当前，关于亚低温对永久性大脑中动脉结扎脑缺血模型的保护作用尚无定论。美国迈阿密大学医学院研究人员观察了 30℃低温对 3 种不同方式大脑中动脉结扎脑缺血动物脑组织神经元的保护作用。研究发现 30℃低温对大脑中动脉结扎 2 小时脑缺血动物脑组织病理形态有显著保护作用，而对永久性大脑中动脉结扎或永久性大脑中动脉结扎伴低血压动物脑组织神经元无任何保护作用。这说明 30℃低温对可逆性脑缺血有保护作用，对永久性脑缺血则无明显保护作用。最近有学者采用选择性头部降温方法将脑温降至 24℃，治疗永久性大脑中动脉结扎脑缺血动物发现，结果提示选择性头部降温（24℃）能显著减少永久性大脑中动脉结扎后脑梗死灶范围。因永久性大脑中动脉结扎所致的脑组织缺血性病理损害程度比可逆性颈总动脉结扎（5 ～ 15 分钟）严重，33 ～ 35℃亚低温尚不能发挥其脑保护作用，可能需要更低的温度（低于 27℃）才能起保护作用。但由于全身降温低于 27°C 会并发严审心功能损害，所以选择性头部降温不但能使脑温降至有效温度（低于 27℃），而且能使全身体温维持在 27°C 以上，这样可避免深低温所致的全身严重并发症。值得注意的是，长时程全身低温（29°C，24 ～ 48 小时）不但对动物脑组织无保护作用，反而会加重动物脑损害，升高病死率，这提示临床应用亚低温治疗颅脑伤患者时低温时程不宜过长。

有学者采用大脑中动脉结扎 2 小时和再灌注 22 小时的脑缺血再灌注损伤模型，比较分别在脑缺血前、缺血后 10 分钟、30 分钟和 60 分钟开始低温治疗（32 ～ 33℃）对脑缺血性梗死灶范围以及脑血流的影响，发现脑缺血前以及缺血后 30 分钟以内开始低温治疗能显著减少大脑缺血梗死灶范围，并发现 32 ～ 33℃低温对脑血流无明显影响，说明亚低温脑保护作用与脑血流无关。

最近国外学者研究发现亚低温对实验性心搏骤停复苏后动物脑组织神经元和神经功能都具有显著的保护作用。美国匹兹堡大学医学院研究人员发现，在动物心搏骤停12.5分钟后心跳复苏过程中给予34℃低温治疗，能显著减轻心搏骤停复苏动物脑组织神经元病理形态损害程度，明显改善和促进脑功能恢复，减轻神经功能障碍。后来他们又比较了头部选择性30～34℃亚低温与15℃超深低温对心搏停复苏动物脑组织神经元病理形态和神经功能的影响，结果发现前者对心搏骤停复苏动物脑组织神经元和神经功能都有显著的保护作用：而后者不但对脑组织神经元和神经功能无保护作用，而且加重脑组织神经元病理损害程度和神经功能障碍程度，15℃深低温还将导致严重心肌损害和心血管并发症。德国法兰克福大学神经科学研究所研究人员也发现选择性头部降温（30℃）能减轻实验性心搏骤停15分钟后脑组织神经元病理损害程度。上述研究结果充分说明30～34℃亚低温对心搏骤停复苏动物脑组织神经元具有显著保护作用，安全而无任何严重并发症。

大量实验研究结果充分表明，亚低温对多种缺血性脑损伤模型都具有显著保护作用。相反，人们研究发现高温能明显加重脑缺血性损害。将脑缺血动物体温升高至38～40℃，能明显增加脑缺血后缺血性梗死灶范围和神经元坏死，增加脑缺血动物病死率。临床上脑卒中和重型颅脑伤患者伴发高热时能加重继发性脑细胞损害，加重脑水肿和颅内高压，严重时会发生脑疝而死亡。临床医师应该十分重视预防和治疗脑卒中和重型脑外伤患者高热，以避免高热引起的脑组织神经元损害。笔者的动物实验研究发现，高温能明显加重脑外伤伤后运动神经功能障碍程度。同样，笔者的临床资料结果也提示：无明显高热（<39℃）的重型颅脑伤脑疝患者的病死率为47.1%，而体温高于39℃的患者病死率高达78.6%。1995年，有学者报道了甘露醇与亚低温（30～35℃）对大脑中动脉结扎后脑梗死范围和脑水肿影响的对照研究，发现亚低温对减轻缺血后脑梗死灶和脑水肿的效果较甘露醇好，而亚低温与甘露醇合用疗效更佳。提示甘露醇和亚低温联合使用是目前治疗脑水肿的最佳方案。亚低温治疗脑缺血缺氟患者的临床循证医学研究取得重大突破。2002年，欧洲5个国家9个医学中心对273例心搏骤停5～5分钟、60分钟内自主循环恢复的患者进行前瞻性临床亚低温和常温对照研究。结果证明亚低温治疗组患者病死率（39.0%）低于常温对照组（55.0%）（$P<0.01$），脑功能恢复良好率（55.5%）明显优于常温对照组（41.096）（$P<0.05$），而且未增加任何并发症发生率，充分证明亚低温对脑缺血损伤有显著的治疗作用。澳大利亚和其他国家采用相同技术也获得相同研究结果。美国心脏协会已经将亚低温治疗推荐为心搏、呼吸骤停患者的抢救方案。但是，近几年关于低温治疗心搏骤停的多中心临床循证医学研究也出现相反的研究结论。目前是否常规采用低温治疗所有心搏、呼吸骤停患者也存在一定争议和不同声音。

第三节　亚低温与实验性颅脑损伤

20 世纪 90 年代以来，国外学者对亚低温与实验性脑损伤做了较系统的研究。1991 年，笔者在国际上首先证实 30 ～ 33℃低温对实验性颅脑伤动物有显著保护作用。在分别观察了实验性脑外伤前开始 30℃、33℃低温治疗或伤后 5 分钟开始低温（30℃、33℃）治疗对颅脑伤动物残死率的影响后，发现伤前 30℃低温能显著降低脑外伤动物伤后病死率，正常脑温颅脑伤动物病死率为 37.5%，而 30℃低温治疗颅脑伤动物病死率为 9.1%（$P<0.05$）。伤后 5 分钟开始低温（30 ～ 33℃）治疗能显著减轻颅脑伤动物伤后运动神经功能障碍程度，其中以 30℃低温组疗效最显著。最近笔者又进行了伤后不同时程（伤后 15、30 分钟）开始低温治疗（脑温 30℃）对脑外伤动物运动神经功能预后影响的实验研究，发现伤后 15 分钟开始低温治疗仍能明显降低颅脑伤动物伤后运动神经功能障碍但伤后 30 分钟开始低温治疗对颅脑伤动物伤后运动神经功能的保护作用显著降低。1993 年，美国匹兹堡大学医学中心研究人员观察了 31 ～ 35℃低温对实验性颅内高压动物模型伤后继发性颅内高压和脑病理形态的影响，他们采用硬脑膜外气囊加压法使颅内压升高至 60.75mmHg，持续 90 分钟。颅内压升高 15 分钟开始降温治疗，使脑温降至 31℃，维持 5 小时，然后使脑温升高至 35℃，维持约 60 小时，发现 31℃低温能完全有效地防止继发性颅内高压，且能明显减轻颅内高压所造成的脑病理损害程度和范围。1998 年，美国匹兹堡大学医学院研究人员采用控制性大脑皮质挫裂伤模型，在伤后 5 分钟开始亚低温（脑温 32℃）治疗，维持 2 小时后缓慢复温。他们发现亚低温治疗能显著降低颅脑伤动物伤后运动神经功能和记忆功能障碍程度。

1993 年，美国迈阿密大学医学院研究人员采用颅脑伤后 5 分钟开始低温治疗，观察 30℃低温对颅脑伤后脑组织病理形态的影响，发现正常脑温颅脑伤动物伤后大脑半球、海马和丘脑等部位有明显的出血坏死灶，梗死灶大小约 2.14±0.71mm 而 31℃低温治疗使脑组织出血梗死灶明显减小，约 0.50±0.14mm（$P<0.01$）。他们还发现 30℃低温还能显著减少颅脑伤动物伤后大脑半球神经元变性坏死的量。颅脑伤后开始低温治疗能显著减轻脑损伤动物伤后脑组织病理形态损害程度。1993 年美国匹兹堡大学医学中心研究人员采用重量打击法致颅脑伤模型，观察伤后 10 分钟开始 32℃低温治疗对颅脑伤动物伤后病理形态的影响，也发现颅脑伤后采用 32℃低温能明显减少颅脑伤动物脑组织坏死灶范围。近几年大量实验研究结果表明，30 ～ 33℃亚低温对多种实验性颅脑伤模型（液压颅脑伤、重量打击、硬脑膜外气囊加压颅内高压等）都具有显著的保护作用。亚低温的作用包括，能显著降低脑外伤动物病死率、促进脑损伤后运动神经功能恢复、防止继发性颅内高压形成、减轻颅脑伤后脑组织病理形态损害等。

第四节　亚低温治疗颅脑损伤患者的临床疗效

一、临床亚低温治疗方法

目前国内外临床亚低温治疗方法已比较规范。按人体部位降温分类可以分为全身降温和局部降温：按降温方法可以分为体表降温和血管内降温技术。头部局部体表降温方法通常难以使脑温降至亚低温水平，而全身体表降温方法比较可靠，理由是降温体表面积大，全身血液温度降低而使得脑温随之降低。患者躺在降温冰毯上，通过体表散热使中心体温和脑温降至所需温度，通常为 33 ～ 35℃。根据病情需要维持 2 ～ 14 天。由于患者在接受亚低温治疗和复温过程中可能会发生寒战，故在实施亚低温治疗时应使用适当剂量肌肉松弛剂和镇静剂以防寒战。临床通常使用的肌肉松弛剂和镇静剂为苯磺酸阿曲库铵（卡肌宁）、地西泮（安定）和盐酸氯丙嗪（冬眠宁）。常用剂量：①静脉推注苯磺酸阿曲库铵 25mg 或地西泮 10 ～ 20mg；② 500mL 生理盐水 + 苯磺酸阿曲库铵 200 ～ 400mg+ 盐酸氯丙嗪 100mg 静脉滴注，每小时 20 ～ 40mL；或采用 50mL 生理盐水 + 苯磺酸阿曲库铵 200 ～ 400mg+ 盐酸氯丙嗪 100mg，每小时 2 ～ 4mL 静脉注射。临床需要静脉柱塞泵控制速度，静脉滴注肌肉松弛剂和镇静剂速度和用量取决于患者的体温、血压、脉搏和肌肉松弛程度。若患者的体温已降至亚低温水平，血压和脉搏平稳，肌松状况良好，肌肉松弛剂和镇静剂速度和用量可减少。若患者的体温难以降至亚低温水平，患者躁动不安，应加大肌肉松弛剂和镇静剂速度和用量。特别值得注意的是，对于使用适当剂量肌肉松弛剂和镇静剂的患者，必须使用呼吸机，以防肌肉松弛剂和镇静剂所致的呼吸麻痹。另外，值得指出的是，大多数患者单独使用镇静剂无法有效控制寒战。近年来，国外开始推广血管内降温技术，优点是患者温度降低比较快，迅速得到亚低温治疗状态，有利于缩短亚低温有效治疗窗；缺点是设备和血管内降温导管昂贵、导管难以护理，一旦脱出，可导致严重后果和治疗中断。目前国内外临床病房中不推荐使用。

国内外有关亚低温治疗的最佳时机（伤后越早越好，伤后 12 小时内）和最佳温度（32 ～ 35℃）的意见比较一致，但有关亚低温治疗时程仍有争议。欧美国家基本采用 24 ～ 48 小时短时程亚低温方法，他们认为短时程亚低温可以减少肺部并发症的发生；日本低温学者 Hayashi 一律采用 7 ～ 14 天长时程亚低温治疗重型颅脑损伤患者。我国则主张根据颅脑损伤患者颅内压和脑损伤程度，采用不同的亚低温治疗时程 3 ～ 14 天。因为亚低温治疗时程应该取决于患者脑水肿和脑挫裂伤程度、颅内高压持续时间和下丘脑损伤程度。若脑水肿和脑挫裂伤严重、颅内高压持续时间长、下丘脑损伤程度严重，亚低温治疗时间必须长这类患者亚低温治疗时间太短会造成颅内压反跳现象；相反，若脑水肿和脑挫裂伤相对较轻、颅内高压持续时间短、下丘脑损伤程度较轻，亚低温治疗时程应该缩短，从而减少长时间亚低温治疗可能导致的不良反应。近年来，我国的观点逐步得到国内外临床医生的支持。

有关亚低温治疗窗问题，目前大多数学者认为亚低温治疗在伤后越早越好，通常认为在伤后 12 小时内实施。有学者则认为伤后 6 小时以内才有效。但对于严重脑挫裂伤恶性颅内高压患者，在大骨瓣减压术后和大剂量甘露醇脱水无效情况下，尽管伤后时间 >24 小时，加用亚低温治疗仍有较好的降低颅内高压的作用，

二、亚低温治疗的临床疗效

20 世纪 90 年代，美国、欧洲、日本和我国神经外科相继开展了 30 ～ 35℃亚低温治疗重型颅脑伤的前咋性临床研究，大多数临床研究结果令人满意。

1993 年，日本大阪大学医学院医师等将 33 例重型颅脑伤（GCS ≤ 8 分）伴颅内高压患者随机分成两组进行临床前瞻性研究。第 1 组 16 例患者采用 34℃低温治疗：第 2 组 17 例患者维持正常体温作为对照组。临床结果表明，34℃低温能显著降低伤后颅内高压（平均 10.5mmHg），升高脑灌注压（平均 10.5mmHg）；低温还能显著提高重型颅脑伤患者的生存率，正常脑温颅脑伤患者生存率仅为 18%，而 34℃低温治疗颅脑伤患者生存率为 50%。2001 年，他们将 91 例重型颅脑伤（GCS ≤ 8 分）不伴有颅内高压（3.3mmHg）患者随机分成两组进行临床前瞻性研究。第 1 组 45 例患者采用 33.5 ～ 34.5℃（48 小时）亚低温治疗：第 2 组 46 例患者维持正常体温作为对照组。临床结果表明，33.5 ～ 34.5℃亚低温不能显著提高重型颅脑伤患者的生存率，他们认为亚低温仅能用于重型颅脑伤（GCS<8 分）伴颅内高压患者。

1993 年，美国得克萨斯大学休斯敦医学中心 Clifton 医生对 46 例重型闭合型颅脑伤患者进行前鹏性临床研究。46 例患者被随机分为两组，24 例患者为低温治疗组（体温 32 ～ 33℃），另 22 例患者为正常体温对照组（体温 36 ～ 37℃）。46 例重型颅脑伤患者均在伤后 6 小时之内入院并开始降温治疗。采用冰毯全身降温使体温降至 32 ～ 33℃，维持 48 小时左右。低温治疗和复温过程中使用适当剂量肌肉松弛剂和镇静剂以防患者发生寒额。3 个月的临床随访结果表明，经 32 ～ 33℃低温治疗的重型颅脑伤患者恢复良好率为 52.2%，而正常体温颅脑伤患者恢复良好率仅为 36.4%，表明亚低温对重型颅脑伤有显著的治疗效果。他们还发现经亚低温治疗的颅脑伤患者伤后癫痫发生率（0/24）明显低于正常体温颅脑伤患者（5/22）（$P<0.01$）。32 ～ 33℃亚低温治疗未发生任何严重并发症。最近由 Clifton 牵头组织的 9 个医学中心亚低温治疗（32 ～ 33℃，24 ～ 48 小时）392 例重型颅脑损伤患者前瞻性随机临床研究结果已发表，结果表明亚低温治疗能显著提高 GCS 6 ～ 8 分、年龄 <45 岁、伤后 6 小时内达到亚低温水平患者的治疗效果，而其他经亚低温治疗的重型颅脑损伤患者则无效。另

外，在参加该项研究的 9 个医学中心中，3 个最早开始研究的医学中心都发现亚低温治疗有效，而其他 6 个后参加的医学中心则无效，总体研究结果发现亚低温不能明显改善重型颅脑损伤患者的疗效，其主要原因可能与亚低温治疗时程太短、开始亚低温治疗的时间晚（伤后 6 小时以上）等因素有关。2002 年，Clifton 又将多中心临床研究资料做进一步分析研究发现：①伤后早期入院时患者的体温状态与亚低温治疗效果有密切相关，56 例入院时（<6 小时）体温已降至 33 ～ 34℃的患者随机分为亚低温治疗组和常温组，亚低温组患者预后良好率较常温组提高 12.6%；102 例入院时（<6 小时）体温 34 ～ 35℃的患者随机分为亚低温治疗组和常温组，亚低温组患者预后良好率较常温组提高 17.2%；196 例入院时（<6 小时）体温 35 ～ 36℃的患者随机分为亚低温治疗组和常温组，亚低温组患者预后良好率较常温组提高 0.7%（$P<0.05$）。说明伤后尽早（<6 小时）使患者处于 35℃以下的亚低温状态能有效提高亚低温治疗的效果。②伤后早期入院时体温已达到 <35℃亚低温状态，但随机分组为常温组，只好将这类患者体温加温升至 37℃正常温度，他们的病死率和中残率较其他常温组患者增加 26%（$P<0.01$）。说明伤后早期处于亚低温状态的患者不能复温，早期复温会加重脑损害，增加死残率。③患者年龄与亚低温治疗效果密切相关。<45 岁的 81 例亚低温治疗的重型颅脑损伤患者的死残率较其他年龄组重型颅脑损伤患者降低 24%（$P<0.05$）。④ >45 岁重型颅脑损伤患者实施亚低温治疗会增加患者并发症发生率。

1996 年，德国雷根斯堡医院医师报道 10 例特重型颅脑伤患者采用 32 ～ 33℃亚低温治疗结果。10 例特重型颅脑伤患者中，GCS3 分 7 例，GCS4 分 2 例，GCS6 分 1 例。所有特重型颅脑伤患者均在伤后 6 ～ 23 小时开始亚低温治疗，3 小时内使脑温降至 32 ～ 33℃持续 23 ～ 26 小时。结果表明，32 ～ 33℃亚低温治疗能有效地减低颅内高压，降低脑氧耗量，明显提高特重型颅脑伤患者的治疗效果；10 例患者中，7 例恢复良好，1 例重残，2 例死亡。

1997 年，美国匹兹堡大学医学院医生将 82 例重型颅脑伤患者（CGS3 ～ 7 分）随机分为两组做前瞻性临床研究。一组 40 例重型颅脑伤患者采用 32 ～ 33℃低温治疗，另一组 42 例重型颅脑伤患者维持正常体温作为对照组。所有低温治疗的重型颅脑伤患者均在伤后 10 小时内入院，且立即开始低温治疗，使脑温降至 32 ～ 33℃，持续 24 小时左右。结果表明，32 ～ 33℃低温治疗能有效地减轻重型颅脑伤患者伤后颅内高压，提高重型颅脑伤患者治疗效果。伤后 1 年随访结果表明，亚低温治疗组颅脑伤患者恢复良好率为 61.0%，正常体温颅脑伤患者恢复良好率为 38.0%，$P<0.05$），而且经亚低温治疗的患者未发生严重合并症。

2000 年，日本大学医学院报道采用 7 ～ 14 天长时程 32 ～ 33℃亚低温治疗 99 例特重型颅脑伤脑疝患者（GCS<6 分）。另取 64 例特重型颅脑伤患者作常温对照组。临床研究证明 99 例患者亚低温对照组恢复良好率 42.0%，而 65 例常温组患者恢复良好率仅

为 17.0%；亚低温组病死率为 45.0%，常温组病死率为 63.0%（$P<0.05$）。充分证明亚低温对特重型颅脑损伤有显著治疗效果。

2002 年，美国弗吉利亚大学医学院报道 58 例重型颅脑损伤合并恶性颅内高压、经常规方法治疗无效的患者，分别采用亚低温和常温治疗。研究结果发现亚低温治疗不但能显著降低颅内压、改善脑血流，而且能提高治疗效果。亚低温治疗患者恢复良好率和中残率为 51.7%，而常温组为 37.5%；亚低温治疗患者病死率为 17.2%，而常温组为 54.6%。

2000 年，笔者通过 87 例重型颅脑伤患者亚低温治疗对照研究发现，亚低温治疗患者病死率为 25.58%（11/43），对照组为 45.45%（20/44，$P<0.05$）：亚低温治疗患者恢复良好率为 46.51%（20/43），对照组为 27.27%（12/44，$P<0.05$）。说明 33 ～ 35℃亚低温能显善改善重型颅脑伤患者的预后。我们还发现亚低温能显著降低颅内高压，近年来笔者临床应用研究证明亚低温能有效提高 GCS 3 分特重型颅脑伤患者的生存率。2006 年，针对不同亚低温时程治疗重型领脑损伤患者的疗效和并发症进行临床前瞻性研究，发现长时程（5 天）亚低温的疗效明显优于短时程（2 天），并发症无显著性差异。

天津环湖医院报道已采用亚低温治疗 396 例重型颅脑伤患者，临床研究结果表明，亚低温治疗能显著降低患者病死率、增加恢复良好率，亚低温对改善重型领脑伤患者预后有肯定的疗效。

2001 年《新英格兰医学杂志》发表美国 Clifton 牵头组织的 11 个医学中心亚低温治疗（32 ～ 33℃，24 ～ 48 小时）392 例重型颅脑损伤患者前瞻性随机临床研究结果。结果发现亚低温不能提高重型颅脑损伤患者的疗效。亚低温治疗仅能显著提高 GCS 6 ～ 8 分、年龄 <45 岁、伤后 6 小时内达到亚低温水平患者的治疗效果，而对其他经亚低温治疗的重型颅脑损伤患者无效。但是，他们自己分析其原因，认为主要是由于亚低温开始较晚、亚低温时程短（<48 小时）、高龄患者的并发症多等。进一步分析发现参加亚低温多中心临床研究的 11 个医疗单位疗效不一。

2008 年《柳叶刀》发表文章客观分析了目前全世界亚低温治疗颅脑损伤的效果。绝大多数报道亚低温治疗有效。分析各国亚低温治疗颅脑损伤患者的方法差异很大，如亚低温治疗窗（6 小时？ 12 小时？ 24 小时？）、亚低温持续治疗时程（<48 小时？ >48 小时？ 更长时程？）、亚低温复温速率（快速复温？ 慢速复温？）、亚低温降温方法（头部局部降温？ 全身降温？ 血管内降温？）等，至今无统一标准和方法，通过签节分析发现 >48 小时长时程亚低温是正确合理的，并且被列入 2007 年出版的美国《重型颅脑损伤救治指南（第 3 版）》，作为 III 级推荐用于治疗重型颅脑损伤患者。

2015 年，欧洲多中心临床研究采用短时程（48 小时）低温治疗组与常温加甘露醇脱水治疗组进行前瞻性对照研究，结果显示低温不能改善置型颅脑损伤颅高压患者预后，具有降低颅内压的作用。

2018 年，澳大利亚报道低温治疗重型颅脑损伤多中心临床前瞻性随机对照研究结果，研究发现低温不能改善重型颅脑损伤患者预后。但是，参加多中心临床研究的常温组和低温组患者的颅内压在正常范围，仅 30% 左右用去骨瓣减压术。低温治疗的指证应该是恶性颅高压患者。

2017 年，全球低温临床研究 Meta 分析结果表明，低退治疗时程与临床疗效或具有显善相关性。5 个低温维持 24 小时短时程临床随机对照试验 RCD 研究无效（=282）9 个低温维持 48 小时短时程临床 RCT 研究也无效（m=1069）、>72 小时的 9 个长时程临床 RCT 研究（=714）低温治疗有效。由于重型颅脑损伤患者脑挫裂伤水肿导致的颅内高压通常持续 1 周或更长时间，短时程低温会导致颅内压反跳、增加死残率。所以，长时程低温比较合理。

2021 年，由上海交通大学医学院附属仁济医院江基尧教授的牵头组织、国内 14 家医院颅脑创伤中心参加，历时 8 年的临床循证医学研究。该研究是从 2946 例急性性颅脑创伤患者中，筛选出符合研究条件的 302 例重型颅脑创伤病例。将 302 例患者随机分为长时程亚低温组 35℃左右，5 天）或常温组（37℃）。随访 6 个月患者预后、颅内压、并发症、住院时间等重要指标。研究结果显示：长时程亚低温治疗组预后良好率为 58.69%，常温组为 48.12%（P=0.081）。进一步研究发现：长时程亚低温能显著提高颅内压 >30mmHg 重型颅脑创伤患者预后良好率，亚低温组为 60.82%，常温组为 42.71%（P=0.018）。该发现结果表明：35℃长时程低温治疗能够显著提高恶性颅高压重型颅脑创伤患者生存率和生存质量，但并不能显著改善所有重型颅脑创伤预后。另外，5 天 35℃长时程低温治疗不增加严重并发症。

低温治疗是“双刃剑”。长时程低退可能导致肺部并发症、胃肠功能紊乱、电解质紊乱及凝血功能障碍等。如何防治严重并发症是提高长时程低温疗效的关键。不同医院的医护水平决定了低温疗效的成败美国多中心低温临床研究出现了同样问题，低温治疗病例数多的医院疗效稳定，而低温治疗少的医院治疗结果差异很大，导致整个研究结果无效。中国多中心研究初步中期分析得出同样的研究结论。所以，加强低温治疗医护团队建设、提高神经外科重症监护病房（NICU）医护水平、有效防治并发症才能取得应有的治疗效果。

第五节　亚低温脑保护的主要机制

亚低温脑保护的确切机制尚不十分清楚，可能包括以下几个方面：①降低脑组织氨耗量，减少脑组织乳酸堆积；②保护血 - 脑屏障，减轻脑水肿；③抑制乙酰胆碱、儿茶酚胺及兴奋性氢基酸等内源性毒性物质对脑细胞的损害作用；④减少钙离子内流，阻断钙对神经元的毒性作用；⑤减少脑细胞结构蛋白破坏，促进脑细胞结构和功能修复；⑥减轻弥漫性轴索损伤。

一、降低脑组织氧耗量，减少脑组织乳酸堆积

长期以来学者一直认为，低温脑保护的机制可能主要是降低秸损伤后脑细胞的氧耗量，减少乳酸堆积。29℃低温能显著减少脑缺血缺氧动物脑组织中乳酸含量，能使脑组织 ATP 能量维持在正常范围，脑缺血后局部脑组织对葡萄糖利用率出现明显障碍，30℃低温则能促进全脑葡萄糖代谢率（CMRGIU）恢复。近年来，还有学者通过“P 磁共振光”分析技术动态测定脑损伤后脑组织 pH 值，结果发现 31 ～ 35℃低温能明显促进脑损伤后脑组织 pH 值恢复到正常范围，提示亚低温能减轻脑损伤后脑组织酸中毒程度，日本大阪大学医学院医生对 16 例重型颅脑伤患者采用 34℃低温治疗，发现 34℃低温能明显降低颅脑伤后脑组织氧耗量。笔者采用脑微透析技术研究发现，30℃低温能显著降低液压脑挫裂伤区细胞外液乳酸含量。天津市神经外科研究所观察了 30 ～ 32℃重低温治疗的重型脑损伤患者脑能量代谢和脑组织氧含量变化，他们发现 30 ～ 32℃亚低温时脑能量代谢降至常温的 40%，而脑组织氧含量则处于正常水平。说明亚低温能减少脑能量耗能和氢耗量。最近有学者采用脑组织内直接置入氧含量测定光纤探头，研究发现亚低温治疗能使颅脑提伤后脑组织氧含量显著增加。而我们最近的动物实验研究发现亚低温治疗对颅脑损伤后脑组织氧含量无明显作用，但能县荞降低颅藕伤后脑组织酸中毒。

二、抑制高糖血症，减轻继发性脑损伤

颅脑伤或全身严重创伤患者由于应激反应、下丘脑垂体损害、交感神经兴奋等，会造成胰高血糖素分泌明显增加，胰岛素受体数降低，胰岛素分泌相对不足，继而造成血糖明显升高。血糖升高程度与伤情相平行，血糖升高越明显，残死率越高，特别是血高于 11mmol/L 的患者预后很差。另外，颅脑伤后早期血糖升高，随后逐渐下降者，预后较好；颅脑伤后早期血糖升高，后期仍持续高血糖不退者，预后极差。同时，由于脑组织缺血、缺氧，脑细胞仅能通过无氧酵解利用葡萄糖，造成脑细胞能量不足和乳酸堆积。高糖血症会进一步造成乳酸堆积，加重局部脑组织酸中毒，从面更进一步加重脑水肿和神经元损害。33℃亚低温能显著抑制颅脑损伤伤后高血糖，减轻因高血糖所致的继发性脑损密

三、保护血 - 脑屏障，减轻脑水肿

最近国外学者对亚低温对脑损伤后血 - 脑屏障的保护作用进行了较深入的研究。美国迈阿密大学医学院研究人员分别观察了 30℃、33℃、36℃和 39℃脑温对 4 条脑血

管（两侧颈总动脉和两侧椎动脉）结扎 20 分钟脑缺血动物血 - 脑屏障的影响，发现 36℃脑温脑缺血动物大脑半球血 - 脑屏障破坏明显：30 ～ 33℃低温治疗的血 - 脑屏障则完全正常：39℃高温脑缺血动物大脑半球、丘脑、海马和纹状体广泛性血 - 脑屏障破坏，较正常脑温脑缺血动物血 - 脑屏障破坏更严重。用电镜观察血 - 脑屏障超微结构变化，发现血 - 脑屏障破坏的超微结构特点主要有毛细血管内皮细胞香噬增加和内皮细胞紧密连接开放及受损内皮细胞渗透性增加等。笔者研究了 30℃低温对实验性颅脑损伤动物血 - 脑屏障的影响，也发现正常脑温动物伤后大脑半球、丘脑、海马等部位血 - 脑屏障破坏明显。30℃低温治疗动物伤后血 - 脑屏障几手完全正常。30℃低温能有效地抑制颅脑伤动物伤后急性高血压反应，并认为这可能是低温对血 - 脑屏障起保护作用的原因之一。1996 年，有学者研究发现伤前和伤后 30 分钟开始亚低温（33 ～ 35℃）治疗能显著减轻脑挫裂伤区血 - 脑屏障通透性。另外，30 ～ 31℃低温能明显减轻双侧颈总动脉结扎 40 分钟脑缺血动物脑水肿程度；30 ～ 31℃低温能明显降低脑缺血后脑组织花生四酸代谢产物白三烯 B4 含量，说明低温能有效地抑制脑损伤后花生四烯酸代谢反应，减少白三烯 B4 生成，继而抑制或阻断氧自由基产生，有效地减轻脑水肿程度。还有学者发现 29℃低温也能完全防止脑缺血缺氧动物脑水肿形成。

四、抑制内源性毒性产物对脑细胞的损害作用

众所周知，脑损伤会导致兴奋性氨基酸、乙酰胆碱、多巴胺、去甲肾上腺素和 5- 羟色胺等异常释放，这些内源性毒性产物会加重继发性脑细胞损害。近年来。大量实验研究发现，亚低温能有效地抑制脑缺血后内源性毒性产物生成和释放，从而有效地减轻继发性脑损伤发病过程。过多谷氨酸释放可能对脑组织神经元有很强的毒性作用，甘氨酸是调节谷氨酸作用于 N 甲基 -D- 天冬氨酸（NMDN）受体的必需辅助因子。目前研究已经证明 30 ～ 34℃低温能显著抑制脑损伤后谷氨酸和甘氨酸的生成释放。最近笔者研究发现 30℃低温能有效降低脑外伤后脑脊波中乙酰胆碱含量，减轻乙酰胆碱对脑神经元的毒性作用。此外，亚低温还能明显抑制脑损伤后脑组织多巴胺、去甲肾上腺素和 5- 羟色胺等单胺类物质生成和释放，从而有效地阻断这些毒性产物对神经细胞的损伤作用，一氧化氮通过介导谷氨酸 NMDA 受体毒性作用，抑制线粒体酶系统，抑制糖分解和 DNA 复制，催化自由基脂质过氧化反应等途径，加重继发性脑损害。亚低温能显著减少脑损伤后脑组织一氧化氦含量，从而发挥对脑神经元的保护作用。

五、减少钙离子内流，阻断钙对神经元的毒性作用

细胞内游离钙离子浓度过高会导致神经元坏死。日本学者采用微荧光测定法测定神经细胞内钙离子浓座，并观察不同温度（31 ～ 37℃）对缺氧后脑切片神经元内钙离

子浓度的影响，结果发现 31 ～ 33℃低温能显著抑制缺氧所造成的神经元钙离子内流，降低神经细胞内钙离子浓度。另外，有学者研究发现亚低温能使缺血性脑组织蛋白激酶 C 活力恢复至正常水平。邵白激酶 C 是一种钙、磷南依赖酶，对细胞内钙浓度、神经递质释放和基因表达都有重要的调节作用

六、减少脑细胞结构蛋白破坏，促进脑细胞结构和功能修复

脑损伤后脑细胞蛋白的合成明显降低，特别是重要的细胞结构蛋白微管相关蛋白 2（MAP2）含量也显著降低；进一步研究发现，30℃低温能有效地使脑损伤动物脑组织蛋白质合成以及 MAP2 含量恢复至正常水平，研究结果充分说明亚低温对脑损伤动物伤后脑神经细胞结构具有显著的保护作用。

七、减轻弥漫性轴索损伤

弥漫性轴索损伤是导致颅脑伤死残的主要病理基础，尤其是脑干网状上行激活系统轴索损伤是导致长时间昏迷的确切因素。最近研究发现，亚低温治疗能显著减少脑外伤后弥漫性轴索损伤程度，为亚低温治疗颅脑伤提供了有力的病理形态学证据。采用亚低温治疗大鼠自由落体颅脑投伤模型，结果表明伤后弥湿性轴索损伤发生大约减少 50%。另外一组实验研究发环单纯采用亚低温治疗使得弥漫性轴索损伤发生减少 55%，单纯使用 21 氨基类固醇（U74389G）使得弥漫性轴索损伤发生减少 35%，采用亚低温 +21 氨基类因醇（U74389G）联合治疗使得弥漫性轴索损伤发生减少 48%，说明亚低温与某些药物合用不增加疗效。

八、减少神经元凋亡

颅脑损伤后神经元凋亡是造成患者死残的原因，笔者采用侧方液压冲击装置，建立大鼠中度脑损伤亚低温干预模型，SD 大鼠随机分为 3 组（每组 n=60）：假损伤组，损伤常温（37±0.3℃）组和损伤亚低（32.5±0.5℃）组。通过运用 TdT 介导的 dUTP 缺口末瑞标记（TUNEL）和 4'.6- 二脒基 -2- 苯基吲哚（DAP0 技术来分析海马 CA1 区神经元凋亡细胞数量变化，同时结合反转录聚合酶链反应（RT-PCR）和 Western 印迹技术来检测凋亡标志蛋白胱天蛋白酶 -3 在基因和蛋白水平的表达变化。以探讨亚低温干预颅脑损伤对海马 CA1 区神经元凋亡的影响。研究发现颅脑损伤后 24 小时，TUNEL 和 DAPI 染色结果显示损伤常温组凋亡指数分别为 28.80%±2.60% 和 32.10%±1.40%，而损伤亚低温组明显减少仅为 14.30%±2.7096 和 18.40%±2.10%（$P<0.01$）。实时荧光定量 R-PCR 和 Western 印迹结果显示损伤常温组胱天蛋白酶 -3 表达分别为 210.20%±5.30% 和 170.30%±4.8096，而亚低温干预组为 165.10%±3.70% 和 130.60%±4.109（$P<0.01$）。颅脑提伤后 72 小时，TUNEL 和 DAPI 染色结果显示损伤常温组洞亡指数分别为

20.80%±2.50% 和 25.50%±1.80%，而损伤亚低组明显减少仅为 10.20%±2.60% 和 15.50%±2.109（$P<0.01$）。实时荧光定量 RT-PCR 和 Western 印迹结果显示损伤常温组胱天蛋白酶 -3 表达分别为 186.20%6±6.20% 和 142.30% 主 5.10%，而亚低温干预组为 152.10%±3.60% 和 120.60%±3.90%（$P<0.01$）创伤性颅脑损伤能够导致损伤同侧海马 CA1 区凋亡细胞和凋亡标志蛋白胱天蛋白酶 -3 明显增加，而创伤后 4 小时的亚低温干预治疗则能显著减弱这种上调作用。进一步研究发现损伤同侧海马基质金属蛋白酶 MMMP-9 和组织金属蛋白抑制药（TIMP）-3 的表达在损伤常温组较假损伤组明显增加（$P<0.01$），而亚低温治疗能够明显抑制这种增加作用。根据实时荧光定量 RT-PCR 和 Western 印迹结果显示，亚低温组 MMP-9 和 TIMP-3 在基因水平的高峰表达分别为常温组的 72.38%±3.51% 和 69.83%±4.3%（$P<0.01$）：在蛋白质水平的表达分别为常温姐的 46.03%±1.40% 和 72.83%±5.50%（$P<0.01$）。研究证实了液压冲击损伤能够导致损伤同侧海马 MMP-9 和 TIMP-3 在基因和蛋白质水平表达上调，而亚低温的干预治疗能够明显抑制该作用。说明亚低温治疗的脑保护作用是包括抑制 MMP-9 参与的“失巢凋亡”在内的针对多靶点，多途径和多机制的抑制细胞凋亡的治疗方法。揭示了亚低温启动内源性神经保护并从源头上阻断凋亡进程的分子基础及起效机制。从而为颅脑损伤治疗开创新的治疗靶点提供了理论基础。

九、减少神经元自噬

关于低温对颅脑损伤大脑皮质及海马 CA1 区的神经元凋亡及自噬的变化，笔者采用大鼠液压冲击伤常温及亚低退模型，随机分 3 组：假损伤常温组，脑损伤常温组，脑损伤亚低温组。在致伤后 6 小时和 24 小时处死大鼠。运用 TUNEL 分析皮质及海马 CA1 区神经细胞死亡指数的变化，同时使用免疫荧光技术和 Western 印迹技术对凋亡相关蛋白胱天蛋白酶 -3 及自成相关蛋白，包括轻链 LC3 及 Beclin-1 进行测定并使用免疫荧光双标技术对自噬的表达进行细胞定位，同时使用电镜对自噬体的数量进行观察。研究结果显示，假损伤常温姐大鼠未见明显神经元凋亡及自噬性改变。致伤后 6 小时及 24 小时 TUNEL 结果显示液压颅脑损伤能够引起换伤周围大脑皮质及海马 CA1 区明显的细胞凋亡指数增加，而亚低温能够抑制细胞凋亡；使用 Western 印迹技术检测损伤周围胱天蛋白酶 -3，结果显示胱天蛋白酶 -3 在脑外伤之后明显上调，而亚低温能够抑制其上调；使用 Western 印迹技术检测损伤周围区域自噬相关蛋自 LC3 及 Beclin-1，结果显示 LC3 及 Beclin-1 在外伤后明显上调，而亚低温之后此种上调趋势更加明显；电镜显示自噬体的数目在颅脑外伤之后明显增加，而亚低温之后增加更为明显，细胞定位显示自噬相关蛋白 LC3 及 Beclin-1 在神经元及神经胶质细胞上均有表达。

结论：大鼠中度液压损伤后损伤周围区域大脑皮质及海马 CA1 区凋亡增加，自噬亦同时增加；亚低温干预能够明显减少大脑皮质及海马区域内神经细胞凋亡，同时能够增加自噬相关蛋白的表达。进一步研究发现脑室内注射 3- 甲基腺嘌呤（B-MA）能够明显上调皮质及海马区细胞凋亡指数；使用 Western 印迹发现致伤前脑室内注射 3-MA 能够使 LC3、Beclin-1 及 Bc1-2 蛋白表达水平明显降低，而 Bax 蛋白表达水平明显升高；Beclin-1/Bc1-2 比值明显降低，Bc1-2/Bax 比值降低，电镜显示自噬体数目明显降低。水迷宫及行走实验提示脑室内注入 3-MA 之后能显著增加大鼠的神经行为学功能障碍。研究表明自噬增加可能为亚低温脑保护机制之一，其可能的机制是自噬对凋亡的负性调节作用。

十、神经元树突及棘突的保护作用

为了探究亚低温在重型颅脑损伤后对小鼠损伤侧皮质及海马神经元树突及棘实的保护作用，笔者采用第一部分实验成功建立的小鼠控制性脑皮质撞击重型颅脑损伤常温及亚低温模型，维性成年 THY1-GFP 转基因小鼠 150 只，随机分为假损伤组（=50）、颅脑损伤常温组（=50）、颅脑损伤低温组（=50）。各实验组分别有 20 只小鼠在颅脑损伤后 1 天及 7 天灌注取脑，余 10 只小鼠进行转棒实验及水迷宫实验。笔者通过荧光显微镜观察损伤侧皮质第 V/V 层及海马区域神经元树突及棘突的变化，同时使用免疫印迹技术检剩损伤侧皮质及海马区域突触蛋白的组织含量。转棒实验及水迷宫实验检测小鼠的运动功能及学习记忆功能。研究发现亚低温在重型颅脑损伤后 1 天及 7 天对损伤侧皮质第 V/V 层及海马区域神经元树突及棘突起保护作用。行为学实验显示亚低温能够明显改善小鼠的运动功能及学习记忆功能。进一步研究发现，脑源性神经营养因子（BDNF）特异性抑制剂 K252a 可明显抑制重型颅脑外伤后亚低温在损伤后 1 天对损伤周围区皮质第 V/V1 层神经元树突及棘突的保护作用，免疫印迹结果显示亚低温可明显升高重型颅脑损伤后 1 天及 7 天损伤侧皮质及海马区域 BDNF 的蛋白表达量，重型颅脑损伤后 1 天 K252a 可明显抑制损伤周围区皮质 BDNF、磷酸化酪氨酸激酶 B（pTrkB）以及突触蛋白 GluR1、PSD-95 的组织含量。笔者研究还发现重型颅脑外伤后亚低温可在损伤后激活 BDNF/TrKB 下游 PI3K/Akt 通路，促进 Akt 的活化，对损伤侧皮质树突及棘突起保护作用。脑室内给予 P3K 的特异性抑制剂 LY294002 可抑制亚低温在重型颅脑外伤 1 天后对小鼠损伤侧皮质树突及棘突的保护作用。

笔者采用原代神经元牵张损伤模型。研究发现损伤常温组较损伤低温组树突及轴突结构断裂明显神经元 TUNEL 阳性率升高。活细胞工作站动态观察免疫荧光及免疫印迹实验显示神经元损伤后亚低温促进损伤神经元神经突生长及生长相关蛋白 43（GAP43）表达，且敲低损伤神经元细胞因子信号传送阻抑物 3（SOCS3）表达可促进损伤神经元神经突生长及 GAP43 表达。大鼠重型颅脑损伤后 7 天大体形态学观察及 HE 染色见常温损伤组皮质出血、水肿、缺损，亚低温损伤组程度较轻。免疫组化显示常温损伤组淀粉样前体蛋白（APP）阳性细胞数明显多于亚低温损伤组。横梁行走和水迷宫实验表明亚低温改善损伤后大鼠运动功能和学习记忆力。免疫荧光和免疫印迹显示亚低温促进损伤区 GAP43 表达，抑制 SOCS3 表达。芯片筛查发现损伤侧海马区 SOCS3mRNA 升高。RT-PCR 显示亚低温抑制损伤区 SOCS3mRNA 表达：研究结果表明亚低温明显缓解神经元牵张损伤后形态异常，抑制损伤神经元凋亡率。亚低温明显促进损伤神经元及牵张损伤神经元神经突的再生及 GAP43 表达，并促进大鼠损伤区皮质 GAP43 表达。低温保护机制可能与低温降低损伤神经元 SOCS3 有关。

十一、调控颅脑损伤后脑神经元基因和蛋白质表达

笔者通过液压颅脑损伤模型，研究亚低温对创伤性颅脑损伤大鼠海马影响的差异表达基因。采用 Affymetrix 大鼠全基因组芯片检测两组动物海马基因表达的变化，获取差异表达基因，结果筛选出显养性差异表达基因共有 133 个，其中上调 57 个、下调 76 个（$P<0.01$）。重低温对颅脑损伤大鼠海马基因表达有明显影响，这些差异表达基因可能与亚低温脑保护作用相关。

笔者通过液压颅脑损伤模型，研究亚低温对创伤性颅脑损伤大鼠海马影响的差异蛋白质表达。通过差异凝胶电泳（DIGE）、分离蛋白，获得蛋白质分离图谱，应用 Typhoon 9400 激光扫仪、DeCyder 差异分析软件图像分析，获得差异蛋白点的表达信息。然后通过胶内酶切、抽提酶解肽段、MALDITOF/TOF 质谱分析差异的蛋白质点。应用 Mascot 搜索引擎，检索 NCBInr20070425（4874565sequences；1684337227residues）蛋白库数据库，鉴定出差异蛋自质。通过 DIGE 及 DeCyder5.0 软件分析，总共有 1289-1382（平均 1357 蛋白质点，发现比率值大于 15 有差异蛋白质考染点 17 个，未发现明显的“有或无”的蛋白点。对 17 个蛋白质考染点进行质请鉴定，鉴定出 17 个蛋白质点，其数据库检索值具有统计学意义（$P<0.05$）。14 个蛋白质点有 PMF 可信投库结果及有 TOF-TOF 可信搜库结果共鉴定出 14 个蛋白质，2 个为同一种蛋白，实际差异蛋白数为 13 个。其中上调的蛋白质 10 个，下调的 3 个。液压脑损伤后亚低温组表达上调的蛋白质有神经微丝、轻链多肽、二氧嘧啶酶样蛋白 -2、含 SDA1 城蛋白 1、突触蛋白Ⅱ，亚型 1、烯醇化酶 1，预测蛋白 KRAB（Kruppel-associatedbox）结构域相关蛋白、3- 羟基异丁酸脱氢酶、谷胱甘肽硫转移酶 k1、突触体相关蛋白 -25b（SNAP-25b）。表达下调的蛋白质有微管蛋白、脂酰辅酶 A 水解酶、沉默信息调节因子。笔者通过双向电泳和质谱鉴定，鉴定出了 13 个差异蛋白质，这些蛋白质中即有作用相对明确与亚低温脑保护作用有关的蛋白质，如细胞骨架相关蛋白、铂突功能相关蛋白、参与细胞能量代谢的酶等，为亚低温脑保护的机制研究及临床应用提供了依据。

第六节　前景与展望

全世界关于亚低温治疗颅脑损伤的临床效果仍然存在较大争议。分析各国亚低温治疗颅脑损伤患者的方法差异很大，如亚低温治疗窗（6 小时？12 小时？24 小时？）、亚低温持续治疗时程（<48 小时？>48 小时？更长时释？）、亚低温复温速率（快速复温？慢速复温？）、亚低温降温方法（头部局部降温？全身降温？血管内降温？）等，至今无统一样准和方法。Meta 分析发现 >72 小时长时程亚低温比较合理。但目前仍存在几方面问题：①临床大多数患者在使用半导体降温毯 + 肌松冬眠合剂 + 呼吸和辅助呼吸的情况下才能达到亚低温治疗水平，但由于仪器比较贵重，医疗护理技术要求高，仅适合有条件大医院推广使用，难以向中小医院推广。②由于患者使用肌肉松弛冬眠合剂和呼吸机辅助呼吸。加强呼吸道管理、保持呼吸道通畅、防治肺部并发症十分重要。③有关亚低温治疗时程仍有争议，欧美国家主张 24 ～ 48 小时短时程、日本则主张 1 ～ 2 周长时程重低温治疗。我国认为亚低温治疗时间通常维持在 3 ～ 14 天，但应根据每个患者病情决定，对于严重脑水肿和重度颅内高压的患者，亚低温时间要长；而对于脑水肿和颅内高压不十分严置的患者，亚低温时间相对要短。④低温治疗是“双刃剑”长时程低温可能导致的肺部并发症、胃肠功能紊乱、电解质紊乱及凝血功能障碍等。如何防治严重并发症是提高长时程低温疗效的关键。不同医院的医护水平决定了低温疗效的成败。所以，加强低温治疗医护团队建设、提高 NICU 医护水平、有效防治并发症才能取得应有的治疗效果。

（王慧敏、戴吉）

第十五章

多发伤患者中颅脑创伤的处理

多发伤为同一伤因致人体同时或相继遭受两个以上解剖部位或脏器的严重损伤，即使这些创伤单独存在，也属于较严重的创伤。1994 年全国首届多发伤学术会议上，学者们建议将多发伤的命名如下：多发伤是指单一因素造成的 2 个或 2 个以上解剖部位（根据 AIS-90 版所指的 9 个部位的损伤，其严重程度则视其 ISS 值而定，凡 ISS>16 者定为严重多发伤。单一解剖部位的多处损伤则不应使用“多发伤”一词，必须冠以解剖部位命名，如“腹部多脏器伤”，“多发骨关节损伤”等。

第一节　概述

一、流行病学

多发伤是平时和战时均很常见的一种创伤，伤情大都很严重；休克发生率高，死亡率也较高，救治过程中易发生低氧血症，中后期易发生感染和脏器功能紊乱，治疗难度大。其中多发伤合并颅脑伤的发生率约在 60% 以上，死亡率高达 35% ～ 40%，而单纯颅脑伤死亡率仅为 10%，不含颅脑伤的多发伤死亡率为 20%。伴有颅脑伤的多发伤，其休克发生率高达 26% ～ 68%，而单纯颅脑伤仅为 2% ～ 3%。国内文献报道，多发伤合并颅脑创伤发生率在 30% 以上，其中颅脑创伤合并胸部创伤占 35% ～ 42%、合并腹部创伤占 10% ～ 16.7%、骨关节创伤占 37% ～ 45%、颌面部创伤为 5% ～ 10%。

合并颅脑创伤的多发伤有以下几个特点。

（1）致伤因素复杂，多为暴力伤，包括交通伤、高处坠落伤、砸压伤等。

（2）伤情复杂、病情变化快，可快速恶化，存在“多变、易变、突变”的规律。

（3）受伤早期休克发生率高、死亡率高。

（4）损伤涉及中枢及周围系统，二者互相影响，治疗难度大，中后期并发症多，致残率高。

二、多发伤患者合并颅脑创伤的处理原则

颅脑创伤合并多发伤患者受伤部位多、伤情复杂、存在“多变、易变、突变”的特点，病情迅速多变，可突然发生，快速恶化；加上创伤应激易导致继发性损害，如处理不及时或不当会危及患者生命或致残。重型颅脑创伤合并多发伤的患者，多处于昏迷状态，无法提供主诉症状，颅脑创伤和其他部位的症状临床表现可能互相掩盖，导致病情判断困难。因此，合并颅脑创伤的多发伤需综合分析病情，快速、准确诊断，分清疾病的主要矛盾和次要矛盾并及时处理与治疗；在合并颅脑创伤的多发伤诊疗过程中“既要顾及严重威胁生命中枢的颅脑伤，同时也要兼顾其他部位的多发伤及由此而带来的全身情况改变”。

合并颅脑创伤的多发伤处理须遵循以下原则。

（一）早期诊断，避免漏诊或延迟诊断

对致伤外力大、伤情复杂或不能提供详细病史的颅脑创伤患者，均要想到可能存在其他部位的多发伤。不能只关注一处的临床表现，而忽视全身的体检及影像学检查。对于清醒患者，全面而有重点地采集病史、查体，结合影像学检查初步判断是否存在颅脑创伤以外的损伤；对存在意识障碍的患者，要根据旁观者的描述采集病史，进行全面、快速的体格检查，综合分析受伤机制、着力部位，进行伤情评估并判断可能的损伤部位。怀疑其他部位损伤的患者，可对相应部位进行CT扫描或B超检查，以提高诊断准确率，防止漏诊。动态监测患者生命体征、意识、瞳孔的变化，如有改变，需分析病情变化的原因，怀疑颅脑或其他脏器出血进展的必须立即复查以明确诊断。

（二）保持呼吸道通畅、维持生命体征平稳

积极清理呼吸道，维持呼吸道通畅，多发伤患者如有误吸、血氧饱和度下降或已经发生脑疝，需立即行气管插管，根据自主呼吸情况及血气分析结果决定是否行机械通气，以维持全身的供氧。密切监测患者生命体征和血氧饱和度、血气分析，避免发生低血压、低氧血症和酸碱平衡紊乱。低血压、低氧血症明显影响脑代谢，并造成细胞性脑水肿，形成弥漫性脑肿胀。及时纠正可能存在的失血性休克。在休克后1小时内，如果出血得到控制，维持血压相对稳定和体内良好的灌注，大多数创伤患者可以存活。多发伤引起的失血性休克应立即进行液体复苏，尽快提升血压，对因活动性出血引起失血休克的患者，在手术彻底止血前给予少量的平衡液维持机体基本需要，在手术彻底处理后再进行足量液体复苏。避免补液速度过快过多而导致肺水肿，因此尽量监测中心静脉压，以指导补液速度。

（三）按伤情轻重缓急进行治疗

合并颅脑创伤的多发性创伤患者多半遭受巨大的外力打击，伤情重；不同损伤器官的生理扰乱可以互相影响，创伤反应重，患者随时都有生命危险。必须采取有效措

施，做好现场急救、输送、抗休克、复苏等治疗，按伤情的轻重缓急，优先处理危及生命的损伤。

（四）围术期治疗

合并颅脑创伤的多发伤患者围术期治疗至为关键。术前掌握抗休克与脱水降颅压的平衡。在休克纠正、维持良好灌注压的同时应用脱水药物，降低颅内压力。术后维持血压平稳，纠正低氧血症，预防再出血，维持水电解质平衡，纠正酸碱平衡紊乱。术后及时进行肠内或肠外营养支持，恢复肠道屏障功能，防止细菌移位，促进创伤愈合，预防应激性溃疡、深静脉血栓等并发症。

（五）病情稳定后及早进行康复治疗

现代观念认为，康复不是独立的过程，康复应和急症抢救同步开始，做好预防性康复，不仅可以促进受损功能的尽快恢复，还可以预防各种并发症的发生。

第二节　颅脑创伤合并骨与关节损伤

造成颅脑及骨与关节同时损伤需要强大的暴力，患者在很短时间内遭受重复暴力、冲击力和反作用力，临床上以交通伤，高空坠落伤、砸压伤多见。其特点是病情重、伤情复杂、开放骨折多、休克发生率高，并常有其他合并伤。李家文报道车祸所致 574 例颅脑创伤中合并有全身骨折的 216 例，占 37.6%。

一、颅脑创伤合并颈椎损伤

国外报道创伤性颅脑损伤合并颈椎损伤发生率为 4% ～ 8%，死亡率高达 45% ～ 56%。在 Ryan 等进行的一项大型回顾性分析中，颈椎损伤合并颅脑创伤的发生率为 40.2%，颅脑创伤合并颈椎损伤的发生率为 7.0%。国内有学者统计 1161 例高速公路颅脑创伤患者，合并颈椎损伤 57 例（4.91%）。中、高节段颈椎损伤可能直接影响膈肌功能，导致通气不足或呼吸困难；同时由于颈交感神经受累，引起低血压而加重颅脑创伤。Bunghole 等对 100 例因交通事故颅脑创伤死亡者尸检中发现颈椎损伤发生率高达 24%，表明伤势重是颅颈多发伤的危险因素。因此，重型颅脑创伤患者应同时行颈椎 CT 平扫，如明确有颈椎损伤，必须颈托保护；对伴有颅内血肿需急诊开颅的患者，术前麻醉应该用鼻插管，以避免口插管时颈部过伸，人为造成颈髓损伤。

颅脑创伤合并颈椎损伤的治疗有以下几个要点。

（1）维持呼吸道通畅。应及时清理口腔、气管误吸物，对重型颅脑创伤昏迷和上颈椎损伤导致呼吸功能障碍患者，早期行气管切开，以便于清除气管误吸物和排痰，改善脑部供氧，降低呼吸做功，防治肺部并发症和呼吸衰竭。

（2）急性期严格颈椎制动。早期观点认为颅骨牵引可防止进一步加重颈髓损伤，早期颅骨牵引有助于改善颈髓损伤的神经功能，尤其是继发性颈髓损伤。Albert 等通过临床试验证实早期手术干预对颈椎骨折伴脊髓损伤的患者有积极意义。Fehlings 等认为早期的脊髓减压手术能减少患者住重症监护室的时间及并发症，与延迟手术和保守治疗比较，更有利于受损脊髓功能的恢复。国内学者也大多主张早期手术干预急性颈髓损伤。在颅脑创伤病情允许情况下，早期手术行颈枕融合重建颈椎稳定功能，对伴有神经受压者同时行枕骨大孔扩大和后弓切除减压。手术治疗优点是可以彻底地解除脊髓压迫和恢复颈椎的稳定，从而改善脊髓的血液循环，避免或减轻脊髓的继发损害，患者可早期离床活动，便于护理、减少并发症及提高远期疗效。

（3）采取合理救治措施，优先处理危及生命的损伤。麻醉时需行经鼻气管插管，避免经口气管插管时颈部过度后仰而引起颈髓局部受压造成呼吸停止，加重原来的神经损伤。

（4）使用脱水和利尿剂，以减轻颅内压和脊髓水肿。加强翻身、叩背、吸痰护理预防坠积性肺炎，根据药敏结果调整抗生素应用控制肺部感染，应用抑酸药物预防应激性溃疡出血、泌尿系感染、压疮等并发症，为进一步治疗创造有利条件。

（5）颅内情况稳定后早期行康复治疗，以更好地促进肢体功能恢复、改善肺部功能、预防肢体失用性肌肉萎缩。

二、颅脑创伤合并胸腰椎骨折

颅脑创伤合并胸腰椎骨折，如无脊髓明显受压，则优先处理颅脑创伤，待患者全身情况稳定后，有计划地进行胸腰椎手术。如有脊髓受压，可于颅内情况稳定后尽早行减压手术。脊柱骨折手术可选择脊柱前路或后路手术、椎管减压、内固定及植骨融合术。前路手术可直接切除致压物，充分解除脊髓压迫；而后路手术操作较容易，显露范围小，后路楔形截骨减压脊柱缩短术，理论上可达到缩短脊柱、纠正畸形、植骨融合内固定的效果。椎板减压为胸腰椎爆裂骨折合并脊髓损伤的患者脊髓功能恢复奠定了良好的基础。内固定可将爆裂的伤椎与邻近的脊柱牢固连接起来。

三、颅脑创伤合并四肢、骨盆骨折

对于立即威胁生命的严重骨折合并大出血，只有手术才能使伤情好转，应在抢救休克的同时进行紧急处理。不致立即威胁生命的严重伤，如休克不严重的闭合性股骨干骨折，可待休克缓解后，应先行处理颅脑创伤。脂肪栓塞在长骨或骨盆骨折的患者中是非常普遍的现象。据报道，95% 的长骨骨折患者血液中有脂肪栓子，但仅有 3% ～ 4% 的患者发生严重的临床脂肪栓塞症状。目前尚无有效的药物预防，长骨骨折早期固定、避免移位是非常重要的预防措施。对于颅脑创伤合并有骨与关节损伤的患者，早期采用内固定术或骨外固定支架固定术，有利于患者的抢救治疗及术后护理，避免或减少肺部感染、压疮、脂肪栓塞、深静脉血栓等并发症的发生。对开放性骨折、多段骨折、不稳定的粉碎性骨折、骨折感染或不愈合则需要采用坚强的外固定装置，有利于控制感染，促进骨折愈合。

颅脑创伤常因脑出血、脑水肿导致颅内压增高，而骨盆骨折易发生骨盆静脉丛及动脉出血，出现低血容量性休克。应在补足血容量、维持血压平稳的基础上使用脱水药物治疗。此外骨盆损伤易导致深静脉血栓形成（DVT），患者卧床时间大于 10 天，深静脉血栓发生率即可达到 60%。术后根据病情适当抬高患肢，进行肢体的功能锻炼，利于静脉回流，同时避免在下肢进行输液，减少血管内膜的损伤。

第三节 颅脑创伤合并胸部伤

颅脑创伤合并胸部伤多发生于交通事故或坠落伤，其发生率远高于单纯性颅脑伤或胸部伤。颅脑创伤合并胸部伤者的发生率可高达 42% ～ 60%；胸部创伤中合并颅脑创伤发生率为 27.7%。颅脑伤合并胸部伤时，由于颅脑创伤常有不同程度的意识障碍、呼吸道阻塞、呼吸困难等临床表现，容易掩盖胸部伤的症状；而此时患者常合并失血性和（或）创伤性休克，可因休克引起意识障碍，因此颅脑创伤合并胸部伤的患者在受伤早期易被漏诊，其死亡率超过 50%。

一、伤情评估

胸部伤患者由于胸部完整性受到破坏，合并血气胸、肺挫伤以及出现呼吸道阻塞等，常有呼吸困难、发绀和休克等呼吸循环功能障碍的表现。在合并颅脑伤时，可掩盖或混淆其临床表现，容易造成漏诊和误诊。因此，急诊接诊患者后，需尽量详细了解受伤史，立即进行仔细的体检，了解患者的呼吸状况，有无发绀及严重的呼吸困难，必要时立即行血气分析检查；注意胸廓有无突起或凹陷及反常呼吸运动，如发现胸部畸形和反常呼吸运动，则说明有多根多处肋骨骨折、连枷胸存在，需要紧急处理。胸部触诊要注意有无气管移位和皮下气肿，结合胸部叩诊和听诊初步判断有无气胸、血胸或血气胸存在。开放伤还应根据创道的方向、深度，判断可能伤及的脏器，从而做出急救的措施及手术探查的决定。胸部 X 线及 CT 检查对于胸部伤的诊断和伤情的判断，具有重要的价值；对较严重颅脑伤者均应常规进行胸部 X 线或 CT 检查，以对胸部伤做出全面正确的诊断。

颅脑创伤合并胸部伤的治疗要点有以下几种。

1. 保持呼吸道通畅，纠正低氧血症

颅脑创伤合并胸部伤患者常有意识障碍、咳嗽反射减弱不能主动排痰等症状，加之颅高压引起呕吐极易误吸；胸部伤后胸廓完整性遭到破坏，血气胸对肺组织的压迫及肺挫伤造成呼吸道分泌物潴留，阻塞呼吸道，导致低氧血症，加重脑缺氧、脑水肿。因此首先要解除呼吸道阻塞，吸痰后进行气管内插管，改善通气、纠正低氧血症。对插管困难患者可逆行插管或用纤维支气管镜插管或尽早气管切开；气管、支气管断裂的患者首选纤维支气管镜插管，导管应越过断口，达到损伤支气管的远端。

2. 抗休克

颅脑创伤合并胸部伤患者发生休克，对晶体液的补充有一定限制；输血，血浆需要一定时间配血。在休克早期应用 7.5% 高渗盐水能扩张血容量并可通过渗透压差使自由水从血管外进入血管内，迅速增加有效循环血量；高渗状态还可使肿胀的血管内皮细胞收缩，毛细血管内径恢复正常，改善组织灌注。同时 7.5% 高渗盐水还能有效降低颅内压力，可改善脑氧代谢，其降压持续时间较甘露醇降压时间还长。

二、手术决策

优先解决危及生命的有手术指征者，据其轻重缓急，尽快实施手术。先做对生命有直接影响的手术。如大量血气胸或张力性气胸，应先做闭式引流，排出胸膜腔内积气、积血，解除肺压迫，恢复肺膨胀、保障呼吸供氧。手术要先快后慢，第一阶段应尽快找到病变部位，颅脑伤以减压为目的，胸腔出血者以止血为目的。第二阶段相对有较充裕的时间仔细处理损伤。手术要做到严格、细致、准确无误。

三、围术期正确的综合治疗

根据血气分析结果调控通气模式及各呼吸参数。肺损伤不重的患者，一般压力支持（PSV）或间歇正压通气（IPPV）即可。肺损伤严重、顺应性差者则应减少潮气量、提高呼吸频率，并降低吸呼比、以避免呼吸道峰压过高。颅脑创伤后氧分压降低者宜选用持续正压通气（CPPV）或呼气末正压通气（PEEP）模式，PEEP 压力 5 ～ 10cmH_2O 为宜。对于连枷胸合并肺实质损伤的患者，应及时给予机械通气。它能减少肺出血、水肿，促进不张肺的膨胀，保证充分的通气和换气功能，纠正低氧血症，预防肺水肿和 ARDS 的发生，并能使双肺充分膨胀，纠正胸壁塌陷，促进肋骨骨折的复位。肺挫伤的治疗措施是，保持呼吸道通畅，重者行气管插管或气管切开，适量限制输液量，防止肺水肿而加重肺损伤，利尿剂可以减轻肺水肿，改善肺功能。颅脑创伤往往也伴有高颅压，故纠正休克后对此类患者使用脱水剂可以起到一举两得的作用。合理应用抗生素，预防肺部感染；充足供氧、使用呼吸机机械通气可以有效改善患者的缺氧状态。严重颅脑创伤患者早期气管切开（或插管）可以尽早解除上呼吸道阻塞，减少无效腔，防止误吸，利于排除呼吸道分泌物，必要时可予呼吸机辅助治疗，从而有效地防止一过性低氧血症的发生，减少并发症，提高重型颅脑创伤的生存率。

第四节　颅脑创伤合并腹部伤

在多发性创伤中，重型颅脑创伤合并闭合性腹部伤等多发伤占 10% ～ 16%，且由于其病情变化快，临床表现复杂，治疗效果差，死亡率高达 40% ～ 70%；相比较而言，单纯腹部创伤死亡率在 10% 左右，腹内实质性脏器损伤或血管损伤常引起腹内出血、休克，造成早期死亡；空腔性脏器损伤常因内容物流入腹腔引起腹腔感染，是损伤后期多器官功能障碍综合征死亡的主要因素。开放性腹部伤较易引起注意；闭合性腹部损伤则易漏诊和误诊；合并颅脑创伤患者，病情更加复杂、多变。

一、颅脑创伤合并腹部伤特点

1. 休克

发生率高单纯闭合性颅脑创伤休克发生率不足 10%，而闭合性颅脑创伤合并腹部创伤时，休克发生率可高达 68.9%。颅脑创伤后，颅内压增高常引起血压升高，脉率缓慢，可能掩盖休克代偿期的症状，多数患者临床诊断为休克时实际上已进入休克失代偿期；休克本身又使脑供血不足而加重脑损伤和意识障碍，所以在颅脑创伤合并休克时：①对于颅脑创伤后颅内压增高，而心率、血压改变不符合者要警惕腹腔内脏器伤或其他部位损伤的存在；②颅脑创伤患者因为库欣反应引起血压升高，患者实际的休克程度要比临床评估的要重；③颅脑创伤所致的意识障碍与休克所致的意识障碍可以叠加，颅脑创伤合并休克时出现的昏迷可能是休克晚期的一种表现。

2. 腹部症状

腹部症状多不典型，单纯腹部伤的临床表现以腹痛、休克及腹膜刺激征为主要特征，颅脑创伤合并腹部伤时，患者病情较重，常伴意识障碍或失血性休克，腹部临床表现常不典型。随意识障碍程度不同，腹膜刺激征也有所不同，大多被掩盖，有时可检查到肌紧张。因此确诊更多需要借助辅助检查和诊断性操作，如腹腔穿刺。

二、颅脑创伤合并腹部伤的治疗要点

急救时维持呼吸道通畅，避免出现低血压、缺氧等引起预后不良的因素。车祸伤等暴力所致颅脑创伤均要想到可能存在其他部位多发伤。颅脑损伤患者出现与颅高压反应不一致的血压、心率变化时，很有可能存在其他部位严重损伤、出血的可能。入院已经昏迷患者，应快速建立静脉通道如深静脉置管，留置导尿；在维持生命体征稳定的情况下，行头颅、腹部 CT 检查，或行床旁 B 超、腹腔穿刺。初步判断颅脑创伤的程度及是否存在腹内脏器损伤。有下列情况之一时，考虑有腹内脏器损伤：①早期出现休克；②腹穿阳性者，文献报告其阳性率高达 90% 以上；③呕血、便血或尿血；

④ B 超检查阳性者；⑤有固定的腹部压痛和肌紧张；⑥腹部出现移动性浊音。

三、边抢救边诊断边抗休克

入院即出现休克症状者，在抗休克治疗抢救的同时，应兼顾降低颅内压保证脑的灌注；颅内压明显增高的多发伤患者，抢救休克应迅速输入代血浆、白蛋白、血浆等胶体液，既能补充血容量又避免加重脑水肿。当血压不稳定时应停用或暂缓应用脱水剂，并采取迅速扩容措施；循环趋于稳定时边补液边脱水降颅内压。对颅内出血不多患者应注意血压回升后颅内血管出血增多的情况，密切监测患者神志、瞳孔及生命体征，必要时再次复查头颅 CT。

四、手术决策

重型颅脑创伤合并腹部闭合性损伤的伤情轻重、受伤部位不尽相同，治疗原则为优先处理危及生命的创伤。

（1）对伴有休克的多发伤患者，应积极抗休克治疗。对 GCS>8 分，CT 提示颅内血肿量尚未达到手术指征，而脑受压不明显者，可先行剖腹探查，待腹部出血控制、血压平稳后再决定是否需要开颅手术。如腹部手术过程中出现脑疝症状，应即刻在瞳孔变大侧开颅减压。对于腹部损伤重、有腹内脏器破裂出血而颅脑创伤较轻、颅内无明显血肿占位且尚无脑疝先兆者，应先行剖腹手术快速止血，如合并休克应积极补充血容量、控制休克的同时入手术室行剖腹探查。

（2）颅内出血有明确手术指征，如颅内压急性增高或已出现脑疝征象伴有腹部空腔脏器损伤、稳定的实质性脏器损伤无休克发生，可先行开颅手术再行腹部手术。同时密切观察血压、腹部情况，防止发生术中腹腔大出血。

（3）对已出现脑疝又有腹腔内大出血的患者，应同时进行手术，防止顾此失彼。对于颅脑和腹部伤情均较严重，且具有早期开颅手术指征同时有合并腹腔内大出血、休克者，应在积极抗休克的同时，立即行同时开颅和剖腹手术；必要时可先于急诊室行颞肌下减压暂时缓解脑疝，同时边抗休克治疗边做手术准备；有条件的单位应行颅内压监测。

五、围术期重要脏器功能的保护

多发伤术中不仅要维持腹腔脏器的良好灌注，更要维持良好的颅内灌注压。术中可通过颅内压监护仪测量或侧脑室外引流管计算，颅内灌注压为平均动脉压与颅内压的差值；应维持在 50 ～ 70mmHg，过低会引起脑灌注不足。预防颅脑创伤常见的并发症为，应激性溃疡、深静脉血栓、术后早期禁食，由静脉维持水电解质、酸碱平衡及营养支持，纠正贫血和低蛋白血症。胃肠功能恢复后，逐渐鼻饲肠内营养，促进胃肠功能恢复，避免胃肠道黏膜屏障破坏造成细菌移位等。

第五节　颅脑创伤合并颌面伤

在颅脑创伤中约有 30% 合并有颌面伤，重型颅脑创伤合并颌面伤者尤属多见，此类创伤处理复杂，致残率和死亡率较高。颅脑紧邻颌面部，不论遭受闭合性或开放性创伤，非火器伤或火器伤，均可直接或间接地并发不同程度的颌面部损伤。以颅脑伤为主同时伤及颌面者称为颅面伤。口腔颌面损伤除可发生一般的皮肤、肌肉等软组织伤和各种骨折需要及时处理外，还可出现一些危及患者生命的严重伤情，如窒息、大出血、休克、昏迷等，应立即进行急救处理。急救处理的目的首先在于抢救患者的生命，同时还为保护受伤组织，改善伤后情况，预防并发症，并为后续治疗准备条件。

颅脑创伤合并颌面伤的治疗要点如下。

（一）防治窒息、纠正休克

颅脑颌面创伤的患者由于有颌面部出血、肿胀，脑脊液口鼻漏加之颅脑创伤引起意识障碍，因而极易发生误吸，尤其伴有颌面骨折移位或舌后坠时，咽腔狭窄导致呼吸道阻塞，因此这类患者因缺氧窒息所造成的死亡率、并发症发生率都比较高。面对这种患者首先要消除窒息因素，保持呼吸道通畅。

（二）清创彻底

颌面部软组织清创既要有利于伤口愈合，也要考虑其功能与美容。颌面部具有血运丰富、组织愈合能力强的解剖特点，处理颌面软组织伤时，不必做过多的修剪，用过氧化氢和生理盐水反复冲洗，软组织瓣复位，对位要好，皮肤用细针细线缝合，皮缘不要内翻，以免缝合不良，影响美观。颌面部粉碎性游离的小碎骨片要予以摘除，与骨膜有粘连的大、中骨片应尽量保留，轻易切除可使颜面部塌陷。有移位的骨折应早期复位。

（三）防治脑水肿及颅内感染

颅面伤中常伴有前中颅底骨折，出现气颅、脑脊液口鼻漏，增加了颅内感染的风险，颅面软组织损伤后的污染及感染也会引起颅内的感染。通常头皮和颅骨等颅外感染，如能及时合理地处理，感染较易控制，而颅内的感染，一旦发生，感染难以控制，对患者威胁甚大。可预防应用容易透过血脑屏障的抗生素，此外，颅内压力不高时应用腰大池外引流及增强营养支持，也可促进脑脊液漏的恢复。

（曹赋韬、董晟）

重症颅脑创伤深静脉血栓预防和治疗述评

为了更好地了解国内外重度颅脑创伤后深静脉血栓预防和治疗的研究进展，笔者特建立此章节。本述评介绍了 2021 年美国创伤 ICU 深静脉血栓预防和治疗专家共识，希望可以给读者带来一定的帮助。

第一节　2021 年美国创伤 ICU 深静脉血栓预防和治疗专家共识

一、摘要

静脉血栓栓塞（VTE）是损伤、手术和危重疾病的潜在并发症。创伤患者重症监护病房存在这种情况的风险，需要在查房期间进行日常讨论，并常规使用机械和（或）药物等预防措施。虽然 VTE 在临床患者治疗和医学文献中得到了广泛关注，但预防 VTE 的最佳策略仍在不断研究。此外，创伤和外科患者往往存在或可能存在预防禁忌证，这些禁忌证影响了预防措施的时机和可应用预防措施的一致性。在这个临床共识中，美国创伤急救外科协会委员会提出了几个与危重患者和创伤患者 VTE 预防的具体或特殊情况相关的临床问题。

二、概述

美国创伤外科协会（AAST）重症监护委员会撰写了这个关于临床危重患者治疗管理相关方面的共识文件。这个共识的目的是以最有效的证据为基础，为常见临床问题提供实用的答案。它们以专家共识和文献综述为基础，讨论分析目前一些指导治疗的证据水平不够强和实践存在争议的焦点话题。静脉血栓栓塞（VTE）预防，应着重强调重症监护病房（ICU）环境，被委员会认定可以作为值得评议和协商一致意见的实践领域。1996 年 Geerts 等人进行了开创性研究后，依诺肝素一直是创伤患者预防 VTE 的首选药物。但 25 年后，VTE 仍然是危重创伤和手术患者的常见并发症。在抗 Xa 水平以及体重的监测和指导下，高剂量和持续的依诺肝素给药被认为是安全的，并与较低的 VTE 发生率相关。静脉血栓栓塞的预防围绕着创伤患者治疗的全过程，而何时、如何或是否进行预防是由患者个体情况决定的。总的来说，关于这一主题发表的研究的质量不高，其中许多小样本、异质人群、回顾性设计和潜在偏倚的研究混合在一起。本临床共识文件是在COVID-19大流行期间创建的，COVID-19大流行具有独特的VTE风险，截至撰写本文时，对其病理生理学和最佳管理的阐明仍在不断发展。因此，委员会决定不讨论新冠相关问题VTE。

三、方法

本文件的主题是通过AAST重症管理委员会的讨论选择的。由该文件的作者组成了一个小组。这个小组制订了要解决的临床问题，并分配了研究和写作任务。作者的任务是研究他们的临床问题，通过文献回顾并撰写他们的部分。小组然后评议建议和内容，并根据反馈进行修订，以达成协商一致意见。随后的稿件已分发给委员会供其评议，然后由第一和通讯作者进行最后编辑。

四、创伤性脑损伤

1. 创伤性脑损伤后什么时候开始静脉血栓栓塞药物预防？

建议：在创伤性脑损伤（TBI）后应尽快开始血栓预防，平衡出血性进展和VTE的风险。现有文献支持在入院24～72小时后待颅内、颅外出血稳定后开始预防，并请神经外科会诊进行讨论。

创伤患者在住院后的头几天，VTE的发生率最高。创伤性脑损伤本身具有较高的风险，特别是在早期出血风险高，无法使用药物预防的情况下。在TBI人群中，多达54%的患者在没有任何预防措施的情况下可能发生VTE，20%～30%的患者在进行了机械预防后仍发生VTE。尽管过去的10年里，关于药物预防启动的最佳时间仍在不断研究，但由于该问题的复杂性且缺乏随机对照试验，临床数据仍然不一致。2011年进行的回顾性研究表明，伤后3～4天在颅脑损伤复查CT确认出血稳定后，即可以开始进行预防。这些研究包括多种形式的创伤性脑损伤和损伤评分（AIS）评分，没有显示颅内出血（ICH）进展与预防开始时间之间的任何关联。虽然在这个时间范围内开始预防和治疗对VTE发生率没有显著影响，但发现严重的胸部损伤、出院后缺乏活动和药物预防中断与VTE的发生有明确相关性。2015年，美国创伤外科学院质量改善计划（TQIP）在TBI管理中，就已经支持在住院的前72小时内，一旦头部CT提示出血稳定后考虑VTE的药物预防。这些指南将修订的BerneNorwood标准纳入了基于脑出血进展风险的预防开始的策略时机。2016年，TQIP数据库评估使用倾向评分匹配优化了重症TBI早期（<72小时）预防与晚期（>72小时）预防的比较，结果显示早期组肺栓塞（PE）和深静脉血栓（DVT）发生率较低，而后续神经外科干预或死亡率没有增加。最近，Störmann等学者提出了一项单中心回顾性研究的结果。在该研究中，严重

TBI 患者根据开始预防的时间分为 4 组：<24 小时、24 ～ 48 小时、>48 小时和没有预防给予。他们发现早期（<24 小时）给药与脑出血进展无关。尽管他们在预防性治疗后脑出血进展的总发生率（14.1%）比历史高，但低于 Frisoli 等学者在一个类似的队列（18%）。但是来自脑创伤基金会（BTF）的最新指南得出结论，目前没有足够的证据支持推荐的时间进行 TBI 后开始 VTE 预防，强调需进一步进行高质量研究。最近，一项 2020 年的系统回顾评估了 17 项研究，并得出结论：颅脑损伤后 24 ～ 72 小时早期药物预防，降低了创伤性脑损伤（TBI）患者 VTE 发生率而不增加出血稳定后的 ICH 发生率。

2. TBI 的严重程度是否会影响药物预防的时机和剂量？

推荐：TBI 的预防开始时间应根据损伤严重程度等多种因素进行个体化考量。

考虑到脑损伤类型的异质性，TBI 的严重程度在 VTE 预防的时机还没有被充分认识。作为替代，脑损伤指南（BIG）和修改的 Berne-Norwood 标准提供了 TBI 分类和脑出血进展风险的指导。脑损伤指南分为 1 级～ 3 级，只有 3 级（出血层厚 >8mm）的患者需要神经外科干预。此外，Berne-Norwood 标准提示，在没有多发脑挫伤的情况下，单纯蛛网膜下腔出血、脑室出血，硬膜下和硬膜外出血≤ 8mm 的患者在损伤后 24 小时应复查头部 CT，提示稳定后可以安全地进行预防。将 TBI 分为中危组和高危组，然后分别延迟 72 小时进行 VTE 药物预防或植入下腔静脉（IVC）过滤器。普通肝素（UFH）和低分子肝素（LMWH）依诺肝素最常见的剂量分别为每 8 小时 5000u 和每 12 小时 30mg，在进行抗 Xa 监测使低分子肝素控制在目标范围内的情况下，TBI 患者没有增加 ICH 的进展。

3. TBI 患者是否有首选的预防药物？

推荐：尽管低分子肝素可能更好，普通肝素或低分子肝素都可以用于 TBI 的 VTE 预防。

药物预防的最佳时机和类型是至关重要的。Byrne 等人最近评估了 TQIP 数据库，比较普通肝素和低分子肝素在预防重大创伤后发生 PE 方面的作用。在倾向匹配后，低分子肝素与 PE 发生率和普通肝素相比显著降低相关（1.4% vs 2.4%），但是这仅出现无其他部分损伤的重度 TBI（AIS ≥ 3，Glasgow 昏迷评分≤ 8）的亚组分析中。Benjamin 等人对 TQIP 的进一步研究表明 UFH 是严重 TBI 患者死亡率和静脉血栓栓塞的独立预测因素。此外，低分子肝素并没有增加非计划紧急手术的风险。尽管 UFH 的使用随着时间的推移而减少，但由于半衰期较短，其在创伤性脑损伤中的使用可能受到一些学者的青睐。此外，数据库研究提示由于各个研究在头部损伤类型病例选择入组方面存在差距，可能会产生偏差，无法良好比较药物的作用。目前来自 BTF 的建议支持 UFH 或 LMWH 预防 VTE，但并不能肯定两者的优越性，这为未来的前瞻性研究留下了可研究空间。LMWH 的使用比 UFH 提供了一些实际好处，它可以减少注射次数，可能增加患者的舒适度和接受度，减少拒绝和限制护士 - 患者的互动（如隔离病房的患者）。新兴药物包括直接口服抗凝剂和阿司匹林，后者目前正在一项大型随机试验中进行研究。这两种选择都值得进一步研究，但目前尚无足够的证据来制订建议。

五、实质脏器损伤

钝性实质脏器损伤后 VTE 预防适宜的时间和药物是什么？

推荐：对于钝性实质脏器损伤（SOI）的非手术治疗患者，在无持续出血或其他禁忌的情况下，应在损伤后 48 小时内开始低分子肝素预防 V ～ TE。

钝性 SOI 患者，包括肝、肾和脾损伤，越来越多地采用非手术治疗。这一人群何时开始 VTE 预防是安全的是需要解决的问题。对于已经明确止血的手术患者，术后应尽快采取预防措施。然而，在接受非手术治疗的患者中，必须权衡出血和 VTE 的风险。一项回顾性研究评价了钝性 SOI 患者的血栓弹力图（TEG）参数，提示机体伤后 48 小时后转为高凝状态，提示此时进行 VTE 预防很重要。虽然没有比较 SOI 早期和晚期 VTE 预防开始的随机试验，但有一些观察性研究比较了早期（通常损伤后 <48 小时）和晚期（损伤后 >48 小时）进行了观察。在这些研究中，均未出现药物预防后输血需求增加或非手术治疗失败需要干预的情况。因此，钝性 SOI 患者 VTE 药物预防是安全的，可以在受伤后 48 小时内在无持续出血的情况下实施。然而，值得注意的是，关于Ⅳ～Ⅴ级损伤患者预后的数据很少，可能是因为这些损伤更常用手术治疗。临床判断必须用于这些更高级别的损伤。

关于 UFH 或 LMWH 对于 SOI 的优越性，文献中没有高质量的数据或共识。然而，基于对多发创伤患者有利的低分子肝素的累积证据，推荐在这一人群中使用低分子肝素。

六、硬膜外镇痛

使用硬膜外导管镇痛的创伤患者是否应接受药物预防？如果需要，应使用哪种药物，剂量是多少？

推荐：使用硬膜外导管镇痛的创伤患者应接受正常剂量的依诺肝素治疗。若存在肾衰竭，UFH 每日应使用 3 次。

在硬膜外置管后，依诺肝素的给药经常中断导致 VTE 率增加。区域阻滞麻醉指南建议在使用依诺肝素和放置或移除硬膜外导管之间应间隔 12 小时（如果使用高于标准剂量，间隔 24 小时），再次给药应推迟 4 ～ 12 小时。为了尽量减少没有药物保护的时间，应精心调整硬膜外置管程序和药物剂量，这样就不会错过两剂的依诺肝素。对于 UFH，再开启药物的时间可以硬膜外放置或移除后 4 ～ 6 小时，因为只要 1 小时的时间就可以恢复了。因此，不需要 UFH 维持剂量。

七、DVT 的影像学监测

1. 创伤后什么时候进行常规静脉彩超监测?

推荐：对大多数创伤患者不推荐常规静脉彩超监测。对于不能提供药物预防的VTE 高危患者，可以每周进行监测。

静脉彩超的常规监测不适用于所有的创伤患者，也不可行，因为它不能降低 VTE或致命 PE 的风险。此外，假阳性结果会导致不必要的治疗性抗凝。一些中心主张，对低风险创伤患者进行常规监测可以识别急性和慢性 DVT，这可能有助于诊断、治疗或预防相关并发症，如静脉瓣膜功能不全、静脉曲张伴溃疡或随下床活动而产生的疼痛。另外众所周知，影像学检查的增加与 VTE 率的增加相关，有时很难区分临床上显著的DVTs 和偶发 DVTs，它们在临床上可能不会被发现。根据目前的证据，对于不能开始或维持药物预防的高 VTE 风险的创伤患者，应考虑常规彩超监测，因为这与 PE 率降低有关。

2. 在静脉－静脉体外膜氧合术期间及之后，诊断和预防静脉血栓栓塞的适当策略是什么?

推荐：尽管使用了全身抗凝，但静脉（V-V）体外膜氧合（ECMO）与高 VTE 发生率相关，必须仔细评估和治疗。接受 ECMO 的患者应使用 CT 来评估深静脉和下腔静脉。

在 V-V ECMO 中，血栓事件主要是 ECMO 的回路和患者血液的相互作用引起的。为了减轻这种风险，可使用常规的全身抗凝和肝素结合环路。然而，如果在 V-V ECMO 期间发生严重出血，可能会加剧 VTE 的内在风险，抗凝治疗可能会被中止。虽然之前 H1N1 大流行期间的数据表明 VTE 的比率低于 10%，但最近的数据表明这一比率可能高达 18%。与单腔联合股动脉插管相比，双腔颈静脉插管更容易发生血栓形成。因此，血栓形成的部位更常见于颈内静脉和下腔静脉。ECMO 运行期间，全身抗凝或者进行低剂量抗凝仍有可能发生静脉血栓的风险，但这是有争议的。拔管后，DVT 率高达 60%，因此建议在插管部位常规使用静脉彩超检查。由于无法通过彩超来评估髂静脉和腔静脉，CT 可作为辅助工具。一项研究表明，插管相关血栓形成的发生率为71%，其中 47% 来自腔静脉。这表明，传统的彩超检查会遗漏大量的已经发生血栓的病例。除深静脉血栓外，16% 的患者同时诊断为 PE。与拔管血栓形成相关的主要因素是使用较长时间低剂量抗凝。虽然诊断势在必行，但对于有 VTE 证据的患者应开始适当的治疗。对于没有 VTE 证据的患者，应在拔管后开始进行标准的药物预防。

八、预防性下腔静脉滤器

1. 什么时候使用预防性的下腔静脉滤器?

推荐：对于创伤患者预防性使用下腔静脉滤器（IVCF）（在没有已知静脉血栓栓塞的情况下）存在争议，但对于因出血风险增加而不能长期接受药物的预防 VTE 的高危患者应考虑使用。

IVCF 目前适用于诊断为急性近端（腘、股或髂）DVT 或 PE 的患者，且有治疗性抗凝的绝对禁忌证；进行充分抗凝情况下，出现抗凝并发症或复发者 VTE。2003 年后，可回收的 IVCF 出现显著增加了 IVCF 使用率。尽管早期有证据表明创伤患者预防性 IVCF 后发生 PE 的发生率显著降低，但最近的 48 项研究未能显示死亡率有改善，并报告植入后发生 DVT 的风险更高。在缺乏 I 级证据的情况下，关于创伤患者中使用 IVCF 的专业指南意见仍不统一。笔者建议仅在有持续存在危及生命的出血风险且有药物使用禁忌证的高危患者中考虑预防性 IVCF。这类高危情况包括严重头部损伤加长骨骨折、头部损伤加脊髓损伤、多处长骨骨折、严重骨盆骨折加长骨骨折和（或）容易出血的情况。

2. IVCF 应保留多长时间?

推荐：一旦不再需要保护，或当患者可以安全地进行药物预防或治疗性抗凝时，就必须摘除 IVCFs，以避免与其存在相关的长期并发症。如果 IVCF 患者可以开始抗凝，应在过滤器仍在的情况下开始抗凝，并尽快取出过滤器。应建立多学科和系统的随访方案，以优化过滤器的回收。

滤器停留时间延长与 DVT、慢性疼痛、下腔静脉血栓形成、下腔静脉穿孔、过滤器移位和骨折有关。取出成功率也随着放置时间的延长而减少，支架发生上皮化和穿透腔静脉壁使成功取出变得困难。如果发生 PE 的风险已过，预防性 IVCF 应在植入后 1～2 个月取出。美国胸科学院建议诊断为 PE 的 IVCF 应该在 6 个月后取出，无论患者抗凝能力如何。尽管已知长时间不取出滤器有较多的并发症，大多数研究显示，目前取出率仍低于 50%。作为回应，美国食品药物监督管理局（FDA）在 2014 年发布了更新的安全警告，建议滤器植入手术医生在临床合适的时候承担取出滤器的责任。实施一个全面的跟踪患者的计划，并且专门分配一个人监督这个计划，并对医师和患者进行教育，可以有效地减少随访的损失，提高恢复率。

九、抗 Xa 因子监测及相关剂量调整

抗 Xa 因子监测在 VTE 药物预防中的作用是什么?

推荐：对于认为出血风险低的创伤和外科 ICU 患者，可以考虑使用依诺肝素并根据抗 Xa 水平调整剂量的 VTE 预防方案。与固定给药方案相比，这样的方案可以使更

多的患者抗 Xa 水平在目标范围内。然而，证据不足以确定这种做法是否会导致较低的 VTE 率。这种策略可能不适用于某些患者（如 TBI 患者），在选择给药方案时应考虑个别患者的特点。

Geerts 等人在 1961 年的研究研究显示，依诺肝素 30mg/d 2 次给药可降低经静脉造影诊断的 DVT 发生率，创伤患者 UFH（5000u/d，每天 2 次）的降低率最低。近期的证据，大多来自回顾性研究已经表明，典型的固定剂量方案依诺肝素 30mg，每天 2 次，并不能在所有患者中以统一和可预测的方式抑制 Xa 因子。不同程度的 VTE 风险、高凝状态以及危重和受伤患者有时就有不可预测的药代动力学。抗 Xa 活性是通过功能性试验来评估的，该试验测量 UFH 或低分子肝素对 Xa 因子的抑制程度。通常在第三剂依诺肝素 4 小时后抽血进行抗 Xa 测试。水平以每毫升国际单位测量，预防的目标水平在 0.2 ～ 0.4IU/mL 范围内（治疗性全身抗凝的目标是 >0.5IU/mL）。如果剂量低于目标剂量，可以增加 10mg，并在第三次新剂量 4 小时后再次检查剂量。关于最大安全剂量的数据还不够充分，但一些作者建议单次剂量不超过 60mg。虽然真正的治疗剂量经常超过 60mg 每天 2 次，临床医生可能提供预防性的依诺肝素的条件可能不同于治疗性的，特别是考虑到出血风险时。此外，如果抗 Xa 水平在更高剂量时没有达到预防目标，应考虑肝素耐药性或抗凝血酶 III 缺乏、血栓负荷高的隐匿性静脉血栓栓塞或其他未检测到的因素，需要进一步观察。

支持基于抗 Xa 水平调整剂量的研究表明，要么固定剂量不足以达到抗 Xa 水平目标，要么使用剂量调整方案可以有较低的 VTE 率。一项更大的回顾性研究报告，抗 Xa 目标方案未降低 VTE 发生率，但是实际上这些回顾研究中超过一半的患者在住院期间从未达到目标水平。也许与此讨论最相关的是，这些研究一致报道了抗 Xa 给药不会增加出血并发症，这是外科 ICU 患者关注的关键问题。抗 Xa 监测的另一种可能用途是用于肾功能改变的患者。由于依诺肝素可由肾脏清除，肾功能不全需要调整剂量或停用。鉴于集体证据的质量较低，无法提出广泛适用的建议。合理的证据支持标准的依诺肝素剂量（每天 2 次，每次 30mg）不能将抗 Xa 水平提高到目标水平，而调整剂量有助于提高目标水平。然而，随着剂量的增加，许多患者仍没有达到抗 Xa 的目标水平，而且患者之间药物剂量与抗 Xa 的关系并不一致。以抗 Xa 为基础的治疗方案尚未在创伤性脑损伤（TBI）患者中得到充分的研究，在这些患者中，出血并发症可能是灾难性的。此外，许多关于 VTE 预防的研究依诺肝素治疗中出现部分漏用，这可能会改变药物疗效并提高 VTE 的风险。研究中 VTE 诊断的方法也是不同的（常规筛查 vs 症状提示的影像学检查），这与隐匿性小静脉血栓栓塞的临床意义是否有关尚不清楚。

十、血栓弹力图监测和剂量调整

VTE 药物预防时血栓弹力图监测的作用是什么？

推荐：目前的证据不足以得出血栓弹力图（TEG）指导的依诺肝素给药有较好效用的结论。在创伤和非创伤患者中进行的小型研究，病例入组是混合在一起的，目前结果是不确定的。

TEG和旋转血栓弹性测定法经常用于对创伤和外科ICU患者的凝血状态进行综合评估。根据TEG的测量，许多创伤患者在受伤后出现高凝状态，这与较高的VTE发生率相关。尽管接受了足够的药物预防（依诺肝素30mg，每日2次），VTE仍是严重损伤的主要并发症。依诺肝素的剂量调整是基于体重和抗Xa因子水平，但TEG也被认为是一种监测方法，因为它易于使用，可以更完整地进行凝血评估。依诺肝素主要抑制Xa因子，它对凝血系统的其他因素的影响较小，这使得TEG成为监测的一个有吸引力的选择。创伤后药物预防VTE，使用TEG监测进行指导的研究很少。一项对61例深静脉血栓发生率为28%的创伤和普外科患者的研究表明，TEG可区分有和没有深静脉血栓的患者，而抗Xa测量则不能。DVT患者有较短的R时间（TEG成分测定凝血起始时间）。同一组在一项随机试验中对87名患者进行了TEG与标准依诺肝素给药对比，其中72名患者调整剂量以达到1～2分钟的R时间。调整中位剂量为50mg，每天2次，组间R时间变化无差异。虽然TEG指导下的治疗导致抗Xa水平的增加，但这与DVT发生率无关。学者发现了许多抗凝血酶III缺乏的患者，推测这可能是R时间缺乏变化的原因。在随访研究中，学者分析了89例患者，发现TEG引导下的依诺肝素使用直到第6天才出现抗Xa水平的上升，只有12%的患者在超过1分钟的R时间中实现了上升。一项对50名接受治疗剂量依诺肝素的CCU患者的研究显示，依诺肝素与TEG R时间和最大凝血酶生成速率随依诺肝素剂量的增加而增加，但与抗Xa因子的水平无相关性。此外，TEG不能预测抗Xa水平。另一项对24例择期骨科手术患者进行预防性依诺肝素治疗的研究显示，抗Xa活性的峰和谷与TEG R时间相关。TEG仍然值得研究，以确定其在指导VTE预防中的作用。目前，缺乏证据支持其在临床患者管理中成为常规监测手段。

十一、肥胖患者依诺肝素的体重剂量

肥胖症患者应调整依诺肝素的剂量吗？

推荐：以体重为基础的依诺肝素剂量用于VTE预防是一种可接受的策略，对于体重指数（BMI>30kg/m^2）的创伤患者基于早期达到目标抗Xa水平和接受标准预防的创伤患者中VTE发生率是合理的。仔细选择患者，包括评估VTE和出血风险是必要的。目前不建议创伤性脑损伤患者使用基于体重的剂量。

肥胖（定义为BMI>30kg/m^2）和创伤性损伤均与高凝状态相关，是VTE的众所周知的危险因素。尽管VTE是多个国家机构的临床重点，且存在预防的最佳实践指南，但它仍然是重伤患者常见的可预防并发症。肥胖患者在VTE预防的临床试验中评估性不足，《美国胸科医师学会 2012 指南》未将肥胖患者的药物预防的建议包括在该研究中。因此，对于肥胖患者和非肥胖患者，常规预防措施是否同样有效尚不清楚。以体重为基础的依诺肝素剂量已被用于试图提高预防效果和减少创伤肥胖患者的 VTE 率。虽然这种策略的证据还在不断出现，但它是一种常见的做法。在一项关于创伤 ICU 的多中心研究中，49 个创伤中心中有 81.6% 报告使用了基于体重的给药方案。基于体重的依诺肝素预防 50 ～ 60kg 通常以 0.5mg/kg、0.6mg/kg 或 30mg 的剂量开始，体重 61 ～ 99kg 患者 40mg，>100kg 患者 50mg，同时测量抗 Xa 因子水平，目标范围为 0.2-0.4IU/mL。对创伤性肥胖患者和非创伤性肥胖患者的小型研究表明，基于体重的策略在不增加出血风险的情况下实现目标抗 Xa 水平方面具有优势。依诺肝素在低分子量肝素中可以预测的给药关系（1mg 依诺肝素抑制抗 Xa100u）使得基于抗 Xa 测量的体重给药更加合理和方便。一项针对住院患者的大型回顾性研究也报告了接受更高剂量的依诺肝素和 UFH 与标准剂量比较的病态肥胖（BMI>40kg/m^2）患者的 VTE 发生率显著降低。对减肥手术患者和其他非创伤人群的研究发现，高剂量给药的出血并发症没有差异。目前，以体重为基础的依诺肝素用于 VTE 预防有良好的生理学基础和来自非创伤患者低质量研究的支持。需要对创伤性肥胖患者进行更多的研究，特别是这些患者往往有较高的 VTE 风险。虽然以体重为基础的非创伤患者中出血并发症似乎是罕见的事件，但损伤的本质要求在创伤 ICU 患者中考虑这种做法时仔细选择患者。依诺肝素是肾脏清除，因此剂量调整或使用 UFH 是必要的，需要考虑急性或慢性肾损伤。值得注意的是，与现有的标准剂量不同，目前缺乏关于创伤性脑损伤患者使用基于体重的预防剂量的证据。由于对脑出血进展的影响未知。

十二、其他高危情况下何时进行 VTE 预防

1. 活动性出血或凝血功能障碍的 VTE 预防应如何管理？

推荐：对于活动性出血或凝血功能障碍的患者，药物预防应延迟，直到这些情况得到控制或逆转。对这些患者应采用机械预防。

对于活动性出血或凝血功能障碍或由这些情况引起的血流动力学不稳定的患者，中止药物预防是恰当的。在可接受的情况下，应尽早重启依诺肝素，因为外伤引起的早期凝血病变很快就会让位于高凝状态。在创伤性凝血障碍的情况下，即使实验室凝血参数尚未恢复正常，也可以考虑在初始复苏完成后使用依诺肝素。由于中止药物预防与 VTE 发生率的增加有关，如果没有出血迹象且低凝状态有望缓解，则鼓励使用依诺肝素。间歇抗血栓压力泵作为一种机械预防手段，在禁止药物预防的情况下是一种重要的辅助手段，特别是在有中到高 VTE 风险的患者中。

2. 怀孕期间 VTE 预防剂量应调整吗？

推荐：妊娠创伤患者应调整预防剂量

妊娠创伤患者发生 VTE 的风险增加。体重和肌酐清除率的增加使依诺肝素的剂量调整成为必要，即更高和更频繁的给药方案。入院时，妊娠创伤患者应接受依诺肝素 30mg，每日 2 次，如果患者体重 >90kg，第二天是 40mg，每日 2 次。然后根据抗 Xa 水平滴定给药范围为 0.2 ～ 0.4IU/mL。

3. 什么时候中止 VTE 的药物预防?

推荐：一旦开始药物预防，只有在发生重大或潜在的出血事件和肝素诱发的血小板减少症时才考虑停止药物预防。

使用药物预防与 VTE 的风险显著降低相关。高危患者住院期间早期启动 VTE 的预防被认为是标准方案。然而，启动必须与出血风险相平衡，因此应该在出血风险可以接受的时候开始。一旦开始，持续的治疗是必不可少的。VTE 预防中断 24 小时，甚至错过一次使用与 VTE 风险增加相关。因此，一旦开始进行药物预防应只在特殊情况下中止。尽管如此，中断治疗还是很常见的，多达 40% 的患者在药物预防由于各种原因中断，由于手术中断预防给药的最常见的原因。目前争论焦点围绕着哪些手术和程序是安全的，可以不间断地继续进行药物预防。中止药物预防的绝对指征包括活动性出血和近期脊柱或颅内手术。然而，在该患者群体中重新开始药物预防的最佳时机仍不确定。介于 24 ～ 72 小时开启治疗的策略目前仍没有准确的数据来证实。即将进行的手术或侵入性手术被认为是中止药物预防的相对适应证。除脊柱和颅内手术外，几乎没有证据表明不中断的给药策略会导致出血并发症增加。对于出血并发症风险低但 VTE 风险高的患者，应持续进行药物预防。如果需要中止药物预防，应在中止前进行机械预防。重新开始药物预防时应联合机械预防。

（曹赋韬、葛新）

第十六章

颅脑创伤后癫痫的诊断和治疗

癫痫是颅脑创伤后的常见并发症，可在伤后或术后不同时间发生。根据颅脑损伤的程度，癫痫的发作类型和发作时间各有不同，轻者服药后可控制，重者药物控制不佳而成为难治性癫痫，严重影响患者的预后和生活质量。近年来，颅脑创伤后癫痫被临床医生所重视，在颅脑创伤后或手术后常采用预防性抗癫痫药物，以最大程度减少癫痫发作。对已经发生癫痫的患者则需制订治疗方案，包括药物治疗或手术治疗，以提高患者的生活质量。

一、癫痫的发生率

颅脑创伤后癫痫的发生率，国内外文献报道不同，国内为 14% ～ 45%，而国外为 33% ～ 57%。战创伤和平时伤后癫痫发生率也不同。战创伤中，闭合性颅脑创伤后癫痫发生率为 19% ～ 20%，开放性创伤后为 42% ～ 53%。在战创伤中，脑创伤后第 1 年癫痫发生的危险性极高，在硬脑膜完整且伴有神经功能障碍的脑皮质挫伤的重型脑创伤患者中，其癫痫发生率为 7% ～ 39%，而伴有硬脑膜破损时癫痫发生率为 20% ～ 57%。在平时伤中，成人颅脑创伤后癫痫发生率为 7% ～ 25.3%，儿童为 7% ～ 31.9%。战创伤常发生硬脑膜破裂和脑出血，伤后癫痫的发生率要高出平时伤。颅脑战创伤的患者 15 年内有 53% 发生创伤性癫痫，其中 18% 发生在伤后 10 年或更晚。伴有大面积脑创伤的患者发生癫痫的风险性和频率更高。资料显示，儿童较易发生创伤性癫痫，25% 可发生早期癫痫，部分可发生晚期癫痫。在单纯颅脑创伤中，成人癫痫发生率为 13.9%，而儿童中发生率为 15.8%。

二、癫痫的危险因素

在重型颅脑创伤中，伤后即存在潜在的癫痫诱发因素，患者可能长时间无癫痫发作，但这种潜在因素可能会在数年后诱发癫痫发作。成人颅脑创伤后癫痫的危险因素包括：年龄、性别、高处坠落、脑创伤程度、昏迷程度（GCS 评分）、癫痫家属病史、脑挫伤、脑水肿、脑梗死、外科治疗等。女性要高于男性 1.8 倍，有脑挫伤发生创伤性癫痫要比无脑挫伤高 8 倍，GCS 评分 <9 分常发生创伤性癫痫，要高于 GCS 评分 >13 分的 2.3 倍。在战创伤中 GCS 评分和早期出现癫痫发作是特别重要的危险因素。颅脑伤患者在伤后不同时间段内都存在癫痫发作的危险性，而癫痫发作可直接影响患者的恢复和预后。不同年龄组中颅脑创伤性癫痫的发生情况不同，儿童颅脑创伤的预后与诸多因素相关，如损伤的严重性、外伤类型、脑缺氧、低血压、凝血机制障碍、高血糖、伤后早期癫痫发作等，儿童患者（<10 岁）要高于成人患者 1.4 倍。大多数儿童伤后发生癫痫与脑内出血，广泛性脑水肿、急性硬脑膜下血肿，开放性或凹陷性颅骨骨折等因素有关。年轻人中 53% 的创伤性癫痫伴有脑软化、血肿、金属异物存在等诱发因素。创伤性癫痫多在伤后第 1 年发作。

三、发病机制

（一）细胞机制学说

颅脑创伤在机械性剪切力作用下会引起纤维传导束损伤，导致顺行跨突触神经元变性并引起抑制性信号的减少。同时，神经元缺失后由胶质细胞增生替代神经元，神经元的浆膜可由最初的生化损伤导致细胞的突触和胞膜上的离子通道发生变化，使 Na^+ 和 Ca^+ 膜离子通道流动受影响，导致细胞发生去极化。

在抑制性信号减少的同时也可引起天冬氨酸（NMDA）或谷氨酸的释放，使 NMDA 受体激活，生成神经生长因子或促进神经胶质细胞增殖。组织化学方面的主要表现为受伤区域中有大量相互独立的皮质软化灶和同侧海马体的萎缩。齿状核的内分子层可以观察到苔状纤维发育，最初的损伤都可显示局部脑挫伤、血 - 脑屏障破坏、脑代谢改变、硬膜下血肿、脑内出血或蛛网膜下腔出血等病理改变。颅脑创伤后可观察到脑组织损伤区域有神经细胞的损伤、胶质细胞变性和吞噬现象，逐渐发展呈现少质细胞消失和胶质细胞增殖改变，在致癫痫灶内可发现乙酰胆碱、谷氨酸代谢障碍，故通常认为神经胶质细胞的损伤破坏及局部生化代谢的紊乱，使病灶周围的神经元兴奋增高从而引起癫痫发生。

（二）生化效应学说

在创伤性癫痫患者中，由于脑挫伤和脑内出血使红细胞外溢进入脑组织内，红细胞分解可释放出血红蛋白，血红蛋白经过代谢释放出铁，并导致含铁血黄素积聚在神经元上，使神经元的细胞兴奋性和抑制性的动态平衡发生改变。许多学者认为脑组织的含铁血黄素积聚是引起创伤性癫痫发生的病理学特征。由于铁具有生物化学毒性，很容易从二价铁氧化形成三价铁，并进一步形成难溶性氢氧化复合体。这一过程无论有无螯合剂的水溶液或生化液中都可以自动发生，并导致单电子转移而形成自由基。如果将铁盐或血红素复合体加入含有多不饱和脂肪酸的溶液或含有亚细胞器的悬液中，可以产生高反应性的自由基，这种非酶促发的脂质过氧化反应的传递可导致亚细胞器的胞膜破裂，使脱氧核糖和氨基酸降解，产生双烯螯合物和荧光生色基团。上述现象说明过氧化反应是创伤性癫痫发生的重要因素。

（三）物理损伤学说

创伤性癫痫的发生可能与颅脑创伤的受伤机制有关，在颅脑减速性创伤时，由于减速性创伤的向心性作用强于加速性创伤，使头部受力部位与头部运动方向呈一致，而减速性创伤作用力与反弹力作用方向相反，故易形成颅脑对冲伤，颅脑创伤后由于脑挫伤可引起局部脑皮质组织的缺氧缺血，使局部脑组织的萎缩及脑组织软化。脑挫裂伤常累及脑皮质及深层脑组织，如有严重的脑出血、脑水肿，可使神经细胞受损，易发生局部脑组织的脑胶质细胞的增殖及脑膜脑皮质瘢痕形成。另外，由于颅脑手术可遗留颅骨缺损、残存异物等，易造成外伤。

四、临床诊断

创伤性癫痫的临床诊断要详细了解颅脑创伤的情况，包括受伤的机制、头部着力部位、昏迷时间、GCS评分、既往有无癫痫病史、神经系统检查、影像学改变等。伤后早期发生的癫痫诊断并不困难，根据颅脑创伤病史和影像学检查即可明确诊断，而晚期癫痫要了解癫痫发作与颅脑创伤的关系，需要鉴别其他原因引起的癫痫。对儿童创伤性癫痫的诊断要慎重，往往许多儿童脑创伤后影像学无明显改变，而脑电图可有异常，这需要伤后多次做脑电图检查才能明确诊断。诊断创伤性癫痫应结合临床表现特点、脑电图、神经影像资料进行综合评价。目前，临床诊断创伤性癫痫标准：①有明确的颅脑创伤病史，癫痫发作频繁，且影响工作、学习和生活；②有脑电生理学改变，如棘波、尖波、棘慢波、尖慢波等典型癫痫波；③癫痫发作后头颅影像学表现与脑电生理改变相符合；④排除颅脑其他疾病，如颅脑肿瘤、脑血管疾病、颅脑炎症、脑发育不全等引起的癫痫发作因素；⑤受伤者有无癫痫病史及家属史。

（一）临床表现

创伤性癫痫根据颅脑创伤情况可有不同的临床表现，可有部分发作和全身发作。颅脑创伤的部位与癫痫发作的表现往往有密切的关系，如额叶挫伤、脑软化灶或瘢痕增生常可表现为无先兆的全身强直阵挛性发作；额顶中央区脑创伤常可发生对侧肢体的局限性运动或感觉发作；颞叶损伤常可发生精神运动性发作及记忆或人格障碍等，枕叶损伤可有视觉先兆。大多数创伤性癫痫患者发作表现较为固定，但时间可长可短。在患者首次发生癫痫后，要了解癫痫发作类型、发作频率和时间，根据患者发作情况判断癫痫的侧别和部位。有些患者在伤后有癫痫发作，经颅脑创伤治疗后不再发作；但有少数患者颅脑创伤后可有频繁癫痫发作或发展成癫痫持续状态。儿童颅脑创伤后由于脑功能不稳定，调节平衡能力差，惊厥阈值低，更易发生癫痫早期发作状态。

（二）分类

创伤性癫痫可分为以下几种类型。①即刻发作：指颅脑创伤后 24 小时内发生的癫痫，约占 3%，可能与颅内出血、凹陷性骨折刺激皮质或休克等引起体内生物化学改变有关。②早期癫痫：发生在伤后 1 个月之内，约占 13%，可能与继发性脑组织反应有关。③晚期癫痫：发生在受伤 1 个月之后至数年，多由于脑挫裂伤、脑膜脑皮质粘连形成瘢痕、脑软化灶、脑囊肿、局部脑萎缩所致。儿童脑创伤后早期癫痫发作的特点：①轻微的颅脑创伤可引起癫痫发作；②原发性颅脑创伤不重时，也容易发生癫痫持续状态。创伤性癫痫一般发生在颅脑创伤 2 周后，也可在伤后数月或数年，但大多数在颅脑创伤后 6 个月至 4 年发作。儿童创伤性癫痫中，有 41.2% 为早期或晚期癫痫。早期发生癫痫要比没有发生早期癫痫的危险性高 4 ～ 10 倍。在广泛性脑挫伤后发生早期癫痫的患者中，仅有 15% 在伤后第 2 周发作。创伤性癫痫的发生、发作类型和发作频率与颅脑创伤的严重性未必相关，在轻微的颅脑创伤后也可发生癫痫。

（三）影像学检查

急性颅脑创伤后 CT 可表现有脑挫伤、脑水肿、脑内血肿、硬脑膜下或硬膜外血肿等改变。大多数创伤性癫痫与广泛性脑挫伤、脑水肿、脑内血肿、急性硬脑膜下血肿、开放性或凹陷性颅骨骨折等有密切关系。在晚期癫痫患者中，CT 可表现为局部脑软化或囊性改变、单脑叶或多脑叶的脑萎缩、脑室穿通畸形，由于伤侧的脑组织萎缩可使脑室系统相对扩大。由于脑皮质挫伤和出血可导致含铁血黄素的沉积，伴有脑胶质细胞增殖与致痫灶有明显的关系。但 CT 对弥漫性轴突损伤的小脑挫伤灶不易发现，因此，CT 扫描阴性不能排除创伤性癫痫的可能。头颅 MRI 能清楚检查出脑内小病灶，特别是 T2 加权像中 Flair 像有高信号，提示含铁血黄素周围组织有脑胶质细胞增殖，而在含铁血黄素壁上有完全的胶质增生。近几年神经影像学功能磁共振（fMRI）迅速发展，弥散加权（DWI）和弥散张量加权成像（DTI）可以显著提高对轻型颅脑创伤中脑损害的发现率，可以显示重型颅脑创伤后癫痫发作的有关早期改变。磁敏感成像（SWI）对于轴索损伤引起的微小出血非常敏感。在常规 CT 和 MRI 检查基础上，fMRI 可以对无明确解剖结构异常的癫痫病灶进行定位，并能方便、直观判定优势半球的功能。SP-ECT 和 PET-CT 可以发现受伤脑组织和癫痫灶的代谢异常，PET-CT 还可以发现损害的脑组织出现苯二氮䓬受体（BZR）的减少，而 BZR 的激活可以抑制神经元的波峰电位，PET-CT 与异常脑电图上的表现也有很好的对应关系，因此，该技术在一定程度上可以用来发现致痫灶。

（四）脑电生理检测

近年来，脑电生理记录技术在癫痫诊断中发展迅速，包括：常规脑电图（EEG）、动态脑电图（A-EEG）、视频脑电图（V-EEG）、术中皮质电极检测（ECoG）、脑深部电极检测、颅内埋藏电极检测等技术。脑电生理记录可直接检测出创伤后癫痫发作时神经元的过度放电情况，临床可根据脑电图的不同波形判断癫痫发作类型。在创伤性癫痫中应用长程视频脑电图可将脑电活动放大，可长时间检测脑电生理活动改变，使脑电图的阳性检测率提高。该技术不仅可记录脑电图的异常放电，还可记录患者癫痫发作的临床表现，根据临床表现和异常脑电图波综合分析致癫痫灶的部位和范围。大多数创伤性癫痫患者表现为全身强直 - 阵挛发作，脑电图表现为两侧出现棘波，波幅和频率增高、增快，持续 15 ～ 20 秒后波幅逐渐下降。简单部分发作癫痫患者脑电图表现为局部脑区有慢波、棘波、棘 - 慢波等改变，可向同侧半球或经中线结构传导到对侧半球。复杂部分发作癫痫患者脑电图可表现为单侧和双侧颞区棘波、棘 - 慢波或慢波。失神小发作患者脑电图可表现为全导双侧同步高波幅的棘 - 慢波。儿童颅脑创伤的脑电图有其特点：①伤后急性期脑电图以弥漫性或局限性慢活动异常为主，而痫样放电少见，随着病情恢复，1 ～ 3 个月后脑电图背景活动逐渐改善，而局限性慢波或痫性波出现增多；②脑电图以局灶性或多灶性放电异常为主，也可见慢波阵发或单一节律放电，这与脑发育不够成熟有关；③脑电图异常与病情不一致，有部分儿童在颅脑创伤后脑电图异常可持续达数年，但临床不一定有癫痫发作；④脑电图可以不出现或晚出现异常放电。对头皮脑电图不明确癫痫部位，有多处异常波形或脑病灶与脑电图检测不符合时，可考虑做颅内埋藏电极脑电图检测，以提高对致癫痫灶的定位准确率。该技术可通过手术中刺激皮质绘制脑电图来了解癫痫病灶，也可以通过定向放置颅内电极监测发作间期的脑电活动。颅内埋藏电极监测的定位准确率要比常规的头皮脑电图高。在外科手术中皮质脑电图检测是确定癫痫灶的重要方法，可直接反映出癫痫灶部位和范围。

五、治疗

（一）药物治疗

对于颅脑创伤后是否服用预防性抗癫痫药物尚有不同看法，很多学者认为应用预防性抗癫痫药物没有预防癫痫发生的作用，且药物的不良反应可能会影响预后。Temkin 等报道 404 例重型颅脑创伤患者，静脉给予苯妥英钠或安慰剂，定期测定药物浓度，并维持在治疗浓度内，1 年后两组的创伤性癫痫发生无差异。Penry 在颅脑创伤患者中用苯妥英钠和苯巴比妥做双盲对照研究，研究发现在治疗组中癫痫发作为 21%，而对照组中为 13%，治疗组和对照组无明显差异，认为用抗癫痫药物对预防创伤性癫痫发作无作用。但 Ates 报道的 1875 例大宗病例资料，认为创伤性癫痫的危险性不仅取决于创伤特征，还与年龄相关，在外伤急性期抗癫痫药物可有效预防癫痫导致的原发性脑创伤。在《中国癫痫指南（2007）》中，对重型颅脑创伤儿童，不推荐应用预防性抗癫痫药物，但对青少年，预防性应用抗癫痫药物可减少创伤后第 1 周早期癫痫发生。目前，大多数医师仍主张应用预防性抗癫痫药物，特别是以下情况应用更有价值：

①开放性颅脑创伤，伴有粉碎性或凹陷性颅骨骨折；②广泛性脑挫伤或脑内血肿位于额叶或中央区顶叶；③严重的闭合性颅脑创伤（原发性脑干伤）；④颅脑创伤手术后，一般认为在颅脑伤后或手术后立即用药，持续 6 ～ 12 个月。对有创伤性癫痫的患者必须应用抗癫痫治疗，可先应用静脉抗癫痫药物（如苯妥英钠针剂、德巴金针剂），应用 4 ～ 5 天后改口服抗癫痫药物，同时需检测血中药物浓度；⑤服药时间，无手术患者服药 3 个月，手术患者服药 6 个月，有癫痫发作服药 1 ～ 2 年，每 3 ～ 6 个月随访。目前口服抗癫痫药物种类较多，需根据癫痫发作的类型选择。一旦发生癫痫，应该正规服用抗癫痫药物 1 ～ 2 年，视癫痫发作的频率决定维持或减少药量，不要随意停药，否则会加重癫痫的发作。

（二）外科治疗

大多数创伤性癫痫患者可用药物控制，但有 20% ～ 30% 的患者可发展为难治性癫痫，需要外科手术治疗。目前对外科手术的时机意见尚不统一。创伤性癫痫的外科手术指征：①有明确的颅脑创伤病史，癫痫发作频繁，正规服用抗癫痫药物 2 ～ 3 年，仍不能控制；②神经系统检查、脑电图、影像学检查确定为局限性病灶者。由于创伤性癫痫的发病原因主要是脑创伤后引起的脑组织软化、脑膜脑皮质瘢痕形成所致。因此，手术的部位要根据影像学和脑电生理检查确定，术前准确地确定癫痫灶关系到手术的疗效。目前，确定致痫灶的检查手段较多，但脑电生理仍是最可靠的方法。外科手术前，对每例患者都要行长程动态脑电图检测。许多患者可在病灶周围检测到异常放电，需结合临床表现和影像学改变分析致痫灶的部位。如脑异常放电与影像学改变不符，可行颅内埋藏电极检测，根据检测异常放电的部位制订手术切口。以可疑的致痫灶为中心做头皮切口，对做过颅脑手术者必要时可扩大切口和骨窗。开颅后可见脑皮质和硬脑膜有广泛粘连，病变区有不同程度的脑软化和瘢痕形成。病灶区的脑皮质变薄，呈黄色改变，质软，往往伴有大小不等的囊性改变、周围脑回萎缩等病理改变。手术目的不仅要切除病灶，还需切除病灶周围的致痫灶，因此，术中充分暴露病灶后，用脑皮质电极分次检测病灶周围的脑皮质，明确癫痫灶的部位和范围，并用无菌的数字纸片标出，在切除病灶后再处理致痫灶。在非功能区尽可能多切除脑软化、脑瘢痕组织、萎缩的脑回，在功能区切除范围要保守，尽可能在切除病灶后不引起神经功能障碍。对合并有颅骨缺损的患者，先分离硬脑膜与脑皮质的粘连，特别是颅骨缺损区周围脑组织，再行脑组织瘢痕切除，缺损的硬脑膜用颞肌筋膜或人工脑膜修补。对功能区的致痫灶也可行皮质热凝或多处软脑膜下皮质横断和治疗切术。为避免因手术而引起新的瘢痕形成痫灶，可用显微外科技术，在镜下可清楚分辨病灶和周围正常脑组织，在软膜下切除致痫灶，保持软脑膜的完整，术中用低功率双极电凝，尽量减少对脑组织的损伤。在病灶切除和痫灶处理后需再次做皮质电极检测。一般认为癫痫灶多在脑软化病灶周围 2cm 内，术中在皮质脑电图检测指导下切除病灶，同时切除靠近病灶的薄层脑组织及松解周围组织的粘连，这些脑组织往往含有癫痫源带。术前脑电图检查发现有多个致痫灶，术中除切除痫灶外，可采用多种手术方式联合处理，如胼胝体切开术、单纯前颞叶切除术或前颞叶切除术加杏仁核和大部分海马切除术。手术要点如下。①由于手术会造成脑组织新的创伤，形成新的瘢痕引起致痫灶，手术应在显微镜下施行。②仔细分离脑皮质与硬脑膜的粘连，尽可能切除瘢痕组织。对致痫灶位于非功能区者，以致痫灶切除为主；位于功能区的异常放电，采用低功率皮质热灼术处理；对双侧弥漫性异常放电者，可联合应用多种手术方式。③脑软化组织往往伴有脑内囊肿，应尽可能切除含铁血黄素沉积的囊肿。④要仔细分离切除靠近脑室的病灶，尽可能不要打开脑室系统。⑤创伤性癫痫的致痫灶多数在脑膜 - 脑瘢痕附近，或正常脑皮质与瘢痕的交界处的灰质，术中一定要用皮质脑电图（ECoG）检测，明确致癫痫灶的部位和范围，制订切除致癫痫灶的方式。

六、预后

国内外关于创伤性癫痫治疗的预后报道不一，Wang 等报道 170 例创伤性癫痫患者，随访 1 ～ 204 个月，平均 29.5 个月，其中全身发作 77 例，部分发作 93 例。非手术治疗中满意 63 例，不满意 7 例；手术治疗中，满意 71 例，不满意 29 例。王俊等报告 62 例，术中均用皮质脑电图，采用单纯脑软化灶切除、脑软化灶和周围痫样放电部位切除、软化灶及周围皮质低功率皮质热灼术，术后随访 6 ～ 33 个月，Engle 分级：I 级 32 例，Ⅱ级 17 例，Ⅲ级 9 例，Ⅳ级 4 例。张凯等用外科手术治疗晚期癫痫患者 45 例，术中采用皮质脑电图，手术方式包括致癫痫灶切除、前颞叶切除、前颞叶切除及海马切除等，术后随访 8 ～ 44 个月，平均 24 个月，Engle 分级：I 级 23 例，Ⅱ级 15 例，III 级 7 例。金保哲等采用多种手术方式治疗难治性晚期创伤性癫痫 35 例，术后随访 6～36 个月，Engle 分级：I 级 8 例，Ⅱ级 12 例，Ⅲ级 5 例，有效率 85.7%。马志国等采用多种手术式联合治疗功能区外伤性癫痫患者 32 例，术后随访 2 ～ 3 年。术后 Engle 分级：I 级 17 例，Ⅱ级 9 例，Ⅲ级 4 例，Ⅳ级 2 例。有效率达 81.25%。

创伤性癫痫是颅脑创伤的严重并发症，大部分患者可用药物控制，但有潜在药物不良反应。对药物治疗效果不佳者，尤其是晚期癫痫，综合分析其临床表现、影像学、神经电生理及其他一些相关检查，进行术前致痫灶准确定位，可以考虑手术治疗，且术后一般能得到比较满意的疗效。

（曹赋韬、贾迪）

第十七章

颅脑创伤患者的水电解质管理

水和电解质是维持生命的重要基本物质，在正常情况下，通过各系统和器官相互调节而稳定在内平衡状态。颅脑创伤后，可造成水分供给、排泄和电解质在血管内外、细胞内外的分布紊乱，引起脱水和水潴留，Na^{+}、K^{+}、Ca^{2+}、Mg^{2+} 等主要离子过多或过少地分布在血浆内和细胞内外间隙，造成一系列病理生理现象，出现相应临床症状，严重时可危及生命。颅脑创伤后的水和电解质紊乱，其主要影响是发生难以控制的脑水肿和颅内高压。发生的原因主要有以下几方面。①创伤后血 - 脑屏障被破坏，血浆蛋白或电解质逸出血管腔，使细胞外和胶质细胞内渗透压增加，水分潴留，加重血管源性脑水肿和发展成细胞毒性脑水肿。②创伤或颅内高压使脑动脉血氧分压下降，脑细胞缺氧引起细胞膜受损，ATP 酶活性降低与磷脂代谢障碍，膜内外电解质如 Na^{+}/K^{+} 和 Ca^{2+}/Mg^{2+} 在细胞内外和细胞器内外分布失常，加重脑水肿。③不恰当地使用高渗脱水剂可造成全身脱水，在血 - 脑屏障受损的情况下，易在细胞外间隙和胶质细胞内形成高渗透压性吸水，导致水潴留。不恰当地使用肾上腺皮质激素也可导致潴钠排钾。④颅脑创伤时直接或间接影响下丘脑和垂体功能，可形成抗利尿激素不适当分泌综合征，表现为低血钠和低血浆渗透压。如抗利尿激素形成受阻，则发生尿崩症，表现为高血钠和低尿钠。⑤颅脑创伤致使由心房利钠肽和 / 或脑利钠肽介导的肾脏神经调节功能紊乱和肾脏交感神经系统活性抑制，肾小管对钠的重吸收障碍，可形成脑性盐耗综合征，表现为低血钠和高尿钠。⑥其他如昏迷、禁食、呕吐、过度通气、高热等均可引起水和电解质紊乱。

第一节　水潴留和脱水

一、水潴留

1. 概念

健康人即使每日饮入较多的水，由于下丘脑 - 垂体、肾和肾上腺皮质功能正常，

可通过下丘脑 - 垂体分泌和释放抗利尿激素（ADH）等一系列调节机制，排出大量稀释尿，以维持水和电解质的总量和正常比例。水潴留，又称水中毒或稀释性低钠血症，系指机体内水总量超过排水量，以致水在体内潴留，引起血浆渗透压下降和循环血量增多。

2. 颅脑创伤导致水潴留的原因和机制

颅脑创伤后水潴留较少发生，仅在 ADH 分泌过多或肾功能不全的情况下，机体摄入水分过多或接受过多的静脉输液，才造成水在体内蓄积，导致水中毒。

3. 临床表现

水中毒时临床表现以神经精神症状为主，其程度取决于血浆渗透压降低的程度和速度。急性水中毒由于脑细胞肿胀和脑组织水肿造成颅内压增高，引起各种神经精神症状，如头痛、失语、精神错乱、定向力失常、嗜睡、躁动、惊厥、谵妄、共济失调、肌肉抽搐、癫痫样发作甚至昏迷，有时可发生脑疝。慢性水中毒时，脑细胞可充分发挥其体积调节作用，脑细胞肿胀程度较低，临床表现也较轻。

4. 诊断实验室检查

血浆渗透压和血清 Na^+ 明显降低，严重时血清 Na^+ 浓度可降至 110mmol/L 以下，尿 Na^+ 增多，血清 K^+、Cl^- 及血浆清蛋白、血红蛋白、平均红细胞血红蛋白浓度、血细胞比容等降低，平均红细胞体积增大。一般来讲，如血浆渗透压 <250mmol/L，血清 Na^+ 浓度 <120mmol/L，且出现头痛、呕吐、嗜睡、表情淡漠等上述临床表现，即可诊断为水中毒。

5. 治疗

纠正水过多或水中毒的基本措施是严格控制入水量。轻症患者通过限制水、禁水、进干食，使水代谢呈负平衡，即可逐渐恢复。重症患者，特别是出现惊厥或昏迷时须迅速纠正低渗状态。常用高渗溶液为 3% ～ 5% 氯化钠溶液，一般剂量为每千克体重 5 ～ 10mL，先给 100mL（每千克体重 2 ～ 3mL）于 1 小时内缓慢静脉滴入。滴注完毕观察 1 ～ 2 小时，如病情需要可把余下的 1/3 ～ 1/2 量分次补给。同时，用利尿剂促进水分排出，一般用渗透性利尿剂，如 20% 的甘露醇 250mL 静脉内快速滴注，以减轻脑细胞水肿和增加水分排出。也可用静脉注射利尿剂，如呋塞米或依他尼钠。严重病例或有肾衰竭者可采用透析疗法。

二、脱水

1. 概念和分类

脱水是指因水摄入不足或体液丢失过多所造成的体内水的缺乏，临床上表现为细胞外液量的减少。水丢失时大多数伴有电解质尤其是钠的丢失，单纯脱水者少见。根据脱水程度的轻重，可分为：①轻度脱水，脱水量占体重 2% ～ 3%；②中度脱水，脱水量占体重 3% ～ 6%；③重度脱水，脱水量超过体重的 6%。根据水和电解质特别是钠丢失程度的不同，又可分为：①高渗性脱水，亦称高张性脱水，水丢失多于电解质的丢失，血浆渗透压 >320mmol/L，尿比重和血清 Na^+ 增高；②低渗性脱水，亦称低张性脱水，电解质丢失大于水的丢失，血浆渗透压 <280mmol/L，尿比重和血清 Na^+ 降低，血清 Na^+ 浓度 <135mmol/L；③等渗性脱水，亦称等张性脱水，水和电解质以血浆正常比例丢失，血浆渗透压在正常范围。

2. 颅脑创伤导致脱水的原因和机制

①高渗性脱水：颅脑创伤中常见于颅内压增高、大量呕吐，且长时间禁水禁食者，或因患者昏迷，长时间予高蛋白鼻饲饮食而补液不足，或高热、大汗、输入过多脱水剂及合并糖尿病者。另外，气管切开可引起呼吸道脱水过多，因呼吸道丢失的几乎为纯水，必然引起体液高渗。②低渗性脱水：常见于反复呕吐，大汗后单纯补水而未补盐及伴有大面积烧伤的患者。③等渗性脱水：常见于颅内压增高导致急性大量呕吐，胃肠道消化液短时间内大量丢失者。

3. 临床表现

脱水的临床表现主要是血和间质液容量不足所致。口渴为常见症状，在轻度脱水时即已出现，见于高渗性和等渗性脱水的患者，但低渗性脱水则无渴感。中度脱水患者烦躁不安，精神不集中，软弱无力，声音嘶哑，皮肤黏膜干燥，尿量减少，心率增快。重度脱水患者皮肤弹性减低，体力及智力减退，并可出现神经精神症状，其中高渗性脱水的患者以幻觉、躁狂、谵妄为突出，低渗性脱水的患者以神志淡漠、昏厥、木僵为突出，严重者可表现为神志不清甚至昏迷。血压则视血容量减少的程度而有所不同。

4. 诊断

脱水是一临床综合征，除其固有的表现外，几乎都兼有其他致病因素的表现。因此，颅脑创伤后脱水的诊断主要是依据患者的病史，上述临床表现，结合实验室检查结果，最终判断脱水的程度和类型。

5. 治疗

对于颅脑创伤，尤其是严重脑挫裂伤患者，通常是限制液体摄入来避免由于脑水肿而使业已存在的细胞外容积增加。尽管限制液体摄入，尤其是静脉输液，并不能减轻已存在的脑水肿，却可以防止脑水肿进一步恶化，特别是在伤后 24 ～ 72 小时的危险期内。然而，到目前为止，究竟要补充多少液体及补充何种液体还不十分清楚。

早期的研究显示，限制补液量为每日 1000mL 可保持患者内环境的平衡，认为大量液体摄入将使细胞外容积增加，从而可能对脑水肿产生不利的影响。同时强调液体的限制必须经过仔细计算，在这期间高渗制剂、利尿剂和皮质类固醇药物的应用要谨慎，以免造成严重脱水，甚至并发肾衰竭。高血压患者使用利尿剂后可能导致缺钠，此时细胞外间隙相对缩小，过度限制水的摄入可能导致一种不良的脱水状态。

无论如何应该每日 1 次，必要时每日 2 次测定血清 Na^+、血浆渗透压、尿素氮、尿量和血细胞比容，并按结果做相应的调整。在伤后第 2 天补液量增加到每日 1500 ～ 2000mL，其中 750 ～ 1000mL 5% 的葡萄糖溶液中含 0.45% 的氯化钠，其余部分为 5% 的葡萄糖水溶液。如果存在多发性损伤，应该考虑到其他损伤组织的液体丢失量。这类患者更应该特别仔细检测血浆渗透压、电解质及血浆尿素氮。

对于颅脑创伤重症患者，维持脑灌注压和正常颅内压是基本保障。近期研究证实，重型颅脑创伤早期足量补液和限制液体入量，其发生难治性颅内压增高的比例差异并无统计学意义，但是过量补液可能导致患者肺水肿，因此补液原则是个体化的充分补液而非限制补液，不规范的补液会增加患者死亡率。提倡对需要大量补液患者常规实施中心静脉压监测，重型颅脑创伤患者可保持等量或轻度高血容量。

那么意识障碍的患者究竟应该补充多少液体，其补液成分又该如何分配呢？计算患者液体需要量的合理依据是估计尿量、隐性脱水及其他肾外丢失量。伤后 1 ～ 2 天的补液量应是皮肤不显性脱水减去组织的氧化内生水量 500 ～ 750mL，再加前一天的尿量，一般为 1500 ～ 2000mL。肺部液体丢失是隐性脱水的主要来源，平均每天为 500mL，而在高热和过度通气时可增加到 2500mL。临床研究发现，在伤后 48 小时内给予严重头部创伤后其他方面正常的昏迷患者推荐剂量为 1000 ～ 1500mL 的静脉补液，结果患者表现出明显的脱水，这种替代补液量的不足反而可促进脑水肿的进一步发展。

与各种来源水的丢失相反，在计算水平衡时也应该考虑到进食时摄入的外部水分。当患者接受雾化治疗时，肺部可能吸收相当量的水分而增加细胞外间隙，由这一途径摄入的液体量每天可达 500mL。

研究发现，输入 5% 的葡萄糖水溶液后产生的渗透压梯度将促进水向脑脊液和水肿液转运，同时加剧原有的颅内高压，其原因在于大量葡萄糖的迅速代谢，所余的水即稀释细胞外液，结果溶液由等张很快变成了低张状态，而使用含 0.45% 氯化钠的 5% 的葡萄糖氯化钠溶液却只轻微地改变颅内压。颅脑创伤患者常有脑牵拉受压、颅内压增高，术中易发生低血压，缺血缺氧，脑组织中乳酸含量增高，而缺血缺氧情况下葡萄糖以酵解途径分解，更加重了乳酸堆积，酸中毒进一步加重神经细胞缺血、水肿和坏死，形成恶性循环。

此外，颅脑创伤后的强应激反应，导致交感 - 肾上腺髓质系统过度兴奋，儿茶酚胺分泌升高，胰岛素分泌减少，也使糖利用率下降。因此，主张应用上述葡萄糖氯化钠溶液以维持颅内高压患者的液体平衡。乳酸钠林格注射液是将一般林格液中含有的盐分减少，配合以乳酸钠的等渗输液，比林格液和生理盐水有更为接近血浆的电解质组成，特别是对患有酸中毒的患者，其中所含的乳酸钠在体内代谢后成为 HCO_3^- 可调整酸中毒。近年来，乳酸钠林格液作为手术和休克时出血和大量细胞外液丧失的补充液，以及作为基础性的电解质输液已被广泛应用。研究发现，静脉滴注乳酸钠林格液时颅内压稍有增高，而输注完毕后颅内压与输液前相近，而输入不含盐类的5%葡萄糖水溶液时，在输液后期和输液结束后颅内压均明显高于输液前。

高渗盐水可增加血容量，降低脑水肿、脑体积及颅内压力。研究发现高渗性电解质液，如7.5%的氯化钠和高渗性乳酸钠液在治疗颅脑创伤合并出血性休克时，与等渗性电解质液相比产生了更快和更好的复苏效果，在治疗早期颅内压即明显下降，血压和脑灌注压明显升高。尽管众多学者认为，高渗盐水在改善血流动力学、降低颅内压及增加脑氧合方面有突出作用，但目前的研究并没有发现高渗盐水和晶体溶液或甘露醇在降低患者病死率或改善神经系统预后方面的差异。

另外，有学者认为盐入量应每日控制在6g，连续大量使用高渗性脱水剂和利尿剂时可增加到8～10g，除非有明确的钠丢失，否则补盐过量或者过少都是有害的。如果需持续静脉补液的话，应在伤后3～4天开始在补液中加入钾盐。但在应用强脱水剂、大量注射葡萄糖和肾上腺皮质激素时，颅脑创伤后或术后当天应及时补钾。文献报道应用甘露醇后尿钾排出量增加30%～50%，建议每日补充3g氯化钾。

如果患者自伤后数天持续昏迷，应该考虑鼻饲进食。鼻饲进食对保持患者内环境稳定比静脉补液更加令人满意。以往对在伤后1周仍不能口服进食的患者开始采用鼻饲饮食，目前主张在伤后3天内早期给予肠内营养支持。

第二节　电解质紊乱

生理条件下，腺垂体和神经垂体在下丘脑调控下保持动态平衡。腺垂体分泌的促肾上腺皮质激素（ACTH）和神经垂体释放的ADH各自通过对细胞内、外液中的电解质和渗透压的影响而维持机体内环境的稳定。

一、高钠血症

1. 概念和分类

正常血清Na^+浓度为135-145mmol/L。当血清Na^+浓度>145mmol/L时称为高钠血症。由于临床研究中发现血清Na^+浓度介于145-150mmol/L的所谓“临界高钠血症”，其临床特点与正常血钠水平患者差异不明显；近年来有许多学者在临床研究中，将血清Na^+浓度>150mmol/L定义为高钠血症。临床上常根据细胞外液容量的不同变化，将高钠血症分为3类。①低容性高钠血症：即高渗性脱水，机体同时丢脱水和钠，但水的丢失多于钠的丢失。②等容性高钠血症：机体仅有水的丢失而无钠的丢失。③高容性高钠血症：机体同时获得水和钠，但获得的钠超过水。颅脑创伤患者的高钠血症多为低容性高钠血症。

2. 颅脑创伤导致高钠血症的原因和机制

高钠血症是下丘脑功能障碍的常见表现，颅脑创伤后下丘脑 - 垂体系统受损造成 ADH 分泌减少，肾素 - 血管紧张素 - 醛固酮系统异常兴奋，醛固酮分泌增加抑制肾排钠。最新研究发现脑组织水肿及缺血性损害，导致血 - 脑屏障通透性增高，血管紧张素Ⅱ生成并释放入血明显增多，最高可超过正常 3 ～ 6 倍，它抑制了心房钠尿肽、ADH 的生成和释放，导致中枢性尿崩症，脱水过多而血液浓缩，引起高钠血症；而高钠血症又通过脑细胞脱水萎缩、脱髓鞘病变、干扰神经细胞电生理活动等，进一步加重脑损害，形成恶性循环。另外颅脑创伤时交感神经兴奋性增高，交感神经末梢释放的过量去甲肾上腺素和脑内啡肽作用于 ADH 分泌神经元使其分泌减少。

严重颅脑创伤后患者长时间昏迷、摄水量不足，或因高热、大汗、过度通气，特别是在气管切开时，从呼吸道丢失大量水分，大量使用高渗性脱水剂，鼻饲或输入高营养物质，机体不能充分利用而从尿中排出所产生的溶质性利尿（肾脏每排出 1g 氮同时需排出 40 ～ 60mL 水），使电解质潴留、脱水和氮质血症。有时患者神志清楚，又无尿崩症，但由于脑损伤使渗透压感受器功能障碍，患者口渴感丧失，ADH 分泌不能相应增加，水分仍无节制地从尿中排出，形成高张综合征，又称神经源性高血钠症。患者有高血钠、高血氯，有时伴有氮质血症和酸中毒，而尿中排钠并不增加。

水能自由进出细胞，而钠泵机制使钠很难进入脑细胞内。高血钠时，血浆渗透压升高，细胞外高渗而细胞内低渗，但钠不易进入细胞内，重建细胞内外渗透压平衡过程很慢，需要 60 小时左右。于是细胞以牺牲水作为代价来弥补之。水从细胞内移至细胞外，暂时增加细胞外液容量以缓和高血浆渗透压。但随着水从尿中排出，最后导致细胞内、外脱水（高渗性脱水）。

3. 临床表现

急性高钠血症时，脑细胞内脱水，脑组织突然皱缩将引起机械性脑血管牵拉而继发脑血管损害，脑毛细血管和静脉明显充血，蛛网膜下腔出血、脑皮质下出血、硬脑膜下血肿、脑内血肿、大静脉窦血栓形成、脑梗死等均可发生，最终将导致死亡。

高钠血症的临床症状和致死原因主要归咎于脑血管性损害。高钠血症伴发高血浆渗透压多见于儿童严重头部外伤，常见神经症状为易激惹、尖叫、震颤、深腱反射亢进、肌张力增高直至角弓反张、抽搐、谵妄、嗜睡甚至昏迷。这些症状在脱水达体重的 10% 左右时出现，系脑萎陷皱缩所引起。研究发现，当血清 Na^+ 浓度 >150mmol/L 时 36% 的患儿出现神经症状；当血清 Na^+ 浓度 >158mmol/L 时 71% 的患儿发生抽搐；当血清 Na^+ 浓度 >160mmol/L 时，仅 10% 的患儿能保持神志清楚，多数表现有不同程度的意识障碍，此时急性高钠血症儿童和成人的死亡率可分别达 43% 和 75%。

4. 诊断

颅脑创伤后高钠血症的诊断主要是依据患者的病史、上述临床表现，结合实验室检查结果。

一般认为其诊断标准为连续3次血清Na^+浓度>150mmol/L。高钠血症程度的分级目前尚无统一标准，Aiyagari将其分为3级：轻度（150～155mmol/L）、中度（155～160mmol/L）和重度（≥160mmol/L）。

5. 治疗

意识障碍的患者减少其含盐溶液的用量可避免产生高钠血症，静脉补液期间应定期检测血浆钠含量，可疑的情况下要加测血浆渗透压。一旦确诊为高钠血症，予以不含电解质的水溶液治疗可以逆转，脱水过多的情况下，可给予5%的葡萄糖水溶液。

严重脱水性低血容量性高血钠时，高速滴注低渗液体补充水分时会引起癫痫和脑水肿，亦可因而致命。反之，高血容量性高血钠会导致脑萎缩继发颅内出血而致死，其处理刻不容缓。一般认为对脱水性高钠血症患者应补液多于补钠，但补液切勿操之过急。应分散在48小时内进行，如在24小时内集中补充之，可继发脑水肿，造成永久性脑损害而致死，不可不慎。补液量主要根据血清Na^+上升值来计算。其公式为：补水量（mL）=[血清Na^+浓度测定值（mmol/L）-142]×体重（kg）×常数+每日生理需要量（1500mL），男性常数为4，女性为3，儿童为5。具体补给时，一般当日先补计算值的一半，余下的一半第二日再补。鼻饲饮食中蛋白质含量每日每千克体重不要超过1g，每24小时输入液体量应当为2000～3000mL。另外，有学者提出对于高血容量性高血钠，温开水鼻饲是最简单、实用的治疗方法，可在较短时间内纠正高血钠和高血浆渗透压，提高高钠血症的治愈率。鼻饲量亦可按上述公式计算，当日补给计算量的1/3，平均分成4～6次鼻饲，以后再根据血钠值来计算调整，直到血钠恢复至正常值为止。在积极治疗原发病及补液和温开水鼻饲等治疗后高钠血症仍难以纠正时，可考虑进行血液透析或持续血液净化治疗。根据血液透析的作用原理，可使高钠、高氯、高血糖及血肌酐、尿素氮的紊乱在短期内得到迅速纠正。

二、低钠血症

1. 概念和分类

成年人日丢失的盐总量为5～10g，通常由静脉补液中所含氯化钠补充。当血清Na^+<135mmol/L时，称之为低钠血症。传统上将低钠血症按体液状态分为低渗性、等渗性和高渗性低钠血症。低渗性低钠血症（血清渗透压<285mmol/L）可进一步分为三个亚类：①低血容量性低钠血症，常见于脑性盐耗综合征、滥用利尿剂、盐皮质激素缺乏和出汗、呕吐、腹泻等导致的水钠丢失过多；②等血容量性低钠血症，常与激素紊乱有关，如抗利尿激素不适当分泌综合征、肾上腺皮质功能不全等；③高血容量性低钠血症，在神经外科中鲜见，多见于严重的充血性心力衰竭、肝硬化或肾病患者，多数伴有明显的水肿。

2. 颅脑创伤导致低钠血症的原因和机制

颅脑创伤导致低钠血症其原因多在于：①为降低颅内压长期使用利尿剂如甘露醇、甘油果糖和呋塞米等，致使钠丧失过多；②水潴留过多，如 ADH 分泌过盛；③输入过多不含电解质的液体，或以上几种因素的综合。在神经外科患者治疗过程中，为了避免输入钠引起脑水肿，输液时往往不给生理盐水只给葡萄糖，故以最后一种原因最为多见。尤其在伤后或术后 3 ～ 5 天，ADH 分泌处于亢进期，或当患者有大量出汗后，只输入葡萄糖，葡萄糖进入体内后迅速被分解利用，所余的无盐水分潴留在细胞外稀释为低张溶液。尽管有时体液减少可导致钠的缺失，但是通常钠缺失反映出的是水在细胞外间隙蓄积。对于颅脑创伤患者，此症通常由单纯性钠缺失或水中毒（稀释性低钠血症）所致。

3. 临床表现

低钠血症的临床表现主要跟血清 Na^+ 浓度下降速度和严重程度有关，血清 Na^+ 浓度低于 120mmol/L 之前，患者症状通常不明显，只是在常规血清电解质和渗透压检测时发现。症状的严重程度与血浆低渗程度基本成正比。稀释性低血钠时，细胞外液缺少电解质即不能保留水分，水从尿中排出，血容量减少，患者有心率加快、乏力、肌肉痛性痉挛、周围循环衰竭、血压下降等。水分进入脑组织引起脑水肿而有头痛、恶心、呕吐、抑郁、躁动、昏睡、抽搐，严重时可导致昏迷甚至死亡。

4. 诊断

低钠血症患者除非血清 Na^+ 低至 130mmol/L 以下，否则很少出现症状。因此其诊断主要依靠实验室检查，血清 Na^+ 浓度 <135mmol/L，血中尿素氮常有增高，尿中 Na^+ 和 Cl^- 均降低，尿比重低于正常。临床上常用测定血清 Na^+ 和 K^+ 的和，如相加值大于 150mmol/L 为高张，小于 140mmol/L 为低张；或血清 Cl^-（正常 98～106mmol/L）与二氧化碳容积含量（正常 25 ～ 29mmol/L）之和，如相加值大于 135mmol/L 为高张，低于 120mmol/L 为低张。

5. 治疗

对低张综合征应注意预防，在创伤或手术后，将葡萄糖的输入量限制在必要的范围内。一般来说，每日给予 5% ～ 10% 的葡萄糖 1500mL 即足以补充不显性脱水（肺与皮肤蒸发）和排出身体代谢废物之用。可以给予适量生理盐水，特别是使用利尿剂脱水时更应及时补充电解质。补钠量根据缺钠程度补充，由于缺钠时又多伴有血容量不足，因此首先需快速补足血容量，提高血浆渗透压，以改善微循环。血清 Na^+ 浓度在 125 ～ 135mmol/L 时，如无神经系统损害只需限制液体摄入即可；血清 Na^+ 浓度在 120 ～ 125mmol/L 时，须限制液体摄入量并口服盐；血清 Na^+ 浓度 <120mmol/L 时，应予以 3% 的氯化钠静脉滴注，40-60mL/h 直至血清 Na^+ 浓度 >130mmol/L。此外，轻度和中度缺钠的患者，可根据血清钠缺失量，先给予一半，再加每日需要量 4.5g 氯化钠，与所需水量用等渗葡萄糖盐水补足。具体补钠量可根据血清钠计算：补钠量（mmol/L）=[血清 Na^+ 浓度正常值（142mmol/L）- 血清 Na^+ 浓度测定值（mmol/L）]× 体重（kg）×0.6（女性为 0.5），再按 17mmol/L Na^+=lg 氯化钠推算，换算成盐水量，24 小时内分 2 ～ 3 次补入。或按血细胞比容公式计算：应补等渗盐水量 =0.2× 体重（kg）×（患者血细胞比容 - 正常血细胞比容）/ 正常血细胞比容，正常血细胞比容男性为 0.48，女性为 0.42。

三、抗利尿激素不适当分泌综合征

1. 概念

1957 年 Schwartz 等报道 2 例支气管肺癌的患者表现出肾性失钠和低血钠，推测其原因可能与 ADH 不适当分泌有关，首次提出抗利尿激素不适当分泌综合征（SIADH）的概念。SIADH 是指由于病理性的 ADH 不适当分泌或肾脏对 ADH 的超敏而导致的肾脏保水和稀释性低钠血症（或称高血容量性低钠血症），伴有血浆渗透压降低。此后发现，有诸多疾病及药物均可引起 SIADH，而以中枢神经系统疾病最为多见（如颅脑创伤、脑肿瘤、蛛网膜下腔出血、脑出血、海绵窦血栓形成、脑梗死、脑积水、颅内感染等）。颅脑创伤并发 SIADH 由 Carter 等在 1959 年首先报道，此后有报道 GCS ≤ 7 分的重度脑创伤患者中 SIADH 的发生率高达 33%。

2. 发病机制

颅脑创伤主要是通过对下丘脑感受器、下丘脑核或垂体后叶的直接刺激和 / 或缺血性损害引起 ADH 过度分泌，导致 SIADH 的发生。通常体液张力下降到一定程度的时候，ADH 分泌即终止，但是由于下丘脑 - 垂体区损伤或手术等的刺激，使渗透压调节中枢功能紊乱，ADH 分泌失去控制，持续不断地分泌，导致肾小管加强了水分重吸收，细胞外液容量增加，引起稀释性低血钠。又由于细胞外容量增加，使醛固酮分泌受到抑制，肾小管对钠的重吸收减少，尿中排钠增多，更加重了细胞外液的低钠。由于水分不能排出体外即进入细胞内引起脑水肿，进一步加重下丘脑的损害，形成恶性循环。此外，昏迷或瘫痪时，由于肢体活动减少，引起静脉回流障碍，左心房充盈不足，左心房内压力降低，也将导致牵张感受器兴奋和 ADH 释放，最终导致肾脏对水的重吸收增加，产生水潴留。临床研究发现，脑创伤后低渗透性抑制的丧失导致了 ADH 的持续分泌和 SIADH。单一的颅内压增高也可能引起 ADH 分泌失调。近期研究还表明 ICP 值与 ADH 释放量之间有直接关系，而且当 ICP 升高时，ADH 的释放并不会因低张性液体的输入而受到抑制。

3. 临床表现

SIADH 导致低渗压性脑水肿，引起颅内压增高。其临床表现首先取决于低血钠、低血浆渗透压的严重程度和进展速度。一般在慢性低血钠、低血浆渗透压时，如

血清 Na^+ 浓度 >120mmol/L，血浆渗透压 >240mmol/L，可无任何症状；血清 Na^+ 浓度 <120mmol/L 时，最初表现为消化道反应，如厌水、厌食、恶心，继而呕吐、腹绞痛等。随后出现神经系统症状，如肌肉跳动、抽搐、易激惹、不合作、嗜睡或失眠、肌无力、腱反射迟钝、巴宾斯基征阳性、意识模糊、木僵等。血清 Na^+ 浓度 <105mmol/L 时，则表现出重症水中毒，如惊厥、昏迷，甚至死亡。有些患者血清 Na^+ 浓度 <105mmol/L 时仅见轻度嗜睡，而另一些患者血清 Na^+ 浓度 >120mmol/L 时已出现明显症状。这主要与低血浆渗透压发展的速度有关。目前认为，当血清 Na^+ 浓度每天下降 >12mmol/L，以及 48 小时内血清 Na^+ 浓度水平由正常下降至 120mmol/L 时，大脑即不能适应这种变化，而产生一系列急性低钠血症的神经系统症状。而在 24 小时内血清 Na^+ 浓度急性降低至 120mmol/L 以下时，成人死亡率可达 50%。

SIADH 患者由于血容量正常或稍高，皮肤弹性正常，无脱水表现；尿排钠增多，部分细胞外液进入细胞内形成低渗，导致肾脏对 ADH 敏感性下降，水分不会过多潴留体内，皮肤少见水肿。

4. 诊断

诊断依据是在肾和肾上腺功能正常，即排除肾炎、肾上腺皮质功能减退，肝硬化或心力衰竭等情况下，发现：①血清 Na^+ 浓度小于 130mmol/L；②尿 Na^+ 浓度大于 20mmol/L 或小于 80mmol/24h；③血浆渗透压小于 270mmol/L；④尿渗透压高于血浆渗透压，并且尿渗透压大于 300mmol/L 时应高度怀疑，大于 600mmol/L 时可确诊为 SIADH；⑤血尿素氮、肌酐和血清蛋白在正常低限或低于正常；⑥红细胞比容 <0.35；⑦血浆精氨酸加压素（AVP）>1.5pg/mL。人类 ADH 为 AVP，故利用放免方法直接检测血中 AVP 含量，可为 SIADH 的诊断提供直接证据。但一些研究发现，颅内疾病伴 SIADH 的患者血 AVP 水平都有与血浆渗透压不相适应的升高，由于应激、疼痛等均可刺激 AVP 的分泌，故评价血 AVP 水平时应当谨慎。另外，严格限水后 SIADH 迅速好转，也可作为诊断依据之一。

5. 治疗

一旦确诊 SIADH，迅速减少输液，限制入水量在 1000mL/24h 以内，甚至严格控制在 400-700mL/24h 之内，通常数天内患者的症状即可得到改善。高钠饮食抑制 ACTH-肾上腺皮质轴而兴奋神经垂体，低盐饮食则相反。SIADH 时低血钠伴高尿钠，提示机体并不真正缺钠，故补钠不仅不能矫正低血钠，反而可以兴奋 ADH 的释放，有害无益。如果动态观测中尿 Na^+ 锐减至正常以下，则表示机体已处于钠的负平衡，此时可适量补钠。因此，每日常规同时测定血清 Na^+ 浓度和尿 Na^+ 不可缺少，切忌盲目补盐。尿 Na^+ 值之多寡是决定补钠与否的关键。一般待尿 Na^+ 下降时，给予等渗盐水 250mL/24h 是可取的。

对于血清 Na^+ 浓度 <120mmol/L 的急性严重病例伴意识模糊、抽搐等神经症状时，

不论病因如何，治疗目的首先是提高细胞外液渗透压以促进细胞内液移出至细胞外，从而减轻脑水肿。如症状较轻伴高血容量者，可在严格控制摄水和钠基础上，加用呋塞米促进利尿而减少细胞外液。如症状严重，可立即给予 3% ～ 5% 的高渗盐水，其速度可按每小时升高血清 Na^+ 浓度 2mmol/L 为标准直至回升至 130mmol/L 为止。此时，同时给予呋塞米 1mg/kg 静脉滴注当为最佳组合。对 SIADH 患者单纯补给高渗氯化钠溶液，并不能有效地纠正低钠血症，因为患者体内的利钠系统处于高度激活状态，输入的氯化钠很快就被排入尿中。呋塞米可抑制髓袢升支粗段对氯化钠的重吸收，排泄大量接近等渗的尿液，使细胞外液容量减少，从而抑制体内过分活跃的利钠系统。因而临床上联合应用呋塞米和高渗氯化钠溶液可有效地纠正 SIADH 的低钠血症。呋塞米能产生稀释尿，作用强而迅速，大剂量时对肾功能不全者亦有效，是目前稀释性低血钠时的首选药物，大剂量应用达 500 ～ 1000mg/24h 亦很安全。

SIADH 时，存在腺垂体 ACTH 功能的绝对或相对不足，故给予 ACTH 治疗是矫正 ADH/ACTH 失衡的治本之法，有助于恢复 ADH/ACTH 的动态平衡。推荐剂量为成人 ACTH 25IU 肌内注射，每日 2 次。文献中有人主张在给予 ACTH 的同时，另给予少量 ADH（2-3IU），以期借外源性 ADH 封闭剂量来抑制内源性分泌，更有助于恢复 ADH/ACTH 的平衡。此外，有学者认为地美环素可拮抗 ADH 对肾小管上皮细胞的作用，促甲状腺释放激素可抑制 ADH 的合成和释放，对 SIADH 均有治疗作用。Moro 等指出肾上腺糖皮质激素可直接作用于肾小管而提高钠的重吸收，有利于纠正低钠血症。

SIADH 是因为 ADH 分泌过多所致，减少 ADH 分泌或阻断其对肾脏的作用可能是最理想的治疗途径。已知血管升压素受体分 V1 和 V2 两型，ADH 作用于肾小管上皮细胞膜上的 V2 型受体，激活腺苷酸环化酶，产生抗利尿作用。动物实验显示选择性 V2 型受体拮抗剂可明显提高 SIADH 大鼠游离水的清除率。目前，美国已批准将血管升压素 V2 受体拮抗剂用于治疗慢性低钠血症，英国也批准其用于治疗 SIADH 引起的低钠血症。

四、脑性盐耗综合征

1. 概念

1950 年 Peters 等最早报道了 3 例颅内疾患（脑炎、颅内出血、延髓型脊髓灰质炎）的患者钠从尿中大量流失导致低钠血症和细胞外液减少，认为可能是脑功能失调导致了肾脏保盐障碍，并首次提出了脑性盐耗综合征（CSWS）。

由于 CSWS 的临床表现和实验室指标大多与 SIADH 相似，早期血浆 ADH 也增高，以往人们一直将 CSWS 和 SIADH 混为一谈。直到 1981 年 Nelson 又重新提出 CSWS 的概念，同时发现有许多过去认为属 SIADH 的病例，实际上血浆 ADH 并不高。目前众多学者认为中枢性低钠血症大部分是 CSWS，其发生率高于 SIADH。

2. 发病机制

对 CSWS 的发生原因，Perters 认为，是由于 ACTH 分泌减少或由于脑内某种特定的神经元分泌的某种特定物质影响了肾小管对钠的重吸收。20 世纪 80 年代后，人们在心房肌细胞提取出一种具有强烈利尿钠作用的肽类活性物质 - 心房钠尿肽（ANP），在 CSWS 的发生中起重要作用，其机制可能是 ANP 竞争性抑制肾小管上的 ADH 受体，造成尿中流失大量的钠盐。此后，在下丘脑和血管内皮细胞等部位，另外 3 个利钠因子即 B- 型利钠肽（BNP）（又称脑钠肽）、C- 型利钠肽（CNP）和树眼镜蛇属利钠多肽（DNP）相继被证实，它们与 ANP 有着类似的氨基酸序列。同时，研究发现在中枢性低钠血症患者中，血浆 ANP 异常增高，尿钠排泌增加，且血浆 ANP 值与钠平衡呈负相关。因此认为，CSWS 不同于传统的 SIADH，其发生原因可能与中枢神经系统病变致使由 ANP 或 BNP 介导的肾脏神经调节功能紊乱，造成肾小管对钠的重吸收障碍有关。此外，中枢神经系统病变可抑制肾脏交感神经系统的活性，从而引起肾血流量和肾小球滤过率增加，肾素分泌减少，肾小管重吸收钠减少，导致利钠和利尿作用。

3. 临床表现

CSWS 的临床表现与 SIADH 相似。典型患者往往是在原发病治疗过程中出现精神异常和意识改变，表现为烦躁、精神萎靡、嗜睡，进而抽搐、昏迷，部分患者有腹胀、腹泻、恶心、呕吐，严重者惊厥，甚至死亡。

4. 诊断和鉴别诊断

目前 CSWS 尚无统一的诊断标准，临床诊断主要依据以下几点：①在出现头痛、恶心、呕吐、乏力、嗜睡等低钠血症表现的同时出现脱水的症状与体征，如眼窝下陷、黏膜干燥、皮肤弹性差、心率加快等；②体位性低血压；③体重减轻；④钠代谢呈负平衡，细胞外液容量减少，同位素稀释法测定血浆容量 <35mL/kg，全血容量 <60mL/kg；⑤中心静脉压 <81.57mmH_2O（0.8kPa）；⑥红细胞比容 >0.50；⑦低血钠伴有高尿钠，尿钠浓度 >30mmol/L，24 小时尿钠 >260mmol，尿量增加而尿比重正常；⑧补充等渗生理盐水后症状改善，而限水和限制补液后病情恶化。体质量下降是体液丢失的重要信号，中心静脉压（CUP）是判断血容量的可靠指标。因此，在心功能正常的情况下体重和中心静脉压检测相结合的方法是快速区分 SIADH 和 CSWS 的一种简单而有效的手段。CSWS 与 SIADH 的鉴别要点见表 17-1。

表 17-1 CSWS 与 SIADH 的鉴别

	CSWS	SIADH
血容量	↓	↑
尿量	↑	↓或正常
钠代谢	负平衡	平衡或偏正平衡

续表

	CSWS	SIADH
脱水症状与体征	明显	无
体重	↓	↑或不变
肺毛细血管楔压	↓	↑或不变
中心静脉压	↓	↑或不变
红细胞压积	↑	↓或不变
血浆渗透压	↑或正常	↓
血尿素氮和肌酐	↑	正常
血清蛋白	↑	正常
血钠	↓	↓
尿钠	↓或↑	↑
血钾	↑或不变	↓或不变
血尿酸	正常	↓
ANP	↑	正常
ADH	早期↑，后期↓	↑
治疗原则	补盐补液	限盐涎液

5. 治疗

治疗原则与 SIADH 相反，应进行补盐补液治疗，以达到恢复血容量和维持正钠平衡的目的。常用方法是根据患者病情和缺钠的严重程度选择单独或联合口服补盐、静脉输入生理盐水或 3% 的高渗盐水。具体补钠量可参照前述低钠血症补钠计算公式，并根据尿量充分补充丢失液体。补盐过程中应注意血清 Na^+ 浓度提高的速度，血清 Na^+ 浓度提高过快可能引起脑桥中央髓鞘溶解甚至死亡。2007 年美国低钠血症治疗多学科专家共识：对于慢性失钠患者，24 小时内血清钠升高不应超过 10 ～ 12mmol/L，48 小时内不超过 18mmol/L；对于急性失钠患者，最初 2 ～ 4 小时内，可使用高渗盐水使血清钠升高 2 ～ 4mmol/L，至临床症状改善，但 24 小时内血清钠累积升高不应超过 10mmol/L，48 小时内不超过 18mmol/L；补钠终点为 130mmol/L，而非恢复正常的血清钠浓度。然而补充钠盐只能缓解症状，并不能减少钠从肾脏的继续丢失。有学者发现氟氢可的松、氢化可的松等能直接作用于肾小管而提高钠的重吸收，并提出通过减少尿钠排泄来防止血容量减少可能是 CSWS 更合适的治疗方法。

五、尿崩症

1. 概念

尿崩症（DI）是一种持续排出大量稀释尿的综合征，在不限制摄入的情况下，24小时尿量超过50mL/kg体重，尿比重低于1.010，尿渗透压低于300mmol/L。神经外科中常见的是因创伤、肿瘤及手术等原因造成丘脑下部的视上核、室旁核、垂体柄及垂体后叶的损伤导致ADH合成或分泌不足，而产生的中枢性尿崩症。临床特征为肾脏本身没有明显病变的情况下，出现多饮、多尿、烦渴和尿比重降低，而给予外源性血管升压素可使尿比重升高，尿量减少。

2. 发病机制

DI在颅脑创伤中的发生率报道不一，其机制完全不同于SIADH，可能是由于直接创伤或继发性脑水肿影响到下丘脑的视上核、室旁核、垂体柄和神经垂体时，导致ADH分泌、释放或储存功能障碍，从而引起DI。临床上多见于合并颅底骨折的病例中，由于垂体柄的损伤，导致储存于神经垂体的ADH来源通路中断，待体内ADH不足以适应机体体液渗透压的升高时就出现DI。此外，颅脑创伤所致脑组织在颅腔内大幅度移动、外伤性蛛网膜下腔出血、弥漫性脑肿胀均可引起鞍区血管受压、痉挛，导致垂体供血不足，进而影响ADH的释放。

3. 临床表现

DI患者每日排出大量低渗透压尿液。对于意识清醒的患者，由于体内正常渴感机制的存在，将饮入大量水分使组织张力保持在大致正常和稳定状态。如患者昏迷或额部、下丘脑损伤而发生口渴感丧失，不能主动补足水分，尤其在同时静脉给予高渗溶液的情况下，可迅速发生严重高张综合征。而事实上，在接受治疗的患者，起初由高渗溶液产生的利尿作用很难准确地与DI相鉴别。这两种因素的结合导致了迅速地脱水，以致患者昏迷程度加深，严重者可危及生命。

颅脑创伤引起的DI，按发病时间分为急性型和迟发型DI。急性型发生于伤后72小时内，颅脑损伤多较重，导致上述下丘脑-垂体系统直接损伤；迟发型见于颅脑损伤72小时后，为损伤破坏供血系统引起继发性选择性下丘脑-垂体功能障碍所致。按病程又可分为暂时性、永久性和三相性DI。典型的创伤后DI时，多尿常呈三相性，即多尿-抗利尿-多尿三相变化。一般认为，最初多尿是由于损伤性神经元休克使ADH的分泌急性阻断或释放出无生物活性的ADH，持续数小时或数天后随着脑水肿逐渐减轻，储存的ADH从受损变性的神经元及轴突漏出，进入相对抗利尿期或间插期，最后除少数患者恢复正常以外，大多数患者由于下丘脑-神经垂体变性萎缩而再次出现多尿，以致发展成为永久性DI。

4. 诊断

DI 的诊断依据是持续排出大量低比重的尿液。如果患者在没有给予超负荷的液体又无肾衰竭的迹象，而尿量持续上升，就应怀疑是 DI。起初血尿素氮和血细胞比容偏低，同时血钠和血浆渗透压可以偏低或正常，随后血浆钠和渗透压很快上升到很高的水平，最后患者可死于高钠血症。早期诊断有以下几点可供参考：①既往无多饮多尿及精神病史，本次头部创伤后发病；②伤后数小时至 1 周内出现频渴、多饮、多尿，24 小时尿量多达 4000 ～ 8000mL，甚至达 10 000mL 以上；③尿比重明显减低，常在 1.005 以下，不含糖及蛋白；④尿渗透压低于 300mmol/L，尿渗透压低于血浆渗透压；⑤控制入量不能使尿量明显减少和尿比重增高，但用 ADH 后效果明显；⑥ MRI 检查垂体柄增粗或垂体后叶高信号消失。

5. 治疗

治疗的基本原则是维持血容量、维持水电解质平衡和维持尿量，根本措施是补充与排出的尿液相等量的液体。对意识障碍的患者宜采取静脉补液，每小时测定尿量和尿比重，每日测定两次血电解质，酌情进行调整。推荐交互使用林格液和 5% 的葡萄糖以避免过多钠的丢失。需注意的是这类患者尽管其尿液中盐含量较低，但由于尿液的过多生成将导致尿钠的丢失。

早期静脉输入含 0.45% 的氯化钠的 5% 的葡萄糖氯化钠溶液，每日输入 1000 ～ 1500mL 以补充常见电解质的丢失。反复检测血电解质作为衡量补盐的标准。在诊断明确以后，只要尿量达到 200mL/h，即可肌内注射 2.5 ～ 5IU 的后叶加压素。这一治疗可迅速减少尿量，但一过性 DI 不必使用该治疗。一旦使用 ADH 制剂，应减少静脉补液，以免产生水中毒。意识障碍的患者肌肉注射鞣酸加压素油剂 2 ～ 4IU 后 30 ～ 60 分钟即发挥作用，其疗效可持续 36 ～ 72 小时。长期 DI 可鼻内吸入 ADH 粉剂，如赖氨酸加压素。病情较轻的患者可酌情口服抗利尿药物，如双氢克尿噻、氨苯蝶啶、氯磺丙脲、氯贝丁酯和卡马西平等加以控制。

醋酸去氨加压素是人工合成的 ADH 类似物，经过对 ADH 化学结构的改良，其抗利尿作用显著增加，时间延长，而血管加压作用即升高血压的不良反应明显降低。醋酸去氨加压素是目前治疗 CDI 最为理想的药物，每次 0.1mg 口服，每日 3 次，根据病情可逐渐加量，但每日总量不超过 1.2mg 或每次 10 ～ 20μg，鼻腔滴入，每 12 小时一次；当鼻腔和口服给药不适合时，可使用醋酸去氨加压素注射液，每次 1 ～ 4μg，每 12 ～ 24 小时一次。

六、低钾血症

1. 概念

血清 K^+ 浓度 <3.5mmol/L 时即为低钾血症，血气分析常显示有碱中毒。但是钾缺

乏时不一定表现为血清 K^+ 降低，而当血清 K^+ 降低时体内钾丧失或缺钾已十分明显。缺钾如伴有脱水或酸中毒时，血清 K^+ 可基本正常或增高，掩盖低钾血症。据报道血 pH 值每增减 0.1 时，血清 K^+ 可增减 0.6mmol/L，可见血 pH 值与血清 K^+ 浓度之间呈现出负相关。

2. 颅脑创伤导致低钾血症的原因和机制

颅脑创伤后患者低血钾的常见原因有：①由于昏迷和禁食，摄入不足；②反复呕吐、高热或大量出汗；③长期应用脱水剂和利尿剂；④丘脑下部和垂体直接或间接损伤导致血糖升高、大量葡萄糖和胰岛素注射以及碱中毒时，K^+ 转入细胞内，细胞外液和血浆内 K^+ 减少；⑤急性肾衰竭的多尿期，或在大量输入盐水后，细胞外液内 Na^+ 增多，促使 K^+ 从尿液中排出；⑥颅脑创伤后，即刻发生 K^+ 或 Na^+ 在脑组织中异常分布；⑦颅脑创伤引起儿茶酚胺大量释放，一方面激活肾素 - 血管紧张素 - 醛固酮系统，使肾脏远曲小管中 Na^+-K^+ 交换增加而加重 K^+ 和 H^+ 的丢失；另一方面产生 β_2- 肾上腺素能物质，激活 Na^+-K^+-ATP 酶，使肝脏及骨骼肌细胞摄 K^+ 作用增强，K^+ 转入细胞内，从而导致血钾降低。颅脑创伤后儿茶酚胺的释放量可达正常人的 2 ～ 10 倍，儿茶酚胺的大量释放被认为是颅脑创伤后早期低钾血症的主要原因。

3. 临床表现

临床表现与血清 K^+ 降低的程度和速度有关。低血钾使机体的应激性减退。血清 K^+<3mmol/L 时，表现为肌无力；血清 K^+ 浓度 <2.5mmol/L 时，可有软瘫、腱反射迟钝或消失；血清 K^+ 浓度 <2mmol/L 时，可出现意识模糊、定向力障碍、嗜睡等，少数表现为烦躁不安、情绪激动等。心电图早期即可出现 S-T 段降低，T 波变平、倒置，QRS 波群增宽，QT 间期延长和传导阻滞，而出现 U 波时即可确诊。

4. 诊断

根据病史和上述临床表现，结合血液检验血清 K^+ 浓度 <3.5mmol/L 可做出低钾血症的诊断。但由于颅脑创伤患者往往合并意识障碍，主观症状不能表达，故诊断主要依据实验室检查，心电图检查可作为辅助手段。

5. 治疗

目前对创伤后低钾患者是否需要进行补钾治疗仍存在较大争议。研究发现，创伤后低钾患者在伤后 24 ～ 36 小时内即使不进行补钾治疗，其血钾浓度也会自行回升。然而，多数学者认为在颅脑创伤后或术后就需预防低钾血症，特别是在应用强脱水剂、大量注射葡萄糖和肾上腺皮质激素时，应每日输入 1 ～ 2g 钾。当心电图出现缺钾或血清 K^+ 浓度 <3mmol/L，或存在代谢性碱中毒时，每日应输入 3 ～ 4g 钾。原则上补钾不宜过快、过早和过量，在休克、尿少、酸中毒尚未纠正前暂不补钾；严重创伤、大量出血及手术后 2 ～ 3 天内不急于补钾。静脉补钾浓度常限制在 30 ～ 40mmol/L（相当于氯化钾 2 ～ 3g/L），一般按 15 ～ 20mmol/h（相当于氯化钾 1-1.5g/h）的速度静脉滴注较

为安全。当补钾量大时，可采用微泵输入高浓度氯化钾，此法较安全实用，解决了补钾多而补液量受限制的问题。

七、高钾血症

1. 概念

血清 K^+ 浓度 >5.5mmol/L 时称之为高钾血症，常与肾衰竭、少尿或尿闭同时存在。

2. 颅脑创伤导致高钾血症的原因和机制

颅脑伤后产生高血钾的常见原因有：①过多输入含钾量高的库存血或者钾盐；②连续大量输入甘露醇致急性肾衰竭或肾上腺皮质功能不全，钾排泄障碍；③合并有其他部位严重创伤或合并有代谢性酸中毒，细胞内 K^+ 大量流入血浆。

3. 临床表现

高钾血症主要表现为全身乏力、肌肉酸痛、心肌应激性下降，出现心率缓慢、心律失常或传导阻滞，严重时可出现呼吸麻痹和微循环障碍。血清 K^+ 浓度 >7mmol/L 时可发生心脏停搏。心电图早期可见峰状 P 波，T 波高尖，QT 间期延长，继而出现 QRS 波群增宽，P 波消失或 PR 间期延长，最后产生心室纤颤和心脏停搏。

4. 诊断

根据病史和上述临床表现，结合血液学检验血清 K^+ 浓度 >5.5mmol/L 时可诊断为高钾血症。心电图有较好的辅助诊断价值。

5. 治疗

一旦确诊高钾血症，应立即停用钾盐制剂，同时积极处理原发病，改善肾脏功能，防治心律失常。输入 25% 的葡萄糖溶液 100～200mL，按每 3～4g 糖加入胰岛素 1IU，可促使 K^+ 向细胞内转移。输注碳酸氢钠也可引起 K^+ 从细胞外内移，降低血钾。对肾衰竭、血清 K^+ 进行性增高者，可口服或直肠灌注阳离子交换树脂，使 K^+ 自肠道内排出，或应用腹膜或血液透析。如血清 K^+ 浓度 >7mmol/L 或出现心律失常时，可在心电图监测下，立即静脉推注 10% 的葡萄糖酸钙 10 ～ 20mL 或 10% 的氯化钙 5 ～ 10mL，根据需要每 30 分钟可重复用药 1 ～ 2 次。对合并低钠血症或血容量不足的病例，输入高渗氯化钠，可有效地逆转高血钾，减轻其心脏毒性。

（曹赋韬、葛新）

第十八章

颅脑创伤后凝血异常的诊断和治疗

颅脑创伤患者常出现凝血指标异常，且与伤情严重程度有关。我们在 2004 年华东六省一市颅脑创伤流行病调查的基础上，对颅脑创伤性凝血功能障碍进行了系列研究，发现颅脑创伤患者约 17% 存在凝血功能异常，在重型颅脑损伤患者中则高达 50%，同时发现凝血酶原时间（PT）延长与颅脑创伤严重程度和预后不良密切相关。Harhangi B S（2008）等进行 Meta 分析发现，有 32.7% 的颅脑创伤患者发生凝血功能障碍，这一结果与我们的发现是一致的。凝血功能障碍与出血和缺血性损害密切相关，还与病死率增加有关。目前，普遍接受的颅脑创伤后凝血功能障碍的发病机制包括继发于组织因子（TF）的释放、弥散性血管内凝血（DIC）、局部血小板功能障碍、系统性凝血与纤溶途径的改变，以及继发于低灌注状态的蛋白质 C 的激活。因此，对这一现象更好的理解有助于识别高危患者及指导进一步的治疗以减少继发性损害的发生。

一、正常凝血机制

凝血系统通过组织因子、内皮细胞、血小板和凝血因子之间复杂的相互作用，对损伤血管壁进行止血，以平衡组织的血流灌注，这是一个复杂的分子细胞网络。止血反应是通过原发血小板激活 / 聚集和激发凝血级联反应完成的。止血反应的基本单元是稳定交联的血小板 - 纤维蛋白凝块。所有初级反应都位于血管损伤位点，以活化的血小板或受损的血管壁细胞膜形成磷脂支架的方式引发血栓形成。

负反馈回路、循环抑制，以及内源性和可诱导的纤溶激活严格控制了纤维蛋白降解的启动和程度。纤溶系统的激活保证了新形成的血凝块仅对受损管壁组织发挥作用。

损伤前状态利于血液流通。血管内皮细胞产生一氧化氮、前列环素和肝素，防止血小板和白细胞黏附于血管壁。血小板和凝血因子处于非激活状态。止血：初级阶段，在内皮细胞损伤部位，内皮下胶原暴露，少量组织因子释放。血小板通过糖蛋白 Ia（GPIa）与胶原结合，黏附于血管受损处变形的血小板通过 GPI b、GP Ⅱ b/ Ⅲ a 与 vW 因子和纤维蛋白原结合。此时组织因子通路激活，产生少量凝血酶。次级止血：吸附后的血小板受多重通路激活，包括 ADP、胶原、凝血酶和腺苷。环氧化酶通路将血小板膜表面的花生四烯酸转化为血栓素 A2，导致血小板进一步聚集。活化的血小板释放颗粒内容物，进一步促进凝血反应。凝血酶在此过程中发挥重要作用。组织因子通路中产生的少量凝血酶大量增加；内源性途径激活，凝血酶大量产生。纤维蛋白原转变为纤维蛋白，并产生交联，最终形成稳定的纤维蛋白栓子。高级（又称终末）止血：纤维蛋白凝块形成是止血过程中最重要的步骤。一旦不能有序进行，将导致严重出血或过度凝血。如通过抗凝血酶Ⅲ或失活 V 因子和Ⅷ因子或激活蛋白 C 等防止过度凝血；Ⅷ因子不能等价连接纤维蛋白分子，不仅不能抵抗物化力量，且易崩裂。

二、颅脑创伤后凝血障碍的发病机制

颅脑创伤患者出现的凝血功能异常在总体上属于创伤性凝血病的一种，和其他部位创伤所致的凝血功能异常基本相似。但颅脑创伤患者的凝血功能异常有其特殊性，因为脑组织是人体含组织因子最丰富的组织，颅脑创伤时由于脑组织的损伤及血 - 脑屏障功能的破坏，凝血物质大量释放并进入血液循环而导致凝血功能的异常，产生凝血紊乱。

脑创伤后凝血功能障碍的病理基础是：在脑创伤发生后，凝血激酶大量释放入血液循环中，首先组织因子从而触发外源性凝血途径；在 Ca^{2+} 存在情况下，再通过活化 X 因子和 V 因子，促使凝血酶原转化为凝血酶，在凝血酶作用下纤维蛋白原向纤维蛋白转化。此外，颅脑创伤患者在合并缺氧、酸中毒、细菌感染或休克时，由于血管内皮细胞受损，又可触发内源性凝血途径和血小板聚集，发生血液的高凝状态，这种情况在重型颅脑创伤患者伤后 6 小时即可发生。脑挫伤时的神经体液因素如儿茶酚胺、皮质激素的释放，也促进了血小板聚集。颅脑创伤后凝血功能障碍以高凝状态先出现。但是在凝血系统被激活的同时纤溶系统也被激活，出现继发性纤溶亢进，其原因包括：因高凝状态消耗大量凝血因子及血小板而出现凝血异常；纤溶酶原与纤维蛋白结合后，提高了对纤溶酶原激活物的敏感性，或因组织纤溶酶原被激活，引起纤溶亢进；在大脑动脉脉络膜丛及脑膜血管之间，含有大量的纤溶酶活化素，当以上组织受损时即可引起纤溶亢进。高凝状态后的纤溶亢进具有双重意义，一方面高凝状态所形成的血凝块可以通过纤溶过程得以溶解、清除；另一方面纤溶亢进也可引起脑出血及 DIC 的发生，迟发性颅内血肿、开颅术后颅内血肿均与此有关。血小板降低的原因主要是高水平的凝血酶可使纤维蛋白原转化为纤维蛋白，后者可与血小板表面 GPIb/ Ⅲ a 结合而介导血小板聚集，使得血小板消耗性降低。

三、颅脑创伤后凝血异常的临床意义

（一）凝血功能异常与患者预后不良相关

国际创伤性脑损伤预后与临床试验分析任务（international mission for prognosis and

analysis of clinical trials in TBI，IMPACT）的研究表明（2007），入院时 PT 延长是颅脑创伤后期不良预后的独立风险因素。其他研究把入院时国际标准化比值（INR）、活化部分凝血酶时间（aPTT）、血小板或纤维蛋白降解产物及 D- 二聚体异常作为颅脑创伤患者不良预后的预测指标。最近，Wafaisade（2009）等回顾了 706 例钝性颅脑创伤患者入院时的凝血指标。在这些患者中，22.7% 的患者至少有一项凝血指标异常，相应的死亡率为 50.4%，不存在凝血异常的患者死亡率仅为 17.3%。凝血功能障碍的危险因素包括 GCS<8 分、年龄 >75 岁和存在低血压病史。凝血功能障碍患者可能有较长的重症监护治疗时间和住院时间，进行去骨瓣减压的概率更高，插管时间更长。凝血异常的快速进展与预后不良有关。在伤后 24 小时内出现凝血障碍的死亡率为 55%，相对于在 24 小时后出现凝血功能障碍的死亡率仅为 23%。

（二）凝血功能异常与患者进展性损害相关

在颅脑创伤患者中，与凝血功能障碍相关的继发性损伤在随访的影像学上表现为原始损伤的进展或新发损害。在对 253 例颅脑创伤患者回顾时发现，在入院时存在凝血异常者，有 85% 出现出血进展或新发生的缺血性损害等继发性损伤，而凝血指标正常者仅有 31% 出现继发性损伤。Oertel M（2009）等对颅脑创伤后 24 小时的 CT 扫描随访发现出血进展的发生率为 42.3%。挫裂伤性出血最有可能扩大，挫裂伤后 2 小时内首次行 CT 扫描，几乎所有的出血都发生进展。AllardS（2011）等对 CT 扫描随访发生出血进展的凝血病患者，观察发现死亡率增加了 4 倍（32% 对 8%）。颅脑创伤后首个 24 小时内发生凝血异常是出血性损伤进展的最大危险因素。风险最高的凝血指标是部分凝血酶时间（PTT）延长，进展发生率为 100%。血小板减少（血小板计数 <100 000）与 90% 的进展率有关，凝血酶时间（PT）延长则与 75% 的进展率有关。总的来说，各项研究之间所用的测验方法、凝血异常的定义和影像学随访时间之间的差异可以用来解释这些不同的结果。

多项颅脑创伤后神经病理学研究发现，在直径 10 ～ 600μm 的小动脉和静脉内微血栓形成与缺血性事件有关。这些微血栓形成的机制依然存在争议，但是颅脑创伤触发的局部或系统性高凝状态一直被认为与此有关。Stein S C（2006）等发现缺血性改变的严重程度和颅脑创伤患者脑组织的血管内微血栓形成的密度有关。在患者体内的观察研究和动物颅脑创伤模型的实验研究显示，在受损位点局部和远离受损位点都发现有众多微小血栓形成，这些血栓由血小板和 / 或纤维蛋白组成。在动物实验研究中发现，微循环内血小板血栓造成挫伤周围的血流量立即减少。颅脑创伤后，这些微血栓以延迟的方式不断形成。这些微小血栓通过阻断微循环引起脑实质缺血，从而导致继发性损伤。

四、诊断

（一）诊断标准

大多数研究认为，PT、INR、PTT 和血小板计数中当至少有一个指标出现异常时即可诊断为凝血功能障碍。目前，颅脑创伤后凝血功能障碍的诊断尚无公认的标准。参考目前文献，大多数 I 级创伤中心都以 INR>1.2，APTT>36 秒，血小板 $<10\times10^9$/L，满足其中一项即可诊断为凝血功能障碍。另外，包括纤维蛋白原、D- 二聚体、FDP、凝血酶 - 抗凝血酶Ⅲ复合体（TAT）和纤溶酶 - 抗纤溶酶复合体（PAP）等其他几项指标的测量可用于实验研究，但在临床应用中受到限制。最近，在围术期和创伤复苏后，血栓弹力图（TEG）更加普遍地应用于对整体血液的评估。用于诊断低凝或高凝状态的凝血评估越全面，就越能进行针对性治疗。即便是凝血指标正常，出现像从静脉穿刺点、伤口或术中切口渗血的临床征象时必须作为凝血异常的阳性指标严肃对待。在这种情况下，根据经验合理地输注新鲜冰冻血浆 / 血小板。在极端情况下，虽然没有相关的使用指南，但仍可考虑给予像重组活化凝血因子或凝血酶原复合物这样的非特异性的促凝剂。

（二）实验室检验

表 18-1 用于评估凝血障碍的实验室检测

酶促凝血	纤维蛋白溶解	血小板
INR/PT	D- 二聚体	血小板计数
PTT	纤维蛋白原裂解产物	出血时间
纤维蛋白原	纤溶酶原激活物抑制剂 -1	血小板功能分析
TT	血栓弹力图	快速血小板功能试验
抗凝血酶Ⅲ复合体		全血阻抗法血小板聚集测定
凝血酶原降解片段 1+2		血栓弹力图
血栓弹力图		

注：INR：国际化标准比值；PT：凝血酶原时间；PTT：部分凝血酶时间；TT：凝血酶时间。

1. 凝血酶

外源性或组织因子凝血途径的经典检测指标是凝血酶原时间（PT）。PT 是凝血因子 I、V、X、Ⅱ和纤维蛋白原消耗和 / 或功能障碍的敏感指标。APTT 是内源性或接触活化途径的标准检测指标，对凝血因子 XI、X 和Ⅷ消耗和 / 或功能障碍敏感。凝血酶水平难以测量，通常是通过量化 TAT 或促凝血酶原片段 1+2（F1+2）来间接测量的。

通过测定凝血酶原时间（PT）即凝血酶加入血浆到纤维蛋白沉淀的时间，来评估纤维蛋白沉淀。PT 对肝素以及纤维蛋白原消耗或功能障碍同样敏感。血清纤维蛋白原可以直接进行量化以检测是否缺乏。

2. 血小板

对于无显著症状的血小板减少症患者，可以从血小板数量来获得有限的有关血小板功能的信息。习惯地把血小板的功能报告为出血时间，即测定损伤表面纤维蛋白凝块形成，出血停止的时间。针对抗凝治疗在心脑血管疾病广泛应用的情形，以 point-of-care（POC）的方式来评估血小板的功能日益受到重视。血小板功能分析、快速血小板功能检验和全血阻抗法被用于监测血小板在不同条件下形成原始血凝块的能力。目的是快速识别血小板功能抑制，以便于在术前或紧急情况下诊断和纠正抗血小板治疗的影响。最后，全血血小板功能可以通过 TEG 适时进行评估。其他实验室检验，例如血小板聚集和流式细胞仪可以分别用于确定血小板的功能和活化作用。但这些检验因为人力物力成本在临床应用中受到限制。

3. 纤维蛋白溶解系统

纤溶活性的最主要功能是测定纤溶蛋白原的降解产物（FDP），D- 二聚体是测定降解产物最常用的指标。尽管 D- 二聚体是纤溶活性的敏感指标，但是在创伤患者中，组织损伤使 D- 二聚体普遍升高，因此限制了其应用价值。在创伤患者中，急性纤溶亢进与组织型纤溶酶原激活物（tPA）、D- 二聚体升高和纤溶酶原激活物抑制剂（PAI-1）水平的降低是相对应的。然而，这些特殊检测的使用受到一定限制。

4. 高凝状态的评估

相对于出血倾向的评估，高凝状态难以进行评估，因为除了通过病理学证明在中小血管内有巨大和微小血栓存在外没有可靠的指标。抗凝血酶和纤维蛋白原片段 1+2 是凝血系统活化的指标，但并不一定意味着存在高凝状态。同样，纤溶酶 - 抗纤溶酶复合体（PAP）显示的是纤溶蛋白原降解的活性。TEG 则把体液、细胞和纤溶系统考虑在内，所以通过 TEG 可以对低凝和高凝状态进行精确的评估。

5. 血栓弹力法用于评估高凝和低凝状态

在血凝块形成过程中，血栓弹力法可以通过评估血液的黏滞性实时提供有关血凝块形成的动力学及其稳定性信息。它能全面测量止血功能（包括细胞、体液和纤溶过程），并能识别低凝和高凝这两种状态。TEG 为止血治疗的效果提供实时评估，目前被应用于心脏外科、肝胆外科和神经外科等诸多领域。一些研究结果表明，在创伤患者中，利用 TEG 进行目标靶向治疗可以降低与血制品输注相关的死亡率。另外，由于在创伤和大手术后习惯给予血栓预防，所以 TEG 也被用来识别存在不易被察觉的高凝状态患者。

五、颅脑创伤后凝血功能障碍的治疗

凝血病对创伤预后有着非常重大的影响，2008 年国际上发起“创伤大出血的教育倡导”（EICBT），旨在提高创伤救治人员对创伤后凝血病的认识和救治水平。这一行动对颅脑创伤后凝血功能障碍的救治也有一定的借鉴作用和指导意义。

（一）总体指导思想的更新

针对严重创伤大出血，近年来提出“损伤控制复苏（DCR）”的概念。DCR 的主要内容包括：①允许性低血压复苏；②识别和预防低体温；③纠正酸中毒；④早期立即纠正凝血病。DCR 的核心内容是将凝血病的防治提高到创伤复苏中至关重要的位置，强调要在创伤极早期实施“损伤控制外科（DCS）”的同时就积极采取系列措施来纠治凝血病。而传统的 DCS 在早期，通过输注晶体液和浓缩红细胞来进行休克复苏，输注一定数量红细胞后才补充血浆、血小板等凝血底物，这样会加重凝血病、酸中毒和低体温。针对创伤大出血和凝血病，专家们建议各救治单位应该制订和执行“大量输血的治疗方案（MTP）”，此方案已被证明能够减少创伤感染和多器官功能障碍综合征的发生，降低血制品使用量和医疗费用。

（二）控制出血

积极处理原发创伤，控制出血，避免继续失血而加重休克、酸中毒和血液稀释。尽快有效地止血是救治的关键，要积极采取各种辅助检查手段，按照标准的创伤评估方案，尽快确定出血部位。对外出血可使用局部加压包扎、填塞压迫、使用止血带、必要时结扎血管等方法止血。活动性内出血应尽快行血管介入或手术止血，切不可一味地为等待血流动力学稳定而丧失手术机会。实施 DCS 策略，以最简单的方法在最短时间内实现止血和去污染。临床医师必须牢记，在严重创伤大出血的急性期，尽快有效地止血是关键。此时必须打破常规思维，对危及生命的出血应当机立断地采取一些极端的措施，如对颅底出血可经颈外动脉介入等，以实现止血的目的，才有可能挽救伤员的生命。

（三）液体复苏

液体复苏的主要理念是保证重要脏器如脑、心脏等组织的灌注，补充液体，维持血压在略低于正常的水平［收缩压 80 ～ 100mmHg（1mmHg≈0.13kPa）］，直到手术控制出血。在选择复苏液时应注意两个原则：①避免大量补充晶体液，以免血液稀释导致凝血病加重，进而导致更为严重的出血；②积极纠正凝血病，包括积极纠正全身低灌注、酸中毒、低体温及合理应用血液制品等。在液体的选择上，等渗盐水和林格液大量使用时容易导致高氯性酸中毒，会加重凝血病而增加用血量，因此主张使用乳酸林格液。人工胶体制剂可能通过降低 von Wilebrand 因子和Ⅷ因子水平、抑制血小板功能、干扰纤维蛋白原作用等机制而加重凝血病，临床上应注意其用量。小容量高渗盐水是休克复苏中比较理想的液体，但有研究提示会抑制凝血功能、增加出血量，特别是在凝血底物被显著稀释的阶段要引起注意。

（四）积极纠正酸中毒

代谢性酸中毒对凝血因子活性有较大影响，pH 值 <7.0 的严重酸中毒对凝血活性有很大的抑制作用。严重多发伤所致的代谢性酸中毒与难治性休克密切相关，凝血功能障碍引起出血不止又是休克不可纠正的重要原因，两者互为因果，形成恶性循环，加剧凝血病的病理生理过程。阻断上述过程的关键是纠正循环功能衰竭。由于体外检测的凝血因子活性是在模拟生理情况下进行的，即温度为 37℃，pH 值为 7.4，故不能正确反映体内低体温和酸中毒等病理情况下凝血系统的功能状况。因此，临床医师不能被临床检测所左右，需根据临床情况，对凝血系统的功能状况做出正确评估，加大抗休克和纠正酸中毒的力度。

（五）注意体温的监测和维护

低体温是重症创伤患者的一个严重问题，不仅影响凝血因子的活力，而且对循环和内环境稳定有严重影响。因此，对于需要大量液体复苏的患者在输注液体时要进行预加温，有条件的单位应购置输液加温设备。另外，做好患者的保温措施也非常重要，必要时可应用电热毯等加温设备。首选血管、膀胱、食管或直肠内探头测定体温。控制和减少出血是避免低体温的关键，还要去除患者身上潮湿的衣物，减少非损伤部位的暴露，使用毛毯等包裹患者，保持环境温度，对静脉用液体或血液制品进行加热。

（六）早期积极补充各种凝血底物

凝血因子的消耗和稀释是导致创伤性凝血病的重要原因。对于创伤大出血患者（预期 24 小时内输入 8-10IU 浓缩红细胞），应尽早输入血浆、冷沉淀、凝血酶原复合物、纤维蛋白原等，要求在输注首剂红细胞的同时就能够给予。目前在一些战地医院或 I 级创伤中心储存融化的通用型 AB 型血浆，保证患者到达后立即就可以输注。制备冻干的单采 AB 型血浆也能快速获得高浓缩的血浆。Holcomb 等回顾了 467 例接受大量输血患者的资料，以 1∶1∶1 的比例输注血浆 / 血小板 / 红细胞有益。据此，学者们建议增加当前输血指南所推荐的比例。

纤维蛋白原浓度与血小板数量下降被认为是大量输血后凝血功能障碍的重要原因，因而补充纤维蛋白原和血小板对改善凝血功能、治疗创伤性凝血病有重要作用。有研究显示，仅输注血小板或纤维蛋白原临床上往往起不到很好的疗效，建议两者同时输注。凝血酶原复合物是临床上常用的补充凝血因子的药物，对于大量输血的患者，建议每输注 1000mL 红细胞悬液，补充 400IU 的凝血酶原复合物；新鲜血浆富含凝血因子，也是治疗创伤性凝血病的重要手段；冷沉淀是浓缩的凝血因子，可以和凝血酶原复合物同时使用，加强疗效，建议每输注 1000mL 红细胞悬液补充冷沉淀 5 ～ 10IU。

美国南加州大学建议对于需要大量输血者，可按下列比例输注血制品（成分输血

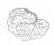

“鸡尾酒”）：15IU 浓缩红细胞（PRBC）+12IU 新鲜冰冻血浆（FFP）+2IU 血小板 +10IU 冷沉淀，同时可加用 90μg/kg rFVIIa。同时应注意快速静脉输血输液时，为了避免加重低体温，应使用体外复温装置。

很少注意到输注红细胞能改善凝血功能。红细胞含有的腺苷二磷酸（ADP）能激活血小板的环氧化酶，并促进血栓烷 A2 的生成。红细胞加强凝血的另一个机制是促进血小板在血管内边流，以便使血小板能更好地黏附、聚集于受损血管。有研究显示，红细胞压积 >0.35 时的出凝血时间明显短于较低红细胞压积者，但用以防治创伤性凝血病理想的红细胞压积和血红蛋白浓度目前尚无定论。而可以肯定的是，严重贫血可加重创伤性凝血病，因此，对于这类患者应积极将红细胞压积提高至 0.30 或以上。

不过，颅脑创伤患者预防性应用新鲜冰冻血浆（FFP）还没有被证明有利于逆转凝血异常和改善预后。此外，Etemadrezaie H（2008）等观察到，对于重型颅脑创伤患者，早期接受经验性输注 FFP 会增加死亡率。只有存在凝血异常证据的情况下，才应该输注 FFP。

（七）早期恰当使用各种止血药物

在颅脑创伤领域，尚未对抗纤溶治疗进行广泛的研究。最近有了关于创伤后抗纤溶剂氨甲环酸和安慰剂的 CRASH-2 对照的研究。在这项大样本多中心随机对照试验中，普通创伤后出现出血的患者应用氨甲环酸明显降低了死亡率，但在颅脑创伤患者中没有发现有利作用。快速给予氨甲环酸与严格控制血压也被用来阻止自发性脑实质内出血的进展。在神经外科，抗纤溶剂抑肽酶已被用于复杂的脊柱手术和低体温条件下复杂动脉瘤的搭桥手术。然而，由于在心脏手术患者中，它与较高的终末器官衰竭和死亡率有关，因而其安全性成为近来关注的问题。颅脑创伤后，纤溶亢进状态评估有助于进行针对性治疗。重组活化人凝血因子Ⅶ a（rF Ⅶ a）是很有前景的药物，通过与暴露的组织因子结合而启动血栓形成，最初被开发用来作为血友病患者的替补治疗。已证明，rF Ⅶ a 对阻止创伤患者因凝血病所致的致命性出血疗效显著。近年来，出版发表了多项有关在颅脑创伤后给予 rF Ⅶ a 的研究结果，其中包括一项行业赞助的研究，显示颅脑创伤后给予 rF Ⅶ a 可减少血肿增大，但无临床收益。相对于 FFP，rF Ⅶ a 可快速纠正异常的 INR，可以安全应用。对于高危患者，rF Ⅶ a 限制了出血性病变的进展，从而得以快速进行神经外科干预。Stein 和同事观察研究发现，在 INR>1.4 的凝血病患者，相对于使用 FFP，rF Ⅶ a 可显著缩短术前纠正治疗时间，并减少血制品的使用量。另外，相对于用 FFP 的标准治疗，使用 rF Ⅶ a 可降低总的住院费用。合成的精氨酸加压素类似物 Desmopressin 可能在创伤患者中有应用前景。Desmopressin 是合成的精氨酸加压素类似物，可以促进内皮细胞释放 vonWillebrand 因子，增加血小板表面糖蛋白受体数量和血液中Ⅷ因子浓度。

（八）高凝状态的逆转

理论上，血管内微小血栓的溶解可以减少继发性损伤。给予凝血阻滞剂抗凝血酶浓缩液被假设作为一种与颅脑创伤有关的低水平抗凝的方法。然而，对颅脑创伤患者给予 rF Ⅶ a，尽管观察到它能够轻微地改善高凝状态的凝血指标，但没有显示出可以改善预后或任何临床收益。抗血小板和用肝素抗凝在治疗血栓栓塞性疾病中已得到确认。不过，这样的治疗方法用于颅脑创伤后，似乎不合常理，而且可能会增加出血进展的风险。在颅脑创伤的动物实验模型中，给予抗血小板化合物可以缩小皮质病变的大小，并可减少微小血栓的形成，但还从未在人体进行这样的试验。利用 TEG 有助于了解高凝状态，目前还用于评估创伤或重大手术后预防血栓治疗的效果，但对此还需要更多的研究。

六、展望

虽然颅脑创伤后发生凝血功能障碍的确切机制还不清楚，但在多项研究中已经证明其与继发性颅脑创伤有密切的关系。考虑到体液、细胞和纤维蛋白溶解系统之间多重相互作用的复杂性，这些现象的动态特性及低凝和高凝状态的交替需要更多止血功能的评估。常规血液检查，比如 PT、PTT 和血小板计数和功能都是有用的，但这不足以为患者提供针对性治疗。尽管 TEG 还没有被广泛地应用，但理论上便于监测颅脑创伤后低凝和高凝状态之间的动态变化并依此调整治疗方案。有几个创伤中心不但成功地将 TEG 用于常规的检测，而且还出版了针对创伤复苏的使用指南。不过，由于 TEG 监测需要监测人员进行特殊的培训并要求具有即时对全血进行分析的能力，所以 TEG 基本方案难以推广。随着 TEG 使用经验的积累，还需要对颅脑创伤患者进行前瞻性研究并进一步证明利用 TEG 方案在指导颅脑创伤后治疗中的价效比。最后，颅脑创伤的动物实验模型显示，在颅脑创伤后使用红细胞结合的组织型纤溶酶原激活物，可以选择性地溶解微血栓并限制皮质损害，因而具有潜在积极的神经保护作用。

（周维亚、贾迪）

创伤后大出血和凝血功能障碍管理指南述评
欧洲创伤后大出血和凝血功能障碍管理指南第六版

一、背景

严重创伤是全球主要的公共卫生负担，创伤后出血的管理继续挑战世界各地的医疗保健系统。如果没有得到适当和及时的诊断和管理，创伤后出血和相关的急性凝血功能障碍仍然是潜在的多器官衰竭和死亡的主要原因。本第六版关于创伤后大出血和凝血功能障碍管理的欧洲指南，旨在为管理创伤出血患者的临床医生提供初步诊断和治疗阶段监护的建议。

二、方法

全欧洲、多学科创伤晚期出血监护工作组包括来自六个欧洲专业协会的代表召开会议，使用结构化、循证共识方法评估和更新本指南的以前版本。结构化文献检索涵盖了自指南上一版以来的时期，但考虑了之前引用的证据。这个版本的格式已经调整，以重现简明的指南文件的趋势，只引用最高质量的研究和最相关的文献，而不是试图提供一个全面的文献综述来伴随每个建议。

三、结果

该指南包括39个临床实践建议，这些建议遵循了创伤出血性患者管理的大致流程路径，并将建议分组在关键决策点后面。虽然大约三分之一经历过严重创伤的患者以凝血病状态入院，但系统的诊断和治疗方法已被证明可减少创伤造成的可预防的死亡人数。

四、结论

多学科的治疗方法汇总和坚持循证医学的指南是管理严重受伤的创伤患者的最佳实践的支柱。通过根据整个欧洲和其他国家的现有证据，优化和标准化创伤监护，将进一步改善结果。

五、概述

严重创伤是全球主要的公共卫生负担之一。据全球疾病、伤害和危险因素负担研究（GBD，2017 年）估计，创伤致死人数占每年总死亡人数的 8%。此外，在 10 ～ 24 岁的青少年中，道路伤害、自残和人际暴力是导致残疾调整寿命损失年的首要原因；在 25 ～ 49 岁年龄组中，道路伤害排名第一。创伤后出血和相关的创伤性凝血病，如果没有得到适当和及时的诊断和治疗，仍然是导致可预防的多器官衰竭和死亡的主要原因。

大约三分之一经历过严重创伤的患者入院时已存在凝血功能障碍，采用系统的诊断和治疗已被证明可减少可预防的创伤性死亡人数。本指南旨在提供一套基于循证的建议，为临床医生在创伤性出血患者初步诊断和治疗监护阶段提供指导。

由全欧洲多学科组成的创伤出血高级救治专家组，根据创伤后出血和凝血功能障碍管理的最新公开证据，评估和更新本指南的先前版本。本指南制定组由急诊医学、外科学、麻醉学、血液病学和重症医学的专家组成，包括六个欧洲专业协会的代表：欧洲麻醉学和重症医学学会（ESAIC）、欧洲重症医学协会（ESICM）、欧洲休克学会（ESS）、欧洲创伤和急诊外科学会（ESTES）、欧洲急诊医学学会（EuSEM）和患者血液管理、止血和血栓进展网络（NATA）。

专家组在 2021 年 5 月通过网络会议选定了重点关注的目标检索词，并由一名作者（CSR）与方法学家（AA）协商，以 PICO（人口 / 干预 / 比较 / 结果）的形式制定。Cochrane 试验搜索专家开发了文献搜索包和相应的结构化搜索策略，并基于 Medline（OvidSP）、Cochrane 对照试验中心注册库（CENTRAL）和 Epistemonikos 数据库检索。检索时间限制在 2018 年 1 月 1 日至 2021 年 12 月 2 日，新主题的检索时间限制在 2001 年 1 月 1 日至 2021 年 12 月 2 日。首先由一部分作者（LG、MHM、SW）依据预定摘要进行预筛选去重。然后对全文进行评估，并对纳入文献引用的文献、指南的先前版本及相关的后续出版物进行了考察。

指南制定者旨在纳入有限数量的参考文献来支持每项建议，作为简要附带理由的一部分，并优先考虑任何出版日期以来质量最好的研究。“建议”依据“建议、评估、制定和评价分级”（GRADE）系统制定和分级。建议、分级和理由最初由至少两位专家起草并进行批判性审查，然后在现场制定共识之前分发给整个专家组进行审查。方法学家（AA）分别对支持每个推荐的文献质量进行了审查，他们采用了 Cochrane 偏倚风险评估标准和 / 或 SIGN 检查表（https：//www.sign.ac.uk/whatwe-do/methodology/checklists/）对观察性研究进行评估。

专家组在 2022 年 5 月和 6 月举行了一系列视频共识会议，每个建议的推荐内容和分级由专家小组投票成员（RR、AA、BB、VC、DC、NC、JD、DF、OG、AH、

BJH、AK、RK、MM、LM、LR、CMS、JLV、DRS）最终确定和确认。经过专家组的全面修改、稿件整理和批准，稿件在2022年9月至11月期间得到了专业协会的同行评审和批准。

六、结果

1. 初始复苏和预防进一步出血的最短实施时间

建议1：我们建议将严重创伤的患者直接运送到的创伤中心（1B级）。我们建议尽量减少受伤和控制出血之间的时间（1B级）。

合理性

创伤管理区域化，指定不同救治水平的创伤中心相互作用和院前急救，改善了许多国家的创伤救治。一些国家还实施了创伤质量改善方案，并利用创伤登记处不断评估其结果。在最近对包括1 106 431名创伤患者的52项研究进行的系统回顾和Meta分析中，评估了这种创伤救治系统的有效性。该研究表明，在实施创伤救治系统后，死亡率显著降低，并证明当救治系统进一步发展后，生存率有所提高。在一项对魁北克创伤登记处进行的回顾性多中心队列研究中，研究了不同创伤中心水平对失血性休克（收缩压<90mmHg）患者预后的影响。三级创伤中心和一级创伤中心相比，一级创伤中心的创伤性失血患者的标准化死亡率明显较低。这项研究结果证实全系统创伤救治及时匹配每个患者到最适当的治疗中心是有利的，因此“适当”的认知取决于患者的生命状态、损伤的性质和可利用的医院设施。

人们一致认为，如果从持续出血到开始干预的时间达到最短，那么需要紧急干预的创伤患者的生存机会就会增加。在最近一项关于早期创伤性失血导致的死亡的研究中，34.5%的死亡被归类为可以通过早期止血来预防。在院前和住院早期阶段，进行干预的时间可能会被延误。一项对国家紧急医疗服务信息系统（NEMSIS）的2018141名患者的回顾性分析显示，院前时间的增加与钝性和穿刺性创伤的死亡率增高相关。一项关于穿刺性创伤的研究表明，院前反应时间每增加一分钟，患者死亡率就会增加2%，而院前现场时间每增加一分钟，死亡率就会增加1%。在一项关于院前时间对创伤患者预后影响的系统评价中，研究者发现，快速转运血流动力学不稳定的穿刺性伤患者是有益的。在血流动力学稳定的患者中，死亡率与院前时间的增加无关。另一项研究表明，创伤患者院前时间较长并不会增加30天死亡率，但与功能预后不良的风险增加相关。一些研究表明，对于持续出血的创伤患者，减少从损伤到干预的时间是很重要的，无论是手术还是栓塞。这意味着不仅要进行快速的院前救治，而且要及时进行住院创伤管理（从入院开始要精确记录时间，精细到分钟）。

局部出血管理

建议2：处置开放性伤口，限制危及生命的出血（1B级）。我们建议在手术前辅助使用止血带来扼制危及生命的开放性肢体损伤引起的出血（1B 级）。

合理性

在非战场环境中从开放性四肢损伤到危及生命的外伤性出血大都可以通过局部压迫来控制，如手动压迫或使用加压绷带。即使一些穿刺伤，也可以通过将 Foley 导管直接插入伤口来实现对出血部位的压迫。在院前急救中，使用浸渍过止血药物的绷带或联合局部止血药物，可以改善出血的控制（另见建议 R22）。

在肢体毁损伤、穿刺伤、爆炸伤、创伤性截肢，甚至一些轻微的肢体损伤中，应用止血带都是必要的。使用止血带已经成为军事医学中治疗严重外伤性出血的标准，一些研究报道了止血带在相较于成人更为特殊的儿童群体中同样有效。尽管缺乏高质量的随机对照试验（RCT）研究，一些小型研究和系统综述表明，使用院前止血带可降低死亡率，且并发症发生风险低。一般来讲止血带应保留到手术控制出血，但压迫时间应尽可能缩短。止血带放置不当或时间过长可能会导致神经麻痹和肢体缺血等并发症，但这些并发症相对罕见。

机械通气

建议 3：我们建议在气道阻塞、意识改变 [格拉斯哥昏迷评分（GCS）≤ 8]、低通气或低氧血症（1B 级）的情况下，立即进行气管插管或其他可行的气道管理。我们建议避免出现低氧血症（1A 级）。我们建议避免高氧血症，除非情况紧急（2B 级）。我们建议对创伤患者进行正常通气（1B 级）。我们建议在存在脑疝（2C 级）迹象时，过度通气可作为一种挽救生命的措施。

合理性

插管的基本目标是确保气道通畅，促进充分的通气和氧合。主要用于需紧急插管的情况，包括存在气道阻塞、意识改变（GCS ≤ 8）、失血性休克、低通气或低氧血症。对于气管插管，快速进行插管前给药诱导似乎是最佳方法。严重外伤患者的气管插管涉及一定的风险，需要操作人员掌握相应技能和适当的培训。一项相当陈旧的研究曾报道了重度创伤性脑损伤（TBI）患者的院前插管导致死亡率增加。因此，可替代气管插管的气道管理可能在患者管理中占有一定的位置。然而，最近的一项研究表明，在心脏停搏患者放置声门上气道装置并不优于气管插管。一方面呼吸机导致的胸腔内正压可导致低血容量血症患者出现严重的低血压。另一方面，声门上气道装置对镇静镇痛需求较严格，镇静镇痛药物的使用也可能对循环造成负面影响。因此，关于创伤后如何正确把握是否行气管插管仍存在争议。

低氧血症的负面影响是众所周知的，特别是在 TBI 患者中，因此在这些患者的初始管理中，通常是针对性给予高氧浓度，以确保向缺血区域输送足够的氧气。一些基于高质量证据的研究和 Meta 分析表明，长时间的高氧（PaO_2 远高于正常范围）与死亡率的增加有关。因此，创伤患者应避免极端高氧 [PaO_2>487mmHg（65kPa）]。高氧的负面影响可能与高 PaO_2 和氧自由基产生增加导致相关的微循环改变有关，严重脑损伤患者可能有特别的风险。因此，尽管高氧可能会增加极度贫血创伤患者的氧含量和输送，并在这种特殊情况下为患者带来益处，但一旦血红蛋白（Hb）水平恢复到可接受的水平，高氧供给应恢复到正常氧浓度。

适当的通气是可取的，但救援人员在初始复苏时有过度通气的倾向。过度通气对无 TBI 的严重创伤患者出血和预后的影响尚不清楚。这可能是介导过度通气和低碳酸血症的不良影响的多种潜在机制，包括血管收缩增加、脑血流减少和脑组织灌注受损。在绝对或相对低血容量的情况下，过高的正压通气可能会进一步损害静脉回流，产生低血压，甚至心血管衰竭。$PaCO_2$ 目标应为 35 ～ 40mmHg（5.0 ～ 5.5kPa）。

过度通气在发生的脑疝的情况下一定程度上是可行的，其引起的急性低碳酸血症导致脑血量减少可使颅内压降低。但也要在较短的时间内实施，当其他治疗措施有效施行后应及时纠正。出现单侧或双侧瞳孔散大或去脑强直等征象预示着即将死亡或不可逆脑损伤，死亡风险极高，这种情况实施过度通气相对是有利的；尽管如此，应尽快使 $PaCO_2$ 正常化。现在建议所有接受机械通气治疗的患者，包括手术期间都采用小潮气量肺保护通气（6mL/kg）。

院前血液制品使用情况

建议 4：目前不能提供赞成或反对院前使用血液制品的明确建议。

院前使用血液制品在技术上是可行的；然而，血制品短缺及保存运输困难，随之而来的卫生经济挑战和财政负担，仍然是当前研究和争论的主题。迄今为止，院前给予血浆的最佳证据来自两个随机对照试验，PAMPer（院前航空血浆医疗）和 COMBAT（创伤后大出血控制），但是两个研究的结果却是矛盾的。基于两个研究数据的二次分析表明，血浆治疗对凝血功能障碍、钝性损伤、CT 明确阳性结果的 TBI 或院前抢救时间 >20 分钟的患者有更大的益处。一项包括两项 RCT 共计 626 例患者的 Meta 分析显示，院前给予血浆可降低 24 小时死亡率，但对 1 个月死亡率没有影响。关于院前使用红细胞（pRBC）浓缩物的益处同样存在争议，一项单中心回顾性研究表明，使用 pRBC 的患者的血流动力学和生存率均有改善，但仅限于院前急救阶段，患者治疗过程中的总体血液品消耗量有所减少。一项 Meta 分析表明，院前使用 pRBC 的患者在长期死亡率或 24 小时死亡率方面没有差异。目前仍然缺乏关于院前 pRBC 获益的一致证据。

一项研究基于 PAMPer 研究的数据对 407 例低血压创伤患者进行二次分析，根据院前使用的复苏液体的不同将患者分为以下几组：纯晶体组；pRBC 组；血浆组；pRBC+ 血浆组，结果显示 pRBC+ 血浆组在 30 天的生存获益最大。且随着 pRBC 和血浆使用量的增加，患者死亡率明显下降。一项对同时接受院前 pRBC 和血浆治疗的创伤患者与普通晶体复苏患者进行的配对 Meta 分析的研究结果显示，接受院前 pRBC 和血浆治疗患者长期死亡率显著降低，但24小时死亡率没有差异。理论上院前使用冻干血浆可能比新鲜冰冻血浆效益更高，回顾性研究也证实了冻干血浆对凝血功能的改善有阳性作用，当院前使用pRBC时，具有降低pRBC需求的能力。一项多中心3期RCT试验--RePHILL（院前血液制品复苏）试验比较院前两个单位的pRBC和冻干血浆（n=209）或1L 0.9%氯化钠（n=223）治疗失血性休克或伴有低血压的成人创伤患者，其复合终点死亡率和/或乳酸清除没有显示出统计学差异。由于SARS-CoV-2大流行，490名患者有432名停止了该试验。

由于证据不充分以及院前pRBC和血浆输血计划的设计和实施可能造成的财务负担，目前无法提供支持或反对使用院前血液制品的明确建议。决定常规院前使用血液制品需要所有利益相关者仔细考虑，并且必须根据当地情况和环境进行调整。

2. 出血的诊断和监测

初步评估

建议5：我们建议医生结合患者生理、解剖、损伤模式、损伤机制和患者对初始复苏的反应（1C级）来临床评估创伤性失血的程度。

我们建议使用休克指数（SI）和脉压（PP）来评估低血容量性休克的程度和输血需求（1C级）。

合理性

高级创伤生命支持（ATLS）ABCDE中的<C>已经被新的定义所取代，<C>指的是严重/灾难性大出血，需要快速控制出血和使用血液制品进行复苏，包括大量输血（MT）。传统的低血容量性休克的ATLS分类系统以及新纳入的碱剩余，可以作为失血量和输血需求的粗略估计，但仍有一定的局限性。近年的研究已经引入了许多创伤性出血的预测因子、评分或预测模型，但总体质量/性能偏低[受试者工作特征（AUROC）曲线面积0.73-0.95]，也缺乏前瞻性验证，没有一种被广泛的临床应用。虽然一些模型旨在预测凝血功能障碍，但另一些模型旨在评估MT的风险。在一项纳入了84项预测因子相关性分析或临床预测模型相关研究的Meta分析中，47项研究为多变量模型，仅26项为临床预测模型（其余主要评估预测因子的预测价值及多因素之间的混杂因素）。该Meta分析共确定了35个不同的预测因子，其中收缩压、年龄、心率和损伤机制出现在研究中的频次最高。只有21个多变量模型满足每个预测因子至少10个样本量的要求，在其中的2个模型中确定了7个较有价值的预测因子：损伤机制、收缩压、心率、血红蛋白、乳酸和创伤重点评估超声（FAST）。在损伤机制方面，6米作为"临界坠落高度"的阈值与创伤性出血等重大损伤有关。损伤且被困的患者（如重物砸伤）更有可能出现时间相关的严重损伤如大量失血。高能减速冲击伤以及低速和高速枪伤也是容易导致严重损伤的致伤机制。在限制性液体复苏和"允许性低血压"的背景下，个体对液体复苏的反应需要批判性看待。

SI是心率与收缩压的比值，在健康成年人中通常在0.5到0.7之间。回顾性分析显示，SI ≥ 1.0与创伤出血患者的MT（25%）、介入放射治疗（6.2%）和手术干预（14.7%）的几率增加相关。在1402例创伤患者的前瞻性数据收集中，SI ≥ 0.8比SI ≥ 0.9更敏感。在0.81时，SI预测MT的敏感性为85%，特异性为64%，阳性预测为16%，阴性预测为98%，与生理指标和解剖等变量相关；SI在0.91时，预测MT的敏感性为81%，特异性为0.87。在校正了年龄/性别后，损伤严重程度评分（ISS）、GCS、SI是死亡率和输血的独立预测因子（OR 3.57；3.012 ～ 4.239）。一项回顾性分析结果显示，对于预测MT，SI ≥ 1比ABC评分、严重损伤和需要紧急手术的临床低血压更有优势。脉压差下降（<40/<30mmHg）是ATLS II类出血信号，在一系列回顾性研究中其与输血、复苏开胸术和急诊手术独立相关。对957例患者的观察数据进行多变量分析，发现脉压差下降（<30mmHg）与MT（OR3.74，95%CI，1.8 ～ 7.7）和急诊手术显著相关。

紧急干预

建议6 我们建议对有明确出血部位的患者以及出现重度失血性休克并怀疑有出血部位的患者立即进行损伤控制手术（1B级）。

出现严重失血性休克的患者已经丢失了大量的血液。明确濒死患者的出血部位迫在眉睫的。一项对271名因枪伤而接受急诊剖腹探查手术患者的研究表明，特定伤口合并严重低血容量休克的患者需要尽早进行损伤控制手术。严重休克患者直接进手术室干预预后比TRISS评分预期的要好。在儿科人群中也观察到类似的情况。Johnson等人研究了16 113例创伤入院患者，其中628名直接送往手术室复苏的患者抢救成功。需要紧急手术干预的最佳预测因素是躯干穿刺伤、重要的解剖结构损伤或检查结果异常，如截肢和严重的生理紊乱，包括院前心肺复苏和收缩压<90mmHg（12kPa）的重度休克。对于复杂的骨盆骨折，也观察到时间与出血控制或“入院-栓塞时间”之间的关系。

进一步干预

建议7：我们建议对于出血来源不明，但不需要立即控制出血的患者，立即进行进一步检查，以确定出血来源（1C级）。

合理性

血流动力学稳定的患者，或在初始复苏期间可以稳定地患者，有不明的出血来源但不需要立即进行出血控制的患者，应进行进一步的检查以确定出血来源。在初步检查后，除了监测生命体征外，还建议进行影像学检查（超声和CT）和实验室检测（血气分析和凝血功能）。

近年来，CT扫描简单易行，检查量急剧增加。这些即时措施的诊断准确性、安全性和有效性取决于训练有素和经验丰富的急救人员的院前治疗和较短的运输时间。在急诊科，放射科靠近复苏室已被证明对严重受伤患者的生存概率有积极的作用。创伤救治工作，包括立即CT诊断和快速控制出血，而不是反复搬运患者，比如急诊室配备上述功能，可能提高严重创伤的生存率。

如果急诊科没有CT扫描仪，临床医生必须评估患者转移到CT室的潜在风险和益处，以确保持续的监测和复苏。在一个结构良好的环境和一个组织良好的创伤团队管理中，CT检查似乎是安全的，即使是严重受伤的血流动力学不稳定的患者。在2016年至2019年的一项回顾性研究中，连续收集在一级创伤中心住院的2694名患者的资料，并采用了严格的急诊室诊疗流程。仅有7例患者漏诊（0.26%；1例硬膜外出血和6例腹部中空器官损伤；2例死亡），这凸显了在第三次检查完成后需要继续进行基于临床和仪器的检查的重要性。

钝性盆腔创伤患者应考虑DSA血管造影，这更容易发现主动脉造影剂外渗，无论出血大小或病人临床或实验室结果如何。血管造影比CTA，高容量pRBC输血和ISS ≥ 16可以更精确识别骨盆骨折患者的危重程度。

回顾性分析和系统回顾流行病学、放射学检查、损伤模式、治疗措施、临床过程和结果表明，应监测临床患者腹腔脏器灌注，通过放射学和随访磁共振成像，计算机断层扫描和血管造影以排除腹腔动脉创伤性解剖性的血管并发症。

影像学

建议8：我们建议在不延迟转运的情况下，使用院前超声（PHUS）检测胸腹损伤患者的气胸、心包积血和腹腔游离液体（2B级）。

我们建议在胸腹损伤（1C级）患者中使用即时超声检查（POCUS），包括FAST。

我们建议早期使用全身增强CT（WBCT）进行成像，以检测和识别损伤的类型和潜在的出血来源（1B级）。

合理性

在对3项包括2889名创伤患者的回顾性研究和6项前瞻性观察研究的中，PHUS有足够好的准确性，对气胸、腹腔内游离液体和腹腔内出血具有较高的敏感性和特异性。有五项研究报道了至少一次管理方面的变化。最近对包括3317例创伤患者在内的16项研究进行了系统回顾，确认了PHUS的可行性和潜力，其中7项研究评估了治疗和转运的影响，但在方案、变量和结果方面存在很大的不一致性，因此无法对数据进行Meta分析。

院内情况下，POCUS，其最著名的应用FAST，仍然是检测胸腔、心包和腹腔出血的主要手段，具有高特异性，但总体变量的敏感性低。在一项对8635例平民（非军人）患者和所有类型的钝性损伤的回顾性Meta分析中，与参考其他影像学检查/手术/尸检病灶相比，检测/排除游离病灶、器官/血管或其他损伤的敏感性和特异性的总体估计分别为0.74和0.96。在不同的研究中，POCUS报告的准确性差异很大，这取决于研究人群和不同的身体部位。一般来说，腹部创伤中的阴性 POCUS 不能排除损伤，在任何情况下都必须根据金标准检测手段进行验证，例如 CT。通过对前瞻性、观察性、多中心、严重创伤输血（PROMMTT）RCT 的 317 例低血压患者（<90mmHg 收缩压）的前瞻性数据进行二次分析，22 例 FAST 阴性患者在入院 6 小时内需要剖腹手术；因此，对于有出血的低血压患者，必须怀疑有腹腔内出血。从一系列混合人群的小型研究中得出结论，POCUS 在胸部和心脏损伤中可能具有更高的敏感性。经典的 FAST 方案可以通过额外的耻骨联合横断面扫描（FAST-PLUS 方案）来增强，在对不稳定盆腔损伤诊断上与 CT 结果高度相关。协助患者右侧卧位可以增加 FAST 的敏感性，增加阳性诊断概率。

观察性 / 回顾性研究归纳了全身增强 CT 对节省时间、诊断准确性、出血来源定位 / 进一步诊断 / 干预的好处，并证明了全身增强 CT 增加了创伤出血患者的生存率。在一项多中心研究中，全身增强 CT 对创伤患者腹膜后血肿的诊断达到了 100%；在 425 例安全带位置有擦伤 / 瘀斑的患者中，全身增强 CT 对腹腔内损伤的敏感性为 100%。迄今为止，REACT-2 试验仍然是唯一一项比较即刻全身增强 CT 与平扫 CT 的前瞻性 RCT 研究，发现全身增强 CT 没有取得生存获益，无论是组间，还是多重性创伤或创伤性脑损伤。基于 EACT-2 试验数据的二次分析（n=172）评估了需要紧急出血控制干预的患者的死亡率，发现对创伤患者急诊行全身增强 CT 检查，患者的绝对死亡风险降低了 11.2%（95%CI，0.3% ～ 22.7%）。全身增强 CT 显著减少了患者在急诊科的滞留时间，一项单中心研究表明从入院到 CT 室的中位数时间为 19 分钟，与患者出血死亡率降低显著相关。基于对该数据的二次分析，表 3 显示了一套修订的 10 个立即行全身增强 CT 的临床标准，对严重损伤具有高阳性预测值。对这些数据所基于的一部分患者进行了事后分析，这些标准可能不适用于所有患者，需要一定的筛选。与 POCUS 一样，血流动力学因素可能会影响增强 CT 的敏感性。

血红蛋白

建议 9：我们建议重复检测血红蛋白（HB）和 / 或红细胞压积（HCT）作为判断出血的实验室标记物，因为在正常范围内的初始值可能掩盖早期出血（1B 级）。

合理性

血红蛋白或红细胞压积检测是创伤出血患者基本诊断工作的关键部分。这两个参数在临床实践中可以互换使用，这里我们根据文献引用中所描述的参数来引用这两个参数。最近，非侵入性血红蛋白监测也得到了测试，与实验室测量相比显示出较高的准确性。

血红蛋白或红细胞压积在定量和检测伴有严重损伤的创伤患者的隐性出血的失血量方面的诊断价值一直是一个有争议的话题。诊断价值的一个主要局限性是混淆因素是注射的复苏液和组织间液进入血管。创伤患者的初始红细胞压积或血红蛋白水平较低与失血性休克密切相关。在 Torson 等人对连续 1492 例创伤患者的回顾性分析中发现，与心率、血压或酸中毒等其他参数相比，初始红细胞压积与输血需求的关系更为密切。连续测量增加了这些参数对检测严重损伤患者失血量的敏感性。Holstein 及其同事发现，盆腔创伤患者的 Hb 水平低于 80g/L 与死亡率相关，死亡率也与血红蛋白和纤维蛋白原水平也密切相关。由于接近正常范围的初始血红蛋白值可能掩盖早期严重出血，重复测量是精明的选择。

总之，初始血红蛋白或红细胞压积值随时间发生变化，尽管存在一些局限性，仍是简单和可靠的床边参数。

血乳酸和碱剩余

建议 10：我们建议将血乳酸水平作为评估和监测出血和组织灌注不足程度的敏感指标；在没有乳酸测量的情况下，碱剩余可能是一种合适的替代方法（1B 级）。

合理性

在低血容量性休克中，乳酸主要由无氧糖酵解产生，因此是细胞缺氧的间接标志。改变肝脏灌注也可以延长乳酸清除率。自 20 世纪 60 年代以来，血乳酸一直被用作失血性休克的诊断和预后标志物，并被认为是失血性休克的严重程度的分级指标。研究表明，一系列乳酸测量对预测休克生存的价值较好，也为患者提供了对治疗反应的早期和客观地评估。乳酸的测定在穿刺性创伤中可能尤其重要，因为这些生命体征，如血压、心率和呼吸频率，并不能可靠地反映损伤的严重程度。当创伤性损伤与饮酒相关时，乳酸测定的可靠性可能较低。

从动脉或外周静脉血中获得的初始碱剩余也是创伤性失血性休克患者死亡率的一个强有力的独立预测因子。如果没有其他代谢性酸中毒，如肾衰竭或高氯血症，来自动脉血气分析的碱剩余提供了一个间接评估灌注受损引起的整体组织酸中毒的指标。虽然血乳酸水平和碱剩余与休克和复苏有很好的相关性，但在严重受伤的患者中，这两个变量之间并不严格相关，而乳酸水平更具体地影响了组织灌注不足的程度。

凝血监测

建议 11：我们建议早期监测凝血指标并动态复查，包括传统的实验室测定方法，如凝血酶原时间（PT）/ 国际标准化比值（INR）、纤维蛋白原水平和血小板计数，以及床旁（POC）PT/INR、血栓弹力图等（1C 级）。

合理性

一般认为，使用凝血酶原时间比（PTr）可以诊断创伤性凝血障碍；其中 PTr>1.2 是检测创伤性凝血障碍的阈值，PTr>1.5 指示严重凝血障碍。尽管低纤维蛋白原（<1.3g/L）和 D- 二聚体升高与死亡率升高相关，但其他常规凝血试验（CCTs）的效能尚不明确，目前未达成针对创伤性凝血障碍的诊断共识。此外，创伤出血时血小板计数往往在晚期下降，在机体损伤早期缺乏敏感性。

床旁PT检测是一种备受青睐的诊断方法。除了已发表的数据之外，还有一项对522名患者进行的回顾性研究，比较了床旁PTr检测与实验室PTr检测。作者报道了当床旁PTr值<2.0时，具有良好的可靠性和准确性，但是像以前的研究一样，精度随着PTr的上升而下降。尽管有这些局限性，有研究报道了床旁PTr的阈值为1.2和1.4，可分别用于检测中度和重度创伤性凝血病。

血栓弹力图测量仪（VEM）通常用于检测创伤性凝血功能障碍。到目前为止，血栓弹力图引导的输血算法已经在单一的中心开发出来。最近的一项研究报告了三种实用算法的开发，这些算法可检测关键的凝血异常（PTr>1.2、纤维蛋白原<2g/L、血小板<100×10^9/L）并定义简单的输血阈值，算法模型开发基于从欧洲六个中心前瞻性收集的数据[n=968血栓弹力图（TEG）；2019旋转血栓弹力图（ROTEM）；2287 CCT]。随后，一项多中心随机对照试验（iTACTIC；NCT02593877）在690名成年人中测试了这些算法，比较了在：CCT或VEM（ROTEM/TEG）指导下的经验性输血治疗。主要结果（24小时存活，24小时无大量输血）无差异，VEM 67%，CCT 64%，OR 1.15（95% CI，0.76～1.73）。值得注意的是，在74例TBI患者的亚组分析中，28天死亡率出现了显著的差异：VEM 44%，CCT 74%，OR 0.28（95% CI，0.10～0.74）。但该研究的一个重要局限性是纳入的凝血病患者数量较少（29%）。

VEW在TBI相关性凝血病中的诊断和指导治疗的价值是目前研究热点。一项回顾性研究报道了创伤性脑损伤的r-TEG模式，其特征是活化凝血时间延长（>128s），α角降低（<65°），纤维蛋白原低水平（<365mg/dL），最大振幅正常，没有纤溶亢进（Ly30 1.2%）。一项回顾了31项研究的系统综述结论表明，TEG可以简便地检测出TBI相关性凝血病，而且根据TBI的严重程度可以描述各种凝血病亚型。然而，另有一项系统综述其得出的结论相对保守，认为需要更多的研究结果证实VEM检测对TBI相关性凝血病诊断及指导治疗价值。

使用VEM检测凝血功能障碍并指导治疗的一个主要问题是不同医院和不同设备操作者之间的结果的差异。试剂盒样的ROTEM和TEG设备已经进入市场，部分原因是为了解决这一问题。一项在12个美国创伤中心进行的多中心研究，比较了TEG 6S和TEG 5000的可靠性。这两个设备给出的结果具有很好的相关性，且TEG 6S机器检测结果具有良好的重复性。

血小板功能监测

建议12：我们建议在接受抗血小板治疗或疑似血小板功能障碍的创伤患者中，避免常规使用床旁血小板功能装置进行血小板功能监测（1C级）。

合理性

目前的血小板功能床旁装置测量不同的血小板活化参数，并具有不同的敏感性水平，因此，它们在评估血小板反应性时不能互换。此外，如果血小板计数较低，则测量结果的价值可能有限。一些观察性研究采用不同的床旁血小板功能试验（PFTs）来检测创伤患者的抗血小板药物（APAs）和创伤诱导的血小板抑制，结果好坏参半。在一项小型观察性研究中，前瞻性地比较了 Multiplate®、TEG®-PM® 和 VerifyNow® 在接受或未使用 APAs 治疗的人群中，三种设备检测到 APAs 的使用情况，曲线下面积（AUC）分别为 0.90、0.77 和 0.90。以 Multiplate®<40U 为参考，TEG®-pm® 和 VerifyNow® 检测到血小板功能障碍，AUROC 分别为 0.78 和 0.89。

床旁 PFTs 在检测或排除损伤前 APA 治疗方面的作用是有限的，因为一些观察性研究发现，创伤患者，特别是创伤性颅脑患者，其检测结果低于参考区间，与 APA 摄入史无关。在一项前瞻性观察研究中，纳入了 824 例疑似损伤前接受 APA 治疗的患者，研究使用血栓弹力图血小板映射（TEG-PM）进行测试，AA 抑制准确检测损伤前 APA 和阿司匹林使用（AUROC 分别为 0.89 和 0.84）；然而，ADP 抑制表现不佳（AUROC，0.58）。AA 和 ADP 抑制都不能识别特定的 APA 方案或完全排除 APA 的使用。

由于创伤后病理性血小板功能障碍的诊断方法尚未确定，因此区分药物与创伤诱导的血小板受体功能减退并不容易。此外，体内血小板对床旁 PFTs 中用于诱导激活和聚集的单个激动剂的反应可能不足以检测创伤性血小板功能障碍。因此，床旁 PFTs 在预测预后或出血分层风险较高的创伤患者随后可能受益于血小板输注方面的作用尚未确定。一些使用不同的床旁 PFTs 的观察性研究发现，创伤的严重程度和各种测试可能提供和预后信息的一致性结果。在一项前瞻性研究中，包括 221 例创伤性颅内出血（TICH），血小板无反应和血小板有反应的患者的住院死亡率 [3（3.0%）*vs.* 6（6.3%），*P*=0.324]，TICH 进展 [26（27.1%）*vs.* 24（26.1%），*P*=0.877]，重症监护病房入院率 [34（34.3%）*vs.* 38（40.0%），*P*=0.415] 和住院时间 [3（四分位数范围，2～8）和 3.2（四分位数范围，2～7）天，*P*=0.818]。相比之下，一项包括 16 项针对成年创伤性脑损伤（孤立性或多发性创伤）患者的研究的系统综述表明，TEG-PM 检测与死亡率和出血并发症相关，但指出目前在该人群中的证据质量较低。

床旁 PFTs 在指导止血治疗中的作用也不确定。虽然有一些证据表明，血小板输注可以纠正创伤性颅脑损伤中的血小板功能障碍，并减少患者血液制品的需求量，但其他研究未能证实血小板功能或结果的改善。在一项纳入 157 例 TICH 患者的回顾性观察研究中，血小板反应性试验和指导血小板输注策略与颅内出血（ICH）恶化的差异无关。血小板输注似乎也可能通过 AA 受体介导的途径增强血小板功能，但对 ADP 受体介导的途径影响不大。

总之，没有足够的科学证据表明床旁 PFTs 在临床上有临床意义，迫切需要未来的研究来阐明其潜在的临床益处。

3. 组织氧合、容量、液体和温度，容量替代和目标血压

建议 13：在创伤后的初始阶段，我们建议使用限制性液体复苏策略，目标收缩压为 80-90mmHg（平均动脉压为 50 ～ 60mmHg），直到大出血停止。

对于严重创伤性脑损伤（GCS ≤ 8）的患者，我们建议维持平均动脉压在 80mmHg 以上（1C 级）。

合理性

创伤性低血压的初始治疗目前使用了限制性液体复苏和允许性低血压的策略。该策略主要依据是 20 世纪 90 年代发表的一项 RCT 研究，该研究提示限制性液体复苏和允许性低血压使得穿次性创伤的患者生存率增加。与此同时，这一策略正在取代传统的积极的输液复苏。最近的一项随机对照研究，分析了创伤患者接受限制液体复苏和允许低血压概念治疗后的死亡率，发现相较于积极液体复苏，限制性液体复苏的患者死亡率降低。一些回顾性研究也得出了同样的结果。几项回顾性研究表明，积极的复苏通常在院前启动，不仅增加死亡率，而且容易导致剖腹探查术、凝血功能障碍、多器官衰竭、医院感染、输血几率增加和延长重症监护病房（ICU）滞留时间和住院时间。最近发表的一项关于积极容量复苏效果的回顾性分析表明，与儿科创伤人群中的限制性容积策略相比，积极复苏有明显的潜在危害。

需要注意的是，允许性低血压和限制性液体复苏的概念是相互矛盾的。这是因为足够的灌注压力对于确保受伤的中枢神经系统的组织氧合至关重要。然而，目前尚不清楚如何在容量复苏和血管加压药给药之间达到最佳平衡，以达到足够的灌注压力。因此，快速控制出血对这些患者尤为重要。此外，对于老年患者应仔细考虑允许性低血压的实施，如果患者患有高血压，则允许性低血压可能是禁忌证。

总之，文献支持一种使用限制性液体治疗的损伤控制复苏策略，旨在使无创伤性脑损伤和 / 或脊髓损伤患者的收缩压控制在 80 ～ 90mmHg。然而，应谨慎解释目前可用的数据；已报告的 RCT 仍存在纳入的患者数量少和数据质量较差的问题。回顾性数据存在固有的局限性以及方法学缺陷，例如选择偏倚和临床异质性风险高。因此，需要更多的前瞻性 RCT 提供更有说服力的证据。

血管升压药和正性肌力药物

建议 14：如果限制性容量复苏策略不能达到目标血压，我们建议除输液外还给予去甲肾上腺素以维持目标动脉血压（1C 级）。我们建议在存在心肌功能障碍的情况下输注多巴酚丁胺（1C 级）。

合理性

一些回顾性研究描述了在创伤环境中使用去甲肾上腺素血管升压药时，死亡率会增加，或无获益。另一项研究发现，除了使用肾上腺素外，创伤患者的死亡率和血管升压药的使用之间没有独立的联系。2017 年发表的一项关于创伤中早期使用血管升

压药的系统综述未能得出结论，即血管升压药对严重低血压患者给药是否造成更大的伤害或益处仍然未知。然而，所有以前的研究，包括最近的系统综述，都包括了非常低质量和高偏倚风险的研究；最值得注意的是，接受血管升压药的患者比未接受血管升压药的患者全身性的病情更严重。在大多数研究中，低血压的阈值被降低为收缩压 <85mmHg 或 90mmHg，但没有说明使用血管升压药的精确阈值。然而，大多数患者的收缩压为 80 ～ 90mmHg 并不代表危及生命的低血压。在这些病例中，血管升压药的使用通过增强血管收缩可能进一步减少器官灌注，对患者造成不良影响。

因此，在复苏的早期阶段，目前的证据支持如果目标收缩压能达到 80～90mmHg，则采用限制性液体复苏和允许低血压的策略，直到在不使用血管升压药的情况下控制出血。然而，如果这些措施未能达到目标血压，发生严重出血引起的低血压，收缩压 <80mmHg，建议短暂使用去甲肾上腺素维持生命和组织灌注。

然而，众所周知，急性失血的病理生理学包括两个阶段，最初是血管收缩和交感神经系统兴奋，后来是血管舒张和交感神经系统抑制阶段。在失血性休克期间可能导致严重创伤出血患者的血管张力进一步降低。因此，为了在血管内容量和血管张力之间达到适当的平衡，在存在出血时抵消血管舒张可能是有益的。这与精氨酸加压素缺陷状态相关，Sims 等人对 100 例出血性休克的创伤患者进行了随机对照试验，以评估补充该激素的效果。这项小但设计良好的研究表明，低剂量精氨酸加压素（4IU 推注后 0.04IU/min 维持）降低了血液制品的需求。这些结果与早期的一项双盲随机试验一致，该试验评估了在复苏注射液中添加加压素的安全性和有效性。患者仅接受液体治疗或液体加加压素（推注 4IU）和静脉输注加压素（0.04IU/ 分钟）5 小时。液体加加压素组 5 天内所需的总复苏液体量明显低于对照组（P=0.04）。不良事件、器官功能障碍和 30 天死亡率的发生率相似。总之，需要更多的研究来确定包括低剂量精氨酸加压素是否能改善发病率或死亡率。

心脏挫伤、心包积液或继发于颅内高压的脑损伤可导致心功能障碍。心肌功能障碍的存在需要用正性肌力药物如多巴酚丁胺或肾上腺素治疗。在缺乏心功能评估或心输出量监测的情况下，如失血性休克管理的早期阶段的常见情况，如果对液体扩容和去甲肾上腺素反应不佳，则必须评估是否心功能障碍。

液体选择

建议 15：我们建议对创伤性失血性休克患者（1B 级）初始使用 0.9% 的氯化钠或平衡盐溶液进行液体复苏。我们建议在重度颅脑创伤（1B 级）患者中避免使用低渗溶液，如乳酸林格氏液。我们建议限制胶体的使用，因为其对凝血的不良影响（1C 级）。

合理性

晶体作为初始限制性液体复苏策略的一部分被广泛接受，但晶体的类型选择仍在讨论中。在大多数创伤研究中，使用 0.9% 的氯化钠作为晶体溶液。然而，生理盐水作为主要的复苏液体可能对患者造成伤害，如高氯性酸中毒或增加肾损伤发生率，这可能降低患者生存率。与 0.9% 的氯化钠相比，平衡盐溶液包含接近生理浓度的氯化物，因此可能是有利的。一项包括 15 802 名危重患者的大型随机对照试验比较了平衡盐溶液和 0.9% 的氯化钠，结果提示平衡盐液有更低的复合结果即“低的死亡率，低的肾替代治疗或慢性性肾功能不全发生率”。一个最近发表的 RCT 研究和两个 Meta 分析比较平衡盐溶液与 0.9% 的生理盐水的复苏结局，提示两种液体在危重成人死亡率、急性肾损伤或住院时间方面没有差异。然而，对于创伤患者的进一步研究需要阐明哪种晶体溶液是初始创伤管理的最佳方案，本指南的作者倾向于将平衡盐溶液作为创伤患者的初始晶体溶液。如果使用 0.9% 的氯化钠溶液，不应超过 1.5L。严重酸中毒不应使用生理盐水溶液，特别是与高氯血症相关时。

对于 TBI 患者，应避免使用低渗溶液，如乳酸林格氏液或低渗清蛋白，以减少液体向受损脑组织的转移。来自 PROMMTT 研究的二次分析显示，与生理盐水相比，乳酸林格氏液与更高的调整死亡率相关。另一方面，使用高渗溶液并没有影响 TBI 患者和非 TBI 患者得生存结局和 6 个月的神经系统预后。

胶体溶液被更广泛地用于恢复血管内容量，这符合跨血管交换的基本生理学概念所预期的结果。一项纳入多项 RCT 研究的系统综述结果提示，包括创伤患者在内的所有类型的患者，胶体溶液比晶体的需求更低，比例为 1/1.5。然而，目前还不清楚胶体是否真的对发病率或死亡率有好处。最近发表的两项 Meta 分析比较了羟乙基淀粉、琥珀酰明胶、清蛋白等胶体与晶体的作用，未能证明胶体对手术患者的生存有好处。两项 Meta 分析结果显示，无明确证据表明在低血压需要容量复苏的手术患者中，使用胶体会增加患者的肾损伤或肾脏替代治疗的概率。然而，Chappell 查珀尔等人最近的 Meta 分析显示，使用晶体联合胶体使得手术患者的血流动力学稳定性改善，减少了对血管升压药的需求，住院时间缩短了 9 小时。目前创伤复苏的数据不支持给出关于哪一种胶体对创伤出血患者的初始治疗是最佳选择的建议。此外，迄今为止尚未对融合复苏的时间点和融合复苏的持续时间和剂量进行分析。

总之，对于创伤性出血性休克的初始阶段，使用晶体溶液的限制性液体策略已被普遍接受。主要使用晶体的理论依据是，所有的羟乙基淀粉和明胶溶液都会损害凝血和血小板功能。使用纤维蛋白原浓缩物可以部分改善这些对凝血的负面影响，这取决于使用 [175，176] 的胶体类型和纤维蛋白原浓缩物的浓度。然而，如果出血过多，且晶体与血管升压药联合使用仍不能维持基本组织灌注，联合胶体复苏是恢复灌注的进一步选择。

红细胞

建议 16：如果需要红细胞输血，我们建议目标血红蛋白为 70-90g/L（1C 级）。

在失血性休克复苏期间，pRBC 输血可改善容量状态并恢复动脉氧输送。虽然

pRBC 输血被广泛用于创伤患者，以替代失血量，直到出血得到控制，但很少有研究比较 pRBC 输血时不同的目标血红蛋白水平可能对患者预后造成的影响。在最近的一项 Cochrane 数据库分析中，评估了指导红细胞输血的血红蛋白阈值，在涉及 21 433 名患者的 48 项 RCT 中，没有证据表明将限制性阈值定为 70 ～ 80g/L 和 90 ～ 100g/L，对患者的影响有显著预后。然而，高质量的数据多来源于心脏、骨科手术和重症监护患者，分析中没有纳入关于急性创伤性出血患者的研究。在一项小样本的前后对比研究（n=131 例患者）中，创伤中心的输血阈值从 70g/L 下降到 65g/L，结果没有观察到两组患者在住院时间或器官衰竭发生率上的差异。重要的是失血性休克是动态演变的，病情很可能快速进展，在这种情况下，准确的评估输血指征对于防止动脉氧运输的过度减少至关重要，因此输血的决定不应仅仅基于血红蛋白水平。

脑损伤的患者在急性贫血时可能有缺血缺氧的风险。因此，具体的输血阈值应视情况而定。在最近的一项 Meta 分析中，收集了 4 项针对 TBI 患者的研究（3 项随机对照试验和 1 项回顾性研究），血红蛋白阈值为 70g/L 比 100g/L 的血红蛋白阈值与更好的神经系统预后相关。然而，该 Meta 分析中有 55% 的患者来自一项回顾性研究，该研究存在高偏倚风险，因为输注 pRBC 的单位数量可能本身与患者的严重程度相关，而不是阈值指导输血。在一项回顾性研究和最大的一项前瞻性随机研究中，根据神经系统预后结果所得的输血阈值的数据相似，两者都倾向于≤ 70g/L 的为启动输血的阈值。有趣的是，进行性出血的情况在随机分配到限制性输血阈值（Hb<70g/L）的患者中的发生率也较低。在一项可行性研究中，Gobatto 等人将巴西 2 个 ICU 中 44 例中重度 TBI 脑损伤患者随机分为限制性（<70g/L）或自由（100g/L）输血策略。限制性输血策略导致血红蛋白水平为 84±10g/L，自由输血组为 93±13g/L，而限制性输血组的医院患者死亡率较低（7/23vs.1/21），自由输血组 6 个月时的神经系统预后更好。这与 Roberson 等人的更大的前瞻性随机研究结果相反，在限制性血红蛋白输血（Hb<70g/L）组，200 例患者显示出相似的死亡率，但神经系统更有利。同时，在出血稳定之后，可根据 TBI 患者的脑多模式监测来确定最佳的输血阈值。

血液回收

建议 17：我们建议，在出现腹腔、盆腔或胸腔严重出血（2B 级）时，应考虑进行血液回收。

合理性

在创伤性出血中使用术中血液回收（ICS）并不普遍，证据也有限。自体血回输可能导致凝血功能受损、内皮细胞失衡和免疫调节恶化。出血可能源于多处损伤，大量的液体复苏处理可能加剧血液稀释。当止血措施包括通过开胸或剖腹手术控制损伤时，未受污染的胸腹腔，可以从中回收血液。洗涤和选择性双重洗涤可以去除污染物和微生物。抢救后的血液可以采用单滤、双滤或少白细胞的过滤方式。回收血液的免疫学益处尚不明确；然而，初步的实验研究表明，该程序可能是有利的。

迄今为止，唯一一项在创伤患者中进行的随机对照试验显示，在44例剖腹手术中接受ICS，在24小时内平均减少了4.7单位的异体pRBC输血，术后感染率没有增加，与异体输血相比也没有明显的生存差异。一些回顾性研究也证明了血液回收可以减少异体输血，但在死亡率方面没有差异。一个队列比较了47例接受急诊手术的创伤患者（83%的剖腹手术）同时选择47例作为对照组。ICS的使用占输血需求的40～45%，使得pRBC单位和新鲜冷冻血浆（FFP）的需求数量减半。一项对130例战斗相关损伤患者进行了可行性研究，其中27例接受MT（定义为12小时输血10pRBC），其中17例使用ICS，自体血液仅占输血血液制品的7.6%。在枪伤后接受剖腹手术或开胸手术的患者中，复苏成功率与所需pRBC质量的最佳比例为39%。另一项研究对179例穿刺性和钝性腹部创伤患者进行了研究，比较了一组只接受异体血（n=108）和另一组接受额外的自体血回输（n=71）。ICS组出血量明显更多，再输注量也增加一倍。logistic回归分析显示，ISS>25、收缩压<90mmHg和估计失血量>2000mL可以预测死亡率。

在不稳定的急性出血性盆腔创伤中，当手术治疗方案中包括前路和/或通过脐下剖腹探查手术或腹膜前盆腔填塞（PPP）时，可能需要ICS。对复杂髋臼骨折延迟固定的观察性研究得出结论，骨折的复杂性越高、出血风险越高（前路手术为危险因素），使用ICS的成本效益更高，不过其他评估中没有发现同种异体输血与之存在差异。在血胸或开胸术后，胸腔内的血液可从胸腔引流管中回收并再次输血。在一项多机构的回顾性研究中，272名创伤患者被分为两组，一组为从胸腔中回收出来的血液进行输血，一组接受异体输血治疗。住院并发症、死亡率和入院后24小时凝血障碍均无明显差异。接受自体血液治疗的患者对异体血液和血小板浓缩物的需求较低，而且输血的费用也明显较低。

没有证据表明创伤患者紧急自体输血会使临床结果恶化；然而，由于缺乏高质量的随机试验，暂无法提出一般性建议。ICS可以为拒绝输血的患者及在资源受限的环境中，为患者带来一定好处，例如院前急救时运输和获取血液制品具有挑战性。

体温管理

建议18：我们建议尽早采取措施，减少热量损失和给低体温患者进行保温，以达到维持正常体温（1C级）。

合理性

创伤患者的低体温一直被证明会增加输血的概率和死亡率。低体温对机体的影响包括血小板功能改变、凝血因子功能受损（温度下降1°C与功能下降10%相关）、凝血酶的抑制和纤维蛋白溶解。通常，凝血实验实在37℃标准环境下检测，不能反映患者凝血指标的真实情况，容易掩盖凝血异常。核心体温<35℃的严重创伤患者体温降低常与酸中毒、低血压和凝血功能障碍相关，是所谓创伤性凝血功能障碍的关键因素

之一。

一项对604名需要大量输血的创伤患者的回顾性研究显示，创伤患者的体温过低不仅会导致较高的发病率和死亡率，而且还会导致较高的失血量和输血需求。有人进行了逻辑回归分析，表明在控制了休克、凝血功能障碍、损伤严重程度和输血需求的差异后，体温低于34℃与死亡的独立风险增加（超过80%）相关。一项研究使用来自宾夕法尼亚创伤结局研究中心（PTOS）10年的数据进行了二次分析，结果显示，在超过11033名严重创伤性脑损伤患者中，入院时的自发性低温与死亡风险的显著相关。此外，TBI患者的亚低温脑保护治疗（32至35℃维持48小时）与预后不良或更高的死亡率相关。尽管如此，一项Meta分析显示，低温用于治疗而非预防颅内压升高是有益的。

为了降低低温和低温引起的凝血功能障碍的风险，应去除湿衣，避免额外的热量损失，提高环境温度。如空气加热，输注温暖的液体进行治疗。在极端情况下，可选用体外再加热装置。另一种选择可能是使用低温预防和管理工具包，这是一种低成本、轻质、体积小易携带的商业产品，可维持10小时的连续制热。虽然该工具包的设计目的是防止在战场伤亡人员疏散期间的体温过低，但它在民用部门的应用也是可行的，用于创伤患者的主动升温。由于创伤中的凝血功能障碍会增加患者死亡率，应以核心温度在36～37℃之间的正常体温为目标，为凝血功能紊乱的纠正创造最佳预决条件。

4. 快速止血

损伤控制手术

建议19：我们建议对出现失血性休克、持续出血迹象、凝血功能障碍和/或腹部血管和胰腺联合损伤（1B级）的严重损伤患者进行损伤控制手术。其他应该触发损伤控制手术的因素包括低温、酸中毒、难以接近的重大解剖损伤、手术耗时时间长（1C级）。我们建议在没有上述任何因素（1C级）的情况下进行初步治疗性手术。

合理性

严重受伤、持续出血或严重失血性休克患者的生存机会一般较差。如果没有早期控制出血和适当的复苏，这些患者会耗尽他们的生理储备，导致严重的酸中毒、低温和凝血功能障碍，也被称为“致命三联症”。

1983年，Stone等人描述了简化剖腹探查手术，十年后Rotondo等定义简化剖腹探查手术分为三个不同阶段（立即剖腹手术控制出血和污染，临时关闭腹部以待ICU进行进一步复苏后完成后期修复手术）和“损伤控制手术”（DC）。尽管缺乏前瞻性的随机研究，但这一概念仍被广泛接受，并且DC技术已被描述用于腹部以外的其他损伤。此外，DC复苏已成为外科DC实现凝血和减少并发症的重要辅助手段。因此，严重创伤患者休克的情况发生了变化，需要明确DC手术的适应证，尤其是随着DC手术的不良反应越来越为人所知。在对平民创伤患者进行DC手术的系统评价中，确定了几种适应证，但很少有证据表明DC手术有效，或者与确定性修复相比，DC手术的疗效更好。该研究得出结论，只有在无法进行确定性手术时才应使用DC手术。

因此，DC手术适用于存在“致命三联症”而确定性治疗手术不可行的患者。

骨盆环闭合和稳定

建议20：我们建议在院前辅助使用骨盆固定带，以限制存在或疑似骨盆骨折（1C级）时导致的危及生命的出血。我们建议失血性休克中骨盆环破裂的患者尽早进行骨盆环闭合和稳定治疗（1B级）。

主动脉栓塞、填塞、手术和复苏性血管内球囊闭塞（REBOA）

建议21：我们建议在持续出血和/或不能及时实现血管栓塞时，临时进行腹膜外填塞。必要时，腹膜外填塞可结合开腹手术（1C级）。我们建议在不可压迫止血的危及生命的创伤性出血患者中考虑REBOA，以弥补血流动力学崩溃和出血控制之间（2C级）的差距。

合理性

在大多数情况下，对不稳定骨盆骨折的外部紧急固定可减少与骨盆骨折相关的出血。根据骨科损伤控制的原则，使用无创骨盆固定带、有创外固定或C型夹具取决于个体的损伤模式。

Kim等人报道，在采用OTA/AO骨折分类的148例骨盆骨折患者中，58.8%为A型骨折，34.5%为B型骨折，6.7%为C型骨折。CT血管造影中见动脉出血的占18.9%。出血的独立危险因素包括B型和C型骨折、体温<36℃和血乳酸>3.4mmol/L。

尽管采用了多学科治疗方法，但与严重骨盆骨折导致的血流动力学不稳定相关的死亡率仍为30%。外部紧急稳定后的持续出血可在需要时使用临时腹膜后/PPP联合剖腹手术和/或血管栓塞（AE）进行处理。将患者转移到手术室还是介入放射科是非常关键的决定。在创伤性盆腔出血患者中，AE和PPP之间的死亡率没有显著差异。

在特定的患者中，REBOA可以作为血流动力学崩溃和确定性能力控制出血手术之间的桥梁。REBOA也可作为PPP的辅助手段来治疗暂时性出血。现有数据表明，REBOA可以暂时改善血流动力学。有证据表明REBOA与提高生存率有关，但同时REBOA与潜在的重大并发症也相关。系统回顾和Meta分析得出结论，在不受控制的出血性休克中，与开胸术进行复苏或非REBOA治疗相比，REBOA的优势无法得出有效的结论。目前还缺乏支持REBOA临床使用的高质量证据。因此，应在专门的培训方案和实验环境内进行进一步的研究。

局部止血措施

建议22：我们建议使用局部止血剂与其他手术措施或填塞物联合使用，以治疗与实质损伤相关的静脉或中度动脉出血（1B级）。

合理性

目前广泛地使用局部止血剂可作为传统手术的辅助治疗，以达到出血控制的目的。当手术进入出血部位时，这种局部药物可能特别有用。局部止血药物的使用应考虑几个因素，如出血的类型、严重程度、凝血状态和每种药物的特点。现在临床应用方面有了相对广泛的经验。在对英国联合创伤登记处的回顾性数据库回顾中，我们得出结论，在严重战争受伤的患者中使用止血敷料可以提高生存率。

许多不同类型的局部止血剂都是基于胶原蛋白，有时促凝剂、凝胶单独使用或与促凝剂、可吸收纤维素或浸渍了聚乙二醇或盐的氧化纤维素结合，以实现更快速的止血。其他基于纤维和合成胶或黏合剂的产品具有密封胶和止血性能。此外，从壳质、高岭土和沸石等矿物中提取的聚 N- 乙酰胺基葡萄糖已显示出止血作用。

5. 出血和凝血功能障碍的初始抗纤溶药物处置

建议 23：我们建议氨甲环酸（TXA）治疗出血或严重出血的风险的创伤患者，如果可行在去医院途中，受伤后 3 小时内给予剂量 1g 静脉给药 10 分钟，紧随其后的是静脉输注 1g，给药时间达到 8 小时以上（1A 级）。我们建议 TXA 的使用不需要血栓弹力图的结果（1B 级）。

合理性

TXA 已成为治疗有出血风险的受伤患者的主要治疗方法之一。自 CRASH-2 试验提示 TXA 给药使得死亡率降低 1.5% 及出血死亡减少 1/3 以来，有进一步的试验正在评估 TXA 在 TBI、不同 TXA 给药方案和院前给予 TXA 的结果。

规模最大的创伤性脑损伤研究 CRASH-3（n=12737），比较了 1g TXA 一次性给药和 1g 8 小时静脉输注。TXA 与安慰剂相匹配，在损伤后 3 小时内接受治疗的患者（n=9202）中，头部损伤相关死亡的风险为 18.5%（TXA），而后者为 19.8%[安慰剂；风险比（RR）0.94，95% CI 0.86-1.02]。早期治疗可降低轻度和中度颅脑损伤的死亡率（RR 0.78，95% CI，0.64 ～ 0.95），但不能降低严重颅脑损伤的死亡率（RR0.99，95%CI，0.91 ～ 1.7）。

TXA 对于轻度和中度颅脑损伤以及两个瞳孔均有反应的患者具有很高的成本效益。头部损伤较轻的参与者可能从 TXA 中获益更多，因为他们基线出血量更小。最近发表的两项调查创伤性脑损伤患者的随机对照试验分别为小样本 [=100（244）] 和 [=149（245）] 单中心，发现 TXA 和安慰剂在颅内出血 24 小时扩大率的主要终点上没有差异。

两项随机对照试验使用不同药物剂量的。在一项调查创伤性脑损伤患者的随机对照试验中，966 例患者（GCS<12）接受了 TXA 或安慰剂治疗，使用院外一次性给药和住院输注方案。使用两种不同剂量的 TXA：1g 和 1g 输注，或 2g 和安慰剂输注。在主要终点，6 个月时格拉斯哥改良结局评分量表 >4，TXA 联合组为 65%，安慰剂组为 62%。在一项一般创伤随机对照试验（n=927）中，将院前 TXA（1g 超过

10min/100mL 生理盐水）与匹配的安慰剂在损伤后 2 小时内给予进行比较。安慰剂组 30 天的死亡率为 9.9%，而 TXA 组为 8.1%（无差异）。TXA 组随后的住院给药遵循三种途径：没有额外的 TXA，1g 输注，1g 持续性给药，然后 1g 输注，30 天死亡率分别为 9.3%、7.8%、7.3%（仅安慰剂为 10%）。受伤 1 小时内给予 TXA 的患者的休克指数 <0.9，使得 30 天死亡率下降了 65%（HR 0.35，95% CI，0.19 ~ 0.65），以及更低的器官衰竭发生率和 24 小时输血需求（>1 小时受伤）。

由于担心一些患者处于纤溶抑制状态（TEG LY30<0.9%），TXA 是否应该只对那些有纤溶亢进证据的患者有效。在上述院前 TBI 随机对照试验中，966 人的队列中有 700 人在 0 和 6 小时进行了 TEG 样本分析。3 个组中纤溶性 TEG 表型的分布均匀，纤溶抑制的患者分布也基本相同，在 TXA 治疗组中发生率没有增加。VEM 测量在 6 小时内没有变化，尽管 CCT 的裂解测量发生了变化。作者认为，TEG 可能对纤溶的敏感性较差。

凝血支持

建议 24：我们建议在入院时立即开始监测和支持凝血的措施（1B 级）。

合理性

虽然一些普通的病理生理机制被描述，导致创伤性凝血功能障碍的主要原因包括低纤维蛋白原水平和高纤溶状态，但必须快速确定个体患者的凝血病类型和程度，以确定最突出的病因，包括抗凝剂的存在，以便以有针对性的方式进行具体治疗。早期和目标导向的治疗干预可改善凝血，从而减少 pRBC、FFP 和血小板的输血需求，减少创伤后多器官衰竭、住院时间，提高生存率 [4，5，253-255]。相比之下，在其他研究中没有发现普通的生存获益。然而，在大多数研究中，关于治疗干预的决定主要是基于传统的实验室结果，如 PT、APTT 和血小板计数，以及仅限于 FFP 和血小板输血的治疗。在 Baksaas-Aasen 等人的研究中，所有患者均根据经验性大出血方案（pRBC：血浆：血小板按 1：1：1 的比例）接受初始治疗，然后随机分为血栓弹力图或常规凝血检测引导的干预措施。尽管早期纤维蛋白原稍高，在血栓弹力图试验组中，除黏弹性试验组中 28 天死亡率降低外，没有观察到结果（损伤存活或无 MT24 小时后）的总体差异，这是一个预先设定的次要结局。本研究的总体结果并不令人惊讶，因为治疗算法在血液制品、冷沉淀和纤维原浓缩物方面采用了非常相似的治疗，而不管血栓弹力图或常规凝血试验。

初始凝血复苏

建议 25：初始管理预期的大出血，我们推荐以下两个策略之一：浓缩纤维蛋白原或冷沉淀和 pRBC（1C）FFP 或病原体灭活 FFP FFP/pRBC 比例至少为 1：2（1C），此外，我们建议高血小板 /pRBC 比率（2B）。

合理性

对于到达医院和凝血监测结果出来之前的初步复苏，早期输 FFP、血小板和 pRBC 可能会改善生存和止血，但数据并不明确。PROPPR 试验将 680 名创伤患者随机分为早期（FFP：血小板：pRBC；1：1：1）输注组，（血小板作与第一个输血袋的一部分一起输注）和 1：1：2 输注组（血小板与第二个输血袋一起输注）。死亡率相当，但 1：1：1 组止血效果更好，失血死亡率降低。最近的一篇文献综述表明，成人创伤患者的大量输血方案应采用 1：1：1 和 1：1：2 之间的比例。

尽管在大出血治疗中，预先使用血小板作为比例输血策略的一部分是有争议的，但对 PROPPR 试验数据的进一步分析表明，出血患者输血及血小板显著降低 24 小时（5.8%vs.16.9%；$P<0.5$）和 30 天死亡率（9.5%vs.20.2%；$P<0.5$），出血得到控制患者更多（94.9%vs.73.4%；$P<0.1$），失血导致的死亡较少（1.5%vs.12.9%；$P<0.1$），且急性呼吸窘迫综合征（ARDS）、多器官衰竭和急性肾损伤等并发症没有增加。

对于入院后 3 小时内尚未达到血流动力学稳定的患者，接受血小板和血浆的比例会明显增加。在大量输血患者中，4 小时内早期血小板输注与损伤后 30 天内多器官衰竭和死亡率较低相关，尽管呼吸机相关肺炎和伤口感染的发生率较高。同样，在一个大型创伤数据库中，大量和非大量输血患者的 6 小时内早期血小板输血与患者的 24 小时死亡率降低相关。

与使用 FFP/ 血小板 /pRBC 固定比值组合输血的经验性治疗相比，为了避免与 FFP 输血相关的不良影响，一些欧洲中心强烈支持在有严重出血和凝血功能障碍的患者中使用凝血因子浓缩物进行一线凝血复苏。许多严重损伤患者入院时达到临界纤维蛋白原水平（<1.5g/L），低于正常的初始纤维蛋白原水平可预测严重创伤患者的住院死亡率。FFP 对于将纤维蛋白原水平提高到 1.5g/L 以上是不切实际的；建模显示，达到 1.8g/L 以上的水平极其困难，甚至不可能，因为随着目标纤维蛋白原水平接近治疗性血浆中的水平（≈2g/L），所需的 FFP 体积呈指数增加。

除了稀释效应和在大量出血患者中将纤维蛋白原水平提高到 1.5 ～ 2.0g/L 以上效果不佳外，不能同时输注血浆和输注 pRBC，并且可能会延迟达到目标血浆 /pRBC 比率。对于初始凝血支持，在等待黏弹性或实验室测试的同时，已提出根据入院时的临床标准［收缩压 <100mmHg、乳酸 ≥ 5mmol/L、血碱过剩（≤ -6）或血红蛋白 ≤ 9g/dL］给予 2g 纤维蛋白原，以模拟对应于前 4 个单位 pRBC 的 1：1 比率并可能纠正低纤维蛋白原血症。

1 个随机比较纤维蛋白原和冷沉淀对创伤患者低纤维蛋白原血症影响的研究（FEISTY）发现，两种治疗均能有效增加血浆纤维蛋白原，且首次使用纤维蛋白原浓缩物后，纤维蛋白血凝块幅度升高幅度更大 [FIBTEM A5 平均差异 2.6 毫米（95% CI 1.1 ～ 4.1 毫米），$P=0.001$]。安慰剂对照试验也证明了接受纤维蛋白原浓缩物治疗创伤患者，其血凝块稳定性和纤维蛋白原水平得到显著改善。对一项前瞻性创伤研究登记的患者数据分析显示，在创伤性失血性休克前6小时内给予浓缩纤维蛋白原并没有显著降低24小时的全因死亡率。

6. 进一步的凝血管理目标导向治疗

目标导向治疗

建议26：我们建议在以标准实验室凝血值和/或VEM（1B级）的指导下，进行目标导向的复苏治疗。

合理性

多种回顾性证据证实了床旁血栓弹力图监测（VEM，如TEG/ROTEM）或常规凝血试验（CCAs）指导的目标导向策略对创伤出血患者损伤控制复苏的好处。VEM对纤维蛋白溶解亢进（创伤中最致命且资源最密集的纤维蛋白溶解表型）具有高度特异性，并且在检测凝血病方面比CCA更敏感。基于床旁VEM的治疗算法（包括启动血液制品、凝血因子和止血剂的目标导向治疗的阈值）已被引入[273，274]，并已证明其成功实施可以改善预后。床旁VEM的引入改变了严重创伤患者的血液产品的输血实践，更快地决策/启动治疗以纠正凝血功能障碍，改善功能性凝血参数和更安全的输血策略，包括更好的生存率和成本节约。

在一项单中心、实用的前瞻性随机对照试验中，对111例患者进行了TEG®指导的创伤性凝血病的早期目标导向止血复苏，TEG®组的生存率显著高于血浆和血小板使用较少的常规凝血检测组。在前瞻性RETIC研究中，我们注意到VEM的间接获益，因为使用VEM是明确靶向凝血因子需要补充先决条件。iTACTIC试验是一项多中心随机对照试验，通过优化的VEM或常规凝血检测指导干预措施分为2组，比较396例根据经验性大出血方案治疗的创伤患者在损伤后24小时内存活和无大量输血（≥10pRBC）的结果。虽然意向治疗分析显示各组之间没有差异，但在预先指定的凝血病亚组中（INR>1.2），生存率有提高的趋势，这在TBI亚组中尤为显著（OR 2.12，95% CI 0.84～5.34）。在一项包括201例大出血患者的单中心术前和术后研究中，VEM组的24小时死亡率（13%vs.5%；P=0.006）和30天死亡率（25%vs.11%；P=0.002）显著降低，血液用品的浪费显著减少。在VEM监测的有凝血功能障碍的需要开颅手术治疗的单纯TBI患者中，进展性出血和神经外科再干预的发生率显著降低。由于出血或急性创伤出血、TBI或接受手术的患者进行的输血使用血栓弹力图监测对患者的生存有益。在其中的五项研究中，已知血栓弹力图监测可以限制不必要的输血。在手术患者中，血栓弹力图监测引导下的输血也与更少的额外侵入性止血干预（血管栓塞、内镜或手术）相关，并降低了混合组患者中急性肾损伤的风险。然而，一个综述，三个Meta分析、一个亚组Meta分析和两个随机对照试验的研究总体质量为低到中等，包括在出血患者中使用TEG/ROTEM监测和指导止血治疗/输血与非TEG/

ROTEM 或标准治疗（有 / 无 CCA 指导输血）相比存在偏倚风险。因为有的没有进行血栓弹力图监测，治疗护理标准不统一，以及常规凝血检测的输血指导方案不一致。

基于新鲜冰冻血浆的管理

建议 27：如果使用新鲜冷冻血浆为基础的凝血复苏策略，我们建议进一步使用 FFP 时采用标准的实验室凝血筛查参数（PT 和 / 或 APTT> 正常的 1.5 倍和 / 或血栓弹力图证实的凝血因子不足）（1C 级）。如果有纤维蛋白原浓缩物和 / 或冷沉淀（1 级），我们建议避免使用新鲜冷冻来纠正低纤维蛋白原血症（C 级）。

合理性

血浆（解冻的新鲜冷冻血浆或病原体灭活的血浆）在许多国家被用于治疗创伤性凝血功能障碍。尽管血浆中含有所有的促凝血因子和抗凝血因子，但新鲜冷冻血浆中含有的所有凝血因子仅为正常水平的 70%。血浆输注可能对出血诱导的糖萼破坏有保护作用，但也与几种不良事件的风险增加相关。一项回顾性研究确定输注新鲜冷冻血浆是重度 TBI 后死亡的独立危险因素。

当使用基于 FFP 的凝血复苏策略时，回顾性分析和随机 PROPPR 研究表明，与 1：2 的比例相比，早期以 1 ：1 的平衡比例输注血浆和 pRBC 与严重出血患者更高的止血率和更低的死亡率和失血量相关，尽管最佳比例尚未确定。PROPPR 研究的后续分析表明，较早的止血时间与出血性创伤患者 30 天死亡率、急性肾损伤、ARDS、多器官衰竭和脓毒症的降低独立相关。

尽管科学证据有限，但 FFP 给药应以凝血因子缺乏的证据为指导，如 PT 或 APTT> 正常对照的 1.5 倍或凝血时间或反应时间等黏弹性参数的延长。

不同的血浆制剂具有很大的异质性；新鲜冰冻血浆含有不同数量的纤维蛋白原和其他凝血因子。一项前瞻性队列研究发现，在持续出血的急性期，在新鲜冰冻冻血浆输血后，凝血功能没有得到一致纠正，促凝因子浓度也没有升高。与新鲜冷冻血浆相比，在体外使用凝血因子浓缩物（CFC）进行血液复苏可获得更高的红细胞压积和纤维蛋白原含量。RETIC 随机对照研究显示，在成人创伤患者中，新鲜冰冻血浆不能纠正低纤维蛋白原血症或显著改善血凝块强度。新鲜冰冻血浆组中有很高比例的患者需要使用凝血因子浓缩物进行交叉抢救治疗，而 CFC 组中抢救治疗的频率要低得多 [分别为 23 例患者（52%）和 2 例患者（4%）；OR 25.34（95% CI 5.47 ～ 240.03），$P<0.0001$]。在另一项随机对照研究中，创伤性凝血功能障碍患者接受纤维蛋白原浓缩物、新鲜冰冻血浆或安慰剂治疗；纤维蛋白原浓缩物组患者住院 24 小时后的每小时静脉输液的需求，以及脓毒症和死亡率均显著降低。

与新鲜冰冻血浆相比，病原体灭活的血浆具有更标准化的纤维蛋白原含量，并将输血相关的急性肺损伤（TRALI）和感染的风险降至最低。使用易获取的液体血浆已被证明可以在输血的第一小时内获得更高的血浆 /pRBC 比率，从而潜在地增加凝血比率以预防凝血功能障碍。最近的一项 Meta 分析和回顾性数据发现，在创伤患者中使用灭活或解冻血浆时，死亡率没有差异。

由于 AB 型血浆相对缺乏，为了给血型不明的患者输血浆复苏，对未知 ABO 血型的创伤患者使用 A 型血浆形式的 ABO 不兼容血浆的研究越来越多。大多数现有的研究都是回顾性的，结果显示发病率或死亡率没有显著增加。对 PROPPR 试验数据的二次分析显示，A 型血浆不相容的大量输血与输血不良反应的发病率的显著增加无关。

基于凝血因子浓缩物的管理

建议 28：如果使用基于凝血因子浓缩物的策略，我建议在标准实验室凝血指标或功能性凝血因子缺乏的弹力图证据指导下进行 CFC 治疗（1C 级）。

如果纤维蛋白原水平无异常，建议对血栓弹力图检测表明有凝血起始延迟的创伤出血患者给予凝血酶原复合物（PCC）（2C 级）。

我们建议在凝血支持算法中纳入 FXIII 监测，并在具有功能性 FXIII 缺失的出血患者中补充 FXIII（2C 级）。

合理性

创伤性凝血功能障碍的特征是纤维蛋白原浓度低和纤溶活性增加。除了早期给药 TXA（见推荐 R23）外，早期纤维蛋白原给药（见推荐 R29）也至关重要，理想情况下上述治疗应在纤维蛋白原浓度<1.5g/L 或血栓弹力图明确功能性纤维原缺失的情况下进行。由于患者特定的凝血情况随着时间的推移而不同，每个患者的确切需求必须根据标准的实验室凝血参数和 / 或功能性凝血因子缺失的 VEM 证据来确定。

凝血酶原复合物浓缩物的有效性已被证明，有证据表明它可以使头部损伤患者的血肿形成减少，并且相较于 FFP 可以快速逆转维生素 K 拮抗剂（VKAs）（见推荐 R33）。在最近的一项 Meta 分析中，比较了新鲜冷冻血浆单独治疗与新鲜冷冻血浆联合凝血酶原复合物浓缩物治疗创伤性凝血功能障碍患者的差异，结果证实加用凝血酶原复合物浓缩物可以减少 pRBC 和 FFP 的输血需求，并显著降低死亡率，且不会增加血栓栓塞等不良事件的发生率。然而，这个 Meta 分析的局限性在于它是基于 840 例患者的 3 项回顾性研究。凝血酶原复合物浓缩物也可用于使用 Xa 抑制剂进行抗凝治疗的创伤患者的抢救治疗（见建议 R34）。

VEM 有助于指导创伤性凝血功能障碍患者的个体化目标导向凝血治疗。在初始阶段，预计纤维蛋白原浓度较低。然而，凝血酶的生成被保留了下来，甚至增加了。因此，最初的治疗应包括给予纤维蛋白原，这不仅增加了 FIBTEM 的最大凝块硬度，而且缩短了 EXTEM 的凝血时间。如果纤维蛋白原水平>1.5g/L，只有当 EXTEM 凝血时间延长，才应给予凝血酶原复合物浓缩物以使 EXTEM 凝血时间正常化。

避免在创伤患者中过度使用 PCC 非常重要，因为 PCC 给药会导致数天内凝血酶功能增加，而标准实验室测试无法反映这种增加，并可能使创伤患者面临延迟血栓并发症的风险增加。因此，凝血酶原复合物浓缩物治疗导致的血栓并发症的风险应该与需要快速和有效的凝血功能障碍的纠正进行权衡。

凝血因子 XIII（FXIII），以前被称为“纤维蛋白稳定因子”，以由两个 A 和两个 B 亚基组成的四聚体形式循环。FXIII 的 A 亚基被凝血酶激活到 FXIIIa，FXIIIa 催化纤维蛋白的交联。纤维蛋白的强交联可抑制纤维蛋白溶解，FXIII 活性似乎是凝块强度的重要独立调节剂。

在患有严重创伤和凝血功能障碍的患者中已经发现了低水平的 FXIII。如果没有冷沉淀，如在大多数欧洲国家一样，使用基于凝血因子复合物浓缩物的策略，很少使用 XIII。因此，建议将监测因子 XIII 水平和低于一定阈值作为凝血支持算法的一部分。然而，目前，重大创伤患者的 FXIII 替代的必要性和最佳水平尚未确定。更新的 ESA 严重围术期出血管理指南建议，在有出血的情况下 FXIII 水平 <30% 时使用 FXIII 浓缩物。使用 FXIII 集中在 FXIII 水平 <60% 是多模态研究中，在最近的严重创伤患者的两个研究，输注 FXIII 可以减少输血需求和改善临床结果，在一项研究中还减少了重症监护室滞留时间，降低了器官功能障碍比例和医院死亡率。

补充纤维蛋白原

建议 29：如果大出血伴有低纤维蛋白原血症（功能性纤维原缺失或血浆低纤维蛋白原水平≤ 1.5g/L）（1C 级），我们建议使用纤维蛋白原浓缩物或冷沉淀治疗。我们建议纤维蛋白原初始补充 3 ～ 4g。这相当于 15 ～ 20 个单位的冷沉淀或 3 ～ 4g 纤维蛋白原浓缩物。重复剂量应由血栓弹力图和实验室评估纤维蛋白原水平（2C 级）来指导。

合理性

冷沉淀和纤维蛋白原浓缩物（FC）已经在没有任何循证支持的情况下给创伤患者使用超过 10 年。到目前为止，还没有一个大型的双盲随机对照试验证实了这一策略的有效性。一项随机对照可行性试验表明，在创伤患者中早期补充纤维蛋白原和冷沉淀是可行的。没有观察到它们在患者后续输血需求方面的差异；然而，这项研究并没有提供足够的证据。FC 的研究只有非常小样本量的 RCT 实验。对于三项研究，主要结果是在有限的时间框架内的可行性，其中只有两项研究达到目标。一项研究选择了使用 FIBTEM 的血栓稳定性作为主要结果，并限制了早期院前给药的可行性。在这四项研究中，没有一项研究能够评估输血需求的任何差异，即使在对照组和纤维蛋白原浓缩物组之间没有观察到任何差异。一项研究比较了纤维蛋白原浓缩物、新鲜冰冻血浆和无血浆无纤维蛋白原浓缩物（对照组）对创伤患者死亡率的影响。研究结果非常支持纤维蛋白原浓缩物作用且与其他组相比有明显差异，在输血量和其他主要结果方面也存在显著差异，但这个研究不是盲法，而且存在一定的偏倚、不精确性和不一致性。两项回顾性登记研究与损伤严重程度评分匹配的对照组和倾向分析显示，接受纤维蛋白原浓缩物治疗的患者和对照组患者之间在全因死亡率或输血方面没有差异。最后，一项系统回顾和 Meta 分析显示，纤维蛋白原浓缩物和对照组在死亡率、pRBC、新鲜冷冻血浆或血小板输血需求或血栓栓塞事件之间均没有差异，但证据质量较低。

由于证据水平较弱，建议将这项建议的级别定为 2B。然而，经过深入讨论，一些作者建议 2B 或 1C 可能更合适。投票结果出现分歧：50% 的人反对，39% 的人支持 2B 级，而 11% 的人（代表未投票的作者）弃权。因此，该小组决定将级别恢复为 1C，与指南的上一版一样，因为几位作者认为降级为建议可能会产生误解，从而损害纤维蛋白原浓缩物作为日常临床实践的一部分的使用。

血小板

建议 30：我们建议将持续出血的创伤患者的血小板计数保持在 50×10^9/L 以上，而 TBI（2C 级）患者的血小板计数保持在 100×10^9/L 以上。如果给血小板治疗，我们建议初始剂量为 4-8 个单位血小板或一个单位单采血小板（2B 级）。

合理性

虽然低血小板计数一直与创伤患者的发病率和死亡率相关，但血小板输注的阈值和时间仍存在争议。虽然入院时的血小板计数被发现是创伤严重程度和预测预后的生物标志物，包括输血强度和输血要求，入院时血小板计数常在正常范围内，但在止血复苏后 1 ～ 2 小时内可能急剧下降，此后持续下降，这提示治疗具有重要作用。

没有随机试验调查创伤患者的血小板输血的特定阈值。一些观察性研究已经调查了血小板输注和结果之间的关系；然而，这些都存在固有的偏倚风险，如不能改变的时间偏倚及混杂偏倚。因此，目前仅有微弱的科学证据支持创伤出血患者的血小板输血特定阈值。在一项随机对照试验的亚研究中，随机接受一线凝血因子或新鲜冷冻血浆的患者联合输注血小板，以维持血小板计数在 50×10^9 ～ 100×10^9/L 之间。血小板输注并没有显著改善患者的血小板计数，并导致临床不良结果。

在 TBI 患者中，血小板输注的益处也存在争议。然而，在严重 TBI 患者中，如果血小板给药后 ADP 的反应改善，神经外科干预的需要就减少，死亡率也会降低。

血小板的治疗剂量为 4 ～ 6 个单位的混合血小板，相当于一个单采血小板。该剂量通常适合为血小板减少性出血患者提供止血作用，并应使血小板计数增加超过 30×10^9/L。然而，在与增加血小板消耗相关的情况下相比，外周血的恢复率可能较低，而输注一个单位的血小板可能不利于改善创伤患者的止血。

在没有血小板减少的创伤患者中，将高剂量血小板和经验性血小板输注作为与其他血液产品平衡输血策略的一部分是有争议的。来自法国和美国创伤登记处的数据支持血小板输注，尽管病人血小板计数正常，血小板 /pRBC 比值分别保持在接近 1：1。最近的系统综述也发现，相比低血小板 /pRBC 比率，高血小板 /pRBC 比率显著减少患者短期（24 小时）和长期（28 ～ 30 天）死亡率，降低 ICU 住院时间，没有因为输血小板导致的血栓栓塞事件的发生或器官衰竭。但对这些结果的解释应极其谨慎，因为许多研究容易出现各种类型的偏倚，包括各种高、低血小板 /pRBC 比值、出血的严重程度和大量出血，以及不同存储时间的血小板制品，以不同的输注时间间隔。因此，目前还不推荐经验性输血来达到特定的血小板 /pRBC 比率。

创伤性出血时血小板输注的最佳时机也需要明确。PROPPR 研究的进一步分析表明，输血比例对止血的影响是动态的，止血所需的时间越长，高血液制品输注比例（包括血小板）可能对止血和生存都有好处。其他研究观察到血小板输注对血小板聚集的影响随着时间的推移而增加，确定了早期可能对血小板输注产生抵抗，这种抵抗会在 72 ～ 96 小时内消退。晚期输血（48 小时后）导致血小板数量大幅增加。

钙

建议 31：我们建议在严重创伤后，特别是在大量输血期间（1C 级），监测钙离子水平并维持在正常范围内。我们建议使用氯化钙来纠正低钙血症（1C 级）。

合理性

离子钙（Ca^{2+}）的正常范围为 1.1 ～ 1.3mmol/L，并且与 pH 值有关，pH 值增加 0.1 个单位，离子钙浓度降低约 0.05mmol/L。Ca^{2+} 不仅对纤维蛋白聚合位点的形成和稳定至关重要，而且对许多血小板相关功能也至关重要，钙浓度的降低会对这两个过程产生负面影响。此外，Ca^{2+} 水平降低会导致心脏收缩力和全身血管阻力降低。重要的是，实验室检测并不能准确地重现凝血级联反应中低钙血症的有害影响，因为血液样本被枸橼酸化，然后在分析前重新酸化。

急性低钙血症是创伤患者常见的疾病，也常使大量输血复杂化。入院时低钙与血小板活化、聚集、血凝块强度降低、输血和死亡率增加有关。在接受输血的患者中，低钙血症是由枸橼酸介导的血清 Ca^{2+} 螯合引起的。每个单位的 pRBC 或新鲜冷冻血浆含有大约 3 克枸橼酸，用作防腐剂和抗凝剂。枸橼酸盐通常由肝脏中的线粒体在几分钟内代谢成碳酸氢盐。然而，在失血性休克需要大量输血时，肝功能常因灌注不足而受损，由此导致的低钙血症是危险的，因为 Ca^{2+} 在凝血级联反应中起着关键作用。Ca^{2+} 作为因子 II、VII、IX 和 X 及蛋白 C 和 S 的激活的辅助因子，它对血管损伤部位的血小板黏附是必要的。值得注意的是，严重出血的前 24 小时内的低钙血症可以比最低纤维蛋白原水平、酸中毒和最低血小板计数更准确地预测死亡率和评估多次输血的必要性。

纠正低钙血症的首选药物是氯化钙，10mL 的 10% 溶液中含有 270mg 的钙。相比之下，10mL 的 10% 葡萄糖酸钙只含有 90mg 的元素钙。在肝功能异常的情况下，氯化钙也可能比葡萄糖酸钙更好，因为枸橼酸代谢下降导致离子钙的释放较慢。

重组活化凝血因子 VII

建议 32：我们不建议使用重组活化凝血因子 VII（rFVIIa）作为一线治疗（1B 级）。我们建议，只有在控制出血、全身体内平衡和常规止血措施（2C 级）后大出血和创伤性凝血功能障碍仍持续存在时，才考虑使用重组活化凝血因子 VII。

重组活化凝血因子 VII 作用于内源性凝血系统，但其效果取决于足够数量的血小板和纤维蛋白原、pH 值和接近正常水平的体温。对重组活化凝血因子 VII 治疗反应不良的主要预测因素是 pH 值 <7.2（P<0.0001）和血小板计数 <100×10^9/L（P=0.046）。对创伤严重出血的患者，使用重组活化凝血因子 VII 作为标准治疗的辅助治疗不会影响死亡率。Cochrane 的一项系统综述得出结论，重组活化凝血因子 VII 在目前允许的适应证之外尚未得到证实，甚至与动脉血栓发生率的增加相关，因此重组活化凝血因子 VII 仅用于说明书允许的适应证。在严重创伤患者出血的情况下，只有在联合手术治疗、采用最佳实践方案使用血液制品、抗纤溶剂和纠正严重代谢性酸中毒、低温和低钙血症后仍不能控制出血时，才应考虑重组活化凝血因子 VII。血液制品的最佳应用使用包括 pRBC、血小板、新鲜冷冻血浆，冷沉淀和纤维蛋白原使红细胞压积超过 24%，血小板超过 50×10^9/L，纤维蛋白原超过 1.5 ～ 2.0g/L。

在单纯性头部损伤和创伤性脑出血的患者中，使用重组活化凝血因子 VII 对患者的预后没有阳性结果，甚至被发现是有害的。因此，Cochrane 系统综述发现，没有人支持 rFVIIa 治疗来降低创伤性脑损伤和相关脑出血患者的死亡率和致残率。

使用重组活化凝血因子 VII 治疗创伤性凝血功能障碍是一种“标签外”适应证，属于超说明书用药，其使用与血栓栓塞并发症的风险增加相关。然而，最近的证据并没有发现接受重组活化凝血因子 VII 治疗的严重创伤患者的血栓栓塞并发症发生率升高。

7. 抗血栓药物的管理

维生素 K 依赖性口服抗凝血剂的逆转

建议 33：对于出血性创伤患者，我们建议早期使用凝血酶原复合物和 5 ～ 10mg 维生素 K1 静脉注射来紧急逆转维生素 K 依赖的口服抗凝药物。（1A 级）。

尽管越来越多地使用直接口服抗凝药物（DOACs），但维生素 K 拮抗剂如华法林仍被用于预防房颤、既往静脉或动脉血栓栓塞和 / 或机械心脏瓣膜中的血栓栓塞。以下是逆转维生素 K 拮抗剂的三种治疗选择：维生素 K1、凝血酶原复合物和新鲜冷冻血浆。尽管这可以改善临床结果的证据仅限于病例回顾队列，现代指南仍建议快速恢复正常的 INR，这表明如果快速使用凝血酶原复合物会有更好地改善。

为了立即逆转维生素 K 拮抗剂，可以使用凝血酶原复合物将缺失的凝血因子 FII、FIX 和 FX 补充。然而，INR 的校正特别依赖于 FVII，而在三种因子组成的凝血酶原复合物中 FVII 水平较低。不幸的是，一些国家只能获得三因子凝血酶原复合物；因此，如果有四因子凝血酶原复合物，则不建议使用三因子凝血酶原复合物。由于 FVII 给药的半衰期只有大约 6 小时，维生素 K1 拮抗剂与凝血酶原复合物联合给药对在凝血酶原复合物后刺激维生素 K 依赖的凝血因子的产生是很重要的。

新鲜冰冻血浆含有普通血浆中所有成分中缺失的凝血因子。然而，这样需要大量的新鲜冰冻血浆来补充缺失的因子，因此，往往无法实现逆转，并存在输血相关的循环超负荷和创伤相关肺损伤（TRALI）的风险。事实上，一项包括2878例患者的19项研究显示，与新鲜冰冻血浆相比，凝血酶原复合物提供了更快速和更完整的凝血因子补充，接受凝血酶原复合物患者的血栓栓塞并发症（2.5%）低于新鲜冷冻血浆接受者（6.4%）。然而，两组患者都出现了相似的不良临床结果。

四因子凝血酶原复合物与维生素K1同时静脉注射，剂量为25～50U/kg，根据体重和INR水平计算最合适的剂量。建议根据INR结果提高剂量，如果INR为2～4.0则为25U/kg，INR为4～6.0为35U/kg，如果INR>6.0则50U/kg。若进行静脉注射困难，可以经骨内输注凝血酶原复合物，目前看没有明显的有害影响。逆转后，INR应在下周定期监测，因为少数患者需要一周多的时间来清除血液中的华法林，并需要额外的维生素K1。静脉注射维生素K的一个罕见且不可预测但重要的不良反应是过敏反应，它可能导致心脏停搏，发生率为每100000剂3例，通过非免疫球蛋白E（IgE）机制发生，可能是由于维生素K溶液中的增溶剂过敏。

我们建议使用5～10mg剂量的维生素K1，因为少于这个剂量可能不能完全纠正INR，相反，超过10mg的维生素K1可以防止再华法林化几天，并可能产生血栓前状态，从而导致进一步的血栓栓塞。

因为预先存在风险和可能使用凝血酶原复合物，使得静脉和动脉血栓形成的风险增加相关。此外，与四因子凝血酶原复合物相比，使用三因子凝血酶原复合物的创伤患者中血栓栓塞事件的发生率更高。因此，对于已接受凝血酶原复合物治疗的患者，在出血已得到控制后，必须尽早考虑进行血栓预防。

直接口服抗凝血剂-Xa因子抑制剂的管理

建议34：我们建议对接受或怀疑口服阿哌沙班、伊多沙班或利伐沙班其中一种药物治疗的患者（2C级）测量Xa因子血浆水平。我们建议对特定药物的抗Xa因子活性的测量进行校准。如果测量不能获得或可用，我们建议用低分子肝素（LMWH）校准的抗Xa因子检测方法作为一种可靠的替代方案（2C级）。如果口服阿哌沙班或利伐沙班导致的出血危及生命，特别是TBI患者，我们建议使用Andexanet alfa（2C级）逆转。如果Andexanet alfa不能获得，或患者正在接受伊多沙班的，我们建议使用凝血酶原复合物（25-50U/kg）（2C级）。

直接口服抗凝血剂的管理-直接凝血酶抑制剂

建议35：我们建议对接受或怀疑接受达比加群治疗的患者使用稀释凝血酶时间测量达比加群血浆水平。如果不具备测量条件，我们建议测量标准凝血酶时间，我们建议对接受或怀疑接受达比加群治疗的患者使用稀释凝血酶时间测量达比加群血浆水平（2C级）的存在。如果接受达比加群治疗的患者出现出血危及生命，我们建议使用伊达鲁珠单抗（静脉注射 5g）（1C 级）。

直接口服抗凝血剂（DOAC）血浆浓度是决定是否需要主动逆转药物治疗的最重要因素。DOAC 血浆浓度的升高会逐渐影响实验室和 VEM 测试。因此，对于接受或怀疑接受过 DOAC 的创伤患者，早期评估实验室凝血测试和直接测量 DOAC 水平至关重要。

使用三种常用的实验室测试，PT、抗 Xa 因子和凝血酶时间，可以定性评估患者是否使用了抗凝药物，如果是，需进一步明确哪种药物，维生素 K 拮抗剂、FXa 抑制剂或凝血酶抑制剂。如果不清楚患者接受了哪种直接口服抗凝血剂治疗，或没有针对特定药物校准的抗 Xa 因子检测，LMWH 校准的抗 Xa 因子检测是一种可靠的替代方法。该法可准确测定利伐沙班、阿哌沙班和伊多沙班的使用，并正确预测相关药物浓度。因此，0.35U/mL 的抗 Xa 活性对应于 30μg/L，0.58U/mL 对应于 50μg/L，1.14U/mL 对应于 100μg/L。

VEM 也可能很有帮助，因为大多数直接口服抗凝血剂会逐步延长凝血时间（ROTEM 或 ClotPro）。即使在高血浆浓度下，阿哌沙班对凝血时间的影响也很小；然而，如果患者有创伤性凝血功能障碍，凝血时间延长，则不可能在治疗前区分这种情况和是否存在直接口服抗凝血剂。

Andexanet alfa 是紧急逆转利伐沙班和阿哌沙班的作用靶点药物。2018 年 5 月，美国食品和药物管理局（FDA）批准了 Andexanet alfa，随后于 2019 年被欧洲药品管理局（EMA）批准。Andexanet alfa 静脉注射 400mg 要超过 15 分钟，然后持续输注 480mg 超过 2 小时（低剂量）或 800mg 要超过 30 分钟，然后持续输注 960mg 超过 2 小时（高剂量）。直接口服抗凝血剂的摄入量和时间决定了到底采用低剂量或高剂量的治疗方案。一项倾向评分匹配的分析显示，接受 Andexanet alfa 治疗的患者调整后的 30 天死亡率低于接受凝血酶原复合物治疗的匹配患者。在应用 Andexanet alfa 的脑出血的患者中，该药降低了抗 Xa 因子活性，止血率高，临床结局更好。另一项与四因子凝血酶原复合物逆转的比较显示，对于血栓事件没有明显的差异，但需要更大规模的研究来证实。在使用伊多沙班治疗的急性大出血患者中，初步证据显示，Andexanet alfa 显著降低了抗 Xa 因子的活性，具有良好的止血能力，可作为一种逆转策略。然而，在这种情况下该药物仍然属于超说明书用药，需要进一步的数据来证实。

使用 Andexanet alfa 后，无法使用标准抗 Xa 检测可靠地测量抗凝剂血浆中的抗 Xa 因子水平，因为稀释度会导致 Andexanet alfa 与抗凝剂分离，从而导致对抗凝剂浓度估计过高。因此，一些凝血实验室提供稀释度较低的改良抗 Xa 检测。VEM 测试，如 ROTEM 或 CrotPro，仍然可以提供关于残留抗 Xa 因子活性的额外信息；然而，ROTEM 测试只在低 DOAC 水平时产生小的影响。

四因子凝血酶原复合物可拮抗因子 X 抑制剂的抗凝血作用。凝血酶原复合物增加凝血酶原和X因子水平，从而诱导代偿性止血作用并增加凝血酶生成的潜力。因此，如果检测到抗Xa因子活性，并且无法获得Andexanet alfa或患者正在使用依度沙班，可开始PCC（25～50U/kg）治疗。我们建议初始剂量为25U/kg，因为该剂量已被证明可以有效地止血，而不增加血栓栓塞事件的发生率。在特殊情况下，重复给予凝血酶原复合物可能是必要的，但由于凝血酶原复合物产品可能具有血栓形成的潜力，应谨慎使用。

在存在因达比加群而导致的危及生命的出血和FIIa因子活性的情况下，可以使用伊达鲁珠单抗治疗（5g静脉注射）。对于达比加群血浆水平高的患者，可能需要重复剂量的单抗伊达鲁珠单抗。一旦给予伊达鲁珠单抗，凝血试验应在5～10分钟内重复进行（凝血试验和VEM）。只有在达比加群中和后，它们才能显示出严重创伤患者通常出现的潜在凝血功能障碍。

对于创伤患者，无论目前是否使用DOAC和逆转策略，均建议同时使用氨甲环酸（15mg/kg或1g）（见推荐R23）。

抗血小板药物

建议36：我们建议对接受抗血小板药物（1C级）治疗的持续出血患者避免常规输注血小板。

合理性

关于抗血小板药物对创伤患者（无论是否伴有TBI）出血和预后的影响，存在相互矛盾的数据。一项包括24项观察性研究和5423名髋部骨折早期手术患者的Meta分析结果显示，与未接受抗血小板治疗的患者相比，服用抗血小板药物的患者发生出血的风险和输血需求的风险更高，但结果相似。

在接受抗血小板药物治疗的轻度创伤性脑损伤患者中，两项Meta分析显示突发脑出血的风险略有增加，特别是伴随着脑出血的另一个危险因素，如GCS<15分或年龄>65岁，而迟发脑出血的风险非常低。然而，与单一抗血小板药物患者相比，接受双抗血小板治疗的亚组患者的迟发出血风险增加。另一项Meta分析包括20项观察性研究，比较了2447名损伤前使用抗血小板药物患者和4814名对照组患者，发现两组患者在早期死亡率、需要神经外科手术或ICU滞留时间方面没有统计学差异，阿司匹林和氯吡格雷使用者的亚组分析结果相似。服用抗血小板药物患者出血风险的差异结果可能是对混杂因素的分析不足造成的，这些混杂因素可能会影响不同抗血小板药物对特定患者群体的影响。评估疑似或合并损伤前抗血小板药物治疗的创伤出血患者的血小板功能可能有助于指导逆转治疗，但目前床旁血小板功能检测仪的作用尚未确定（见推荐R12）。在使用抗血小板药物时，出血是否需要血小板输注也存在争议。

两个分别对10项和12项以回顾性研究为主的研究进行的Meta分析，纳入研究主要包括阿司匹林治疗的患者，显示在使用抗血小板药物的创伤性脑出血患者中输注血小板后缺乏生存获益的证据。虽然出血进展没有显著的减少或需要神经外科干预，但敏感性分析显示，在更大样本量的研究中，血小板输注与出血进展风险降低相关，但与死亡率增加相关。在一项进一步的前瞻性多中心研究中发现，血小板输注与严重TBI患者生存获益的相关性较差。然而，在一项单中心机构的研究中，与一个单位血小板输注相比，使用两个单位的血小板改善了患者的预后。

另一个Meta分析，包括16临床试验主要纳入自发和创伤性脑出血使用抗血小板药物患者，与标准的治疗相比，血小板输注可以明显地抑制血肿的扩张，但在死亡率和严重致残率方面没有差异，并轻微增加血小板输血后不良血栓栓塞事件的概率。

重要的是，在使用抗血小板药物患者的血小板输血研究中，潜在的混杂因素是血小板产品的剂量、时间和类型，以及抗血小板药物的类型。然而，很少有研究专门研究创伤性脑出血后P2Y12抑制剂的逆转。在243例损伤前使用P2Y12抑制剂的单纯性脑外伤患者的队列中，血小板输注使得脑出血进展率下降32%、神经外科干预下降20%。

关于去氨加压素作为血小板输注逆转创伤患者抗血小板药物的潜在替代方案的数据很少，因此，我们不建议在这种情况下使用去氨加压素。

8. 血栓预防

血栓预防

建议37：我们建议在患者不活动且有出血风险时，尽早使用间歇性气压治疗（IPC）进行机械血栓预防（1C级）。

我们建议在出血得到控制后的24小时内联合使用药物和间歇性气压治疗进行血栓预防，直到患者能够活动（1B级）。我们不建议使用分级弹力袜进行血栓预防（1C级）。我们不建议常规使用下腔静脉滤器作为血栓预防（1C级）。

合理性

多发创伤后发生医院获得性静脉血栓栓塞症（VTE）的风险很高；一项前瞻性研究显示，在没有血栓预防的情况下，18%的患者有近端深静脉血栓形成（DVT），11%的患者有肺栓塞（PE），而肺栓塞是存活超过3天的患者的第三大死亡原因。

很少有单独评估创伤患者血栓预防的随机对照试验。特别值得注意的是，没有人评估创伤患者使用分级弹力袜（GrCS）的情况；事实上，没有证据表明分级弹力袜可以降低任何住院患者因PE而死亡的风险。最近，GAPS研究在超过2000名中度VTE风险的手术患者的随机对照研究中没有显示使用分级弹力袜的益处；而CLOTS研究表明，分级弹力袜可能有害。

与分级弹力袜相比，有充分的证据表明IPC与减少医院相关VTE相关。最近一项Cochrane研究回顾了联合使用抗血栓压力泵和药物血栓预防与单纯药物预防的作用，主要基于手术和创伤患者的数据，得出结论抗血栓压力泵联合药物预防，与单纯药物预防相比，减少 VTE 的发生率（低确定性证据）和深静脉血栓形成（高确定性证据）。对于那些有出血风险的患者，在出血风险降低之前，仅使用抗血栓压力泵会更好。

一项系统回顾和 Meta 分析显示，使用肝素预防血栓降低了危重患者和外科患者的 DVT 和 PE，与每日两次普通肝素（UFH）相比，低分子肝素降低了 PE 的总发生率和症状率。此外，一项针对老年患者的大型研究表明，在超过 93000 人的老年人群中，低分子肝素比普通肝素更好，出血风险更低。依据体重调整计量的 LMWH 被广泛使用，尽管进一步的 RCT 比较标准与体重调整。一项 289 名患者的研究显示，在重症监护期间或之后发生 VTE 的患者中，体重指数高、VTE 个人或家族史及使用血管升压药的患者更易发生。然而，没有足够的数据表明使用低分子肝素常规监测抗 Xa 因子水平可以改善临床结果。

药物血栓预防的禁忌证包括已经接受全剂量抗凝、严重血小板减少（血小板计数 $<50\times10^9$/L）、未经治疗的遗传性或获得性出血障碍、活动性出血、高血压（血压 > 230/120）、预期在未来 12 小时内进行腰椎穿刺 / 硬膜外镇痛。

开始药物预防血栓的最佳时机仍没有得到充分的研究，特别是在创伤性脑损伤后。创伤性脑损伤的回顾性研究表明，早期（24 ～ 72 小时内受伤）开始血栓预防，没有增加出血风险，VTE 的发生更少。早期血栓预防可以使用多少预防手段及其安全性是未来临床试验的主题。我们建议，只有在头部 CT 证实脑出血稳定且无持续出血后，才能尽早使用低分子肝素或低剂量普通肝素进行 VTE 药物预防。

与未使用下腔静脉滤器相比，预防性使用下腔静脉滤器（IVC）已被证明在减少症状性 PE 和死亡的复合终点方面没有任何益处。此外，一项 Meta 分析得出结论，虽然下腔静脉滤器在这种情况下可能会减少非致命性 PE，但它们并不影响总死亡率。此外，也没有证据表明下腔静脉滤器与药物血栓预防联合使用会有额外的益处。尽管有下腔静脉滤器，PE 仍然会发生。下腔静脉滤器与短期和长期的并发症发生率，并与高成本相关，并经常提供一种错误的安全感，延迟使用有效的药物血栓预防。此外，下腔静脉滤器需要进行第二次侵入性手术来取出。

9. 指南实施和质量控制指南实施

建议 38：我们建议在当地实施循证指南来管理创伤出血患者（1B 级）。

评估出血控制和结果

建议 39：我们建议当地临床质量和安全管理系统包括评估出血控制和结果的关键指标参数（1B 级）。

合理性

在临床监护治疗的复杂领域实施治疗指南，如创伤患者的管理，是很大的挑战。然而，针对所有参与的医护人员进行的反复的教育培训活动，特别是在模拟中心进行的培训，已被证明在提高指南执行率方面是成功的。医护人员对指南质量的评价在成功实施过程中也起着重要作用。高的可信度，以及对指导方针强有力和良好的领导力，可以增加融合度。一旦引入了指南，就需要监测指南的遵守情况，并将结果反馈给相关的医护人员。

此外，临床汇报在实施建议期间非常有用，有利于临床决策、态势感知、沟通、增强团队合作、团队领导和资源优化（空间、设备和环境）。医护人员口头汇报能够预测或审查医疗干预措施，强调心理安全，从而提供促进策略和预防认知偏见和技能的质量保证，对潜在的决策、医疗错误、行为和个人层面的患者的结果产生影响。

更高的指南依从性反过来会提高 TBI 患者的生存率。最近的一项研究证实了这一点，该研究针对 882 名 GCS 评分为 4 ～ 12 分的 TBI 患者，探讨了指南依从性对发病率和死亡率的影响。结果表明，患者生理参数越是超出目标导向治疗的范围，不良神经系统预后和死亡率的百分比就越高。

此外，在一般创伤中，遵守欧洲创伤患者管理指南获得更高的患者生存率。最近，根据 2008 年至 2017 年在皇家伦敦医院高级创伤中心治疗的 1169 名严重受伤患者的治疗和结局方案，对这些早期和小型研究进行了分析。在此期间，MT 率从 68% 下降到 24%，pRBC 输血中位数从 12 个单位下降到 4 个单位，死亡率从 45% 下降到 27%。

在创伤监护方面的培训应强调凝血在决定预后中的关键作用。增加临床医生在这一领域的知识和理解应该是一个重要组成部分。所有的创伤监护中心都应使用一个常规的机构质量管理方案来评估他们自己的表现。对最佳实践的遵守情况的审计，包括必要时的反馈和实践改变，应作为这些准则的地方实施的一部分。

讨论

严重的创伤持续挑战世界各地的医疗保健系统，创伤后出血仍然是受伤患者中潜在可预防的死亡的主要原因。因此，对创伤后大出血和凝血功能障碍的治疗具有重要意义。关于创伤后大出血和凝血功能障碍管理的欧洲指南是同一核心作者组在 2007 年、2010 年、2013 年、2016 年和最近的 2019 年发表的版本的更新。本版本对格式已经进行了调整，以重现了简洁的指南文件的趋势，即只引用最高质量的研究和最相关的文献，而不是试图提供全面的文献综述来匹配每一项建议。因此，在本指南的以前版本中可以找到关于这里包含的其他旧文献引用和关于一些建议的扩展讨论。

本指南的九个章节继续遵循管理出血创伤患者的近似时间路径，并将建议分组放在关键决策点之后。本版指南的新内容是关于在适当情况下使用红细胞回收的建议和讨论。该版还讨论了可能在院前使用血液制品，但不包括支持或反对这种做法的建议。

该指南有几个局限性。首先，只有少数的建议是基于高质量的证据，这一事实强调了在这一领域进行未来研究的必要性。其次，为了支持对创伤患者采取更普遍的方法，没有包括针对儿科患者或创伤性脑损伤患者的特殊建议。此外，这些指南仅限于在大多数欧洲医疗保健系统中实施可能可行的建议。然而，我们确信，遵守这些欧洲关于创伤出血患者的管理指南将获得更高的患者生存率。

在发布本指南的第六版时，我们的目标继续是通过根据欧洲和国外的现有证据优化和标准化创伤监护与治疗，改善严重创伤患者的预后。

（贾迪、周维亚、葛新）

第十九章

颅脑创伤患者的营养治疗

创伤性颅脑损伤患者存在因机体代谢需求增加导致全身代谢紊乱，这种代谢主要以蛋白质分解过多所引起的负氮平衡有关。因此，对于创伤性颅脑损伤患者加强蛋白质补充是有助于机体损伤恢复。在疾病初期，适当的营养支持能够降低病死率和减轻颅脑创伤后患者神经障碍程度。尽管营养治疗有利于康复，但对胃肠蠕动减慢、存在颅内高压的患者并不能实施营养治疗（通常指肠内营养）。营养治疗的必要性越来越受到重视，但制订标准化实施方案却较困难。原因在于不同颅脑创伤患者间存在巨大的差异性，导致了标准化治疗的不确定性。此外，支持标准化治疗的循证医学数据并不充分。尽管存在这些不足，我们仍尝试从高代谢高分解的产生机制、营养治疗的时机、制剂、营养量的计算、途径、并发症等因素对目前进展加以论述。

第一节　高代谢状态

研究显示，饥饿时人的能量代谢和蛋白质利用率均有下降。创伤和感染后，不管有无喂食，人体的能量需求均增加，处于高代谢状态。Clifton 等的一项高代谢监测研究表明，与预测的正常基础能量消耗（BEE）相比，颅脑创伤患者测得的静息能量消耗（REE）提高到了 138% ± 37%。Robertson 等的另一项关于高代谢和颅脑创伤严重程度关系的研究表明，GCS 评分为 4 ～ 5 分的患者，具有高 REE，是预测 BEE 的 168% ± 53%。GCS 评分为 6 ～ 7 分患者的 REE 相对较低，是期望值的 129% ± 31%。而且，体温升高与高代谢有关：GCS 评分为 4 ～ 5 分的患者，体温每升高 1℃，REE 升高 45%；GCS 评分为 6～7 分的患者，体温每升高 1℃，REE 升高 15%。镇静药、肌肉松弛剂和盐酸普萘洛尔（心得安）都可降低 REE 值。Robertson 等的研究显示，氧利用增加与血浆中儿茶酚胺类物质增加有关。在这些研究中，外源性皮质类固醇激素治疗在高代谢反应发生中起一定的作用。在非类固醇激素治疗的颅脑创伤患者中，平均 REE 是预测 BEE 的 1.4 ± 0.5 倍。这些反应是由颅脑创伤直接引起的，相当于体重 70kg 处于昏迷状态的成人 24 小时消耗能量 14 644kJ（3500kcal）。

1. 发生机制

颅脑创伤后下丘脑分泌促肾上腺皮质激素释放因子，使垂体前叶分泌肾上腺皮质激素和交感神经末梢、肾上腺髓质分泌儿茶酚胺，进而刺激肾上腺皮质、垂体前叶、胰腺分泌皮质激素、高血糖素、胰岛素。皮质激素、高血糖素、儿茶酚胺又称分解激素，在正常人体中可导致代谢率升高，在颅脑创伤后占主导地位，产生高代谢反应，其激素水平与损伤程度呈正相关，伤势越重，代谢异常越明显。其他的如氧自由基、前列腺素、白三烯也可能参与脑创伤后代谢反应。

2. 时间

颅脑创伤的高代谢反应在伤后即出现，3 ～ 5 天达到高峰，2 周后渐趋消退，如有并发症，时间将顺延。

3. 影响因素

影响颅脑创伤后代谢反应的因素较多，包括：GCS 评分越低，则能量消耗越多，反之亦然；肠外营养输注，特别是全胃肠外营养输注可引起能耗增高；糖皮质激素的使用；并发感染可增高患者的能耗，但作用较小；患者的活动特别是去脑强直状态将增加 20% 的代谢率；镇静药如巴比妥类药物和肢体瘫痪可降低代谢率。

4. 能量消耗测定法

颅脑创伤后能量消耗测定的研究颇多，直接测定法非常烦琐，临床不能推广。目前认为，间接热量测定是确定热量需求的最好方式，常用回归方程计算静息代谢消耗（RME）GCS ≤ 7%，RME=152-14（GCS）+0.4（HR）+7（DSI）；GCS ≥ 8%，RME=90-3（GCS）+0.9（HR）。其中 GCS 为格拉斯哥昏迷评分，HR 为心率，DSI 为创伤后天数。虽然也可使用公式 Harris-Benedict，但计算出机体能量消耗值往往过高，导致过度喂养，增加机体负担，应引起重视。用 Harris-Benedict 方程计 BEE（kcal/d），BEE（男）=（66.74+13.75Wt+5.0Ht-6.76A）；BEE（女）=（665.1+9.56Wt+1.85Ht-4.68A）（体重单位为 kg，身高单位为 cm，年龄单位为年）。

第二节 高分解状态

1. 氮平衡

氮平衡是指氮摄入与排出之间的平衡状态。虽然尿素在一般的化验室均可测定，但它仅代表尿氮总量的 60% ～ 95%（平均 85%），因此宜直接测量尿氮。正常情况下，尿氮排出较氮摄入或氮代谢滞后 3 ～ 8 天，正常人从正氮平衡转变为负氮平衡需 3 ～ 4 天。因此，要准确测量和了解代谢状态，至少需要 4 天的均衡时间。在营养处理中，氮和蛋白质这两个名词可以互换。因为测量的氮与摄入或分解的蛋白质之间有一恒定的关系，即：1g 蛋白质 /6.25=1g 氮。尿中 1g 氮（加上粪便丢失）相当于 6.25g 分解的蛋白质。

2. 负氮平衡

重度颅脑创伤和其他严重创伤一样，尿氮丢失增多，导致负氮平衡。对于正常禁食者，每日消耗氮 3 ～ 5g，与此对应，重度颅脑创伤患者每日氮的分解为 14 ～ 25g。在 Young 等的研究中，尽管给颅脑创伤患者提供蛋白质 1.5g/（kg*d），平均氮平衡仍处于负值，并持续 3 周。而且，在 2 周内，人血清蛋白水平从入院时的（3.09±0.2）g/dL 下降至（1.98±0.4）g/dL。另外，体重也明显降低 [平均降低（15.6±5.9）kg]。当提供蛋白质 2.3g/（kg*d）时，患者处于正氮平衡。据颅脑创伤基金会（BTF）报道，颅脑创伤后最初的 7 ～ 10 天，超过 20% 的重度颅脑创伤患者（GCS 为 3 ～ 8 分）负氮平衡 >30g/d，几乎所有其他的患者至少为 20g/d。缺乏充足的营养治疗、高分解状态很快导致大量的内源性蛋白质分解。Chiolero 等发现氮平衡与尿液中儿茶酚胺和血清胰高血糖素水平呈负相关。研究显示，高代谢状态和高分解状态可能与儿茶酚胺的释放量有关。尿氮排泄可达 11.3 ～ 34.1g/d，平均 21.9g/d，相当于蛋白质 130g/d。尿氮增多反映氨基酸分解代谢增高。尿氮丢失程度除与氮摄入有关外，还因创伤严重性不同而不同。

3. 时间

一般蛋白质分解代谢的程度与能量消耗增多成比例。因此，氮丢失在伤后即增加，1 ～ 2 周达到高峰，与高代谢反应相似。

4. 影响因素

尿氮排泄与代谢率呈正相关，氮平衡与尿中肾上腺素、去甲肾上腺素及血中高血糖素水平成负相关；糖皮质激素的应用促进颅脑创伤后尿氮丢失；制动能增加颅脑创伤后尿氮丢失，正常年轻男性完全制动 5 ～ 6 天可致尿氮丢失增多，致负氮平衡，提示制动并非起重要作用；营养物质的摄入可减少尿氮丢失。颅脑创伤患者增加蛋白质摄入可改善氮平衡，但不能达到正氮平衡，随着氮摄入增加，尿氮的丢失也相应增多；蛋白质组成如支链氨基酸含量高有助于氮潴留；药物：胰岛素样生长因子 -1（IGF-1），能促使颅脑创伤患者伤后早期达到正氮平衡。正氮平衡与血中胰岛素样生长因子 -1 显著相关。其他治疗还包括环氧化酶抑制剂、生长因子、细胞因子拮抗剂、其他拮抗应激后分解反应的药物。

第三节　颅脑创伤后机体的反应

1. 急性期反应

伤后即出现，一般持续 2 周。具有下列特点。

（1）**电解质变化：**低血锌、低血铁、高尿锌、高血铜。低血锌与颅脑创伤严重程度相关，GCS 评分越低，血锌越低。无感染依据的发热亦是急性期反应的表现，有时可持续 3 周。

（2）**正性急性反应期蛋白：**如纤维蛋白原、C 反应蛋白、巨球蛋白、酸性糖蛋白等在急性反应期合成增加。这些蛋白有稳定体内生理环境的作用。抗胰蛋白酶和巨球蛋白有抑制从白细胞、溶酶体、破坏细胞释放出的蛋白酶的作用。纤维蛋白原为纤维蛋白形成提供足够的底物，有助于伤口的凝血。酸性糖蛋白能降低细胞激酶和白细胞介素 -1 的活性；C 反应蛋白升高对伤后免疫调节起重要作用。

（3）**负性急性期反应蛋白：**如人血清蛋白、维生素 A、、结合蛋白、甲状腺素结合前蛋白在急性期水平下降。清蛋白对维持血浆渗透压、药物运转、提高肠内营养耐受性发挥重要作用。补充清蛋白能提高血清蛋白水平，降低并发症。

细胞因子如白细胞介素 -1、白细胞介素 -6、肿瘤坏死因子在颅脑创伤后均升高。它们是急性期反应的重要诱导剂。白细胞介素 -6 使纤维蛋白原，C 反应蛋白、巨球蛋白、酸性糖蛋白增加，清蛋白减少，并呈现剂量和时间的依赖性。研究显示，正常兔静注重组肿瘤坏死因子，可降低人血清蛋白水平。白细胞介素 -1、白细胞介素 -6 能降低清蛋白 RNA 合成。目前急性期反应的治疗主要是提供充分的营养素，可是补充清蛋白能否改变脑创伤患者的预后，迄今仍不清楚。

2. 胃肠道功能改变

颅脑创伤后常见应激性溃疡、胃排空延缓、肠壁通透性增高。应激相关胃黏膜病变，严重如应激性溃疡，可用制酸剂减少出血和并发症。其机制为多因素。在动物试验注入细胞因子可造成胃肠黏膜出血或缺血性改变。胃排空延缓常见于伤后 1 ～ 2 周，第 3 周逐渐恢复。有部分患者出现异常的双相反应：早期进食胃排空较正常快，晚期却较正常慢。反应机制与应激、颅内压增高、细胞因子、促皮质素、阿片样物质等作用有关。胃排空延缓造成早期肠内营养的不耐受。肠壁通透性增高可出现伤后肠道功能衰竭。目前认为，早期肠内营养、营养调节剂如谷氨酰胺、胰岛素样生长因子能维持肠道完整性。

3. 免疫功能变化

颅脑创伤后常见机体免疫功能受损害，约 60% 的重型颅脑创伤患者并发感染，35% 的后期死亡患者归咎于感染。几乎全部颅脑创伤患者在早期对普通的皮肤抗原试验无反应。该皮肤的无反应与应用类固醇激素无关。有人认为皮肤无反应率与颅脑创伤严重程度有关。重型颅脑创伤后的血清白细胞介素 -2 产物、白细胞介素 -2 受体产物、干扰素产物均下降；同样淋巴细胞胚细胞发育、T 细胞及辅助 T 细胞也受抑制。免疫功能受抑制归因于营养素、矿物质、细胞因子的缺乏。抑制细胞的功能失常也起一定的作用。营养调整影响机体免疫状态，如早期肠外营养可提高 T 细胞水平及辅助性 T 细胞 / 抑制性 T 细胞比值；锌缺乏与 T 细胞功能不良相关；精氨酸能增强 T 细胞免疫活性；ω-3 脂肪酸具有免疫调节作用。另有胰岛素样生长因子 -1 和积极营养治疗治疗重型颅脑创伤，可提高T细胞水平及辅助性T细胞/抑制性T细胞比值的报道。迄今，如何增强重型颅脑创伤患者的免疫功能、减低感染发生率仍是一大难题。

4. 中度至重度颅脑创伤患者常出现蛋白质热量型营养不良

高分解代谢导致骨骼肌萎缩、内脏和循环中蛋白质减少，引起分解代谢的全身效应。在这种情况下患者很容易发生多器官功能不全。系统性的心肺、肠道和免疫系统功能障碍是常见的并发症。骨骼肌蛋白质丢失导致呼吸肌疲劳及体力活动能力下降，呼吸肌疲劳使排痰能力下降、肺部感染增加、呼吸机依赖机会增多，体力活动减少导致压疮发生增加。蛋白质合成及胶质合成障碍，成纤维细胞功能不良导致伤口愈合延迟，伤口部位易感染，伤口感染可导致败血症。缺乏谷氨酰胺摄入及长期禁食可导致肠道黏膜萎缩，可导致细菌移位，亦造成败血症。营养不良被认为增加了颅脑创伤患者的死亡率和致残率。

第四节　营养评估

营养评估对神经外科患者的医疗干预和康复而言是极其重要的。作为可行的筛选高危患者的工具，应及时准确地评估患者的营养状况，以提高患者的存活率和避免发生营养不良的相关并发症。为了评估患者的能量需求，常用能量消耗测定值（MEE）和呼吸商（RQ）来评估。重要的代谢标志之一是氧气消耗和二氧化碳的产生，间接能量测定法采用传感器Medics 2900代谢监测仪测量上述数值。此外，这个设备可以特异性地测量容积、温度和呼出气体的分压。当耗氧量（VO_2）、二氧化碳产生量（VCO_2）、尿素氮（UN）被测定时，下面的公式可以用来计算能量消耗的数量：MEE（kcal/d）= $3.94VO_2+1.11VCO_2-2.17UN$。正如上述公式所示，通过MEE可体现量化的能量消耗。MEE受患者状态影响，如发热、感染或治疗本身。巴比妥类药物、类固醇、镇静药物和心血管药物也会影响MEE。MEE/BEE值反映了应激的强度。在实践中，营养治疗应根据代谢情况进行调整。此前公布的研究提供了MEE/BEE值的范围，可作为临床医师的指导：休息状态为25-30kcal/（kg*d），轻度应激为25-30kcal/（kg*d），中度应激为30-35kcal/（kg*d），严重的应激状态为35-40kcal/（kg*d）。人血清蛋白常用于营养不良的评价。然而，在短期营养缺乏时，人血清蛋白不会降低，因为其半衰期约为20天。快速翻转蛋白，如视黄醇结合蛋白（RBP）、前清蛋白（PA）和甲状腺素视黄质运载蛋白（TTR）、转铁蛋白（TF）等，在肝脏中合成，半衰期短。因此，快速翻转蛋白对热量和蛋白质摄入量的快速变化更敏感，应作为营养不良更精确的标志物使用。

第五节　营养治疗的目的、热卡计算方法和途径

应避免负氮平衡，或尽可能减少氮丢失以维持机体对蛋白质的利用，满足免疫系统、组织修复的需要。避免治疗措施不当加重病情。根据病情确定总热量，既要充分又不能过量。强调早期营养治疗的重要性。研究显示早期营养治疗患者的预后比晚期营养好，这与早期供给营养素为免疫功能修复、细胞修复、神经功能再建及维护细胞膜完整性提供物质基础有关。肠外营养在伤后就应该开始。肠内营养不必待肠鸣音恢复就可开始，鼻空肠管可在创伤后 24 ～ 48 小时内置入。一般颅脑创伤能量供给：男性（每天）30 ～ 35kcal/kg，女性（每天）25 ～ 30kcal/kg；蛋白质需要每天 1.2 ～ 1.5g/kg；脂肪乳供能一般不超过 30%。过多能量物质供应将增加肝、肺等脏器负担，造成脏器功能不全。必须注意维生素及微量元素的补给。需精确计算总液体量并注意入量过少引起脑灌注的不足。可行中心静脉压监测，维持出入量相对平衡。肠道内营养的优点是符合人体生理要求。营养物质易吸收、费用低、并发症少、易于管理，并有防止肠道细菌移位和内毒素吸收的作用。缺点主要是增加吸入性肺炎发生的机会。在胃肠道结构与功能存在或部分存在时，应优先考虑肠内营养，可不待肠鸣音恢复即使用。方法包括鼻胃管、鼻空肠管、胃造口、空肠造口等，各有优缺点。鼻胃管对神志不清或昏迷患者有反流误吸的危险。鼻空肠管则可避免之，但后者需专门操作技术。消化道症状如恶心呕吐、腹胀、腹泻，一般与营养液浓度及输入速度有关。输入速度应从慢到快，量从少到多，最好采用 24 小时均匀输入法。常规检测胃潴留可用于指导肠内营养治疗。肠道外营养的优点是可随时建立肠道外营养通道，早期达到充分营养供应。在颅脑创伤后 6 小时即可使用，其他患者随时可以使用。其缺点是可引起高血糖、能耗增加、液体容量过多加重脑水肿、败血症等。高浓度、高渗透压的营养液可用切开插管法或穿刺法，经中央静脉输入；渗透压调节为 700 ～ 900mmol/L 时可经周围静脉输入。现时强调肠内营养的药理作用，即充分评价胃肠的耐受性，即每天摄入热卡的 20% 经胃肠途径给予，既能起到直接为胃肠黏膜细胞提供营养的作用，又有助于防止肠道细菌移位和内毒素吸收的作用。当肠内营养不能提供足够的热量时，肠道外营养是肠内营养的补充，以达到充分的营养治疗，是为全营养治疗的概念。

第六节　免疫营养素的地位

必须注意外伤和感染后的炎症反应和免疫营养问题，并进行相应的干预治疗。通过应用调节免疫的营养复合物，如 ω-3 多不饱和脂肪酸、谷氨酰胺、精氨酸，S 氨基酸和核苷酸，可以改善临床预后。另外维生素和其他营养物质可能在颅脑创伤后有特殊

的益处。对创伤的免疫和代谢反应由促炎因子的分泌启动，如白细胞介素 -1（IL-1），白细胞介素 -6（IL-6）和肿瘤坏死因子（TNF-α）。由免疫反应造成的组织损伤，应得到合理的代偿，以避免过度的氧化损伤。免疫抑制、过度炎症反应和氧化损伤引起了临床医生的广泛兴趣，干预治疗是可行的和有前景的。维生素 E、维生素 C 和谷胱甘肽亦为抗氧化防御系统的一部分；维生素 B1 和维生素 B2 扮演的是上述防御系统的辅助因子的角色。虽然动物模型的研究表明，所有上述物质可能会产生有利的结果，但是在颅脑创伤患者中，免疫营养的随机对照试验研究仍受到限制。来自烧伤、败血症、创伤及手术后不同种类的危重患者的综合分析表明，免疫营养可能不会降低死亡率。然而，应用免疫营养治疗可减少住院时间、降低机械通气需求和感染率。Briassoulis 等对 40 例实施机械通气治疗的重度颅脑创伤患者进行了随机双盲对照研究，使用免疫增强饮食（补充谷氨酰胺、精氨酸、抗氧化剂和 ω-3 多不饱和脂肪酸）患者的白细胞介素 -8（IL-8）水平较低，而且胃液培养阳性较少。医院获得性感染、住院时间、机械通气时间和存活率在研究的两组间并没有差异。另一项研究对 20 例颅脑创伤患者随机采用早期肠内营养（对照组）或采用同样的方案给予谷氨酰胺和益生菌（研究组），结论是给予谷氨酰胺和益生菌组的感染率降低，在 ICU 的治疗时间缩短。

1. 营养治疗的监测

常用监测项目包括蛋白代谢指标，如清蛋白、前清蛋白、转铁蛋白等，淋巴细胞总数、体重，常规生化如肝肾功能、电解质、血气分析，通过监测进行营养治疗方案的调整。对胃肠外营养应注意导管感染及败血症，发生率为 3%，及时发现代谢并发症如高糖高渗性非酮性昏迷、代谢性酸中毒。

2. 营养治疗的药物干预

早期积极营养治疗虽能改善负氮平衡，却不能达到正氮平衡。寻找外源性激素促进合成代谢，合理利用能量物质，有利于分解代谢的恢复。生长激素由 191 个氨基酸组成，相对分子量为 22 000，能减轻颅脑创伤急性期反应，促进蛋白质合成，增加体内氮贮存；促进肌肉生长；增加脂肪氧化分解；增加肠道对钙磷的吸收；调节并增强免疫功能。不良反应是部分患者出现高血糖，可用胰岛素纠正，否则应停用。因有钠水潴留作用必须注意出入量平衡；进展期脑瘤患者禁用生长激素。胰岛素样生长因子 -1（IGF-1）是一种由 70 个氨基酸组成的单链多肽，介导生长激素促合成效应的多种机制，无生长激素的高血糖不良反应。重型颅脑创伤者早期应用胰岛素样生长因子 -1 可获得正氮平衡，提高患者生存率，Hatton 等报道了 33 例颅脑创伤患者胰岛素样生长因子 -1 在分解状态和临床预后方面的作用。在积极的营养治疗下，患者被随机分为两组：17 例应用 IGF-1（治疗组）和 16 例不用 IGF-1（对照组）。在用药期间的 14 日，对照组患者体重减轻，而治疗组患者虽然 MEE 显著升高并摄入较低的热量（P=0.002），其体重却增加。而且，15 例（88%）治疗组和 13 例（81%）对照组患者在第一周存活。此外，血清 IGF-1 浓度 >350ng/mL 的患者无一例死亡。11 例接受 IGF-1 治疗，血清 IGF-1 浓度 >350ng/mL 的患者，其中 8 例在 6 个月时预后为中度至良好；而血清 IGF-1 较低浓度的 5 例患者只有 1 例的预后为中度至良好（$P<0.05$）。这些结果表明，IGF-1 的药物浓度可以改善临床预后。此外，中度至重度颅脑创伤患者的氮利用率也相应提高。Young 等报道了一项前瞻性双盲随机对照研究，将 68 例严重闭合性颅脑创伤患者分为补锌组和标准锌治疗组。受伤 1 个月后，标准组和补锌组患者的死亡率分别为 26% 和 12%；在第 28 日，补锌组患者的 GCS 评分超过标准组调整后的平均 GCS 评分；在第 15 日和第 21 日，补锌组患者的平均运动 GCS 评分显著高于标准组；颅脑创伤后 3 周，补锌组患者的血清 PA 和 RBP 浓度明显升高。这项研究显示，在伤后立即补锌与内脏蛋白质的改善和神经功能的恢复有关。体内外试验证明胰岛素样生长因子 -1 和成纤维生长因子均有促进神经生长的作用。其他用以改变代谢状态以期改善患者预后的药物包括普萘洛尔、巴比妥类药物、兴奋性氨基酸阻断剂、钙通道阻断剂、脂质过氧化反应调节剂、缓激肽阻滞剂等。

第七节　高血糖反应

颅脑创伤后，患者肝脏内源性葡萄糖产生增多，葡萄糖氧化成倍增高，细胞外葡萄糖增多，引起所谓的“创伤糖尿病”或“应激性糖尿病”。高血糖的程度与损伤的严重程度呈正相关，高血糖越严重，则预后越差。高血糖可产生一系列继发性神经元损伤。高分解激素（可的松、高血糖素、儿茶酚胺）可致高血糖。出现高血糖及胰岛素抵抗是机体应激反应的结果，机体应激时产生的糖皮质激素、生长激素和胰高血糖素等可以使胰岛素受体数目下调或受体结构改变。虽然一定限度的胰岛素受体数目减少并不影响胰岛素最大效应，但一定量的受体数目减少或受体结合率下降将导致胰岛素敏感性降低，从而使胰岛素剂量效应曲线右移，产生胰岛素抵抗效应。儿茶酚胺、胰高糖素可通过降低葡萄糖转运蛋白的内在活性而降低脂肪细胞对糖的摄取，还可以抑制糖诱导的胰岛素释放，导致机体产生高血糖和胰岛素抵抗。应激反应过程中产生的一些细胞因子对胰岛素抵抗的产生也起到一定作用。急性颅脑创伤患者高血糖程度与其预后关系密切，高血糖能加重脑组织的损伤，加重脑水肿，使致残程度增高、病死率增加。高血糖对机体产生危害的机制，包括由于血糖的升高，白细胞趋化、黏附与吞噬功能将会降低，杀菌活性受损，损害了天然免疫系统对感染源的抵御功能，从而使患者感染概率增加。血糖增高后可加剧炎症反应和内皮损伤。伴随高血糖发生的葡萄糖氧化分解能力不足和缺血、缺氧使无氧酵解活跃，出现脑组织乳酸堆积和酸中毒，而脑组织葡萄糖含量升高加剧了该损害，高血糖也影响细胞线粒体功能，造成电子传输链的酶功能异常，高血糖对急性缺血心肌亦有严重不良影响。重要器官和血管内皮的损伤增加了患者的死亡率。危重患者急性期胰岛素抵抗和高血糖一般可持续数天到数周，并随着病情的好转，机体可逐渐恢复对胰岛素的敏感。为了消除高血糖对危重患者抢救成功率的影响，近年来有学者开始以胰岛素强化治疗用于高血糖危重患者的抢救。Johan 等发现对 ICU 患者控制血糖于正常范围，有助于减少患者器官功能的进一步损伤，降低危重患者的并发症。Hirsch，Van den Berghe 等报道了对 ICU 患者使用胰岛素强化治疗控制血糖，可显著缩短抗生素的使用时间，并明显降低患者多器官功能不全的发生率及死亡率，后者发表在 2001 年《新英格兰医学杂志》。胰岛素强化治疗是一种使用胰岛素降低血糖并使血糖控制在正常水平的治疗方法。目标治疗控制血糖在 3.9 ～ 6.1mmol/L。

1. 胰岛素强化治疗

（1）将 100IU 胰岛素加入 100mL 生理盐水，当血糖 >120mg/dL 时，开始输注胰岛素，1IU/h；血糖 >150mg/dL 时，开始输注胰岛素，2IU/h；血糖 >180mg/dL 时，开始输注胰岛素，3IU/h；血糖 >220mg/dL 时，开始输注胰岛素，5IU/h。

（2）入 ICU 后，在达到正常血糖水平前，要求每 1 ～ 2 小时监测一次血糖；在达到正常血糖水平后，每 2 小时监测一次。

（3）调整计划如表 19-1。

表 19-1　胰岛素强化治疗调整计划

血糖水平	胰岛素调整
小于 40mg/dL	停用胰岛素，给予 lamp 高糖，1 小时再测定
40 ～ 59mg/dL	停用胰岛素，给予 1/2amp 高糖，1 小时再测定
60 ～ 120mg/dL	维持胰岛素原剂量，1 小时再测定
120 ～ 150mg/dL	增加胰岛素 1IU/h，1 小时再测定
151 ～ 180mg/dL	增加胰岛素 2IU/h，1 小时再测定
大于 180mg/dL	增加胰岛素 3IU/h，1 小时再测定

2. 注意事项

（1）保证足够的热量和葡萄糖摄入，为避免血糖波动过大和频繁调整胰岛素剂量，含糖制剂应持续输注；管饲终止时，胰岛素治疗应暂停或减量，管饲再开始则胰岛素恢复原剂量；转运患者到手术室或影像科检查时，随肠内肠外营养中断应停止胰岛素输注，转运前测血糖 >80mg/dL，而且离开 ICU 期间每小时监测一次血糖；增减肠内肠外营养时同步增减胰岛素的剂量。

（2）注意药物如胰岛素、皮质激素、儿茶酚胺类制剂对血糖的影响。

（3）应激因素如高热、肌张力过高、低氧血症、颅内压增高特别是顽固性颅内压增高、呼吸机拮抗、躁动不安、疼痛刺激、严重贫血均加重机体应激，使血糖控制困难。降低应激是控制应激性高血糖的根本。

（4）强调肠内营养及其相应稳定血糖制剂的应用，减少肠外营养使用的比例，后者对血糖影响似乎更大。

（5）加强 ICU 治疗小组和医护的沟通，将提高治疗实施的依从性。

就目前而言，有关颅脑创伤后营养治疗的临床试验资料相对匮乏，这使临床医生难以做出循证的有关在颅脑创伤患者营养治疗方面的决策，但无可否认，营养治疗是颅脑创伤，特别是中重度颅脑创伤的基础治疗。颅脑创伤后营养治疗的进一步试验是必需的，这些试验应报道不仅包括营养预后，还应包括临床结果如死亡、残疾、感染并发症及入住 ICU 和住院日期，试验设计应足够大，以期发现其重要的临床治疗效果。

（曹赋韬、周伍明）

症颅脑创伤营养治疗管理述评

为了更好地了解国内外重度颅脑创伤后营养治疗方面的进展，笔者特建立此章节。本述评介绍了一种多模式监测方法用于创伤性脑损伤中的营养治疗、葡萄糖控制和脑代谢，还通过综述和 Meta 分析展开关于肠外营养和肠内营养治疗在创伤性脑损伤中的疗效，希望可以给读者带来一定的帮助。

第一节：创伤性脑损伤中的营养治疗、葡萄糖控制和脑代谢：一种多模式监测方法

创伤性脑损伤（TBI）患者的神经危重症监护的目的是预防继发性脑损伤，TBI 的病理生理机制导致患者体重损失、负氮平衡、血糖失调和脑代谢功能障碍。所有这些并发症都已被证明会影响最终治疗结果，而有一些治疗方案可以预防或减轻其负面影响。营养治疗、血糖控制和脑微透析（CMD）多模式监测可作为一种综合方法，以优化系统免疫和器官功能，以及充分的底物传递到大脑。CMD 通过测量脑组织细胞外液

中的特定代谢物，可以在床边实时监测脑能量代谢的各个方面。对大脑葡萄糖和乳酸/丙酮酸比率的连续监测可能揭示导致供需失衡的病理过程。早期识别这些模式可能有助于创伤性脑损伤后个性化的脑灌注靶点和全身血糖控制。在这个方向上，最近的共识声明为CMD在神经危重症监护中的应用提供了指南和建议。在这篇综述中，我们总结了重度创伤性脑损伤患者的临床研究数据，集中于多模式方法来评估营养治疗的各个方面，如时机和途径、系统血糖管理方面后，及脑代谢的方面。本文还综述了CMD在底物供应、血糖变化、胰岛素治疗及其对脑代谢谱的影响之间的相互作用。本文还讨论了解释大脑生物标志物的新机制假说。最后，我们提供了一种综合的方法，包括营养和脑代谢监测来管理严重的创伤性脑损伤患者。

一、概述

创伤性脑损伤（TBI）患者如果渡过了最初的损伤，通常会发生严重的代谢和生理改变，这极大地增加了体重的消耗。然而，在20世纪80年代之前，营养治疗的做法是只有在正常的胃肠功能恢复或患者的进食能力恢复时才开始充分进食。创伤对身体状态的主要后果是体重减轻；非脂肪的体质的消耗，主要是骨骼肌质量；负氮平衡；以及水和盐潴留。这些基本的改变将使这些患者容易出现免疫抑制，增加感染、脓毒症和全身器官衰竭，导致重症监护病房（ICU）滞留时间和住院时间延长，并增加发病率和病死率。在最初的损伤之后，高代谢状态和高分解代谢状态将随之而来，主要是由于内源性分解代谢激素如糖皮质激素、儿茶酚胺和胰高血糖素的高分泌，与白细胞介素IL-1、IL-6和肿瘤坏死因子-α（TNF-α）有关。创伤后的急性和继发性事件也会导致神经递质的明显变化。

二、营养治疗

启动时机

在存在严重脑损伤的急性分解代谢状态和其他常见的病理生理特征的情况下，必须避免延迟营养治疗的启动，以尽可能地保持骨骼肌质量、重要器官功能和大脑代谢稳态。根据这一重要的推论，营养治疗应尽早开始，理想情况下是在损伤后的前24小时内，并在损伤后的2周内提供超过50%的静息能量消耗（REE），提供1.0～1.5g/kg的蛋白质。这种干预对于抑制创伤性脑损伤的炎症反应强度和改善预后至关重要。Hart及其合作者的研究显示，创伤性脑损伤后5～7天内未进食的患者死亡的可能性增加了2～4倍。因此，作者指出，营养是创伤性脑损伤后死亡率的一个重要预测因子，同时预防动脉低血压、缺氧和颅内高压，是少数可直接影响创伤性脑损伤预后的治疗干预措施之一。

在一项包括13项随机对照试验和3项关于创伤性脑损伤患者营养支持的非随机前

瞻性研究的系统综述中，Wang 和同事证明了早期营养治疗在降低病死率、改善功能预后和减少感染并发症方面的有益作用。他们的研究结果也支持使用空肠喂养和免疫增强肠内营养配方，以减少在这种临床情况下的感染并发症。

给予途径：消化道（肠内营养）和静脉注射（肠外营养）

尤斯托·梅雷莱斯和阿吉拉 - 纳西门托研究了脑外伤患者急性期早期肠内营养（EN）或肠外营养（PN）的能量和蛋白质供应，以及血糖水平是否存在差异。22 例中度创伤性脑损伤患者 [格拉斯哥昏迷评分（GCS）9 ～ 12] 随机接受等热量和等氮治疗（EN=12 和 PN=10）。作者记录了连续 5 天每日摄入的热量和氮（N）、氮平衡以及每日血清葡萄糖、C 反应蛋白（CRP）和清蛋白水平。他们还比较了住院时间和病死率作为临床终点。两组均表现出显著的渐进性热量不足（P=0.001），但两者之间没有任何差异。PN 组的平均血糖水平高于 EN 组，分别为 134.4 和 113.2mg/dL，P<0.001。PN 组 24 小时尿氮有一定的损失的趋势（P=0.06），PN 组的氮量明显高于 EN 组（P<0.05），但两组的氮平衡相似。血清 CRP 水平升高，但清蛋白水平无变化，病死率为 9.1%（2 例，每组 1 例）。作者的结论是，这两种途径都能够提供不断增加的卡路里，在研究期间的累积平均值为 6300cal，但没有说明的渐进性热量不足。另一个重要的观察结果是，创伤性脑损伤患者失去的氮数量增加，这与营养治疗的途径无关，导致氮需求增加。在比较 PN 和 EN 时，前者导致更高血糖，但对早期急性期炎症反应或临床结果没有影响。此外，创伤性脑损伤患者通常接受渗透性利尿剂或高渗液体，如高渗盐水，以治疗颅内压升高（ICP）。这增加了临床医生在防止液体和电解质紊乱增加方面的挑战，这在神经损伤后也很常见。因此，营养疗法应考虑精确的液体复苏策略，特别注意针对创伤性脑损伤患者的严格电解质监测，以避免可能对这些患者有害的过量液体、电解质和葡萄糖转移。脑创伤基金会最近更新的严重创伤性脑损伤管理指南指出，建议早期经胃空肠喂养以减少呼吸机相关肺炎的发生率。为了证实这一建议，Chiang 及其合作者报道了来自台湾 18 家医院收治的 GCS 评分为 4 ～ 8 分的创伤性脑损伤患者的医疗记录数据，不包括患有 GCS ≤ 3 的患者。研究包括 145 名 EN 患者，在创伤后 48 小时接受适当的能量和营养，并将他们与 152 名性别、年龄、体重、GCS 状态相匹配的初始 GCS 评分和手术状态进行了比较。EN 患者在 ICU 中第 7 天的生存率和 GCS 评分较高，损伤后 1 个月的预后较好。与 EN 患者相比，在调整了年龄、性别、初始 GCS 评分和招募期后的非 EN 患者的风险比为 14.63（95% CI 8.58 ～ 24.91）。此外，两组患者的 GCS 评分比较显示，进行了 7 天 ICU 的治疗 EN 患者有明显的临床改善。这些结果证实了损伤后 48 小时内创伤性脑损伤患者接受 EN 与更好的生存、GCS 恢复和功能预后相关，特别是那些 GCS 评分为 6 ～ 8 的患者。肠外营养和肠内营养的优点和缺点是有充分的记录和定义的。传统上，PN 常与较高的感染率、免疫抑制、高血糖、肝脂肪变性、胃肠道（GI）完整性降低和肠道相关淋巴组织

（GALT）的表达相关。另一方面，EN 刺激餐后胃肠道充血，增强黏膜血流量，平衡使用血管升压药时胸内压力增加导致的胃肠道血流改变，导致 GALT 表达的增加。此外，EN 提供了质量更好的营养素和微量元素，如中链三酰甘油和纤维，导致短链脂肪酸的生产增加。基于这一理论基础和现有的数据，我们认为早期 EN 是对严重创伤性脑损伤患者进行营养治疗的最佳方法。

标准或免疫增强肠内营养

急性神经创伤后，会出现神经炎症、自由基生成、兴奋性毒性和氧化应激。早期管理肠内营养治疗创伤性脑损伤患者是合理且完善的，免疫调节营养补充，辅助维护和支持胃肠道黏膜的结构完整性及其免疫功能，有利于创伤性脑损伤患者的神经功能恢复，使其接近正常的大脑稳态。免疫增强策略的一般原则集中在补充免疫调节营养物质——谷氨酰胺、精氨酸、ω-3 脂肪酸和核苷酸，目的是促进脑组织恢复和减少主要损伤区域周围的可以挽救的脆弱的神经元损失。Rai 和同事最近评估了 36 例中重度头部损伤（GCS 3 ～ 12 分）患者应用免疫营养制剂对生物标志物 IL-6、谷胱甘肽、CRP、总蛋白和清蛋白的影响。患者被分为 A 组（免疫增强 EN 饮食）和 B 组（标准 EN 饮食），并分别在入院或手术后 24 至 48 小时开始接受 EN 治疗 [1.4 倍基础能量消耗（BEE）] 或等氮制剂。到第 5 天，A 组 EN 患者血清 IL-6 水平显著下降（$P<0.001$），谷胱甘肽（$P<0.049$）水平显著升高，研究结束时总蛋白水平升高（$P=0.016$）。此外，A 组有血清清蛋白水平升高和血清 CRP 水平降低的趋势（P=NS）。总之，免疫营养通过内源性增加谷胱甘肽水平和增加内脏营养状况，显著降低炎症反应，降低 IL-6 血清水平，增加抗氧化防御。在一项类似的研究中，Khorana 及其同事将 40 名中重度创伤性脑损伤患者随机分为免疫增强饮食组或标准饮食组。同样，与标准饮食组相比，免疫增强饮食组的 IL-6 水平在第 3 天显著降低（$P=0.002$）（IL-10 没有变化）。因此，两项研究均表明，急性脑损伤创伤后期短期肠内喂养可降低细胞因子水平，提示全身炎症反应综合征（SIRS）可能受这种喂养的调节。

最近，基于免疫营养的基本概念，Draw 和同事对城市一级创伤中心收治的单纯性创伤性脑损伤患者进行了回顾性分析。共有 240 例患者，入院时严重脑损伤定义为头部损伤（AIS）评分至少为 3 和 / 或 GCS ≤ 8，计算机断层扫描证据显示头部损伤，符合分析的纳入标准。其中，114 例接受了标准配方，126 例接受免疫增强配方（IEN）。两组患者在年龄、初始医院 GCS 评分、损伤严重程度评分（ISS）和 AIS 评分方面均相似。两组患者管饲时间相似，初始前白蛋白水平相似。在随后的第 2 周和第 3 周，这些水平在 IEN 组中显著升高，并在第 4 周和第 5 周时保持较高，但不显著。此外，IEN 患者在住院期间的菌血症较少（10.3 vs.19.3%，$P<0.05$），但尿路感染率（16.7 vs.20.2%，$P=0.48$）、肺炎（57.9 vs.57.0%，$P=0.89$）和艰难梭菌感染率（4.0 vs.5.3%，$P=0.63$）相似。有趣的是，IEN 组有明显更多的机械通气天数和更长的 ICU 住院时间

（LOS，$P \leqslant 0.02$），但在 ICU 滞留时间和病死率方面没有差异（7.5 vs.9.6%，P=0.88）。总之，接受 IEN 治疗的严重急性创伤性脑损伤患者更有可能有较高的前清蛋白水平，反映了住院期间营养状况的改善，他们发生的医院感染率较低，即菌血症的发生率低。

能量需求的估计或测量

几十年前，克利夫顿和同事研究了 57 例创伤性脑损伤患者，分析 312 项能量消耗测量后发现，头部损伤的昏迷患者继发高代谢状态，使蛋白质分解代谢明显增加，导致高度负氮平衡，类似于患者严重的多部位创伤或大面积烧伤。然而，这种反应的强度在昏迷的头部损伤患者中可能差异很大，并可能受到诸如温度、GCS 评分、肌肉活动和肌张力以及原发性损伤后的测量时间等因素的影响。如果患者瘫痪或处于巴比妥酸盐昏迷状态，TBI 后测量的静息能量消耗（mREE）从预期值的 100% ～ 125% 不等。这个值增加到 125% ～ 250% 是因为受到刺激的肢体定位和姿势，增加了肌肉张力，还有就是发热出汗，都增加原发性创伤后的治疗天数。

显然，与这些发现相矛盾的是，Osuka 和同事报道了 10 名成年患者，以及 Mtwaeh 和同事研究了 13 名患有严重脑外伤的儿童（≤ 18 岁，体重≥ 10 公斤），他们在控制正常体温的镇静和神经肌肉阻滞下进行机械通气。两项研究都显示，相比于哈里斯 - 本笃方程预测的 BEE，两组的静息能量消耗为 87.2±10% 和 70.2 ± 3.8%，均低于预期。因此很明显，创伤性脑损伤本身会导致代谢的内在增加，这将导致热量支持的同等增加。然而，与以往的研究相似，大多数创伤性脑损伤患者采用机械通气，控制正常体温，深度镇静，有时还应用神经肌肉阻滞治疗。总之，这些数据表明，尽管创伤性脑损伤患者的代谢有内在的增加，但神经 ICU 的治疗措施可能会部分降低这种反应。

因此，间接量热法是测量危重症患者 REE 的金标准，而静息能量消耗在靶向营养需求或监测营养支持方面的临床应用已经建立。总之，尽管在日常临床实践中观察到创伤性脑损伤引发的高代谢状态，但目前常规的神经危重症监护措施可降低这种急性代谢状态。在这个特定的问题基于数据的多样性，营养，创伤，脑食物和营养委员会的医学研究所的研究表明，在第一个 24 小时内启动允许性低热量喂养（最初 50% 的能源需求，在前 2 周逐步增加至 25 ～ 30Kcal/（kg · d）可能是一个适当的喂养策略。此外，脑创伤基金会建议创伤性脑损伤患者肠内营养，在损伤后第 5 ～ 7 天达到基础热量水平，以降低患者病死率。

宏量营养素

在这种临床环境中，REE 测定的一个推论是碳水化合物或脂肪是否作为能量底物的最佳来源。一般来说，创伤的代谢反应比较典型是损伤应激三大激素的高分泌，如糖皮质激素、儿茶酚胺和胰高血糖素。同时，创伤性脑损伤本身会导致代谢的内在增加，这源于一种仍然未知的中枢介导机制，显然需要更多的热量和蛋白质管理。因此，这种代谢环境刺激糖原分解和糖异生的增加导致急性高血糖，后者主要来自三碳底物衍生物（乳酸、丙酮酸和丙氨酸），而没有出现胰岛素的快速分泌和敏感性增强。许多针对普通ICU患者的研究表明，使用外源性胰岛素来控制这种高血糖反应，可以显著改善危重症患者的预后。另一方面，使用严格控制血糖的强化胰岛素治疗可能会对患者产生总体上的有害影响，特别是对那些严重的创伤性脑损伤患者，主要原因可能是低血糖。创伤性脑损伤患者血糖控制的理想目标仍存在争议。虽然大多数作者同意应避免低血糖和高血糖，但确切的阈值仍未明确。

骨骼肌可以通过其作为能量底物的氧化来代谢和清除创伤患者的外源性脂质。脂肪酸的完全氧化包括3个阶段：①β氧化；②柠檬酸循环；③氧化磷酸化。在这一代谢途径中，三酰甘油产生了肝脏、心脏和骨骼肌所用能量的一半以上。此外，脂质的类型在创伤性脑损伤是非常重要的，因为ω-6脂肪酸，主要是花生四烯酸来自亚油酸，能够调节先天免疫和炎症（2和4系二十烷类），而ω-3脂肪酸（3和5系二十烷类）可以抵消ω-6脂肪酸的炎症效应和积极调节先天免疫参与炎症。因此，n-3多不饱和脂肪酸（PUFAs），二十碳五烯（EPA）和二十二碳六烯（DHA），它们从质膜磷脂转化为分解蛋白和保护素（例如，神经保护素D1），积极通过下调NF-κB途径和促进中性粒细胞的清除促进分解过程，激活突触可塑性和细胞骨架组装。因此，Hasadsri和同事指出，n-3 PUFAs可减轻创伤性脑损伤中几个关键病理途径的节点，如线粒体功能障碍、凋亡细胞死亡、谷氨酸触发的兴奋性毒性及损伤诱导的氧化应激和炎症。综上所述，n-3 PUFAs可能在创伤后细胞能量学的恢复和神经元损伤的修复中发挥关键作用。在整个人类进化过程中，饮食由大约等量的n-6和n-3 PUFAs组成（比例分别为1-2：1）。然而，相比之下，当今西方饮食中n-6 PUFAs含量非常高，n-3 PUFAs含量相对不足（比例分别为10～20：1）。然后，目前的脂质供给，包括创伤性脑损伤，建议其提供总热量的25%～40%，n-3/n-6不饱和脂肪酸的比例为2：1到8：1，n-3不饱和脂肪酸的浓度为2～6g/d。创伤性脑损伤复杂的神经内分泌免疫反应通过骨骼肌蛋白高分解代谢触发糖异生增强，主要通过激活泛素-蛋白酶系统。这种加剧的内源性热量蛋白质分解代谢可以通过提供100%～150%的REE能量来减弱，并可以通过提供高水平的饮食进一步降低蛋白的丢失。一些作者已经表明，创伤性脑损伤患者失去的氮量增加，独立于相应的给药量，并且氮排泄在原发性损伤后的4周内同时且稳定地增加，这使得氮平衡非常困难。克利夫顿和他的同事及其他几个人的研究表明，他们试图通过增加脑外伤后的氮补充维持氮平衡，结果导致了蛋白质分解代谢的进一步升高，因此他们认为只有50%的氮供应保持在高水平蛋白质摄入量。因此，专业协会的临床指南建议早期提供1.5～2.0/g（kg·d）的蛋白质，并同时给予25～30kcal/（kg·d）的能量需求，50%以上的能量供给，这可能适用于创伤性脑损伤和任何类型严重损伤。这种程序化短时间允许性低热量喂养概念的一个推论是能量和蛋白质摄入量的相互关系。当能量摄入有限时，提供更高水平的蛋白质，高达 1.5g/（kg·d），将改善无脂肪体重的保存和提高蛋白质合成率。

高渗治疗和代谢改变

急性创伤性脑损伤患者经常暴露于高渗液体，如高渗盐水，获得了当前神经治疗重要的关注，因为他们没有脱水导致的问题，同时还有其他一些有益的好处如增加心输出量，减少周围血管阻力和后负荷，增加抗感染特性和增加血管内容量。因此，临床医生必须意识到蛋白质和钠的数量和浓度，患者 EN 因为摄入大量的蛋白质和不足的水，适度摄入钠，可能构成管状喂养综合征（高钠血症、亚氮血症和脱水）。由于创伤性脑损伤患者其原发性损伤的性质而经常发生高分解代谢，不断增加的蛋白质分解代谢导致肾脏排泄的氮负荷增加，这需要更大的尿量。因此，在这种情况下，基本的病理生理事件是肾脏的渗透负荷，不能稀释多余的氮和其他电解质排泄（健康受试者集中高达 1300mOsm/（kg·d）的溶质负荷）。事实上创伤性脑损伤患者进展到损伤的急性和亚急性期，出现高代谢和全身蛋白质分解代谢加重，接受渗透治疗（20% 甘露醇或高渗盐水 2% ～ 3%）以降低颅内压和脑水肿，并以高蛋白 EN 喂养，容易发生高钠血症。另一方面，高钠血症是脑水肿治疗的一个常见组成部分。因此，临床医生必须了解创伤性脑损伤患者的高钠血症和血清渗透压的现状，以充分调节其营养治疗，以避免高钠血症和高渗透压，旨在降低发病率，从而降低这些患者的病死率。

营养监测、并发症预防和营养治疗实施方案

在创伤性脑损伤患者喂养的过程中，必须考虑疾病的不同阶段，即：①急性或复苏期；②持续性炎症、灌注不足、支持或维持；③慢性疾病或长期危重疾病；④稳定或康复期。为了实施最合适的喂养方案，临床医生应以监测和维持体重消耗为目标，保持足够的脑代谢和稳态，并避免与每个不同阶段相关的特定并发症。表 2 总结了需要监测和 / 或避免的主要代谢和临床情况。此外，如上述科学证据所示，为了组织创伤性脑损伤患者的营养治疗方案，使其在日常临床实践中得到充分、安全的应用，应遵循表 3 中提供的关于营养治疗实施的总结建议。

最后，整个营养治疗过程中包含的所有宏量营养素必须补充所有必要的微量营养素，如维生素、矿物质和微量元素（主要是锌、铜、锰、铬和硒），维持日常需要摄入（DRI），在这种关键的临床情况下获得健康和平衡的营养。通常情况下，所有这些微量营养素都包含在肠内或肠外配方中，至少是符合其 DRI 的浓度。在常规的营养治疗过程中，应定期监测和纠正他们的缺陷或过度。

值得注意的是，维生素 D 和 E、镁和锌在创伤性脑损伤患者营养管理中的具体作用。以 1，25（OH）2-D3 形式存在的维生素 D 和以 9- 顺式维甲酸形式存在的维生素 A 在中枢神经系统中共同作用，在那里它们似乎参与了细胞增殖和神经元分化和功能。然后，维生素 D 与黄体酮相关，也在脑组织中产生，称为神经孕酮，随后可以影响神经兴奋毒性和凋亡，也可能促进磷脂修复，在创伤性脑损伤中表现出潜在的神经保护机制。

Razmkon 等人将严重头部损伤的患者随机接受维生素 C 和 E，而不是标准治疗的对照组，确定治疗组患者的病死率较低，格拉斯哥结局量表（GOS）评分较好，但本研究的样本量和方法学问题建议进一步调查。

镁，运输到大脑的主动机制，在正常情况下抑制兴奋性神经递质谷氨酸的行为，可以松弛血管平滑肌，导致血管舒张和增加脑血流。而且，发挥重要作用的稳态调节通路参与脑损伤的二级阶段。一些人类和动物研究评估了镁在急性期提供弹性或治疗创伤性脑损伤的有效性，显示了良好的效果。然而，他们也表明，尚未解决的最关键的问题是在治疗创伤性脑损伤中使用镁的机会窗口，这可能会达到创伤后的 3 小时。最近，Nayak 等人根据 GCS 和 GOS 评分研究了 72 例 sTBI 患者，发现 58% 的患者入院时血清镁水平较低（<1.3mEq/L）。在 6 个月的随访中，81% 的神经系统预后不良的患者血清镁含量较低，而预后良好的患者为 19%（P=0.01）。回归分析显示，低镁血症与较差的神经系统预后相关（比值比 =2.1，P=0.04，95%CI=1.0 ～ 8.8）。总之，作者指出，低镁血症似乎是 sTBI 患者的一个独立的预后标志物。

平均而言，10% 的中枢神经系统锌是游离形式的，并与谷氨酸能神经元的突触前囊泡有关。游离锌也有重要的神经调节作用。然而，已经表明锌通过突触过量释放可导致突触后神经元死亡，而那些在大脑中具有高浓度游离锌区域的神经元，如海马体，因此特别容易发生锌介导的损伤和死亡。然而，创伤性脑损伤导致血清锌水平显著降低，尿锌排泄增加，这与脑损伤的严重程度成正比，可达到正常值的 14 倍，表明 sTBI 中锌迅速消耗。由于创伤性脑损伤诱导了各种损伤性氧化过程，一些研究表明，锌缺乏在活性氧（ROS）的诱导中发挥了作用，从而加剧了氧化损伤。同样，外周血中锌浓度较低与抑郁症相关，多达 40% 的创伤性脑损伤住院患者发展为重度抑郁症，使其成为创伤性脑损伤最常见的长期并发症。因此，实验和临床证据证实锌可能在治疗创伤性脑损伤中有重要作用，也表明在创伤性脑损伤后的急性期监护情况下，锌缺乏应该阻碍维持内脏蛋白质存储和优化神经恢复的潜力，这可能会增加弹性和改善脑损伤的结果。在临床环境中测试的唯一补充锌剂量是损伤后连续 15 天静脉注射 12 毫克硫酸锌。第 15 天后，口服剂量为 22mg/day。因此，考虑到临床试验的稀缺性，现有数据强烈建议，在脑损伤后应监测和保持锌状态，不仅因为报道的神经认知结果，而且因为锌缺乏和创伤性脑损伤都与氧化应激有关。

三、脑代谢和多模式监测

脑微透析的作用

损伤的大脑对氧气和葡萄糖的氧化代谢所满足的能量有很高的需求。在遭受严重创伤性脑损伤的患者中，上述任何一种底物的供应不足都会导致神经功能恶化、继发性脑损伤，并最终死亡。葡萄糖是正常情况下大脑使用的主要代谢底物。近年来，星形胶质细胞-神经元乳酸穿梭（ANLS）假说出现，认为星形胶质细胞产生乳酸，然后乳酸被相邻的神经元吸收，用作替代能量底物。脑微透析（CMD）是一种独特的工具，通过测量脑组织细胞外空间中特定代谢物的浓度，可以实时监测脑能量代谢。

脑微透析是一种侵入性技术，包括将一个小探针插入脑实质，通常在可行但有危险的区域。CMD导管具有半透性透析膜，可以测量脑组织细胞外空间中代谢物的浓度。这种半连续的床边神经化学评估揭示了与正常或改变的大脑稳态相关的代谢模式。对每小时测量的大脑葡萄糖、乳酸、丙酮酸和谷氨酸的分析，可以更好地了解导致供需失衡的病理生理过程。早期识别这些模式和失衡，特别是结合其他多模态监测参数，如颅内压（ICP）、脑组织氧（$PtiO_2$）和脑电图（EEG）进行分析，可能为临床干预创造一个机会窗口，防止明确的继发性脑损伤。

许多研究已经证明了CMD作为一种临床研究工具和作为重度创伤性脑损伤患者的大脑多模态监测的一部分的实用性。某些MD模式的发展，如乳酸/丙酮酸比值（LPR）的增加和低糖，已被证明先于创伤性脑损伤患者的常见并发症，如缺血、癫痫发作和颅内高压。这些代谢损伤模式通常反映了底物供应和能量需求的不平衡，这使得在不可逆损伤发生之前进行个性化治疗。也有一致的观察数据，将改变的MD参数与创伤后更糟糕的功能结局和病死率联系起来。这一观察结果导致了早期识别值得更积极治疗的高风险患者。此外，CMD还提高了我们对涉及脑代谢的新机制和未来治疗方法的理解。

全身和脑葡萄糖

血糖失调是TBI患者常见的并发症。如前所述，创伤性脑损伤产生与高血糖相关的全身性高代谢状态。文献中多次显示，高血糖的存在和严重程度与创伤性脑损伤后损伤的严重程度和不良的临床结果相对应。在大脑水平上，与葡萄糖代谢相关的神经创伤的通常后果包括高糖酵解、线粒体功能障碍和低或高CMD葡萄糖。除神经创伤本身外，ICU内的医疗干预也可能会影响葡萄糖代谢，如肠内/肠外营养和胰岛素治疗。过量的外源性葡萄糖或总碳水化合物给药，超过患者的葡萄糖氧化率（最大剂量为5mg/（kg·min）或0.3g/（kg·h），可能导致高血糖。因此，高血糖可能反映了应激反应的强度和原发性损伤的严重程度，并可能通过在ICU的临床管理治疗而恶化。

大量数据证实创伤性脑损伤后高血糖是有害的。然而，积极的血糖控制治疗的阈值仍然是一个有争议的问题。在21世纪初经过两项大型单中心研究后的结果提示严格的血糖控制可能有利于普通危重症患者，该策略得到了广泛的实施。当时，研究人员提出了一种担忧，即积极的胰岛素治疗的有益效果可能与不成比例地使用肠外营养和医源性低血糖有关。然而，直到多中心研究的出版，结果显示在ICU积极的血糖管理没有获得益处且事后的神经创伤分析亚组显示积极血糖管理患者会更频繁地出现低血糖。因此，创伤性脑损伤患者的血糖管理更加灵活，不受到积极管理的限制。更有争议的是，最近一项对10项比较常规和强化血糖控制的试验的系统综述发现，常规组对死亡率没有影响，但常规组神经预后不良的风险边缘增加。

虽然关于胰岛素强化血糖控制的争议仍然存在，但一些研究小组已经将注意力集中在CMD测量的胰岛素对大脑能量代谢的影响上。Vespa和同事研究了47例中重度创伤性脑损伤患者，33例胰岛素普通患者，14例强化胰岛素治疗患者（血糖目标为80～110mg/dL）。强化治疗组的MD葡萄糖较基线浓度降低了70%，而普通胰岛素治疗的患者降低了15%。尽管葡萄糖的可用性降低了，但葡萄糖的整体代谢率并没有变化。然而，强化胰岛素治疗与神经毒性和代谢紊乱的标志物相关，如较高的谷氨酸（$P<0.01$）和乳酸/丙酮酸比值（$P<0.03$）和较低的脑葡萄糖（$P<0.05$）。随后，观察性和比较研究的类似结果证实了积极的胰岛素治疗和严格的血糖控制与脑代谢异常的风险增加和脑血糖降低有关。

除了强化胰岛素治疗对大脑的影响外，CMD研究还研究了脑外伤后全身葡萄糖和脑代谢之间的其他潜在关系。轻度和中度低血糖与低脑血糖和乳酸/丙酮酸比值升高有关，主要是由丙酮酸水平较低引起的。解释这些结果的机制仍不清楚，但可能与葡萄糖向大脑的运输受损和葡萄糖利用增加有关。这些发现强调了在高需求条件下，充足的底物可用性维持氧化代谢的重要性，并强调了创伤性脑损伤后充足的营养治疗和脑功能之间的联系。基于这一概念，最近的指南已经证实了CMD在检测脑葡萄糖可用性降低和个体化血糖目标以避免代谢紊乱方面的临床有用性。

脑代谢模式及底物供应的优化

严重创伤性脑损伤患者的神经危重症监护的主要目标是避免受伤和脆弱的大脑的继发性损伤。CMD被广泛应用于促进创伤后缺血和代谢危机的早期发现。严重创伤性脑损伤患者中最常见的病理CMD模式是乳酸/丙酮酸比值升高和脑葡萄糖降低。乳酸/丙酮酸比值升高一直与创伤性脑损伤后病死率和不良预后的增加相关。虽然在各种研究中，低脑葡萄糖已被证明预示着不良结果，但对使用MD监测的大队列TBI患者的分析表明，在多变量模型中显示，高脑葡萄糖实际上是病死率的预测因子。这一观察结果可能是由于该队列中低血糖和脑缺血的发生率较低，最大限度地减少了发作频率和脑葡萄糖降低对预后的潜在影响。另一方面，较高的脑葡萄糖可能反映了高血糖，这对神经损伤患者有众所周知的有害影响。现有的结果数据表明，乳酸/丙酮酸比值升高（大于25或大于40，取决于不同研究）、脑葡萄糖明显低下（小于1mmol/L）和脑葡萄糖明显升高与脑外伤后更糟糕的预后相关。

乳酸/丙酮酸比值反映了脑组织的代谢状态，其升高可能反映了线粒体功能障碍或由于缺血或缺氧而导致的氧气供应不足。在缺血的情况下，脑血流受损，脑组织供氧减少（$PtiO_2<15mmHg$），有氧代谢受损。然而，在超急性期后，来自PET研究的数

据表明，脑外伤患者的缺血并不像以前认为的那样频繁。在没有缺血的情况下，代谢危机可能主要归因于糖酵解增加或线粒体功能障碍（氧利用障碍或细胞病变缺氧）。在这种情况下，丙酮酸可能是正常的或升高的，CMD乳酸和乳酸/丙酮酸比值的升高低于明显的缺血/缺氧时。事实上，最近来自CT灌注和CMD研究的证据证实，创伤性脑损伤中大多数细胞外乳酸增加（>4mmol/L）主要是非缺血性的，主要与激活糖酵解有关。脑葡萄糖降低可能是不同病理生理过程的最终结果。对缺血引起的代谢危机的经典CMD描述包括低脑葡萄糖（<0.7mmol/L）。最近，CMD低糖（<1mmol/L）与CBF降低［<35mL/（100g·min）］独立相关，并联合ICP和$PtiO_2$，提高了灌注CT测量的TBI低灌注检测的准确性。如前所述，在正常或轻度血糖降低时，低脑葡萄糖也可以反映全身葡萄糖中度至重度降低或大脑对葡萄糖摄取或利用受损。在保持区域灌注和血糖水平的情况下，低CMD葡萄糖的相关机制与导致乳酸水平升高的机制相同，即氧化糖酵解。使用PET扫描和CMD的临床研究表明，创伤性脑损伤与脑葡萄糖利用的增加有关，最终可能导致能量功能障碍的状态。在这种情况下，对受伤大脑的主要能量底物的葡萄糖供应可能会变得有限，导致大脑细胞外葡萄糖降低到临界阈值以下。新出现的证据表明，大脑可以使用葡萄糖以外的底物来维持增加的活动，包括乳酸。葡萄糖作为大脑的主要能量底物，应优化供应，以保持大脑功能。为了实现这一目标，需要全面了解营养治疗、血糖控制、胰岛素治疗和通过床边CMD测量的脑代谢谱之间的相互作用。几乎没有证据表明营养治疗对创伤性脑损伤和神经危重患者CMD参数的影响。最近，关于昏迷患者伴有蛛网膜下腔出血的报告显示了相互矛盾的结果。Schmitt等人未能证明营养治疗与脑葡萄糖改善之间的联系。与此同时，他们的研究还表明，胰岛素与脑葡萄糖的降低有关，而不依赖于血清葡萄糖。另一方面，Kofler等人最近发现CMD监测的葡萄糖水平显著升高，这与基线脑代谢谱和胰岛素给药无关。此外，在围产期组织和正常外观组织中均观察到CMD葡萄糖的显著变化。虽然没有关于创伤性脑损伤患者的这些数据，但我们可以推断，最佳的营养和底物供应可能对大脑代谢谱有潜在的有益影响。将这些概念纳入脑创伤基金会和国际多模式监测的多学科共识会议，我们建议实施早期EN（24至48小时内），至少50%的计算或测量能量需求，然后根据脑血糖降低和乳酸/丙酮酸比值升高的存在，更积极的进展为完全热量供给。同时，临床医生应避免高血糖（>180mg/dL），并谨慎实施胰岛素治疗，预防低血糖。

关于神经能量学和能量底物供应的新见解

近年来，越来越多的证据表明，乳酸被用作脑损伤患者维持体内平衡的替代底物。乳酸是通过无氧代谢和糖酵解形成的。糖酵解途径是葡萄糖被加工成产生能量的各种代谢方式之一。在正常氧张力情况下，ATP主要通过线粒体电子传递链产生。葡萄糖被加工成丙酮酸，进入三羧酸（TCA）循环，促进最有效的能量途径，从而产生 32 ～ 36 个 ATP 分子。相比之下，在缺氧条件下，丙酮酸通过无氧代谢转化为乳酸，每个葡萄糖分子只产生 2 个 ATP 分子。另一种处理葡萄糖的方法是有氧糖酵解。在有氧糖酵解过程中，尽管存在正常的氧张力，乳酸仍然形成。葡萄糖的这种代谢过程是星形胶质细胞的典型特征，这是由于一种细胞特异性的基因表达谱，有利于丙酮酸转化为乳酸，而不是在三羧酸循环中使用丙酮酸。所谓的星形细胞神经元乳酸穿梭（ANLS），几十年前就被描述过，在严重急性脑损伤患者中的相关性在过去几年的临床研究中被越来越多地揭示。

用正电子发射断层扫描、磁共振波谱和 CMD 评估脑代谢的临床研究多次揭示了创伤性脑损伤后脑能量代谢的重大改变。这些研究表明，代谢损伤的特征是糖酵解增加、高糖需求和葡萄糖转移到修复途径，如磷酸戊糖途径。最终，这些过程导致了葡萄糖可用性的降低。为了弥补这种葡萄糖的短缺，乳酸的代谢和摄取都增加了。一些作者认为，这种对可替代的大脑能量底物的使用，包括乳酸和酮体，可能是创伤性脑损伤后的一种适应性机制。乳酸已多次被证明是对受伤的大脑的替代底物。如前所述，在星形胶质细胞发生有氧糖酵解之前，没有底物的氧化代谢。然后乳酸被转移到神经元上，提供额外的能量底物，同时也作为其他过程的信号分子。这一知识不仅使我们更好地了解创伤性脑损伤的脑代谢损伤，而且还提供了提供乳酸补充以改善脑功能障碍的治疗方案。给予高渗乳酸溶液对创伤性脑损伤患者有有益的作用。降低颅内压和 MD 谷氨酸，增加 MD 葡萄糖和改善 CBF 是这种治疗选择的潜在好处之一。这些作者认为，乳酸补充的葡萄糖保留作用和葡萄糖利用率的增加是观察到的代谢改善的主要驱动因素。另一方面，批评者认为，CMD 代谢物的浓度单独并不能反映代谢过程，高渗乳酸给药后观察到的影响可能是 ICP 降低和脑灌注改善的结果。此外人们开始担忧，大量乳酸形成的“洪水”不仅可以模拟大脑的新陈代谢状况的改善，而且还可以对大脑能量的产生有害影响。到目前为止，还没有研究表明创伤性脑损伤后乳酸补充可改善临床结果。因此，使用高渗乳酸来改善脑能量代谢仍处于研究阶段。然而，一些作者认为，由于其安全性和有效性，高渗乳酸可以替代高渗盐水和甘露醇作为颅内高压患者高渗治疗的首选治疗选择。创伤性脑损伤患者的其他潜在可补充的底物是琥珀酸和酮。在小型的人体研究中，琥珀酸是一种三羧酸循环中间体直接与线粒体电子传递链相互作用，它的局部给药（通过 CMD 灌注）改善了脑线粒体功能障碍和脑外伤患者的脑化学和能量代谢。更具有实际意义的是，外源性酮可以以生酮饮食的形式传递，临床可以使用富含中链三酰甘油和含有低剂量碳水化合物的肠内配方。生酮饮食已成功地在难治性癫痫的神经危重症护理患者中进行了测试。酮补充或生酮饮食在脑损伤的实验和临床模型中具有多种神经保护作用，作用于癫痫发作控制和氧化应激。最近的临床研究表明，禁食促进 CMD 中酮体浓度的增加，这表明从体循环的有效转移和潜在的治疗作用，静脉注射酮体通过保留葡萄糖的作用和增加脑血流来改善脑代谢。

四、结论

营养治疗是治疗严重创伤性脑损伤患者的基石。营养策略和监测会影响全身血糖控制，从而影响大脑代谢功能。综合方法包括早期优化营养、中度积极血糖控制和使用 CMD 多模式监测以避免神经糖减少和代谢紊乱，可能是避免继发性脑损伤和改善预后的最佳选择。关于补充底物的令人兴奋的新数据可能会改变我们未来喂养严重脑损伤患者的方式。同时，我们需要改进我们的床边监测工具，更好地了解治疗干预的脑代谢影响。

第二节：肠外营养和肠内营养支持在创伤性脑损伤中的疗效：系统回顾和网络荟萃分析

背景：肠内营养（EN）常用于创伤性脑损伤（TBI）患者，但也有研究表明，EN 有其缺点。然而，目前尚不清楚哪种营养支持可以降低创伤性脑损伤患者的死亡率，改善预后和改善营养状况。我们进行了贝叶斯网络荟萃分析来评估创伤性脑损伤患者的营养指标的改善情况和临床结果。方法：我们从一开始到 2021 年 12 月，系统地搜索了 PubMed、Embase、科克伦图书馆和科学网络。我们纳入了所有比较不同营养支持对创伤性脑损伤患者临床结局和营养指标的影响的随机对照试验（RCT），主要结果包括死亡率和血清清蛋白的值。次要结果是氮平衡、ICU 的滞留时间（LOS）和喂养相关并发症。采用网络 Meta 分析对间接比较和混合处理分析进行调整。结果 7 项研究共纳入了 456 名患者，他们接受了不同的营养支持，包括肠外营养（PN）、肠内营养（EN）和 PN+EN。在纳入方案的几组间没有发现住院死亡率（中位 RR=1.06，95% CI=0.12 ～ 1.77）和血清清蛋白的值有差异。然而，EN 组 11 ～ 13 天的血清清蛋白的值优于 PN 组（WMD=-4.95，95%CI=-7.18-2.72，P<0.0001，I^2=0%），和 16 ～ 20 天的血清清蛋白 EN+PN 优于 EN 组（WMD=-7.42，95%CI=-14.51-0.34，P=0.04，I^2=90%）。在纳入方案各组间的 5 ～ 7 天氮平衡中未发现任何差异。此外，肺炎、脓毒症等并发症在 EN 和 PN 之间无统计学差异。EN 在 ICU 的 LOS 和应激性溃疡发生率方面均优于 PN。虽然纳入方案之间的间接比较差异在统计学上并不显著，但结果显示 PN 似乎比其他组效果差，而且它们之间的差异非常小。结论现有证据表明，与其他营养支持相比，EN+PN 似乎是创伤性脑损伤患者在改善临床结局和营养支持方面最有效的策略，但仍需要进一步的试验证实。

一、概述

创伤性脑损伤（TBI）是一个主要的全球健康问题，是神经外科的常见疾病，也是

40岁以下死亡和残疾的主要原因。根据中国创伤性脑损伤的发生率，估计每年每10万人中有108～332人新入院。创伤性脑损伤具有动态变化的危及生命的条件，这给社会经济造成了沉重的负担。颅脑损伤后的患者总是处于高代谢和高分解代谢状态。创伤性脑损伤后代谢率的增加已被证明与颅内压相关。增加身体的基础代谢率是应对这些变化的一种常用的方法。异常代谢过程被认为是继发性损伤的重要因素。营养支持被认为是一种重要的治疗创伤性脑损伤后的代谢状况异常的方法。此外，脑创伤基金会建议创伤性脑损伤患者在损伤后至少在第5～7天达到基础热量需求。但创伤性脑损伤人群的营养支持通常被忽视。

创伤性脑损伤患者主要通过肠内营养（EN）和肠外营养（PN）来维持其营养状况。两种方法都有优缺点。EN是纠正全身代谢紊乱、提高免疫力、提高脑外伤患者不良预后的重要途径，符合人类的生理需求。然而，对EN的不耐受往往发生在创伤性脑损伤后的早期阶段，需要PN来提供这些患者所需的热量。然而，需要注意的是，研究表明PN与较高的感染率、高血糖、肝脂肪变性和其他并发症相关。

脑创伤基金会提出了何时获得基础热量供给，但对于如何达到最佳的营养支持途径尚未达成共识。我们进行了这项网络荟萃分析，旨在探讨不同营养支持在创伤性脑损伤患者中的效果和结果。

二、方法

注册

网络系统性荟萃分析的报告符合系统评审和荟萃分析（PRISMA）的声明。研究方案于2021年12月24日在国际系统评价前瞻性注册中心上注册（标识：CRD42021292847）。

文献检索

两位综述作者从一开始到2021年12月24日，分别在PubMed、Embase、科学网络和科克伦图书馆进行了电子搜索，其中的搜索策略是围绕PICOS进行的。搜索字符串包含成人创伤性脑损伤、肠内营养、肠外营养和随机对照试验。除了数据库外，这两位综述作者还分别列出了被纳入研究的参考文献列表，并纳入了符合标准的文章。这个完整的搜索策略显示在文档S1中。

试验选择

如果文献符合以下合格标准，则纳入试验：随机临床试验（RCT），比较TBI患者不同的营养支持；成人（18岁以上）创伤性脑损伤患者，包括头部损伤；EN、PN和EN+PN的任何治疗策略；以及以下结果：死亡率、血清清蛋白值、氮平衡、ICU滞留时间，以及喂养相关并发症，包括肺炎、脓毒症和应激性溃疡。如果符合以下排除标准的试验将被排除：非随机对照试验、准随机试验和基于英语以外的其他语言的研究。

结果、测量和数据提取

研究的主要结局是总体住院死亡率和 11 ～ 13 天和 16 ～ 20 天的血清清蛋白的值。次要结局为氮平衡、ICU 滞留时间、肺炎发生率、脓毒症发生率、应激性溃疡发生率。两名研究者独立审查了纳入的研究，并从每项研究中提取了相关数据，包括发表年份、作者姓名、地区、患者的平均年龄、患者的性别、入院时的格拉斯哥昏迷量表、样本量、治疗组、开始营养的时间和患者的预后。任何关于数据提取的差异都可以通过重新检查研究数据并与通讯作者进行讨论来解决。当信息缺失时，独立作者通过向原作者发送电子邮件来寻求数据。

偏倚风险和质量评估

采用偏倚评估工具的 Cochrane 风险评估个体研究的方法学质量，基于以下几方面：随机序列生成；分配隐藏；结果评估的盲法；不完整的结果数据；选择性报告；其他偏倚。每个项目都有高、低或不明确的偏倚风险进行评估，并通过与相应作者的公开讨论来解决分歧。

三、结果

研究选择

我们从一开始到 2021 年 12 月 24 日对 PubMed、Embase、科学网络和科克伦图书馆进行筛选检索了 2750 篇文章。我们删除了 557 篇重复的出版物，并根据标题和摘要排除了 2155 篇文章。我们进行了进一步的评估，只有 7 个随机对照试验来自不同的国家，纳入了 456 名患者。

研究特点

随机对照试验 [12-18] 包括 456 个个体，平均年龄 37.29 岁（SD=8.32）在五个地区进行，包括美国（n=2），伊朗（n=1），巴西（n=1），意大利（n=1）和中国（n=2），1983 年至 2016 年。所有的研究都包括了男性和女性。其中，很大一部分是男性。GCS 的范围 3 到 12。在营养途径方面，EN 组有 213 人，PN 组有 168 人，EN+PN 组有 75 人。与报告的结果相关，除 3 项研究外，所有研究均报告了住院死亡率，除 3 项研究外，其余研究均报告了血清清蛋白值，除 4 项研究外，其余研究均报告了氮平衡。

偏倚风险

图 2 提供了每项研究的质量评估的细节。在每个领域判断低、高或不明确的偏倚风险评级，然后研究评估的低风险偏倚（如果所有领域在低风险），高风险的偏倚（如果高风险≥ 1 域），或不明确的偏倚风险（如果不清楚风险≥ 1 域没有任何领域的高风险）。其中，0 项随机对照试验偏倚风险低，3 例偏倚风险不明确，4 例偏倚风险高。

四、直接比较结果

主要结果

直接比较的主要结果是EN、PN和EN+PN支持后11～13天的住院死亡率和血清白蛋白的值。与PN组相比，EN组的住院死亡率没有明显的差异（RR=0.96，95% CI：0.50～1.86，P=0.91，I^2=49%）。这些纳入研究间存在明显的异质性，因此，采用随机效应模型进行统计分析。结果表明，与PN组相比，EN组的血清白蛋白值在0～1天和5～7天内无明显差异，但在11～13天内增加（WMD=-4.95、95% CI：-7.18～-2.72，P<0.0001、I^2=0%和I^2=0%）和16～20天（WMD=-7.42、95% CI：-14.51～-0.34，P=0.04和I^2=90%）。

次要结果

在EN组和PN组之间，PN组ICU滞留时间有增加的趋势（WMD=3.98，95% CI：0.31～7.65，P=0.03，I^2=13%）。此外，我们还分析了三种并发症，包括肺炎、脓毒症和应激性溃疡。PN组应激性溃疡发生率高于EN组（RR=2.97，95% CI：1.47～6.00，P=0.002，I^2=0%）。与PN组相比，EN组并没有显著降低肺炎的发生率（RR=0.83、95% CI：0.38～1.78、P=0.63、I^2=52%）和脓毒症的发生率（RR=2.36、95% CI：0.28～20.12、P=0.43和I^2=62%）。与EN组相比，EN+PN组在0天没有血清清蛋白值（P=0.61）。

我们分别比较了PN和EN组之间以及EN+PN和EN组之间的氮平衡。EN组和PN组在10～11天内的氮平衡无异质性，EN组在10～11天内的氮平衡高于PN组（WMD=-3.64；95% CI：-4.77～-2.50，P<0.00001，I^2=0%）。结果表明，所有这些因素均没有统计学上的显著差异。

网络荟萃分析（NMA）的结果

所有的网络荟萃都具有相关性、传递性和一致性的原则。研究不同营养支持下的住院死亡率和血清清蛋白值的研究的NMA图。节点的大小与该干预类型中的个体数量有关。EN组有213人，PN组有168人，EN+PN组有75人。干预措施之间的厚度与比较的研究数量有关。有3项研究为EN+PN比较EN，5项PN比较EN，2项与EN+PN比较PN。图6详细说明了住院死亡率、5～7天氮平衡、11～14天氮平衡、0～1天血清清蛋白和5～7天血清白蛋白结果的完整矩阵。

4项有231人的研究有助于NMA评估住院死亡率。三组患者的住院死亡率均无显著性差异。但表2显示，EN+PN组可能是获得更高生存率的最佳对照组。图6说明了完整的矩阵。4项有238人的研究有助于血清白蛋白价值的分析。三组患者在入院后0～1天或5～7天的血清清蛋白值均无明显差异。排名清蛋白的概率表明，N+PN组排名高于PN组和E组0～1天后，而EN+PN组排名高于E组和PN组入学后5～7

天。最后说明了完整的矩阵。

五、讨论

创伤性脑损伤患者的全身代谢率通常被破坏，其能量消耗通常比正常人快。这些变化导致了营养不良并发症的过程，如负氮平衡和低蛋白血症，从而加剧了脑损伤和预后不良。虽然已知营养支持不能完全逆转分解代谢状态，但适当的营养支持可以大大提高营养状况，对患者的康复有很大的影响。本研究是对创伤性脑损伤患者的营养干预的分析。我们结合了来自 7 项随机对照试验的直接和间接证据，比较了超过 456 名成人创伤性脑损伤患者的 3 个不同的干预组。我们的主要结果表明，由 PN 和 EN 组成的联合干预可能是降低创伤性脑损伤患者住院死亡率的有希望的营养支持方式。然而，这一结论在统计学上并不显著，这可能是由于样本量小、研究较早、相关 RCT 较少，以上可能是导致差异的原因。在其他研究中，这些观点得到了支持，因为在 PN 和 EN 的益处之间存在一些交叉；它们都有助于身体损伤后的恢复。研究表明，胃肠功能损伤在创伤性脑损伤患者中很常见。PN 可在短时间内快速改善患者的营养状况，在早期复苏后营养支持方面优于 EN。但同时，及时给予 EN 更符合生理需求，是更有效的使用基质更好地支持细胞和器官功能，可以避免 PN 引起的肝脏免疫性损伤，并可以减少并发症如高血糖和高渗的发生。因此，我们有理由假设这两种营养支持共同有助于进一步改善创伤性脑损伤患者的预后，从而降低患者的住院死亡率。

创伤性脑损伤后，血清清蛋白的值可能会由于消耗量增加、出血损失、摄入量不足或其他原因而下降。低蛋白血症必然会削弱患者的抵抗，并造成预后不良的风险。现在人们普遍认为，中等高水平的血清清蛋白可能对创伤性颅脑损伤患者最有利。适当的营养支持以改善血清清蛋白尤为重要。我们的直接分析结果显示，在第 0 天，EN 和 EN+PN 组没有明显的血清清蛋白值的差异，而血清清蛋白的值在 EN+PN 组 16 ～ 20 天明显高于 EN 组，表明 EN+PN 比 EN 有更好改善血清清蛋白的效果。NMA 结果显示，无论是在 0 ～ 1 天还是 5 ～ 7 天，三组血清清蛋白值均无明显差异。这一结果的出现可能是由于以下原因：清蛋白有较长的半衰期（约 20 天），它是一个阴性的急性期反应物，这意味着在营养治疗期间血清清蛋白浓度缓慢上升。因此，在评估血清清蛋白的营养状况改善时，有必要延长研究时间。Caliri 等人的一项研究表明，创伤性脑损伤患者入院时的初始血清清蛋白值远低于正常人水平的最低值。采用肠内营养治疗，1 个月后低清蛋白血症略有改善，12 个月后血清清蛋白恢复正常。在我们的分析中，纳入的文献有足够的数据支持本分析中更多的血清清蛋白天数。然而，根据 NMA 的秩概率结果，EN 可能在 5 ～ 7 天的营养支持中对改善血清清蛋白。因此，结合直接比较和网络荟萃分析的结果，EN（有或没有 PN）比单独的 PN 更有价值，而血清清蛋白是一种可靠的营养指标。但值得注意的是，在第一周使用清蛋白治疗创伤性脑损伤可能会增加颅内压，这是这些患者死亡率增加最可能的机制。我们也不推荐清蛋白用于创伤性脑损伤患者的液体复苏。

氮平衡的改善与蛋白质摄入量的增加有关。氮的损失不仅与氮的供给有关，而且还与分解代谢速率有关。临床医生经常使用该指标来评估分解代谢状态，并调整营养方案，以应对氮平衡的变化。我们注意到，其他研究提出，氮平衡与提高生存率独立相关。本研究通过氮平衡分析，评估不同营养支持对TBI患者营养状况的影响。我们的直接结果表明，在0～1天EN组和PN组的氮平衡没有明显差异，但氮平衡在10～11天的EN组高于PN组，表明EN组比PN至今有更好改善氮平衡的效果。我们的NMA分析结果显示，EN组、PN组和EN+PN组在5～7天和11～14天之间的氮平衡统计学意义上没有显著的差异。然而，值得注意的是，氮平衡在5～7天和11～14天的结果表明，随着营养干预时间的延长，11～14天的氮平衡的顺序从最初的EN>PN，但EN+PN和氮平衡的改善不能判断。在对降低死亡率和改善氮平衡的营养干预措施进行排名中，5～7天PN组被认为是最差的。我们注意到，一些研究证明，PN可以快速改善氮的平衡。它有助于快速提高淋巴细胞水平，有利于免疫功能的恢复。因此，PN在创伤性脑损伤的治疗中也不容忽视。

我们的荟萃分析结果显示，EN组ICU的滞留时间和应激性溃疡发生率明显低于PN组，肺炎发生率无统计学差异。制订科学合理的计划，确保早期肠内营养的顺利实施，不仅可以维持胃肠道的屏障功能，还可以防止肠道毒素进入血液引起的细菌易位。此外，早期研究认为，EN与吸入性肺炎的发生密切相关，但近年来由于鼻空肠喂养、经皮内镜胃造口喂养和幽门后喂养的流行，吸入性肺炎的发生率显著的下降了。此外，不可否认的是在EN不耐受期给予PN可以改善创伤性脑损伤患者的免疫功能，促进康复。在神经外科中，创伤性脑损伤患者的死亡率和致残率较高，其治疗极具挑战性。治疗中的每一个环节，包括营养问题，都不应被忽视。

本研究只检索了英文文章，这可能会导致文章收集不完整，并可能降低研究结果的质量。此外，我们意识到积极的结果可能比消极的结果更容易发表，这导致了固有的发表偏倚。此外，样本量相对较小，且样本和方法的异质性是本文中固有的，因此不能详细研究营养支持方法。当我们评估偏倚风险时，有太多的偏倚风险是不清楚的，这可能会使网络荟萃分析的结果偏离事实。我们建议今后开展更多高质量的随机对照试验来指导临床工作。所有这些限制都会影响结论的真实性。

六、结论

现有证据表明，与其他营养支持相比，EN+PN似乎是创伤性脑损伤患者在改善临床结局和营养支持方面最有效的策略，不过仍需要进一步的试验证实这个观点。

（戴吉、葛新编译）

第二十章

阵发性交感神经过度兴奋

急性颅脑损伤患者在神经功能障碍的基础上可以出现多种并发症，常见的有尿路感染、吸入性肺炎和深静脉血栓等。另外，急性颅脑损伤还有一些少见但对患者预后影响显著的并发症，包括心律失常、神经源性心肌顿抑和神经源性肺水肿等。阵发性交感神经过度兴奋（PSH）亦被称为自主神经功能障碍、阵发性自主神经不稳伴肌张力障碍、交感风暴、脑干发作或自主神经失调，是中到重度颅脑创伤（TBI）的一个并发症。PSH 是获得性脑损伤导致的一种综合征，据估计在重度 TBI 患者中发病率为 33% 左右。PSH 的定义是交感和运动神经同时出现阵发性、一过性的过度活动，主要临床表现包括发热、心动过速、呼吸急促、高血压、大汗淋漓和肌张力障碍等。因为 PSH 在 TBI 患者中最为常见，因此在其他神经系统疾患中可能未得到充分认识。表 20-1 列举了同 PSH 发生有关的其他神经系统疾患。

机体对急性损伤的正常反应包括兴奋交感神经（战斗或逃跑反应）和抑制副交感神经。机体释放应激相关激素和神经递质来应对创伤打击，防止引起进一步损伤。这种自主神经反应发生在杏仁核、海马、岛叶皮质、颞叶、前额叶皮质等特定脑区和部分脊髓区域。已有证据表明，TBI 所致自主神经功能障碍在伤后亚急性期可表现为心率的改变。此外，针对卒中的研究表明，依据受累半球的不同，大脑的偏侧损伤会诱发不同的心脏反应和儿茶酚胺的释放。

表 20-1　与 PSH 有关的疾病

颅脑创伤
缺氧性颅脑损伤
缺血性卒中
脑出血
动脉瘤性蛛网膜下腔出血
脑肿瘤
脑炎

一、历史

1929 年，Wilder Penfield 首先把 PSH 描述为一种间脑自主神经的癫痫发作。该患者为女性，多年前有 TBI 的病史，随后出现了流泪、高血压、多汗和易激惹等症状；最终该患者的尸检发现其室间孔有一个肿瘤，Penfeld 指出其癫痫发作正是由于肿瘤压迫丘脑所致。此后，其他报道将类似症状称为间脑发作，但均未获得脑电图佐证。1956 年，Strich 报道了一例闭合性颅脑创伤患者，在治疗过程中出现阵发性特殊症状，包括去脑强直、多汗和高血压并称其为“脑干发作”；然而，患者死后详尽的尸检却没有发现这种“脑干发作”任何病理上的原因。某些疾病或综合征也可以出现类似 PSH 的症状如感染、脑疝、癫痫、甲状腺功能亢进和嗜铬细胞瘤等。因此，PSH 是一个排除性诊断，必须排除其他疾病引发上述症状的可能后才能开始相关治疗。表 20-2 是 PSH 的常见临床症状。

表 20-2 PSH 的常见临床症状

	精神状态	体温	心率	呼吸	血管	瞳孔	多汗	烦躁	强迫体位	CPK
自主神经失调	↓	↑	↑	↑	↑	↑	+	+	↑	?
恶性高热	↓	↑	↑	↑	±↑	NA	NA	NA	±	↑
NMS	↓	↑	↑	↑	↑/↓	NA	+	NA	+	↑
1CP 增加	↓	↑	↓	↓	↑	±↑	NA	NA	±	NA
中枢性发热	±↓	↑	↑	↑	NA	NA	NA	NA	NA	NA
感染	±↓	↑	↑	↑	↑/↓		±	NA	NA	NA
非惊厥性癫痫发作 / 癫痫	NA	NA	NA	NA	NA	±↑	NA	±	NA±	NA
麻醉药减量	±↓	NA	↑	↑	NA	↑	+	NA	NA	NA
自主神经反射	NA	↑	↑后↓	↑	↑	NA	+	NA	NA	NA

注：CPK，肌酸磷酸激酶：ICP，颅内压；NMS，抗精神病药恶性综合征；↑，增加；↓，减少。引自：Blackmanctal

胸段脊髓损伤（SCl）患者可以出现许多与 PSH 相同的症状。与 SCI 相关的自主神经失调主要表现为两个阶段。第一阶段在受伤后立即发生，并且是自限性的，一般称为脊髓休克期：第二阶段与伤害性刺激有关，交感神经被激导致严重高血压、头痛和视力改变等。然而，SCI 患者因为副交感神经系统正常，对于交感神经激活会产生反应，表现为皮肤潮红、立毛、发汗和心动过缓等。交感系统激活的最常见原因是膀胱或肠道扩张，也可因其他刺激所致。上述症状可以反复发作，但往往会随伤害性刺激的消除而缓解，而 PSH 没有这种缓解趋势。

PSH 的自然病史分为三个阶段。第一阶段在创伤后立即发生，持续时间约 1 周，在此期间没有特定的症状或体征可以帮助判断哪些患者会出现 PSH；第二阶段，通常伴随着镇静或麻醉药物的减量，患者逐渐表现出 PSH 的常见典型症状，即高血压、发热、肌强直等。该阶段的发作为阵发性但发作时症状显著，并且持续时间较长，可达数周甚至数月。第三阶段被称为“消耗殆尽”期，在此期间患者不再有多汗、心动过速或高血压等 PSH 较常见的特征性表现，但会持续出现肌肉痉挛或肌张力障碍所致强迫体位。

二、病理生理学

PSH 的病理生理尚不明确，最初的癫痫和脑干压迫理论尚未得到足够证据支持。目前，试图解释 PSH 病因的理论包括传统的脱节理论和兴奋 / 抑制比例（excitatory：inhibitory ratio，EIR）理论传统的脱节理论基于间脑和高位脑干内存在交感神经兴奋中枢。当大脑皮质如眶额皮质、岛叶区域、前颞叶遭受损伤，或皮质下结构如杏仁核、导水管周围灰质和小脑蚓部受到损伤，这些在调控自主神经系统中发挥重要作用的中继站也就无法起到控制交感神经 / 副交感神经的作用。这个理论存在一些重大缺陷：一方面，交感神经兴奋中枢需要遭受广泛的损伤，任何不完全的损伤都可能产生某些拮抗反应（类似于 SCI 患者）；另外，这个理论也无法解释其他神经系统损伤疾病，如蛛网膜下腔出血、脑室内出血、脑炎等导致的 PSH。由于该理论较为复杂，目前亦尚未得到证实。

第二种理论是 EIR。该理论假设控制传入刺激信号处理的间脑 / 脑干抑制中枢受到基线水平的紧张性抑制。EIR 模型用“痛觉超敏倾向”这一术语（痛觉超敏即患者接受无痛刺激时，仍感觉到了疼痛来解释 PSH 的发生。在 EIR 中，脑损伤破坏了正常的抑制通路，导致任何轻微的刺激可引发过度反应。这种过度反应触发了正反馈调节环路并最终导致 PSH。

过去，PSH 的诊断十分复杂。不同学者有不同的诊断标准，如 Baguley 等认为需符合 7 个 PSH 相关临床特征中的 5 个便可诊断，而 Blackman 等则应用 Ranchos Los Amigos 量表，并且需要颅脑创伤患者出现至少 3 天、超过 1 次 / 天的 PSH 相关症状。为减少 PSH 命名和定义上的混乱，2014 年相关学者发表了一个专家共识。该专家共识建议使用 PSH 这一术语代替以前的其他称呼并明确了 PSH 的定义，即 PSH 是重度颅脑创伤患者中部分存活患者出现的一种综合征，表现为有同时出现的阵发性、一过性交感神经过度兴奋（包括心率增快、血压升高、呼吸加快、体温升高和多汗等）和运动障碍（强迫体位）。另外，为便于统一临床应用和进一步研究，该共识还提出了一个诊断和疑似诊断的量表（表 20-3、表 20-4）。

表 20-3　阵发性交感神经过度兴奋：典型临床症状评估量表（CFS）

	0	1	2	3	评分
心率	<100	100 ～ 119	120 ～ 139	≥ 140	
呼吸频率	<18	18 ～ 23	24 ～ 29	≥ 30	
收缩压	<140	140 ～ 159	160 ～ 179	≥ 180	
体温	<37	37 ～ 37.9	38 ～ 38.9	≥ 39	
多汗	无	轻	中	重	
发作期强迫体位	无	轻	中	重	

临床症状严重程度	CFS 总分
无	0
轻	1 ～ 6
中	7 ～ 12
重	≥ 13

TBI 患者治疗过程中如果出现 PSH，意味着该患者预后更差，住院时间、吞咽障碍和创伤后失忆都会延长；除 TBI 外，其他病因引起的神经系统损伤患者出现 PSH 是否和预后相关尚不清楚。小样本研究表明，肌肉痉挛和循环中儿茶酚胺的增加导致未有效控制的长期发热和分解代谢的增加，同 PSH 发病率的增加有关。一旦确诊，应积极处理 PSH 的相关症状，因为这对防止继发性脑损伤很重要。未得到有效治疗的患者可能会因为恶性高血压导致脑水肿、颅内出血等风险。由于长时间交感系统激活，脑供氧不足可导致脑缺血的风险增加和神经细胞死亡。PSH 如未有效控制，还会出现多种颅外损害，包括电解质紊乱、脱水和出汗过多引发的肾功能损伤，反复发作严重的心动过速、持续的恶性高血压可导致心脏损伤，代谢增加可以导致肌肉萎缩、体重减轻和营养不良等。

表 20-4　诊断可能性评估工具（DLT）

发生时同时出现典型的临床症状
症状本身是否为阵发性
通常无痛的刺激引发过度的交感神经反应连续的典型发作大于 3 天
典型发作在颅脑创伤后持续大于 2 周

续表

对其他可能的诊断进行了治疗但典型发作持续
用药后可以缓解典型交感症状
每天发作大于等于 2 次
在发作时没有典型的副交感症状
没有其他疾病的特征性表现
脑外伤病史
DLT 总计
综合总分 CFS+DLT
PSH 诊断可能性

注：满足一项典型表现记 1 分。

三、治疗

当患者出现 PSH 时，治疗方法主要包括药物和非药物治疗手段。在治疗过程中，必须紧密观察患者的反应，这样可以减少联合用药的数量。然而此类患者通常需要多种药物联合应用来缓解症状。非药物治疗就是要尽量减少或分组进行可引发 PSH 的操作。某些基本护理，如翻身、擦澡、吸痰可能诱发 PSH，而收音机或电视机的声音较大亦可导致发作。集束化护理，尽量减少噪声和刺激均有益，但需要联合应用。外部降温装置的应用可以协助控制体温波动。

药物治疗对减少 PSH 发作频率和严重程度至关重要，一旦确诊 PSH，应尽早开始治疗。药物治疗包括使用不同药物来针对不同的受体，以达到以下目的：①减弱交感中枢的传出；②阻断靶器官响应；③减缓感觉传入的信息处理。多种药物联合应用可以减少 PSH 发作的程度和症状持续时间，然而，这也会增加药物不良反应的风险并成为治疗的限制因素。表 20-5 列出了多种已被证实有不同程度疗效的一线和二线药物。评估发作频率和药物反应的一种方法是采用床旁 PSH 量表进行定量评估，本章末尾处附上一张样表以供参考。要控制住 PSH 可能非常困难，根据严重程度的差异需要数天甚至数周。一旦取得有效控制，一般需要维持用药数月，之后开始逐渐减量。

表 20-5　PSH 的药物治疗

	症状	受体拮抗剂或激动剂	药物	附加信息
1 线	心动过速	β_2 肾上腺素能受体阻滞剂	普萘洛尔	减少交感神经活动；降低血清儿茶酚胺水平，减少心脏负荷剂量受限于心率和血压 哮喘患者慎用
1 线	高热	COX-2 抑制剂	对乙酰氨基酚（口服 650 ～ 975mg，q6h）（静　脉 1g，q6h）	最大剂量 4g/d
1 线	高热和多汗	多巴胺激动剂	溴隐亭（2.5 ～ 5mg，q8h）	作用于下丘脑水平 剂量可增加至 30mg/d 可能诱发癫痫 未控制的高血压禁用
1 线	呼吸急促	GABA-A 拮抗剂	地西泮（口服 5mg，q8h，滴定疗效并逐步加量）	无最大剂量 根据镇静作用控制剂量
1 线	疼痛	阿片受体激动剂	吗啡硫酸盐羟考酮芬太尼	从小剂量开始，滴定疗效并逐渐增加至有效剂量 剂量因具体药物而不同 长期使用有成瘾可能
一线或二线	减少发作	突触前钙离子电压门控通道阻滞剂	加巴喷丁	调节与疼痛有关的兴奋性神经递质释放
二线	高热	多巴胺 D_2 拮抗剂	氯丙嗪	作用于下丘脑 适用于反复发作的高热 不应长期使用 有锥体外系效应和肝功能衰竭的风险
二线	肌张力障碍	GABA-B 激动剂	巴氯芬	成瘾可能性低 长期使用后需逐渐缓慢减量和停药以避免撤药反应或癫痫发作

续表

	症状	受体拮抗剂或激动剂	药物	附加信息
二线	肌张力障碍	突触后肌肉松弛剂，抑制胞内钙离子释放	丹曲林	注意同时应用其他Ca离子通道阻滞剂可导致高钾血症 合并肝脏疾患时慎用
二线	心动过速	α_2受体激动剂	可乐定	降低去甲肾上腺素的水平
二线	心动过速	β_1、β_2，α_2受体拮抗剂	拉贝洛尔	剂量受限于心率和血压

最后，医生应该与PSH患者的家属保持良好沟通，这一点至关重要。因为目睹PSH发作是非常令人不安和痛苦的，对患者PSH发生和诊疗情况进行合理的解释可以舒缓家属的压力。

（王慧敏、戴吉）

第二十一章

创伤后脑积水的诊断和治疗

颅脑创伤后脑积水是重度颅脑创伤后的常见并发症，往往出现颅内压变化的症状，如未得到及时合理的诊断和治疗，将影响患者的康复，甚至危及生命。

第一节　创伤性脑积水的流行病学

文献报道颅脑创伤后脑积水的发生率为 0.7% ～ 50%，重度颅脑创伤大骨瓣减压后脑积水的发生率高达 86%，上述发生率不一致与各研究报告的诊断标准和分类存在差异有关。伤后脑积水可以即刻发生，但多在伤后 2 周以后。licata（2001）报道的 40 214 例颅脑创伤中，脑积水发生在伤后即刻占 14%，发生在伤后 30 天内的占 45%，发生在伤后 1～4 个月的占 30%，发生在伤后 4 个月的占 10%。脑积水多能自行缓解，出现症状需手术治疗的占 11% ～ 49.6%。分流手术多在伤后 20 ～ 270 天（平均 80 天）。影响脑积水形成的因素有年龄（≥ 60 岁）、受伤程度（GCS<8 分）、中线移位（≥ 10mm），伴外伤性蛛网膜下腔出血，减压窗嵌顿，伴硬膜下积液特别是大脑纵裂积液（图 20-1）。De Bonis P（2013）认为减压窗距中线 25mm 之内易发生脑积水，但有反对意见。

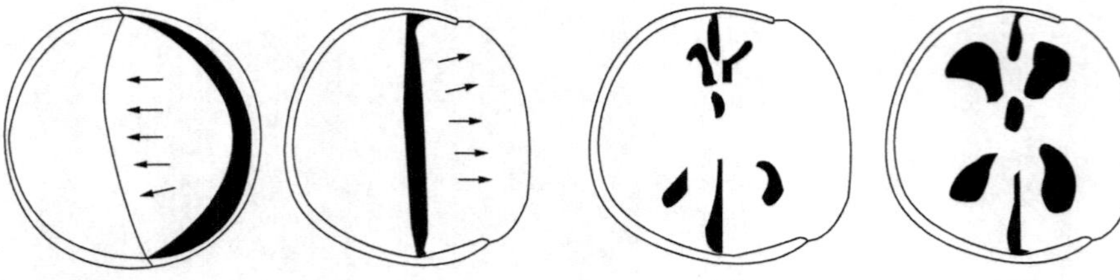

图 21-1　硬膜下脑积液

（a）急性硬膜下血肿（b）经大骨万减压和清除血肿后发生纵裂积液（c）、（d）术后纵裂积波逐渐缩小，但脑室动态增大，出现脑积水

第二节　脑积水的发生机制

急性脑积水形成的原因主要有：①脑外血肿压迫脑脊液循环通路或颅内血肿破入脑室系统引起阻塞性脑积水；②脑内血肿或脑水肿压迫颅内静脉实，使其回流障碍；③蛛网膜绒毛被红细胞覆盖妨碍脑脊液（CSF）吸收；④因不适当的大骨瓣减压，脑组织严重膨出、移位，导致脑脊液循环受阻。而慢性者多发生于脑创伤后 2 周以上，多为交通性脑积水。其形成的原因主要是脑脊液吸收障碍，颅脑创伤 2 周左右脑脊液内含的红细胞破裂、分解，红细胞碎片或纤维蛋白产物易随脑脊液循环阻塞蛛网膜下腔通道和粘连蛛网膜颗粒，使后者对脑脊液吸收产生障碍，导致脑积水。另有资料显示，GCS 评分越低出现脑积水的机会越大，严重脑创伤可直接造成脉络从和室管膜的损害，干扰血 - 脑屏障和血 - 脑脊液屏障，促进脑积水的发生、发展。脑创伤患者行去骨瓣减压术后更常并发脑积水，大骨瓣减压术后发生脑积水的机制迄今不明，甚至有争论，因为未行大骨瓣减压者也有发生脑积水的报道。Kaen A 等（2010）通过观察大脑纵裂积液与脑积水关系，指出下列机制：①大骨瓣减压使原向对侧半球的压力顿减，加之脑向同侧膨出产生，造成大脑纵裂空隙形成，利于局部积液形成，术后第 1 天 CT 即可见；②正常情况蛛网膜下腔脑脊液被蛛网膜颗粒吸收，主要依靠颅内搏动单向压力梯度，由于大骨瓣减压后颅内压力（ICP）慢波振幅降低，虽然使脑组织顺应性提高，但脑脊液回流受阻，导致脑积水形成。大骨瓣减压后发生硬膜下积液还与剪切力有关。由于大骨瓣减压短时内迅速降低 ICP 及其作用方向脑组织膨出产生的剪切力会撕裂脆弱的蛛网膜。使后者的脑脊液流人硬脑膜下腔。De BonisP 等发现骨瓣边缘离中线距离 <25mm 的去骨瓣减压术是发生外伤性脑积水的独立危险因素，他们认为这与 CSF 再吸收障碍有关。由于 CSF 搏动是依赖心脏跳动，其收缩与 CSF 产生有关，舒张与 CSF 吸收有关，正常 CSF 的产生与吸收取得平衡。大骨瓣减压开放的密闭的颅腔不仅降低 ICP，还选择性地促使舒张致 CSF 回流和吸收，由于细胞外液减少，脑容积也变小，脑室却扩张，当骨窗缘过于近中线，膨出的脑压迫上矢状窦及其桥静脉，影响 CSF 吸收，导致 CSF 在蛛网膜下腔和脑室的集聚。

第三节　创伤性脑积水的病理生理

创伤性脑积水的病理改变是脑室系统扩大，脑凸面或脑底的蛛网膜下腔粘连和闭塞。

这是由于创伤血凝块堵塞脑室孔、中脑导水管或第四脑室正中孔或侧孔，红细胞或纤维蛋白阻塞蛛网膜下腔，造成脑脊液循环和吸收障碍。后期蛛网膜纤维化，造成蛛网膜颗粒吸收脑脊液障碍。由于脑底和大脑表面蛛网膜粒部位形成纤维素粘连及机化，脑沟、脑池和蛛网膜粒被堵塞，阻碍脑脊液循环和吸收，脑室系统和蛛网膜下腔的压力暂时性升高，脑室逐渐扩大，扩大的脑室和蛛网膜下腔增加脑脊液的吸收表面积，使颅内压下降。如果脑室压力再度升高超过脑室壁的弹性张力时，脑室再度扩大。按照力学原理，侧脑室的扩大程度大于第三、四脑室，且额角最易扩张，大脑前动脉及其分支在胼胝体上方受到牵拉，引起该血管所支配的额叶和旁中央小叶血液供应障碍，这些部位正是管理智能、下肢运动和尿便功能的高级中枢，故临床表现常开始为轻度或中度的认知障碍或精神障碍，逐渐发展为痴呆；两下肢出现运动失调，而又不能为其他原因所解释；随着病情的进展，出现尿便障碍，以尿失禁为多见。上述症状多在数周或数月内趋于明显，临床检查眼底无视盘水肿，颅内压在正常范围或腰穿脑脊液压力低于180mmH_2O（1.77kPa）。脑CT或磁共振成像检查，其特征是脑室系统包括第四脑室明显扩大，脑沟和脑池无明显变化。在物理性能上脑组织是黏弹性组织，似海绵，具有弹性和顺应性大两大特征，即相对不可压缩特性，受压可变形，解压即可复原。根据Monroe-Kellie定理，为抵挡颅内压恒定的ICP，可发生下列的代偿功能：继排除CSF，颅内血容量（先静脉后动脉）也减少，细胞外液减少，脑容积减少（脑受压）。如果及时纠正脑解压后能恢复受压前形态，称脑顺应性好。如未及时纠正，长期缺血缺导致脑组织结构发生不可逆损伤，即便解除压力，脑组织顺应性丧失，脑也不能恢复到原来形态。这种情况是构成外伤性小脑室、脑积水的发生机制。

脑脊液的吸收与蛛网膜下腔和上矢状窦的压力差及蛛网膜绒毛颗粒的阻力有关。当脑创伤后颅内压增高时，上矢状窦的压力随之增高，使蛛网膜下腔和上矢状窦的压力差变小，从而使蛛网膜绒毛微小管系统受压甚至关闭，直接影响脑脊液的吸收。由于脑脊液的积蓄造成脑室内静水压增高，脑室和蛛网膜下腔进行性扩大。因此，慢性脑积水的初期，患者的颅内压是高于正常的，当脑空和蛛网膜下腔扩大到一定程度后，由于加大了吸收面积，颅内压可下降到正常范围，故临床上称之为正常压力脑积水。但由于脑脊液的静水压已超过脑室壁所能承受的压强，使脑室继续扩大、脑萎缩加重而致进行性痴呆。

第四节　创伤性脑积水的诊断与鉴别诊断

一般根据创伤病史、临床表现和影像学检查可对创伤性脑积水做出诊断。目前比较公认的诊断标准包括以下3点：①脑积水发生于颅脑创伤后12个月以内；②头颅CT提示脑室增大（排除脑萎缩）；③临床上表现为神经功能障碍。

一、临床表现

慢性脑积水多见于伤后 2 ～ 6 周，或迟至 6 ～ 12 个月，其腰椎穿刺颅内压往往在正常范围内或低于正常范围。其临床表现有两种不同类型：第一类伤后持续昏迷数月，即使开颅血肿清除后亦无好转；第二类伤后曾有明显的临床症状缓解，但随即出现以严重精神症状为主，或出现智力障碍、步态不稳、尿失禁的三联症为主的综合征，似正常颅压脑积水，或以进行性意识障碍为主要临床表现。事实上，对于重型颅脑创伤患者，临床表现以第一种情况常见，患者往往因为原有的颅脑创伤造成的严重意识障碍掩盖了脑积水的症状。另外，需指出的是重型颅脑创伤行去骨瓣减压术术后的患者，在急性期脑水肿过后，骨窗仍然明显膨出者，应高度怀疑创伤性脑积水。

二、辅助检查

由于大多数创伤性脑积水缺乏典型临床表现，因此诊断上多依赖于辅助检查。CT 临床表现与普通脑积水类似，主要表现为脑室扩大而皮质萎缩不明显。MRI 矢状位像除清晰显示第三、四脑室结构外，还可清晰显示中脑导水管、正中孔的扩张程度，冠状位像可显示室间孔结构。MRI 可区分正常颅压性脑积水（NPH）与脑萎缩。NPH 的脑室明显扩大（包括第四脑室），脑沟回不扩大；脑萎缩者，脑室轻度扩大，不累及第四脑室，脑回沟明显增宽，开窗区无脑组织移位凸出现象。其他诸如连续颅内压描记监测、脑室核素显影、脑脊液灌注吸收试验等脑积水的其他检查对于创伤性脑积水的诊断同样有帮助，但应用较少。

三、创伤后正常压力脑积水的诊断

创伤性脑积水的患者可表现为 NPH；步态不稳、认知功能障碍、尿失禁三联症。步态不稳应包括以下表现的至少两项：步高减低、步长减低、步调（步行速度）减低、步行时摇晃增加、站立时步距增宽、步行时足趾朝外、自发性或诱发性后退、转身障碍（旋转 180° 需要 3 步以上）、步行平衡障碍（连续步行 8 步内有 2 步以上错误）。认知功能障碍也应包括以下表现的至少两项：精神性运动变缓（反应潜伏期延长）、精细运动速度变缓、精细运动准确性减低、分散或集中注意力困难、回忆力受损（特别是近期回忆）、执行力障碍，行为与个性的改变。而尿失禁的临床表现应是在无原发性泌尿系统紊乱时表现为发作性或持续性的尿急（总是有尿意想排尿）、尿频（正常摄入水分时平均 12 小时排尿 6 次以上）和 / 或夜尿增多（平均每晚排尿 2 次以上）。

正常压力脑积水的 CT/MRI 表现异于非脑萎缩：① Evans 指数（脑室额角最大径 / 同一层面颅骨内板最大径的比值）>0.3；②冠状 MRI 上侧脑室前脚夹角 ≥ 140°，侧裂池和其下脑沟扩大，但侧裂池以上脑沟受压狭小或小时，脑室侧脑室前角、后角明显圆钝及脑室周围透亮影；MRI 还可清晰显示中脑导水管、正中孔；放射性核素脑池显像图提示放射性示踪核素在大脑凸面清除延迟至 48 ～ 72 小时；SPECT 提示脑室周围灌注下降且不能被乙酰唑胺改变

四、鉴别诊断

NPH 与阿尔茨海默病的鉴别诊断：NPH 的病理特征是蛛网膜下腔特别是大脑凸面蛛网膜下腔的不完全梗阻，其临床表现通常隐匿，成人主要以典型的智力下降、尿失禁，步态障碍三联症为特征。阿尔茨海默病多于 50 岁以后发病，且女性发病率略高于男性，患者除智能衰退外，还会出现偏瘫或癫痫发作等。NPH 的蛛网膜下腔在外侧裂及其下均增宽及加深，在侧裂池以上则狭小或消失，脑实质密度正常，脑组织含量并不减少。阿尔茨海默病时有脑萎缩，所有的蛛网膜下腔均增宽，脑沟加深，相应部位的灰白质密度减低或呈脑软化灶，局部脑室扩大，主要是由脑细胞变性坏死、脑组织含量减少而引起的。

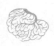

第五节　创伤性脑积水的治疗

一、手术治疗指征

在治疗创伤性脑积水上目前还缺乏统一的标准与指征。对于颅内压力显著高于正常或者伤后曾有明显的临床症状缓解却因脑积水面出现意识障碍或其他神经功能缺陷的患者，无疑应当积极行分流手术，往往也能够取得良好的效果。但对于颅脑创伤后存在严重的神经功能缺损，甚至处于微意识状态或持续植物生存状态的患者，即使诊断为创伤性脑积水，是否行分流手术仍存在争议。对于这部分患者，在脑积水发生前严重的颅脑创伤已经存在，并造成了严重的神经功能缺损，即使通过分流手术解决了脑积水问题，患者也未必能够从中获益或获益有限（即神经功能的改善并不确切）；另一方面，患者即使一般情况稳定，但严重的颅脑创伤已经造成患者机体功能的衰退或紊乱，任何手术治疗都将承担较大的风险。同时，脑积水所造成的神经功能缺损与颅脑创伤重叠，若不对脑积水进行积极的处理，患者康复的希望则更加渺茫。所以，对这部分患者是否行分流手术仍存在争议。因此，不少学者试图通过术前的各种临床试验对分流效果进行预测。包括连续颅内压描记监测、脑血流灌注检测和放射性核素脑池显影术等。其中脑脊液灌注试验能够提供脑脊液循环的生理学信息，是 CT 和 MRI 之外的重要检查手段。

脑脊液灌注试验依据 Davison 公式，描述了脑脊液压力，生成与吸收之间的关系。脑脊液灌注试验通过置入脑室或腰大池的两根针，一根与压力传感器相连，另一根与

专门装有压力放大器的灌注泵和进行数据分析的电脑相连。通过简单的脑脊液灌注试验，即可采用基于脑脊液循环生理模型的计算机支持技术，计算出所有的代偿参数。根据试验的结果，可将严重颅脑创伤患者分为5种类型，其中脑室扩张合并Rout（脑脊液循环的静态特征指标）升高者更可能受益于脑积水分流手术。也有学者介绍脑脊液放液试验，在连续腰椎脑脊液放液，观察患者神经功能改善。笔者认为，这些试验仅仅为神经外科医生提供参考，临床决策仍应当基于患者的综合情况。事实上，术前患者的一般状态和神经功能情况对于分流的效果更为重要。术前神经功能保留越多，预后改善也更为显著。微意识状态的患者也较植物生存的患者更可能从分流手术中获益。

因此，在创伤性脑积水的治疗中，尽早诊断非常重要，特别是对于已有神经功能严重缺损的患者。应尽可能在脑积水和原有的颅脑创伤叠加的神经损伤恶化之前，发现脑积水并处理。所以对于脑创伤后临床症状持续恶化或者好转后又恶化的患者，应当考虑到创伤性脑积水的可能性。考虑到创伤性脑积水发生距初次外伤的时间间隔可延长至12个月，许多患者已经转至康复医院进行治疗，对于这些患者脑积水及时诊断有时并不容易做到。另外，对于行去骨瓣减压术的患者，骨窗的压力和膨出情况是很好的观察指标。

二、手术治疗方法

可酌情选用脑室-腹腔分流术或内镜下三脑室底造瘘术，带抗虹吸功能的可调压分流管适用于所有原因脑积水，尤其是对于创伤性脑积水，因为此类脑积水常难以选择分流管压力，如果选择的分流管压力过高，则达不到缓解脑积水的目的，如果选择的分流管压力过低，易出现分流过度现象。另外，腰穿测压可供参考：腰穿测压为80～140mmH_2O者，采用低压分流管（额定压力为20mmH_2O），腰穿测压为140～180mmH_2O者，采用中低乐分流管（额定压力为45mmH_2O）。考虑到分流手术可能带来的并发症和可调压分流管反复调整的需要，对于术后患者的长期随访非常重要。分流泵往往需要多次调整才能达到理想的压力。

三、并发症的防治

（一）过度分流的防治

表现术后与体位有关的头晕、头痛、步态不稳等，卧床后可以缓解。CT可见小脑室。采用抗虹吸阀门或可调压阀门可有效防止过度分流，但该装置价格较贵。对于术后出现低颅压状态者，通过采取推迟下床时间，逐步过渡体位和多进盐水等，大多数病情能够缓解。对于伴有颅骨缺损的患者，主张在分流术同期完成颅骨成形术。

（二）脑室瑞导管阻塞

阳寒原因除了凝血块、脑组织碎屑、脉络丛堵塞外，脑室端导管位置不当（如未完全置入脑室内，或导管嵌入脑室壁或膨出脑室，或置入脑室过少，因脑脊液分流后脑室缩小，或置入过深被脑室脉络丛包裹）也是重要原因。因此术前应根据 CT 或 MRI，仔细了解脑室形态、大小、皮质厚度，正确穿刺脑室和放置导管，导管置入脑室（根据脑室大小）2～4cm。

（三）小脑室综合征

小脑室综合征见于 50%～80% 的分流手术患者，其中 6%～22% 有症状，表现为头痛、小脑室和分流系统泵受乐后弹不起三联症。发生机制：CSF 过度引流，脑室缩小和脑室导管嵌在脑室壁或脉络膜从中，加之脑室壁顺应性不好，纤维化，不能随 ICP 变化或 CSF 积聚而扩张。根据改良 Rekate 本征可分为 5 型。①低 IP 型：症状与体位有关，下午比上午重。②间隙头痛型：ICP 可高可低。③进展头痛型：伴 ICP 增高。④颅面畸形型：见小儿，ICP 增高。⑤偏头痛型：ICP 正常，有家族头痛病史。颅脑创伤后脑积水多见于①-③型。处理：①低 ICP 型，可更换可调压抗虹吸管；②高 ICP 者外置分流管或置外引流管，引流高度 25cm，患者不能耐受可调低；患者耐受后不大，逐渐抬高外引流管，1～2 天后 CT 见脑室扩大，待无头痛等症状，ICP 正常范围，关闭外引流和观察 2 天无不适，拔管，随访。若脑室扩大后 ICP 仍高者应先做 VP 分流。

（四）腹腔端导管阻塞

主要原因为大网膜包裹及导管打折、成角。处理：将导管置入小网膜腔或肝脏膈面或置入盆腔以减少大网膜囊与肠管粘连的机会。有学者提出腹腔镜下用钛夹固定引流管腹腔端于肝脏膈面具有显著的优势，对于反复腹腔端粘连的患者，腹腔镜可以起到松解局部粘连同时固定引流管的作用，可降低再次粘连的发生率。

（郎胜坤、葛新）

第二十二章

创伤后颅骨缺损修复的时机和方法

第一节　创伤性颅骨缺损的原因与临床表现

创伤后颅骨缺损的原因主要有两个方面，一是去大骨瓣减压（DC）术后；二是开放性颅脑创伤或贯通伤造成。近年来，去大骨瓣减压术明显增加，因此其所占比例相对较高。由于去大骨瓣减压术要求的骨解尺寸较大，其术后因颅骨缺损造成危害或并发症也值得关注。

一、创伤性颅骨缺损的原因

（一）颅脑创伤患者去骨瓣减压术后

颅脑创伤后去大骨瓣减压术可能出现在以下几种情况：①弥漫性脑肿胀，病情不断恶化；②广泛脑挫裂伤颅内压不断增高（采取颅内压监护时），如超过40mmHg且常规的降颅压效果不佳；③颅内血肿清除术前已出现脑疝或估计术后可能出现严重脑水肿等，术中可考虑去骨瓣减压；④其他颅脑创伤手术，如术中出现急性脑肿胀、脑出等。

（二）开放性颅脑创伤

开放性颅脑创伤主要指存在粉碎性颅骨骨折的开放性颅脑创伤。如果伤后时间较长和 / 或污染严重甚至已出现感染等情况，不能强行进行一期修复，只能进行清创去除碎骨片，缺损颅骨等待二期修补。当然如果不严重可以考虑通过各种连接片或颅骨锁进行一期修复，也可以采取修补材料一期修复。颅骨骨折的范围不是决定一期或二期修复的主要标准，判断创面的污染情况及术后是否可能感染是关键因素。粉碎性颅骨骨折多数情况下是开放性的，但少数情况下也可能硬脑膜未破，属于闭合性颅脑创伤，后一种情况下大多数可以采取一期修复，而不一定留待二期修复。

粉碎性颅骨骨折往往伴有凹陷，如凹陷较深往往刺破硬脑膜及伤及脑组织，而无论去除碎骨片或一期修复碎骨片，术中都应注意局部脑组织损伤出血情况并严密修补硬脑膜。

（三）其他创伤性颅骨缺损

其他创伤性颅骨缺损如各种火器伤、坠落伤或重物打击造成盲管伤或贯通伤等，均可能造成创伤性颅骨缺损。严重的颅底骨折或颅底穿通伤如患者能够存活也可能出现颅底颅骨缺损，这种情况多见于前颅底，因为发生于中后颅底往往由于伤及脑干或大动脉而伤势过重，患者很快死亡。

二、创伤性颅骨缺损的临床表现

在颅脑创伤救治中，人们往往更关注急性期各种脑损伤及其造成的危害，而对后期颅骨缺损造成的影响不够重视。颅骨缺损时正常的颅腔结构受到破坏，此时局部脑组织直接受到外界大气压影响，尤其在体位或头位改变时表现明显，因此可能造成神经功能紊乱甚至可能影响脑脊液循环出现某些继发性损害。

（一）颅骨缺损综合征

失去了完整颅骨保护的大脑受到外界大气影响，患者可能出现诸如头痛、头晕、恶心、乏力、失眠、怕光、怕吵、注意力不集中等类似自主神经功能紊乱症状，称为颅骨缺损综合征。需要指出的是上述症状的出现因人而异，有些患者表现典型，而另有一些表现不明显。

（二）精神或心理障碍

创伤性颅骨缺损造成严重的精神异常并不多见，但患者常伴有心理上的不安全感甚至恐惧，加之外观上的畸形或不美观的因素，会在很大程度上影响患者参加正常工作和社交活动。

（三）继发性脑损害

创伤性颅骨缺损直接造成的继发性脑损害目前存在一定争议，但至少与创伤后脑积水，硬脑膜下积液等存在一定关系。如果缺损处出现脑组织膨出或嵌顿则加重局部脑损害，对儿童甚至影响脑组织发育。

第二节　创伤性颅骨缺损修复时机

通常认为脑创伤性颅骨缺损的修补时间应选择在术后 3 ～ 6 个月及其以后进行，也有人主张修补的最佳时期为 6 个月至 1 年。但近年报道选择 3 个月内甚至 1 个月内进行颅骨修补，结果发现并不能减少手术并发症风险。考虑到早期修补更有利于恢复正常颅内压和减少可能发生的脑脊液循环障碍，早期修复有增加趋势。当然，创伤性颅骨缺损的修复时机还应有个性化原则，应结合病情的严重程度、原发脑损伤情况、有无进一步继发性脑损害，甚至患者年龄与患者的愿望等综合考虑，选择恰当的修复时机。

一、延期手术

指术后或伤后 3 ～ 6 个月及后进行颅骨修补，目前仍然是多数患者实际修复的时间。对于原发脑创伤严重，昏迷时间长，有可能出现继发性脑损害的患者应考虑延期手术。如切口结痂应等待痂皮完全脱落，否则增加术后感染机会。颅内感染者应在感染完全控制 1 年后修补，或至少感染控制 3 ～ 6 个月后。延期手术的另一个理由是，有人主张合并晚期脑积水者，可同时行颅骨修补加分流手术。

二、早期手术

即术后 1 个月左右或 1 ～ 3 个月进行颅骨修补。早期修补有利于患者恢复和减少因颅骨缺损造成的影响，可选择原发伤不十分严重、患者恢复较快，伤口条件良好者早期修补。如采用自体骨瓣埋藏回植方式，应在 1 个月内完成，而帽状腱膜下埋藏牵拉复位法一般不应超过半个月。

三、同期手术

粉碎性骨折如果伤后时间短，创面污染不严重，可采取一期碎骨片连接或碎骨片去除后直接钛板等修复，这样可避免患者二次手术，当然对开放性创伤术中一定要严密修补硬脑膜。

四、儿童颅骨修复时机

儿童颅骨修复时机争议较大，一方面儿童脑发育较快，恢复颅腔完整性有利于脑组织发育，同时出于安全考虑，颅骨缺损的儿童往往被拒绝上学，失去该年龄段正常的学习机会；另一方面，儿童尤其 5 岁及以下儿童，颅腔生长发育也很快，过早修补也可能带来不适应问题。考虑到儿童头颅发育过程，目前 5 岁及以下不进行颅骨修补。如一定要修补应注意修补方式，如采取修补材料开槽固定等。6 岁及以上或学龄儿童应进行颅骨修补，此时修补尽管可能存在影响颅腔发育的风险，但一般不大。12 ～ 15 岁头围的增大已不明显，此时修复当然更为安全。当然低龄儿童的修补应考虑材料的选择，并注意与缺损骨缘相对宽松。另外，儿童颅骨膜化骨新生能力较强，直径在 3cm 以内的幼儿颅骨缺损可考虑观察，有望最终形成膜化骨。

第三节　创伤性颅骨缺损修复方法

创伤性颅骨缺损治疗方法是颅骨修补成形术，一般认为该手术是低风险且较为简单的手术，但近年报道该手术的并发症并不低，甚至出现手术死亡报道。因此，不能简单认为颅骨修补术是低风险手术，除选择正确的手术时机外，还要注意其适应证、禁忌证、并发症及材料选择等。

一、创伤性颅骨缺损的面积估算

去大骨瓣减压术的骨瓣大小一般要求 12cmx15cm 左右，当然不同的头颅大小其骨瓣的大小应该有适度的尺寸变化。颅盖近似于半球体，按照物理学原理计算，缺损颅骨应该按相关的球面公式计算，而不是按平面公式计算，其计算公式为：总面积 $A=\pi^2[(d/2)^2+h^2]$。

二、颅骨修补术的适应证与禁忌证

（一）适应证

创伤后颅骨缺损患者有修补意愿者，都应考虑给予颅骨修补。但必须有一个前提，即创伤后的颅内情况稳定。在此前提下颅骨修补术的适应证有：①颅骨缺损直径在 3cm 以上，或直径虽小于 3cm 但位于前额部等影响美观者；②合并颅骨缺损综合征；③患者因颅骨缺损产生不安全感或恐惧，甚至出现心理障碍，影响工作和生活者；④颅骨缺损与癫痫发生并无直接关系，但有报道分离皮瓣可能影响局部皮质血供而诱发癫痫，因此癫痫发作期应慎重，最好待癫痫控制后再手术；⑤后颅窝颅骨缺损通常可不修补，颞肌下颅骨缺损如在 5cm 以内，患者年龄较大且局部长期平整无塌陷也可不予修复。

（二）禁忌证

①颅内感染术完全控制；②局部头皮严重结痂，炎症甚至感染者；③颅内情况不稳定或出现颅内压增高；④严重头皮塌陷或脑室穿通畸形虽不是禁忌证，但可能会增加手术风险和并发症，应慎重；⑤局部头皮广泛瘢痕可能会影响头皮血供者也应慎重，或修补时进行皮转移。

三、颅骨修补材料

颅骨修补材料是人体永久性植入材料，因此要求材料除具有相当强度和耐用性且并发症少之外，还应有良好的组织相容性和理化稳定性，如无排异反应、无导热、不被吸收、不致癌等，同时又不干扰 X 线 CT、MRI 等检查。迄今尚没有一种材料完全理想，仍然在不断总结和研制中。临床上也经历过多种修补材料的使用演变过程。目前使用的材料主要有自体骨、骨水泥，医用高分子材料、钛合金材料以及组织工程复合材料等。

（一）自体颅骨

自体颅骨是较为理想的颅骨修补材料，由于其组织来源一致，所以组织相容性好，无免疫排异反应脑创伤手术后去除颅骨瓣的保存分为体内与体外保存两种方法。体内保存是将术中取出的颅骨瓣埋藏于腹壁、头皮或大腿内侧等处皮下，待修补时取出使用，安全有效。但需另做手术切口，创伤较大。体外保存常采用置于酒精浸泡低温保存或辐射后低温保存等。但低温保存对设备性能要求高，价格昂贵。另外无论体内还是体外保存的颅骨瓣，都存在骨瓣不同程度的骨质吸收现象以及难以长期保存等问题，在一定程度上限制了自体颅骨瓣的应用。

（二）骨水泥

普通骨水泥主要成分为甲基丙烯酸甲酯与丙烯酸丁酯共同聚合物，其取材方便、厚度任意塑形、生物兼容性好、抗压、耐高温、结力强，无磁性不妨碍 MRI 检查。但凝固过程中自身产热，引起脑组织水肿，因此在固化过程中需大量生理盐水冲洗降温。最新研发的磷酸钙骨水泥，在结晶过程中不产热，降低了其并发症，具有生物降解、骨诱导能力，因而被认为是修复颅骨缺损较为理想的材料。

（三）医用高分子材料

早期使用有机玻璃及医用硅胶等，因其植入后存在排异反应，术后并发症发生率高，因此近年来较少使用。目前常用于临床修复的是羟基磷灰石材料，其具有与人体骨组织中相同的无机质成分，有良好的生物相容性和生物活性，形态结构适合于毛细血管及周围组织长入，促进新骨形成。

（四）钛合金网

医用钛网是目前最常用的颅骨成形材料，其具有高强度、质量轻、生物组织相容性好及耐腐蚀性，且不受 CT、MRI，X 线检查的影响等特点。近年来数字化塑形技术已应用于临床，实现了患者个体化塑形。解决了手术中手工塑形的困难，降低了手术操作的难度，缩短了手术的时间。特别是眶颧部及颞窝处颅骨缺损，术后头型外观恢复对称美观。但是钛合金网植入仍存在一些潜在的风险，术中植入钛合金网等于装了一个弧形天线，患者在使用手机时，其产生的电磁波经弧形钛网射到大脑，长期累积，可能对患者产生伤害。

（五）组织工程材料

近年来，颅骨修补材料的研究已进入组织工程及基因工程领域。应用骨组织工程方法构建人工颅骨材料为修复大面积颅骨缺损提供了新的方法。它是将体外培养的自体干细胞与生物相容性人工支架相结合，在体外构建具有生物活性的组织工程骨，再将其植入修复缺损颅骨。目前该方面工作主要处于探索阶段。

四、手术方法

颅骨修补术多采用全身麻醉方法，对缺损范围小的患者才可采用局部麻醉，但伤口瘢痕组织可能影响局部麻醉效果，注射深度不准确也会增加一定风险。

（一）切口

原则上应沿原伤口切开，如暴露不够需要改变切口，应充分考虑皮瓣的血供，保证术后皮不发生缺血、坏死。

（二）分离

头皮切开应首先位于颅骨上方原切口，这样便于寻找硬脑膜或人工脑膜等。如无可靠把握可不进行皮下注水，以避免注射至硬脑膜下或损伤脑组织。分离皮瓣应在硬膜外和头皮及肌肉下进行，仔细锐性分离，尽量不使用电刀，整个分离过程既要考虑皮瓣有一定厚度又尽量不损伤或分破硬脑膜，如果发现硬脑膜破损有脑脊液流出应及时改变分离方向，并严密缝合硬脑膜以避免术后发生积液甚至脑脊液漏。分离皮瓣过程中尤其要注意提拉皮瓣的力量，避免过分提拉。皮分离最终完全暴露颅骨缺损范围，如有些减压术颞骨咬除至中颅窝底无法暴露下缘颅骨，可仅分离至缺损缘。皮分离过程中及完成后应随时止血，保证手术野清楚。

（三）植入材料塑形

颅骨修补术主要目的之一是美观，因此材料的塑形非常重要，通常该方面工作在术前完成。术前通过患者颅骨 CT 三维重建，采用电脑塑形等加工出的材料可以保证有很好的外观效果。

（四）修补材料植入

目前使用的颅骨修补材料虽然较多，但其植入方式只可能有两种。①覆盖式，使用材料如钛板，将其完全覆盖缺损及周边正常颅骨，并以铁钉固定。钛钉使用根据缺损大小，通常为 15 ～ 20 枚。②镶嵌式，该方式较覆盖式稍微复杂，需分离颅骨缺损缘，周边固定多用钛夹，也可使用钛钉或两边钻孔祖丝线固定等。镶嵌式材料多为某些高分子材料、自身骨等，材料植入后尤其要注意周边与颅骨平整。对儿童患者可采用修补材料开槽螺钉固定，使其有一定延展性，以利颅腔发育。

（五）缝合皮瓣

皮瓣缝合前应彻底止血以防术后积血，同时应注意肌肉缝合和皮瓣张力。为防止皮下积液，必要时可在硬脑膜、钛板、皮瓣内层三者之间缝合数针以关闭残腔，但如塌陷明显，不可过分缝合牵拉，此时可在钛板外置负压引流管，等待术后脑组织缓慢回复。

（六）特殊情况下颅骨修补

颅骨缺损患者有时会出现头皮过度塌陷或局部张力过高等情况，此时不要急于修补，而应首先分析和寻找其原因，如颅内情况是否真正稳定，曾做 VP 分流术者是否存在过度分流情况，是否出现迟发性脑积水等。如上述原因均排除，修补前须充分注明手术可能增加相应风险。对脑室穿通畸形患者也可进行修补，但可能增加手术及术后风险。

（七）颅底修补与重建

创伤性颅底骨折并发脑脊液漏且长期不愈合甚至反复慢性感染瘘管形成，或颅底穿通伤造成颅底缺损，均可考虑颇底修补或重建。手术目的是严密修复脑膜，或闭堵瘘管，必要时重建颅底，使开放伤闭合。避免发生脑脊液漏，防止以后感染等并发症发生。

手术方法：明确骨折或缺损部位后采用相应手术切口暴露该部分颅底，利用明胶海绵、生物胶、游离筋膜或带蒂肌解进行修补。如骨缺损较大则需要钛板、自体骨等辅以生物胶重建颅底。如硬膜外入路困难，可采用硬膜下暴露，通常情况下颅底上方封堵效果要较下方修补可靠，术中注意避免过度牵拉脑组织和损伤重要血管神经。

五、颅骨修补术的并发症

创伤性颇骨修补术操作虽不十分复杂，但由手术自身和修补材料等问题，术后并发症发生率并不低。国外个别报道颅骨修补的总并发症发生率甚至高达 40.8%。近期部分作者有关并发症发生情况（表 22-1）。

（一）感染

术后感染发生率为 2% ～ 20%，与所选择的修补材料关系不大，其主要原因为：①未严格执行无菌操作和植入物未严格消毒；②头皮皮肤耐药菌种植；③术前患者存在严重神经系统功能障碍，长期卧床引起全身免疫功能低下；④头皮薄弱，皮瓣过薄，张力过高，影响皮瓣血运等。感染分头皮感染和深部感染，此时往往需要取出修补材料才能控制感染。

预防：①严格遵守无菌操作原则进行手术，植入物严格消毒。必要时可术前术后正确预防性使用抗生素；②分离皮瓣时应避免过薄，预防因张力过高影响血运使其缺血性坏死；③修剪好植入物的边缘以防长期顶压皮肤导致破溃感染。修补材料术中用抗生素或过氧化氢浸泡后用无菌生理盐水冲洗干净可减少感染发生。

表 22-1　颅骨修补术后并发症

并发症	发生例数 / 总例数	作者 / 日期
感染	9/87	Ellie Broughton et al/2014
	5/49	Lukas Bobinski et al/2013
	17/243	Lester ee et al/2013
外伤性癫痫	36/243	Lester lee et al/2013
颅内出血	5/87	Ellie Broughton et al/2014
	6/49	Lukas Bobinski et al/2013
	4/243	Lester 1.ee et al/2013

续表

并发症	发生例数 / 总例数	作者 / 日期
皮下积液	5/87 1/243	Ellie Broughton et al/2014 Lester Lee et al/2013
切制性头皮溃疡（材料外露）	3/49 13/243	Lukas Bobinski et al/2013 Lester Lee et al/2013
美容问题	6/87	Ellie Broughton et al/2014
自体骨吸收	6/49	Lukas Bobinski et al/2013
死亡	2/87	Ellie Broughton et al/2014

（二）颅内出血

颅内出血为少见的术后并发症，而一旦发生，后果严重，可能危及患者生命或严重影响患者预后和神经功能恢复。常见的有硬膜外血肿、硬膜下血肿及脑内血肿。原因：①颅骨缺损面积较大，手术分离皮瓣时过分牵拉脑组织，而缺损区脑组织瘢痕组织往往较脆弱且新生毛细血管丰富，脑皮质表面、脑内或硬膜下血管断裂出血；②手术时对位于硬脑膜表面的血管未有效止血；③术前有脑室腹腔分流的患者因过度分流引起低颅压。

预防：①修补过程中应防止过分牵拉，尤其是缺损区域比较大者；②缝合头皮时注意避免误伤大的血管；③塌陷明显时硬脑膜悬吊不宜过紧；④手术过程中应妥善止血。

（三）外伤性癫痫

外伤性癫痫可分为急性期癫痫（24 小时内）、早期癫痫（7 天内）、晚期撤痫（7 天后）。一般认为术后急性期和早期癫痫是由于修补术本身引起面晚期癫痫归因于颅脑创伤本身。颅骨修补术后癫痫发生率为 1% ～ 6%。原因：①去骨瓣手术后由于头皮和与之接触的脑组织之间形成侧支循环，术中剥离皮瓣可能造成此处脑组织缺血引起癫痫；②手术中牵拉、电凝等刺激导致大脑皮质受到异常刺激引起癫痫；③手术损伤硬脑膜，脑组织直接接触植入物导致皮质异常放电引起癫痫；④术后皮下积液、积血或脑内出血，导致局部脑组织受压引起癫痫。

预防：①颅骨修补术时仔细分离皮瓣，尽量避免过分牵拉。术中尽量少用电刀，最好沿合适的间隙分离以减少脑膜和脑组织的损伤；②术中应仔细止血，术后放置引流管减少皮下积液和积血；③术前存在脑积水面短期内无法缓解的患者，应考虑修补术并同时行脑室腹腔分流术，以预防颅高压导致癫痫发生；④对术前有创伤性癫痫史或有癫痫高危因素的患者使用抗癫痫药物预防。

（四）皮下积液

皮下积液是颅骨修补术后常见的并发症。原因：①不同修补材料的局部炎性反应；②硬脑膜损伤，分离皮瓣时由于第一次手术后硬膜与头皮瘢痕粘连，组织层次不清，分离时出现硬脑膜损伤，脑脊液漏，甚至硬脑膜外积血，硬脑膜弹性变差，不易与修补材料相贴，形成无效腔引起积液；③止血不彻底，由于次手术头皮切口，瘢痕组织易渗血，血液积于皮下并液化形成积液；④植入物固定不牢，边缘长期与头皮摩擦产生炎性反应导致皮下积液；⑤术后未放置引流管。

预防：①修补术时分离头皮和肌游时止血彻底，避免误伤硬脑膜。如不慎误伤必须立即修补硬脑膜；②颅骨修补时间不宜过长；③术中应悬吊硬膜中心于修补材料上，皮下可放置引流管，局部适当加压包扎可减少头皮渗血和积液；④手术中注意清除皮下线结、骨蜡等异物，防止发生术后炎性反应。

（五）慢性切割性头皮溃疡

慢性切割性头皮溃疡是使用钛网作为修补材料的较严重并发症之一，发生原因多为修补材料固定不妥，塑性不好。严重颅脑创伤患者二期颅骨修补术时的全身营养不良也对头皮溃疡发生起到一定作用。此并发症严重时可发生植入物外露、头皮感染或颅骨瓣下感染。而一旦感染，需要取出修补材料，必要时需要抗生素治疗。所以修补材料必须固定牢固，边缘不能过于锐利，分离的头皮不能过薄，张力过高，保证头皮充足的血供。

（六）修补材料破损、修补材料移位

常见于有机玻璃作为修补材料的手术，有机玻璃使用时间久了，发生脆化，硬度变小，目前已基本被其他材料取代。破损后必须立即取出，以防碎片损伤脑组织。修补材料移位多见于行镶嵌法的患者，尤其是使用有机玻璃和自体骨。与形不当，固定不牢，自体骨皮下埋藏时间久后边缘吸收有关。手术要求将有机玻璃边缘修剪成斜面，钻孔后用丝线固定。自体骨修补用钛钉、钛连接片等固定可预防材料移位。

（七）排异反应

目前对排异反应的发生机制并无一致的结论，所有修补材料中自体材料发生率最小。临床上多表现为皮肤积液，皮肤反复溃疡，细菌学检呈阴性。发生排异反应后激素治疗多无效果，如发生感染须取出修补材料，伤口清创缝合或选择其他材料修补。

（八）颅骨修补术后美容问题

颅骨修补术后出现美容问题的原因：①修补材料塑性不佳；②颞肌外修补，修补后无颞肌覆盖；③分离的皮瓣厚薄不一。

预防：①尽量做头颅三维 CT 检查，以利后期电脑辅助塑形；②颞肌下修补可以做到术后颞部饱满美观，咀嚼时疼痛和颞下颌关节受限发生率大大降低。

（九）自体颅骨吸收

自体颅骨作为修补材料术后有时发生骨瓣吸收，尤其在颅脑损伤去骨瓣减压后的青少年患者中发生率较高。近年报道，青少年修补术后自体骨吸收发生率为29.5%～60%。原因可能为青少年本身骨发育旺盛，破骨和成骨过程明显，这可以解释为何一些患者在颅骨瓣吸收后数月修补处出现生长良好的膜化骨，甚至无须第二次修补手术。

（十）修补处疼痛

疼痛多为颅骨修补材料局部刺激引起，有些甚至为顽固性的疼痛，对症处理即可。如果是修补材料松动刺激局部组织，则需重新手术固定。

（十一）其他少见的并发症

①颞肌萎缩：因多次手术损伤颞肌血管，影响血供。修补材料压迫导致颞肌萎缩，出现颞上颌区皮下包块。采用颞肌下颅骨修补术，缝合颞肌于修补材料等均可避免或减少颞肌萎缩的发生。②硬脑膜与蛛网膜间积液：过多硬脑膜的悬吊、术中过分牵拉硬脑膜均可造成此处积液。

（郎胜坤、葛新）

第二十三章

儿童颅脑创伤

儿童，特别是新生儿，其颅脑创伤的发生率、发病机制与预后皆与成人有所区别。儿童所处年龄段不同，以上各项也有所不同。儿童对于创伤的生理与病理反应也随着年龄的增长而改变。因此，医护人员必须根据患儿年龄制订相应的诊疗计划。在本章中，将重点介绍具有儿童特点的颅脑创伤以及相应的、合理的诊疗计划。

第一节　儿童颅脑创伤流行病学

儿童颅脑创伤的死亡率要高于其他所有疾病的死亡率之和。头部创伤是导致死亡的最常见原因实际上，头部创伤导致的死亡数是癌症与先天性疾病导致的死亡数加起来的两倍。国外报道，4 岁以下儿童的死亡率高于 5 ～ 18 岁人群的死亡率。婴幼儿较高的死亡率可能和蓄意伤害婴幼儿问题的严重性有关。在 15 ～ 18 岁的青少年中，死亡率升高到每 10 000 人中有 35 人因创伤性损伤死亡。这一死亡率接近成人的死亡率。

儿童颅脑创伤的常见原因因年龄不同而有所不同。4 岁以下儿童常见原因为坠落、蓄意伤害、交通事故。4 ～ 8 岁儿童常见原因为坠落、交通事故。14 岁以上少年创伤的原因与成人类似，最常见的原因是交通事故与打架斗殴。

大部分儿童颅脑创伤的表现轻微，年发生率为每 10 万名儿童中有 200 多例。尽管对轻度颅脑创伤还没有标准的定义，但大部分研究都认为的 GCS 为 13 ～ 15 分或者头部创伤后记忆丧失时间小于半小时的为颅脑创伤。虽然只有不到 1% 的轻度颅脑创伤需要神经外科的介入，但患儿可以在认知和行为方面出现比较明显的症状。医学界对处于生长发育期儿童的轻度颅脑创伤所导致的认知和行为缺陷的了解不仅少而且欠完整。如果确实存在认知和行为方面的症状，则需要长时间的治疗。

第二节　儿童颅脑创伤的分类与处理

头部创伤可伤及头皮、头颅骨、脑膜以及脑组织。这些创伤的病理生理学与成年人脑创伤既有相似之处又有自己的特点。

一、头皮血肿

新生儿头皮血肿的原因主要是产伤，多见于高龄初产或用产钳助产的新生儿。分娩时胎儿通过产道时头颅受挤压，子宫收缩使骨与骨膜之间互相摩擦；产钳助产的损伤，使骨与骨膜下血管破裂形成血肿。头皮血肿按头皮解剖分为头皮下血肿、帽状腱膜下血肿和骨膜下血肿三种类型。其中头皮下血肿、帽状腱膜下血肿都可以自行吸收，而骨膜下血肿的转归有些特殊。

（一）头皮下血肿

血肿位于表层和帽状腱膜之间，受皮下纤维隔限制而有其特殊表现：体积小、张力高，扪诊时中心稍软，血肿周围的组织因水肿而变厚较硬。

头皮下血肿一般不需要特别治疗，血肿多数在数日内自行消退。

（二）帽状腱膜下血肿

由于帽状腱膜下层系疏松结缔组织，有小动脉及导血管通过，间隙比较大，不受颅缝限制，故出血易于扩散，积血很多，常形成较大的血肿。临床触诊检查时，血肿较软，有明显波动感。出血量多时，可蔓延至整个头部，甚至引起新生儿贫血和失血性休克。

血肿一般在数周内自然吸收，血肿很大或持续不吸收者，在贫血纠正的情况下经严格的消毒后可穿刺抽净血液，加压包扎。已感染的血肿则须切开引流。

（三）骨膜下血肿

因颅骨骨膜附着于颅骨缝上，血肿多不超过颅骨缝。血肿在出生后24小时内很容易辨认，是一个张力较大、有波动感、边界清楚的，但不超过颅骨缝界线的肿物。肿物往往位于两侧顶部。巨大的血肿可压迫新生儿柔软的颅骨，使其凹陷至颅腔。如1个月后骨膜下血肿仍不能吸收，血肿边缘骨膜下的成骨细胞开始起作用，血肿包膜逐渐出现弧条状，蛋壳状钙化组织，此时中心的血肿仍为液态血，尚可通过穿刺抽吸治疗；若治疗不及时，包膜钙化逐渐增厚，在血肿周围薄层新生骨形成，再经过生长塑形作用，逐渐形成局部增厚、外板隆起的新生颅骨，呈永久性颅骨不对称性畸形。据报道，在所有头皮血肿病例中钙化的比例为3%～5%。

骨膜下血肿的治疗方法较多，主要分为有创和无创两类。目前，国内许多学者主张有创治疗，如血肿早期积极穿刺抽吸、持续负压外引流、过氧化氢或生物蛋白胶药物腔内注射等。早期有创治疗的优点是早期积极处理，清除血肿，避免后期血肿机化、钙化，引起颅骨畸形。然而穿刺具有一定创伤性和风险性。给患儿造成疼痛，可能继发出血、贫血和感染等并发症。由于新生儿头颅小，颅顶尖，头皮油脂较多，头部绷带易滑脱，故穿刺后不易较长时间固定加压包扎，导致再次出血。如反复穿刺抽血，还可能引起失血过多、贫血。也有人主张无创治疗，主要为观察等待，让其自行吸收。无创治疗的优点是无损伤、无痛苦、无操作引起的相关并发症；但是如果最终血肿未能自行吸收的情况下而仍然等待观察，不给予积极处理，血肿机化、钙化后可导致异常骨生成，产生头颅畸形。国外关于婴儿头皮血肿的治疗多主张首选无创治疗，等待观察 1 个月，1 个月后若血肿未缩小或继发感染，则行穿刺抽吸。上海儿童医学中心连续 7 年观察、治疗 148 例新生儿和婴儿骨膜下血肿，121 例（82%）不经治疗自行消失，其余 27 例未自行消退，再予以止血药治疗，其中 5 例血肿逐渐消退，剩余 22 例于穿刺抽吸后消失发现血肿的转归规律如下：第 1 周血肿逐渐增大后稳定，第 2 周起开始吸收，第 3 ～ 4 周绝大多数血肿逐渐消退。少部分血肿 4 周后仍未有缩小消退的趋势，此时血肿开始机化、钙化，最初在血肿的边缘即血肿与颅骨的交界处可触及像蛋壳样的钙化，血肿表面尚软。2 ～ 3 个月内血肿逐渐完全钙化，质地变硬，并引起颅骨异常成骨，导致颅骨畸形，影响美观及正常颅骨生长。

根据血肿的转归提出的个体化治疗方案：起初 1 个月内以密切观察随访为主。若 1 个月后血肿未明显缩小，则根据病情有两种方法选择：其一如果在血肿边缘触到钙化，说明血肿开始机化、钙化，则积极穿刺抽吸，以免血肿完全钙化后失去最好的治疗时机；其二如果血肿质地尚软，边缘无明显钙化，可予以止血治疗并观察 1 周，如有缩小可待其自行吸收，若未缩小则穿刺抽吸。部分患儿血肿骨化后形成新骨，产生永久性骨性隆起而影响美观。可以行 CT 检查评估血肿骨化情况，如果骨化的颅骨严重压迫下面正常颅骨，使其凹陷至颅腔压迫颅脑，应尽早采取颅骨整形手术。

二、颅骨骨折

婴幼儿颅骨薄而柔韧，骨化不完全，富有弹性。新生儿颅骨无内板、外板、板障之分，仅为一层。骨缝间以纤维和骨膜连接，可塑性大，易发生颅骨移动重叠、颅骨撕裂及凹陷骨折。婴儿及新生儿颅骨骨折一般均为线形骨折和凹陷性骨折。

（一）线形骨折

低龄儿的颅骨线形骨折常由于坠落引起。即使在 6 个月以内的婴幼儿，坠落都是一件常见的事情，有时头颅创伤位于骨缝处，骨缝内的纤维组织因创伤而撕开，称为创伤性骨缝分离，属线形骨折，最多见于人字缝。影像学表现为骨缝的距离增宽，颅骨内板边缘连接欠佳。线形骨折若骨折线正好通过硬脑膜中动脉的行径或人字缝时，须警惕有并发颅内血肿的可能，应严密观察。其颅内出血、脑损伤的并发症较之颅骨骨折本身后果要严重得多。当患儿因创伤出现脑损伤的表现时，有必要行影像学检查。颅骨线形骨折通过 X 线平片即可确诊。CT 可判断头部创伤患儿的颅骨骨折程度以及颅内出血情况。三维 CT 扫描还可以发现有可能会错过的垂直于 CT 片的轴向骨折。绝大部分线形骨折不需要治疗便可痊愈，而且不会遗留后遗症。极少数会演变成生长性骨折。发生在婴儿的颅骨骨折可能导致硬膜外血肿，硬膜外血肿变大可引起贫血，因此如果出现症状，需要对患儿进行相关的影像学及实验室检查。

（二）凹陷性骨折

颅骨凹陷性骨折在儿童中相对常见，大约占所有颅骨骨折的10%。1岁以内婴儿的凹陷性骨折与年龄稍大的儿童有所不同，因为其颅骨相对柔软，还没有充分的骨化，这种骨折类似于凹陷的乒乓球，也称为“乒乓骨折”。造成新生儿颅骨凹陷性骨折的原因有分娩过程中产道挤压、使用产钳用力太大或接生时手指压迫过重，或者患儿从比较低的平面坠落而形成。颅骨凹陷的大小不一。

颅骨凹陷性骨折患儿需要做头颅CT检查，CT平扫及三维CT可判断颅骨凹陷程度、颅骨内外板连续性有无中断、有无骨折碎片嵌入颅内、有无脑挫裂伤、颅内血肿等。

与线形骨折类似，如果头皮完整，骨折凹陷不深，未对脑组织造成影响，则不需手术。在1岁以内的婴儿，尤其是新生儿，即使没有手术介入，随着婴儿大脑的快速发育，其凹陷的颅骨也有可能很快重塑到正常轮廓。因此，这种骨折常用保守方法治疗，有时候只需要观察。即使需要手术，也是在非紧急的情况下，常在骨折数周后，留下足够的时间观察骨折是否可以充分重塑。但是重塑要在数周后开始，凹陷的颅骨对大脑皮质的长期压迫可能会产生癫痫灶，虽然这种概率很低。手术并发症的发生率很低，主要是感染、颅内血肿形成和失血。

以下特殊情况需要手术治疗：压迫性骨折怀疑合并脑膜裂伤、脑组织受压迫明显、可能引起外貌改变的关键部位骨折，以及患儿家属因乒乓球骨折较大强烈要求手术1～2岁的婴儿，手术可以在头颅凹陷边缘做一短弧形头皮切口，然后剥离骨膜，暴露凹陷颅骨，在其边缘钻一小孔，伸入骨膜剥离器，轻缓持续地向上施压，利用杠杆原理使凹陷的颅骨复位。有时颅骨在复位的时候会破碎，所以骨膜剥离器施加的压力应当轻缓持续。同时可以用另一只手的手指在凹陷处的头皮施加相反的作用力。对于大龄儿童需要手术的压迫性颅骨凹陷性骨折，往往需要颅骨切开整复。

合并头皮开放性损伤或颅骨破碎的颅骨复合性凹陷性骨折或颅骨凹陷性粉碎性骨折，可能伴发脑膜撕裂或脑损伤，这类骨折应仔细探查、清创之后缝合。手术中应尽量找出碎骨片并尽可能地复位，以避免手术后感染风险的升高及颅骨缺损过多而导致颅骨缺损二期手术修补。

（三）生长性骨折

颅骨生长性骨折是外伤后的颅骨线形骨折，由于各种原因骨折不愈合反而逐渐扩大，形成颅骨缺损。颅骨生长性骨折是婴幼儿特有的少见的早期并发症，以骨折线进行性的增宽为特征。尽管颅骨骨折在婴幼儿中很常见，但是生长性骨折仅占其中的0.05%～1%。

生长性骨折最常见的表现为波动性的头部肿块，可伴有脑膨出、脑挫伤致脑软化等。神经系统的症状如癫痫发作、轻偏瘫、智力迟钝等较少见。患儿常常可以完全无症状。多由家长偶然发现的可触及的肿块或骨折线变宽前来就诊。生长性骨折常在最初骨折后的几个月内开始，但是往往在几年后才被发现。生长性骨折多发生在 3 岁以内的婴幼儿，8 岁之后几乎不发生。最常见的部位为颅顶部，其次为枕部和额部，后颅窝、眶顶及筛窦也可发生。上海儿童医学中心自 2000 年 11 月至 2010 年 6 月对来院就诊的颅骨线形骨折的患儿进行随访观察，发现 10 例生长性骨折，发病年龄均小于 21 个月。从受伤到发现颅骨生长性骨折的时间间隔都在 2 个月内。

骨折处有硬脑膜的撕裂，这是生长性骨折发生的必要因素。快速生长的脑组织产生的由内向外的护张力在生长性骨折的形成中起关键性的作用。婴儿大脑的快速生长，对颅骨始终保持一个比较强大的向外的张力，一旦颅骨发生线形骨折，在脑组织的作用力下，骨折线可以在短期内开裂扩大，形成生长性骨折。由于缺少硬脑膜和颅骨的限制，颅内压力的波动在病灶处放大，导致蛛网膜下的软化组织或脑组织穿出硬脑膜的撕裂处至骨折线外，形成疝。另外，持续的、波动性的压力作用于骨折线的边缘造成骨的腐蚀，也是发生生长性骨折的可能原因之一。生长性骨折主要表现为头皮囊性肿块及可触及的颅骨缺损。但由于数周前有头部创伤病史，尤其是当时还伴有头皮血肿的患儿，医生和家长很容易将骨折开裂后膨出的脑组织误诊为头皮血肿，甚至贸然进行头皮穿刺抽吸血肿，造成不良后果。因此，对于婴幼儿颅骨线形骨折，尤其是最初的 X 线片显示骨折分离大于 4mm，在创伤后的 1 ～ 2 个月内，应定期复查，确定有无生长性骨折的发生。一旦出现头皮搏动性肿块伴颅骨缺损，应及时 CT 检查，以明确诊断。头颅三维 CT 扫描更能够反映颅骨骨折的位置、宽度和颅骨缺损的范围，以利于临床的诊断及治疗。

手术是治疗的唯一方法。目的是修复撕裂的硬脑膜和颅骨的缺损，切除癫痫病灶。不建议为了减少脑脊液波动性的压力而对这类患儿放置分流管，除非伴发脑积水或手术后出现了脑脊液漏。几乎所有的学者都比较关注硬脑膜的修补。在晚期手术的病例，由于硬脑膜表面肉芽组织增生，疝出的脑组织已经产生脑膜瘢痕，未见有硬脑膜破损及脑脊液漏。因此，手术中不必强求扩大创面，修补硬脑膜。由于头皮和硬脑膜之间粘连紧密，术中剥离头皮时应非常小心，尽量减少人为的硬脑膜撕裂。颅骨缺损修补的材料可以用自体骨骼，如肋骨和颅骨外骨板，或人工材料如钛网。关于手术时机，许多学者认为修补最小年龄在 4 ～ 5 岁。因为对于儿童颅骨修补的病例，未发育成熟的颅骨在受到外界束缚的情况下仍具有较强的自身调节能力，颅骨能顺应正常颅骨形态生长。笔者认为修补年龄可以进一步放宽到 2 岁甚至更小。这是由于婴幼儿 2 岁开始运动发育迅速，但运动能力和风险意识尚差，意外跌倒等伤害较多，颅骨缺损的存在使脑部受伤的风险大大增加。同时 2 岁以上婴幼儿颅骨已经具有一定的厚度，有条件进行自身骨移植，也能够适应钛钉的长度和牢固度。修补中注意尽量避开和保护好重要骨缝是修补成功并避免术后头颅畸形的关键。

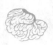

三、颅内血肿

颅内血肿，包括硬膜外血肿、硬膜下血肿、蛛网膜下腔出血、脑内出血，实际上只占儿童颅脑创伤的一小部分。小儿头部创伤导致的颅脑占位性创伤的发生率随年龄增高。

硬膜外血肿的发生率，在新生儿与婴儿组为1% ～ 2.5%。在年长儿与青春期组为1% ～ 5%。硬膜下血肿在儿童的发生率介于3.5% ～ 10.8%之间，脑内血肿则在1% ～ 4%之间。产伤及维生素K，缺乏是导致新生儿颅内血肿的主要原因。产伤大多数发生在难产和急产时，以足月儿和巨大儿多见。由于胎儿头过大或产道过小引起。产伤造成的出血主要为静脉出血，是由于胎儿头部受挤压以致硬脑膜静脉窦或脑表面的静脉撕裂，出血位于硬脑膜下腔或蛛网膜下腔，幕上和幕下均可发生。

小儿颅脑的特点之一便是它们正经历着生长与发育过程，使得不同年龄段的儿童针对同一损伤的反应不尽相同。新生儿与婴幼儿的颅骨骨缝尚未闭合，板障空间较小，呈单层结构。4岁以后，颅骨逐渐变成一个封闭系统。相比颅骨已经骨化且骨缝已闭合的年长儿，婴幼儿较大的蛛网膜下腔空间及柔软的可以分离的颅盖骨使他们对血肿的耐受力更强。由于年龄较小儿的脑组织能够承受更多压迫且颅骨可发生变形，使他们更易发生脑白质切应伤而不是颅内血肿。随着年龄的增长，儿童的颅内血肿发生率逐渐接近成人。

（一）硬膜外血肿

新生儿不易患硬膜外血肿的原因有很多。硬膜与骨膜紧密结合在一起，阻止了硬膜外液体的聚集。而且，脑膜中动脉沟较浅，血管尚未在颅骨中走行。加之颅骨较柔软，在受创伤时自身也能缓冲一部分能量，所以脑膜中动脉不易破裂。新生儿硬膜外血肿的最常见原因是产伤导致的出血。血肿可处于颅内任何部位，但最常见于颞顶部与额叶。由于硬脑膜静脉窦的存在，后颅窝也易发生硬膜外血肿。儿童后颅窝损伤后所导致的血肿中25% ～ 40%为硬膜外血肿，通常是由于骨折引起的。随着儿童年龄的增长，更易出现继发于脑膜中动脉出血的经典的硬膜外血肿。

新生儿硬膜外血肿可以表现为不安、尖叫、肌张力增高、惊厥等兴奋症状，或表现为嗜睡、昏迷、肌张力低下、拥抱反射消失等抑制症状，呼吸常伴发不规则呼吸暂停。前囟紧张或隆起是颅内压增高的直接表现。如发生小脑幕切迹疝，因压迫脑干并牵拉动眼神经，致使同侧出现眼睑下垂、瞳孔散大、瞳孔对光反射消失、眼球外斜等。

硬膜外血肿患者出现任何神经症状和/或神经受损表现，都应当立刻行血肿清除手术，因为手术过程安全可靠。甚至积极的医生认为，若血肿量大于30mL，不论神经功能是否受损都应当紧急手术。然而，通常认为如果患者格拉斯哥评分 15 分且无神经学异常表现，可以保守观察。神经受损症状轻微且格拉斯哥评分为 15 分，仅有头痛者采取手术还是保守治疗尚存在争议。

当血肿处于亚急性或慢性期，血肿已经液化，可采用针吸术移除。

（二）硬膜下血肿

硬膜下血肿在新生儿中不常见，但随年龄增长发生率上升。硬膜下血肿可位于幕上空间或后颅窝。新生儿小脑幕下与幕上的硬脑膜下出血，临床表现有显著不同。幕下硬脑膜下出血的典型表现是：首先出现呼吸频率快慢、深度和节律的异常。哭声异常，呈嘶哑或高调声。随后出现由于呕吐及吸吮反射而致的喂奶困难，以及神经系统症状进行性加重，表现为意识障碍、惊厥、肌张力低下、前囟门隆起、紧张，头围增大迅速，同时伴有贫血。由动眼神经受压麻痹而引起瞳孔散大者不多见。幕上硬脑膜下出血的典型表现是：如出血量不多，且均匀分散，可无任何临床症状：出血量多时可形成局部血肿块，引起整个颅腔内压力增高，囟门膨隆，张力高。新生儿颅缝未闭能使囟门紧张得到部分缓解，但意识障碍进行性加重，出现局限性或多灶性阵挛性抽搐，常伴有局部运动障碍。若不及时处理，可发生小脑幕切迹疝。此时患儿表现为一侧瞳孔散大及脑干功能障碍进行性加剧。

任何导致脑中线移位的急性硬膜下血肿且患儿已经昏迷，或者神经功能受损者都需要紧急开颅手术。神经受损轻微且血肿体积较小者可保守治疗。临床通常会遇到这样一种情况，患儿有严重的脑中线移位与神经损伤，但血肿边缘比较薄，周围组织水肿严重。在这种情况下，医生往往比较难以决定是否需要手术。一般来说，比较明智的做法还是手术。由于脑组织肿胀等原因，许多血肿实际上比 CT 片上看起来要大。血肿去除及骨瓣被游离后至少可以部分解除脑组织压迫。由于新生儿和婴幼儿的囟门和骨缝未闭，颅脑呈半封闭状态，蛛网膜下腔较大，相比成人颅内有很大的空间容纳血块和肿胀的脑组织，因此在许多情况下手术时不需要为了减压而去除骨瓣。而且，新生儿去除骨瓣后短期内无法进行颅骨缺损修复手术。所以，这一类患儿手术去除骨瓣需要慎重。

（三）脑实质内血肿

足月儿的严重脑实质血肿是由胎头在通过产道时骨缝的相互滑动所造成。这些血肿通常位于冠状缝与人字缝附近。在年长儿中，这些血肿多是由于对冲伤，最常见的部位是额叶下部与颞叶。对冲伤的发生率随着儿童的年龄增长而增大。

总体上，硬膜下血肿的治疗原则也适用于脑实质内血肿。如果患儿脑神经未受损，并且只有较小脑实质内血肿及较轻的压迫症状，可在 ICU 内进行严密的保守观察治疗。否则就需要施行开颅手术以去除血块。

（四）创伤性蛛网膜下腔出血

创伤性蛛网膜下腔出血在新生儿期之后的婴幼儿期和儿童期遭受严重头部创伤时比较常见。蛛网膜下腔相对比较宽松，血管较丰富，颅盖骨又比较柔软，使得儿童易于患创伤性蛛网膜下腔出血。新生儿及婴幼儿少量的蛛网膜下腔出血也可无症状，但可阻塞脑脊液的重吸收路径而影响脑脊液循环，造成脑外积水或脑内积水。出血量多者则可出现激惹症状、颈项强直，脑膜刺激征阳性表现，甚至留有脑干损伤的后遗症。

如果影像学显示患儿在治疗后仍未好转，蛛网膜下腔仍有较多血液，则需要做CTA或MRA或脑血管造影以排除创伤性动脉瘤。创伤性动脉瘤一般发生在颅底远端前端或者中部脑动脉，是由于直接血管壁创伤引起的血管分支出血，或者是由于突然加速引起的切应伤。小儿创伤性脑动脉瘤出现可早可晚，动脉瘤出现后应当立即进行手术或者介入治疗。

四、弥漫性脑创伤

儿童颅脑创伤中弥漫性脑创伤主要包括弥漫性轴索损伤和弥漫性脑肿胀。弥漫性轴索损伤的特点是神经功能的广泛性异常，而患儿入院时的CT检查显示正常或稍有异常。弥漫性轴索损伤是创伤的能量分散于整个脑部的结果，其严重程度差异很大。此类创伤的病理学实质是位于灰质和白质交界处、胼胝体和脑干的轴突剪断伤。此类创伤的原因是角加速性或减速性创伤，其创伤程度和在脑中消散的能量多少或进行角加速或减速运动时的速度有关。其临床表现取决于轴突功能障碍或轴突毁损的严重程度可以从轻微脑震荡到重症弥漫性轴索损伤伴随严重的和长期的神经功能损害。患儿可以出现去大脑状态、异常凝视麻痹、瞳孔变化及自主意识紊乱。影像学检查可以表现正常或出现多发性深部白质损害病灶，如胼胝体和脑干血肿，这些改变以脑部MRI图像显示最理想弥漫性脑肿胀是一种创伤后的反应，特点是因脑血量显著增多而导致ICP增高。此现象首先由Bruce等在1981年描述。他们发现在大脑中间清醒期后出现的迟发性病情恶化，通常伴随大脑半球的脑血流量增加，表现为血管扩张和脑血量增多。Muizelaar等发现，41%的重度颅脑创伤患儿出现了脑血管自身调节功能受损。然而，对于这些发现一直争议颇多。最近，Vavilala等再次发现没有局灶性血肿的重度颅脑创伤患儿的脑血管自动调节功能可以受到损害。总的来说，这似乎可以解释发生弥漫性脑肿胀患儿的预后不如成人。这整个过程确切的病理生理变化我们知之甚少，可能是由于低钠血症、充血、缺氧、局部缺血、脑血流自动调节功能丧失或糖酵解过多造成的。无论是何种潜在病因，都有可能是轻微头部创伤后病情严重恶化的主要原因。良好的神经功能恢复来自积极的ICP控制，具体控制策略详见下述。婴幼儿特别易出现弥漫性脑半球肿胀，偶尔可伴有硬膜下薄层出血，尤其是非意外性创伤。

五、儿童非意外性颅脑创伤

非意外性创伤，是指由于蓄意的暴力作用于儿童导致的创伤，也称虐待创伤。早在20世纪中期，监护人对孩子的虐待，最先被医学界觉察到。这些患儿来就诊时他们的病史通常被隐瞒。因此，对医生而言这是一个很大的挑战。临床医生通过对病情和线索的分析，推测创伤的发生原因可能是蓄意伤害，而不是意外创伤。

1940年末到1950年，英国非常出名的一个事件是一名育婴女佣通过使劲摇晃婴儿使其打嗝的方式虐待损伤了几名婴儿，导致这些婴儿出现蛛网膜下腔血肿。摇晃婴儿就是致病原因。由此产生了摇晃婴儿综合征这一名词。

摇晃婴儿综合征或称非意外性头部创伤，发生于12%的躯体受虐儿童，是婴儿期神经创伤和死亡的一个主要原因。摇晃婴儿综合征是由于猛烈摇晃婴儿时，婴儿脑部在颅内来回撞击颅骨或产生一个足够大的角减速度，引起的严重的脑部创伤。这种创伤通常没有外在的创伤体征，但有可能会出现婴儿行为改变，如烦躁、嗜睡、皮肤苍白或青紫、呕吐和抽搐。在摇晃婴儿综合征中，硬膜下出血是最常见的颅内病变，其他表现有脑水肿，蛛网膜下腔出血、脑实质出血、脑室内出血、弥漫性轴索损伤、剪切伤、缺血和脑疝。视网膜出血可以见于50%～100%的受累婴儿。在死亡的受害者中，视网膜出血的发生率可以高达100%。

苏格兰的前瞻性人群研究发现，1岁以内婴儿摇晃婴儿综合征的发生率是24.6/100 000，在城市中和秋冬季节更常见。1岁婴儿遭受虐待头部创伤的概率是1/4065，因头部创伤去医院就诊的两岁以内儿童，至少24%遭受过非意外性创伤。

虐待创伤的危险因素包括父母年轻、较低的社会经济地位、不稳定的家庭、单亲、婴儿早熟、有虐婴前科的护理人员。施虐者按照频率的高低依次是父亲、母亲的男朋友、女性临时保姆和母亲。当非意外性头部创伤的婴儿就诊时，其监护人或护理人员为了隐瞒事实，给出的最常见的两个病史是轻微的创伤史或无创伤史。轻微创伤史经常被描述成从床上或者其他较低平面低空掉落。当护理人员否认有创伤史的时候，来就诊的婴儿却有一些比较特殊的颅内压升高症状，如喂食困难、呕吐、淡漠、过激、癫痫发作、呼吸暂停等，有时也可以根据常规的体格检查发现一些线索，如头皮擦伤痕迹。当没有提供创伤史或者没有特殊的症状的时候，虐待创伤通常被漏诊。硬膜下血肿是婴儿虐待创伤中最常见的颅内出血，出血可以很薄，但是范围很广，可以覆盖一侧或者两侧的大脑半球的表面，甚至后纵裂。婴儿与年龄稍大的儿童和成人的区别是，其颅骨有很大的变形性，因此，他们的表浅静脉也可能在特定的伤害中被牵拉或者破裂，造成硬膜下出血。用力摇晃婴儿，造成急速的角减速力，在这种情况下，头部已经停止了运动，但是大脑还在颅骨内旋转，于是造成矢状窦旁桥静脉的牵拉甚至破裂，从皮质撕脱，血液流进硬膜下腔或者蛛网膜下腔。据报道，65%～95%的虐待头部创伤的儿童还可以伴有视网膜出血，可以是一侧的，或者是双侧的。

儿童的低空坠落伤（一般指在家中 1m 以内的高度）多数导致硬膜外血肿，不会导致致命的大脑创伤。因为绝大多数低空坠落的婴儿有很好的忍受能力，造成的创伤也很小，婴儿可以在临床上并无症状。因此，当婴儿出现急性硬膜下血肿或者伴随有明显的神经系统的症状（例如昏迷）时，若监护人或护理人员只提供轻微的创伤病史，如低空坠落，此时，需要考虑是不是虐待创伤所致。因为低空坠落没有这么大的创伤力。从家具上自由坠落（头部距离地面 1m 内）可以导致颅骨骨折、硬膜外血肿等，但是似乎并不能很好地解释急性硬膜下血肿、脑水肿和死亡的现象。

虐待所致脑创伤的药物和手术治疗与其他意外伤所致脑创伤的治疗并无差别。

第三节　儿童颅脑创伤的救治

儿童发生颅脑创伤的比例高于成年人，然而，令人惊奇的是，几乎没有关于儿童这种特殊类型的颅脑创伤急性期救治标准及有关这类患者在门诊和住院期间的康复问题的针对性研究。这主要是因为儿童颅脑创伤患者总是处在发展变化的年龄阶段而难以给出随不同年龄相应变化的正确评估。现在普遍认为儿童并不是“小成人”，不可能从成人颅脑创伤文献资料中衍生出有关适合儿童颅脑创伤救治的指南和标准。2012 年美国已推出了《儿童颅脑创伤救治指南》第二版。该指南是从相关的文献研习中总结出一些指导性意见提供给临床医生。有一些研究已经证实，由于创伤急救系统的建立和儿童创伤中心的应用，使儿童颅脑创伤死亡率有所下降。但是，近来有研究指出某些类型的儿童颅脑创伤并未从创伤中心的建立中受益，在美国俄勒冈州创伤救治系统建立以后，其郊区及由此转运到较好救治中心的儿童颅脑创伤死亡率反而有明显的增加，这可能是因为创伤救治中有关快速转运的方案不健全从而导致那些病情不稳定的患儿强行转运造成的结果。有关资料给出这样一个结论，即如果把重型颅脑创伤的儿童患者放在小儿创伤中心或者放在有治疗儿童创伤资格的成人创伤中心救治，比放在Ⅱ级成人创伤中心救治更容易存活下来，在Ⅱ级成人创伤救治中心对于儿童颅脑创伤患者实施手术处理，其存活率比在其他创伤救治中心手术者要低。另外，在大城市，直接把儿童颅脑创伤患者送至儿童创伤救治中心能增加总体存活率。对颅脑创伤患儿进行神经外科监护的目的是治疗明显的颅内血肿，并预防对受伤脑组织的继发性创伤。治疗旨在控制颅内压（ICP），并维持 CPP 在正常范围。总体原则包括避免发热和低氧血症、维持正常呼吸、保持适当的颈静脉引流量和恰当的镇静镇痛措施。当患儿的 GCS<8 分或有疑似 ICP 增高时，或者某些临床检查不适宜监护患儿时，应进行 ICP 监护。

如果已使用了这些方法，ICP 仍然增高，那么需要考虑出现新的颅内占位性病变的可能。除上述方法外，高渗疗法、过度通气法、巴比妥药物疗法、亚低温和开颅去骨瓣减压术也可能控制增高的 ICP。按照儿童颅脑创伤治疗原则所述，目前采用的是一种理性的递进式的治疗方法，这种方法分阶段实施，并基于 ICP、治疗反应、外科干预风险、标准化护理，可以降低死亡率和改善预后。对于重度颅脑创伤儿童的监护也存在多种策略。是否进行 ICP 监护、采用何种方法的最终决定还是取决于主管医师。许多用于控制 ICP 增高的方法因无数据可依而无法进行比较，无法形成统一的标准。据 2001 年对英国所有儿童重症监护室的调查发现，各医疗中心的治疗方式存在很大差异，巴比妥酸盐、甘露醇，低温和过度通气疗法的使用也不尽相同。但事实上儿童和成人颅脑创伤的治疗方法也没什么本质的区别。

一、院前呼吸道处理

众所周知，颅脑创伤患者院前出现低氧血症将使其预后更差。另一些研究发现儿童重型颅脑创伤患者在院前发生低氧血症是很常见的，大约有 1/3 的儿童重型颅脑创伤患者在院前发生低氧血症，有 1/3 的儿童重型颅脑创伤患者到达急诊时存在着低氧血症。因此，有人主张对于儿童重型颅脑创伤患者在受伤现场有低氧血症征象者，应立即给予气管插管等处理。但是，两项大型随机前瞻性研究（其中一项研究还使用了国家儿童创伤登记资料库）证实，对于上述这类患者在现场实施气管插管和面罩给氧处理，其预后结果没有多大差别。有一项涉及 16 例儿童颅脑创伤患者在受伤现场实施了气管插管等措施的研究，结果表明，其中 4 例死亡者都是由呼吸道出问题造成的。虽然大家都知道低氧血症将导致儿童和成人颅脑创伤患者预后更差，而且这类患者的低氧血症通常在入院前就已经发生，但是在入院前对于婴幼儿和儿童实施气管插管需要专门的技术培训。普遍认为，对于婴幼儿和儿童进行准确插管的成功率比成年人要低。

二、血压、氧合的复苏

许多研究都已经证实低血压和低氧血症都会使儿童和成人颅脑创伤患者的预后更差。Pigua 等人在一项研究中分析了低氧血症和低血压对重型颅脑创伤患者死亡率的影响，他们报道这类患者到达急诊室时有 18% 存在低血压。入院时已存在低血压的重型颅脑创伤患者死亡率为 61%，而入院时无低血压的这类患者死亡率仅为 22%，而此时当低血压合并有低氧血症时，这类患者的死亡率高达 85% 左右。在成人神经外科文献中把收缩压 <90mmHg 定义为低血压，对于儿童，是根据其收缩压低于其相应年龄收缩压正常值下限时被定义为低血压，但是必须注意到低血压是休克较晚期的体征。灌注压减少的体征包括心动过速、中心脉搏消失、尿量减少至小于 1mL/（kg · h），或者毛细血管充盈时间延长（>2 秒钟）。对于儿童患者，当其血压尚在正常范围，但存在灌注不足的临床征象时，就应该给予液体复苏治疗。为了防止导致或加重脑水肿而限制液体入量将不利于抗休克治疗，其实单纯的颅脑创伤导致休克是极罕见的。所以，当这类患儿出现休克时应想到内脏器官或脊髓损伤的存在。

三、儿童颅脑创伤患者的监测

对婴幼儿和儿童重型颅脑创伤患者进行ICP监测是应该的。为此，最新的儿童颅脑创伤救治指南建议对重型颅脑创伤儿童进行ICP监测。从成人研究中获得的资料可以看出，监测和正确处理ICP增高可以有效地保证脑CPP、防止脑疝发生和改善患者的预后。对于婴幼儿和儿童轻、中型颅脑创伤患者，CP监测不应该作为常规，但是对于那些有不同程度意识变化并存在着颅内创伤性占位病变或者因为应用了镇静药、肌松药而妨碍神经系统检查的患者，可考虑进行ICP监测。ICP监测对于避免ICP增高（>20mmHg）和CPP降低的作用仍未肯定，但是大家都知道，当这类患者存在着ICP增高时，其预后比ICP不高者要差。

连续监护ICP并给予积极正确有效的降颅内压处理将会改善这类患者的预后。一些研究应用3种不同的治疗策略控制ICP增高，结果显示其降低患者死残率的效果相似而且都比较理想，这三种治疗策略是开颅去骨瓣减压手术、过度通气疗法和高渗性脱水治疗。另有研究已经证实开颅去骨瓣减压手术可以有效地改善那些对于其他疗法无效的顽固性高ICP婴幼儿和儿童颅脑创伤患者的预后。有资料显示，在保证无风险的前提下进行ICP监测，的确会给儿童重型颅脑创伤患者的治疗带来极大的帮助。预测儿童颅脑创伤患者因其ICP增高所造成的危害比成人要困难得多。虽然GCS评分和神经系统检查仍然是评估颅脑创伤患者的临床标准，但其对于婴幼儿和儿童是不太适合和不敏感的。诸如脑池受压变形等之类ICP增高的影像学征象，对儿童患者是不可靠的，容易出现误导。从临床上评估婴幼儿颅脑创伤程度是很难的，初次头颅CT未发现颅内异常改变并不能排除ICP增高存在的可能性。对婴幼儿重型颅脑创伤患者，虽然其前囟和颅骨缝未闭合，但并不影响ICP增高的发生发展，ICP监测仍有一定意义。所以，对于所有婴幼儿重型颅脑创伤患者及使用了镇静药、肌松药或者因颅外损伤而使用了麻醉剂的儿童颅脑创伤患者都应该进行ICP监测。连续的ICP监测有助于更客观地处理重型颅脑创伤患者，这是因为任何有关降低高ICP的内、外科措施都有潜在的副作用。所以，应用ICP监测就能帮助医生慎重地使用诸如高渗性脱水治疗、镇静药、麻醉药，巴比妥治疗和通气疗法等与预后结果有密切关系的这些治疗措施。

对有ICP监测指针的儿童患者，临床医生决定应用什么样的监护设备与技术也是很重要的。理想的ICP监测装置应该是安全、准确、可信和最有效的。现在常用的ICP监测技术是通过外引流液体传感ICP或者光纤尖端直接感受ICP两种技术。外引流传感装置是通过颅内脑室腔的液体传导ICP，而脑实质内光纤传感装置是直接置入脑实质内传感ICP。外引流传感装置是准确的，而且也能够被多次校对，但是液体管路的阻塞可能造成读数的不精确。另外，外引流传感装置必须固定在一个与头部相应点一致的水平面上，以防止测量 ICP 的偏差。光纤传感装置或者传感器在导管顶端的传感装置，必须在插入颅内之前进行校正，一旦插入颅内，除非同时伴有脑室内引流 CSE，否则就不能再进行校对。所以，容易出现测量值的浮动，特别是当这种传感装置进行长时间监测 ICP 的过程中容易发生这种情况。在成人的相关研究中已经证实，如果应用这种装置监测 ICP 超过 5 天时，就会出现不可忽视的测量值浮动。在需要进行 ICP 监测的儿童患者进行脑室内置管，并外接传感装置或者其顶端带有传感装置的监护技术是最准确最可靠的 ICP 监测方法。脑室穿刺置管的方法还能够通过引流 CSE 达到治疗效果。与 ICP 监测有关的使病情加重的感染是极为罕见的，因此感染不应该成为阻止 ICP 监测的问题。虽然目前 ICP 监测是颅脑创伤最常用的监测方式，但在有条件的救治中心，如果有其他监测方式，也可以同时应用以更加全面的评估和救治患者。最新的《儿童颅脑创伤救治指南》就建议有脑组织氧监测的医院应积极进行脑组织氧的监测并维持脑组织氧不低于 10mmHg。

四、颅内压增高的控制阈值

关于儿童重型颅脑创伤患者 ICP 治疗的值目前还没有确定下来。我们知道长时间的或者明显的 ICP 增高必然导致患者预后不良。Pfenninger 等人回顾性分析了 24 例重型颅脑创伤患者的 ICP 监测资料，他们以 ICP>20mmHg 定义为 ICP 增高，发现当 ICP>40mmHg 持续存在时存活概率几乎为零，而 ICP 在 20 ～ 40mmHg 之间者预后中等，ICP<20mmHg 者预后良好。虽然 ICP>30mmHg 的儿童颅脑创伤患者可仅用药物就能获得成功治疗，但绝不能否认开颅去骨瓣减压术对于 ICP>30mmHg 的患儿是有效的。

成人指南推荐当 ICP>20mmHg 时，应该进行降颅压治疗。一项多中心双盲随机对照研究证实，当 ICP>20mmHg 就开始行 ICP 治疗的患者预后得到明显改善。另外，有些患者 ICP<25mmHg 时，就可能发生脑病，所以，究竟选择什么水平的 ICP 值作为治疗阈值，必须客观地、反复地与临床检查及放射学结果结合起来，要根据每个患者的具体情况制订个体化治疗方案。目前的《儿童颅脑创伤救治指南》还是建议将 20mmHg 作为 ICP 的控制值，但更高级别的推荐目前还没有。

五、脑灌注压的控制阈值

全脑或脑局部缺血是急性颅脑创伤后常见的严重问题。CPP 的定义是平均动脉压减去 ICP，按照这个定义，脑灌注压就是推动血液流入颅内的一个压力梯度，因此与脑血流和脑实质代谢明显相关。颅脑创伤后脑血管痉挛的发生概率高，这就增加了脑血管的阻力而降低了 CPP，最终导致脑缺血。应用持续的压力监测，包括有创动脉压监测和 ICP 监测，CPP 就能够被测定掌握，以避免局灶性和全脑缺血发生。众所周知，颅脑创伤后脑血流的下降经常发生而且通常降低到脑组织缺血的阈值水平。在颅内血肿和脑挫裂伤附近的脑组织更是存在 CBF 减少。究竟如何最好地测量 CBF 以及真正的确定缺血阈值仍然是个争论的问题。CPP 则是相对容易测量且与 CBF 有良好相关性的指标。

CPP 降低总是伴随着不良的预后，但是还没有太多证据表明监测和维持 CPP 最终就能够改变成人和儿童颅脑创伤患者的预后。当 CPP<40mmHg 常导致死亡率增加，但这与年龄有关，目前仍不清楚是否将 CPP 阈值控制在 50mmHg 以上就是儿童最理想的 CPP 值。目前还没有研究能够证实把 CPP 维持在怎样的目标阈值以上就能够改善儿童脑创伤患者的预后。最新的《儿童颅脑创伤救治指南》只是建议应避免儿童颅脑创伤患者的 CPP 低于 40mmHg，并建议将儿童的 CPP 维持在 40 ～ 50mmHg。但应根据患儿的具体年龄在此范围内做相应的调整，对于婴幼儿应在此范围的下限，而对于青少年应在上限。更高级别的推荐目前仍缺乏。

六、镇静药和肌松药的应用

尽管在儿童重型颅脑创伤患者急诊插管和控制 ICP 增高等处理当中经常使用镇静药、止痛药、肌松药，但是还没有正规的有关这方面实际应用的临床研究。由于缺乏高质量的研究，限制了我们得出相关的结论。

在维持患者呼吸道、血管内置管和其他监护等方面使用镇静药、止痛药和肌松药是必要的。另外，因为疼痛和一些明显的躁动增加了脑代谢，从而导致了脑血容量的明显增加，最终造成 ICP 增高，所以应用镇静药和止痛药在减轻上述继发性损害方面也是极其有用的。除了治疗过度的刺激以外，这些药物的应用有利于机械通气的使用，还有抗癫痫和止吐作用，也能防止颤抖，并且能够帮助患者消除创伤后疼痛、烦躁所带来的长期精神压力。肌松剂降低 ICP 的机制是多方面的，其包括降低呼吸道和胸腔的压力，从而有利于脑静脉血液回流，防止抖动、强直，防止与呼吸机对抗的呛咳发生。肌松剂的危险包括不经意的气管插管脱出后的低氧血症，掩蔽了癫痫的发作，增加了医院内肺炎的发生率，心血管方面的不良反应，不稳定的应激反应和延长在 ICU 内住院的时间等。

在有关镇静药、止痛药、肌松药这些特殊治疗方法之间的比较性实验研究获得结果之前，现有《儿童颅脑创伤救治指南》只能把在婴幼儿和儿童重型颅脑创伤患者是否应用和应用多大剂量上述几种药物的问题，交给临床医生来决定。

七、脑脊液外引流

对于儿童重型颅脑创伤以及 ICP 增高的患者，进行 ICP 监测的同时引流出脑室

CSF，通常兼有治疗作用。CSF 外引流能够减少颅内液体的容积，从而达到降低 ICP 的作用。在颅脑创伤患者进行脑室穿刺术是 ICP 监测常用的一种方法，这种方法外引流出 CSF 具有重要的治疗意义。当然，CSF 外引流不仅仅限于脑室这条通路，对于儿童重型颅脑创伤和 ICP 增高的患者，采用有控制的腰大池 CSF 外引流方法也能够改善这些患者的预后。

总之，儿童颅脑创伤救治指南中把脑室 CSF 外引流方法作为顽固性 ICP 增高处理措施之一给予推荐。另外，对于那些在影像学上显示脑池无受压闭塞，也没有颅内占位病变和中线移位的儿童重型颅脑创伤患者也可采用腰大池 CSF 外引流法，但证据级别仍较低。

八、高渗性治疗

当采用头高体位、镇静和 CSF 引流等保守治疗方法无效时，可以采用高渗疗法来治疗 ICP 增高。儿童需要治疗的 ICP 上临界点尚无严格定义，一般来说，治疗的目的是将 CP 控制在 20cmH_2O 以下，未满 6 岁的患儿应控制在 18cmH_2O 以下，未满 24 个月的婴幼儿应控制在 15cmH_2O 以下。过去曾采用多科不同的高渗制剂，最常用的是甘露醇和高渗盐水。哪种制剂更好尚不清楚，但最终目的是有效地控制 ICP，并在治疗期间维持水和电解质平衡。

自 20 世纪 70 年代以来，甘露醇就一直成为高渗疗法的药物。甘露醇是降低成人和儿童颅脑创伤患者高 ICP 的一个里程碑。它通过两个不同的机制发挥作用。一是甘露醇通过减小血管直径和降低血液黏稠度来迅速降低 ICP，这也是 CBF 自动调节的结果。尽管血液黏度降低，通过反射性的血管收缩仍可以使 CBF 被维持在一定水平。这样脑血容量和 ICP 都会有所下降。甘露醇对于血乳度的作用是迅速而短暂的（75 分钟）；二是甘露醇通过渗透性作用来降低 ICP，这个作用起效比较慢（15 ～ 30 分钟后），是由于要用一定的时间才能够通过渗透压梯度把脑组织内的水分吸引到循环中来，这个作用可以持续 6 小时。当然，它是在血 - 脑屏障完整的情况下发挥作用。在脑挫伤区域甘露醇可能出现蓄积现象，从而导致渗透压反向移位，即把血管内的液体吸引到挫伤区域的脑组织来，甚至导致 ICP 增高。这种情况常见于甘露醇在循环系统中停留时间较长的情况。甘露醇是从尿中原样排出的。已有研究发现，当成人血浆渗透压 >320mmol/L，时，使用甘露醇就存在着急性肾小管坏死和肾衰竭的危险性。因此，目前更多的是给予间断、快速地使用甘露醇。不同的患儿甘露醇的使用剂量差别很大，0.25 ～ 1.5g/kg 甘露醇均可达到良好的临床效果，能有效地控制 ICP，且能维持水和电解质平衡。一组研究表明，使用较小剂量的甘露醇能产生同样的治疗效果，但不良反应更轻。从 1980 年起高渗盐水的使用逐渐盛行，当时创伤研究者在使用高渗盐水抢救烧伤患者或休克患者时注意到了其对颅脑创伤患者的显著疗效。另一组随机的多中心针对需在入院前复苏的创伤患者的术后研究发现，使用高渗盐水患者的存活率达 34%，远高于使用乳酸钠林格溶液患者 12% 的存活率。像甘露醇一样，Na^+ 透过血 - 脑屏障的能力低，这样 Na^+ 就具有改善血液流变学和渗透压梯度的两方面作用，这个渗透压作用与甘露醇降低 ICP 时的机制一致。高渗性盐水还显示出几方面比较理想的有益作用，其中包括正常细胞静息膜电位和细胞容积的恢复，刺激心房钠尿肽释放，抑制炎症性反应和增加心输出量。高渗盐水的副作用包括 ICP 的反跳、脑桥中央的脱髓鞘性病变和 SAH。应用高渗盐水对于控制重型颅脑创伤后 ICP 增高是有效的。有效剂量是每小时每千克体重持续输入 3% 的盐水 0.1 ～ 1.0mL，这个剂量按照从小到大递增方式使用。

尽管大部分研究都是基于成人患者，但有些是针对颅脑创伤患儿的研究。在伤后立即使用和早期使用高渗盐水，证明有类似疗效。Simma 等将 35 名 GCS<8 分的颅脑创伤患儿随机分为两组，一组用乳酸钠林格溶液进行复苏，另一组则使用 2% 的高渗盐水。尽管两组的存活率和治疗结果相似，但采用乳酸钠林格溶液作为复苏液的一组患儿相比高渗盐水组的患儿，需要更多的干预手段，更易患成人呼吸窘迫综合征（ARDS），需要在 ICU 待更长时间。如今高渗盐水的使用范围已超出了伤后早期复苏，已证实它能控制伤后增高的 ICP，许多研究还发现高渗盐水非常安全。高渗盐水还有助于恢复血管内血容量，并增强心血管功能，降低风险，包括肾衰竭、血钾过低，低血压和与甘露醇相关的反跳性颅内压增高。针对脑血流的研究显示，高渗盐水通过收缩内皮细胞来增大毛细血管的直径，还可使血细胞收缩以增强其变形能力，最终结果是增加脑血流量。除了作为一种渗透制剂，高渗盐水还能刺激心房利钠因子的释放，并抵消血管内皮素的血管收缩作用。高渗盐水还能升高动脉压，促进血浆流动，导致血黏度降低和脑血流增加。据 1965—1999 年的文献汇总分析显示，在使用多少浓度和使用多大剂量的高渗盐水方面没形成一个统一的标准，而且使用高渗盐水的患者人数相对较少。尽管如此，还是有趋势表明接受高渗盐水治疗的患者的 ICP 明显降低，而且患者几乎没有不良反应。

对于能产生最佳临床效果的高渗盐水的理想浓度尚未达成一致。1993 年起的一项动物实验显示，用 7% 的高渗盐水可以达到和甘露醇同样的控制 ICP 的效果。从此，几项人体试验也证实用高渗盐水治疗 ICP 增高具有安全性和有效性。Vialet 等随机选取了处于持续昏迷状态的颅脑创伤患者进行研究，一日其 ICP>25mmHg 就接受等剂量的 7.5% 高渗盐水或 20% 的甘露醇进行注射治疗。研究表明，接受高渗盐水治疗的患者，每日 ICP 增高的次数相对较少（7 次：13 次），每日 ICP 增高的持续时间明显缩短（67 分钟：131 分钟）。高渗盐水的渗透压梯度比甘露醇高 2 倍多。一项更近的研究直接比较了等渗甘露醇和 7.5% 的高渗盐水或 6% 的葡聚糖溶液的疗效。该研究按随机的方法进行，按先使用甘露醇，后使用高渗盐水（或先后次序相反）的方法来治疗 ICP 增高，在同一患者身上比较高渗盐水和甘露醇的疗效。经过对 9 名患者的观察后，结果发现高渗盐水可以更有效地将 ICP 降至治疗目标范围，而且药效持续时间明显长久（148 分钟：90 分钟）。可以在等量注射甘露醇和高渗盐水的基础上直接比较作为高渗制剂的疗效，尽管高渗盐水或葡聚糖要比甘露醇贵很多，但其更有效，且需要更少的其他干预。有证据表明高渗盐水可以用于控制对所有其他干预手段都无反应的 ICP 增高。Horn 等回顾了 10 名 ICP 持续增高患者，尽管已经使用了适当的镇静药、麻醉药、过度通气疗法、巴比妥酸盐昏迷法及每隔 4 小时使用 0.35g/kg 剂量的甘露醇。但 ICP 都无法降低。研究证实，在所有其他干预手段都无效的情况下，滴注 7.5% 的高渗盐水仍能控制 ICP。在治疗期间，需要小心控制血钠浓度和血浆渗透压。基于上述研究结果，笔者更倾向于将高渗盐水作为首选的高渗疗法的制剂。

目前最新的《儿童颅脑创伤救治指南》仅推荐在重度颅脑创伤患儿存在颅内高压时给予高渗盐水进行高渗治疗，推荐的有效剂量在 6.5 ～ 10ml/kg。指南还建议对颅内高压患儿给予 0.1 ～ 1m/（kg · h）的 3% 的高渗盐水进行持续滴注，且应避免血浆渗透压 >360mmol/L。虽然甘露醇在儿童颅脑创伤患者中也经常使用，但目前还没有数据支持其使用的有效性。

九、过度通气

在儿童重型颅脑创伤患者临床救治当中通过应用积极的过度通气疗法迅速降低 ICP 做法已有 20 多年的历史。这种疗法是基于一种假设，即儿童颅脑创伤之后常见脑充血现象。过度通气还被认为通过其他机制发挥有益作用，其中包括减轻脑组织酸中毒，改善脑组织代谢，恢复脑组织 CBF 自动调节功能和增加对脑缺血区域的血液灌注。然而，最近有关儿童颅脑创伤的研究，证实脑充血并非常见，因此，普遍产生了对过度通气疗法安全问题的忧虑。过度通气是通过造成低碳酸血症而使脑血管收缩，最终通过 CBF 减少来达到降低 ICP 的作用。所以，过度通气也可能引发脑缺血。缓慢持续地过度通气将会减少脑组织间质中的二氧化碳缓冲作用，从而使脑循环系统变得对 $PaCO_2$ 分压增高反应更加强烈。另外，过度通气所造成的呼吸性碱中毒就会引起氧和血红蛋白解离曲线左移，从而可能破坏氧向脑组织的转运。至今，还没有专门的工作来研究比较在婴幼儿和儿童重型颅脑创伤患者治疗过程中应用过度通气疗法与其他治疗方法对预后结果的影响，这些其他治疗方法包括高渗性脱水剂、巴比妥疗法、低温疗法。轻度过度通气（$PaCO_2$ 为 30 ～ 35mmHg）可以考虑较长时间应用于那些对于镇静药、止痛药、肌松药 CSF 外引流法和高渗性脱水疗法无效的顽固性高 ICP 患者。积极的过度通气疗法（$PaCO_2$ 低于 30mmHg）可以作为顽固性高 ICP 处理的二线选择疗法，但应避免在伤后 48 小时内预防性的应用重度过度通气（$PaCO_2$ 低于 30mmHg）。在过度通气疗法使用当中，应当密切监测 CBF，颈静脉血氧饱和度（$SjvO_2$）或者脑组织氧分压（$PbtO_2$），以帮助医生及时识别脑缺血的发生。

十、体温的控制

亚低温为颅脑创伤患者提供了另一种治疗方法。尽管已对颅脑创伤、脑缺血和脑卒中的实验模型进行了大量研究，并发现亚低温是有效的，但人体临床数据表明亚低温的作用是复杂的，并充满争议。相反，业内通常认为应尽量避免使用亚低温。现有的研究包括：对成熟和未成熟动物进行中度亚低温的实验室研究：对存在脑缺血、缺氧新生儿进行亚低温的尝试：成人颅脑创伤后 24 ～ 48 小时进行亚低温的Ⅱ期临床试验。这些研究结果都支持亚低温是一种安全有效的治疗方法。Marion 等对 16 ～ 75 岁入院时 GCS 为 3 ～ 7 分的患者进行了随机的前瞻性研究，这些患者中不包括低血压、缺氧或错过最佳抢救时间者。使用冷盐水洗胃和冰毯覆盖来使体温达到 32 ～ 33℃的中度亚低温，保持 24 小时，然后缓慢复温。结果显示低温治疗组患者的 ICP 比较低，尤其在伤后第一个 36 小时。通过早期随访发现接受低温治疗者的预后都有改善。相对于创伤昏迷数据库对照病例的 25% 的恢复率，有 50% 亚低温接受者的预后良好或存在中等度残疾。长期随访结果显示，初始 GCS 为 5 ～ 7 分者，低温治疗后 12 个月的临床结果有所改善；而初始 GCS 为 3 ～ 4 分者治疗前后的临床结果没有显著变化。Shiozaki 等报道了采用温和亚低温控制 ICP 增高的结果令人鼓舞。Clifton 等报道，接受 48 小时中度低温治疗的患者中，15% 的患者在治疗 6 个月后病情有所改善。然而，《全国急性脑损伤研究：亚低温》并不支持这些研究的初期结果。他们研究了 392 例 16 ～ 65 岁的患者，结论是亚低温不能改善重度颅脑创伤患者的预后，各组中均有 57% 治疗患者的临床结果不佳。进一步的研究显示，45 岁以下患者的预后相对较好，他们入院时体温较低，并接受低温治疗。所有这些研究的对象都是 16 岁以上的成年人。鉴于儿童独特的病理生理机制，且颅脑创伤后常遗留后遗症，因此，正如上述提及用亚低温治疗脑缺血、缺氧新生儿的病例，儿童可能对亚低温的反应更好。在一项最早的对儿童进行亚低温的研究中，Gruszkiewicz 等认为亚低温可以改善重度颅脑创伤儿童的预后。在 191 例重度颅脑创伤患儿中，42 例患儿出现了脑干损伤征象：去脑强直、瞳孔异常和呼吸不规律。这些患儿接受了 31 ～ 36℃的低温治疗 1 ～ 16 日，治疗期间仍然维持适当的镇静药、甘露醇和多次腰穿治疗，直到去脑强直状态消失、呼吸正常。其中 22 例入院后不久即死亡，20 例存活，大部分能回到学校正常上课，但经常需要特殊辅导。在一项多中心的二期临床研究中，Adelson 等证实对重度颅脑创伤患儿施行中度亚低温是安全的。尽管与未接受亚低温的患儿相比，ICP 的平均值无统计学差异，但还是存在 ICP 每小时平均值的降低及 ICP>20mmHg 次数的减少，表明 ICP 的总体严重性得到了缓解。稍后接受亚低温的患儿也可见到此效果（6 小时后）。该方法虽然可能增加心律失常的风险（窦性心动过速可通过补充水分来控制），但发生凝血功能障碍、感染或再次颅内血肿的风险并无显著性差别。在复温阶段，存在 ICP 反弹增高的趋势。总体来说，这些研究都认为亚低温可能有助于控制重度颅脑创伤患儿的 ICP，但有关治疗需要维持多少时间以及复温的速度多少适宜仍存在疑问，希望这些问题能在已开展的有关重度颅脑创伤患儿中度亚低温的多中心二期临床研究中得到解答。因此，目前最新的儿童救治指南推荐应避免给重型颅脑创伤患儿仅持续 24 小时的中度亚低温（32 ～ 33℃），并推荐对顽固性颅高压的患儿在伤后 8 小时就开始进行持续 48 小时以上的中度亚低温（32 ～ 33℃），并应避免复温速率 >0.5℃/h。

十一、巴比妥药物疗法

自从 20 世纪 70 年代以来就有报道，在儿童重型颅脑创伤后 ICP 增高时可应用巴比妥类药物进行治疗。巴比妥类药物的降 ICP 作用和直接的神经保护特性一直鼓励人们去探索这类药物在儿童颅脑创伤的作用有几个治疗方案已被公布，Eisenbeig 等人通常应用戊巴比妥的方案如下：开始剂量为每千克体重 10mg，在 30 分钟内给完，然后按每小时每千克体重 5mg 持续 3 小时维持剂量，每小时每千克体重 1mg。

Noedby 和 Nesbakken 联合报道了在儿童和成人重型颅脑创伤患者治疗过程中使用硫喷妥钠的方案如下：开始剂量为每千克体重 10 ～ 20mg。

维持剂量：每小时每千克体重 3 ～ 5mg。

如果血压下降或者 ICP>25mmHg 时，硫喷妥钠的剂量要减少。虽然间断的大剂量使用巴比妥类药物的理想方法和持续时间还没有被确定下来，但是，临床医生通常可以看到在应用了巴比妥类药物 24 小时期间就可以使 ICP 获得良好的控制，如果没有发生再度 ICP 增高的危险，从此时就可以开始减少巴比妥类药物的用量。还有几个关于大剂量巴比妥疗法的研究显示，巴比妥疗法对于儿童重型颅脑创伤后顽固性高 ICP 具有有效地降低作用，然而巴比妥类药物使用过程中伴有心肌抑制、低血压的危险，有时候需要通过血管内增加输液量和心肌血管收缩药物来维持血压。所以，巴比妥疗法仅用于临床急危重症病例，而且还需要进行必要的一些全身监测以避免发生血流动力学的不稳定和及时处理此类并发症等。为此，目前的儿童救治指南只是建议将高剂量的巴比妥药物治疗用于其他一线治疗均无效的顽固性颅内高压，并应密切监测动脉血压，并维持合适的脑灌注压。

十二、去骨瓣减压术

当一级和二级疗法都不起作用时，去骨瓣减压术是控制药物治疗效果不良性 ICP 增高的另一种选择。如同高渗疗法，现有的文献资料难以评估去骨瓣减压术的效果，因为手术指征及方法均有很大的差别。外科手术治疗 ICP 增高可以追溯到 Dandy 和 Cushing 时代。在 20 世纪 70 年代初就有报道，先后对 50 多例颅脑创伤患者实施了双额开颅术，存活率仅为22%。笔者只在患者昏迷、窒息、去脑状态、单侧或双侧瞳孔扩大的情况下才实施这种极端的干预措施。接受去骨瓣减压术而存活者中也有很多恢复正常神经功能，并可以重新工作或学习的患者。若干年后的一项类似的研究报道了比上述研究更高的存活率，但神经功能的恢复比上述研究差。研究还发现，因脑干功能障碍而处于昏迷状态的颅脑创伤患者的抢救失败率很高，而且每次治疗的费用相当惊人。因此，这些治疗措施常受到质疑，因为虽然能避免重症创伤者早期死亡，但只能使其以植物状态生存。

Polin 等报道了一些采用去骨瓣减压术控制 ICP 的乐观结果。他们报道了一组 35 例使用过度通气甘露醇、镇静和麻醉药物治疗均无效的 ICP 增高，并接受了双侧经额去骨瓣减压术的病例，然后对他们的治疗结果和创伤昏迷数据库的数据进行了配对对照研究。结果显示，中度神经功能障碍的恢复率为37%，儿童的恢复率达44%，所有患者的 ICP 均有所降低，而且低于对照组的 ICP 值。笔者强调早期实施开颅降压术最为有效，但对于 ICP>40mmHg、GCS 为 3 分的患者无效。尽管本研究没有采用巴比妥酸盐或 CSF 引流术来协助控制 ICP，尽管所挑选的病例和历史对照比较有偏倚，但本研究表明去骨瓣减压术对一些 ICP 增高的重度颅脑创伤患者确实还是有作用的。Guerra 等也发现了类似的良好结果。1977—1997 年，57 名患者在标准治疗无法降低 1CP 的情况下，接受了去骨瓣减压术（31 例单侧，26 例双侧），结果 10% 的患者处于植物生存状态，而 58% 的患者获得了康复得以重返社会。笔者建议对符合条件的部分药物治疗无效的颅脑创伤患者应早期实施去骨瓣减压术。为此，目前的《儿童颅脑创伤救治指南》也只是建议对一线药物控制无效的顽固性颅内高压或脑疝患儿可考虑行去骨瓣减压术。

十三、糖皮质激素

糖皮质激素曾经被用于各种颅内病变，主要是用于减轻脑水肿。在颅脑创伤当中，很多的研究发现糖皮质激素并没有什么益处。

Fanconi 等人在他们进行的前瞻性研究中，把应用地塞米松治疗的患者与用标准方法治疗的患者进行了比较分析，结果发现两组患者的 ICP 值、CPP 值、伤后 6 个月时的结果都没有任何差别。还发现，地塞米松治疗组减少了体内皮质醇的水平和明显增加了感染率。Kretschmer 等人进行的回顾性研究发现，标准治疗组和地塞米松治疗组的死亡率相似（23%：24%），但是，如果对于有颅内血肿（36.8%：11.8%）和低 GCS（5～7 分）（33%：14%）的颅脑创伤患者应用激素治疗可明显降低死亡率。当然，这个研究的价值是有限的，因为激素治疗组与非激素治疗组患者的严重程度没有可比性。

鉴于许多研究，目前我们认为糖皮质激素对颅脑创伤患者的治疗作用还不可靠，其容易导致患者皮质醇水平下降和感染率增加，因此在《儿童颅脑创伤救治指南》中不推荐在颅脑创伤患者治疗过程中使用糖皮质激素。

十四、血糖与营养的管理

由于目前还没有充足的临床数据支持，因此最新的《儿童颅脑创伤救治指南》并没有推荐对重度颅脑创伤患儿给予免疫调节的饮食以提高患者预后。另外，也没有数据支持对于颅脑创伤患儿的血糖应控制在何种水平，因此对于患儿血糖水平的控制还应依据主治医师的经验而定。

十五、创伤后癫痫的治疗

创伤后癫痫（PTS）是儿童颅脑创伤的一种常见并发症。PTS 的定义是反复发作的自发性发作性疾病。10% ～ 20% 的重度颅脑创伤患儿可以出现 PTS，且通常治疗困难。早期 PTS 通常出现于伤后的第一周。PTS 患儿可以在受到刺激时突发抽搐，然后迅速恢复至正常精神状态，且无颅内异常。受伤时立即发生的抽搐发作也称刺激性发作，儿童中更常见，尤其是婴儿。各种类型的 PTS 均与创伤的严重程度无关，总体发生率为 5.5% ～ 21%。绝大部分 PTS 都发生在颅脑创伤后的第一个 24 小时内，外伤越严重、年龄越小，发生率越高。轻度、中度和重度颅脑创伤儿童 PTS 的发生率分别为 2% ～ 6%、12% ～ 27% 和 23% ～ 35%。2 岁以下幼儿 PTS 的发生率是 3 ～ 12 岁儿童的 2.5 倍。非意外性颅脑创伤儿童的 PTS 更常见，有报道其发生率达 48% ～ 65%，而意外性颅脑创伤的 PTS 发生率只有 15% ～ 17%。对于发生 PTS 的颅脑创伤儿童需要更长的随访时间。颅脑创伤后 5 年，轻度、中度、重度颅脑创伤儿童累积 PTS 的发生率分别为 0.7%、1.2% 和 10%。相反，伤后 30 年的累积发生率分别上升至 2.1%、4.2% 和 16.7%。基于儿童癫痫的发生阈值低于成人的观点，儿童急性颅脑创伤后通常需要接受预防抗惊厥的经验治疗。尽管如此，一项随机双盲试验发现，接受苯妥英治疗的儿童延迟性 PTS 的发生率为 12%，而接受安慰剂的患儿延迟性 PTS 的发生率为 6%。儿童延迟性 PTS 的发生率略低于成人，一项回顾性研究总结了 1988—1990 年 194 例受钝器伤的儿童的 PTS 发生情况，18 例出现了 PTS，其中 14 例发生于受伤后 24 小时内。这项研究发现，受伤后最初的 GCS 评分是预测 PTS 发生的最可靠指标 38.7% 的 GCS 为 3 ～ 8 分的患者发生了 PTS，而仅有 3.8% 的 GCS 为 9 ～ 15 分的患者出现 PTS。根据主治医师的意见，此回顾性研究中一些 GCS 为 3 ～ 8 分的患者接受了苯妥英治疗，PTS 的发生率从 53% 降至 15%。笔者也支持使用苯妥英来预防伤后早期 PTS。

另一项针对颅脑创伤儿童的回顾性研究也得到了类似的结论。1980—1986 年针对芝加哥地区颅脑创伤患儿的调查发现，PTS 的发生率为 9.8%，其中 95% 发生于伤后第一个 24 小时内。而有弥漫性脑水肿、GCS 为 3 ～ 8 分及急性 SDH 的患者更有可能发生 PTS。该组的发生率达 35%，而轻微颅脑创伤患者 PTS 发生率只有 5%。此项研究中年龄和 PTS 的发生率无关。

因此，预防性使用抗癫痫药是否有益，尤其对于重度颅脑创伤亚组的患儿，上述两项研究提供了一些线索。1976—1979 年，245 例受钝器伤或贯通伤的患者随机接受了苯妥英或安慰剂的治疗，以控制伤后早期 PTS。研究仅涵盖被认为有 10% 以上概率可能发生 PTS 的患者。5 例用苯妥英者及 4 例用安慰剂者出现了伤后早期 PTS。笔者认为这些结果无法证明预防性治疗是无益的。反而，另一项在华盛顿和西雅图进行的时间跨度为 4 年、涵盖 586 例颅脑创伤患者的研究发现，伤后早期 PTS 明显降低。这些患者随机接受了长达 1 年的安慰剂和苯妥英治疗。苯妥英治疗组中伤后早期 PTS 的发生率只有 3.6%，而安慰剂组则差很多，发生率达 14.2%。两组的延迟性 PTS 发生率无显著差异。事实上，苯妥英组（21.5%）的发生率略高于安慰剂组（15.7%）。综上所述，笔者认为有指征使用苯妥英来降低伤后早期 PTS 的发生率。

我们必须对癫痫发生所导致的危险性与抗癫痫药物使用所带来的并发症进行权衡比较。抗癫痫药物可导致的并发症主要包括共济失调、学习能力下降、Steven-Johnson 综合征。考虑到这些事实和预防性抗癫痫治疗对于早期和晚期 PTS 的疗效，儿童颅脑创伤救治指南中不推荐应用抗癫痫药物去预防晚发性 PTS 的发作，而建议早期（7 天内）适当用药以预防早发性 PTS。

第四节　儿童颅脑创伤的预防

颅脑创伤的死亡风险非常高，而且有终身残疾的风险。患者一旦处于残疾状态，那么丰富多彩、幸福快乐的生活将不复存在。尽管可以付出大量的努力来治疗原发性脑创伤，并降低各种加重神经功能损害的继发性因素的损害作用，但从逻辑上讲，最基本的预防措施是降低颅脑创伤死亡率和致残率。许多团体或组织，都在尽力提高人们对颅脑创伤的认识和防范受伤意识。一些简单的措施，如滑冰、骑车时戴头盔，使用安全座椅和安全带等，已经在减轻损伤范围和严重性方面起了重要作用。这些计划需要我们的支持，提高人们对于创伤的了解和防范创伤应该成为医疗工作的一部分。在未来，希望伤害预防课程的推广和普及，伤害预防课题的研究，能够为政府规定儿童必须强制系安全带、戴头盔及坐安全座椅等政策及法律的制定提供科学依据。对于非意外性伤害，早期教育主要是针对父母，尤其是妈妈，告诉他们不要摇晃儿童，即使他们对婴儿的哭闹或者其他行为感到无计可施的时候，也不要对婴儿身体施加不正确的外力。

导致脑震荡的轻度颅脑创伤一直备受关注。多项研究表明，相对于第一次发生的脑震荡，再次发生的脑震荡可以显著影响神经功能恢复。有一点很重要，年轻运动员如果发生过脑震荡，应禁止其继续从事运动。儿童脑震荡的症状通常包括思想无法集中或记忆困难、逻辑性差、头痛、过度疲劳或情绪不稳定等。每个人所需的重返社会的时间不一，何时重返社会取决于是否恢复到受伤前状态和创伤后症状是否彻底消失。

第五节　总结与展望

作为导致儿童死亡最常见的原因，创伤性脑损伤正在成为一项重大公共卫生难题与医疗课题。各类严重程度不一的颅脑创伤都可能对儿童脑的生长发育产生深远的影响。尽管儿童颅脑创伤后对颅内占位性病变的治疗原则和成人的并无差别，但无疑还是存在年龄相关性差异，包括弥漫性脑肿胀、脑自主调节功能受损、癫痫发作阈值降低、非意外性创伤及脑发育中易损性增高等。需要重视并控制系统性损害因素造成的不良影响，如缺氧、低血压、CP 增高、CPP 增加和使用抗痉挛药物，有助于防止继发性创伤。对亚低温的深入研究、评估自由基的控制、提高受损脑功能和代谢的影像学检查，都将助于预防继发性创伤，并提高治疗效果。重症医学的发展、脑监护与继发性脑创伤的防治，将在未来可以最大程度地减少创伤性脑创伤所带来的不良后果。

颅脑创伤的预后，在很多情况下，不仅与受伤程度有关，还与治疗手段有关。细致入微、及时正确的临床决策能够实实在在地降低头部损伤的致残率与致死率。儿童今后的人生还很长，所以他们理应获得最好的治疗与护理。

（刘汶青、葛新）

第二十四章

颅脑创伤后颅内感染的诊断和治疗

虽然绝大多数颅脑创伤的致残率和死亡率取决于最初的创伤，但伤后颅内感染不但增加费用、延长住院时间，而且可危及患者生命。因此，不管是神经外科医生还是从事创伤急救的外科医生，都应该重视它。颅脑创伤后颅内感染的发病率为2.6%～30.0%，病死率为3.8%～30.0%，根据2008—2012年统计，华山医院颅脑创伤患者颅内感染率为4.9%。

虽然脑组织处于头皮、颅骨和脑膜的保护之下，加之血-脑屏障的存在，使得颅内感染的机会较其他器官要低得多。可是，外围保护组织或血-脑屏障一旦受到破坏，细菌对脑组织的侵入较其他器官却要容易，而治疗却相当困难。常见的高危因素包括：脑脊液鼻漏、耳漏及切口漏；术后切口外引流；手术放置异物（如分流管、颅骨修补材料、人工脑膜、电极板等）；手术切口污染；手术持续时间长（>4小时）；再次手术者；伴有其他部位感染（呼吸道、泌尿道等感染）者等。

第一节　帽状腱膜下脓肿

头皮裂伤或穿通伤容易引起感染，如蜂窝织炎，以及更少见的帽状腱膜下脓肿，它们都是由微生物直接污染软组织引起的。帽状腱膜下脓肿和骨髓炎是浅表创伤最需要关注的并发症。关于帽状腱膜下脓肿的数据资料非常有限。Goodman等报道了5例浅表创伤伴有帽状腱膜下脓肿的病例，病因倾向于多种细菌感染。合适的处理方式包括切开引流，必要时清创。鉴于这些感染是由多种细菌引起的，抗生素治疗需针对厌氧菌及正常皮肤定植的革兰阳性菌（表24-1）。帽状腱膜下脓肿虽然很少发生，但常继发于挫伤导致的帽状腱膜血肿，故需要密切进行临床和影像学的随访。任何创伤，哪怕是很轻微的受伤，都需要合理地处理，包括及时进行预防破伤风的治疗。

表 24-1 颅脑创伤后帽状腱膜下脓肿：常见微生物及经验性抗生素治疗

常见病原微生物	经验性抗生素治疗
葡萄球菌（特别是金黄色葡萄球菌），链球菌、革兰阴性杆菌、厌氧菌	万古霉素十第三代头孢菌素 *·*+/- 甲硝唑或万古霉素十美罗培南

注：头孢噻肟、头孢曲松。

如考虑是铜绿假单胞菌，须使用头孢他啶（第三代）或头孢吡肟（第四代）。

第二节 骨髓炎

骨髓炎可以由颅脑创伤本身造成，更多是由于手术干预而造成（如去骨瓣减压、颅骨钻孔和颅骨固定的操作、皮肤或肌肉瓣的移植）。

即使看似轻微的创伤或裂伤，如果不彻底清洁，缝合伤口仍可导致骨髓炎。有关创伤后骨髓炎的资料很少，这说明其发生率很低。在开放性骨折中，骨髓炎的危险因素包括骨折的严重程度、污染程度、软组织损伤的严重性及不充分或延迟的（>5 小时）手术清创。骨髓炎根据症状持续的时间分为急性、亚急性和慢性（分别为小于 10 日、10 日至 3 个月、大于 3 个月）三类，但与临床更相关的是它可能存在的慢性迁延症状。这些症状可以非常显著，如经久不愈的或须持续引流的伤口。

一些轻微症状更加常见，如头痛、局部压痛或肿胀。发热并不常见，如果出现发热也常为低热。白细胞计数和血沉（ESR）正常或轻度升高。C 反应蛋白（CRP）是炎症更敏感的指标，可作为辅助诊断工具。ESR 和 CRP 都可作为疾病活动性和 / 或对抗生素反应的指标。CT 检查是骨髓炎诊断主要方法。MRI 检查呈假阳性可能是由于创伤后瘢痕和 / 或水肿引起的。

对清创时取得的骨质标本进行病理学和微生物学分析有助诊断。对骨质活检标本的药敏试验可决定最合适的抗生素治疗策略。侵犯的病原微生物通常为多种微生物。正常皮肤定植的细菌可污染伤口，其他还包括环境微生物因创伤而进入伤口（如生锈的金属碎片、泥土等）。对创伤的手术干预增加了包括院内病原体在内的病原微生物感染的可能性。最常见的病原微生物是葡萄球菌或革兰阴性厌氧杆菌（表 24-2）。

表 24-2 颅脑创伤和神经外科术后骨髓炎：病原体和针对培养结果的抗生素治疗

易感情况	常见病原体	抗生素药物
创伤后	金黄色葡萄球菌 革兰阴性杆菌 厌氧菌	万古霉素，利奈唑胺或达托霉素 * 第三代头孢菌素”或美罗培南 甲硝唑或美罗培南

续表

易感情况	常见病原体	抗生素药物
神经外科术后	耐甲氧西林金黄色葡萄球菌（MRSA） 铜绿假单胞菌	万古霉素、利奈唑胺或达托霉素 * 第三代头孢菌素"或美罗培南

注：* 针对 MRSA 感染推荐药物。

代表药物有头孢噻肟、头孢曲松，如考虑是铜绿假单胞菌，须使用头孢他啶（第三代）或头孢吡肟（第四代）。除了使用抗生素外，需要对累及的骨质进行清创（必要时进行开颅手术）。对于开放性骨折，创伤后即刻或早期（伤后 6 ～ 8 小时）使用抗生素是一种标准的治疗方法。在一项针对开放性肢体骨折患者的回顾性研究中发现，预防性静脉使用抗生素降低了急性或早期感染率，同时也降低了慢性骨髓炎的发生率。尽管不能过度强调在受伤早期进行彻底清创及后续手术干预的重要性，但是，无论使用抗生素治疗的疗程有多长，没有进行充分清创的病例预后较差。由于经验性抗生素治疗会显著降低细菌培养的阳性率，因此对于血流动力学稳定且没有颅内感染扩散证据的患者应暂缓经验性抗生素治疗，直到活检结果出来。在获得活检标本后（如有可能可以多处取样），比经验性使用万古霉素和头孢吡肟可能会更加合适。对于骨髓炎，抗生素治疗的疗程应该尽可能地延长，一般情况下为最后一次清创后的 4 ～ 6 周。此外需要密切的临床随访，每周 1 次的 ESR 和 CRP 检查有助于检测治疗的反应。

第三节　硬膜下或硬膜外积脓

积脓可源自颅脑创伤或相邻部位的感染（如耳鼻感染、脑膜炎、帽状腱膜下脓肿、开颅手术、骨折线附近的骨髓炎等），逆行性血栓性静脉炎，或者很少见的血源性播散（如败血症血栓）。

硬膜下积脓和硬膜外积脓有明显的区别，通常前者更常见，致死率更高，需要急诊治疗。如不进行紧急引流，硬膜下积脓患者会迅速死亡，而硬膜外积脓则表现为更缓慢的病程。硬膜下积脓占颅内感染的 15% ～ 20%，病死率达 10% ～ 14%。对于幸存的患者，有 10% ～ 44% 有永久性神经系统后遗症。硬膜外积脓的数据资料有限，有报道中发现在 82 例硬膜外积脓患者中，81 例患者有良好的预后。积脓的危险因素尚不明确，不充分的清创是关键原因。在一项针对 55 例创伤后积脓病例的回顾性研究中发现，有 23 例患者被描述存在"裂伤愈合处流脓的感染性窦腔"。患者在未经治疗的情况下，积脓可导致癫痫、骨髓炎、脑积水，甚至死亡。

积脓可在创伤的早期出现。在两项独立病例研究中发现，患者症状出现情况如下：

平均 19 日（4 ～ 60 日）出现硬膜下积脓，平均 10 日（1 ～ 49 日）出现硬膜外积脓。硬膜外积脓的临床表现很轻微，也不具有暴发性。创伤后硬膜下积脓最常见的症状包括头痛（84%）、发热（69%）、颈项强直（65%）。硬膜下积脓的表现还包括超过 39℃的高热、头痛、恶心、呕吐及迅速出现的神志不清。神经系统检查发现包括意识障碍、局灶性神经功能缺失、偏瘫以及癫痫，在两类积脓中均可出现，但在硬膜下积脓中更常见。大约 80% 的硬膜下积脓患者也可出现假性脑膜炎症状，初始的神经系统症状可以经过适当、及时的治疗恢复。MRI 是检测和鉴别两种积脓并评估严重程度的诊断方法。如果 MRI 检查无法进行，CT 检查是一个选择。对手术获得标本的革兰染色及培养是指导抗生素治疗的基础。颅内积脓常见的病原微生物包括需氧链球菌、厌氧菌和一系列革兰阴性菌。感染经常由多种微生物引起。在两个独立的回顾性研究中发现，创伤后颅内积脓最常见的细菌是金黄色葡萄球菌（表 24-3）。

适当的治疗包括早期诊断、迅速而彻底的清创、手术引流脓液，此外还需针对性地进行抗生素治疗。Nathoo 等主张对硬膜外积脓的患者进行钻孔引流或限制性开颅手术。根据他们的经验，硬膜外积脓的脓液较稀薄，易于引流，且不存在分隔。硬膜下积脓患者进行钻孔引流与病残率和再次手术率增加有关。

无论选择何种方式，充分减压及脓肿彻底引流将预示预后良好。他们还报道了 6 例没有任何症状或体征的少量硬膜外积脓病例，采用非手术干预的方式成功治愈。

在明确细菌培养结果前，经验性使用广谱抗生素需要针对革兰阴性菌、革兰阳性菌（包括 MRSA）和厌氧菌（表 24-3）。鉴于积脓的严重性，特别是硬膜下积脓，在等待合适的标本微生物分析结果时不能停止使用抗生素。理想的抗生素使用疗程还没有明确。在明确致病因素时，抗生素需在确认临床症状改善及影像学检查提示积脓治愈后继续使用一段时间。

表 24-3　积脓病原体和经验性抗生素治疗

常见的病原体	经验性抗生素治疗
链球菌、金黄色葡萄球菌、革兰阴性杆菌、厌氧菌	万古霉素 + 第三代头孢菌素 *+/- 甲硝唑或万古霉素 + 美罗培南

注：* 头孢噻肟、头孢曲松。如考虑是铜绿假单胞菌，需使用头孢他啶（第三代）或头孢吡肟（第四代）。

第四节　脑脓肿

化脓性细菌侵入脑组织引起化脓性炎症，并形成局限性脓肿，称脑脓肿。

一、病因和发病机制

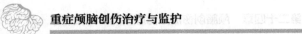

根据不同细菌感染来源，可将脑脓肿分为五大类。

（一）耳源性脑脓肿

耳源性脑脓肿最多见，是化脓性中耳炎的并发症，约占全部脑脓肿病例的 50%，大多继发于急性中耳炎、急性中耳乳突炎、慢性化脓性中耳乳突炎等。多数位于大脑半球的颞叶或小脑半球，以颞叶者为多，约为小脑半球的 2 倍。只有极少数位于额叶、顶叶、脑桥及对侧大脑半球。有以下 2 种产生途径：①直接经邻近的骨结构蔓延及硬膜、蛛网膜而抵达脑组织，先引起局限性化脓性脑膜炎，后中央坏死而形成脓肿；②血行性传播为感染或血栓性静脉炎经奇静脉或动脉感染栓子传入颅内形成额叶、顶叶、小脑蚓部及脑白质深部等远位耳源性脑脓肿。

（二）鼻源性脑脓肿

鼻源性脑脓肿多继发于额窦炎，也可发生于上颌窦炎、蝶窦炎、筛窦炎，但均较少见。占脑脓肿的 10% ～ 20%。其感染途径以直接蔓延为主，先引起鼻窦壁的破坏，继而向颅内蔓延产生局灶性硬膜炎，再向内扩展就产生鼻源性脑脓肿。这种扩展主要是通过栓塞穿入硬膜及脑内的血管，特别是静脉来完成的。鼻源性脑脓肿的第二种感染途径是血行性，通过血栓性静脉炎经上矢状窦扩散到大脑上静脉而导致脑脓肿。第三种少见的感染途径是经眼眶向颅内扩展，或经视神经软脑膜鞘向颅内侵入。

（三）外伤性脑脓肿

外伤性脑脓肿是由于颅脑损伤，尤其是开放性损伤的继发感染引起，在战争年代多见，占全部脑脓肿的 10% 左右。近年来由于早期清创术做得彻底及抗菌药物的广泛应用，这种并发症已显著减少。外伤性脑脓肿大都位于伤道或异物附近。一般在损伤后 1 ～ 2 周形成，也可在晚期，即数月或数年后才出现脑脓肿的症状。外伤性脑脓肿多为单发性。

（四）血源性脑脓肿

感染大多由身体其他部位并发各种脓毒血症经血行播散所致；原发灶最常见于肺及胸膜的化脓性感染、支气管扩张、先天性心脏病、细菌性心内膜炎等，其次为皮肤疖、痈、骨髓炎、齿槽脓肿、腹腔脏器和盆腔感染或脓毒败血症等。脓肿多分布于大脑中动脉供应区，并好发于额叶和顶叶。

（五）隐源性脑脓肿

一部分脑脓肿来源不明，多在手术探查时发现。其原因是原发的感染灶很轻，经用抗生素后痊愈或自行消散。但当时已有细菌经血行潜伏脑内，当患者抵抗力减弱时脑内病灶渐渐发展形成脑脓肿。另一种可能是潜在隐蔽的原发病灶，如慢性咽部感染等，常不能引起人们的注意。

脑脓肿的致病菌随感染来源而异，常见的有：链球菌、葡萄球菌、肺炎球菌、大肠杆菌、变形杆菌和绿脓杆菌等，也可为混合性感染。细菌侵入颅内的途径：耳源性脑脓肿的细菌主要入侵途径是经邻近的骨结构（如鼓室盖）直接蔓延至硬膜、蛛网膜、血管、血管周围间隙，从而进入脑实质，形成脓肿；在少数病例，并有血栓静脉炎时，感染性栓子可经静脉窦逆行或经导静脉（或动脉）传入脑，引起远隔部位如顶、枕、额叶、小脑蚓部或原发病灶对侧的脑脓肿。鼻源性脑脓肿是因感染侵蚀鼻旁窦壁引起邻近的硬膜炎或硬膜外（或下）脓肿，进而炎症扩散入脑实质及其血管，形成脑脓肿。血源性脑脓肿细菌侵入脑实质主要经动脉血循环和静脉血循环以及经椎管内静脉丛等；外伤性脑脓肿因硬膜破损，异物侵入颅内将细菌带入。

细菌侵入脑实质后形成脑脓肿的病理变化过程可分为三期。

第一期：急性脑炎期细菌入侵脑实质后，最初都会导致急性局限性化脓性脑炎。表现为感染局部出现白细胞浸润、水肿、渗血及发生栓塞性脉管炎，继而出现多个软化坏死灶，病灶中央开始有液化表现。病灶周围血管扩张，脑细胞水肿，邻近的脑膜亦可发生炎症性反应。

第二期：化脓期化脓性炎症继续扩散，软化坏死加剧，液化的范围扩大。液化点之间的组织腐烂分解后，许多个液化点汇合成大的液化腔即脓腔，其中出现脓细胞。脓腔周围形成一薄层不规则的胶质细胞增殖的炎性肉芽组织，外围有明显水肿和新生血管出现，血管周围有白细胞和复合细胞聚积等现象。

第三期：包膜形成期在炎症局限的同时，脓腔及炎症区周围的成纤维细胞和神经胶质细胞形成的肉芽组织纤维化，变成了分界明确的脓肿包膜，液化腔内充满脓液。其外周脑水肿逐渐减轻，同时出现少突胶质细胞变大及数目增多和星形胶质细胞增多等现象。包膜形成的时间取决于细菌的毒力和机体的防御能力。一般在感染后 10 ～ 14 天初步形成，3 ～ 8 周趋于完善。位于大脑皮质处的脓肿包膜较厚。在白质深处则包膜较薄，若脓液多而压力高时，脓肿破溃而穿入脑室，形成继发性脓肿或溢向周围形成子脓肿。脑脓肿常伴发局限性浆液性脑膜炎、局限性蛛网膜炎、脑表面与脑膜粘连。合并局限或弥漫性化脓性脑膜炎时，可引起明显的颅内压增高，产生脑疝。

二、临床表现

（一）全身症状

多数患者有近期感染或慢性中耳炎急性发作史，伴发脑膜脑炎者可有畏寒、发热、头痛、呕吐、意识障碍（嗜睡、谵妄或昏迷）、脑膜刺激征等。周围血常规呈现白细胞增高、中性粒细胞比例增高、血沉加快等。此时神经系统并无定位体征。一般 2 ～ 3 周，上述症状逐渐消退。隐源性脑脓肿可无这些症状。

（二）颅内压增高症状

颅内压增高虽然在急性脑膜脑炎期可出现，但是大多数患者于脓肿形成后才逐渐表现出来。表现为头痛好转后又出现，且呈持续性，阵发性加重，剧烈时伴呕吐、缓脉、血压升高等。半数患者有视盘水肿。严重患者可有意识障碍。上述诸症状可与脑膜脑炎期的表现相互交错，也可于后者症状缓解后再出现。

（三）脑部定位征

神经系统定位体征因脓肿所在部位而异。颞叶脓肿可出现欣快、健忘等精神症状，对侧同向偏盲、轻偏瘫、感觉性或命名性失语（优势半球）等，也可无任何定位征。小脑脓肿头痛多在枕部并向颈部或前额放射，眼底水肿多见，向患侧注视时出现粗大的眼球震颤，还常有一侧肢体共济失调、肌张力降低、肌腱反射下降、强迫性头位和脑膜刺激征等，晚期可出现后组颅神经麻痹。额叶脓肿常有表情淡漠、记忆力减退、个性改变等精神症状，亦可伴有对侧肢体局灶性癫痫或全身大发作、偏瘫和运动性失语（优势半球）等。若鼻旁窦前壁呈现局部红肿、压痛，则提示原发感染灶可能在此处。顶叶脓肿以感觉障碍为主，如浅感觉减退、皮质感觉丧失、空间定向障碍，优势半球受损可有自体不识症、失读、失写、计算不能等。丘脑脓肿可表现为偏瘫、偏身感觉障碍和偏盲，少数有命名性失语，也可无任何定位体征。

（四）并发症

脑脓肿可发生以下两种危象。

1. 脑疝形成

颞叶脓肿易发生小脑幕裂孔疝，小脑脓肿则常引起小脑扁桃体疝，而且脓肿所引起的脑疝脑瘤者发展更加迅速。有时以脑疝为首发症状而掩盖其他定位征象。

2. 脓肿破裂而引起急性脑膜脑炎、脑室管膜炎

当脓肿接近脑室或脑表面，因用力、咳嗽、腰椎穿刺、脑室造影、不恰当的脓肿穿刺等，使脓肿突然溃破，引起化脓性脑膜脑炎或脑室管膜炎并发症。常表现为突然高热、头痛、昏迷、脑膜刺激征、角弓反张、癫痫等。其脑脊液可呈脓性，颇似急性化脓性脑膜炎，但其病情更凶险，且多有局灶性神经系统体征。

三、实验室及其他检查

（一）实验室检查

白细胞数明显增多，核左移，血沉增快。

（二）头颅X线片

可发现乳突、鼻旁窦和颞骨岩锥炎性病变及金属异物、外伤性气颅、颅内压增高和钙化松果腺侧移等。

（三）头颅超声波检查

大脑半球脓肿可显示中线波向对侧移位或出现脓肿波。

（四）脑电图检查

在脓肿处可呈现局灶性慢波，主要对大脑半球脓肿有定位意义。

（五）腰椎穿刺

早期颅内压稍高，脑脊液白细胞增多，一般为（50 ～ 100）$\times 10^6$/L，伴有化脓性脑膜炎时则较高。当脓肿形成后，颅内压增高明显，而白细胞正常或以淋巴细胞增多为主，脑脊液蛋白含量增加，一般 1 ～ 2g/L 或更高，糖和氯化物大多正常，脑脊液中淋巴细胞增多或细胞数少而蛋白含量增加引起细胞蛋白分离现象，脓肿破入脑室，脑脊液多为脓性，细胞数和蛋白增多，糖和氯化物降低，可培养出细菌。脓肿形成后腰穿易诱发脑疝，故仅在鉴别诊断所必须时或有明显脑膜炎症状时方宜施行，应用细腰穿针进行，测压后留取脑脊液不应超过 3mL，送常规和生化检查，术毕可静脉应用高渗脱水剂及其他降颅压措施。

（六）脑血管造影

显示大脑半球相应脓肿区无病理血管的占位影像。

（七）脑室造影

小脑脓肿可做脑室造影。侧位片显示导水管和第四脑室向前移位，正位片显示导水管和第四脑室移向对侧。

（八）CT 检查

CT 是诊断脑脓肿的主要方法，适用于各种部位的脓脑肿。由于脑 CT 检查方便、有效，可准确显示脓肿的大小、部位和数目，故已成为诊断脑脓肿的首选和重要方法。在脑脓肿有特征性改变，即脓肿周围显示高密度的环形带和中心部的低密度改变，并能精确地显示多发性和多房性脓肿、脓肿周围脑水肿程度及脑室系统移位情况，并能及时了解手术效果、术后恢复情况及有无复发。

（九）MRI

依脓肿形成的时期不同其表现不同，需结合患者年龄和病史来诊断，并注意与胶质瘤或转移瘤相鉴别。

（十）钻孔穿刺

具有诊断和治疗的双重价值，适用于采取上述各检查方法后还不能确诊的病例，而又怀疑脑脓肿者。在无上述检查设备的单位，临床上高度怀疑脑脓肿者，可在脓肿好发部位钻孔穿刺。

四、诊断和鉴别诊断

根据病史、临床表现，结合实验室及其他检查，多可诊断。

本病应与化脓性脑膜炎、硬膜外或硬膜下脓肿、静脉窦感染性血栓形成、耳源性脑积水、化脓性迷路炎、脑肿瘤等相鉴别。

五、治疗要点

在脓肿尚未局限以前，应积极进行内科治疗。虽然仅少数化脓性脑膜炎患者可被治愈，但大多数炎症迅速局限。当脓肿形成后，手术是唯一有效的治疗方法。一旦因严重颅内压增高已出现脑疝迹象时，则不论脓肿是否已局限，都必须施行紧急手术以解除危象。故脑脓肿的诊治过程必须遵循两个原则：一是要抓紧，凡较重病例均需按急症处理；二是对不同来源、不同部位和不同发展阶段的脓肿，辨证地选用治疗方法。

（一）急性化脓性脑炎或化脓阶段

此阶段最重要的处理是抗感染和抗脑水肿，合理地应用抗生素和脱水药物等综合措施，促使化脓病灶炎症的缓解和局限。

1. 抗生素的选择

原则上选用对相应细菌敏感的抗生素，在原发灶细菌尚未检出前，应选用广谱易透过血脑屏障的抗生素，用药要及时、足量。

常用抗生素剂量：青霉素（500万～1000万）U/d；庆大霉素（16万～32万）U/d；氯霉素2.0g/d；氨苄西林4.0～6.0g/d；卡那霉素1～1.5g/d。采用分次静脉滴注效果较好。若上述药物效果不好，可通过细菌培养或药物过敏试验结果调整抗生素，或选下列抗生素静脉滴注：头孢哌酮6.0～12.0g/d；头孢曲松钠2.0～4.0g/d；头孢他啶4.0g/d。为提高脑脊液内浓度，可鞘内同时给药，常用药物及每次剂量：庆大霉素（1万～2万）U；青霉素（1万～2万）U；链霉素50～100mg；氨苄西林40mg；头孢唑啉V50mg；头孢哌酮50mg；头孢曲松钠50mg；多黏菌素（1万～2万）U。

2. 糖皮质激素

除在很严重的脑水肿做短期的紧急用药外，一般脑脓肿并发的脑水肿，尽可能不用或少用糖皮质激素，以免削弱机体免疫机制，使炎症难以控制。

3. 全身的辅助疗法

不能进食或昏迷超过3天者，应给予鼻饲，补充营养及维生素类，提高抗病能力。通过血气分析及血液电解质、CO_2结合力等检查，指导临床，纠正水、电解质和酸碱平衡失调。病重体弱者可给予输血、血浆、清蛋白、水解蛋白、氨基酸及脂肪乳等支持疗法。

（二）脓肿形成阶段

除继续应用上述对症治疗外，应及时选择恰当的手术方式和时机。强调早期和争取在脑干尚未出现不可逆的继发性损害以前，清除病灶，解除脑受压。

1. 反复穿刺抽脓术

此方法简便安全，既可诊断又可治疗，适用于各种部位的脓肿，特别对位于脑功能区或深部脓肿（如丘脑、基底节）、老年体弱、先天性心脏病及病情危重不能耐受开颅手术者适用。而且穿刺法失败后，仍可改用其他方法。因此，随着脑 CT 的应用，穿刺法常作为首选的治疗方法。

穿刺抽脓宜缓慢，吸力勿过度，以免吸破脓肿壁。据脓肿大小，1 ～ 3 天内可重复穿刺抽脓，以后每次间隔时间可延长为 5 ～ 7 天，小脑脓肿忌向中线穿刺，以免损伤脑干。穿刺时尽量把脓液抽吸出来，并反复、小心地用生理盐水行脓腔冲洗，防止脓液污染术野。最后向脓腔内注入含抗生素的硫酸钡混悬液，行脓腔造影，以便以后摄头颅正侧位片随访和作为再穿刺的标志，也可不行脓腔造影，单纯注入抗生素，而用脑 CT 随访来指导穿刺。

2. 脓肿穿刺置管引流术

此方法适应于因脓液较多或脑脓肿开放引流不畅及脓肿切除困难改为引流者。可在脓肿内置管（导尿管、硅胶管、塑料管等）引流，并固定在头皮上，以便引流和冲洗。随脓腔消失后拔出。

3. 脓肿切除术

此方法为最有效的手术方式。适应证有：脓肿包膜形成好，位置不深且在非重要功能区者；反复穿刺抽脓效果不好的脑脓肿，尤其是小脑脓肿应较早切除；多房或多发性脑脓肿；外伤性脑脓肿含有异物和碎骨片者；脑脓肿破溃入脑室或蛛网膜下腔，应急症切除；脑疝患者，急症钻颅抽脓不多，应切除脓肿，去骨瓣减压；开颅探查发现为脑脓肿者；脑脓肿切除术后复发者。

脑脓肿切除术的操作方法与一般脑肿瘤开颅术相类似，要点是术中尽量完整切除脓肿，防止破溃、炎症扩散及切口感染。

（三）根治原发病灶，预防脑脓肿复发

如中耳炎、乳突炎等需行根治术。

六、预后与预防

脑脓肿的发病率和病死率仍较高，各种疗法都有程度不等的后遗症，如偏瘫、癫痫、视野损、失语、精神意识改变、脑积水等。因此，对脑脓肿来说，重要的问题在于预防和早期诊疗，尤应重视对中耳炎、肺部化脓性感染及其他原发病灶的根治，以期防患于未然。

影响疗效和预后的因素有：①诊治是否及时，晚期患者常因脑干受压或脓肿破溃而导致死亡；②致病菌的毒力，特别是厌氧链球菌引起的脑脓肿发病率和病死率均较高，可能与其破坏脑组织的毒力有关；③心源性、肺源性和多发性脑脓肿预后差；④婴幼儿患者预后较成人差。

第五节 脑膜炎

一、细菌性脑膜炎

（一）概述

急性细菌性脑膜炎也称化脓性脑膜炎，是由各种化脓菌引起的以脑膜为主的炎症。

引起急性细菌性脑膜炎最常见的3种化脓菌是脑膜炎球菌、肺炎双球菌及流行性感冒嗜血杆菌B型。脑膜炎球菌引起流行性脑膜炎（简称流脑）；肺炎双球菌及流行性感冒嗜血杆菌B型引起化脓性脑膜炎，其发病率占总病例的80%；金黄色葡萄球菌、大肠杆菌、链球菌、变形杆菌、铜绿假单胞菌（绿脓杆菌）、厌氧杆菌也可引起化脓性脑膜炎。儿童易患流脑与流行性感冒嗜血杆菌B型性脑膜炎，婴幼儿、老年人易患脑膜炎双球菌脑膜炎，新生儿易患大肠杆菌性脑膜炎。脑外伤、创伤性操作后易患金黄色葡萄球菌、铜绿假单胞菌、厌氧杆菌性脑膜炎。

【病理改变】

各种化脓性脑膜炎病理表现大致相同。早期软脑膜血管充血扩张；随后脓性分泌物渗出，开始在脑沟、脑池，以后不断增多覆盖整个脑的表面，整个脑组织充血、水肿；以后纤维蛋白渗出增多，形成脑膜粘连，可造成脑积水。进入脑室系统引起脉络丛及室管膜炎症，脑室内积脓。感染穿过蛛网膜下隙扩散，在硬脑膜下形成硬脑膜积脓。侵犯血管可引起感染性血管炎，动脉内血栓形成引起脑梗死，也可引起静脉系统的血栓形成。显微镜检查：早期主要有大量中性粒细胞，有时可见致病菌；脑膜充血渗出，表面的脑组织水肿，脑实质化脓性炎症，脑脓肿。

【发病机制】

病原菌侵入途径

（1）血源性播散，是最常见的播散途径，发生于菌血症或败血症后。

（2）邻近组织直接扩散。病原菌向邻近组织扩散可引起乳突炎、鼻旁窦炎、颅骨骨髓炎、硬脑膜外脓肿。

（3）脑脊液与外界交通。穿通性颅脑外伤、颅底骨折、脑脊液鼻漏、脑脊液耳漏、神经外科手术、脑脊膜膨出、先天性筛板缺陷等均可使脑脊液与外界交通，导致病原菌直接侵入。

（4）经静脉逆行感染，如海绵窦等感染性血栓性静脉炎。

（5）直接经脑脊液通路感染，如腰穿、脑室穿刺所致的污染。

（二）病理生理

1. 细菌（脑膜炎球菌、流感杆菌、肺炎链球菌）分泌免疫球蛋白 A（IgA）蛋白酶，可清除宿主的保护性免疫球蛋白和避免纤毛的保护机制。

2. 脑膜炎球菌具有黏性纤毛，能与黏膜上皮结合并穿过黏膜屏障。

3. 细菌的多聚糖壳有助于保护细菌对抗宿主的循环补体。

4. 某些细菌取道细胞内途径侵入机体，避免宿主的细胞外保护机制。

5. 细菌通过纤毛活动穿过血 - 脑屏障进入中枢神经系统，并在脑脊液中增殖扩散产生炎症。

6. 革兰阳性菌的细胞壁成分胞壁酸、革兰阴性菌外膜成分脂多聚糖（LPS）可以激活免疫系统，释放多种细胞因子。

在炎症的发生、发展过程中，内皮细胞、星形细胞、小胶质细胞、单核细胞和吞噬细胞可释放肿瘤坏死因子（TNF）、恶病质因子、白介素 -1、白介素 -6、前列腺素（PG）等，从而募集宿主的更多防御活动。TNF 诱发细胞凋亡，阻断 TNF 成为正在开发治疗细菌性脑膜炎的新手段之一。

7. 在治疗过程中，抗生素的应用造成细菌溶解，细胞壁成分的释放使继发性炎症反应进一步发展，如细胞壁成分引发中性粒细胞的激活和细胞因子的释放导致心血管功能的衰竭。

8. 慢性炎症和自身免疫病的发生也有关。炎症初期，黏着分子可使中性粒细胞黏着到血管内皮并激活，穿过血 - 脑屏障进入蛛网膜下腔，在脑脊液腔隙中释放更多的细胞因子，改变血 - 脑屏障的通透性。感染时产生的渗出物和脓液聚集于脑底部和脑池处，造成脑神经损伤，若聚集于脑脊液通路，可造成脑积水。脑血管浸泡在脓液中造成血管炎和血栓形成性静脉炎，从而造成脑缺血。渗出物和细胞因子损害细胞膜，破坏血 - 脑屏障造成脑水肿，而缺血又进一步加重脑水肿。败血症可引起血压下降，脑血循环进一步恶化，形成恶性循环。患者死于脑疝、败血症等并发症。

（三）机体的健康状况（宿主的易感性）

1. 新生儿于出生后几天发病的易感因素为男婴、早产、产程延长、羊水早破等（出生时从母体产道获得感染，致病菌以大肠杆菌为主）。婴幼儿免疫机制不成熟，故易患脑膜炎。老年人多有慢性疾病，易受多种致病菌侵犯。

2. 免疫功能缺陷者易受少见致病菌侵犯（机会感染性脑膜炎），住院患者易受抗药菌株感染。

3. 冬、春季人群流动、聚集可造成流脑的暴发流行。

4. 脑膜机械性破损（神经外科手术、开放性颅脑外伤、脑脊液漏、先天性皮肤窦道）是脑膜炎的主要危险因素。

【临床表现】

（一）症状

（1）发病前可有上呼吸道感染、中耳炎、肺炎、肠道感染等。

（2）急性起病，畏冷、发热。

（3）严重的头痛、恶心、呕吐等颅内高压症状。

（4）颈背痛，不同程度的意识障碍（嗜睡、精神混乱、昏迷）。

（二）体征

（1）**体温升高**：39 ～ 41℃。

（2）**脑膜刺激征**：颈抵抗 / 强直、凯尔尼格征、布鲁金斯基征阳性。

（3）**颅内高压**：颅内高压轻至中度，视盘常无水肿（急性发病者）。

（三）婴幼儿和老年人的特殊表现

婴幼儿脑膜刺激征不明显或完全缺如，表现为发热、易激惹、昏睡、喂食困难（不吃）、嗜睡、呕吐、前囟膨隆。老年人脑膜刺激征不明显或完全缺如。

（四）局灶性神经症状和体征

（1）**脑神经麻痹**：以展神经、面神经多见。

（2）**偏瘫、失语**：皮质血管炎、血管闭塞可引起。

（3）**癫痫**：局限和全身性发作，易出现托德麻痹。婴儿易惊厥。

（五）并发症

1. 脑神经麻痹

脑神经麻痹的发生率为 10% ～ 20%，特别是脑膜炎球菌性脑膜炎者。最常见是第Ⅲ、Ⅳ、Ⅵ、Ⅶ、Ⅷ对脑神经。流感杆菌脑膜炎最易引起第Ⅷ对脑神经损害。多数可望在脑膜炎痊愈后几周恢复；也可永久性，特别是前庭耳蜗的损害。

2. 癫痫发作

癫痫发作的概率为 20% ～ 30%，原因有局限性脑损伤、发热、低血糖、电解质紊乱（低钠）、脑水肿、药物神经毒性，特别是在肾功能不全患者大量应用药物时更易出现。若在脑膜炎控制的疾病后期出现，意味着可能有继发性并发症，如抗利尿激素分泌不良综合征（SIADH）、脑血栓形成、颅内静脉血栓形成、硬脑膜下积脓 / 积液、脑脓肿；若脑膜炎造成脑组织损伤可长期发作。

3. 急性脑水肿

①导致脑疝发生率极低，多见于诊治被拖延的病例；②低血钠，可加重脑水肿。

4. 其他

脑血栓形成、颅内静脉窦血栓形成、硬脑膜下积脓、硬脑膜下积液、脑脓肿形成、破裂。10% ～ 20% 的患者有精神行为异常，认知功能障碍。少数儿童发育障碍。

【实验室与辅助检查】

（一）外围血液检查

（1）血常规：白细胞增多，中性粒细胞占 90% 以上。

（2）血培养：阳性率 75%。

（二）腰穿检查

1. 压力测定

可增高。如腰穿针堵塞、蛛网膜下腔阻塞或蛋白含量过高时，可使压力显示失真或偏低。

2. 常规检查

①外观混浊、脓样；②细胞数明显增多，白细胞 $1000\times10^6/L$ 以上（婴幼儿可不明显），以中性粒细胞为主，经治疗可以单核细胞增多为主，治疗不全可以淋巴细胞增多为主。

3. 生化检查

①蛋白质含量增多；②糖含量降低或正常，如低于血糖的 40%，有时糖含量可测不出；③氯化物含量降低或正常。

4. 病原学检查

①革兰染色；②细菌培养，脑脊液离心后沉淀物检查可提高阳性率（60%～90%），同时要作细菌的药敏试验。

5. 乳酸、乳酸脱氢酶、乳酸脱氢酶同工酶、溶菌酶增高，pH 值下降，IgG、IgM 明显增高。

6. 对流免疫电泳（CIE），可检出脑脊液中细菌分泌的多糖抗原。

7. 乳胶颗粒凝聚和酶联免疫吸附试验（ELISA），比对流免疫电泳更敏感。

8. 相对禁忌证

严重的颅内高压意识障碍明显、腰穿部位有感染灶。

（三）影像学检查

（1）早期用于鉴别诊断，后期观察有无脑积水。

（2）CT/MRI 表现：早期可正常。中、后期弥漫性脑水肿、脑肿胀、脑室变小。脑积水时脑室扩大（多为交通性）。可有脑膜增强、脑脓肿、硬脑膜下积脓 / 积液、静脉窦血栓形成。

【诊断和鉴别诊断】

（一）诊断

诊断可根据：①急性发病；②早期有上呼吸道感染或其他感染征象；③主要表现为发热、头痛、脑膜刺激征、颅内高压、不同程度的意识障碍；④脑脊液压力升高，外观混浊，细胞数增高明显（$>1000\times10^6/L$），中性粒细胞增多，蛋白质含量高，糖、氯化物含量低。

（二）鉴别诊断

可与以下疾病相鉴别：①与病毒性、结核性、真菌性脑膜炎或脑炎鉴别；②与中毒性脑病鉴别；③与脑肿瘤鉴别。

【治疗】

（一）一般处理

要求急症处理，诊断和治疗上的任何拖延都将造成永久性残疾或死亡。①建立输液通道；②即刻采取血实验室检查、培养；③急症头颅 CT 检查以排除颅内占位性病变；④随后立即进行诊断性腰穿；⑤立即给予抗生素，不应等待影像和脑脊液实验室检查结果后才开始；⑥保持呼吸道通畅；⑦降温；⑧注意水、电解质平衡，低钠可加重脑水肿；⑨脱水降颅内压及控制癫痫发作；⑩抗休克。

（二）抗生素应用

细菌性脑膜炎治疗成功的关键是尽快检出病原菌。在病原菌未明之前，结合病史、体格检查资料、年龄、伴发病情况作出病原判断并采用相应药物。

1. 不同年龄段常见致病菌及抗生素选择

（1）**1 个月以下：**B/D 组链球菌、肠杆菌科、李斯忒菌选用氨苄西林加庆大霉素。

（2）**1 ~ 3 个月：**肺炎链球菌、脑膜炎球菌、流感杆菌、新生儿致病菌选用氨苄西林加头孢塞肟或头孢曲松。

（3）**3 ~ 7 岁：**肺炎链球菌、脑膜炎球菌、流感杆菌选用头孢塞肟或头孢曲松加万古霉素。

（4）**7 岁以上、成人：**肺炎链球菌、脑膜炎球菌、李斯忒菌、肠杆菌科选用头孢塞肟或头孢曲松加氨苄西林或加万古霉素。

2. 根据药物的抗菌谱及病原菌选药

第三代头孢菌素如头孢噻肟或头孢曲松抗菌谱广，可作为首选。对青霉素及头孢菌素都抗药时氯霉素是首选。氯霉素虽为抑菌剂，但脂溶性高，脑膜渗透性好，高浓度时对流感杆菌、肺炎球菌、脑膜炎球菌可具杀菌作用，但对革兰阴性杆菌（大肠杆菌及肺炎杆菌）仅起抑菌作用。亚胺培南可诱发癫痫，最好不用。

高度怀疑脑膜炎球菌时使用氨苄西林及青霉素。肺炎球菌对头孢菌素抗药时可增加万古霉素和利福平（RFP）。流感杆菌、肺炎球菌多对青霉素、氨苄西林、阿莫西林产生抗药性。B 组链球菌感染用氨基糖苷类有协同作用。革兰阴性菌一般用三代头孢菌素，如疑铜绿假单胞菌加用氨基糖苷类或氨曲南。李斯特菌感染若青霉素过敏，可选用复方磺胺甲恶唑（TMP/SMZ，甲氧苄啶 / 磺胺甲唑）。

3. 各种抗生素在脑脊液中的浓度

（1）**一般剂量能达有效浓度：**氯霉素、磺胺药、甲硝唑、氟康唑。

（2）**脑膜炎时可达一定浓度：**万古霉素、利福平、阿米卡星、奈替米星、妥布霉素、庆大霉素、乙胺丁醇、头孢孟多、头孢哌酮、头孢西丁。

（3）**脑膜炎时较大剂量可达有效浓度：**氨苄西林、美西林、羧苄西林、哌拉西林、头孢噻肟、头孢他啶、头孢呋辛、环丙沙星、磷霉素、亚胺培南、拉氧头孢。

（4）**有无脑膜炎都不能达有效浓度：**两性霉素 B、克林霉素、林可霉素、黏多菌素 B、黏多菌素 E、酮康唑。

4. 给药途径

静脉给药最常用，可配合肌内注射及口服。鞘内注射应尽量避免。给药不当可导致惊厥、昏迷等不良后果。脑室内注射：在特殊情况下可考虑脑室外引流、脑脊液短路术。监测脑脊液，保证药物达到最低抑菌浓度（MIC）的 5 ～ 10 倍。3 次脑脊液培养阴性即可停止脑室内给药。脑室内注射时药物应在脑室内放储存囊，以利于局部注射。

5. 疗程

随着脑膜炎症程度的减轻、血 - 脑屏障通透性降低，脑脊液中药物浓度也降低，因而病情好转时不应立即减量，应维持稳定一段时间。疗程因不同病原菌而异：流脑 5 ～ 7d 肺炎链球菌在高热降至正常后用药 10 ～ 14d；革兰阴性杆菌因复发率高，疗程至少 4 周；继发于心内膜炎的链球菌脑膜炎需 6 ～ 8 周，单核细胞增多症李斯特菌需 14 ～ 21 天。

（三）激素应用

其利弊应具体考虑。激素可减少神经系统后遗症，如耳聋，但可加重感染，引起胃肠道出血，在肺炎链球菌脑膜炎可减低万古霉素的血 - 脑屏障穿透性。

流行性脑脊髓膜炎

流行性脑脊髓膜炎（流脑），是由脑膜炎球菌引起的化脓性脑膜炎。儿童发病率高，冬、春季多见。临床表现为突起的高热、头痛、呕吐、皮肤及黏膜淤点、脑膜刺激征阳性、脑脊液呈化脓性改变。

【病原学】

脑膜炎球菌属奈瑟菌属，革兰染色阴性，为肾形双球菌，多成对或 4 个相连排列。根据细菌荚膜多糖抗原不同可分为 13 个血清群，包括 A、B、C、D、X、Y、Z、29E、W135、H、I、K、L 等，我国发现 11 个血清群。90% 以上由 A、B、C 三群引起，大流行均由 A 群引起，B 及 C 群仅引起散发和小流行。我国的流行菌群 A、B、C 群分别占 97.3%、1.93%、0.39%。近年来 B 群所致发病率逐年上升，A 群明显下降。细菌可从带菌者鼻咽部，患者的皮肤淤点、血液和脑脊液中检出，细菌多见于中性粒细胞内。普通培养基不易生长，需用血琼脂或巧克力琼脂培养基培养。细菌对干燥寒冷极敏感，易产生自溶酶自溶，故标本必须迅速送检。

【流行病学】

（一）传染源

带菌者、患者是传染源，患者从潜伏期至发病10天内具有传染性。病后带菌者占10%～20%，超过3个月为慢性带菌者。两次流行之间人群带菌率为2%～30%，带菌者以B、C群占大多数，引起流行者主要为A群。A群带菌率增高预示着流行发生的可能。

（二）传播途径

由飞沫经过空气传播。在易感人群大量聚集和流动时出现流行。密切接触对2岁以下婴幼儿的传播有重要意义。

（三）易感人群

大城市以6个月至2岁婴幼儿发病率最高，中小城市以2～4岁或5～9岁为最高，偏僻山区一旦有传染源传入常致暴发流行，15岁以上发病可占总发病率的一半以上。男女比例大致相似，病后可获持久免疫力。A群多糖菌苗对B群无预防作用。先天性或获得性IgG或补体缺乏是引起发病因素之一。常见的补体缺乏疾病有系统性红斑狼疮、多发性骨髓瘤、肾炎、晚期肝病。

（四）流行特征

冬春季发病多，从11月份至次年2月份开始上升，2～4月份达高峰，5月份迅速下降。易感人群感染细菌后60%～70%为带菌者，仅1%表现为典型的化脓性脑膜炎，25%为隐性感染与显性感染间的移行型。

平均每隔10年左右有1次流行高峰。非流行年发病率为（3～10）/10万或以下，小流行年发病率为（30～50）/10万，大流行年发病率为100～500/10万。

【发病机制】

细菌首先侵犯人体鼻咽部，多数被迅速消灭或成为带菌者，当抵抗力低下或细菌毒力较强时引起发病。细菌经鼻咽部黏膜进入血循环，大多数表现为皮肤黏膜出血点的暂时菌血症，仅少数发展成败血症。细菌可以通过筛板进入血流及脉络丛，引起脑脊髓膜炎。

由于细菌侵犯皮肤血管内壁而出现皮肤黏膜淤点、瘀斑。细菌释放内毒素刺激内皮细胞、巨噬细胞、星形细胞及脑胶质细胞，分泌多种细胞因子，活化血管内皮的黏附受体，使白细胞黏附于血管壁，释放蛋白溶酶，破坏血管内皮细胞间的连接，使血-脑屏障通透性增高，白细胞及血浆蛋白大量渗入脑脊液形成化脓性脑脊髓膜炎。

内毒素激活人体多种生物活性物质如5-羟色胺（5-HT）、儿茶酚胺，引起微循环障碍与弥散性血管内凝血（DIC），迅速出现休克，有大量广泛瘀斑、微血管栓塞和出血，为暴发型脑膜脑炎。

由于脑部微血管先痉挛后扩张，大量血液聚集和炎性细胞渗出，导致严重脑水肿与颅内压增高。10% ～ 20% 的患者发生华 - 佛综合征，表现为皮肤淤斑、休克、肾上腺皮质出血，多合并 DIC。

【病理】

（一）败血症期

此期主要为血管内皮损害、血管壁炎症坏死、血栓形成和血管周围出血。皮肤、黏膜和浆膜也有局灶性出血。暴发败血症休克型：皮肤小血管炎，血管内皮脱落，管腔内血栓形成（为纤维蛋白 - 白细胞 - 血小板的栓塞），在损伤的血管周围中性粒细胞和内皮细胞内可见脑膜炎球菌，皮肤及肺、心、胃肠道等内脏广泛出血，肾上腺出血、梗死，称为华 - 佛综合征。

（二）脑膜炎期

此期主要在软脑膜。早期有充血、浆液性渗出及局灶性小出血点。后期大量纤维蛋白渗出，中性粒细胞浸润及少量残留细菌。颅底脑膜炎症引起第Ⅲ、Ⅳ、Ⅵ、Ⅶ、Ⅷ对脑神经损害，炎症沿血管侵入脑实质引起充血、水肿、出血及中性粒细胞浸润。

暴发型：病变以脑组织为主，明显充血、水肿，颅内压明显增高，引起惊厥、昏迷等脑炎症状，甚至形成脑疝，出现瞳孔改变、偏瘫、去大脑强直、呼吸衰竭等严重症状。

少数慢性患者由于脑室孔阻塞、脑脊液循环障碍引起脑积水。可有化脓性心内膜炎、心包炎、肺炎、关节炎、眼球炎等。死亡者约 70% 有间质性心肌炎。

【分期】

流脑的潜伏期一般为 2 ～ 3 天。

根据病情及病程分为 4 型：普通型、暴发型、慢性败血症型和轻型。

（一）普通型

普通型约占 90%，发展过程分为 4 期。

1. 上呼吸道感染期

多数患者症状不明显，20% ～ 30% 有低热、咽痛、鼻咽充血、分泌物增多。鼻咽拭子培养可发现脑膜炎球菌。此期持续 1 ～ 2 天。

2. 败血症期

①突然出现寒战、高热、头痛、呕吐、乏力、肌肉关节酸痛、食欲缺乏、淡漠或烦躁等毒血症表现。幼儿有啼哭、吵闹、烦躁不安、感觉过敏及惊厥。②特征性表现为全身皮肤、黏膜出现瘀点、瘀斑，大小为 1 ～ 2mm 至 1cm，严重者瘀斑迅速扩大，甚至皮肤大片坏死。③约 10% 的患者有口唇疱疹，少数脾肿大。④多数患者 1 ～ 2 天内发展为脑膜炎。

3. 脑膜炎期

此期的表现持续存在，中枢神经系统症状加重，因颅内高压有剧烈头痛、频繁呕吐、血压增高、脉搏减慢、皮肤感觉过敏、畏光、狂躁、惊厥、脑膜刺激征阳性。可有谵妄、昏迷、呼吸循环衰竭或其他并发症。经合理治疗 2 ～ 5 天进入恢复期。婴幼儿表现不典型，除高热、拒食、呕吐、啼哭不安、烦躁外，惊厥、腹泻及咳嗽较多见。脑膜刺激征可缺如。囟门隆起，失水囟门可下陷。

4. 恢复期

体温逐渐降至正常，皮疹停止发展并大部分吸收，神经系统体征逐渐消失，精神、食欲随之恢复。此期持续 1 ～ 3 周。

（二）暴发型

此型多见于儿童，起病急骤，发展迅猛，病情凶险，如不及时抢救，常在 24 小时内危及生命。

可分为以下 3 型。

1. 败血症休克型

过去称华 - 佛综合征，多见于儿童，突然剧烈寒战、高热、头痛、呕吐，迅速出现精神极度萎靡、意识障碍、惊厥，皮肤淤点、瘀斑迅速增多并融合成片。循环衰竭为本型特征。

（1）**休克前期：**面色苍白，四肢厥冷，唇、指（趾）端发绀，皮肤花纹，脉细速。

（2）**休克期：**血压明显下降或测不出，脉压差缩小，少尿或无尿，甚至昏迷，大多数无脑膜刺激征。脑脊液正常或细胞数轻度增加。皮肤淤点涂片可发现革兰阴性双球菌。实验室检查可获弥散性血管内凝血的证据。血小板减少，白细胞总数在 10×10^9/L 以下者常提示预后不良，常死于心力衰竭或呼吸衰竭。病死率为 40% ～ 60%。

（3）**恢复期：**患者常有病变的皮肤脱落或指端坏死。

2. 脑膜炎型

除高热、全身毒血症状及皮肤黏膜瘀斑外，严重颅内高压为本型特征。表现为剧烈头痛、频繁而剧烈的呕吐、反复或持续惊厥，迅速进入昏迷状态。血压升高，锥体束征阳性，视盘水肿，严重者发生枕骨大孔疝或颞叶钩回疝，昏迷加深，瞳孔散大，呼吸衰竭。

3. 混合型

兼有上述两型的表现，病情最重，病死率极高。

（三）慢性败血症型

本型特点为病程迁延数月、反复发作，以成年人为主，间歇性畏寒、发热、皮疹或淤点、多发性关节疼痛，少数脾肿大。每次发作持续 1 ～ 6 天。间歇期一般情况良好。多次血培养方可获阳性结果。可发展为化脓性脑膜炎、心内膜炎、心包炎。老年人上呼吸道感染明显，热程长，瘀点、瘀斑及疱疹发生率高，意识障碍多。

（四）非典型败血症型（轻型）

此型少见，以 3 ～ 24 个月婴幼儿为主。表现为发热和菌血症，无明显其他症状。咽拭子及淤点涂片培养获阳性结果。大多可不治自愈。个别可引起脑膜炎或其他部位转移性感染。原发性肺炎主要由菌群所致。发热、咳嗽、咳痰、肺部啰音，X 线片肺部片状阴影，部分小量胸腔积液。无淤点及脑膜炎表现，血培养阴性，痰培养阳性。

【并发症与后遗症】

（一）并发症

1. 神经系统

（1）脑神经损害：视神经、动眼神经麻痹，听神经、面神经损害。

（2）脑实质损害：肢体运动障碍、失语、大脑功能不全、癫痫、脑脓肿。

（3）脑积水、硬脑膜下积液。

2. 化脓性迁徙性疾病

如全眼炎、中耳炎、关节炎、肺炎、脓胸、心内膜炎、心包炎、睾丸附睾炎等。

3. 继发性感染

如肺炎、压疮、角膜溃疡、泌尿道感染等。

4. 变态反应性疾病

如血管炎、关节炎、心包炎等。

（二）后遗症

罕见有耳聋、幼儿聋哑、眼肌麻痹、失明、肢瘫、精神障碍及智力减退等。

【实验室检查】

（一）血常规

白细胞总数明显增加，约为 20×10^9/L，中性粒细胞 80% ～ 90% 以上，可有中毒颗粒及空泡，严重者出现类白血病反应。60 岁以上患者白细胞总数正常或低于正常者提示预后不良。

（二）脑脊液

1. 早期仅有压力增高，外观正常。

2. 典型表现：压力高达 1.9 ～ 6.0kPa（200mmH_2O）以上，外观混浊，呈米汤样或脓样。白细胞总数明显增高（1×10^9/L 以上），以中性粒细胞为主。蛋白质含量明显增高，糖含量显著减少，氯化物含量降低。败血症脑脊液改变可不明显。

3. 腰穿应在应用抗生素之前进行，抗生素治疗后脑脊液改变可不典型，与结核性脑膜炎或病毒性脑炎难鉴别。

4. 颅内压明显增高或短期内进入昏迷者先用甘露醇脱水，穿刺时不宜将针芯全部拔出，缓慢放出少量脑脊液作检查之用。腰穿后再次静脉推注甘露醇，以防腰穿诱发脑疝引起突然死亡。

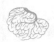

5. 诊断未明腰穿确有危险者，尽量对可能的疾病兼顾用药，待病情稳定后再行腰穿。

（三）细菌学检查

1. 涂片

①皮肤淤点涂片，阳性率为60%～80%；②脑脊液沉淀涂片，阳性率60%～70%，脑脊液应立即送检，否则细菌自溶；③外周血涂片，白细胞内偶可发现细菌。

2. 细菌培养及药敏试验

①血培养，应在用抗生素前做，用良好的培养基，在5%～10%二氧化碳的条件下细菌才能生长。脑膜炎期1/3阳性，败血症期、暴发休克型、慢性败血症型阳性率较高（50%～75%）。②脑脊液培养，脑脊液离心后取沉渣接种在巧克力琼脂培养基同时接种葡萄糖肉汤中，在5%～10%二氧化碳、温度37℃，培养18～24小时可获结果。③培养阳性者做药敏试验。

3. 免疫学检查

①检测抗原，对流免疫电泳、反向间接血凝试验、酶联免疫吸附试验、金黄色葡萄球菌A蛋白凝聚反应、放射免疫方法（RIA）检测血、脑脊液、尿液中脑膜炎球菌的特异性多糖抗原。具有灵敏、特异快速、简便等优点。一般在病程3天内易获阳性结果，脑脊液阳性率约70%，败血症10%～25%。②检测抗体，间接血凝试验，恢复期效价比急性期大4倍以上有价值。

4. 其他

脑脊液中乳酸、乳酸脱氢酶测定有助于鉴别病毒或结核性脑膜炎，但不能鉴别是哪一种细菌。

【诊断和鉴别诊断】

（一）诊断

1. 流行病学资料

冬、春季发病，主要见于儿童。

2. 临床表现

突发高热，头痛，呕吐，皮肤与黏膜淤点、瘀斑，意识障碍，脑膜刺激征阳性及迅速发生休克者。

3. 实验室检查

血白细胞总数明显增高。脑脊液呈化脓性改变，皮肤淤点及脑脊液沉渣涂片有革兰阴性双球菌，血和脑脊液细菌培养阳性可确诊。血清及脑脊液免疫学检测抗原对早期诊断有帮助。

（二）鉴别诊断

1. 其他细菌性脑膜炎

无明显季节性，无流行性，常有原发病，皮肤淤点、瘀斑少见，确诊有赖于细菌学检查。

2. 结核性脑膜炎

①起病相对缓慢，低热、乏力、消瘦、盗汗，1～2周后头痛、呕吐、脑膜刺激征阳性。②无皮肤淤点、瘀斑；③可有结核病灶；④脑脊液外观清或毛玻璃样，静置后有假膜形成，细胞数一般不超过 0.5×10^9/L，以淋巴细胞为主；抗酸染色阳性，PCR 检测 TB-DNA 阳性。结核菌培养或动物接种阳性。

3. 乙型脑炎

①儿童，7-9月份（严格季节性）；②以高热、惊厥、意识障碍等脑实质损害为主；③无皮肤淤点，休克罕见；④脑脊液细胞数不超过 1×10^9/L，以淋巴细胞为主，糖含量正常；⑤血、脑脊液乙脑病毒抗原抗体检测。

4. 虚性脑膜炎

败血症、伤寒、肺炎、恶性疟疾、斑疹伤寒等严重全身性感染，因高热、毒血症发生脑膜刺激征、脑脊液压力增高，常规及生化检查正常。各种原发病的临床表现可助鉴别。

5. 流行性出血热

① 7-12月份为流行高峰；②以成人为主；③发病前1个月有疫区野外作业史；④初期皮肤（主要在腋下）条状出血点、酒醉貌、结膜充血水肿、周围血异常淋巴细胞、尿大量蛋白及红细胞；⑤体温下降反而病情加重，进入休克期少尿期，出血加重，肾功能损害明显；⑥脑膜刺激征不明显，脑脊液正常；⑦确诊有赖于血的特异性抗体检测。

6. 中毒性细菌性痢疾

①儿童，夏、秋季短期内高热、惊厥、昏迷、休克及呼吸衰竭；②无皮肤淤点，脑脊液正常；③大便黏液脓血，镜检大量红细胞、脓细胞；④确诊靠大便培养。

7. 蛛网膜下腔出血

①突然起病，剧烈头痛；②体温不高或低热，无皮肤瘀点、瘀斑，无明显的中毒症状；③脑脊液血性；④ CT 发现高密度灶。

【治疗】

（一）普通型治疗

1. 一般治疗

①呼吸道隔离，使室内空气流通；②卧床休息，流质饮食，必要时鼻饲，注意水、电解质平衡。保持尿量 1000mL/d 以上；③昏迷患者加强护理，清洁皮肤，及时更换体

位，预防压疮；惊厥时防咬伤，吸氧；④防止呼吸道感染，加强监护，及时观察记录生命体征变化。

2. 病原治疗

首选磺胺类，原则上只用一种药（除磺胺和TMP外），一般不联合用药。

（1）**磺胺类**：脑脊液浓度为血浓度的50%～80%。①用法：SMZ-TMP（每片/支SMZ0.4g，TMP0.08g）每次3片（或3支）缓慢静脉注射或静脉滴注，每天2次。儿童SMZ50-80mg/（kg·d），分2次口服，静脉注射或静脉滴注。SD-TMP（磺胺嘧啶-甲氧苄啶，每片/支SD0.4g，TMP0.08g）每次4片（或4支），每天2次。儿童SD75-100mg/（kg·d），分2次口服，静脉注射或静脉滴注，疗程为5～7天。②同时服用等量碳酸氢钠。③注意输液量，维持尿量1200～1500mL/d以上。④观察有无血尿、粒细胞减少、药疹及其他毒性反应。⑤观察48小时病情无好转或对磺胺过敏者可改用其他抗生素。

（2）**青霉素**：不易透过血-脑屏障，脑脊液浓度为血浓度的10%～30%，需大剂量才能使脑脊液达到有效杀菌浓度。用药指征：①磺胺耐药、过敏或有不良反应（血尿、肾功能损害或原有肾功能不全者）；②暴发型极需迅速控制败血症者。用法：20万U/（kg·d），分4～6次静脉滴注或肌内注射，疗程为5～7天。忌鞘内注射（易引起发热、惊厥、蛛网膜粘连、脊髓炎、下肢疼痛等严重反应）。

（3）**氯霉素**：易透过血-脑屏障，脑脊液浓度为血浓度的30%～50%，适用于不能用青霉素G者。成人50mg/（kg·d），儿童50～75mg/（kg·d），分4～6次口服，肌内注射或静脉滴注。疗程5～7天或热退后4～5天。注意严密观察毒性和不良反应，尤其是骨髓抑制粒细胞减少症。

（4）**氨苄西林**：对脑膜炎球菌、流感杆菌、肺炎球菌均有较强抗菌活性，适用于病原未明的重症患者。100～200mg/（kg·d），分4次肌内注射或静脉滴注。

（5）**头孢噻肟或头孢曲松（头孢三嗪）**：为第三代头孢菌素，适用于不能使用上述药物的重症患者。头孢噻肟成人2～6g/d，小儿50～100mg/d，分2～4次静脉注射或静脉滴注；头孢曲松成人1～2g/d，儿童20～50mg/（kg·d），分1～2次静脉注射或静脉滴注。

3. 对症治疗

①头痛剧烈用解热镇痛药；②高热用物理降温，小儿用安乃近滴鼻；③惊厥用地西泮（安定）肌内注射或10%的水合氯醛灌肠。

（二）暴发型流脑败血症休克型的治疗

1. 病原治疗

青霉素G为首选，20万～40万U/（kg·d）。用法同前，青霉素G过敏者用头孢类。

2. 抗休克治疗：

（1）快速静脉滴注右旋糖酐 40、平衡盐液、生理盐水或葡萄糖液以扩充血容量，改善微循环。

（2）纠正酸中毒：吸氧，应用 5% 的碳酸氢钠 400 ～ 800mL/d（轻至重型）。

（3）血管活性药物：用于上述处理休克仍不能纠正者。①山莨菪碱（654-2）：每次 0.3 ～ 0.5mg/kg，重者 1mg/kg，每 10 ～ 15 分钟静脉注射一次。数次注射后有效者面色变红、四肢转暖、血压回升可以减量，逐渐停用。②如无效，可用多巴胺、间羟胺、苄胺唑林或苯苄胺等。

（4）皮质激素（皮质类固醇）：大剂量应用有助于纠正休克。氢化可的松 500 ～ 800mg/d 静脉滴注，或地塞米松（氟美松）6mg/kg，甲泼尼龙 30mg/kg，一般 2 ～ 3 天，休克纠正后迅速停药。

（5）肝素的应用：凡疑有 DIC 或休克早期，肝素治疗可减少出血纠正休克，降低病死率。晚期应用肝素效果不明显。剂量每次 0.5 ～ 1.0mg/kg，加 10% 葡萄糖液 20 ～ 40mg 静脉注射或 20% 甘露醇 100mL 静脉滴注，每 4 ～ 6h 一次，一般 1 ～ 2 次可见出血减少。同时输新鲜血或血浆以补充被消耗的凝血因子。

（6）心功能不全者及时应用洋地黄制剂。

（三）暴发脑膜炎型的治疗

1. 病原治疗

及时应用大剂量青霉素、氯霉素、头孢菌素类药，也可用 SMZ，20mg/（kg · d），分 2 次静脉滴注。

2. 减轻脑水肿，防治脑疝和呼吸衰竭

①常用 20% 的甘露醇 1 ～ 2g/kg，静脉注射，每 3 ～ 6 小时一次，直到呼吸、血压、瞳孔恢复正常，颅内高压症状好转，逐渐减量至停药；②可与 50% 的葡萄糖或呋塞米（速尿）交替使用；③可加用地塞米松 20 ～ 40mg/d；④注意水、电解质平衡。

3. 呼吸介入

呼吸衰竭时加用呼吸兴奋剂，呼吸停止时行气管插管或切开，应用呼吸机间歇正压呼吸直至恢复主动呼吸。切忌压胸做工人呼吸。

4. 冬眠疗法

高热、惊厥频繁者用亚冬眠疗法（肌内注射或静脉注射氯丙嗪和异丙嗪各 1 ～ 2mg/kg），头部枕冰袋或冰帽，颈部、腋下、腹股沟处可用冰敷物理降温。

（四）慢性败血症治疗

慢性败血症的治疗以抗菌治疗为主，用法同普通型。

【预防】

1. 流行期间做好卫生宣教

搞好环境及个人卫生，保持室内流通，勤晒衣服，流行期间尽量避免集会，外出戴口罩，不带儿童去公共场所。

2. 早期发现和隔离患者并及时治疗

隔离至症状消失后3天，密切接触者观察7天。带菌者或疑似患者口服SMZ-TMP，1片/次，每天2次，连服5天；或SD，2g/d，每天2次，连服5天。

3. 菌苗预防注射

国内已有A群荚膜多糖菌苗，15岁以下儿童50μg，注射2周后可测出杀菌抗体，维持3～6个月，保护率为90%左右。暴发流行时，接种覆盖率90%～95%时可阻断流行。国外已制成A、C、Y、W群多糖菌苗，效果更好。目前尚无B群菌苗。

4. 预防性服药

① SD：成人1-2g/d，儿童100mg/（kg·d），分2次，连服3天；② SMZ-TMP：成人2g/d[儿童30～50mg/（kg·d）]，分2次，共3天；③利福平：成人每次600mg，儿童每次10mg/kg，每天2次，共2天。

5. 头孢曲松

一次肌内注射，效果优于利福平。

6. 氯霉素油剂

每周肌内注射1次，效果好，应用于大规模预防。

【预后】

病死率5%以下，暴发型流脑病死率为10%左右。与下列因素有关：①暴发型病程凶险，预后差；②2岁以下或老年人预后差；③流行高峰期发病者预后差，流行末期发病预后较好；④反复惊厥、持续昏迷者预后差；⑤治疗晚或治疗不彻底者预后差。

金黄色葡萄球菌脑膜炎

金黄色葡萄球菌脑膜炎简称金葡菌脑膜炎，临床常见。

【病原学】

金黄色葡萄球菌（金葡菌）是葡萄球菌属中的一种，为革兰阳性球菌，葡萄球菌直径0.5～1.5μm，无芽孢，在普通培养基上生长良好，多为需氧或兼性厌氧菌。生长最适宜的温度为30～37℃，耐酸性强。金黄色葡萄球菌致病性最强，主要与产生的各种毒素和酶有关。

1. 毒素

①溶血素，金黄色葡萄球菌可产生4种不同抗原性的溶血素（α、β、γ、δ），除产生溶血外尚可损伤血小板、巨噬细胞、白细胞，使血管平滑肌收缩，致局部组织缺血、坏死，释放组胺和5-HT；②杀白细胞素（PV物质），杀死白细胞和巨噬细胞，使细菌

被吞噬后仍可在细胞内生长繁殖；③肠毒素，引起腹泻、呕吐；④表皮剥脱素，使皮肤表皮浅层分裂脱落，产生大疱型天疱疹；⑤中毒性休克综合征（TSS）的毒素；⑥红疹毒素，出现猩红热样皮疹。

2. 酶

①血浆凝固酶，具有凝血酶样的作用，使纤维蛋白原变成纤维蛋白并沉积菌体表面，阻碍吞噬细胞对细菌的吞噬，有利于感染性血栓的形成；②玻璃质酸酶，水解结缔组织细胞间的玻璃质酸，使感染扩散；③溶脂酶，有利于细菌侵入皮肤及皮下组织；④葡萄球菌激酶、过氧化氢酶、纤维蛋白酶等。

3. 细胞抗原

①荚膜抗原，使细菌毒力增加，促使抗荚膜抗体的产生；② A 蛋白，具有抗调理素和抗吞噬作用；③细胞壁磷壁酸。

4. 噬菌体分型

金黄色葡萄球菌的噬菌体有Ⅰ、Ⅱ、Ⅲ、未分组，共 4 组，主要与感染种类、耐药性等有关。

5. 耐药性

①灭活酶，产生青霉素酶可破坏青霉素类抗生素，也可产生破坏氯霉素、四环素、红霉素、氨基糖苷类抗生素的灭活酶；②耐甲氧西林金黄色葡萄球菌（mRSA），对甲氧西林、所有青霉素、多数头孢霉素和其他 β- 内酰胺抗生素耐药，对四环素、某些氨基糖苷类抗生素（链霉素）、氯霉素、红霉素、林可霉素也耐药；③对青霉素耐药的金黄色葡萄球菌，某些金黄色葡萄球菌株虽可为青霉素 G 或其他 β- 内酰胺抗生素低浓度所抑制，但需 32 倍以上至数百倍甚至更高的浓度才能将其杀灭，即最低抑菌浓度与最低杀菌浓度的分离现象，为细菌自溶酶量减少所致。

【流行病学】

（一）传染源

患者与带菌者为传染源。人群带菌相当普遍，约 50% 为间歇带菌，20% ～ 30% 为持续带菌，医院内医生、护士、护工带菌率为 50% ～ 90%。金黄色葡萄球菌主要寄殖于鼻前庭黏膜、会阴部、新生儿脐带残端，也可寄居于皮肤、肠道、阴道和口咽部。

（二）传播途径

主要为有损伤的皮肤（创伤、烧伤、手术创口）、黏膜（口咽部、肠道、阴道黏膜的裂隙等），也可因摄入含有肠毒素的食物或吸入染菌尘埃而致病。皮肤感染的敷料、衣被、使用器材均可为金黄色葡萄球菌所污染，当整理床铺、更换敷料时可造成细菌飞扬，沾污周围空气和尘埃及医务人员、患者的手、鼻、眼等暴露部位，细菌直接接触易感者的皮肤，此为金黄色葡萄球菌传播感染的重要途径。

（三）易感人群

有创口的外科患者，严重烧伤患者，新生儿、老年人、流感及麻疹伴肺部感染者，免疫缺陷者，粒细胞减少者，恶性肿瘤、糖尿病患者，易患金黄色葡萄球菌感染。农民、工人、儿童受伤机会多，患金黄色葡萄球菌感染的概率更大。

【发病机制】

金黄色葡萄球菌是寄殖某些部位的条件致病菌，在人免疫功能健全的情况下不足为害，即使少数细菌侵入深部组织，也可被白细胞、巨噬细胞、血清中特异和非特异因子所吞噬和杀灭。较多金黄色葡萄球菌侵入深部组织，白细胞、血清因子仍可将病原菌局限于区域中，形成局限区中央化脓性坏死的金黄色葡萄球菌感染的特点。少数情况下，金黄色葡萄球菌侵入血循环可引起败血症。约 50% 的严重金黄色葡萄球菌感染由于宿主防御功能明显降低而诱发。常见的诱因：①皮肤损伤；②呼吸道损伤；③白细胞缺陷；④免疫缺陷、药物治疗、放射治疗、异物等。金黄色葡萄球菌脑膜炎常继发于金黄色葡萄球菌败血症，也可自远处病灶通过血行播散而侵入中枢神经系统，或原发病灶、中耳炎直接蔓延，以及外伤性颅骨骨折、神经外科手术或诊断性穿刺而直接引进。

【病理改变】

金黄色葡萄球菌脑膜炎的病理变化与其他化脓性脑膜炎相似。金黄色葡萄球菌感染典型的病理变化是皮下脓肿形成，中心液化，慢性感染可有肉芽肿形成。

【临床表现】

在各种化脓性脑膜炎中，金黄色葡萄球菌性脑膜炎占 1% ～ 2%。各种年龄均可发生，但多见于新生儿、2 岁以下幼儿。可继发于皮肤疖痈、中耳炎、乳突炎、鼻旁窦炎、海绵窦血栓性静脉炎、金黄色葡萄球菌败血症、心内膜炎，或为颅部穿通伤的并发症。各季均有发病，以 7、8、9 月份比较多见。与夏秋季皮肤感染较多有关。

起病不如流脑急骤，颈项强直较为显著。皮疹多样而常见：可为瘀点、瘀斑、荨麻疹、猩红热样皮疹及脓疱疹，其中以小脓疱皮疹最具特征性。脓疱性瘀点或紫癜，或皮下脓肿出现在诊断中强烈支持本病的可能性。病程发展较为潜进。体内其他部位也可发现化脓性病灶。继发于心内膜炎者有心脏杂音。

脑脊液清浊不一，初时白细胞总数可低于 1×10^9/L，因此部分入院时可误诊为乙脑、结核性脑膜炎。典型者脑脊液呈脓性，蛋白质含量高，涂片可找到革兰阳性球菌，脑脊液或血培养可找到金黄色葡萄球菌。

【诊断和鉴别诊断】

（一）诊断

诊断可根据：①新生儿、<2 岁的婴幼儿，在 7、8、9 月份夏秋季发病；②皮肤、黏膜感染灶或损伤或有免疫缺因素存在；③急性起病的发热、头痛、脑膜刺激征；

④皮肤脓疱样瘀点或皮下脓肿；⑤脑脊液混浊，白细胞总数增多，蛋白质含量增高，糖类及氯化物降低，符合化脓性脑膜炎的改变；⑥脑脊液沉渣涂片革兰阳性球菌；⑦血液、脑脊液、感染灶分泌物细菌培养金黄色葡萄球菌阳性；⑧血清磷壁酸抗体检测（固相放射免疫或酶联免疫吸附试验）：阳性，一般在感染后 7 ～ 12 天出现。

（二）鉴别诊断

可与以下疾病相鉴别：①与其他化脓性脑膜炎鉴别；②与其他颅内感染（结核性脑膜炎、病毒性脑炎）鉴别；③与中毒性脑病、虚性脑膜炎鉴别；④与蛛网膜下腔出血鉴别；⑤与癌性脑膜病变、脑膜白血病等鉴别。

【治疗】

1. 一般治疗：

（1）感染灶的清创处理。

（2）免疫支持治疗。

2. 抗生素应用：

（1）选用能透过血 - 脑屏障的抗菌药物如氯霉素、青霉素类、头孢他啶或头孢曲松等第三代头孢菌素。一般二联即可。静脉用药，疗程 3 周以上。

（2）利福平：对金黄色葡萄球菌高度杀菌，但单独用易产生耐药性，只能口服，故一般作为辅助性用药。

（3）氨基糖苷类：毒性大，有效量与中毒量比较接近，用时应严密注意听力、肾功能情况，检测血浓度。

（4）万古霉素：对金黄色葡萄球菌有强大杀菌活性，效果显著，特别在细菌对 β-内酰胺类耐药或青霉素过敏时有应用指征。对肾、耳有一定毒性，肾功能减退时慎用，应作血浓度检测和监护。

（5）磷霉素：毒性小，可进入脑脊液，易产生耐药性，宜与氨基糖苷类或耐青霉素类如苯唑西林、氯唑西林合用。

（6）对重症患者上述措施疗效不好时，可考虑用耐青霉素类药物加氨基糖苷类药物，可同时鞘内注入庆大霉素；也可用万古霉素加利福平。

3. 对症治疗：颅内压升高者用甘露醇脱水，注意水、电解质平衡，营养支持治疗。

【预防】

1. 保护皮肤清洁与完整，避免创伤。一旦有创伤要及时适当处理。
2. 做好新生儿、外科病房的消毒隔离工作，防止金黄色葡萄球菌交叉感染。
3. 合理治疗医护人员中的金黄色葡萄球菌带菌者。
4. 金黄色葡萄球菌感染灶要及时适当处理。
5. 合理应用激素及广谱抗生素，避免二重感染。

6. 纠正各种免疫缺陷。

肺炎链球菌脑膜炎

肺炎链球菌脑膜炎在临床上常见。

【病原学】

肺炎链球菌又称肺炎球菌或肺炎双球菌，为链球菌属，革兰阳性球菌，直径为0.8μm，常成对或短链状排列，可因衰老或细胞壁受损而呈革兰染色阴性。细菌的多糖荚膜是决定致病力的主要因素，可保护细菌免受机体吞噬细胞及体液中杀菌因素影响，使细菌能迅速繁殖而致病。细胞壁的肽聚糖和磷壁酸可引起炎症，溶血素、紫癜产生物质、玻璃质酸酶也与致病性有关。根据荚膜多糖的不同，目前已知有85个血清型，其中18个血清型为脑膜炎的主要病原。由于细菌染色体基因突变导致耐青霉素菌株的产生，对青霉素耐药菌常是多重耐药。

【流行病学】

肺炎链球菌存在于人体的上呼吸道，健康人鼻咽部带菌率为20%～40%，冬春季时较高，为40%～70%，儿童更高。每次带菌时间数周到1年以上，主要经空气传播，冬春季发病较多，多为散发。各年龄均可发病，婴幼儿、老年人、慢性疾病者更易感染，且常发生严重感染，男女发病比约为2∶1。

【发病机制】

呼吸道病毒感染、受寒、饥饿、劳累、醉酒、麻醉、大手术、外伤、昏迷、心脏疾病、肺脏疾病、肝脏疾病、肾脏疾病、肿瘤、血液病、免疫抑制剂治疗、营养不良等均会降低机体抵抗力。当机体免疫功能受损或细菌数量多和毒力强时，存在鼻咽部的肺炎链球菌引起肺炎。细菌可经肺部淋巴管入血引起败血症，再经血循环到达脑膜。中耳炎、乳突炎、鼻旁窦炎、脑外伤细菌可经骨缝或与颅内相通的小静脉到达脑膜。细菌也可经先天畸形的窦道或瘘管侵入脑膜。

【病理】

细菌侵入脑膜后引起毛细血管扩张充血，通透性增加，纤维蛋白渗出，细胞浸润。化脓性渗出物广泛分布于蛛网膜下隙，脑顶部和颅底更明显。炎症和粘连引起脑神经损害。脑脊液循环障碍发生脑积水或积脓，婴幼儿易发生硬脑膜下积液或积脓。可引起细胞中毒性脑水肿和继发于脑血管受损的脑水肿，也可引起脑实质损害。严重的颅内高压可诱发脑疝形成。纤维蛋白粘连形成包裹性脓肿或积液，使抗生素不易进入，致该病易多次复发，治疗困难。细菌可经血循环或直接邻近扩散引起其他部位感染。

【临床表现】

在成人化脓性脑膜炎中，除流脑外，肺炎球菌脑膜炎最常见，在儿童仅次于流脑和流感杆菌脑膜炎。

本病呈散发性，多见于冬春季，以2岁以下婴幼儿和老年人为多见，青年人中也有发病，常继发于肺炎兼有败血症的病程中，其次为中耳炎、乳突炎、鼻旁窦炎等感染病灶，部分继发于颅脑外伤、骨折或脑外科手术之后，少数无原发病灶。有脑脊液漏、脑膜旁感染（中耳炎、乳突炎）、先天畸形（先天性筛板裂）及有免疫缺陷者可发生复发性肺炎球菌脑膜炎，复发可达10次以上，发作间期数月到数年。严重感染见于脾切除特别是儿童或无脾者、多发性骨髓瘤、免疫球蛋白血症、酗酒、营养不良、慢性肝病、肾病、恶性肿瘤、糖尿病、HIV感染（艾滋病），镰状细胞贫血患者患病率较其他类型脑膜炎高5倍。

大多数患者急性起病，高热、头痛、呕吐，意识障碍较明显，可有谵妄、嗜睡、昏睡、抽搐、昏迷，脑膜刺激征阳性。少数患者有脑神经损害（面神经、动眼神经、展神经麻痹），还可出现失语、轻度偏瘫。可伴脑水肿、脑积水和硬脑膜下积液，严重者可因脑疝形成而死亡。

婴儿常表现为惊厥、嗜睡、极度烦躁不安、厌食、喷射性呕吐、感觉过敏、突然尖叫、双眼发呆。惊厥远较成人为多，可呈角弓反张。体格检查可发现前囟饱满（如用脱水剂则不明显）。

部分患者同时伴有肺炎、败血症或其他部位感染的表现。

【实验室与辅助检查】

1. 血常规

白细胞总数升高，多在（10～30）$\times10^9$/L，最高可达50×10^9/L以上，中性粒细胞多在95%以上。可有核左移及中毒颗粒。少数患者白细胞总数正常或降低，甚至中性粒细胞也增高，常提示免疫功能低下及预后较差。

2. 脑脊液

压力增加，外观混浊或呈脓性，可见块状物。细胞数增加，常1×10^9/L，以中性粒细胞为主，蛋白质含量增加，糖和氯化物含量降低。少数病例细胞数很少而细菌量多，病情严重，预后较差。乳酸、乳酸脱氢酶、溶菌酶增高，pH值下降，IgG、IgM明显增高。涂片染色革兰阳性双球菌，培养也可阳性。经治疗后，脑脊液改变可不典型。

3. CT/MRI

早期正常。中后期示脑水肿、脑肿胀、脑室变小。有梗阻、脑积水时脑室扩大。合并脑脓肿，硬脑膜下积脓、积液时可清楚显示。可发现鼻窦炎及筛板、耳道的病损。

【诊断和鉴别诊断】

（一）诊断

凡继肺炎、中耳炎、鼻旁窦炎、颅脑外伤或脾切除术后出现高热不退、头痛、呕吐、神志改变、脑膜刺激征阳性者应考虑本病。及早检查脑脊液及细菌培养以明确诊断。

（二）鉴别诊断

可与以下疾病相鉴别：①与其他细菌引起的化脓性脑膜炎鉴别，主要靠脑脊液细菌学检查；②与结核性脑膜炎、脑脓肿鉴别。

【并发症】

因纤维蛋白渗出多，易造成粘连，或因诊断较晚及治疗不当而并发硬脑膜下积液、积脓，脑积水，脑脓肿，脑神经损害等。失语、偏瘫、耳聋、共济失调、癫痫也可见。

【预后】

病死率高，为 20% ～ 60%，意识障碍水平与死亡有直接关系。昏迷者病死率高达 70%。凡有下列情况：高龄、意识障碍、抽搐频繁、脑部炎症广泛、多重耐药菌株（MPRP）所致、反复出现脑水肿、脑疝及合并心内膜炎者预后均差。

【治疗】

（一）病原治疗

已知链球菌对青霉素、氨苄西林、头孢菌素、大环内酯、氟喹诺酮类较敏感。

1. 首选青霉素 G

1200 万～2400 万 U/d，小儿 20 万～40 万 U/（kg · d），分次静脉滴注，疗程 4 周。

2. 青霉素过敏或耐药者

选用第三代头孢菌素，头孢噻肟 6 ～ 10g/d 或头孢曲松 2 ～ 4g/d；也可选用头孢吡肟（马斯平，cefepime）。

3. 其他抗生素

①氯霉素 1.5 ～ 2.0g/d；②林可霉素 1.2 ～ 1.8g/d；③红霉素 1.6 ～ 2.0g/d；④对青霉素高度耐药者，可用万古霉素或万古霉素 + 三代头孢 + 利福平；⑤也可选用氯霉素 +TMP/SM；⑥氨苄西林、哌拉西林等广谱青霉素在病原菌不明，但怀疑为链球菌感染时可选用。

（二）其他治疗

（1）脱水治疗：可用 20% 的甘露醇，必要时联用呋塞米及激素（抑制炎症反应，减轻脑水肿）。地塞米松 10 ～ 15g/d，要用足量抗生素，否则会使感染加重。

（2）脱水治疗：脑积水者行脑室引流术。

（3）对症治疗及支持治疗：营养，护理，水、电解质平衡等。

（4）复发性者要积极寻找解剖缺陷（如脑脊液漏）及免疫缺陷，并进行针对性治疗。

【预防】

对易感人群注射肺炎球菌疫苗。1983 年开始应用 23 价菌苗（包括 23 种常见肺炎球菌血清型的荚膜多糖）2.5g 皮下或肌内注射。2 周后产生荚膜炎后抗体，使感染率大大降低，保护时间长达 9 年。给孕妇注射 B 组链球菌多糖抗原疫苗，产生的 IgG 抗体可保护婴儿。

流感杆菌脑膜炎

流感杆菌脑膜炎是急性细菌性脑膜炎中最常见的一种。

【病原学】

流感杆菌为革兰阴性杆菌，长 1.0 ～ 1.5μm，宽 0.3 ～ 0.6μm。人工培养时需有 X 和 V 因子，可由新鲜血液提供，故又称为流感嗜血杆菌。根据荚膜多糖抗原性不同可分为 6 个血清型。B 型致病力最强。

【流行病学】

该菌寄居正常人鼻咽部，儿童高于成人。呼吸道为主要入侵门户，引起肺部感染，继而出现菌血症、脑膜炎、心包炎、骨髓炎、泌尿生殖道感染等。软组织经接触感染。

【发病机制】

内毒素为主要致病因素。B 型菌株致病因子与荚膜多糖有关。有荚膜的细菌可引起原发性感染，无荚膜的细菌多引起继发性感染（如继发于流感、麻疹、百日咳、支气管炎）。感染后可产生抗荚膜特异性抗体而获得保护性免疫力。3 个月至 3 岁小儿血中缺乏对 B 型菌株的杀菌活力。无荚膜的流感杆菌通过上呼吸道传播引起鼻旁窦炎、中耳炎。当呼吸道防御功能遭受破坏时传播到下呼吸道。在慢性肺疾病者（慢性支气管炎、支气管扩张）无荚膜菌株也可引起肺部急性化脓性炎症，而在其他系统感染中非常少见。B 型无荚膜菌株有侵袭性，通过血流播散导致远处感染。2 ～ 3 岁婴幼儿抗体水平低、免疫差，易引起严重感染，是婴幼儿脑膜炎最常见的致病菌。有基础性疾病（肝硬化、糖尿病、恶性肿瘤、慢性阻塞性肺疾患）和免疫力不足的成年人也易受感染。

【临床表现】

主要见于 6 ～ 18 个月婴儿及 5 岁以下儿童，成人多有原发病灶（鼻旁窦炎、肺炎），特别容易发生于头部创伤或脑脊液漏者。其他易感染因素有镰状贫血、脾切除、免疫缺陷状态、慢性乙醇中毒、慢性肺部感染等。

临床症状常先有呼吸道炎症，短期内出现嗜睡、易激动或突然尖叫等，皮疹极少见。脑膜刺激征不明显，婴儿前囟饱满，抽搐、偏瘫或感觉障碍，年长儿可有视盘水肿和精神改变。硬脑膜外积液是儿童流感杆菌脑膜炎最常见的并发症。

儿童病死率 $<5\%$，成人病死率为 10% ～ 20%，往往有长期后遗症（听力、语言障碍，精神迟缓，中枢性麻痹，持续癫痫），仅 50% 无后遗症。

【实验室检查】

1. 涂片及培养

血、脑脊液细菌涂片、培养检查。

2. 血、脑脊液免疫学

如乳胶凝聚试验、对流免疫电泳检测抗原、抗体。

3. 分子生物学检查

DNA 探针及 PCR 技术检测临床标本中流感杆菌 DNA 特异性片段。

【诊断】

根据病史、临床表现，结合血、脑脊液病原学检查。

【治疗】

1. 病原学治疗

选用氯霉素或第三代头孢菌素。氯霉素每次 75 ～ 100mg/kg，每 6 小时一次，注意骨髓抑制等不良反应；头孢噻肟 200mL/（kg · d），分 4 次，每 6 小时一次；头孢曲松 75 ～ 100mg/（kg · d），分 2 次，每 12 小时一次。

2. 激素

近年来主张早期应用，同时要用足量抗生素。

3. 对症支持

抗抽搐，水、电解须平衡，脱水剂应用，营养支持等。

【预防】

（1）B 型多糖疫苗在 1995 年正式定为易感儿童的常规免疫，国内尚无供应。

（2）易感人群肌内注射免疫球蛋白，每 3 周 1 次。

（3）流感杆菌脑膜炎患者家中 4 岁以下儿童，服利福平 20mg/（kg · d），共 4 天。

革兰阴性肠道杆菌脑膜炎

【肺炎杆菌脑膜炎】

（一）病原学

肺炎杆菌属于克雷伯菌属的一种，占克雷伯菌属引起的感染的 95% 以上，可引起肺炎杆菌脑膜炎。

（二）流行病学

肺炎杆菌已成为院内感染的重要致病菌，通过患者之间相互传播，或经间歇正压呼吸器、静脉补液等方式而传播。对多种抗生素耐药。

（三）发病机制及病理改变

细菌引起感染的以老年人居多，有各种严重疾病（糖尿病、肝硬化、乙醇中毒、粒细胞减少、癌肿、白血病、淋巴瘤等）应用激素和其他免疫抑制及抗代谢药物者尤易发生。以上各种情况可造成免疫功能紊乱，为细菌的入侵创造了条件。各种手术包括复杂的器官移植、肿瘤切除术、内镜手术、动脉导管的应用也是细菌感染的诱因。

细菌引起呼吸道感染及败血症，经血播散侵入脑膜引起脑膜炎症反应，有大量黏稠渗出液，内有大量中性粒细胞、单核细胞、红细胞及少数纤维蛋白及肺炎杆菌，进一步可形成脓肿。

（四）临床表现

本病日见增多，已在革兰阴性杆菌脑膜炎中占第2位（仅次于大肠杆菌）。多见于脑外伤者，新生儿也可发生，老年人常伴败血症。颅内高压症状、脑膜刺激征及脑脊液改变与其他化脓性脑膜炎无异。

（五）实验室检查

血白细胞总数增高，为（12.5 ～ 65.0）$\times 10^9$/L，脑脊液符合化脓性改变。细菌培养是确诊依据。

（六）诊断

诊断根据病史及临床资料，确诊主要靠脑脊液病原学检查。

（七）治疗

病原治疗：①哌拉西林，12 ～ 16g/d。②头孢菌素类，头孢噻肟 4 ～ 12g/d；头孢曲松 4 ～ 6g/d，分 2 ～ 4 次给药；③氨基糖苷类，妥布霉素 5mg/（kg · d）；阿米卡星 20mg/（kg · d）。

【伤寒沙门杆菌脑膜炎】

（一）病原学

伤寒沙门杆菌又称伤寒杆菌，属于沙门菌属的D组，革兰染色阴性，长 1.0 ～ 3.5μm，宽 0.5 ～ 0.8μm，有鞭毛，无荚膜。菌体裂解时释放的内毒素在发病中起重要作用。伤寒杆菌有菌体（O）、鞭毛（H）、表面（Vi）抗原，人体感染后产生相应抗体。检测血中 O 与 H 抗体（肥达反应）对本病诊断有一定帮助，Vi 抗体的检测有助于伤寒慢性带菌者的调查。

（二）流行病学

1. 传染源

患者及带菌者为传染源。从潜伏期到病愈恢复后（多数是 3 个月内）都具有传染性，病程的第 2 ～ 4 周传染性最强（大便排菌量最大）。病后 3 个月仍排菌者为慢性带菌者（原有慢性胆系疾病较易成为慢性带菌者），是本病不断传播的主要传染源。

2. 传播途径

本病经粪 - 口途径传播。水、食物、生活接触、苍蝇及蟑螂媒介可传播。水污染造成暴发流行，生活接触是散发的主要传播方式。

3. 易感人群

人对伤寒普遍易感，病后可获得永久性免疫力。

4. 流行特征

①终年可见，夏秋季为多；②世界各地均有发病，以温热带地区为多，卫生条件差的地区尤为多见；③青少年儿童相对多见；④可散发性发病，可呈水型或食物型暴

发流行。

（三）发病机制及病理

细菌进入胃大部分被杀灭，残存细菌进入小肠，在黏膜上皮细胞或黏膜下层吞噬细胞内繁殖，经过淋巴管进入肠壁淋巴结、肠系膜淋巴结继续繁殖，再经门静脉、胸导管入血。在肝、脾、骨髓、淋巴结、网状内皮系统部分被清除，部分细菌继续繁殖，再次入血循环并向全身（肝胆、脾、骨髓等）播散，出现一系列临床症状，相当于病程第1～2周。胆汁中细菌大量繁殖，部分随大便排出体外，部分经肠黏膜再侵入肠壁，使原已致敏的淋巴组织产生严重反应，造成淋巴组织肿胀、坏死、脱落、溃疡形成，回肠末段最严重，甚至引起肠穿孔，累及血管引起肠出血，相当于病程第2～3周。由于人体免疫能力逐渐增强，细菌逐渐消灭，溃疡愈合，症状消失，疾病最终痊愈，相当于病程第4～5周。

菌体裂解时释放的内毒素在发病中起重要作用。

（四）临床表现

1. 典型

伤寒病程约4周，可分为4期。

（1）**初期**：相当于发病第1周，缓慢发病、发热（体温阶梯形上升），全身不适，乏力，食欲缺乏，咽痛与咳嗽。

（2）**极期**：相当于病程第2～3周。①高热；②消化系统症状：食欲缺乏、腹胀、腹部不适，多数便秘，少数腹泻、右下腹压痛；③循环系统：相对缓脉、重脉，重者血压下降；④神经系统中毒症状：耳鸣、重听、表情淡漠、反应迟钝，重者震颤、谵妄、精神错乱、昏迷、脑膜刺激征；⑤可有肝、脾大；⑥皮肤玫瑰疹；⑦血白细胞减少，嗜酸性粒细胞减少或消失。

（3）**缓解期**：相当病程第3～4周。体温开始下降，症状开始好转到消失，易发生肠穿孔及肠出血。

（4）**恢复期**：相当于病程第5周。体温正常，症状消失，一般1个月左右完全恢复。

2. 部分患者病程中可出现复发与再燃。

3. 并发症

并发症有肠出血、肠穿孔、中毒性心肌炎、中毒性肝炎、支气管炎、肺炎、胆囊炎、肾炎、溶血性尿毒性综合征、溶血性贫血、DIC、精神神经症状等。

4. 精神神经症状

可出现中毒性脑病，并发虚性脑膜炎，发生率为5%～9%。伤寒杆菌性脑膜炎极少见，仅0.1%～0.2%。神经精神症状大多出现在发热期，表现为：①耳鸣、重听；②表情淡漠、反应迟钝、谵妄、错觉、幻觉及情绪行为异常；③不同程度的意识障碍；

④可呈强直性痉挛、帕金森综合征（震颤）、脑神经麻痹、病理反射阳性、脑膜刺激征阳性等。

5. 有关于伤寒感染后出现格林 - 巴利综合征的报道。

（五）实验室检查

（1）血常规： 血白细胞总数减少，嗜酸性粒细胞减少、消失，中性粒细胞减少。

（2）细菌培养： 血、骨髓、粪便培养阳性。

（3）肥达反应： O 抗体效价 1：80（++）、H 抗体效价 1：160（++）以上才有诊断意义。

（4）其他免疫学检查： ①酶联免疫吸附试验检出伤寒杆菌各种抗原；②被动血凝试验（PHA 检出 IgM 型抗体有助于早期诊断；③对流免疫电泳用于早期诊断。

（六）诊断与鉴别诊断

1. 诊断

（1）流行病学资料： 季节、卫生情况、接触史。

（2）临床特征： ①高热持续 1 周以上；②特殊中毒状态（淡漠、重听）；③显著消化道症状：食欲减退、便秘、腹泻或腹胀，右下腹压痛；④相对缓脉，玫瑰疹，肝、脾大。

（3）实验室检查资料： 血常规、血培养、肥达反应。

2. 鉴别诊断

可与以下疾病相鉴别。①其他原因引起的脑膜炎；②病毒性脑炎；③血液病：如脑膜白血病等。

（七）治疗

1. 一般治疗

（1）隔离与休息： 症状消失、每 5 ～ 7 天连续 2 次大便培养阴性才可解除隔离，热退 3 天才可不卧床，2 周才可轻活动。

（2）护理： 皮肤、口腔清洁，更换体位。

（3）饮食： 发热期间进流质饮食，热退后进半流质饮食，热退 2 周才进正常饮食。

2. 对症治疗

（1）高热： 物理降温。

（2）兴奋躁狂： 适量镇静药。

（3）便秘： 开塞露、生理盐水、低压灌肠，禁用泻剂。

（4）腹胀： 松节油热敷腹部、肛管排气、口服消气合剂，禁用新斯的明类药。

3. 病原学治疗：

（1）氯霉素： 对非耐药菌株首选。成人 1.5 ～ 2.0g/d，分 3 ～ 4 次口服，热退后减半，再用 2 周。注意：①查血常规，白细胞 $<2.5\times10^9/L$ 时停用；②新生儿、孕妇、肝

功损害者忌用。

（2）**喹诺酮类**：对耐药菌株是首选。①氧氟沙星：200～400mg/d，静脉滴注；好转改口服，200mg，每天3次，体温正常后再服10天至2周。②环丙沙星：500mg静脉滴注或口服，每天3次，疗程2周。③诺氟沙星：400mg，每天3次，疗程2周。

（3）**头孢菌素类**：头孢曲松，成人每次1g，每天2次，儿童100mg/（kg·d），疗程14天；头孢噻肟，每次1～2g，每天2～3次，儿童100～150mL/（kg·d），疗程14天。孕妇、儿童、哺乳期、氯霉素耐药者可用。

（4）**复方磺胺甲硝唑（SMZ-TMP）**：3片，每天2次，热退后2片，每天2次，疗程14天。

4. 并发症的治疗。

5. 慢性带菌者的治疗

（1）合并胆囊炎、胆石症者可考虑胆囊切除术。

（2）抗生素。①氨苄西林加丙磺舒，疗程4-6周以上；② SMZ-TMP，疗程为1～3个月；③氧氟沙星。

（八）预防

1. 控制传染源

①及早隔离、治疗患者，隔离至体温正常后15天或连续2次粪便培养阴性；②慢性带菌者：严格管理，不能从事饮食、供水、保育工作；③密切接触者医学观察大于3天。

2. 切断传播途径

做好卫生宣传、管理工作。

3. 保护易感者

预防接种伤寒疫苗。

【变形杆菌脑膜炎】

变形杆菌属共有4种菌，其中能引起神经系统感染的有奇异变形杆菌和普通变形杆菌，革兰染色阴性，是粪便正常菌群的一部分。变形杆菌是条件致病菌，引起尿路感染常发生于阻塞性尿路疾病（肾、膀胱结石）基础上，还可引起皮肤、耳、乳突等局部感染，常与其他细菌混合引起感染。引起败血症往往因有原发疾病、尿路感染或膀胱镜检查、经尿道前列腺手术、导尿术后等，也可以胆管、耳、乳突、皮肤、肠道为原发病灶。败血症细菌经血液播散到脑膜引起炎症。胆汁瘤合并感染者可破坏周围骨壁，侵入脑膜、横窦引起脑膜炎、脑脓肿和横窦血栓形成。

临床诊断根据在原发性感染灶基础上出现化脓性脑膜炎的表现。确诊主要根据血、脑脊液病原学检查。

治疗：第三代头孢菌素有较强的作用。氨苄西林、庆大霉素、阿米卡星也敏感，均可选用。

【产碱杆菌脑膜炎】

产碱杆菌感染是医院内感染的常见病，是一种由粪产碱杆菌引起的急性疾病，主要发生在免疫力低下的人群。粪产碱杆菌革兰染色阴性，无夹膜，为肠道正常菌群（人与动物），可引起脑膜脑炎，其表现与其他革兰阴性杆菌类似。

治疗：可选用羧苄西林（卡比西林）、氨苄西林、氯霉素、黏多菌素 B 和 E，也可用新近上市的氨基糖苷类抗生素联合应用，效果更好。

【迟钝爱德华杆菌脑膜炎】

迟钝爱德华杆菌感染为一种少见的疾病。该菌是肠杆菌科爱德华菌属中的一种，为革兰阴性杆菌，主要寄生在鱼、鳝、鳗等水生动物、两栖类和爬行动物中。传染源为患者、带菌者和带菌的上述动物。传播途径一般是进食带菌食物和伤口被该菌污染。慢性消耗性疾病和免疫功能低下的人群容易感染。当神经系统受累时，可引起脑膜炎、硬脑膜下积脓和脑脓肿等。

治疗：可用氨基糖苷类、亚胺培南 - 西司他丁（泰能），氨曲南、β- 内酰胺类 /β- 内酰胺酶抑制剂复合制剂、氧氟沙星及环丙沙星等治疗。有硬脑膜下积脓或脑脓肿的患者，可采用穿刺引流或外科手术治疗。

【耶尔森菌脑膜炎】

耶尔森菌为革兰阴性杆菌，共 11 种，能使人类发病的主要有 2 种，即小肠结肠炎耶尔森菌和假结核耶尔森菌，前者有 34 个血清型，后者有 5 个血清型。宿主为动物，小肠结肠炎耶尔森菌主要存在于啮齿动物，如鼠等，假结核耶尔森菌主要寄生于猪科动物。人可因接触感染的动物或被污染的水和食品等而发病。

临床表现主要是小肠结肠炎、末端回肠炎。假结核耶尔森菌可导致阑尾炎样表现，有报道在急性阑尾炎中约 5% 是耶尔森菌感染引发。老年人或抵抗力低下，有基础疾病的患者（如糖尿病等）容易发生败血症，少数可发生脑膜炎。脑膜炎的表现与其他细菌性脑膜炎相似。

治疗：多数轻症患者不用药物也可自愈。由于耶尔森菌某些菌株对氯霉素、链霉素、四环素、卡那霉素、氨苄西林和磺胺类耐药，故宜使用氟喹诺酮类药物如环丙沙星。脑膜炎患者宜选用第三代头孢菌素如头孢噻肟、拉氧头孢等。

【大肠杆菌脑膜炎】

大肠杆菌又称大肠埃希菌，是肠杆菌科埃希菌属中的一种，革兰染色阴性。该菌宽 0.4 ～ 1.0μm，长 0.7 ～ 3.0μm，无芽孢，有鞭毛。致病性大肠杆菌有 5 种，血清型更多，其中具有 K1 荚膜多糖抗原者致病力最强，大约 40% 的大肠杆菌性败血症由其引起，75% 的大肠杆菌性脑膜炎也由其引起。

大肠杆菌存在于正常人群的肠道，当机体免疫力低下时可致病。该菌所致的脑膜炎常发生于新生儿，尤其是早产儿。它还常并发脑室膜炎，致使细菌难以清除。此外，肠炎和尿路感染更为多见。

治疗：常用药物有TMP-SMZ、新霉素、磷霉素、庆大霉素。年长儿童和成人可选用喹诺酮类药物如培氟沙星、甲磺酸培氟沙星等，这两种药物尤其对脑膜炎患者更有效。第三代头孢菌素如头孢噻肟和拉氧头孢等对脑膜炎也很有效。辅助药物常用调整菌群的药，如肠泰口服液、促菌生、乳酶生和丽珠肠乐等。

【产气肠杆菌脑膜炎】

产气肠杆菌为肠杆菌属中的一种，革兰染色阴性，形短而粗，不能运动，有时具有荚膜。它是死动物的寄生菌，在人和动物粪便中也可发现，曾从败血症感染中获得。

产气肠杆菌可引起化脓性脑膜炎，特别是新生儿和小于2个月的小婴儿。脑膜炎的表现轻重不一，新生儿较重，多有惊厥和颅内压增高表现。

治疗：宜选用对产气杆菌敏感的药物如庆大霉素、米诺环素、林可霉素和磷霉素等。三代头孢菌素如头孢拉定、头孢曲松也可用。

【阴沟肠杆菌和坂崎肠杆菌脑膜炎】

阴沟肠杆菌和坂崎肠杆菌也是肠杆菌属的细菌，都是革兰阴性杆菌，形态与产气杆菌相似，只有用特殊的生化反应才能区别。两者也均为环境菌群，而不是肠道的常居细菌，是条件致病菌。两者都可引起脑膜炎，新生儿特别易感。坂崎杆菌引起的新生儿脑膜炎较严重，病死率可高达75%，不过该菌的感染在国内未见有报道。

治疗：治疗前最好先做药敏试验，这是因为两菌可能对一些药物不敏感。第三代头孢菌素如头孢他啶、头孢曲松对肠杆菌一般都较敏感；阴沟肠杆菌对环丙沙星十分敏感。

其他细菌感染

【铜绿假单胞菌感染】

铜绿假单胞菌又称绿脓杆菌，为无芽孢的革兰阴性菌，产生蓝绿色素使感染伤口形成绿色脓液。

自然界中分布较广，土壤、海水、淡水、污水、动植物体表、含蛋白质食品等都可带菌，人皮肤黏膜尤其是潮湿部位（腋下、会阴部、耳道内）都有细菌存在。健康人群铜绿假单胞菌携带率很低。医院内的呼吸机、体温计、注射器、镊子等医疗器皿及污液均有带菌，通过不同途径传播给患者，患者与患者之间接触也可传播细菌，因此，住院患者携带率明显上升，特别是严重烧伤患者的皮肤、气管切开患者的下呼吸道、肿瘤化疗患者的消化道，铜绿假单胞菌的寄生率超过50%。铜绿假单胞菌已成为院内感染的主要致病菌之一，呈上升趋势。

正常完整皮肤黏膜是天然屏障，细菌即使有活力较高的毒素也不能致病。健康人血清中调理素及补体可协助中性粒细胞、单核巨噬细胞吞噬和杀灭铜绿假单胞菌，也不致病。但如果局部皮肤黏膜破损、留置导尿管、气管切开插管，改变了防御机制，降低抵抗力，或者免疫机制缺损如粒细胞缺乏、低蛋白血症、肿瘤患者、应用激素、应用广谱抗生素患者，在医院可从带菌发展为感染。烧伤焦痂下、婴儿和儿童的皮肤、脐带、肠道、老年人的泌尿道常是铜绿假单胞菌败血症的原发灶或入侵门户。

铜绿假单胞菌产生的内毒素含量较低，在发病上无重要意义。外毒素则有致病作用，其A片段为酶活性部分，与载体B片段一起发挥毒性作用，使巨噬细胞形态改变和吞噬能力下降，引起组织坏死，抑制蛋白质合成。细菌产生蛋白酶，外毒素A与弹力蛋白酶同时存在时毒力最大。细菌产生的胞外酶S是ADP-核糖转移酶，可促使感染扩散。

铜绿假单胞菌可引起败血症、呼吸道感染、心内膜炎、尿路感染、中枢神经系统感染、骨关节感染、耳乳突及鼻窦感染、皮肤软组织感染、消化道感染等。

中枢神经系统感染可表现为脑膜炎或脑脓肿，常继发于颅脑外伤、眼部感染、头颈部肿瘤术后，或耳、乳突、鼻窦感染扩散蔓延，或腰穿术、脑室引流术后。粒细胞缺乏、严重烧伤是铜绿假单胞菌败血症迁徙至脑部的危险因子。临床表现同其他化脓性脑膜炎。但预后较差，病死率达67%以上。病灶脓液或脑脊液涂片染色可找到革兰阴性杆菌，血、脑脊液培养阳性可确诊。

对铜绿假单胞菌作用较强的药物有：①广谱青霉素，如羧苄西林、呋布西林（furbuci-lin）、哌拉西林；②氨基糖苷类，如庆大霉素、妥布霉素、丁胺卡那、核糖霉素（ribos-tamycin）；③第三代头孢菌素，如头孢他啶、头孢哌酮、头孢匹罗（cefpirome）；④喹诺酮类，如诺氟沙星、氧氟沙星、环丙沙星；⑤β-内酰胺类，如亚胺培南、氨曲南等；⑥黏多菌素B及E；⑦铜绿假单胞菌抗血清。

对铜绿假单胞菌脑膜炎，采用易过血-脑屏障的大剂量头孢他啶联合氨基糖苷类（阿米卡星或妥布霉素），必要时鞘内注射庆大霉素或阿米卡星，环丙沙星也可考虑选用。疗程至少4周。

【表皮葡萄球菌感染】

表皮葡萄球菌为革兰阳性球菌，基本上不产生对人体具有毒性的各种酶和毒素，致病力较弱。主要寄殖于皮肤表面。患者及带菌者是主要传染源。入侵途径为受损伤的皮肤黏膜或吸入染菌尘埃而致病。易感人群为营养不良、有免疫缺陷者、新生儿及老年人等。表皮葡萄球菌引起的脑膜炎其临床表现同金黄色葡萄球菌脑膜炎，诊断及治疗也类同。

【炭疽杆菌感染】

炭疽杆菌属革兰阳性需氧芽孢杆菌，呈竹节状，有利环境下以繁殖体形式存在，易被除灭；在外界环境形成芽孢，有很强的抵抗力，难杀灭。荚膜及毒素是其致病的主要因素。人与有病的食草动物牛、马、羊或动物产品接触而感染，也可为吸入或食入性感染。与动物或动物产品接触的职业人员易感染。

细菌侵入人体后在皮肤黏膜大量繁殖，释放大量毒素使组织水肿、出血、坏死，形成皮肤炭疽、肺炭疽、肠炭疽。病菌经淋巴管及血管扩散引起淋巴结炎、败血症、脑膜炎等。损伤血管内膜引起 DIC、弥漫性出血或感染性休克。内脏炭疽病变迅速进展常可致命。

炭疽杆菌性脑膜炎表现：剧烈头痛、呕吐、谵妄、昏迷，脑膜刺激征明显。血性脑脊液中易检出炭疽杆菌。多在 2 ～ 3 个月内死亡。

诊断：根据典型临床表现及患者职业作出初步诊断，根据病原学检查、涂片或培养、动物接种检出炭疽杆菌或血清检测细菌抗原而确诊。

1. 一般治疗及支持治疗

患者隔离，分泌物消毒，适当补液、抗休克治疗。皮肤恶性水肿用氢化可的松 100 ～ 200mg/d，短期静脉滴注。

2. 病原治疗

首选青霉素 1800 万～ 2400 万 U/d，静脉滴注，同时合用氨基糖苷类抗生素（链霉素、庆大霉素、阿米卡星等）。青霉素过敏用头孢菌素、四环素、多西环素或红霉素。皮肤炭疽用青霉素 240 万～ 320 万 U/d，分 3 ～ 4 次，疗程 7 ～ 10d。

3. 局部病灶处理

病灶用 1：2000 的高锰酸钾洗涤，不用软膏。切除病灶可使病情恶化。

4. 抗炭疽血清

对毒血症严重者，皮试后，第 1 天 100mL，第 2、3 天各用 30～50mL 肌内注射或静脉注射。

预防：患者隔离至创口愈合、痂皮脱落、症状消失，相隔 5 天两次分泌物培养阴性为止。患者、病畜尸体焚烧火化。皮毛用 0.8kg/m^3 甲醛消毒，密闭 24 小时可杀灭病菌和芽孢。高危人群接种无毒活菌苗，保护期 1 年。

【厌氧菌感染】

厌氧菌感染在院内感染中较常见。厌氧菌主要包括专性厌氧菌、微需氧厌氧菌和兼性厌氧菌。厌氧菌共 31 属 245 种，包括有芽孢和无芽孢 2 类：有芽孢仅 1 属 78 种，为革兰阳性；无芽孢菌较多，包括革兰阳性和阴性两类。

厌氧菌作为正常菌群广泛存在人体皮肤和腔道（口腔、肠道、外生殖器、尿道、阴道等）的表面，当防御功能减弱、皮肤黏膜屏障被破坏时，细菌入侵繁殖引起感染。凡影响血供的疾病、恶性肿瘤、外伤、外科操作、异物等可引起感染，糖尿病、慢性乙醇中毒、严重肝病、尿毒症、压疮、肢体坏疽患者及长期接受免疫抑制剂、氨基糖苷类抗生素、肾上腺皮质激素、抗代谢药物治疗患者，以及放疗患者、器官移植者、婴幼儿、早产儿等易并发感染。

细菌借其毒素、荚膜、黏附因子、外膜蛋白、酶或代谢产物而发挥其致病作用。有 1/3 ～ 2/3 厌氧菌感染为混合感染，脑膜炎多为厌氧菌单菌感染。中枢神经系统感染包括脑膜炎（约占细菌性脑膜炎 1%）、脑脓肿、硬膜下积脓、硬膜外积脓、血栓性静脉炎等。原发灶以中耳炎、乳突炎、鼻窦炎为多见，也可由脑外伤或手术引起。

临床出现发热、头痛、呕吐、颈肌强直及昏睡，婴幼儿常有抽搐、囟门凸出及视盘水肿。脑脊液混浊，白细胞增多及蛋白质含量升高，糖类及氯化物含量降低。

诊断：

1. 有下列表现应考虑厌氧菌感染

病变组织或渗出物中含气体、恶臭味、血性或黑色，组织坏死，坏疽，假膜形成；感染继发于恶性肿瘤、产后、术后、败血症血栓性静脉炎、气性坏疽、破伤风及肉毒中毒等。

2. 有化脓性脑膜炎的表现。

3. 实验室检查

①渗出物、脓液、脑脊液涂片、革兰染色镜检：细菌染色不均、形态奇特或多形性改变者；②厌氧培养：标本选择、运送、保存是培养成败的关键，培养基必须新鲜配制，培养 48 ～ 72h，疑混合感染者同时作需氧菌培养。

治疗：

1. 建立不利于厌氧菌繁殖的环境

处理感染灶。

2. 病原治疗

首选氯霉素加青霉素或甲硝唑加青霉素类，剂量宜大。①氯霉素 2g/d，分 2 次静脉滴注。②甲硝唑：静脉滴注，每次 500mg，每 8 小时一次，或口服，每次 0.4 ～ 0.6mg，每天 3 次；儿童 15 ～ 50mg/（kg · d），分 3 次，7 ～ 10 天为一疗程。或替硝唑 800mg，静脉滴注，疗程 5 ～ 6 天。③青霉素每次 240 万 U，肌内注射或静脉滴注，每天 2 次。④哌拉西林、羧苄西林、林可霉素、氯林可霉素、亚胺培南 - 西司他丁、第三代头孢菌素也有效。⑤多价抗血清治疗梭状芽孢菌感染很有效。

3. 对症及支持治疗。

【弯曲菌感染】

弯曲菌为革兰阴性、逗号形杆菌，主要有 3 种：空肠弯曲菌主要引起肠道疾病，幽门弯曲菌（改名幽门螺杆菌）主要引起胃、十二指肠疾病，胎儿弯曲菌主要引起全身性疾病。弯曲菌感染可累及神经系统。近年来发展了过滤技术能分离出弯曲菌。该菌感染是一种自然疫源性疾病，全年均可发生，夏天和早秋各有一高峰。

患者和带菌者均为传染源。大多数动物、禽类的胃肠道均能发现该菌，感染动物为终身携带者，是重要的传染源。通过食物、水、生活接触、苍蝇传播。人对该病普遍易感，发达国家1岁以下、15～29岁为高峰，发展中国家5岁以下为高峰。

潜伏期为3～4天，25%无症状。轻者与一般病毒性胃肠炎不易区别，重者酷似中毒性痢疾。急性起病，发热（>38℃）、畏寒，持续2～3天，腹泻、2/3患者腹痛（脐周或下腹），持续4～5天，半数有恶心、呕吐，1/4有里急后重。多数1周内恢复。个别类似脑膜炎，还有泌尿系感染、胆囊炎、反应性关节炎。个别体弱、老年人可死亡。

近年来有关于弯曲菌肠炎后出现格林-巴利综合征的报道，且病情重，后遗症多，病死率高。其发病机制：弯曲菌的某些抗原与神经髓鞘蛋白有相同或相似的抗原性，使弯曲菌抗体与髓鞘蛋白产生免疫反应，并导致周围神经脱髓鞘。

诊断：主要靠临床表现。确诊靠细菌培养免疫学检查，粪便或肛门拭子培养阳性可确诊。

血清中有效价较高的特异性抗体。

治疗：一般治疗、对症治疗同其他感染性肠炎。病原治疗选用红霉素、呋喃唑酮、庆大霉素、阿奇霉素、依替米星、克拉红霉素（甲红霉素）、丁胺卡那霉素等。格林-巴利综合征患者还要加用激素治疗，并严密观察和防治呼吸肌麻痹。

【肠球菌感染】

肠球菌是医院内感染的重要致病菌。既往肠球菌归为D组链球菌，目前归为链球菌科肠球菌属。已知有5种肠球菌可引起人类感染，尤其是粪肠球菌。肠球菌为革兰阳性，圆形或椭圆形，呈链状排列，无芽孢和鞭毛，为需氧或兼性厌氧菌。肠球菌是人类和动物正常菌丛的一部分，只有当机体抵抗力低下时才致病。传染源主要来自医院的环境。广谱抗生素的应用、免疫抑制剂、手术创伤、导管和异物的植入等，均可使这些原先正常的菌丛致病。除免疫力低下外，小儿和老年人也是易感人群。肠球菌可引起尿路、腹腔和盆腔等感染，但肺部、胆管和皮肤软组织感染很少见。败血症多见于新生儿和抵抗力低的人群，心内膜炎常见于心脏手术后或少数败血症后。

肠球菌脑膜炎多见于新生儿和接受神经外科手术的患者，通常继发于败血症。脑膜炎可形成脑脓肿，脓肿还可破入脑室和蛛网膜下隙等。脑膜炎的临床表现与其他化脓性脑膜炎相似，如果形成脓肿或脓肿破入脑室则病情严重，出现昏迷加深，新生儿可见头围增大和前囟饱满等。

治疗：应根据药敏试验选择抗菌药物，这是因为近年来不断发现耐药菌株，如对庆大霉素和万古霉素的耐药。早已明确肠球菌对头孢菌素和四环素天然耐药，但对青霉素类、氨基糖苷类、红霉素、利福平、喹诺酮类、糖肽类抗菌药物敏感。一般首选青霉素G，单用或与氨基糖苷类联用；对青霉素耐药者可换用红霉素类或利福平；对以上药物不敏感者可用喹诺酮类或糖肽类如万古霉素、替考拉宁等。脑膜炎的治疗应注意用那些易进入脑脊液的药物如万古霉素（与TMP联用可增强抗菌作用），或数种药物联用（氨苄西林＋庆大霉素或丁胺卡那霉素＋利福平）。

【黄杆菌属感染】

黄杆菌属感染也是一种医院内感染性疾病。黄杆菌属是一群无鞭毛、无动力、无荚膜、无芽孢、氧化酶阳性的革兰阴性杆菌，细长，在生长过程中可产生黄色素。该菌属分 A、B、C、D 四个组。

引起脑膜炎的是脑膜败血性黄杆菌，它又分为 A、B、C、D、E、F 六个血清型，引起人类感染的主要是 C 型，其次为 B、D、F 型。脑膜败血性黄杆菌广泛存在于自然界及医院环境中，水龙头、呼吸器、药瓶、浴盆、制冰器和医用导管皆可污染本菌。

脑膜炎的临床表现主要是头痛、发热、脑膜刺激征及与其他细菌性脑膜炎相似的症状。多发生于新生儿，尤其是早产儿，抵抗力弱或有较严重基础疾病的人群也易患脑膜炎，且较易在医院内感染。

治疗：临床经验用药常选大环内酯类、磺胺类药物，如红霉素、SMZ-TMP 皆敏感，利福平和新生霉素有时也敏感；对多数氨基糖苷类、β- 内酰胺酶类（青霉素、头孢菌素）均耐药；对氯霉素、四环素及万古霉素则因菌种而异，Ⅱ b 仅对利福平敏感。脑膜炎的治疗除用利福平、TMP-SMZ 等已知的敏感药物外，还须选用在脑脊液浓度高的药物如万古霉素、环丙沙星、头孢他啶、氯霉素、妥布霉素等，建议及时做药敏试验，以资正确选药。

【不动杆菌感染】

不动杆菌感染是一种较常见的医院内感染。不动杆菌为革兰阴性菌，呈多形性（球状或球杆状），极易与脑膜炎球菌混淆。本菌广泛分布于自然环境中，健康人的皮肤、结膜、咽喉、唾液、尿液和阴道分泌物中也可分离到此菌。带菌者、被排泄污染的水源、被污染的食物尤其是蔬菜、牛奶、乳制品等均为传染源。该菌毒力较强的有硝酸盐阴性不动杆菌和洛菲不动杆菌，后者又名为多形模仿菌。

本菌的致病力不强，易感人群主要是早产儿、新生儿、老年人及机体免疫力低下者、有严重基础疾病者、应用广谱抗生素和免疫抑制剂者。医院内感染常见的是早产儿、新生儿、重度烧伤者、腹膜透析者，一些被污染的医疗器械如人工呼吸机、静脉导管、插管甚至气管切开器械等均可成为致病源。

临床表现有呼吸道、泌尿生殖道、皮肤和伤口等感染，还可见到结膜炎、角膜溃疡等。败血症多由静脉导管引起，其病死率可高达 30%。脑膜炎多发生在颅脑手术后的患者，其次是新生儿，可有高热、头痛、呕吐、抽搐及脑膜刺激征等征象。

治疗：不动杆菌对青霉素、氨苄西林、第一代头孢菌素均耐药；常选用妥布霉素、阿米卡星、哌拉西林等，对羧苄西林、多黏菌素、磺胺类药物尚敏感，对亚胺培南 - 西司他丁也敏感。对脑膜炎者需联合用药，且剂量大、疗程长，常选用在脑脊液中浓度较高的药物如环丙沙星、头孢他啶、阿米卡星等，必要时可鞘内注射庆大霉素或阿米卡星。

【黏液奈瑟菌感染】

黏液奈瑟菌又名黏液双球菌，是一种革兰阴性球杆菌，成双排列，与脑膜炎球菌同属于奈瑟菌属。两者可借在培养基巧克力平板上的菌落形态来区别，脑膜炎球菌在巧克力平板上呈灰褐色、半透明，而黏液双球菌则为绿黄色、光滑。

本菌感染所致的脑膜炎通常是继发于败血症、亚急性细菌性心内膜炎和呼吸道感染等。

临床表现与流行性脑脊髓膜炎很相似，即发热、头痛、呕吐、意识障碍和脑膜刺激征等。确诊须依靠脑脊液检查和细菌培养等。治疗可用氨苄西林、三代头孢菌素、氯霉素等。

新生儿化脓性脑膜炎

新生儿化脓性脑膜炎是指出生后4周内由各种化脓性细菌引起的脑膜炎症，常继发于败血症或为败血症的一部分，约30%的新生儿败血症可并发脑膜炎。也是一种较常见于医院内的感染，许多细菌均可引起。

【病因及发病机制】

据国内重庆、南京、天津、山东、北京等地报道，以大肠杆菌、葡萄球菌、变形杆菌、肺炎链球菌、脑膜炎奈瑟菌等引起者较多，此外，还有肺炎克雷伯菌、产气杆菌、产碱杆菌、李斯忒菌、沙门菌、阴沟肠杆菌、耶尔森杆菌、迟钝爱德华杆菌、铜绿假单胞菌、黄杆菌属、不动杆菌等，还有许多致病菌，不胜枚举。近年报道，支原体中的解脲脲原体（UU）可引起婴儿脑膜炎。

在正常体重和足月儿中，脑膜炎的发生率仅为2/10 000，而在早产儿和低体重儿的发病率则为2/1000，这足以说明其发病与抵抗力的关系。新生儿化脓性脑膜炎的发病机制主要是血行感染蔓延或细菌直接侵入脑膜所致，所以新生儿脑膜炎大多是脓毒败血症的并发症。感染的传播途径有：①母体垂直传播（胎盘和产道）；②分娩后水平传播；③医院内感染（包括被污染的院内环境、食物、器械等）；④自然环境污染（包括带菌者，被污染的水、土壤和食品等）。

【临床表现】

体温变化除高热外，也常见体温不升。有呼吸困难、黄疸、嗜睡、抽搐、呕吐、躁动不安、易激动等。约25%的患儿有颅内高压的表现，如前囟饱满。约15%的患儿出现颈强直。如动眼神经、展神经和面神经受累可出现眼内斜或眼外斜及面瘫等。新生儿脑膜炎可并发脑脓肿，可破裂至脑室和蛛网膜下腔，感染进一步扩散，导致颅内压更高，病情恶化。

【诊断】

根据脑脊液常规检查，可初步判断是否为化脓性脑膜炎；做涂片检查和细菌培养可确诊病原菌；颅脑超声检查、CT 或 MRI 可诊断脑脓肿。

【治疗】

抗菌药物的应用越早越好，一旦疑为脑膜炎就必须开始。轻症可静脉滴注氨苄西林或阿米卡星，或羧苄西林；重症必须联合用药，如头孢噻肟或头孢曲松加苯唑西林或万古霉素。以后根据各菌药敏试验结果来改用抗生素。

【预后】

本病病死率为 30% ～ 40%，后遗症较多，如脑积水、耳聋、发育迟滞、脑神经损害等。

二、结核性脑膜炎

结核性脑膜炎是一种非化脓性的脑脊髓膜炎，主要与进入蛛网膜下腔的结核杆菌所引致的免疫病理变化相关。多数为亚急性或缓慢起病，以发热、头痛和脑膜刺激征为主要临床表现，常累及脑神经；病情可进行性加重，即便在治疗过程中病死率仍高达 15% ～ 30%。

【概述】

（一）病因

脑膜（含室管膜）干酪样结核病变的溃破，是导致结核杆菌进入蛛网膜下腔的主要原因。而结核杆菌可通过不同途径到达脑膜：①血行播散型结核，多见于对结核杆菌尚未获得免疫力的儿童初次感染者和具有免疫功能缺陷的成人罹患者，后者通常有肺内或其他脏器与部位（如淋巴结、消化系、泌尿生殖系等）结核的既往病史；②中枢神经系统附近的结核病灶（如颅内结核瘤、结核性中耳炎、脊柱结核等）直接蔓延到脑脊髓膜。

除急性血行播散型结核通常（约 2/3 病例）并发有脑膜炎外，位于脑膜的结核病灶（或结节或增殖性病变）可长期处于静息状态，仅在机体防御功能降低时可发生干酪样病变溃破。

（二）发病机制与病理特征

结核杆菌引起的机体抗感染免疫是典型的细胞免疫，参与免疫应答的细胞成分主要为巨噬细胞（分泌 IL-1、TNFα、IL-6）、CD4T 淋巴细胞 Th1 亚群（分泌 INF-γ、IL-2）及单核细胞（分泌 IL-12）等。另外，与其他细胞内寄生菌不同，结核杆菌可能由于其脂质成分的协同作用，易导致其感染部位的组织出现过敏性变态反应。

结核病的基本病理特征为炎性渗出、干酪样坏死、结核结节形成或其他增殖性组织反应。这些病理特征的表现类型主要视宿主反应性（免疫反应和变态反应）的强弱和局部菌量的多少而定。大量结核杆菌进入蛛网膜下腔后所致的免疫病理变化，通常表现为脑膜和蛛网膜的非化脓性炎症，其中以颅底部（包括脑桥、脚间窝、视交叉、丘脑下部等）最为明显。早期表现为充血、水肿、毛细血管损伤及胶冻样浆液纤维蛋白渗出物积聚；在病程长的慢性病例可转变为增生性炎症乃至发生受累脑膜变厚及蛛网膜粘连。这些炎症反应可引发不同的病理变化，如压迫脑神经、阻碍脑脊液（CSF）循环及小血管内的血栓形成等；炎症波及脑实质时可引起脑膜脑炎，少数在脑实质内可出现单个或多个大小不一的干酪样结节。浓稠炎性渗出物可由于堵塞中脑导水管或第四脑室正中孔和外侧孔而引起脑积水及脑室扩大。局部动静脉血管炎可导致动脉瘤形成、血管闭塞、脑梗死及相应病变区的脑软化。炎症累及下丘脑垂体区时，有可能引起抗利尿激素分泌不足。

（三）治疗原则

1. 抗结核治疗

常用治疗方案：肝肾功能正常者可选择异烟肼（INH）、吡嗪酰胺（PZA）、利福平（RFP）、乙胺丁醇（EMB）中 4 个或 3 个药物联合应用，疗程至少 1 年。治疗中应密切观察可能出现的药物不良反应，需要时做相应调整。

2. 肾上腺皮质激素的应用

肾上腺皮质激素用于减轻脑水肿与炎症反应、防止 CSF 堵塞及合并有局灶性神经系统症状或病情危重者。

3. 支持与对症治疗

支持与对症治疗包括补充营养，注意水、电解质及酸碱平衡；加强对昏迷患者的护理并给予鼻饲流质；颅内压增高时，使用脱水剂如 20% 的甘露醇、呋塞米及高渗葡萄糖等；抽搐时可予以镇静药如地西泮、苯巴比妥等；如具有开放性肺结核的基础疾病，则应进行呼吸道隔离，直至痰菌完全阴转。

4. 脑脊液外引流或内引流

适应证主要为：由于 CSF 循环障碍引致的脑积水及脑室扩大，并经保守治疗无效且由此导致病情加重者（如颅内压显著增高、视盘水肿明显、意识障碍日趋加重等）。

【临床表现】

多数起病缓慢，前驱症状通常表现为疲乏、嗜睡、低热及间歇性头痛等。在随后的 2 ～ 3 周内即逐渐头痛加剧，体温升高至 39℃左右，可伴有频繁或喷射性呕吐及不同程度的意识障碍；查体有明显脑膜刺激征，多数有脑神经麻痹的体征，少数有抽搐或肢体瘫痪、偏瘫。易于受累的脑神经主要有视神经、动眼神经、面神经、展神经，其中又以动眼神经和展神经麻痹最为常见。病情严重者可表现为去大脑强直状态或迅速出现昏迷及中枢性呼吸衰竭。少数可急骤起病及病情进展迅速，主要见于婴儿和儿童的罹患者。

经治疗后的存活者中，部分可留有神经系统后遗症，如脑积水、视力降低或失明（视神经萎缩）、认知功能下降、偏瘫、癫痫发作及精神障碍等。

按照病程中神经系统症状的轻重，结核性脑膜炎可进行以下临床分期。

Ⅰ期：神志清楚，亦无局灶性神经系统功能障碍的临床表现或脑积水。

Ⅱ期：意识混浊或有局灶性神经系统功能障碍的临床表现。

Ⅲ期：处于昏迷状态或有截瘫、偏瘫。

【病史】

成人中多数（约 3/4）有中枢神经系统（CNS）以外部位的活动性结核病或有结核病的既往患病史。在儿童中，主要见于：①正患有原发性肺结核而未及时治疗或未得到有效控制；②未接种过卡介苗（BCG），在近期与开放性肺结核患者有接触史。

多数在起病后的 1 ～ 2 周中有一些并非特异性的症状，如疲乏、低热、间歇性头痛等，儿童常可表现为精神萎靡、性情改变或好哭易怒；随后头痛、发热的症状在数日内很快加重，常伴有频繁呕吐、脑神经麻痹及意识障碍，少数有癫痫样抽搐。

【体格检查】

一般有中度以上体温升高，呈发热病容；轻症者意识清楚，重症者可从谵妄至昏迷，或有呼吸困难的表现（如潮式呼吸、节律不规则等）。

脑膜刺激征通常阳性，多数有脑神经（以动眼神经和展神经常见）麻痹，少数有偏瘫或截瘫的体征。在新生儿，则通常无明确脑膜刺激征，但有前囟膨隆。

有其他脏器或部位的活动性结核病（如肺结核、腹腔结核、淋巴结核等）者，可查见有相应部位的阳性体征。

【实验室检查】

（一）外周血象

白细胞数大多在正常范围；如为急性血行播散型结核，偶可出现类白血病样的血常规改变；慢性结核病者，常有轻度红细胞减少。

（二）血液生化检验

低血钠、低血氯可由于抗利尿激素缺乏所致。

（三）脑脊液检查

通常有颅内压升高。查体有颈项强直或颈抵抗明显者，腰椎穿刺前宜快速静脉滴注脱水剂（如 20% 甘露醇）。CSF 外观清亮或微黄；白细胞数多为 100 ～ 500/μL（范围：0 ～ 1500/μL），其中以单核细胞为主，但在初始的数日内也可表现为多形核白细胞增多；CSF 蛋白质明显增高，而糖含量和氯化物降低，其中约 80% 以上病例的糖含量低于 45mg/dL，或低于同期血糖水平的 1/2 ～ 2/3，但少数在病初也可处于正常范围。

CSF 抗酸染色有助于明确诊断，但阳性率较低，通常低于 25%。若标本中 CSF 容量多，进行离心后取沉淀物涂片染色，可提高阳性率。将 CSF 静置 12 ～ 24 小时，如上层有薄膜形成，取薄膜涂片做抗酸染色，也是检查致病菌的方法之一。

CSF 培养的敏感性和阳性率要高于涂片镜检法，有报告显示其阳性率在确诊的结核性脑膜炎病例中可达 50% 以上。但结核杆菌在体外培养基内生长缓慢，一般需用 4 ～ 8 周的时间报告结果。聚合酶链反应（PCR）可用于早期诊断，阳性率高于培养法。但有一定的假阴性率和假阳性率。

【影像学检查】

头颅 CT 和磁共振成像（MRI）可显示脑室扩张、颅底部的渗出物与增厚的脑膜，也可显示局灶性血管炎和缺血性腔隙梗死灶及脑实质内的结核瘤。

包括 X 线在内的影像学检查有助于发现其他脏器与部位的活动性或陈旧性结核病灶。

【眼底镜检查】

颅内高压者有视盘水肿；少数（近 10%）病例中可发现有视网膜结核结节，即呈灰白色的脉络膜结节。

【结核菌素皮肤试验】

常采用结核菌素纯蛋白衍生物（PPD）5 TU 做皮内注射法，72 小时后观测反应结果。阳性结果对诊断有辅助参考价值，但阴性反应也不能排除结核性脑膜炎的诊断。有临床资料表明，在本病病例中，PPD 阴性反应者约占 40%。

【诊断评析】

结核性脑膜炎是结核病中的一种严重并发症，未治疗者中多数死于起病后的第 4 ～ 6 周内。因而尽可能及早明确诊断和及早抗结核治疗有助于改善预后。本病诊断主要依靠对病史、临床特征及 CSF 检查、影像学检查、PPD 皮内试验结果的综合分析。

1. 前驱期诊断思维

本病为散发发病，多数起病缓慢，其前驱症状通常缺乏特异性表现可造成部分病例就医不及时或临床早期诊断困难。在病史早期，一般无脑膜刺激征的表现，但症状中如同时出现有不规则头痛与低热，并有下述临床特征者应警惕本病的可能：①有结核病的既往病史；②通过医学检查疑诊有活动性结核病，如肺结核、淋巴结结核、骨结核、结核性胸膜炎或腹膜炎等；③有导致免疫功能降低的基础疾病（如淋巴瘤、糖尿病、营养不良、酒精中毒）或长期使用免疫抑制剂者；④未接种过 BCG 的儿童。

2. 典型特征判断

对以发热、头痛、脑膜刺激征、脑神经（以动眼神经和展神经常见）麻痹及不同程度的意识障碍为主要临床表现者，需要做出对结核性脑膜炎的诊断与鉴别诊断。在病情允许及经静脉快速滴注脱水剂（如 20% 的甘露醇）的情况下，应尽快进行腰椎穿刺及 CSF 检查。

3. CSF 检查与临床诊断

CSF 检查通常可以较快获得相应实验室结果。首次送验标本中应包括 CSF 常规、生化、革兰染色、抗酸染色、墨汁染色及培养。抗酸染色阳性有助于本病的病因诊断。

但仅在 CSF 中所含结核杆菌数量达到 10 000/mL 时，革兰染色才会出现阳性结果，这是导致临床标本中阳性率较低的主要因素。

在临床对脑膜炎做病因分析中，CSF 常规与生化结果同样有重要参考价值。若 CSF 革兰染色、墨汁染色乃至抗酸染色均阴性，而 CSF 白细胞数为 100 ～ 500/μL（其中单核细胞增多为主）、蛋白质明显增高、糖含量与氯化物明显降低，结合典型病史特征可初步做出不排除结核性脑膜炎的临床判断，以利于及早进行抗结核治疗。在少数处于起病初期的病例中，其 CSF 细胞数可能以中性粒细胞为主，则应在数日内重复 CSF 检查。笔者对北京协和医院 85 例颅内感染患者治疗前（即初诊时）的 CSF 检查结果所作的回顾性分析表明，在其中 20 例结核性脑膜炎病例中，白细胞数 100 ～ 999/μL 者为 70%，以单核细胞为主者为 85%；蛋白质高于 150mg/dL 者为 75%；糖含量低于血糖的 60% 者为 40%。

无论是确诊还是疑诊病例，治疗中均需定期重复 CSF 检查及其他相关实验室检查，以有利于进行疗效观察与病情分析；对于疑诊病例则有利于继续明确病因诊断，必要时做治疗上的相应调整。

4. 其他辅助检查的必要性

影像学检查对于判断颅内炎性病变的程度、范围及 CNS 以外的结核病灶均有重要参考价值。CSF 内引流或外引流是治疗严重颅内高压和脑积水的重要措施，术前应进行头颅 CT 或 MRI 检查，以协助选择和制定 CSF 引流的手术方案。阳性意义的 PPD 皮内试验和眼底镜检查结果有助于临床判断。如 PPD 皮内试验先为阴性反应，之后在病程中复查时出现阳转，同样有辅助诊断意义。

【鉴别诊断】

（一）颅内结核瘤

颅内结核瘤为腔占位性病变，数量上通常为多个，也可以只有单个。一般有发热的症状；根据结核瘤所在位置和大小的不同可引起相应临床特征，如头痛、抽搐、偏瘫、性格改变等，如累及蛛网膜下腔则 CSF 异常与结核性脑膜炎相似。头颅 CT 和 MRI 检查可明确病变部位与大小，病变在影像学上的典型特征是一个有周围水肿而无血管分布的结节；其病变部位的脑组织活检有助于明确病因。

有学者观察到，AIDS 患者中的 CNS 结核病是以结核性脓肿或结核瘤多见，通常继发于播散性结核病。

（二）脊柱结核

脊柱结核一般有结核中毒症状如发热、消瘦等，病变部位有局部压痛，于影像学检查可发现有椎体的破坏性改变或椎间隙变窄。脊柱结核偶可引起脊膜炎，或累及颅内。在病变严重病例，胶冻样渗出物可完全包裹于脊髓表面，髓内或髓外硬脊膜外可有结核瘤及肉芽肿病变。这些病理变化可压迫神经根或脊髓，引起相应临床表现，如神经根性疼痛、膀胱或直肠括约肌无力、感觉迟钝或消失及截瘫等。脊部蛛网膜下腔的粘连或梗阻，可导致 CSF 蛋白质显著性增高，而白细胞数通常仅有轻度增多。

（三）非结核性疾病

结核性脑膜炎病例中多数为慢性起病逐渐加重，但少数也可以在数日至 1 周内急性起病。因而在本病的临床诊断中应注意与也可出现类似临床表现的有关疾病相鉴别（表 24-4）。

表 24-4 可出现类型结核性脑膜炎临床表现的疾病

分类	可累及 CNS 的疾病
感染性疾病	真菌性：如新型隐球菌、组织胞浆菌感染 病毒性：疱疹病毒，腮腺炎病毒感染 细菌性：细菌性脑膜炎、脑脓肿、钩端螺旋体病
血管性疾病	多发性脑栓塞、亚急性心内膜炎、静脉窦血栓
自发免疫病	系统性红斑狼疮、结节性多动脉炎、贝赫切特综合征
其他疾病	结节病，转移癌、淋巴瘤、急性出血性白质脑病

1. 静脉窦血栓

主要包括上矢状窦血栓和海绵窦血栓，可由头面部及额窦感染所形成的炎性栓子循相应静脉途径进入。其中上矢窦血栓形成可引起头顶部皮肤水肿及颅内压增高症状、癫痫样抽搐伴精神障碍；海绵窦血栓形成可引起眼眶痛、球结膜水肿、眼眶周围皮肤红肿及发热、头痛与恶心，可合并视力障碍，严重者并发眼球后脓肿、脑膜炎或脑脓肿。CSF 检查、CNS 血管造影及头颅 MRI 有助于诊断与鉴别诊断。

2. 急性出血坏死性白质脑病

主要是白血病、淋巴瘤、结节病及使用免疫抑制剂治疗中的一种严重并发症，但临床少见。病理特征为脑和脊髓的白质中有广泛的髓鞘脱失与出血性坏死灶；通常有脑膜刺激征，CSF 中白细胞数增多（可高达 3000/μL）和有一定数量的红细胞，而糖含量减低；明确原发疾病与 MRI 扫描对本病有辅助诊断价值。治疗上主要使用肾上腺皮质激素。

3. 颅内转移癌

常见的有乳腺癌、肺癌、胃癌及黑色素瘤等。如一例男性 49 岁的恶性黑色素瘤患者，以间歇性低热、头痛、复视伴听力逐渐下降 3 个月入院，查体有颈抵抗；多次重复 CFS 检查，显示 CSF 压力增高，CSF 常规与生化检验结果均酷似于结核性脑膜炎；曾经抗结核治疗近 3 个月无改善，最后经腋窝淋巴结活检和头颅 MRI 而确诊，同时可见体表的黑色素瘤体明显增大与表面凹凸不平。

三、隐球菌性脑膜炎

【概述】

隐球菌性脑膜炎是由新型隐球菌感染脑膜和脑实质所致的中枢神经系统的亚急性或慢性炎性疾病，是深部真菌病中较常见的一种类型，该病可见于任何年龄，但以30～60岁成人发病率最高。其临床表现复杂，早期诊断困难，容易误诊，病死率和致残率高。隐球菌性脑膜炎在我国各省、市、自治区均有散在发病，以往在脑膜和脑实质感染中所占的比例很小，但目前发病率有所增高。由于隐球菌是条件致病菌，随着抗生素、免疫抑制剂等的广泛应用，器官移植、骨髓移植等新技术的开展，以及艾滋病等各种慢性消耗性疾病发病率的升高，近年来隐球菌性脑膜炎的发病率也呈明显上升趋势。据统计，美国约有5%～10%的艾滋病患者发生隐球菌性脑膜炎，而我国以散发非艾滋病人群为主，但也有艾滋病并发隐球菌性脑膜炎的报道。

该病呈世界性分布。虽然患霍奇金病、其他淋巴瘤、类肉瘤，或长期接受皮质类固醇治疗的患者为本病的高危人群，但它是艾滋病患者的一种机会性感染。对无明显免疫损害者，尤其是大于40岁的男性，有时也会发生进行性弥散性隐球菌脑膜炎。典型的表现是脑膜炎症并不广泛，但可见灶性脑内镜下病变，脑膜肉芽肿及大的灶性脑病变明显。

【诊断步骤】

（一）病史采集要点

1. 起病情况

隐匿起病，病程迁延，进展缓慢；少数可急性起病，通常不典型，需要详细地询问病史，了解发病情况和疾病的进展情况。

2. 主要临床表现

病初可表现为轻度间歇性头痛，此后头痛逐渐呈爆裂样剧痛，常伴有恶心、喷射状呕吐。多数病人有发热、精神异常，病程长者有明显消瘦、虚弱等，少数病人有抽搐，1/3的患者有意识障碍，表现为嗜睡、谵妄、昏迷等。常有多颅神经受损的表现：视力减退、视物重影、眼球活动障碍等。部分患者有肢体瘫痪，少数患者有脑疝形成。除眼或面部麻痹外，灶性体征在病程的较晚期时才出现。失明可由脑水肿或视觉传导束直接受累引起。

3. 既往病史

新型隐球菌性脑膜炎通常易发生于恶性肿瘤、自身免疫性疾病、全身慢性消耗性疾病、严重创伤及长期大剂量使用抗生素、皮质类固醇激素或免疫抑制剂等情况中。若患者存在此类免疫功能降低的因素，则对于诊断有很大的帮助。

（二）体格检查要点

1. 一般情况

全身营养状况差，精神萎靡。

2. 神经系统

大多数患者脑膜刺激征阳性：颈项强直，克尼格征、布鲁津斯基征阳性，部分患者病理征阳性。约有1/3的患者有颅神经损害。视神经、动眼神经、展神经、面神经及听神经受累为主，其中以视神经受损最为多见。

（三）门诊资料分析

血常规示周围白细胞不高。胸部X线片：约62%的隐球菌性脑膜炎患者可见类似肺结核样病灶或肺炎样改变，少数表现为肺不张、胸膜增厚或占位影像。

（四）进一步检查项目

1. 腰椎穿刺

对于明确诊断有重要意义，通过了解颅内压的高低，脑脊液常规生化及微生物学检查可以明确诊断。隐球菌性脑膜炎诊断的金标准就是脑脊液中找到病原体。

（1）**脑脊液常规生化检查：**明显的“三高一低”，即压力增高（>200mmH_2O），以淋巴细胞增高为主的细胞数增高（10～500）×10^6/L，蛋白含量增高而糖含量减低。因结核性脑膜炎和其他真菌性脑膜炎患者的脑脊液也可有这些变化，因此这些指标并非特异性指标，但是隐球菌性脑膜炎的颅压高和脑脊液糖含量减低较其他更为明显。

（2）**脑脊液微生物学检查：**脑脊液涂片墨汁染色可见带有荚膜的新型隐球菌，这是隐球菌性脑膜炎诊断的金标准。镜下可见酵母样细胞，形圆、壁厚、围以宽厚的荚膜。但镜检的阳性率约30%～50%，故应反复多次检查，方能提高检出率。脑脊液真菌培养也是常用的检查方法，脑脊液培养2～5天可有新型隐球菌生长。

2. 免疫学检查

隐球菌补体结合试验、乳胶凝集试验、酶联免疫吸附试验等提高了诊断的特异性。乳胶凝集试验可直接检测隐球菌多糖抗原，具有灵敏特异、迅速可靠、阳性率高（>90%）的特点。根据抗原滴度变化，还可指导治疗和判断预后。乳胶凝集试验阴性者，除外隐球菌性脑膜炎的可信性大于90%。酶联免疫吸附试验中脑脊液隐球菌荚膜多糖体抗体检测呈阳性，有助于隐球菌性脑膜炎的诊断。

3. 影像学检查

CT、MRI：CT可见弥漫性脑膜强化、脑水肿、肉芽肿、囊肿或钙化、脑实质低密度病灶等。但是约25%～50%的隐球菌性脑膜炎的CT扫描没有任何变化。Ruiz等认为，血管周围间隙扩张是隐球菌性脑膜炎神经影像学最早期的特征。当血管周围间隙扩张大于3mm或隐球菌聚集成团大于5mm的胶状假囊时，在CT上表现为深穿支分布区域的两侧大脑半球深部白质、壳核、内囊或中脑被盖等处，较对称分布的斑点状边缘模糊的非强化略低密度影。

MRI 比 CT 敏感，脑膜强化后信号明显增强，与低信号的脑组织形成良好的对比。脑实质的肉芽肿显示 T_1 等信号或稍低信号，T_2 信号变化较大，可从稍低信号到明显高信号，周围水肿为 T_2 高信号。

4. 其他检查

如血常规、肝肾功能生化检查、心电图、腹部 B 超等，以利于鉴别诊断和了解全身重要脏器功能，为正规治疗做准备。

【诊断对策】

（一）诊断要点

（1）亚急性或慢性起病，患者头痛，伴有低热、恶心、呕吐和脑膜刺激征表现。

（2）腰椎穿刺检查提示有颅内压增高、脑脊液常规生化检查呈现明显的“三高一低”，病原学检查发现隐球菌和相关抗体。

（3）影像学发现有脑膜增强反应和脑实质内的局限性炎性病灶。具备上述条件即可诊断。对于疑似病例，强调病原学的多次反复检验，以提高病菌检出率，减少误诊。

（二）鉴别诊断要点

隐球菌性脑膜炎需要与其他真菌感染性脑膜炎、结核性脑膜炎、细菌性脓肿等相鉴别。根据临床特点及病原学检测，结合影像学检测手段不难进行鉴别。本病在早期极易与结核性脑膜炎相混淆，对于经系统抗结核治疗仍未见好转的患者，应高度警惕本病的可能。新近有研究提示，脑脊液检查可能是结核性脑膜炎和隐球菌性脑膜炎检查项目中敏感的指标，隐球菌性脑膜炎颅内压比结核性脑膜炎高。

【治疗对策】

（一）治疗原则

（1）尽早明确诊断，及时治疗。

（2）根据病程及严重程度进行分型，制订合理的治疗方案，药物的选择尽量做到个体化。

（3）治疗基础疾病，提高机体免疫力。

（4）在长期治疗过程中，应密切观察疗效，及时改进治疗方案。

（5）注重防治药物的毒副反应，必须在用药前和用药期间定期检查肾和血液功能。

（6）合理支持治疗，保持机体的生命体征和内环境稳定。

（7）加强生活护理，给予量、高饮食，防治并发症。

（二）治疗计划

隐球菌性脑膜炎治疗，包括抗真菌药物治疗和对症治疗两部分。

1. 抗真菌治疗

抗真菌治疗中强调合并用药和多途径给药，目前治疗真菌的特效药物主要是两性霉素 B、5- 氟胞嘧啶和氟康唑。

（1）**两性霉素 B**：是由结节性链丝菌产生的多烯类抗生素，作用机制为本品通过与敏感真菌细胞膜上的胆固醇相结合，损伤细胞膜的通透性，导致细胞内重要物质如钾离子、核苷酸和氨基酸等外漏，破坏细胞的正常代谢从而抑制其生长。该药在体内的半衰期约为 24 小时，在肾组织中浓度最高，在体内经肾脏缓慢排泄，每日约有给药量的 2% ～ 5% 以原型排出，7 日内自尿排出给药量的 40%。停药后自尿中排泄至少持续 7 周，在碱性尿液中药物排泄增多，不易为透析清除。两性霉素 B 口服吸收差，而且不稳定，肌内注射对局部的刺激大，故临床上多采用经静脉缓慢滴注。开始静脉滴注时先试以 1 ～ 5mg 或按体重一次 0.02 ～ 0.1mg/kg 给药以后根据患者耐受情况每日或隔日增加 5mg，当增至一次 0.6 ～ 0.7mg/kg 时即可暂停增加剂量，此为一般治疗量。成人最高一日剂量不超过 1mg/kg，每日或隔 1 ～ 2 日给药 1 次，累积总量 1.5 ～ 3.0g，疗程 1 ～ 3 个月，也可长至 6 个月，视病情及疾病种类而定。对敏感真菌感染宜采用较小剂量，即成人一次 20 ～ 30mg，疗程仍宜长。鞘内给药：首次 0.05 ～ 0.1mg，以后渐增至每次 0.5mg，最大量一次不超过 1mg，每周给药 2 ～ 3 次，总量 15mg 左右。鞘内给药时宜与小剂量地塞米松或琥珀酸氢化可的松同时给予，并需用脑脊液反复稀释药液，边稀释边缓慢注入以减少不良反应。

两性霉素 B 在发挥抗真菌作用的同时，亦可与人体细胞膜上的胆固醇结合，故可产生严重的毒副反应，如静脉滴注过程中或静滴后发生寒战、高热、严重头痛、食欲缺乏、恶心、呕吐，有时可出现血压下降、眩晕等；几乎所有患者在治疗过程中均可出现不同程度的肾功能损害，由于尿中排出了大量的钾离子，因此可能会出现低钾血症；也可对血液系统、肝脏产生毒性反应，但相对较少见。该药毒性大，不良反应多见，但它又是治疗危重深部真菌感染的唯一有效药物，选用本品时必须权衡利弊后做出决定。肝肾功能损害者应慎用。治疗期间定期严密随访血、尿常规，肝、肾功能，血钾，心电图等。如血尿素氮或血肌酐明显升高时，则需减量或暂停治疗，直至肾功能恢复。为减少药物的不良反应，给药前可给解热镇痛药和抗组胺药，如吲哚美辛和异丙嗪等，同时给予琥珀酸氢化可的松 25 ～ 50mg 或地塞米松 2 ～ 5mg 一同静脉滴注。如果治疗中断 7 日以上者，需重新自小剂量（0.25mg/kg）开始逐渐增加至所需量。宜缓慢避光滴注，每剂滴注时间至少 6 小时。药液静脉滴注时应避免外漏，因可致局部刺激。用于治疗患全身性真菌感染的孕妇，对胎儿无明显影响。孕妇确有应用指征时方可慎用。哺乳期妇女应避免应用或于用药时暂时停止哺乳。

（2）**5- 氟胞嘧啶**：用于念珠菌和隐珠菌感染，单用效果不如两性霉素 B，且单用易产生耐药性，与两性霉素 B 合用则可以起到协同作用。毒副反应较两性霉素 B 少，可出现食欲缺乏，白细胞或血小板减少，肝肾功能损害，精神症状和皮疹等，停药后不良反应可消失。口服吸收良好，每日剂量每千克体重 50 ～ 150mg，分成 3 ～ 4 次服，疗程自数周至数月。

（3）**氟康唑**：属吡咯类抗真菌药，抗真菌谱较广，口服吸收良好，且不受食物、抗酸药、H2 受体阻滞药的影响。作用机制主要为高度选择性干扰真菌的细胞色素 P450 的活性，从而抑制真菌细胞膜上麦角固醇的生物合成。主要自肾排泄，以原形自尿中排出给药量的 80% 以上。血消除半衰期为 27 ～ 37 小时，肾功能减退时明显延长。血液透析或腹膜透析可部分清除本品。首次剂量 0.4g，以后每次 0.2g，一日 1 次，至少 4 周，症状缓解后至少持续 2 周。

2. 对症及支持治疗

脱水降颅压，镇痛，保护视神经和防止脑疝形成是隐球菌性脑膜炎最重要的对症治疗。大剂量脱水治疗时，应注意水电解质平衡。维生素 B_1、维生素 B_6、维生素 B_{12} 可助长隐球菌繁殖，故在隐球菌性脑膜炎治疗中应禁用。

【病程观察及处理】

（一）病情观察要点

注意观察重症患者生命体征，神经系统症状的变化。控制出入液量的平衡，防止电解质紊乱。定期复查，了解肝肾功能情况。定期复查腰椎穿刺结果，评估疗效。

（二）疗效判断与处理标准

1. 治愈

症状体征消失、连续 3 次生化常规检查正常及脑脊液墨汁涂片和隐球菌培养均未发现隐球菌，维持半年左右无复发。

2. 好转

症状体征明显好转或消失，但脑脊液生化常规检查仍不正常，脑脊液墨汁涂片和隐球菌培养仍可发现隐球菌，仍需进行抗真菌治疗。

3. 未愈

症状体征及脑脊液检查与治疗前比较无明显改善。

处理：治疗切不可半途而废，“痊愈”后的 2 年内要定期回医院检查（必要时做腰穿查脑脊液）以排除复发的可能。

【预后评估】

未经治疗的隐球菌性脑膜炎患者难以存活，在接受治疗的患者中死亡率仍高达 10% ～ 40%，免疫功能低下者死亡率达 50% 以上。约 40% 的患者遗留不同程度的神经系统后遗症，如视神经萎缩、外展神经麻痹等。治疗成功与否与①是否早期治疗；②药物对隐球菌的敏感性；③患者对药物的耐受性等因素有关。

【出院带药】

1. 出院时带药

当患者生命体征正常，脑脊液检查也正常的情况下，可考虑出院。带药主要针对有助于神经系统损害康复的药物，如脑复康、维生素 B 族、脑蛋白水解物等。

2. 检查项目与周期

根据病情严重程度每 1 ～ 3 个月复查血常规、肝功能、脑电图等。

四、创伤后脑膜炎

不像社区获得性细菌性脑膜炎，创伤后脑膜炎是由于鼻咽部定植的细菌侵入黏膜而形成的菌血症，最终进入中枢神经系统；创伤性细菌性脑膜炎是由于硬脑膜撕裂后形成脑脊液漏，使得鼻咽部或耳道定植的细菌直接进入 CSF。尽管颅脑创伤通常伴随硬脑膜损伤，但创伤后细菌性脑膜炎并不常见，其发生率为 0.2% ～ 17.8%。颅底骨折后脑膜炎的发生率为 9% ～ 18%。虽然不常见，但脑膜炎也被报道见于闭合性或钝性颅脑创伤。颅底和额骨骨折出现的脑脊液漏是创伤后脑膜炎最常见的危险因素，特别是额窦开放的患者要高度重视。当脑脊液漏持续发生超过 7 日，发生脑膜炎的概率将上升。任何增加病原微生物进入 CSF 的因素，如 ICP 增高（可能继发于脑水肿或 Valsalva 动作），或未闭合的伤口形成的窦道都可能增加患脑膜炎的风险。

脑膜炎的症状因为与初始神经系统创伤的症状重合而使早期发现变得困难。从受伤到出现脑膜炎表现的时间间隔为 2 ～ 4 周。创伤后脑膜炎的症状和体征与其他脑膜炎一致，有发热，头痛、神志异常，颈强直可能不出现，这是因为患者受伤的严重程度不同，或是仅反映了创伤本身的症状，并且这些症状在感染时不是必定要出现的。对于可以交流的创伤后患者，出现任何神志改变的情况都应该引起临床医生的警觉。

CSF 耳漏和鼻漏虽然不经常出现于脑膜炎，但却是可能发展为脑膜炎的前兆。鼻腔分泌物中含葡萄糖提示存在脑脊液漏，但确诊需要进一步的诊断性检查，没有发现葡萄糖也不能完全排除脑膜炎。诊断需要进行 CSF 分析（细胞数、葡萄糖和蛋白质水平），或革兰染色和细菌培养。创伤后脑膜炎 CSF 的改变与社区获得性细菌性脑膜炎一致（表 24-5），对于这些患者而言，预先进行抗生素治疗会明显降低培养和革兰染色的阳性率。

表 24-5　细菌性脑膜炎 CSF 的改变

CSF 指标	典型表现
CSF 压力	200 ～ 250mmH_2O
白细胞计数	1000 ～ 5000/L（范围：<100/L 至 >10 000/L）
中性粒细胞比例	≥ 80%
蛋白质	100 ～ 500mg/dL
葡萄糖	≤ 40mg/dL

续表

CSF 指标	典型表现
CSF 血浆葡萄糖	≤ 0.4
革兰染色	阳性率 60% ～ 90%
培养	阳性率 70% ～ 85%

病原菌通常为鼻咽部、鼻旁窦和 / 或外耳道的正常定植菌。对于不同受伤类型（钝伤或穿通伤）、不同的病情（创伤后、神经手术后和 CSF 分流）最常见的致病菌已列在表 24-6 中。初始治疗要求包括抗生素治疗及有效地降低 ICP 的方法（如抬高床头、保持大便通畅和 / 或镇咳药物的使用，避免气管内吸痰、气管插管、过度通气、颈部过伸等，高渗疗法和大剂量巴比妥，必要时采用脑室外引流）。经验性抗生素的治疗方法已列在表 24-6 中。

表 24-6　经验性抗生素治疗化脓性脑膜炎

受伤类型	常见病原微生物	经验性抗生素治疗
颅底骨折	肺炎链球菌、流感嗜血杆菌、A 组 β 溶血性链球菌	万古霉素 + 第三代头孢菌素 *
颅脑穿通伤	金黄色葡萄球菌，凝血酶阴性葡萄球菌（特别是表皮葡萄球菌），革兰阴性厌氧杆菌（包括铜绿假单胞菌）	万古霉素 + 头孢吡肟或头孢他啶或美罗培南
神经外科手术	革兰阴性厌氧杆菌（包括铜绿假单胞菌），金黄色葡萄球菌、凝血酶阴性葡萄球菌（特别是表皮葡萄球菌）	万古霉素 + 头孢吡肟或头孢他啶或美罗培南
CSF 分流	革兰阴性厌氧杆菌（包括铜绿假单胞菌）、金黄色葡萄球菌、凝血酶阴性葡萄球菌（特别是表皮葡萄球菌）、痤疮致病菌、痤疮短棒菌	万古霉素 + 头孢吡肟或头孢他啶或美罗培南

注：# 头孢噻肟、头孢曲松。

没有高级别循证医学证据提示对尚无脑膜炎的持续性脑脊液漏患者进行手术干预的最佳时机。由于大多数脑脊液漏患者将在伤后 7 日内自愈，因此建议对于无脑膜炎证据的患者在进行手术修复前至少可以等待 2 周。创伤后患者反复发生脑膜炎，需要考虑是否存在硬膜撕裂，没有完全治愈，并需要手术修补。对于颅底骨折或有脑脊液漏的患者而言，没有证据证明预防性抗生素的使用能减少脑膜炎的发生。

一项循证医学研究分析了 5 项随机对照实验和 17 项非随机对照实验，以比较非标准的抗生素预防治疗、安慰剂及无治疗干预的情况，结果发现各组间在降低脑膜炎发生率、脑膜炎相关死亡率，以及需要手术干预方面均没有显著差异。多项回顾性研究和荟萃分析也没有显示出预防性应用抗生素在颅底骨折或脑脊液漏患者，甚至在创伤后颅内积气患者中的益处，因此创伤后脑脊液漏患者不给予抗生素治疗而进行密切随访是合理的。

五、神经外科术后脑膜炎

没有经历创伤而接受神经外科手术的患者，脑膜炎的发生概率低。在预防性使用抗生素的清洁神经外科术后，细菌性脑膜炎的发生率为 0.5% ～ 0.7%，而清洁污染操作后的感染率为 0.4% ～ 2.0%。创伤后和神经外科手术后脑脊液漏都是脑膜炎的危险因素，但后者的病理生理变化更多的是由于微生物定植，或窦腔内、切口、器械部位（如 CSF 分流、脑室外引流或 ICP 监测）局部感染造成的。在一项对超过 6000 例患者的回顾性分析中发现，除了 EVD 或 CSF 分流的患者，开颅手术后出现细菌性脑膜炎的独立危险因素包括脑脊液漏、男性、手术时间 >4 小时及手术切口等。

神经外科术后脑膜炎的许多临床表现与手术或创伤后的并发症引起的症状易混淆。症状可能早在手术后 10 日发生。一项对 70 例神经外科术后脑膜炎患者的回顾性研究发现，对于这些患者发生的细菌性脑膜炎、化学性（或无菌性）脑膜炎或不明原因的脑膜炎，没有发现特异性的症状，他们多伴有发热（持续时间 ≥ 7 日）、头痛、呕吐、术后癫痫、嗜睡、昏迷、易怒或颈部僵硬。此外，脑膜炎可以仅仅表现为发热或轻微的行为和神志改变。

神经外科术后脑膜炎的诊断主要依靠 CSF 分析。鉴于患者要接受多个疗程的抗生素治疗，故常规的 CSF 革兰染色和培养结果常呈阴性，约 70%。此外，神经外科术后有细菌和化学性脑膜炎 CSF 大致是相同的。然而，一项回顾性研究包括了 70 例神经外科术后患者，发现 CSF 白细胞 >7500/L、葡萄糖 <10mL/dL 的情况不会出现在化学性脑膜炎患者中。另一项回顾性研究包括了 73 例神经外科术后患者，他们在手术后 40 日内接受腰穿检查，结果发现 CSF 乳酸水平 ≥ 4.0mmol/L、CSF 和血浆中葡萄糖比值 ≤ 0.4，对于细菌性脑膜炎的预测价值有更高的敏感性（88%：77%）、特异性（98%：87%）、阳性率（96%：77%）及阴性率（94%：87%）。当神经外科术后患者的 CSF 乳酸水平 ≥ 4.0mmol/L 时，需要在等待培养结果的时候考虑给予经验性抗生素治疗。

致病菌最常见的是革兰阴性菌及葡萄球菌一项关于神经外科术后革兰阴性杆菌脑膜炎的研究报道显示，最常见的细菌是肺炎克雷白杆菌、阴沟肠杆菌及大肠杆菌。华山医院近期报道发现鲍曼不动杆菌在国内有上升趋势。

对因治疗的要求是针对明确病原体的抗生素治疗。没有一项随机研究明确了治疗的最佳疗程。一项针对创伤后和神经外科术后染色革兰阴性细菌性脑膜炎的回顾性研究发现对末次细菌培养呈阳性的患者给予14日抗生素治疗，结果没有治疗失败的病例。多数病例治疗持续14～21日可以有满意的临床疗效。

虽然开颅术前预防性使用抗生素被广泛认为可以降低感染的发生率，但两项回顾性研究没有显示出它能降低脑膜炎的发生率。其他的分析认为，预防性治疗也需要考虑耐药菌。由于医院环境中MRSA发生率的上升，在围术期开颅手术前2小时使用万古霉素15mg/kg，并在12小时后再使用1次被认为是合理的。

六、硬膜下脓肿的临床特点及治疗

硬膜下脓肿是脓液积聚在硬脑膜与蛛网膜之间的化脓性感染，临床上较少见，多由邻近组织感染蔓延所致，早期无特征性表现，诊断困难，易误诊为慢性硬膜下血肿或硬膜下积液，但病情进展迅速，如不及时治疗，病死率及致残率均较高。

（一）病因及发病机制

硬膜下脓肿是脓液积聚于硬膜下及蛛网膜之间的化脓性感染，可发生于硬膜下的任何位置，以幕上多见，幕下和椎管内较少见。颅内硬膜下脓肿约占颅内化脓性感染的15%～25%，男性约占62%，70%病例的发病年龄为10～40岁，病死率为14%～28%，但存活者多遗留偏瘫、癫痫、失语等后遗症。

硬膜下脓肿在婴幼儿通常由化脓性脑膜炎引起；在成人则多继发于副鼻窦炎、中耳乳突炎，也可由开放性颅脑损伤、颅脑术后感染、硬膜下血肿感染、面部感染、咽部感染、脑内脓肿破裂及帽状腱膜下感染等引起，偶见于各种原因引起的血源性感染。有学者报道的牙周感染引起的硬膜下脓肿，因上颌前磨牙和磨牙的牙根紧临上颌窦下壁（平均距离约为1.97mm），牙周感染后可侵蚀上颌窦下壁造成骨质破坏，脓液突入上颌窦，引起上颌窦的化脓性感染，并扩散到其他鼻窦，侵蚀骨质引起颅底骨髓炎，也可因血栓性静脉炎使脓毒性栓子进入颅内，引起硬膜下脓肿。在鼻窦炎引起的硬膜下脓肿中额窦引起的额叶硬膜下脓肿最为常见，其次为筛窦引起的顶叶感染，颞叶硬膜下血肿则少见。硬膜下腔是一个潜在性腔隙，脓液易广泛扩散到大脑凸面、外侧裂、小脑幕下及颅底，脓液聚集于硬膜下腔，产生占位效应对脑组织产出压迫，严重时可引起脑疝；脓液产生的炎性反应，容易引起血栓性静脉炎或静脉窦炎，加重脑水肿，引起颅内压增高症状，重者也可引起脑疝。

硬膜下脓肿的致病菌根据患者年龄及感染途径不同，差异较大。①在新生儿多为引起化脓性脑膜炎的肠道杆菌、B组链球菌、李斯特单核细胞增生菌。②在儿童则多为引起脑膜炎的流感嗜血杆菌、肺炎链球菌、大肠杆菌、脑膜炎奈瑟氏菌。③在成人多见于引起鼻窦炎、中耳炎的α-溶血性链球菌、厌氧链球菌、非溶血性链球菌、金黄色葡萄球菌、拟杆菌属和肠杆菌科，也可由外伤或手术引起的金黄色葡萄球菌、表皮葡萄球菌、肠杆菌等，结核分枝杆菌、乳酸杆菌等特异性细菌引起的感染也有报道。

（二）临床表现

硬膜下脓肿起病多突然，早期症状缺乏特异性，除原发病灶的表现外，多表现为发热、头疼等。其共同特征为：①好发于 10～40 岁的青少年，男性多于女性；②原发病灶感染症状，如副鼻窦炎、中耳、乳突炎、牙周脓肿等；③感染症状，发热、畏寒、颈强直，严重者可出现意识障碍；④颅内压增高症状：头疼、呕吐、视盘水肿等；⑤颅神经进展性麻痹症状，如展神经、面神经、三叉神经等神经麻痹；⑥癫痫，约 48% 的病例可出现癫痫，可表现为局灶性发作，也可为全身大发作；⑦偏瘫、失语等脑组织受压表现，约 70% 的病例因脓肿对脑组织压迫产生偏瘫；⑧大脑镰综合征，是大脑纵裂积脓的特征性体征，表现为下肢运动或感觉障碍，以远端为重，并进行性向躯干、上肢发展，最后累及面部。

临床表现与脓液量、脓肿部位、脑水肿程度、个人体质等因素相关。少数患者起病隐匿，症状轻微，数月后才出神经系统症状。有些病例误诊为硬膜下血肿或硬膜下积液，术中才得以确诊，因此当出现发热、鼻窦炎、神经缺损等硬膜下脓肿三联症，并伴有快速进展的病程，应高度警惕硬膜下脓肿，仔细询问病史，认真查体，完善相关检查。

（三）辅助检查

1. 化验检查

血常规白细胞计数、中性粒细胞比值均增高，血沉、C 反应蛋白水平升高，这与感染相关，缺乏特异性。

2. 腰椎穿刺检查

可发现颅内压增高，因硬膜下脓肿蛛网膜下腔常保持完整，脑脊液检查多无明显异常。婴幼儿硬膜下脓肿的主要致病原因为细菌性脑膜炎，而腰穿及脑脊液培养是诊断脑膜炎的金标准，尤其是脑脊液聚合酶链式反应（PCR）、胶乳凝集试验、革兰氏染色等，婴幼儿为明确诊断可行腰穿检查。成人硬膜下脓肿多由鼻窦炎等邻近感染引起，颅内压多增高，存在腰穿诱发脑疝的风险，故不推荐。

3. 影像学检查

颅骨 X 线片可发现颅骨骨折，骨髓炎改变，颅骨异物，对外伤后硬膜下脓肿有参考价值，但缺乏特异性。电子计算机断层扫描（CT）对本病的诊断有重要价值，当怀疑本病时因首选头颅 CT 平扫，CT 不仅能显示颅内病变，还可显示鼻窦相关病变如炎症、畸形等，可对颅骨及鼻窦等骨质情况进行早期的鉴别。CT 表现为颅骨内板下脑表面新月型低密度影，CT 值约为 0～16Hu，常伴有周围脑组织水肿，脓肿周围环形强化，但在早期可无相关表现。磁共振成像（MRI）对脑脓肿的敏感性达 93%，能够敏感地显示出脑实质异常信号，目前增强 MRI 被认为是诊断颅内硬膜下脓肿最敏感的方法。弥散加权成像（DWI）可以显示早期的硬膜下脓肿，并能同硬膜下血肿、硬膜下积液相鉴别，提高诊断准确性，还可监测病情，评价治疗效果。MRI 表现为长 T_1、长 T_2 信号，磁共振成像液体抑制反转恢复序列（FLAIR）呈稍高信号，脓液在 DWI 呈高信号，脓腔周围可明显强化，随着病情发展可出现脑实质受累，亦为长 T_1、长 T_2 信号，DWI 和 FLAIR 为高信号，不被强化或仅有斑片样强化。

4. 穿刺活检

对于诊断困难不能确诊的病例可考虑穿刺活检，留取标本行病理检查，进行细菌培养，不仅可以明确诊断，确定致病细菌，还可清除脓液降低颅内压改善症状，并可局部注射用药。

（四）治疗

硬膜下脓肿的治疗方式主要包括应用敏感抗生素，手术清除脓肿，以及预防癫痫等治疗。治疗方式的选择应根据病情程度、患者体质等多因素综合考量。现推荐多学科协作的综合治疗。

1. 药物治疗

单纯药物治疗适用于患者无局灶性神经功能缺损症状，精神状态没有变化，脓肿较局限，排除后颅窝脓肿，并且对抗生素治疗有效的患者。在保守治疗时行影像学动态监测（CT 或 MRI），评估治疗效果。如临床症状无改善，或影像学动态监测无好转迹象，则积极手术治疗。保守治疗无法获得可靠病原菌，应根据不同的感染途径经验性选择敏感抗生素，推荐使用苯唑西林加头孢曲松或头孢噻肟加甲硝唑的治疗方案，但如果有耐甲氧西林金黄色葡萄球菌感染的可能，则应用万古霉素，如果治疗效果不明显，则最后选用利奈唑胺。抗生素的治疗时间现在仍不明确，有学者建议至少静脉用药 2 周，后口服用药 6 周，如果存在骨髓炎，则口服用药 8 周以上；也有学者建议静脉用药 6 周，然后继续口服 4 ～ 6 周。

2. 手术治疗

手术的目的是彻底清除脓液，解除对脑组织的压迫，减少炎症和毒素对脑组织和血运的影响，术中获得可靠的标本行微生物培养，指导术后用药。现在手术方式分为开颅脓肿清除术、钻孔置管冲洗引流术、内镜下脓肿清除术。明确诊断后需要手术的患者应在 72 小时内进行，超过 72 小时手术，患者的病死率、致残率将明显增加。①有学者认为开颅硬膜下脓肿清除术应为首选，因为它能够将硬膜下腔的脓液完全清楚，并解除脓液对大脑半球的压力，手术以脓肿最厚层面为中心，行骨瓣开颅，弧形剪开硬膜，去除硬膜脓肿的包膜，过程应轻柔，避免损伤脑组织，清除脓液后用大量温盐水冲洗，确定冲洗干净后切除颅骨感染病灶，范围一般为病灶周围 2cm，并用碘附浸泡。对于感染严重、范围大、脑组织肿胀明显的病例，则行去骨瓣减压；病灶较局限，脑组织张力不高，骨瓣感染不重者可在严密缝合硬膜后保留骨瓣。开颅术虽然清除脓肿较彻底，但手术创伤大，手术时间长，需全身麻醉。②患者在不能耐受开颅手术的情况下可行钻孔引流术，选取脓肿最厚层面钻孔，轻柔放置引流管，用温盐水充分冲洗，在硬膜下脓肿之间有间隔时，一次性清除较困难，应避免过度冲洗，因过度冲洗可加重对脑皮质的继发性损伤或使脓肿蔓延。此时可行多处钻孔冲洗，尽量打开脓肿的包膜及间隔，力求脓肿冲洗彻底，或转为开颅清除脓肿，术后放置引流管持续引流，必要时术后继续冲洗。③现有学者应用神经内镜进行硬膜下脓肿的清除，在内镜的下可以对颅内的结构有清晰的认识，能够顺利地打开脓肿壁或间隔，能够完全清除脓肿，而避免损伤脑组织，以最小的创伤达到最好的治疗效果。④硬膜下血肿多由鼻窦炎、中耳乳突炎、牙周感染等引起。因此，在本病的诊断、治疗过程中应邀请耳鼻喉科、口腔科等多学科协作治疗。术中在神经外科医生行硬膜下脓肿清除后，请相关科室对原发病灶进行清理，这可明显减少复发，改善愈合。

硬膜下脓肿较少见，多由副鼻窦炎引起，也可见于牙周感染引起的硬膜下脓肿。本病早期缺乏特异性，诊断较困难，一旦发病，病程迅速，病死率、致残率高。因此在患者出现发热、头疼、神经、精神改变，并伴有周围感染征象时应该考虑到本病，并完善 CT、MRI 等检查。一旦确诊，应由神经外科、耳鼻喉科、口腔科、病原微生物科等多科室协作治疗，尽早大量应用广谱、敏感抗生素，根据病情积极手术治疗，选择合适的手术方式，尽量清除脓肿及原发感染灶，术后继续应用抗生素，并积极生命支持治疗。

第六节　脑室炎：脑室外引流以及 ICP 监测相关的感染

颅脑创伤的并发症，如脑脓肿、脑积水、血肿及 ICP 增高，通常需要诊断性和治疗性的干预，可能会带来自身感染的风险。感染源于脑室外引流（EVD）和 ICP 监测器械植入时的微生物侵入。EVD 感染的发生率为 0 ～ 22%。EVD 相关感染的危险因素包括留置导管时间 >5 日、脑室造口漏、开颅手术、颅骨凹陷骨折伴脑脊液漏、脑室及蛛网膜下腔出血、EVD 伤口渗出、引流阻塞和系统性感染。关于引流的类型，腰穿相比脑室引流引起细菌性脑膜炎较少。关于 ICP 监测感染的数据很少，在一项针对 225 例进行 ICP 监测患者的回顾性研究中，硬膜下导管的感染发生率（14.9%）低于脑室导管（21.9%）。

器械相关的脑室炎和脑膜炎的临床表现，最常见的是头痛、恶心、疲倦或精神状态的改变。发热可以不明显，脑膜刺激征也不常见。脑室炎或脑膜炎的诊断需要依靠 CSF 分析，包括革兰染色、培养、白细胞分类计数，以及葡萄糖和蛋白质水平的测定。相对于腰穿取样，直接从引流管取样培养阳性率较高（约 90%）。EVD 相关感染最常见的病原体是凝固酶阴性的葡萄球菌（表皮葡萄球菌），其次是金黄色葡萄球菌和革兰阴性需氧杆菌。在一项前瞻性 ICP 监测感染的研究中，表皮葡萄球菌是最多被分离到的细菌。之前被认为是污染物的棒状杆菌属，现在越来越被认为是神经外伤手术器械相关感染的致病菌（表 24-6）。最佳的治疗方法是，拔除引起感染的 EVD 或 ICP 监测，适当地给予抗生素治疗和持续的 CSF 引流。

与治疗脑膜炎、积脓、脓肿相同的抗生素应用策略在这里也适用，药物血 - 脑屏障的穿透性非常必要。单用抗生素治愈率低主要是由于凝固酶阴性的葡萄球菌黏附于异物上并产生假膜状物。虽然没有随机研究显示在脑室内进行抗生素治疗有益，但有病例报道建议对复杂的中枢神经系统的感染给予脑室内或鞘注结合全身抗生素应用的方法（表 24-7）。

表 24-7　脑室内及鞘内常用抗生素

抗生素	常规每日剂量
万古霉素	5-20mg
庆大霉素	1-8mg
妥布霉素	5-20mg
阿米卡星	5-20mg
菌维克	10mg
奎奴普丁 / 达福普汀	2.5mg
两性霉素	0.1-0.5mg
多黏菌素 B	5 万 -10 万 IU

在等待革兰染色和培养结果时的初始抗生素治疗应选用万古霉素。有关抗生素标准疗程的报道很少，但在 CSF 培养阴性或导管拔出后，继续使用 7 ～ 10 日抗生素可获得满意的临床疗效。如果从 EVD 过渡到 CSF 分流，或感染治疗后需重新进行 CSF 分流，应咨询感染科的专科医生，手术时机取决于致病菌类型、感染的持续时间、可能需要进行持续性的 CSF 引流监测、经验性的抗生素治疗以及重复 CSF 取样检验。尽管导管留置时间 >5 日将增加感染风险，但一项包含 103 例患者的随机研究表明，常规 EVD 留置每 5 日更换 1 次的患者并没有降低 EVD 相关感染的风险。

对于导管留置期间持续使用抗生素的好处仍然不清楚。一项病例研究认为，接受持续预防性抗生素治疗患者的感染概率与接受围术期抗生素治疗患者的感染概率几乎相同。另一项随机研究结果却发现，在留置 EVD 导管期间使用预防性抗生素治疗可明显降低感染概率（11% ：3%）。然而，这会增加耐药病例的发生。因此，是否需要预防性使用抗生素仍在争论之中。

因为导管等异物必须留置于无菌环境中，但MRSA的发生有上升趋势，考虑到器械相关感染的发生率及感染的风险，在器械放置前2小时预防性地给予万古霉素15mg/kg，并在12小时后再给予1次是合理可行的。有证据支持抗生素涂层脑室导管（AIVCs）的使用。在一个前瞻性的随机研究中，288例患者使用了米诺环素和利福平涂层的导管，相比对照组减少了一半左右定植细菌的发生（18%∶37%，$P<0.0002$）。CSF培养证实的感染也明显减少（对照组9%，AIVC组1%，$P=0.002$）；各组中有95%的患者接受了全身性的抗生素治疗（对照组使用了13日，AIVC组使用了11日）。此外，一项前瞻性研究观察了139例NICU中的患者，培养证实的感染在AIVC组（米诺环素或利福平）的发生率为0.88%，这样更支持了使用AIVC。

第七节　颅内感染的抗生素使用原则

总的来说，颅脑创伤后颅内感染是严重感染，一旦做出临床诊断，应在脑脊液及采血标本送培养后，立即开始抗菌药物经验治疗，再根据革兰染色涂片及病原学培养结果，结合药敏及临床疗效酌情更改有效抗生素。临床选择抗菌药物时，应该考虑到药物通过血-脑屏障的能力。常用抗菌药物根据脑膜通透性可分为3类：①能通过血-脑屏障的抗菌药物有氯霉素、磺胺嘧啶、复方磺胺甲恶唑、甲硝唑、利奈唑胺；②大剂量时能部分通过血-脑屏障或能通过炎症脑膜的抗菌药物有青霉素类、头孢菌素类，氨曲南、美罗培南、万古霉素、磷霉素、氟喹诺酮类；但氟喹诺酮类可能引起中枢神经系统不良反应。③不能通过血-脑屏障的抗菌药物有氨基糖苷类、多黏菌素、大环内酯类、四环素类和克林霉素。所用药物在脑脊液中的浓度，应比该药物的最小杀菌浓度至少高出数倍。抗菌药物在中枢神经系统的分布与浓度：由于血-脑脊液屏障的存在，抗菌药物在脑脊液中的浓度常明显低于血清浓度。然而在脑膜炎症时，由于细菌酸性代谢产物积蓄，导致脑脊液pH值下降，引起血/脑脊液的pH值梯度升高，而有利于抗菌药物向脑脊液中移动，故脑膜炎越严重，血/脑脊液pH值梯度越大，越有利于抗菌药物通过血-脑屏障。有文献报道中枢神经系统感染治疗过程中可应用局部给药方法。

根据细菌流行病学分析，颅脑创伤颅内感染主要致病菌中革兰阳性菌以葡萄球菌属为主，革兰阴性菌以不动杆菌、铜绿假单胞菌、肺炎克雷伯菌等为主。耐药性革兰阳性菌对万古霉素、替考拉宁和利奈唑胺高度敏感；革兰阴性菌对三代、四代头孢菌素，头孢哌酮/舒巴坦，哌拉西林/他唑巴坦敏感率高，肠杆菌科对碳青霉烯类高度敏感。经验治疗应联合使用覆盖革兰阳性菌和革兰阴性菌的药物。一旦病原学检查明确，应该根据不同病原菌及药敏选择抗菌药物。①葡萄球菌属。对于MRSA（耐甲氧西林金黄色葡萄球菌）和MRCNS（耐甲氧西林的凝固酶阴性葡萄球菌）感染，推荐万古霉素或利奈唑胺单用或联合利福平。在非炎性状态下，利奈唑胺透过血 - 脑屏障能力优于万古霉素。利奈唑胺的药物脑脊液浓度 / 血浆浓度在非炎症性脑膜炎时为 66% ～ 70%，炎症性脑膜炎时可达 1.2 ～ 2.3，而万古霉素仅为同期血浓度的 20% ～ 30%。利奈唑胺对 MRSA 和 MRCNS 有高度活性（100%）。对甲氧西林敏感金黄色葡萄球菌可选苯唑西林，如敏感，可考虑替莫西林（TMPC）。②肠球菌属。对氨苄西林敏感的肠球菌属，选用氨苄西林单用或联合庆大霉素；若对氨苄西林耐药，选用万古霉素联合利福平；对万古霉素耐药菌株（VRE），选用利奈唑胺。③肠杆菌科细菌。对于产 ESBLs 的大肠埃希菌和肺炎克雷伯菌感染，参考药敏可选用碳青霉烯类或 β 内酰胺类 /β 内酰胺酶抑制剂复合制剂，如头孢哌酮 / 舒巴坦和哌拉西林 / 他唑巴坦，非产 ESBLs 菌株，参考药敏可选用第三、四代头孢菌素单用或联合氨基糖苷类，也可选用氨曲南。④铜绿假单胞菌。可用环丙沙星、头孢哌酮 / 舒巴坦、哌拉西林 / 他唑巴坦、头孢吡肟、头孢他啶或碳青霉烯类，联合一种氨基糖苷类。⑤不动杆菌属。不动杆菌属对头孢哌酮 / 舒巴坦、米诺环素等耐药率低，治疗可以选用头孢哌酮 / 舒巴坦、米诺环素等。碳青霉烯依然可选，尤其对于 MDR（多耐药）或者 PDR（泛耐药）菌株。为预防颅脑创伤术后感染发生，须遵循严格的无菌技术、轻柔的手术操作及一整套相关的外科原则。患者体温术后每 6 小时测量 1 次，术后 1 日和 3 日检查手术切口，术后 7 ～ 8 日拆线后，再次检查伤口，量体温、血常规检查，必要时可取 CSF 样本做生化、镜检和培养。术后 1 个月最后一次检查手术切口。

任何时候患者体温一旦超过 38℃，都要再次检查切口是否有感染迹象，如果表现为阴性，需做 CSF 样本的细胞学检查和细菌培养，每隔 1 日进行 1 次外周血常规检查。在清洁手术中，围术期应用预防性抗菌药物有减少术后感染的作用。在神经外科，金黄色葡萄球菌和凝固酶阴性葡萄球菌是最易引起术后感染的病原菌，预防用抗菌药物应根据本院的细菌耐药状况选择药物。用药时机在切皮前 30 分钟，应静脉给药，并且在 20 ～ 30 分钟内滴完，以保证在发生污染前血清及组织中的药物已达到有效药物浓度。因某种限制而选用万古霉素、喹诺酮等，应在术前 2 小时应用。常用头孢菌素半衰期在 1 ～ 2 小时，若手术时间较长或失血量超过 1500mL 可在 3 ～ 4 小时后重复给药 1 次，使有效药物浓度覆盖手术全程。半衰期较长的药物一般无须追加剂量。坚持短程用药原则，一般常规择期手术后不必继续使用预防性抗菌药物。若手术前已有污染发生（如开放性创伤）或患者有感染危险因素，可将用药时间延长到 24 ～ 48 小时。

（刘汶青、宦陟榕）

重症颅脑创伤后颅内感染管理述评

为了更好地了解国内外重度颅脑创伤后颅内感染的诊治方法和进展，笔者特建立此章节。本述评介绍了当前急性中枢神经系统感染的微生物学诊断方法和治疗，还介绍了2017版美国传染病学会（IDSA）医疗相关脑室炎和脑膜炎的指南，并对国外一篇病例数较多的TBI后颅内感染鞘内给药治疗的疗效对比研究进行了介绍，希望可以给读者带来一定的帮助。

当前急性中枢神经系统感染的微生物学诊断方法

近年来，尽管在感染控制和公共卫生方面取得了显著进展，如引入了疫苗预防和新抗生素的开发，但影响中枢神经系统（CNS）的感染的发病率仍有所增加。这在很大程度上取决于疾病的病因，例如肿瘤和自身免疫性疾病的增加、各种免疫抑制药物的广泛使用及艾滋病毒感染的扩大，免疫功能低下个体人数的增加。根据保加利亚国家传染病和寄生虫病中心（NCIPD）的数据，2018年该国急性传染病中的主要死亡原因是神经系统感染，占所有死亡人数的40%。抗生素耐药性的持续发展是对神经感染患者的控制产生不利影响的另一个因素，这严重限制了治疗选择和经验性抗生素治疗的选择。

与中枢神经系统感染相关的病原体多种多样，包括病毒、细菌、真菌和寄生虫。这些微生物因地理区域、国家、年龄、大型生物体的免疫反应性和疫苗预防水平而有很大差异。这种病因的多样性是一个真正的挑战，这使得确定具体的原因和指导最合适的治疗非常困难。因此，建议在获得微生物学分析结果之前，先开始经验性抗生素治疗。

急性中枢神经系统感染的微生物学评价

为了获得最佳的结果，收集脑脊液标本并将其正确地运送到微生物学实验室具有重要意义。建议采集临床样本应在开始抗菌药物治疗前，但在任何情况下都不应为了获得脑脊液延迟治疗。世卫组织建议在采集后1小时内处理脑脊液样本。最常用的微生物学诊断方法包括直接显微镜检查和脑脊液培养以及随后的分离物鉴定。虽然这些方法被广泛应用于诊断神经感染的患者，但它们有明显的局限性，可能并不总是能提供快速和准确的病因诊断。为了克服传统微生物诊断方法的限制因素，引入了乳胶凝集试验（LAT）和核酸扩增技术。

直接显微镜镜检和染色

1884 年，在丹麦细菌学家汉斯·克里斯蒂安·格拉姆在弗里德兰德医生的指导下，于柏林在停尸房工作时，创造了一种新的染色方法。为了找出细菌性肺炎的原因，格拉姆注意到一些细菌一旦被苯胺 - 龙胆紫染成蓝色，在随后使用乙醇（革兰氏+）后没有变色，而另一些细菌则失去了颜色（革兰氏 -）。这是由于细菌细胞壁的结构差异。几年后，德国病理学家卡尔·魏格特修改了这一程序，建议增加第二种染料（藏红花），随后将已经变色的革兰氏（-）细菌细胞染成红色。

130 年来，革兰氏染色和脑脊液培养是急性神经系统感染患者微生物学诊断最广泛的方法。它不仅是一种快速的技术，而且是一种廉价和易于执行的技术。然而，它并不适用于中枢神经系统病毒性感染的患者。此外，在细菌性神经系统感染中，阳性率差异很大。根据一些作者的说法，它的成功率在 60% ～ 90% 之间，而其他人报道的成功率为 24% ～ 97%。

考虑到与神经系统感染相关的最常见的细菌病原体及其特定的形态特征，革兰氏（+）球菌的可视化指向肺炎链球菌、革兰氏（-）双球菌、脑膜炎奈瑟菌、革兰氏（+）杆指向单核增生乳杆菌和革兰氏（-）多形杆菌指向流感嗜血杆菌。革兰氏（-）杆菌很少在免疫能力强的个体中观察到，除了存在易感因素，它通常归因于肠道细菌。除此之外，还需要一个经验丰富的微生物学家来正确地解释这些发现。直接显微镜检查的假阳性结果可能是由于观察者的误解，以及临床样本或试剂的污染。

已经发现，直接显微镜镜检的灵敏度与确切的细菌存在显著变化。在最高的比例中，革兰氏染色已经能够确定肺炎球菌性导致脑膜炎患者占比为 69% ～ 93%。直接显微镜检查显示流感嗜血杆菌 25% ～ 65%，脑膜炎球菌 30% ～ 89%。根据其他一些作者的说法，流感嗜血杆菌的比例更高，高达 86%。如果单核增生乳杆菌同时存在于成人和儿童中，革兰氏染色的敏感性甚至更低（10% ～ 35%）。只有一半的革兰氏（-）微生物可以在显微镜下观察到。

在一项目前尚未发表的关于革兰氏染色在细菌性脑膜炎中的应用的研究中，我们能够证实其中的一些观察结果。我们确定的革兰氏染色检查的总体阳性率为 52.2%。大多数病例是由肺炎链球菌引起的，我们在 90% 的肺炎球菌神经系统感染中可以观察到。该方法未能检测出培养阳性的李斯特氏性脑膜脑炎，以及流感嗜血杆菌和大多数中枢神经系统感染的革兰氏（-）肠道病原体。我们计算了直接显微镜下革兰氏染色的敏感性为 48%（95% CI：21.8 ～ 68.1），特异性为 100%（95%CI：95.8 ～ 100）。

在脑脊液收集之前进行抗生素治疗会影响结果，因为这些药物可以迅速减少病原体的数量。与标本收集前未接受任何抗生素治疗的个体相比，从接受抗生素治疗的患者中收集的脑脊液样本的敏感性可降低近20%。这是由于通过革兰氏染色检测到病原体的可能性取决于临床样本中病原体的浓度。在浓度为10^3个集落形成单位（CFU）/mL及以下时，只有25%为染色阳性，10^3～10^5CFU/mL的浓度为60%为阳性，而在浓度为10^5CFU/mL及以上时，近97%为阳性结果。研究表明，静脉使用抗生素4小时后肺炎球菌在脑脊液中可以迅速被清除，而脑膜炎球菌一般为2～6小时。病原体数量的减少不仅可能是由于之前使用了抗生素，还可能是由于临床样本到微生物学实验室的储存和运输不当。

其他革兰氏染色相比，染色方法的敏感性更低。在结核性脑膜炎患者中，革兰氏染色不是一个选择，即使使用特定的抗酸细菌染色方法（如Ziehl-Neelsen染色或Kinyoun染色），成功也只能达到10%～50%。尽管如此，我们有理由指出，该方法允许通过观察炎症细胞和确定其类型来评估细胞反应，有时可以帮助区分污染和真正的感染。

脑脊液培养

脑脊液培养被认为是诊断神经系统感染性疾病的“金标准”，特别是在细菌性脑膜炎的情况下。该方法是基于在特定的生长培养基中接种脑脊液样品，在适当的条件下孵育培养皿，如果细菌存在的话，随后鉴定菌落。结果通常在24至72小时内获得，这取决于微生物类型和实验室提供的鉴定方法，这在急性中枢神经系统感染等紧急情况下是一个显著的缺点。与传统的生化鉴定方法相比，基质辅助激光解吸电离飞行时间质谱（MALDI-TOF MS）等现代系统的应用，可以显著增加分离物最终鉴定的时间。更重要的是，脑脊液培养结果在很大程度上受到临床材料到实验室的运输和开始经验性治疗的时间的影响。如前所述，世卫组织建议，脑脊液应在标本采集后1小时内送到实验室，而这在实际实践中并不总是能够实现。与革兰氏染色相似，即使收集和运输正确，或在抗生素治疗开始前收集脑脊液，脑脊液培养物的总体阳性率也有所不同，但范围较窄（70%～85%）。也有作者报告了在相同条件下的60%～90%的阳性率。研究发现，只有在应用抗生素治疗后4小时内收集临床样本，才能获得培养的阳性结果。其他研究人员报告了一个更宽的窗口期，在开始抗菌治疗后一天出现培养阴性结果。Etyang等人的研究比较了直接床边接种脑脊液与传统的实验室培养方法的恢复率。所得结果表明，两种方法的比较差异无统计学意义。然而，在时间上发现了显著差异，床边培养比常规实验室培养早5小时。

另一个值得一提的因素是使用液体生长介质进行富集。这些结果被发现略微增加了脑脊液培养的敏感性，但与污染物的增殖有关，因此报告了假阳性结果，但对诊断没有太大贡献。据报道，当将脑脊液样品接种到BACTEC血培养瓶中时，比在固体生长培养基（琼脂）上培养的检出率更高。

在英国进行的一项对 103 名脑膜炎球菌性脑膜炎患者进行的研究发现，其中只有 13% 的患者的脑脊液培养呈阳性。另一项来自尼泊尔的研究对 296 名 18 岁以下的患者进行了研究，结果发现，其中只有 4.4% 的患者的培养结果呈阳性。结核性脑膜炎患者的分枝杆菌培养的敏感性约为 40% ～ 50%。只有在液体培养基中接种 8 ～ 10 天后才能解释其结果。在另一项针对同一疾病患者的研究中，结核分枝杆菌的培养率仅为 31.2%，分枝杆菌和真菌的培养需要 5 ～ 10mL 大量的脑脊液。

新型隐球菌培养也被认为是金标准，但需要更高的体积来提高该方法的灵敏度，否则可能会出现假阴性结果。此外，真菌的生长可能需要长达 10 天的时间。

由于病毒培养需要的时间长，敏感性低，该培养方法不能及时提供病毒病原体的病原学诊断。因此，它不适用于急性中枢神经系统感染的紧急情况，它只是回顾性分析。肠道病毒培养是引起病毒性脑膜炎的最常见原因，其敏感性在 65% ～ 75% 之间，其中一些肠道病毒培养，如 A 型柯萨奇病毒，极难在体外生长。

血液培养

鉴于微生物的血源性传播是中枢神经系统侵袭和感染最常见的机制，血液培养的血液样本可以帮助确定神经感染的病因。较高的阳性率与自动血液培养系统的实施有关。然而，与脑脊液培养类似，血培养结果也依赖于确切的细菌病原体，并且在血液采集前使用抗生素可使培养阳性率降低 20%。从血液样本中报告的肺炎链球菌的阳性率为 75%，其次是流感嗜血杆菌（50% ～ 90%）和脑膜炎球菌（40% ～ 60%）。

乳胶凝集试验（LAT）

LAT 是基于直接检测脑脊液样本中的细菌或真菌抗原。该测试易于执行，并可在 15 分钟内快速诊断。尽管有这些优点，但近年来，该试验在识别细菌性脑膜炎病原方面的可靠性一直受到质疑，因为许多科学报道称该方法的低敏感性，特别是在接受抗生素预处理的患者中。该测试的总体灵敏度在 67% ～ 100% 之间变化。与革兰氏染色和脑脊液培养类似，该方法具有病原体特异的敏感性。流感嗜血杆菌的敏感性为 78% ～ 100%，肺炎链球菌为 59% ～ 100%，脑膜炎奈瑟菌为 22% ～ 93%。一项对 176 名接受抗生素治疗的儿童进行的回顾性研究显示，LAT 没有发现任何病原体。在培养呈阴性结果的患者中，LAT 的敏感性仅为 7%。在另一项对 344 例脑脊液样本的研究中，该试验没有影响治疗或疾病的病程，甚至记录了假阳性和假阴性结果。该方法仅适用于数量有限的病原体，即与神经系统感染相关的荚膜形成微生物，这是限制其使用的另一个先决条件。联合检测可用于检测这些细菌的抗原，以及最常见的分离物 - 肺炎链球菌。在澳大利亚，肺炎链球菌的 LAT 阳性是将万古霉素纳入经验性抗生素治疗的指征。我们计算出 LAT 的敏感性为 47.8%（95%CI，26.8% ～ 69.4%），特异性为 100%（95%CI，95.9% ～ 100%），与直接显微镜下的参数相同。

脑脊液隐球菌抗原的检测的敏感性和特异性超过 90%。然而，假阳性和假阴性结果也已被报道，特别是在艾滋病毒阳性流行的人群中。肠道病毒没有共同的抗原，这使得不可能创建一种基于抗原抗体的检测方法来检测它们。HSV 可以寻找特异性的 IgG 抗体，但可以在 10 ～ 12 天后检测到，由于需要快速的病因诊断，这种方法不适用。LAT 试验阴性并不排除患者中存在该病原体，出现的假阳性结果可能成为治疗不足的基础。

聚合酶链反应（PCR）

近年来，随着单重或多重 PCR 检测的分子遗传学技术的引入，神经系统感染的微生物学诊断发生了一场革命。这些方法可用于检测脑脊液标本中的病毒、细菌、真菌和寄生虫的核酸（DNA 或 RNA）。它们是为了克服急性中枢神经系统感染患者的传统诊断方法的许多缺点而开发出来的，现在基于 PCR 的技术是微生物学诊断的流行工具。多重 PCR 的敏感性为 100%，特异性为 98.2%，阳性预测值为 98.2%，阴性预测值为 100%。Corless 等人发现，易感性再次取决于病原，流感嗜血杆菌为 92%，肺炎链球菌为 100%，脑膜炎奈瑟菌为 88%，对这三种病原体的特异性为 100%。另一项研究报告了不同的结果——对流感嗜血杆菌的敏感性为 88%，对肺炎链球菌的敏感性为 92%，对脑膜炎奈瑟菌的敏感性为 94%。对这些病原体的特异性再次为 100%。Ni H 等人也报道了该方法在脑膜炎球菌性脑膜炎患者中的敏感性和特异性为 91%。

与直接显微镜镜检和脑脊液标本培养相比，该方法受到之前使用抗菌药物的影响仍然较小。一项研究显示，该方法在开始抗生素治疗后的第 1 天至 3 天的敏感性为 89%，第 4 天至 6 天的敏感性为 70%，第 7 天至 10 天为 33%。在保加利亚，没有关于多重 PCR 在快速诊断急性脑膜炎 / 脑膜脑炎方面的作用的系统研究。然而，来自 NCIPD、索非亚和 Stara Zagora 的科学家研究小组在对脑膜炎奈瑟菌、流感嗜血杆菌和肺炎链球菌引起的脑膜炎的 PCR 诊断方面有重要的经验。虽然一些微生物和耐药基因的血清型可以通过 PCR 检测到，但脑脊液培养仍然是体外检测抗菌药物敏感性及随后的血清分组和血清分型的主要方法。在这个国家，列夫特罗娃 V. 和西米奥诺夫斯基 I. 拥有使用 PCR 检测肺炎球菌和脑膜炎球菌的血清分型的专业知识。此外，我们的经验与多重 PCR 显示细菌和真菌的敏感性为 100%（95%CI：81.5% ～ 100%）和特异性为 100%（95%CI，96.1% ～ 100%），包括在面板敏感性为 88.2%（95% CI，63.6% ～ 98.5%）和特异性为 100%（95%CI，96.2% ～ 100%）的病毒谱的测试。但值得一提的是，尽管多重 PCR 具有较高的诊断价值，但在普罗夫迪夫地区未纳入检测面板的病原体的传播却很显著（30.4%）。这可能是假阴性结果的一个原因，多重 PCR 阴性结果应仔细评估。这反过来又不能抑制 PCR 阴性患者对脑脊液培养的需要。

对于肠道病毒的检测，与细胞培养相比，遗传学方法也显示出显著更高的特异性和敏感性。因此，建议采用 RT-PCR 方法寻找病毒 RNA 的 5’ 非编码区，常规诊断应避免采用血清学方法和病毒体外培养。在大多数情况下，在脑膜炎患者的脑脊液中检测到病毒RNA，但这一发现在较罕见的肠病毒性脑炎患者中是不稳定的。该病毒在粪便样本中排出的时间更长，可以在那里发现，但这并不总是有助于证明与中枢神经系统受累的病因联系。

一些作者将基于PCR的方法称为“铂标准”，而不是所谓的脑脊液培养物的“金标准”。然而，进行这种检测所需的设备并不普遍存在，而且多重PCR方法的高价格仍然限制了其在常规实践中的广泛应用。检测结果通常在2小时内获得，但需要将临床材料运送到配备多重PCR的专业实验室可能会增加获得检测结果的时间。更重要的是，在所谓的加州项目中，Glaser等人通过传统方法和基于PCR的方法对脑炎患者进行联合检测，发现62%的病例中脑炎的病因仍不清楚。另一方面，这些方法显示出显著的敏感性，因此经常检测到在中枢神经系统潜伏状态下存活的病毒病原体，如疱疹家族。这反过来又给解释结果造成了困难，因为这些病原体也可能与神经系统感染有关。

和其他方法一样，PCR检测也有局限性。因此，这一领域的研究并没有随着PCR的技术引入而停止，并继续向急性中枢神经系统感染患者中的新诊断方法和方向研究。

未来的展望

MALDI-TOF质谱传统上用于在固体生长培养基上分离后的鉴定。该方法可大大加快识别过程。目前正在进行研究，以评估该方法从脑脊液样本中直接鉴定病原体的应用。虽然获得了一些有希望的结果，但还需要更多的测试来验证MALDI-TOF MS在这种方法中的应用。

免疫细胞可以表达一组不同的基因来应对环境刺激，如导致不同表型的感染源。过去几十年来分子生物学的进展阐明了许多涉及基因调控和表达的机制。利用目前的微阵列和二代测序（NGS）等技术，我们有潜力在给定的细胞群体中识别所有RNA转录本、编码和非编码集，称为转录组学。转录组学研究的重点是识别哪些基因被上调或下调，并要建立表达谱。一项研究表明，测序信使RNA不仅能成功地将肠病毒性脑膜炎分化为细菌性脑膜炎（AUC=0.975），而且还能从全血样本中分化为疱疹性脑膜炎（AUC=0.924）。NGS尚未被发现优于常规方法，但扩大病原体的覆盖范围可能有助于未知的神经感染。这些新方法在诊断急性中枢神经系统感染中的潜在作用仍有待于在不久的将来进一步评估。

结论

神经系统感染是一个复杂的过程，应根据年龄、可能的风险因素、循环病原体的知识、抗生素耐药性水平，采取实验室可用的诊断方法进行全面的检测。对急性中枢神经系统感染患者实施新的病因学诊断方法是至关重要和必要的。快速和准确的现代诊断将减少住院时间，减少不必要的住院治疗，以及由于抗菌药物治疗不足而导致的治疗费用。它还将减少患者的不良反应和新出现的局部耐药性的发生率，与广谱经验性抗菌药物治疗相关。

中枢神经系统的细菌感染

急性细菌性脑膜炎和脊髓硬膜外脓肿是神经系统的急症。急性细菌性脑膜炎可能表现为如头痛和发热等非特异性的症状，但快速发展到意识水平的改变并不罕见。脊髓硬膜外脓肿最初表现为背部痛，随后是神经根性疼痛，然后是虚弱，最后是截瘫。脑脓肿最初可能只表现为头痛，或新发癫痫发作或局灶性神经功能缺损。中枢神经系统的细菌性感染需要紧急诊断和处理。本文就急性细菌性脑膜炎、脊髓硬膜外脓肿和脑脓肿的发病机制、病原学、诊断研究、鉴别诊断和处理进行了讨论。

细菌性脑膜炎

急性细菌性脑膜炎是一种危及生命的神经系统急症。它被定义为蛛网膜下腔内的化脓性感染，常与脑膜、脑实质和脑血管系统的炎症有关。因此，这种情况通常被称为脑膜脑炎，死亡率和并发症的发生率都很高。因此，及时识别临床表现，早期引入经验性治疗，适当的诊断测试，并认识到常见的并发症对那些细菌性脑膜炎患者的管理至关重要。

流行病学

细菌性脑膜炎仍然是最常见的化脓性中枢神经系统（CNS）感染。随着结合疫苗的引入，自20世纪90年代以来，社区获得性细菌性脑膜炎的病例大幅下降；然而，其病死率仍然很高。在发展中国家，尤其是撒哈拉以南非洲，细菌性脑膜炎明显比工业化国家更常见。脑膜炎球菌性脑膜炎流行已席卷撒哈拉以南非洲。1981年至1996年，在尼日尔，脑膜炎球菌性脑膜炎的发病率为每10万人中有101例。

细菌性脑膜炎的流行病学病史是公共卫生努力的一个重大胜利，并强调了预防的作用。B型流感嗜血杆菌曾经是细菌性脑膜炎的最常见原因，特别是在幼儿和新生儿中。在对该病原体接种疫苗后，B型流感嗜血杆菌脑膜炎的病例下降了90%以上。后来，接种肺炎链球菌和脑膜炎奈瑟菌疫苗进一步减轻了社区获得性细菌性脑膜炎的负担。在B组链球菌定植的孕妇中使用预防性抗生素，减少了这种病原体的母婴传播，预防了新生儿和婴儿的脑膜炎。这些努力降低了细菌性脑膜炎的总体发病率，并将这种疾病的平均年龄转移到了成年期。

病原微生物

尽管疫苗接种在预防社区获得性细菌性脑膜炎方面取得了成功，但在细菌性脑膜炎的发病机制中已经出现了非疫苗血清型菌株。在成人中引起细菌性脑膜炎的最常见的微生物是肺炎链球菌和脑膜炎奈瑟菌。肺炎链球菌占社区获得性细菌性脑膜炎和肺炎球菌总数的50%以上，肺炎球菌是发生肺炎球菌性脑膜炎最常见的诱因。其他危险因素包括鼻窦炎和中耳炎、免疫缺陷、人工耳蜗植入物、颅骨骨折伴脑脊液漏。在社区获得性细菌性脑膜炎的常见原因中，肺炎链球菌的病死率最高，与其他微生物相比，发生并发症的风险明显更高。

脑膜炎奈瑟菌是细菌性脑膜炎的第二大常见原因，也是 2 岁至 18 岁儿童和青少年的主要原因。脑膜炎球菌四价疫苗含有血清型 A、C、W-135 和 Y 型，但不含 B 血清组。在 5 岁以下的儿童中，B 血清组导致 60% 的脑膜炎球菌性脑膜炎，而在 11 岁及以上的人群中，B 血清组导致 1/3 的脑膜炎球菌性脑膜炎。脑膜炎奈瑟菌定位于鼻咽部，要么导致无症状携带者状态，要么导致侵袭性脑膜炎球菌病，这取决于宿主的免疫反应。补体成分缺乏或缺乏的人尤其容易患脑膜炎球菌性脑膜炎，那些住在军营或大学宿舍的人也是如此。

几种脑膜病原体。对于新生儿、老年人、糖尿病患者、免疫功能低下患者或孕妇的患者，应考虑单核增生李斯特菌。单核增生李斯特菌是唯一一种能引起脑干脑炎的细菌。金黄色葡萄球菌的种类应考虑在那些最近接受了神经外科手术，如心室内引流管放置，或患有心内膜炎。神经手术后的患者感染革兰氏阴性杆菌，也有患脑膜炎的风险。链球菌和革兰氏阴性厌氧菌导致的鼻窦炎或乳突炎患者有患脑膜炎的风险。心内膜炎应考虑草绿色链球菌、牛链球菌和肝炎菌。慢性疾病或免疫功能低下的患者因肺炎链球菌、单核增生李斯特菌、流感嗜血杆菌、革兰氏阴性杆菌和无乳链球菌（B 组链球菌）而有发生脑膜炎的风险。

临床表现

细菌性脑膜炎的典型三联症是发烧、颈部强直和头痛。虽然这些体征和症状都很常见，但三联症可能是不存在的。其他的体征和症状包括呕吐、意识水平下降和畏光。在这些症状中，温度≥ 37.7°C 是最敏感的，95% 的患者在出现症状时出现，99% 的患者在出现症状后 24 小时内出现。几乎所有的细菌性脑膜炎患者都会有以下 4 种症状中的两种：发烧、头痛、意识水平下降或颈部强直。

体格检查应包括颈强直测试，其发生率约为 80%。颈强直通过被动弯曲颈部来测试，当检查者注意到显著的前屈阻力时，颈部呈阳性。克尼格氏征和布鲁津斯基氏征是典型的体征，但敏感性低，诊断效用一般。检查患者皮肤是否有瘀疹，这高度提示脑膜炎球菌血症。

诊断研究

急诊科医生应在患者到达后 60 分钟内采集血液培养，并开始经验性辅助和抗菌治疗。血清生物标志物可能有助于诊断细菌性脑膜炎。两种这样的生物标志物，C 反应蛋白和降钙素原，有助于区分细菌性和病毒性脑膜炎。降钙素原已被广泛研究，当升高被认为是细菌性而不是病毒性脑膜炎的良好预测因子。C 反应蛋白是一种可靠的生物标志物，但不如降钙素原具有特异性。

细菌性脑膜炎的诊断。临床医生决定在进行腰椎穿刺前是否需要进行计算机断层扫描（CT）扫描。局灶性神经功能缺损、新发癫痫发作、视盘水肿、意识水平改变或免疫功能低下状态是在腰椎穿刺前进行CT检查的原因。血流动力学不稳定、凝血功能障碍、脓毒症或严重皮疹的迹象也可能导致延迟腰椎穿刺。脑膜炎病原体可以通过血液培养来识别，以便在腰椎穿刺前有时间稳定患者生命体征。

患者采用侧卧位进行腰椎穿刺。在细菌性脑膜炎中，开启压力 $>180mmH_2O$ 是一个预期的发现。在大多数细菌性脑膜炎患者中，脑脊液白细胞计数显著升高，其中以多形核白细胞为主。正常的脑脊液白细胞计数为 0 ～ 5 个细胞 $/mm^3$。在细菌性脑膜炎中，脑脊液白细胞计数可能超过 $1000/mm^3$。正在接受免疫调节治疗或脓毒症或中性粒细胞减少的患者通常脑脊液白细胞计数较低，或在中性粒细胞减少的情况下，脑脊液白细胞计数可能正常。

脑脊液低糖症（低脑脊液葡萄糖浓度）是细菌性脑膜炎的主要特征。脑脊液葡萄糖浓度 <40mg/dL 或脑脊液 - 血清比值 <0.40 要考虑细菌性脑膜炎可能。正常的脑脊液与血清的血糖比值为 0.6。大约 70% 的细菌性脑膜炎患者的脑脊液 - 血清血糖比值 <0.31。脑脊液低糖症的鉴别诊断还包括软脑膜癌病、神经结节病和真菌或分枝杆菌引起的脑膜炎。

脑脊液还有许多额外的测试，包括蛋白质浓度、革兰氏染色、培养物和乳酸盐。蛋白浓度 >45mg/dL 在细菌性脑膜炎中常见，但非特异性。除非在开始抗菌药物治疗后，脑脊液的获得明显延迟，否则脑脊液培养和革兰氏染色分别在约 80% 和 60% 的病例中显示了致病微生物。在社区获得性细菌性脑膜炎中，通常不推荐测量脑脊液乳酸浓度，但在考虑诊断神经手术后细菌性脑膜炎时可能有实用价值。

脑脊液病原体面板常被用于诊断细菌性脑膜炎。乳胶凝集法是检测几种细菌抗原的有效方法。它具有高特异性，但敏感性相对较低，已被聚合酶链反应（PCR）所取代。FilmArray 脑膜炎 / 脑炎（ME）面板是一个多重分子 PCR 面板，检测 14 种病原体，包括 6 种细菌。此面板包括的细菌有大肠杆菌、流感嗜血杆菌、单核增生李斯特菌、脑膜炎奈瑟菌、肺炎链球菌和无乳链球菌。该测试对面板中的细菌具有相当的敏感性和快速的周转时间。虽然有用，但检测并不能排除细菌性脑膜炎，因为它只测试了 6 种细菌微生物。并非所有医院都能做这个检测。在困难的情况下，可以考虑第二代宏基因组测序。这项测试通过加州大学旧金山分校的实验室完成，可以检测脑脊液中的病毒、细菌、真菌和寄生虫遗传物质，并可能在诊断存在不确定性时提供帮助。

通常对细菌性脑膜炎患者进行影像学研究。磁共振成像（MRI）在检测脑缺血和水肿方面优于 CT，通常是首选的成像方式，除非有禁忌证。使用钆造影剂进行脑膜增强，虽然非特异性，可能有助于诊断。MRI 成像可发现脑静脉血栓形成，这是脑膜炎的另一个潜在并发症。MRI 可有助于缩小鉴别诊断的范围；例如，显示脑脓肿或发现与单纯疱疹脑炎一致。

鉴别诊断

细菌性脑膜炎的鉴别诊断包括由其他病原体如真菌、病毒和分枝杆菌引起的脑膜炎。细菌性脑膜炎和颅内脓肿均可引起头痛、发烧、局灶性神经功能缺损和癫痫发作。感染性脑炎，特别是单纯疱疹病毒-1（HSV-1），仅凭临床表现难以区分。这些中枢神经系统感染的原因可以通过影像学、脑脊液分析，甚至脑电图（EEG）进一步分析。例如，患者液体衰减反转恢复和扩散加权成像（DWI）高强度近颞叶MRI，脑脊液淋巴细胞增多与正常葡萄糖浓度，和脑电图提示周期性一侧放电高度怀疑HSV脑炎，应该启动添加阿昔洛韦的经验方案，以及进行脑脊液HSV PCR测试。

在细菌性脑膜炎的鉴别诊断中应考虑非感染性病因。头痛和意识水平下降是细菌性脑膜炎和动脉瘤性蛛网膜下腔出血的常见症状。药物诱导或“无菌性”脑膜炎、软脑膜癌病和中枢神经系统炎症性疾病，如神经结节病，可有与细菌性脑膜炎相似的临床表现。

抗微生物治疗

细菌性脑膜炎是一种神经系统的紧急病症，每个发烧和头痛的患者都应该考虑。应首先获得血液培养，然后开始经验性抗菌治疗。腰椎穿刺不应延迟抗菌药物治疗；然而，腰椎穿刺应在几个小时内完成，以便通过革兰氏染色和培养来鉴定脑膜病原体。经验性抗菌药物治疗是基于最常见的病原体，肺炎链球菌和脑膜炎奈瑟菌，以及患者的易感因素和相关条件。在55岁以下的儿童和成人中，经验性治疗包括第三代或第四代头孢菌素加万古霉素的组合。后者的增加是由于一种对青霉素和头孢菌素耐药的肺炎链球菌菌株可能是病原生物体。加入阿昔洛韦，直到排除HSV脑炎。

对出生3个月、大于55岁、慢性疾病或免疫功能低下的患者应加入单核增生李斯特菌的经验方案。如果怀疑有蜱虫传播性细菌的病因，应考虑强力霉素。对于患有乳突炎、中耳炎或鼻窦炎的患者，应添加甲硝唑来对抗革兰氏阴性厌氧菌。与神经外科手术相关的疑似脑膜炎患者需要对金黄色葡萄球菌和革兰氏阴性菌进行经验性覆盖，包括铜绿假单胞菌。对这一人群的经验性治疗应包括万古霉素加头孢他啶或美罗培南，而不是头孢曲松或头孢噻肟，以对铜绿假单胞菌提供足够的覆盖。

在病原体识别和抗菌药物敏感性确定后，抗菌药物治疗应该被修订。脑膜炎球菌性脑膜炎通常需要7天的静脉注射青霉素G或第三代或第四代头孢菌素治疗。密切接触者用利福平治疗2天。如果患者在怀孕期间，密切接触者可用肌内注射头孢曲松治疗。肺炎球菌性脑膜炎需要静脉注射14天的抗生素。建议在治疗开始后24至36小时内重复进行脑脊液分析，以确定该细菌已从脑脊液中被根除。如果脑脊液培养保持阳性，那么就应该考虑抗生素耐药性并升级治疗。李斯特菌脑膜炎需要氨苄西林治疗21天（危重患者加庆大霉素）。

辅助治疗

早期使用地塞米松治疗已被证明可以改善细菌性脑膜炎患者的预后，在某些系列研究中，还可以降低病死率。这种益处在肺炎球菌性脑膜炎患者中最为明显，显示出生存率的增加。地塞米松还能降低患有流感嗜血杆菌的儿童发生听力损失的风险。此外，有证据表明使用地塞米松可使死亡率和听力损失率有下降的趋势，而且没有证据表明地塞米松对脑膜炎球菌性脑膜炎患者有害。

地塞米松应每 6 小时静脉注射 10mg，连续 4 天。理想情况下，地塞米松在抗生素治疗前 15 ～ 20 分钟使用，不迟于与第一剂抗生素同时使用。然而，欧洲临床微生物学和传染病学会指南允许在第一次服用抗生素后 4 小时给药。

并发症和预后

并发症通常发生在细菌性脑膜炎患者，即使有适当的初始治疗。临床状态的恶化应及时进行调查。细菌性脑膜炎常见的并发症是急性脑积水、癫痫发作、脑水肿、脑静脉血栓形成、缺血性卒中和颅内压（ICP）升高。

5% 的细菌性脑膜炎患者发生急性脑积水，并增加了不良结局的可能性，包括死亡。昏迷患者，在临床上应怀疑脑积水加重。交通性脑积水是最常见的；然而分流管孔和管道内的阻塞可发生分流阻塞。对于脑积水患者应考虑脑室外引流（EVD），尽管尚不清楚这是否能改善预后。

17% 的社区获得性细菌性脑膜炎患者发生癫痫发作，这是一个预后不良的因素，使死亡风险增加了两倍以上。开始服用抗癫痫药物和连续脑电图监测患者的阈值会降低。癫痫持续状态很罕见，但也可能发生。癫痫是肺炎球菌性脑膜炎的常见后果，据报道在儿童中高达 50%。

其他并发症包括缺血性卒中（14% ～ 25%）、出血性卒中（3%）、硬膜下脓肿（3%）、脑脓肿（2%）、脑静脉血栓形成（1%）和脑水肿。脑水肿常导致颅内压升高，应考虑放置颅内压监测仪或 EVD。对颅内压升高的管理包括使用渗透性利尿剂、控制发热、避免高碳酸血症、治疗高血糖和抬高床头。镇静也可以考虑，它可以降低脑代谢。社区获得性细菌性脑膜炎患者的预后取决于病原体和潜在的并发症。肺炎球菌性脑膜炎（20% ～ 30%）的总死亡率最高。肺炎球菌性脑膜炎的持续性并发症发生率最高，包括听力损失、局灶性缺陷，如虚弱、认知障碍和癫痫。在一项大型研究中，脑膜炎球菌性脑膜炎患者的病死率为 7%。

脑脓肿

脑脓肿可以从化脓性感染灶蔓延而来（额筛窦炎、慢性中耳炎、乳突炎或牙齿感染），也可以来自远隔感染部位（肺、皮肤、心内膜炎、腹腔内脓肿、尿路感染），或来源于直接损伤部位（头部创伤或神经外科手术）。在 20% ～ 30% 的病例中，没有发现感染源。

病原微生物

与副鼻窦炎相关的脑脓肿中最常见的病原体是有氧菌（通常是米氏链球菌属）和厌氧链球菌、嗜血杆菌属、拟杆菌属、金黄色葡萄球菌和肠杆菌属。由牙齿感染引起的脑脓肿中最常见的病原体是链球菌、脆弱拟杆菌和梭状杆菌。大多数与慢性中耳炎相关的脑脓肿是由于链球菌、拟杆菌属、铜绿假单胞菌和肠杆菌属。

在中枢神经系统外发生血行播散和脑脓肿形成的最常见的感染部位是肺部。与化脓性肺部感染（肺脓肿和脓胸）相关的脑脓肿通常是由链球菌、葡萄球菌、放线菌、梭杆菌种和诺卡氏菌引起的。当心内膜炎是脑脓肿的来源时，病原微生物通常是绿色链球菌或金黄色葡萄球菌。

临床表现

脑脓肿最常见的症状是发热、头痛和呕吐。患者也可能出现新发性癫痫发作或局灶性神经功能缺损。

诊断

脑脓肿可以通过 CT 或 MRI 来诊断。首选的神经影像学研究是 MRI，识别脑脓肿的早期脑炎阶段比 CT 成像更好。使用钆造影剂后，T1 加权 MRI 成像通常表现为环状强化病变。DWI 是鉴别脑脓肿和肿瘤的首选方法。在大多数病例中，脑脓肿在 DWI 上表现为受限的扩散和高强度，在表观弥散系数图像上显示相应的低信号。

治疗

脑脓肿的病原生物体可以通过革兰氏染色和脑脓肿培养来确定。经验性治疗是基于易感和相关条件，预测最可能的致病微生物，当培养和抗菌药物敏感性的结果获得后对抗生素治疗进行修订。静脉注射抗生素治疗应持续 6～8 周，然后进行 2～3 个月的口服抗菌治疗。脓肿很少需要完全切除。皮质类固醇治疗仅推荐用于脑水肿引起压迫效应、颅内压升高和即将发生脑疝的患者。建议在治疗期间和术后至少 3 个月进行预防性抗癫痫治疗。

硬脊膜外脓肿

神经外科医生可能会遇到患有脊髓硬膜外脓肿的患者。感染性或非感染性压迫脊髓的髓外病变需要紧急诊断和处理。脊髓硬膜外脓肿发生在硬脊膜外，但在椎管内。硬膜外脓肿可发生在脊髓的前部或后部。

临床表现

休斯纳在 1948 年描述了脊髓硬膜外脓肿的典型表现。最初的症状是在感染病灶水平上的背痛。可能会出现发热，但并不总是会发生。神经外科文献描述了症状的分期进展，这有助于预测预后。孤立性背痛被称为第一阶段。在第二阶段，背部疼痛随后是四肢的神经根性疼痛或颈部、胸椎或腰椎皮节分布的疼痛。随着感染进展到第 3 期，出现四肢肌肉麻痹，病变水平以下的感觉丧失，肠和膀胱控制丧失。最后，在第 4 阶段，四肢肌肉完全瘫痪，病变水平以下的感觉丧失。

发病机制和病原微生物

脊髓硬膜外脓肿的发生机制有：①在菌血症过程中感染的血行传播；②来自一个附件的感染部位（椎体骨髓炎/椎间盘炎，软组织椎体旁脓肿）；③压疮、腹部伤口或腰肌脓肿；④创伤引起微小抵抗位点，允许血行播种感染；⑤在脊髓内固定或硬膜外镇痛期间直接感染。金黄色葡萄球菌是最常见的病原菌，其次是革兰氏阴性杆菌。

鉴别诊断

几个因素对鉴别诊断的发展至关重要：程度和节奏的发展背痛和四肢无力，感觉水平的存在或不存在，肠和膀胱的参与，深肌腱反射的存在或缺失，和病理反射的存在或不存在。当发热和背痛先于神经根性疼痛的发展，以及神经系统检查未显示脊髓根或脊髓受压的迹象时，应考虑骨髓炎和椎间盘炎。胸横贯性脊髓炎（TM）的典型表现是背部疼痛，其次是下肢无力和肠和膀胱功能障碍。影响颈髓的TM表现为背部痛和上肢无力。与脊髓硬膜外脓肿类似，TM可引起四肢无力，有一个明确的感觉平面，以及深部肌腱反射缺失或减弱。格林-巴雷综合征（GBS）表现为一种上升性无力伴深肌腱反射丧失。尿潴留可在病程中发展为自主神经功能障碍的症状，但并不是GBS急性表现的典型特征。

背部疼痛、发热、虚弱、感觉平面的存在、深部肌腱反射的缺失和病理反射的存在，有这些症状应考虑是脊髓硬膜外脓肿。

诊断研究

对疑似脊髓硬膜外脓肿的常规研究包括带有差异的全血计数、红细胞沉降率、C反应蛋白和血培养。神经系统检查的结果应有助于定位病变。影像学应针对脊髓硬膜外脓肿的预测区域以及上下的一些水平。MRI是推荐的影像学研究方法，但CT扫描与对比也会显示脓肿。

治疗

最初的经验性抗生素治疗应包括万古霉素和第三代或第四代头孢菌素的组合，以覆盖脊髓硬膜外脓肿最常见的病因微生物：金黄色葡萄球菌和革兰氏阴性杆菌。

大多数脊髓硬膜外脓肿患者需要紧急进行一个或多个节段的椎板减压术，并引流脓肿。手术时获得的化脓物的革兰氏染色和培养可以识别感染的微生物体，并根据微生物体和细菌培养物的抗菌敏感性结果对抗菌药物进行修订。

预后

脊髓硬膜外脓肿引起的神经功能缺损可归因于以下一种或一种组合：①脊髓受压；②动脉血供受压；③动脉或静脉血栓形成；④脓毒性血栓性静脉炎。因此，其预后取决于脊髓损伤的发病机制。

脊髓压迫是神经外科医生在减压后看到脊髓搏动时患者神经功能缺损的主要病理

生理学损伤原因。当损伤的机制是脊髓压迫时，最终神经系统预后的一个最重要的预测因素是患者术前的神经系统状态。背痛或背痛加神经根性疼痛的患者进行手术有望取得良好的结果，且无神经功能缺损。那些脊髓功能麻痹的患者，手术后预计要么没有无力，要么有较轻程度的无力。瘫痪但在瘫痪发展后 24 ～ 36 小时内接受手术的患者，预计瘫痪的四肢会恢复一些力量。

同样，神经外科医生也能够在术中观察到动脉和 / 或静脉的血栓形成。当血管的病理状态是脊髓硬膜外脓肿导致脊髓损伤的机制时，术后不太可能恢复。血管病理性损伤可能是动脉血供受压，动脉或静脉血栓形成或脊髓缺血，或继发于脊髓静脉引流阻塞的缺氧性血栓性静脉炎。脊髓受压和血管病理性原因都可能是任何个体患者脊髓损伤的机制。

结论

急性细菌性脑膜炎和脊髓硬膜外脓肿是神经系统的急症。当怀疑细菌性脑膜炎时，经验性的抗菌治疗应立即开始，而不是等待脑脊液分析和血液培养结果。急诊神经影像学检查适用于每一个患有背部疼痛和发热的患者。神经轴的图像检查水平是由神经系统检查决定的，最明显的是感觉平面和四肢无力的存在，包括手臂，腿部，或两者。脑脓肿典型的表现为发热、头痛和呕吐。DWI 可以非常帮助区分脓肿和肿瘤，尽管两者都需要活检检查。神经科医生不需要将细菌性中枢神经系统感染的诊断和管理推给感染科医生。神经学家所掌握的知识对这些危及生命的感染的紧急诊断以及对严重影响发病率和病死率的并发症的管理至关重要。

第三节：中枢神经系统感染及 2017 版 IDSA 医疗相关脑室炎和脑膜炎指南

中枢神经系统（CNS）感染（如脑膜炎、脑室炎）是一种严重的医院获得性感染，其病死率根据病因的不同从 16% 至 33% 不等。创伤和脑室外引流术（EVDs）是导致中枢神经系统感染的危险因素。中至重度 TBI 的脑膜炎风险估计约为 2% ～ 11%，而 EVDs 感染率为 8%。对于院内获得性 CNS 感染，葡萄球菌和革兰阴性杆菌是常见的病原体；皮肤微生物如凝固酶阴性葡萄球菌（CoNS）在 EVDs 患者中更为常见。尽管迅速开始适当的抗生素治疗已被证明可以降低病死率，但是静脉注射抗生素在理论上受到许多常用药物通过血 - 脑屏障的穿透不良的限制。例如，脑脊液对 β- 内酰胺类、氨基糖苷类和万古霉素的渗透率分别为 1.5% ～ 21%、0 ～ 30% 和 7% ～ 14%。由于导致神经外科患者脑膜炎的多药耐药病原体发病率的增加，这一药代动力学挑战更加复杂。一种改善抗生素进入中枢神经系统的方法是通过鞘内或脑室内（IVT）途径局部应用抗生素。

目前的IDSA脑膜炎指南建议，对于与脑脊液引流管路感染相关的难以根除的微生物，应考虑使用IVT途径。然而，有两个问题需要谨慎的考虑。首先，支持使用IVT抗生素的数据仅限于少数的观察性研究。其次，辅助的IVT抗生素可导致重大的药物不良事件，包括癫痫发作、听力损失、无菌性脑膜炎、肌痛和关节痛。值得注意的是，在一项研究中，它们与死亡率的增加有关。这些相互矛盾的信息使临床医生不能确定局部使用抗生素的利弊。首先介绍2017版指南的内容。

2017年美国传染病学会（IDSA）标准和实践指南委员会召集了一个由10名关于医疗相关脑室炎和脑膜炎的专家组成的小组，制定了指南。具体如下。

一、医疗相关性脑室炎和脑膜炎患者的典型症状和体征是什么？

脑脊液分流和引流

推荐意见：

1. 新的头痛、恶心、嗜睡或意识状态的改变提示脑脊液分流装置可能感染（强、中）。

2. 沿分流管走形的皮下红斑和压痛提示脑脊液分流管可能感染（强，中）。

3. 在没有另一个明确的感染源的情况下，发热可能提示脑脊液分流装置可能感染（弱，低）。

4. 在没有其他明确病因的情况下，脑室-腹腔分流术患者出现腹膜炎或腹部压痛的症状和体征，提示脑脊液分流装置可能感染（强、中）。

5. 在胸腔分流没有其他明确病因的情况下，胸腔分流患者出现胸膜炎的症状和体征提示脑脊液分流装置可能感染（强、中）。

6. 在没有其他明确的菌血症来源的情况下，脑室-心房分流术的患者出现菌血症是脑脊液分流装置感染的证据（强、中）。

7. 脑室-心房分流术的患者出现肾小球肾炎，提示脑脊液分流术可能感染（弱，低）。

8. 脑室外引流管患者新的或恶化的意识状态改变提示可能感染（弱、低）。

9. 脑室外引流管患者新的发热和脑脊液白细胞计数增加提示可能感染（弱、低）。

神经外科和颅脑创伤

推荐意见：

1. 近期有颅脑创伤或神经外科手术的情况下新发头痛、发热、脑膜刺激征、癫痫发作或意识状态恶化的证据在提示可能有脑室炎或脑膜炎（强、中）。

2. 近期有颅脑创伤或神经外科手术在没有其他明确的感染源的情况下，发热提示可能有CNS感染（弱、低）。

鞘内给药泵

推荐意见：

1. 发热提示可能有鞘内给药泵手术部位伤口感染（弱、低）。

二、医疗相关性脑室炎和脑膜炎患者的典型脑脊液检查结果是什么？

细胞计数、葡萄糖和蛋白质

推荐意见

1. 脑脊液细胞计数、葡萄糖和蛋白的异常可能不是医疗相关脑室炎和脑膜炎患者中存在感染的可靠指标（弱、中）。

2. 正常的脑脊液细胞计数、葡萄糖和蛋白可能不能准确地排除医疗相关脑室炎和脑膜炎（弱、中）患者的感染。

3. 脑脊液革兰染色阴性并不排除感染的存在，特别是在以前接受过抗生素治疗的患者中（强，中）。

培养

推荐意见：

1. 脑脊液培养是确诊医疗相关脑室炎和脑膜炎的最重要的检查（强、高）。

2. 如果脑脊液分流或引流患者的初始脑脊液培养为阴性，建议培养至少 10 天，以识别特殊微生物（强、高）。

3. 如果患者怀疑有感染，准备拆除脑脊液分流管或引流管，建议进行管道细菌培养（强、中）。

4. 如果因感染以外的原因移除脑脊液分流管或引流管，不建议进行管道细菌培养（强、中）。

5. 怀疑脑室 - 心房分流感染的患者推荐进行血培养（强、高）。

6. 对于有脑室 - 腹腔分流和脑室 - 胸腔分流的患者，可以考虑血液培养（弱、低）。

7. 对脑脊液细胞增多和 / 或低血糖的患者，或白细胞计数增加、临床症状怀疑为脑室炎或脑膜炎的患者进行单次或多次脑脊液培养阳性，提示脑脊液引流装置感染（强、高）。

8. 在进行抗菌治疗前应进行患者的脑脊液和血培养，在抗菌治疗中脑脊液培养阴性并不排除医疗相关脑室炎和脑膜炎（强、中）。

神经外科和颅脑创伤

推荐意见：

1. 脑脊液细胞数增多且培养阳性，存在感染症状可以诊断为医疗相关脑室炎或脑膜炎（强、高）。

2. 脑脊液糖降低和蛋白浓度升高提示可能有医疗相关脑室炎或脑膜炎（弱、低）。

3. 仅在肉汤中广泛的生长经常被认为是污染物的单一细菌（例如，凝固酶阴性葡萄球菌）培养阳性，或多次培养仅有一次阳性，脑脊液正常且无发热的患者，并不能证实为医疗相关脑室炎或脑膜炎（强、低）。

4. 在没有感染症状或脑脊液细胞增多的患者中，单一样本培养出多个微生物的脑脊液培养可能是污染的（弱、低）。

5. 培养出金黄色葡萄球菌或需氧革兰阴性杆菌的脑脊液培养表明有感染（强，中）。

6. 培养真菌病原体的脑脊液培养表明有感染（强，中）。

三、可以使用哪些特定的脑脊液测试来确认患者患有与医疗相关的脑室炎和脑膜炎?

推荐意见：

1. 脑脊液乳酸升高或降钙素原升高，或两者的结合，可能有利于诊断医疗相关细菌性脑室炎和脑膜炎（弱、中）。

2. 血清降钙素原升高可能有助于区分手术或颅内出血引起的脑脊液异常和细菌感染引起的脑脊液异常（弱、低）。

3. 对脑脊液进行 PCR 扩增，既可以提高识别病原体的能力也可以缩短做出特定诊断的时间（弱、低）。

4. 在脑脊液中，β-d- 葡聚糖和半乳甘露聚糖的检测可能对真菌性脑室炎和脑膜炎的诊断有用（强、中）。

四、影像学检查在疑似医疗保健相关性脑膜炎和脑膜炎患者中的作用是什么?

推荐意见：

1. 神经影像学可应用于怀疑有脑室炎和脑膜炎患者（强、中）。

2. MRI 增强被推荐用于检查医疗相关脑室炎和脑膜炎患者（强、中）。

3. 对于脑室 - 腹腔分流感染和有腹部症状（如疼痛或压痛）的患者，建议采用腹部超声或 CT 检查脑脊液分流管末端位置和情况（强、中）。

五、对于怀疑有医疗相关脑室炎和脑膜炎的患者，经验性的抗菌方法是什么?

推荐意见：

1. 推荐使用万古霉素加抗假单胞、β- 内酰胺类药物（如头孢吡肟、头孢吡啶、头孢他啶或美罗培南）作为医疗相关脑室炎和脑膜炎的经验性治疗；经验性β-内酰胺药物的选择应基于体外药敏试验（强、低）。

2. 对于患有医疗相关脑室炎和脑膜炎的严重成人患者，间歇性分次给药患者的万古霉素谷浓度应维持在15～20μg/mL（强、低）。

3. 对于β-内酰胺类药物过敏和美罗培南有禁忌的医疗相关脑室炎和脑膜炎患者，推荐使用氨曲南或环丙沙星覆盖革兰氏阴性菌（强、低）。

4. 对于医疗相关的脑室炎和脑膜炎患者，如果在其他地方定值或感染了高度耐药的病原体，建议调整经验性方案以治疗这种病原体（强、低）。

六、一旦确定了病原体，应使用哪种特定的抗菌药物？

推荐意见：

1. 对于甲氧西林敏感的金黄色葡萄球菌引起的感染，推荐使用乙氧萘（胺）青霉素或苯唑西林（强、中）。如果患者不能接受β-内酰胺药物，患者可以脱敏治疗或使用万古霉素作为替代（弱、中）。

2. 对于耐甲氧西林金黄色葡萄球菌引起的感染，推荐万古霉素作为一线治疗（强、中），如果万古霉素最低抑制浓度（MIC）为≥1μg/mL，则可以考虑用其他抗菌药替代（强、中）。

3. 对于凝固酶阴性葡萄球菌引起的感染，推荐治疗与金黄色葡萄球菌相似并应基于体外药敏试验（强、中）。

4. 如果分离葡萄球菌对利福平敏感，该药物可考虑与其他抗菌药物联合使用，治疗葡萄球菌脑室炎和脑膜炎（弱、低）；利福平被推荐作为联合治疗的一部分用于任何有颅内或脊柱置入物的患者，如脑脊液分流管道或引流管（强，低）。

5. 对于不能使用β-内酰胺药物或万古霉素的葡萄球菌引起的医疗相关脑室炎和脑膜炎患者，建议利奈唑胺（强、低）、达托霉素（强、低）或甲氧苄啶-磺胺甲恶唑（强、低），并根据体外药敏试验选择特定药物。

6. 对于治疗由痤疮丙酸杆菌引起的感染，推荐使用青霉素G（强、中）。

7. 对于革兰阴性杆菌引起的感染，治疗应基于体外药敏试验，使用血-脑屏障透过率好的药物（强、中）。

8. 对第三代头孢菌素敏感的革兰阴性杆菌引起的感染，推荐使用头孢曲松或头孢噻肟（强、中）。

9. 对假单胞菌引起的感染，推荐的是头孢吡肟、头孢他啶或美罗培南（强、中）；推荐的替代药物是氨曲南或具有体外活性的氟喹诺酮类药物（强、中）。

10. 对于由产超广谱β-内酰胺酶的革兰阴性杆菌引起的感染，如果该分离物显示出体外敏感性，则应使用美罗培南（强、中）。

11. 对于治疗不动杆菌引起的感染，建议使用美罗培南（强、中）；对于碳青霉烯耐药的菌株，推荐使用多黏菌素甲磺酸钠或多黏菌素B（静脉和脑室内给药）（强、中）。

12. 美罗培南给药时间的延长（每剂给药超过3小时）可成功治疗耐药革兰阴性菌（弱、低）。

13. 对于念珠菌引起的感染，根据体外药敏试验，推荐两性霉素B，并常与5-氟胞嘧啶联合（强、中）；一旦患者显示临床改善，如果分离株对氟康唑敏感，可改为氟康唑（弱、低）。

14. 对于治疗由曲霉菌或突脐孢属引起的感染，推荐使用伏立康唑（强、低）。

七、脑室内注射抗菌药治疗在医疗相关性脑膜炎和脑膜炎中的作用是什么？

推荐意见：

1. 对于医疗相关脑室炎和脑膜炎患者，当单纯抗菌药物治疗反应不佳时应考虑脑室内注射抗菌药治疗（强、低）。

2. 当通过脑室引流管注射抗菌药后应夹闭引流管15～60分钟，以使药物在整个脑脊液中扩散至稳定（强、低）。

3. 脑室内抗菌药物治疗的剂量和时间间隔应根据脑脊液抗菌药物浓度进行调整，以达到致病微生物（强、低）、脑室大小（强、低）和脑室引流管每日引流量（强、低）10～20倍的MIC值。

八、对医疗相关脑室炎和脑膜炎进行抗菌药物治疗的最佳疗程是多少？

推荐意见：

1. 由凝固酶阴性葡萄球菌或痤疮杆菌引起的感染，没有或少量脑脊液细胞增多，脑脊液葡萄糖正常，临床症状或全身特征很少，应治疗10天（强、低）。

2. 由凝固酶阴性葡萄球菌或痤疮引起的感染，有显著的脑脊液多细胞增多、脑脊液低糖或临床症状或全身特征，应治疗10～14天（强、低）。

3. 金黄色葡萄球菌或革兰阴性杆菌引起的感染，有或没有明显的脑脊液细胞数增多、脑脊液低血糖或临床症状或全身特征应治疗10～14天（强、低）；一些专家建议对革兰阴性杆菌引起的感染治疗21天（弱、低）。

4. 对于脑脊液培养反复阳性的患者，进行适当的抗菌治疗在最后一次阳性培养后应继续治疗10～14天（强、低）。

九、导管移除对脑脊液分流或引流患者的作用是什么？

推荐意见：

1. 对于脑脊液分流装置感染的患者，建议将装置完全移除，更换脑室外引流管道并联合静脉抗菌治疗（强、中）。

2. 建议移除感染的脑脊液引流管（强、中）。

3. 建议移除感染的鞘内注射泵（强、中）。

4. 建议移除深部脑刺激感染的装置（强、中）。

十、如何监测患者对治疗的反应?

推荐意见：

1. 与医疗相关的脑室炎和脑膜炎患者应根据临床参数监测其对治疗的反应（强、低）。

2. 对于与医疗相关的脑室炎、脑膜炎和外部引流装置的患者，建议监测脑脊液培养物，以确保它们变为阴性（强、低）。

3. 对于没有明确临床改善的患者，建议进行额外的脑脊液分析，以确保脑脊液指标得到改善，培养物变为阴性（强、低）。

4. 除非有临床需要，不建议每日通过脑室外引流管道进行脑脊液培养和分析（强、低）。

十一、对于发生脑脊膜炎和脑膜炎的脑脊液分流患者，什么时候可以重新植入新的分流管?

推荐意见：

1. 对于由凝固酶阴性葡萄球菌或痤疮杆菌引起的感染，无脑脊液异常，在脑脊液培养阴性 48 小时后，可在第 3 天重新植入新的分流管道（强、低）。

2. 对于由凝固酶阴性葡萄球菌或痤疮杆菌引起的感染患者，伴有相关的脑脊液异常，但重复脑脊液培养阴性，可在抗菌治疗 7 天后（强、低）后重新植入新的分流管道；如果反复培养阳性，建议进行抗菌治疗，直到脑脊液培养连续 7～10 天保持阴性，然后放置新的分流管道（强、低）。

3. 对于由金黄色葡萄球菌或革兰阴性杆菌引起感染的患者，应在脑脊液培养阴性后 10 天重新植入新的分流管道（强、低）。

4. 不建议在分流管道再植入前停止抗菌治疗以验证感染清除（强、低）。

十二、接受脑脊髓分流术的患者预防感染的最佳方法是什么?

推荐意见：

1. 对于接受脑脊液分流术或置入引流管的患者，建议在围手术期预防性使用抗菌药物（强、中）。

2. 对于放置脑室外引流管的患者，建议在围手术期预防性使用抗菌药物（强、中）。

3. 在脑室外引流期间延长抗菌预防的益处不确定，不推荐（强、中）。

4. 建议使用带有抗菌涂层的脑脊液分流和引流管道（强、中）。

5. 对于脑室外引流的患者，不建议一定时间间隔更换（强、中）。

6. 建议使用标准化的流程置入脑脊液分流和引流管道（强、中）。

十三、预防性抗菌治疗对神经外科手术或脑脊液漏患者是否有作用？

推荐意见：

1. 对于神经外科患者，建议围手术期使用抗菌药物，以防止切口感染（强、高）。

2. 对于颅底骨折和脑脊液漏的患者，不推荐使用预防性抗菌药物（强、中）。

3. 对于颅底骨折和脑脊液漏时间超过 7 天的患者，建议尝试修复漏口（强、低）。

4. 对于颅底骨折和脑脊液漏的患者，建议接种肺炎球菌疫苗（强、中）。

第四节：危重症 TBI 患者 CNS 细菌性感染辅助脑室内抗生素治疗与单纯静脉药物治疗的疗效比较

一项单中心回顾性研究通过检索微生物实验室记录，获得了 1997 年 2 月至 2013 年 10 月期间脑脊液培养呈阳性的所有 ICU 创伤患者的名单。入组标准是患者患有中重度 TBI（GCS 评分 3 ～ 12），接受抗生素治疗，并符合 CNS 细菌性感染的诊断标准：体温异常（大于 38°C 或小于 36°C），白细胞增多（WBC>10 000cells/mm^3），脑脊液培养阳性。排除标准是：恶性肿瘤活动期，免疫功能低下（如癌症、艾滋病毒，免疫抑制药物，白细胞 <4000cells/mm^3），血流动力学不稳定（预计不会生存 >48 小时），怀孕，脑脊液培养怀疑有污染或没有用抗生素治疗，同一患者被发现多次感染病历只使用第一次的资料。

如果患者通过 EVD 接受 IVT 给药则纳入研究组，如果他们仅接受静脉抗生素治疗则纳入对照组。收集的数据包括人口基线统计数据；初始阳性培养的脑脊液培养结果；脑脊液培养阴性的时间；抗生素治疗（药物、途径和持续时间）；脑脊液培养阳性后第 7、14、21 和 30 天的临床治愈情况；微生物治愈情况；以及长期随访结果（ICU 和住院时间、机械通气时间和医院死亡率）。值得注意的是，万古霉素和头孢吡肟是创伤 ICU 用于医院获得性 CNS 感染的标准经验性抗生素，因此是最常用的抗生素。临床治愈为主要终点是体温和白细胞异常恢复良好，可转移出 ICU。微生物治愈被定义为对所治疗的病原体的脑脊液培养随访结果阴性。临床治疗失败被定义为以下任何一种：不符合临床治愈标准，在第 30 天存活但不符合临床治愈标准，或在随访脑脊液培养中致病菌复发。

共计83例患者被纳入分析，研究组32例和对照组51例。除了研究组中EVD患者的比例较高外（100%vs.76%，P=0.003），其他数据两组间无差异。两组之间的感染微生物有些不同，不动杆菌在研究组中最常见，而CoNS和假单胞菌在对照组中最常见，没有发现病毒和真菌的感染。所有接受万古霉素IVT治疗的患者也静脉注射万古霉素。接受IVT氨基糖苷类药物治疗的患者根据病原体的敏感性接受多种静脉抗生素治疗。两组静脉注射抗生素的持续时间相似。研究组接受IVT抗生素治疗中位数为9天（IQR为5至11）。研究组与对照组在微生物治疗或临床治愈方面均无统计学意义。对于微生物治愈的患者，两组患者脑脊液培养阴性的中位时间均为5天。长期临床结果，包括机械通气时间、ICU滞留时间和医疗花销，两组之间没有差异。两组患者的医院死亡率也相似（22%vs.20%，P=0.98）。

两组均有EVD时的亚组分析提示两组在微生物学治愈和治愈时间方面没有差异，机械通气时间、ICU滞留时间和医疗花销、死亡率相似。仅感染GN病原体患者的亚组分析提示静脉注射和IVT使用抗生素的持续时间与整个人群相似。两组之间的微生物学治愈率也很相似。在研究组中，获得临床治愈的患者百分比在统计学上较低（15%vs.50%，P=0.02），但在第14、21或30天没有出现这种差异。机械通气天数、ICU滞留时间和医疗花销、医院死亡率差异均无统计学意义。

由于考虑到组间的病原体差异，我们进行了事后病例匹配分析。分析结果是研究组17例和对照组16例根据病原体、GCS评分和损伤严重程度评分进行匹配。两组在微生物治愈或临床治愈方面没有统计学差异。仅在第7天（0%vs.44%，P=0.003）有差异，这与在GN病原体亚组分析中看到的差异相同。其他临床结果，包括机械通气天数、ICU和住院时间、住院死亡率等，差异均无统计学意义。

该研究展示的病原体反映了神经手术后CNS感染中最常见的细菌。例如需氧革兰阴性杆菌，如大肠杆菌、肺炎克雷伯杆菌、铜绿假单胞菌和鲍曼不动杆菌，可导致60%～70%的脑膜炎病例。在EVD患者中，CoNS是最常见的病原体。但在这个研究中两组间的病原体存在不平衡，差异最大的是对照组的CoNS较多。因此，对照组可能有更好的结果。为了消除CoNS的影响，作者又对GN病原体进行了亚组分析和病例匹配分析。与总体结果相似，两组之间的结果没有差异。

在目前的文献中，用鞘内或IVT抗生素治疗CNS感染的微生物学和临床治愈率是不同的。有的研究为66%的治愈率，而有的治愈率为100%。最近一篇关于鲍曼不动杆菌脑膜炎病例的文献综述，其中81例患者接受了LI抗生素治疗并获得了89%的微生物学和临床治愈率。患者年龄从2个月到78岁，最常见的神经外科诊断是蛛网膜下腔出血伴或不伴有脑积水（28%）、脑外伤（25%）和肿瘤（17%）。这与我们研究的治愈率一致，第30天微生物治愈率为82%～87%，临床治愈率为76%～86%。两组之间的治愈率相似（即 IVT+IV 抗生素与单独使用 IV 抗生素），这表明在我们的患者群体中添加 LI 抗生素没有明显的好处。在比较研究时的另一个关键因素是患者群体的独特性和围绕脑膜炎或脑室炎发展的潜在因素。在我们的研究人群中所有患者均为 TBI，损伤严重程度评分平均为 34 ～ 36 分，提示损伤严重。这与其他研究相反，因为它们包括了颅内肿瘤、婴儿脑积水、导水管狭窄、中枢神经系统畸形或非创伤性颅内出血的患者。根据脑膜炎 / 脑室炎及其并发症的病因，LI 抗生素可能在某些患者群体中更有效。虽然其中一些研究表明 LI 抗生素改善了预后，但这在目前的研究中没有发现。尽管原因尚不清楚但与以前的研究相比，研究群体的差异可能是主要原因。

一个有趣的发现是，与以前的研究相比，两组患者都有一个可接受的治愈率，对 GN 杆菌的中位治疗时间仅为 13 天这尽比 IDSA 指南推荐的 GN 杆菌 21 天治疗时间要短。这表明在 TBI 患者中，较短的抗生素使用时间可能是可以接受的。关于 LI 抗生素的另一个问题是潜在的药物不良反应和更差的结果。一项接受 IVT 庆大霉素的前瞻性随机试验提示 LI 与单独静脉治疗相比死亡率增加。

这项研究的主要优势是迄今为止从文献库能够查到的 TBI 患者中规模最大的对比研究，主要局限性是回顾性研究设计和组间病原体的差异。其他的局限性包括样本量，这可能不足以证实研究组之间的差异，以及研究组中较多的 EVD 患者。不过通过二次亚组分析，解决了组间 EVD 的差异。

最终得出结论 CNS 感染的 TBI 患者，无论单独静脉注射还是静脉加 IVT 抗生素治疗，治愈率、ICU 和医院住院时间、机械通气时间和医院死亡率相似。尽管抗生素治疗时间比指南时间短，仍然获得了可接受的治愈率。未来需要大型的随机对照研究，以确定 IVT 抗生素给药是否有益。

国内关于鞘内给药治疗 TBI 后颅内感染的文章很多，多是阳性的积极结果。但国外的文献报道多是中立态度，鉴于国内患者数量大，期待国内能有前瞻性、设计严谨的多中心随机对照研究来最终证实鞘内给药治疗颅内感染的可靠性。

（葛新编译）

第二十五章

颅脑创伤的康复

第一章　康复医学总论

一、康复

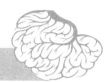

康复是指综合地、协调地应用医学、教育、职业、社会、工程的各种方法，最大限度地改善和提高病、伤、残者（包括先天性残疾）的躯体、心理及社会功能，使其功能达到或保持在最佳水平，恢复日常生活活动能力（ADL）、学习和工作的能力，提高生存质量，尽早重返家庭和社会。因此，康复的对象为各类功能障碍者，围绕最大限度地减轻功能障碍、训练其获得新的技能和方法、帮助环境改造三个层面上进行。

康复所采用的各种措施分别称为医疗康复、教育康复、职业康复、社会康复、康复工程，从而在生理、心理、经济能力及社会上构成了全面康复。

世界卫生组织（WHO）在其发布的康复服务指南中，详细阐述了三种康复服务模式，包括机构康复（IBR）、社区康复（CBR）和居家康复（CBR）。这三种服务方式各自有着独特的特点和优势，为不同需求的患者提供了广泛的选择空间。

1. 机构康复

①综合医院康复医学科开展的住院、门诊和临床相关学科的床边早期康复；②具有独立及综合康复设施的康复医院或康复中心、康复门诊、专科康复医院或康复中心内开展的康复工作等。

2. 社区康复

是指在社区层次上采取的康复措施，依靠社区资源（人、财、物、技术）为本社区的病、伤、残者（特别是恢复期和慢性期）开展康复服务，旨在提高社区居民的躯体和心理功能，增强社交参与度，是分级诊疗中基层首诊的基础。优点是费用低、服务面广、简便易行。

3. 居家康复（CBR）

居家康复也称上门康复服务（ORS）：是指在家庭进行的康复服务，由康复医师、康复治疗师、康复护士到患者家里进行康复指导，实现康复全生命周期的覆盖。

二、康复医学

康复医学：是临床医学的一个重要分支，具有独立的理论基础、功能评定、治疗技能和规范的医学应用学科，旨在加速人体伤病后的恢复进程，预防或减轻其后遗功能障碍程度。目的是最大限度地恢复患者功能，提高生活质量，重返社会，过有意义的生活。

1. 服务范围

随着临床学科对康复认同程度的不断提高，康复医学的服务对象涉及临床各学科，逐渐形成如重症康复、呼吸康复、心脏康复、盆底康复、运动康复、烧伤康复、神经康复、疼痛康复、慢性病康复等亚专业方向。

2. 康复医学的服务形式

采用多学科、多专业的团队合作方式，包括学科间合作和学科内合作。

3. 康复医学的组成

康复医学由康复预防、康复评定、康复治疗等内容组成。

1）康复预防：通过有效手段预防各类残疾的发生、延缓残疾的发展。

A. 一级预防：是指预防各种可能导致残疾的损伤或疾病，避免原发性残疾的发生，即防止机体功能和结构的缺失和异常，是最有效的预防。

B. 二级预防：是指疾病已经发生后，为预防并发症和功能障碍或继发性残疾的发生而采取积极、主动的措施，预防活动受限的过程，二级预防主要是预防残疾的发生。

C. 三级预防：指残疾已经发生，采取各种积极的措施，防止残疾恶化的过程。需要全面康复的介入。主要的措施包括通过积极的功能训练改善和提高患者躯体和心理功能；通过改善、代偿和替代的途径，提高患者生活自理能力；恢复和增强娱乐、工作和学习能力；通过职业咨询和训练，促使残疾者重返家庭和社会。

2）康复评定

康复评定：是康复治疗的基础，是为确定康复目标而对病、伤、残患者的功能状况及其水平进行定性和（或）定量描述，收集、检查、分析各种资料，并对其结果做出合理解释的过程。分为临床评定和功能评定。没有评定就无法制订康复治疗计划、评价治疗效果。

A. 评定时间：康复评定贯穿于康复治疗的全过程，康复治疗“起于评定，止于评定”。一般在康复治疗的前、中、后进行三期评定，为初期评定、中期评定、末期评定。任何康复治疗方案的产生和确定均以康复评定的结果和结论为依据。康复评定对于康复医师的重要性如同诊断学对于临床专业的医师一样。

B. 评定内容：人体形态学、肌力评定、关节活动度测定、肌张力评定、平衡及协调功能评定、步态分析、感觉功能评定、偏瘫综合评定、截瘫综合评定、脑瘫综合评定；肌电、脑电等电生理的测定；认知功能测定；言语功能评定；吞咽功能评定；心肺功能测定；膀胱功能评定；心理功能评定及职业康复评定。

3）康复治疗

康复治疗是指通过各种有效的治疗手段，最大限度地改善病、伤、残者的功能障碍。强调早期介入、综合实施、主动参与、循序渐进、全程干预。

康复治疗手段：物理治疗（PT）、作业治疗（OT）、言语治疗（ST）、康复护理（RN）、中医治疗（TCM）、心理咨询（PsT）、文体治疗（RT）、康复工程（RE）、社会服务等。

4. 康复医学与临床医学关系

临床医学以疾病为主体，以延续生命为宗旨，临床医生的主要工作是抢救和治疗患者的疾病。康复医学以患者为主体，改善功能为目的，康复医学科医生的主要工作是最大限度改善病、伤、残者功能障碍，提高生活自理能力。两者紧密联系，团队协作，为患者提供全面医疗和康复服务。

5. 康复医学与临床医学的区别

康复医学与临床医学在治疗对象、评估标准、治疗手段和治疗目的等多个方面存在一定差异（表 25-1）。

表 25-1 康复医学与临床医学的区别

	康复医学	临床医学
治疗对象	功能障碍者、残疾者	各类疾病患者
评估标准	躯体、心理、生活、社会功能	疾病诊断
治疗手段	非药物治疗，患者主动参与和合理训练	药物和手术
治疗目的	以功能障碍为核心，提高功能和生活质量	去除病因，挽救生命，逆转病理和病理生理过程
行为模式	生物 - 心理 - 社会模式	生物学模式
工作模式	团队模式，定期召开评定会	专业化分工

综上所述，尽管康复医学与临床医学在许多方面都有交集，但它们各自有着独特的侧重点和工作方式，这使得两者可以相互补充，共同为患者提供最佳的治疗效果。

6. 康复医学科工作流程

康复医学科门诊或临床各科转来的患者由康复医师接诊，进行病史采集、影像学检查、实验室检查和有关专科的会诊 → 初期康复评定 → 制订康复治疗计划 → 门诊或住院康复 → 中期康复评定 → 治疗计划修正 → 进一步康复治疗 → 后期康复评定和预后判断 → 出院后工作安排。

7. 康复医学发展史

1）萌芽期（1910 年以前）

中国 2000 多年前就已经有康复医学的思想和功能康复的萌芽。如针灸、浸浴、热熨、磁疗、太极拳、八段锦、易筋经、五禽戏、体操、按摩等物理治疗方法。16 世纪，Fuchs 提出“两种运动法”，一是单纯运动，二是既运动又工作，这可能就是最初的作业疗法。19 世纪，直流电疗、感应电疗与人工光疗开始应用于神经、肌肉、关节等疾病的治疗和诊断，并有了离子透入疗法。1895 年美国心理学家邓顿建立“康复治疗工场”。第一次世界大战后，美国、加拿大和西欧一些国家相继出现了主要采用作业疗法治疗伤病员的康复机构。

2）形成期（1910—1945 年）

进入 20 世纪后，现代的电、光、声、磁、热等物理疗法被广泛应用。1916 年美国医学会设立了“物理医学和康复委员会”。1920 年，美国成为世界上最早进行康复立法的国家。20 世纪 40 年代，美国的 Rusk 对第二次世界大战的伤残军人综合应用物理疗法、运动疗法、作业疗法、心理治疗、假肢和矫形器，以改善功能，恢复劳动力，重返岗位。从此，康复医学得以逐步形成和完善。

3）确立期（1946—1970 年）

1946 年 Rusk 博士在综合医院设立康复医学科，推行康复治疗。1951 年国际物理医学与康复学会成立。1958 年 Rusk 博上主编的重要教科书《康复医学》正式面世。1958—1965 年两次召开世界范围的康复报告会。1969 年国际康复医学会（IRMA）成立，推动了康复医学的发展。1970 年首届世界康复医学大会召开，以后每隔 4 年举行一次。

4）发展期（1970 年以后）

1970 年以后先进国家的康复病床、康复医生和从事康复治疗的专业人员的数量都已具有一定的规模，不少康复中心和康复科已因成绩显著而闻名于世。康复医学学科体系已较完整地确立起来，康复医学的分科已经形成。20 世纪 80 年代初我国引进了现代康复医学的概念、理论和技术。1983 年成立了“中国康复医学研究会”；1988 年“中国康复医学研究会”更名为“中国康复医学会”；同年成立的“中国残疾人联合会”又下设“康复协会”。国家提出“2015 年人人享有康复服务”的目标。我国还规定每年五月的第三个星期天是全国助残日，提高群众对康复的认识，有助于推动康复事业的发展。2008年奥运会在我国举行等重大事件的影响，各级各类康复机构如雨后春笋般不断涌现，相继开展了各层次的康复医学教育，培养康复医学的各类专业人才，康复医学的科研、学术交流、刊物出版等也都得到又快又好的发展。当前，全国百多所高等院校开设了康复治疗学历教育，二级及以上医院需设置康复医学科，各种康复医学相关的标准、规范、指南等相继出台。

颅脑创伤（TBI）是头颅部位尤其是脑组织的创伤，常导致意识、肢体运动、感觉、认知和言语等多方面功能障碍，在创伤中发病率仅次于四肢的损伤。其发病率高、死亡率高、致残率高。因此，病因预防是关键。在脑创伤急性期，最急迫的问题是维持病情的稳定；在脑创伤恢复期常出现的各类功能障碍问题，需要积极和整体的干预。颅脑创伤康复治疗的目标是最大限度地恢复患者的功能独立性，早日具备重新获得生活的能力。定期评估患者功能状态并制定康复治疗计划，以满足患者的生理、心理及社会的需求。

从损伤最初开始，颅脑创伤的康复可能需要费时几个月到几年。颅脑创伤康复一般从重症监护室（ICU）开始，过渡到康复病房的康复治疗，最后直至患者出院后进行门诊或社区的康复治疗。早期康复干预和针对创伤后不同功能障碍进行综合的康复治疗是颅脑创伤康复的关键。

第二节　颅脑创伤康复治疗的分期

一、重症监护室的康复

颅脑创伤急性期患者一般是在重症监护室内治疗，包括康复医学科在内的跨学科团队应尽可能早地参与到患者的治疗中，最初的评定最好由监护室医师、神经外科医师、康复医师、物理治疗师、言语治疗师、职业治疗师等共同完成。当患者病情一旦平稳，就应该由康复医师会诊，进行详细的神经系统体检及康复评定，并根据体检和评定结果来制订患者的康复治疗计划，并通知康复治疗师来积极参与重症患者的全面管理。

康复医师应关注癫痫和深静脉血栓的预防、疼痛的管理、肠道和膀胱的功能恢复、病理性肌张力的管理、营养状况、行为问题和睡眠周期等问题。最初的物理治疗师和职业治疗师的评价应包括挛缩、压疮和周围神经压迫性损伤的预防体位的推荐。物理治疗和职业治疗应包括使所有大关节的功能性活动范围达到最大化的床边关节活动度训练和确保适当的体位训练，如如厕、移动等功能训练，这些训练可能被延至康复后期。言语治疗评价能提供患者认知功能的基线状态、交流能力和吞咽安全方面的信息。

二、康复医学科病房的康复

原先在ICU内开始的康复治疗应当在康复医学科普通病房中继续进行，并进一步增加康复训练种类和强度。逐步减低原先在ICU中经常需要使用的镇静类药物的剂量，以促进患者清醒和认知功能恢复。当镇静类药物被完全撤除时，应对患者的认知功能和行为能力进行综合评价。这一时期康复训练种类会逐渐增多，不建议绝对的卧床休息，因为长期卧床有可能导致一系列并发症的发生；同时，需评估患者的转移能力、肌肉力量、平衡功能、步行安全、日常生活能力和安装辅助器具的必要性。

住院康复前有必要评定患者耐受日常康复治疗强度的能力和能否受益。不同的颅脑创伤患者，恢复的快慢和程度是不同的，即使损伤相似的患者也可能差别很大。另外，患者支持系统的承受能力也很重要，患者家庭对康复的兴趣和配合程度直接决定了患者能否进行康复治疗。强大的心理和社会支持能够促进患者早日达到康复目标，并有利于促进有认知功能和行为缺陷的患者早日出院。

颅脑创伤患者的住院康复方案中，康复医师负责整个团队的运行，团队成员还包括康复护理专家、物理治疗师、作业治疗师、言语治疗师、心理治疗师（神经心理治疗师）、社会工作者（患者管理）及文娱治疗师。对于患者涉及其他专科的问题，需要请骨科、神经外科、眼科等相应科室的专家会诊。

三、社区康复

颅脑创伤患者经临床处理与正规系统的康复治疗后，身体各方面功能已有明显好转，并回到社区。但部分患者仍然遗留有不同程度的功能障碍，需要进行社区康复治疗。主要包括以下几点。

1. 日常生活能力训练

颅脑创伤患者需继续加强日常生活能力的训练，强化患者自我料理生活的能力，提高其生活质量。尤其要强化其操作电脑的能力训练，以便促进患者手的实用功能和大脑的认知功能恢复，鼓励患者加强与外界社会的直接接触，积极参与购物、娱乐、聊天等社会活动，争取早日回归社会。

2. 复职前训练

颅脑创伤患者中大部分是青壮年，其中不少人在功能康复后尚要重返工作岗位，部分患者可能要转变工作性质。因此，当患者的运动功能基本恢复后，应同时进行就业前的专项技术技能训练，包括驾车、电脑操作、汽车修理、机械装配和货物搬运等。可在模拟情景下反复练习操作能力。为满足某些特殊工种的需要，也可为患侧的上、下肢配装相应的支具，以利于患者重返工作岗位。

3. 支具与轮椅的训练

当颅脑创伤的功能无法恢复到理想状态时，有时需要支具的帮助，可以是电动的，也可以是简易的。当下肢行走功能损害较大，应帮助患者学会使用轮椅（如手动或电动轮椅）。

第三节　颅脑创伤的康复评定

一、颅脑创伤严重程度的康复评定

颅脑创伤严重程度的康复评定用于颅脑创伤后意识障碍的检查和损伤严重程度的判断的常用评定量表有 3 个。

最常用的是格拉斯哥昏迷量表，主要用于评定颅脑创伤患者急性期的昏迷程度。该量表包括睁眼反应、运动反应和言语反应三项，最高分为 15 分，最低分为 3 分。3 ～ 8 分为重型，9 ～ 12 分为中型、13 ～ 15 分为轻型。

第二种常用评定方法是根据伤后患者的昏迷时间进行判断，昏迷时间≤ 30 分钟者为轻型，昏迷时间在 30 分钟至 6 小时之间者为中型，昏迷时间 >6 小时者为重型。

第三种常用的方法是根据创伤后逆行性遗忘（PTA）持续的时间长短进行判断。逆行性遗忘持续时间的长短与颅脑创伤严重程度成正比关系。逆行性遗忘可用盖尔维斯定向及遗忘检查表（GOAT）进行检查。

二、颅脑创伤的其他康复评定

颅脑创伤后的认知障碍非常常见，如记忆丧失或减退、注意力不集中、思维和解决问题能力差等。初期可采用简易精神状态检查表（MMSE）进行评定，以后根据临床需要选择有关的测试。

对颅脑创伤后的运动功能障碍一般用 Brunnstrom 分级来评定，了解功能水平和恢复的进程，该分级易于掌握、使用简便，但不能量化。另外，常用简易 Fugl-Meyer 功能评定法，也可使用其中的分量表测量相关的部位或专项功能，如上肢运动功能或平衡等，使用者要进行必要的培训。颅脑创伤患者的日常生活能力常会受影响，导致活动受限，评定常用改良 Barthel 指数，简便易行；另外也有用功能独立性量表（FIM）来进行评定的，如数据要在国外公开发表，使用前需在美国医疗康复统一数据库系统进行注册并接受培训。

颅脑创伤后的言语功能障碍主要分为失语症和构音障碍两种。失语症的评估一般采用波士顿诊断性失语症检查（BDAE）量表，它是目前应用较为普遍的一种失语症评估方法，此外还有西方失语症成套测验（WAB）量表，北京医科大学汉语失语症成套测验（ABC）量表等。构音障碍的评估一般采用 Frenchay 构音障碍评估量表。颅脑创伤后吞咽障碍的评估一般采用洼田饮水试验。

第四节　颅脑创伤功能障碍的康复治疗

一、意识障碍的康复治疗

对严重颅脑创伤后昏迷的患者，除药物和手术治疗降低颅内压力、改善脑内血液循环外，可采用一些外周的信息刺激，以帮助患者苏醒。如声、光、电等多种刺激，音乐疗法，鼓励亲人与患者谈话，肢体被动运动和皮肤感觉刺激，肢体按摩和针灸治疗，低功率激光血管内照射，高压氧治疗等。高压氧治疗在国内普遍被康复医学科和神经内外科医生接受和采纳，用于促醒治疗。机体在超过 latm 的高压环境中必须呼吸与环境压力相等的高压气体，以平衡机体内外的压力，呼吸与环境等压的纯氧称为高压氧（HBO）。为了达到高气压环境，必须有一个耐高压而密闭的载人压力容器设备，这一特殊的将患者安置在高气压环境中进行吸氧的医疗设备称为高压氧舱。这种在超过 latm 的高压氧舱中，呼吸气体中的氧分压大于 latm 的治疗方法，称为高压氧治疗。高压氧舱一般分为两种：一种是用纯氧加压的单人或双人纯氧舱；一种是多人舱，可同时容纳多名患者治疗，用压缩空气加压，待稳压时戴面罩吸氧．舱内设有先进的医疗监护系统。可采用空气加压型高压氧舱，在 2.2atm 下戴面罩吸纯氧 20 分钟，休息 5 分钟后再吸纯氧 20 分钟，分阶段吸氧后，将舱内压缓慢降至正常后出舱，整个治疗程序为 2 小时，每天治疗一次，10 次为 1 个疗程。

高压氧治疗的适应证广泛，包括：①各种原因造成的严重脑缺氧，无绝对禁忌证者，应在积极治疗的同时及早进行高压氧治疗；②各种原因引起的急性脑水肿，在使用脱水剂或手术减压的同时，如无脑疝、脑挫裂伤或脑干损伤、病情稳定者，排除了颅内出血或脑脊液漏后可考虑高压氧治疗；③各种颅内血肿术后或确认无活动性出血、病情稳定者；④遗有明显的颅神经损害及其他神经系统指征者；⑤脑缺氧后遗有明显的脑功能障碍及神经系统体征者。

高压氧治疗的禁忌证有：①绝对禁忌证，如未经处理的气胸、纵隔气肿；活动性内出血及出血性疾病；氧中毒史；结核性空洞并咯血；②相对禁忌证，如重症上呼吸道感染；重度肺气肿、肺大疱、支气管扩张症：重度鼻窦炎；高碳酸血症；Ⅱ度以上心脏传导阻滞；脑血管瘤、畸形；未经处理的恶性肿瘤；视网膜脱离；病态窦房结综合征；心动过缓，心率 <50 次 / 分；化脓性中耳炎（鼓膜未穿孔者）；咽鼓管阻塞；血压过高者。

严重颅脑创伤后存活者约 20% 伤后 1 个月仍无反应。无意识超过 2 ～ 4 周的昏迷患者可能会转变成植物状态，为一种觉醒的无反应状况，即表现自然睡眠觉醒周期存在，但缺乏有行为判断能力的皮质活动。伤后植物状态1个月的患者仍可发生明显的恢复，但他们恢复概率随着时间增加而减少。植物状态1个月的患者，在1年内恢复知觉的概率是50%，改善生活自理水平的机会是28%。患者伤后呈现植物状态1年内仍可苏醒，很少有植物状态患者超过1年后再苏醒（研究的病例中随访时期超过1年的几乎没有），超过1年苏醒者几乎都存在严重的残疾。

微弱意识状态（MCS）指那些患者可通过视物跟踪和/或运动行为的形式表现某些觉醒的证据，其中运动行为是非反射性的，取决于环境因素，如间歇性遵从简单命令，但他们尚不能持续遵嘱或进行可理解的交流。微弱意识状态跟植物状态一样，可能是今后较明显恢复过程中的中间过渡状态或持久维持这种状态。有超过40%的MCS状态患者被错误地诊断为植物状态，因此需要做系统的诊断和评定。

很多治疗已尝试用于植物状态，但没有一个临床试验是有充分对照的。曾有报道称中脑网状结构或非特定的丘脑活动系统的深部脑电刺激，可改善一些植物状态患者的临床状况。可是，这些研究的样本量小，损伤病理变化又大，且进行干预的时间又早，因此很难排除自然恢复的可能性。但最近有研究报道，一个微弱意识状态的患者应用丘脑电刺激后出现意识恢复，且可排除自发恢复的可能性。也曾报道左旋多巴、溴隐亭及金刚烷胺等药物对促醒有效。因为这些治疗主要是增强上行的激活系统，因此对有广泛颅脑创伤患者是难以收效的。昏迷刺激治疗（包括对所有感觉模式提供系统的频繁的感觉刺激）已广泛运用。在新近的综述中总结出，关于昏迷刺激治疗的研究，与前面的药理学因子研究一样，都有严重的方法学上的缺陷，而且存在自发恢复等多种混杂因素，需要进行大样本、多中心的临床试验，以明确评价促醒的早期干预是否有效。但是这种临床试验面临着实践及伦理的挑战，尤其是有安慰剂治疗时。有病例报道表明，有些由于脑创伤或缺氧性脑病后多年植物状态的患者，口服唑吡坦后，可以苏醒；而且如果重复给药可一直保持清醒状态，对唑吡坦的这种促醒作用机制，目前仍在研究中。

二、运动障碍的康复治疗

运动障碍在颅脑创伤患者中很常见，且运动障碍的性质在一定程度上取决于损伤的位置。颅脑创伤患者可能也存在一些与神经损伤无关的运动问题，比如由四肢骨折引起。神经损伤引起的运动障碍可导致肌肉力量、协调性、灵活性和速度等方面减低。

正规的步态和运动分析可能会揭示一些特殊的障碍，分析结果可能有利于指导康复治疗。大部分颅脑创伤患者的粗大运动和复杂协调能力（诸如行走）能够得到较好的恢复。Katz等发现85%的严重颅脑创伤患者最终能独立行走，大约95%的患者在受伤后2～3个月内能独立行走。上肢运动功能恢复的情况与下肢基本相似，尽管时间可能会略微延长。

前庭功能障碍常源自多个中枢和外周病损，而由于前庭功能障碍引起的姿势和运动问题可能会使运动功能恢复的难度加大，对所有头晕症状的患者都应当确定是否存在良性位置性眩晕。运动功能的综合评价应当由康复医师完成。

对患者瘫痪的肢体应早期进行物理治疗（PT）和作业治疗（OT）。PT训练的内容包括增强肌力、缓解肌痉挛及改善关节活动度等，还可以使用低频电刺激、功能性电刺激、肌电生物反馈等电刺激治疗，推拿和针灸等传统康复治疗。改善关节活动度的方法有被动运动、助力运动、主动运动、关节牵引和固定法等。渐进性抗阻训练和主动辅助关节活动度训练对改善肌肉无力效果较好。共济失调和震颤可通过利用上肢重量和增重助行器以降低运动幅度来缓解。OT训练的重点是对患者各种日常生活能力进行训练和指导，包括穿衣、起居、进食、盥洗能力和室内转移能力等的训练，对严重功能障碍的患者，须配置支具和辅助器具才能完成进食和盥洗等自理活动。

痉挛是肌张力增高的一种类型，是速度依赖性的肌张力增加。肌张力增高最常见于颅脑创伤后，是由于对肌肉牵张反射的脊髓上抑制丧失所致。由于痉挛的独特表现和对功能的影响，要求制订治疗方案时应个体化且治疗时临床上需持续观察。颅脑创伤后常见的运动模式大多表现为肩内收、腕屈曲、髋内收、膝伸直和踝关节跖屈，痉挛治疗应以步态、转移效率、体位、运动、疼痛控制、个人卫生及挛缩预防等方面的改善为特定目标。

首先，康复医师需将痉挛与其他导致被动运动阻力增加的原因相鉴别，如关节错位、骨折、异位骨化和挛缩等。痉挛对患者功能的影响可能是有利的，但更多时候是不利的。痉挛能导致肌肉纤维化和挛缩，从而妨碍患者功能恢复和参与治疗，特别是跨两个关节的肌肉更加容易产生挛缩。另外，下肢伸肌张力增高可能被用来辅助平面间转移和肌肉力量不足时的站立。

痉挛治疗应采取多种方法，大致可分为非药物治疗和药物治疗两类。肌肉痉挛的部位、严重程度和对功能的影响均应做详细评定。日常床边大关节的关节活动度训练和适当体位摆放是痉挛治疗的基础。通过矫形器或石膏进行持续牵伸可改善潜在的张力和软组织特性，进而改善患者步行时的肌肉力量和平衡。

所有治疗痉挛的药物都因有相同的不良反应而受到限制，主要表现为一定程度的镇静。丹曲林钠常被作为一线药物，它可作用于外周肌肉，理论上只有很少的镇静效应。替扎尼定和地西泮也可用于缓解上、下肢的肌张力，也常由于其镇静方面的不良反应而很少使用。口服巴氯芬一般主要用来减轻下肢肌肉张力，但同样也由于易致患者嗜睡而使其使用受到限制。颅脑创伤患者通常能耐受口服低剂量的巴氯芬，然而，当颅脑创伤引起严重的全身痉挛时，患者一般不能耐受有效剂量的巴氯芬。鞘内给予巴氯芬具有使用剂量小和作用部位浓度高的优点。较长时间临床试验表明，鞘内使用巴氯芬是安全、有效和易被患者接受的，因为需要经常调整剂量和模式，为确保治疗成功，患者的选择和教育是最重要的。

肌内注射苯酚和肉毒素等方法可有效治疗局灶性痉挛，尤其是肉毒素治疗上肢痉挛时特别有效。但这种肌肉张力改善一般是暂时的，若治疗有效，往往需要重复注射。少数患者也可考虑采用骨科或神经外科手术治疗，如减少感觉刺激的背侧神经根切断术，严重挛缩患者的肌腱和软组织松解术。

许多指导运动训练的智能系统正在发展之中，如上、下肢机器人训练系统，这些计算机辅助设备通过虚拟现实技术的多种形式开展运动治疗，并利用位移和力量的感受器来监测整个过程。

三、感觉障碍的康复治疗

颅脑创伤后感觉障碍常取决于病损的位置，以致基本感觉（如视敏度等）、对外界刺激的感觉性处理（如视觉空间感知）、嗅觉/味觉或听觉处理等都可能会发生障碍。丘脑系统病损可能会引起难治性中枢疼痛综合征。交流障碍和潜在的认知障碍可能会影响感觉问题的自我认识。神经心理评价可能会帮助确定感觉感知障碍的性质，但感觉障碍的多样性使标准化康复治疗很难实行。

颅脑创伤可导致所有类型的感觉障碍。根据损伤的部位和严重程度，他们可能是基本感觉障碍（如视觉敏感度降低等）或感觉的感知处理障碍（如视觉空间感知受损等）。这两种形式的障碍都可能导致患者变成残疾。不同脑结构损害均可导致躯体感觉障碍，使躯体的触觉、痛觉、温度觉和位置觉出现障碍。疼痛综合征可能源于丘脑、其他脑结构的中枢性损伤，或者源于皮质与丘脑间的神经传导的破坏。一旦患者能够配合，就应尽早评定患者的每种基本感觉。视觉、听觉和躯体感觉通路大体上都能够在早期通过诱发电位研究进行评定。然而，正常基本感觉存在，并不能确保患者能形成综合性的感知。当患者不能完成某项任务而其基本的感觉传入正常时，那就要探察不能完成此项任务的其他原因。例如，从皮质盲恢复的患者，可能视野和视敏度均正常时，却不能够对视觉见到的物体命名。神经心理学评定能帮助鉴别区分物体命名障碍、视觉失认、扫视障碍和综合视觉感知障碍。

对于感觉缺损还没有统一的治疗方法。治疗计划根据感觉缺陷的严重程度、剩余感觉能力多少及患者认知状态制订，所有治疗组成员都应参与计划制订，因为患者的感觉、运动和认知能力均与治疗计划的实施过程有密切关系。

感觉障碍的康复训练的方法可采用反复多次训练，通过给予患者特定的感觉刺激，使大脑对感觉输入产生较深影响，提高感知能力。

四、言语障碍的康复治疗

颅脑创伤时局灶性优势半球损伤极少见，大多是脑内弥散性损伤，故脑卒中患者的典型言语障碍（如失语症）相对少见。颅脑创伤后出现很多涉及言语和交流的问题，与语言的日常使用相关，即对话、叙述和“语用学”等。这些障碍影响到患者的交流能力，使患者孤立于社会。患者信息交流时，在选择提供给他人的信息数量和种类时有困难：患者可能说得太多，但信息量不够，或是重复一些无用的信息；患者可能表达不切题，在叙述中难以抓住主题，且连贯性降低。其他社交问题包括谈话时饶舌，启动对话和轮流谈话困难等。已发现颅脑创伤后谈话能力受损至少持续数年，且与融入社会受限呈显著相关。

在临床上，明显的言语和交流障碍与认知障碍相关。例如一个患者在拥挤和嘈杂的房间里，可能因为听、理解、概括推理出现问题和/或注意力分散，而对问题做出不恰当的回答。对一般观察者而言，多数颅脑创伤患者的基本语言技巧看起来是正常的。但在更具有挑战性的环境如学校或工作场所，或设法解决与亲密朋友之间的需求时，颅脑创伤患者的交流困难就会凸显，成为其融入社会的重大障碍。

交流损害的治疗在康复治疗小组中往往由言语治疗师负责。所有的治疗小组成员，尤其是家庭成员，都要学会使用同一种交流方法。有言语表达障碍的患者要进行使用增强言语能力设备的训练，如图画书、字母表等，或是计算机设备或软件等。对于有实际交流障碍患者，可以使用录音磁带、录像带或听众的反馈来进行治疗。

颅脑创伤患者的言语功能训练包括5个方面：①各种信息接受能力练习；②发声功能练习；③构音能力练习；④语言综合能力练习；⑤精神心理因素。

颅脑创伤患者还可从模仿小组其他成员的良好交流技巧中受益。Wiseman-Hakes 等小样本研究发现，同类人群进行实用交流技巧的训练有效果。Bornhofen 和 MeDonald 的研究提示，运用正确的学习和自我教育方法，可以对情绪感知和社会推理方面有障碍的患者产生效果。

五、吞咽障碍的康复治疗与营养补充

研究表明，25%～60%的颅脑创伤患者可能出现吞咽障碍，42%以上的患者有明显的误吸。吸入性肺炎是吞咽障碍的一种严重并发症，其中10%的患者可能因此而死亡。床边吞咽评价敏感性较差，可能会遗漏40%的静息性误吸。因此，标准的评定方法应该是动态的放射学检查（如吞钡检查）和纤维光学内镜检查，一旦确定存在误吸的风险，就需改变食物的性状。不幸的是，鼻饲饮食只能对误吸提供较少的保护（颅脑创伤后有50%以上的误吸发生率）。如非经口进食有3周以上，则需进行胃造瘘或空肠造瘘。言语治疗师应参与患者吞咽障碍的评定和治疗，因为他们的经验有利于明确诊断、判断是否需要及如何改变食物性状、采取哪些代偿性方法使误吸风险最小化。

鉴于颅脑创伤后高代谢状态，早期提供充足的营养是非常必要的。在急性期康复阶段能量消耗估计超出受伤前基础代谢水平的 40% ～ 69%。如果伤后 24 小时内就补充适当的营养，一般很少会出现营养相关的并发症。营养不良通常和许多病态有关（如伤口愈合欠佳、肺炎及心血管负担加重等），最终会影响康复预后。营养状况的监测应从连续监测体重开始，另测定血清蛋白产物和 24 小时尿液中尿素氮水平是评定氮代谢平衡的一种有效途径。总的来说，应按每天 2 ～ 2.5g/kg 补充蛋白质，按每天 25 ～ 35kcal/kg 补充脂肪和碳水化合物。

六、认知障碍的康复治疗

颅脑创伤后有许多不同类型的认知和行为障碍。尽管这样，不同患者之间还是有一些共同点，可能与灰质（如额极和颞极）和白质（如中脑和胼胝体）损伤的典型部位有关。因此，患者有警觉、注意力、记忆力、计划性、问题解决和抽象推理方面的障碍是很常见的，或出现与冲动、启动受损有关的行为紊乱及其他行为控制问题。

1. 觉醒和注意力损害

觉醒和注意力障碍在颅脑创伤患者中最多见。昏迷患者可能有严重的觉醒损害，轻度颅脑创伤后许多认知与情绪问题被认定为是注意力方面的问题。

许多脑区在注意的过程中发挥着一定作用。右侧大脑半球，双侧额叶前部、顶叶、前扣带回、丘脑和基底节在注意力中发挥作用。注意力障碍可能会在几个方面影响学习和行为。受累的患者可能难以集中于某个任务，也很容易被干扰，可能表现为半侧空间忽略。注意力障碍可能因为患者的信息处理被打断和变得混乱，导致语言理解和视觉空间功能继发性损害。可能表现为不能转移注意力。诸如冲动行为和执拗等额叶功能障碍可以从注意力角度被解释为对注意的目标导向控制的丧失，以致注意力很容易被吸引并固定在一个与任务不相关的部分。

觉醒和注意力最好用神经心理学测试和行为学观察的组合进行评价。数字符号和符号数字测试方法对信息处理速度受损较敏感，前向和后向的数字宽度试验，工作记忆和心理控制的其他测试方法也可能有用。注意力障碍的治疗方法主要有药物、行为治疗、补偿性治疗方法等。注意力也能通过 Moss 注意力分级量表（MARS）等观察性分级量表来进行评定，这些量表对注意力严重受损而不能进行正式测试的患者特别有用。

2. 学习和记忆损害

记忆损害是颅脑创伤后出现最多、持久且致残的认知障碍。当患者从受伤后急性意识不清状态中恢复过来时，逆行性遗忘的时间通常会朝着现在“回缩”。最后不能恢复记忆的时间间隔不等，从几分钟到几周或几个月。非常严重的患者受伤前很深的记忆也可能会消失，如小孩的出生和父母的逝世。

大多数中度或严重颅脑创伤患者会在顺行性记忆方面发生障碍（即在储存和提取新信息方面存在困难），但治疗难度远超过 PTA。由于脑创伤的弥散性和多灶性，学习和记忆的损害通常会涉及多个方面（如视觉 / 空间以及言语方面）。最有希望的方法包括教会用代偿方法。例如，在独立生活的颅脑创伤患者组中，在现实生活中应用记忆力增强方法训练会改善记忆力客观测试及主观测试的结果，同时这种改善能持续 4 个月。对于那些有严重记忆力障碍的患者，一个更加常用的方法是训练患者使用诸如笔记本、计划器、电子记事本及手持电脑等提醒系统。任何提醒系统的使用成功与否部分取决于患者对记忆力缺陷的认识程度和对需要使用外源性方法的接受能力。一个教颅脑创伤患者怎样使用记忆笔记本的综合训练研究结果显示，训练有益于其记忆功能的提高。

3. 额叶执行功能的损害

智能行为的标志是有适应变化、解决意外问题、预料结果和应付常规以外状况的能力。这种能力反过来需要具有认知的适应性、自我监测、对行为的自我调节和同时考虑多种变化。根据这些变化，必须选择一个适当的行动计划，并将意图转向到具体的执行过程。这些为适应人类行为所必需的综合能力，称为执行功能。有证据表明这些功能与前额叶皮质相关。颅脑创伤常会导致额叶、眶中央皮质及与它们连接的神经纤维损伤，通常会导致执行功能减弱的推理、计划和行为目标导向方面的障碍。

执行功能障碍的治疗方法有几种观点：一种观点认为这些障碍是不能被修复的，治疗需由实施的特定环境条件决定，这种环境条件可诱发与支持想得到的行为。另一种观点是试图再训练或强化这些由于执行功能障碍所缺失的独特能力，例如可接受的社会行为或针对特定条件的逐步训练方法。第三种观点是尝试修复一个或多个认知过程，这可能会在多个情况下影响执行功能，这些过程包括诸如常规解决问题方法和口头自我建议技术这样的多元化策略。有研究表明，颅脑创伤患者给予包括目标确定、目标分解、结果检验等步骤的训练方法，与一项假训练（没有策略训练的认知练习）相比，在完成需要认知参与的任务时会产生更少的错误。然而，这种治疗方法是否能取得一定的收益，以达到改善颅脑创伤患者的执行功能，目前尚未确定。

七、心理障碍的康复治疗

诸如激动、反应低下和抑郁等行为问题在颅脑创伤后早期是常见的。这些行为问题较难管理，并可能严重阻碍颅脑创伤后的功能恢复。行为管理是指以增加患者适应性行为频率为目的的一个有计划的协调过程，经常采用的方法有奖励和惩罚，通常由心理医师设计。

1. 激动

激动被认为是颅脑创伤后特有的一种谵妄类型，包括顺行性遗忘、失抑制、情绪不稳定、攻击行为及静坐不能等。常表现为大声哭泣或谩骂、发脾气、打人等，这些行为可能令患者家人和不熟悉颅脑创伤后遗症的临床医师十分苦恼。医源性或生理性原因也可能导致这些行为出现，故需排除包括脑积水、颅内出血、癫痫、肺栓塞、电解质紊乱、感染、药物、不能控制的疼痛及睡眠紊乱等原因。

激动行为量表和激动严重程度公开量表是评价激动的两个常用量表。激动行为量表满分为 40 分，具有评定快速，内部一致性好，评定者间信度可靠性高等优点。激动行为评分可被用来作为临床干预的依据，连续多次测定（如每天 3 次）的结果可用来判定这些干预是否有效，例如，激动行为评分 >28 分则属于中等范围，常需要医疗干预。

当这些异常行为不是很严重或者不构成危险时，应推荐非药物治疗。肢体约束是最常用的限制性方法，一般不鼓励使用，只用于那些可能导致自我伤害或伤害他人的激动患者，在这些情况下，肢体约束还是必要的。也可用改变环境来改善睡眠觉醒周期、噪声水平、疼痛和再定向能力，这可能有一个行为方面的安抚效应。医务人员可通过重新定向和终止的方法将患者的注意力转离愤怒源。一些学者也主张将颅脑创伤患者的非目的性躯体运动慢慢转变成安全和合理的行为。

当环境和 / 或行为管理方法无效时，可采用药物治疗。有很多研究支持 β 受体阻滞剂能改善颅脑创后的行为激动，而用三环类抗抑郁药、不典型的抗精神病药、兴奋剂、止痛药及抗癫痫药治疗激动的证明却很少。

2. 颅脑创伤患者抑郁发生率

颅脑创伤患者抑郁的发生率为 6% ～ 77%。抑郁症状可能与病变位置相关。一些研究者发现在伤后 1 个月时抑郁发生与左前脑和皮质下损伤相关。研究结果表明抑郁会对康复结果造成负面影响。抑郁的临床症状包括悲伤、易怒、无望、恐惧、快感缺乏、自杀念头、睡眠及食欲紊乱。颅脑创伤患者可能会有诸如失语等方面的认知问题，这可能会妨碍患者准确地表达症状。目前已有许多抑郁筛查表，诸如 Beck 抑郁检查量表、汉密尔顿抑郁量表、Zung 抑郁量表等。

抑郁的治疗通常需要多种方案。药物治疗、心理治疗和重返社会计划可能都是有效的，特别是这些方法的综合使用。集体和个人心理疗法有助于患者重建个人特性和自我价值的感觉。综合的康复计划有助患者重新主动参与工作、娱乐和社会活动。应当鼓励颅脑创伤患者对治疗益处保持一个积极乐观的期望，更重要的是，鼓励患者将注意力集中于最近功能状况的变化。住院康复治疗期间应鼓励集体、个人或家庭等形式的康复治疗。集体治疗能为患者与患者之间相互纠正康复治疗中所遇到的问题和获得社会支持提供一个方便之门，从而促进患者自我意识的恢复。对于颅脑创伤患者和患者家庭成员可进行心理治疗来提供情感支持，教育性干预可在短时间内使颅脑创伤患者和家庭成员变得更加坚强，因为通过教育他们可能提前获得一些关于颅脑创伤后功能缺损及代偿方法的知识，减少负面的情感体验。常用的抗抑郁药物为5-羟色胺特异性再摄取抑制剂（SSRI），药物是个体或集体心理治疗方法的一个有效补充，但应仔细权衡药物的不良反应，并常规向患者和患者家属介绍药物不良反应。

3. 焦虑

颅脑创伤后焦虑障碍的研究较少，但临床发生率却较高。Goodinson等一项研究发现，100例颅脑创伤患者在伤后1～5年中，38%的患者出现伤后焦虑障碍。像抑郁一样，焦虑障碍也好像与损伤后较差的功能预后相关。认知行为治疗（CBT）是一般人群焦虑障碍推荐的首选治疗。对颅脑创伤及严重焦虑的个体，药物治疗如SSRI可作为减轻症状的临时措施，以促进患者对于认知行为治疗的反应。但是，考虑到颅脑创伤人群的神经学缺陷，在选择治疗方案时考虑心理治疗要优于药物干预。

八、二便障碍的康复治疗

排尿的大脑控制中枢在额叶，这一区域的损伤可能导致非抑制性膀胱排尿，这种情况在颅脑创伤后是较为常见的。膀胱排空通常是由于逼尿肌反射亢进引起，以反复和不能控制的排尿为特点。鉴于急性期留置导尿管的广泛使用，必须先确定患者是否存在尿路感染，如患者无尿路感染，可通过排尿后膀胱残余尿来评定患者是否存在尿潴留。患者未睡眠时定时排尿和饮水管理是膀胱再训练方案的基础。抗胆碱药物能够减少逼尿肌的高反射，但常由于其致镇静、记忆受损及体位性低血压等不良反应而使用受限。

应对患者进行定时排尿训练。为了形成定时排尿的习惯，在日间应每2小时把患者带到卫生间让其排空膀胱1次，在夜间则改为每4小时1次，也可间歇性导尿。如果患者有尿失禁，则可用尿布或用尿袋的办法。有的患者同时存在排便障碍，如有便秘，在应用肛门栓剂的同时，用大便软化剂或肠蠕动促进剂来解决该问题。

九、疼痛的康复治疗

颅脑创伤经常与其他多系统损伤并发，如骨折、神经损伤和其他骨骼肌损伤等。颅脑创伤后1年疼痛的发生率为52%～72.6%，并随着时间延长而增加。疼痛控制较差可能会引起注意力分散和认知障碍，并可能会阻碍功能的恢复。相反，阿片类和神经病理性药物常会使患者镇静。除此之外，当颅脑创伤后认知和交流受影响时，临床医师可能必须依赖于其他体征和症状（如谵妄、畸形、肿胀、高血压和心动过速等）来确定是否有疼痛及疼痛的程度。

疼痛最常见于头部和颈部。尽管外伤后慢性头痛需要鉴别的原因很多，但偏头痛、紧张性头痛和颈源性头痛是最常见的类型。

应当做系列的疼痛评价，并需经常调整疼痛治疗的方案。且尽可能将疼痛归类于骨骼肌源性和神经病理性两类中的一种。可以首先尝试包括热敷、超声、经皮神经电刺激及冰疗等在内的物理方法，按时应用对乙酰氨基酚或布洛芬等药物可能会对肌肉骨骼性疼痛有效，且对认知的负面影响有限。有针对性的止痛方案一般易被患者接受，因为其不良反应相对较少。研究表明抗癫痫药物和三环类抗抑郁药在治疗神经病理性疼痛方面有效，因这些药物能促进睡眠周期正常化，所以应睡前口服。

颅脑创伤患者疼痛的非药物治疗方法可能也面临质疑。传统的认知和行为疼痛管理方法对于有组织、记忆和计划障碍的患者是很难掌握的，因为这些方法是以假定患者具有理解、评定、分类和回忆慢性疼痛经验的能力为前提的。颅脑创伤患者疼痛的基本但有效的行为管理方法是用重定向和分散注意力的方法，可联合使用止痛药物。

十、癫痫的治疗

中度和重度颅脑创伤经常会导致创伤后癫痫。有研究表明使用苯妥英钠 7 天能减少早发性癫痫发生次数，这一结果被美国神经外科学会和美国物理医学与康复学会承认。

颅脑创伤后癫痫总的来说可以分为即刻性（<24 小时）、早发性（在 24 小时至 7 天内发生）和迟发性（>7 天）。癫痫可能由直接的颅脑创伤、出血性刺激、代谢紊乱和低氧血症引发。目前确定的创伤性癫痫的危险因素有：双侧顶叶挫裂伤、硬膜穿透、多次颅内手术、硬膜下血肿清除、额颞叶局部病灶、载脂蛋白 E 阳性和中线偏移大于 5mm。

早发性和迟发性癫痫均需要至少 12 个月的抗癫痫药物治疗。即刻性癫痫不应认为是危险因素，只需 7 天的治疗。目前研究支持用卡马西平和丙戊酸钠来治疗创伤后癫痫。使用这两种药物和其他传统的治疗药物（如苯妥英钠、苯巴比妥）时须谨慎，因为它们对认知功能的恢复可能有不利影响，新的抗癫痫药物（如拉莫三嗪等）尽管致镇静方面不良反应很轻微，但目前尚未确定为创伤后癫痫的有效治疗。老的抗癫痫药都是通过肝脏代谢的，一些新的抗癫痫药物是通过肾脏代谢的，在一些特定的情况下这可能是一个优势，如左旋乙拉西坦。但这些药物还没有像其他抗癫痫药物一样被很好地研究。关于这些药物有效性和安全性的研究目前正在进行中。

到现在为止，尚无使用多长时间抗癫痫药物的标准推荐。鉴于抗癫痫药物的费用和潜在毒性问题，大多数临床医师在癫痫发作停止 1 ～ 2 年后就会开始减药或停药。在对于先前存在混合原因致癫痫且已有 2 年未发作的患者中，35% 的人在抗癫痫药物减量的过程中出现癫痫复发。

十一、内分泌系统失调的治疗

研究结果表明，颅脑创伤后垂体损伤的发生率为62%。几项研究结果显示，36%～69%的颅脑创伤存活者中至少有一种激素水平的异常。

血清钠水平异常是一种常见的水电解质异常，因此颅脑创伤急性期需要进行连续的监测。低钠血症常由于抗利尿激素不适当分泌综合征或脑盐耗综合征引起，当然，医源性的原因也应考虑。其他原因引起的低钠血症必须同抗利尿激素不适当分泌综合征鉴别开，因为抗利尿激素不适当分泌综合征须限制液体，而脑盐耗综合征则需要补充盐分。由于急性期尿崩症引起的高钠血症通过液体管理效果较好，迟发性尿崩症一般需要补充人工合成的抗利尿激素。对于血清钠代谢异常，液体和电解质的细心管理在颅脑创伤急性期很重要。

因颅脑创伤引起闭经的患者通常在1年内恢复月经。溢乳和乳房发育常源于颅脑创伤后的催乳素水平升高。除了监测血钠水平以外，目前尚没有神经内分泌失调的筛查指南。如患者有内分泌方面的症状时，应测定上午9点皮质醇、甲状腺激素、尿促卵泡素、促黄体生成素、睾酮和雌激素水平。在管理这类患者时应请有经验的神经内分泌医师会诊。对多项内分泌激素不足的患者应先针对性腺功能减退进行早期激素替代治疗。

第五节　颅脑损伤常用康复疗法

一、高压氧治疗

人体生理活动所需能量来自组织细胞氧化的过程，许多严重疾病，尤其是心肺疾患造成组织缺氧，将导致生理活动严重障碍，甚至危及生命。研究和解决组织缺氧，从而保证重要器官的生命活动，赢得必要的时间，以使其他治疗措施发挥作用，对治疗抢救工作极为重要。

二、缺氧机制与氧疗的生理生化基础

在海平面，干燥空气氧分压（PO_2）是21.2kPa（159.0mmHg）。空气经呼吸道、肺泡、毛细血管、体循环、各组织细胞，最后到达细胞内线粒体（细胞氧化代谢场所），氧分压从21.2kPa降至0.5～3kPa（3.8～22.5mmHg）。这种从空气到线粒体，PO_2减低所经过的步骤称为氧降阶梯。氧降阶梯中的任一环节发生障碍，都可最后导致组织缺氧。

（一）大气氧分压与缺氧

海平面大气压为101kPa（760mmHg），大气氧浓度为20.94%。根据道尔顿（Dalton）分压定律，则大气中氧分压PO_2=101kPa（760mmHg）×20.94%=21.2kPa（159mmHg）。高于或低于海平面时，虽其氧浓度不变，但随气压的升高或下降其氧分压也升高或下降。在高海拔地区，如海拔高度1600m，大气压为75.81～77.14kPa（570～580mmHg），此时吸入气氧分压仅为16.1kPa（121mmHg），只能使正常人的PaO_2达到9.31kPa（70mmHg）左右，此为大气性缺氧或高原性缺氧。

（二）外呼吸与缺氧和氧疗

环境大气进入呼吸道后，由于温度升高，水蒸气分压相应增加，氧分子浓度被稀释而分压有所下降。体温37℃时呼吸道内水蒸气气压为6.3kPa（47mmHg），故呼吸道内吸入氧的氧分压实际为（101.0-6.3）×20.94%=19.93kPa或（760-747）×20.94%=149mmHg。

气道中气体进入肺泡即被肺泡内存气（功能残气）稀释。肺泡腔内气体是经过与肺动脉血气体交换后的气体，氧分压低而二氧化碳分压则高于空气，故肺泡内氧分压（PAO_2）进一步下降。这种下降与功能残气量的多少、体内氧耗量和肺泡通气量有关，以公式表达则为PAO_2=（101.0-6.3）×（FiO_2-VO_2/VA）。式中VO_2为机体每分钟耗氧量，VA为每分钟肺泡通气量，FiO_2为吸入氧气浓度。由此可以看出以下3种情况。

（1）当机体每分耗氧量不变时，肺泡氧气分压与肺泡通气量呈正相关，肺泡通气量下降或功能残气量增多（其中含CO_2增多），均使PAO_2下降。

（2）当VO_2/VA不变时，提高吸入氧气浓度可使PAO_2增加，这是极为方便有效地提高PAO_2的措施，也是氧疗的依据。

（3）VA=呼吸频率（次/分）×（潮气容积—无效腔气量）。在病理情况下，潮气容积不能增加，而增加呼吸频率又可使耗氧量增加，同时频率过快，无效腔气量相对增大反使VA下降，此时如减少无效腔气量（如气管切开）不失为一种增加肺泡通气量的措施，但这种措施必须有其指征。

在通气不足的病理情况下，通过调整吸入氧气浓度固然可以纠正PAO_2的下降，但通气不足时PAO_2也会相应地升高，并且在消除了低氧对通气的刺激作用以后，$PACO_2$将进一步上升，因此，对于通气不足造成的血氧降低的患者，尤其是严重的通气不足者，$PACO_2$将升高到危险的程度。此时应以低浓度吸氧（<30%）为宜，并且最好同时增加肺泡通气量，如机械辅助呼吸、气管切开或应用呼吸兴奋剂。肺泡氧通过肺泡一毛细血管膜弥散入肺毛细血管。弥散阻力，使氧分压再有所下降。影响弥散的因素有弥散面积、肺泡间隔厚度、气体相对分子质量大小及其溶解度、弥散膜两侧气体分压差等。氧疗时，提高了吸氧浓度，增加了PAO_2，从而提高了弥散膜两侧气体分压差，这极有利于肺内血液的氧合。

在弥散、肺静脉血氧合过程的同时，部分周围静脉血如支气管和心脏血液循环的静脉血直接流入动脉（解剖静动脉分流），和部分肺泡的通气量小于血流量而产生的分流（生理静动脉分流），使动脉血氧分压又低于肺毛细血管氧分压。显而易见，肺泡气与动脉血之间存在一个氧分压差，即 P（A-a）DO_2。正常时，P（A-a）DO_2 有一定范围，青年人应不大于 2.26kPa（17mmHg），老年人应不大于 3.19kPa（24mmHg）。

（三）氧的运输与缺氧和氧疗

氧在血液中以与血红蛋白（Hb）结合和物理溶解两种形式运输，前者是氧在血液中存在和运输的主要形式。每克 Hb 能结合 1.34mL 氧。按健康人每升血液含 150gHb 计，则每升血液 Hb 结合氧量为 1.34×150=200mL/L。物理溶解氧量每升为 PaO_2×0.003 1/100mL 血浆 /0.133kPa×10（37℃），约为 3.1mL，其与 Hb 结合氧量之和即为氧含量（CaO_2）。故血氧含量（动脉），以公式表达为 CaO_2/L=Hb/L×1.34×SaO_2+PaO_2×0.031。

运送到组织的氧量受 Hb/L、呼吸及循环系统功能影响。每分钟内运输的氧量 =Hb/LX1.34×SaO_2×CO+0.031×PaO_2×CO_2，由公式可见，在 SaO_2 和 PaO_2 一定的情况下，心输出量与运送至组织的氧量呈正相关，故临床上由呼吸系统病患导致缺氧的患者，同时改善心功能，提高心输出量对纠正组织缺氧十分重要。

（四）内呼吸与缺氧和氧疗

组织利用氧后，PO_2 必然下降，下降程度与运输给组织的氧量，Hb 在组织中释放 O_2 的程度（P5）和组织耗氧量都有关系。

在组织水平，氧通过弥散作用由毛细血管进入细胞内，这一过程主要决定于 PaO_2 氧疗时，由于吸入氧气浓度的增加，PAO_2 和 PaO_2 均增高。同时增加了有效弥散距离，对组织供氧十分有利。弥散入细胞内的氧，90% 在线粒体内被利用。其氧化过程包括多种辅酶和细胞色素氧化酶。某种原因，如氰化物中毒，抑制了线粒体内的生物氧化过程，即造成细胞中毒性缺氧。此时，即使 PaO_2、SaO_2 和 CO_2 正常，仍有组织缺氧，显然，氧疗是无效的。

三、缺氧对机体的影响

健康人的 PaO_2 高于 11.97kPa（90mmHg）；60 岁老年人的 PaO_2 不低于 10.64kPa（80mmHg）。PaO_2<7.98kPa（60mmHg）时即诊为呼吸衰竭；PaO_2<6.65kPa（50mmHg），可出现发绀；当 PaO_2 降至 5.32kPa（40mmHg）时，PaO_2=SaO_2，氧向组织弥散困难；PaO_2<3.99kPa（30mmHg），则心、脑、肝、肾等重要脏器细胞内的正常氧化代谢就要发生严重障碍，这种状态若不立即纠正，必将导致器官组织细胞严重损害，甚至危及生命。

中枢神经系统对缺氧最敏感。数秒钟氧供不足就可使脑电发生变化。中度缺氧大脑兴奋性增高，重度缺氧将转入抑制，严重时则发生麻痹。PaO_2 在 3.99kPa（30mmHg）

即发生意识障碍，PaO_2 降至 2.66kPa（20mmHg）脑细胞将发生不可逆性改变甚至死亡。另外，缺氧会引起脑血管扩张、血管壁通透性增高，发生脑水肿，严重时脑出血和脑软化。

缺氧对心血管系统影响也较为显著。心传导系统对缺氧特别敏感，可使其应激性增高，发生心律失常。中度缺氧可以反射地兴奋血管运动中枢和交感神经，使心率增快，心输出量增多，血压增高；严重缺氧时，左心功能受损，心率、心输出量及血压均下降，甚至发生肺水肿。缺氧对肺的影响：可引起肺小动脉痉挛和炎症，从而诱发肺动脉高压。缺氧还可减少Ⅱ型肺泡细胞的板层小体所分泌的表面活性物质，使肺泡表面张力上升，引起肺不张，形成肺内病理性分流，从而加重缺氧；缺氧还损害肺泡上皮和血管内皮细胞，导致肺水肿。

缺氧对消化系统的影响：其首先的症状为腹胀、肠道功能紊乱；严重时，消化道黏膜糜烂、坏死、出血。缺氧对细胞代谢的影响：缺氧导致组织细胞无氧代谢，乳酸堆积；ATP 合成减少甚至耗竭，以致“钠泵”失灵，Na^+、H^+ 进入细胞内，K^+ 逸到细胞外，形成细胞内水肿和酸中毒及细胞外的高钾血症。此外，红细胞在无氧代谢情况下产生大量 2，3-DPG，使氧离曲线右移。

缺氧对肝、肾、骨髓的影响：缺氧影响肝、肾细胞对氨基酸和脂肪酸的利用，ATP 供应减少，能量缺乏，肝、肾功能降低，使 ALT 升高，尿量减少并引起氮质血症。慢性缺氧可通过肾小球旁细胞产生促红细胞生成素因子，作用于红细胞生成素原，使其转变为红细胞生成素，刺激骨髓引起继发性红细胞增多。

四、缺氧及其判断

缺氧是指机体组织氧供不足，即由于氧的摄取，携带或运输障碍，或由于细胞受损，利用氧的能力降低，引起线粒体内氧化磷酸化过程停止，无氧代谢开始，并导致乳酸堆积。低氧血症是指 PaO_2 低于正常预计值的状态。预计值计算公式为：坐位时，104.2- 年龄 ×0.27；卧位时，103.5- 年龄 ×0.42（单位为 mmHg）。由呼吸系统疾病所致的组织缺氧都有低氧血症。对缺氧的判断应综合估价：混合静脉血氧含量；动脉血氧含量；心输出量；血流分布；影响组织摄取氧的各种因素（如 pH 值、温度、PaO_2、2，3-DPG 等，其中某些因素以 P50 估价）。临床上习惯用 PaO_2 和 SaO_2 来估计缺氧程度，但这只反映外呼吸气体交换的结果，不能准确地反映组织缺氧的情况。按 PaO_2 和 SaO_2，缺氧程度可分为轻度、中度、重度。轻度无发绀，PaO_2>6.65kPa（50mmHg），SaO_2>80%，一般不必给氧，但若有呼吸困难，则可考虑给氧。中度有发绀，$PaO_2$3.99 ～ 6.65kPa（30 ～ 50mmHg），$SaO_2$60% ～ 80%，一般需给氧。重度显著发绀，PaO_2<3.99kPa（30mmHg），SaO_2<60%，是给氧的绝对指征。

五、氧疗适应证

（一）从病理生理角度看

1. 肺泡通气量降低

由肺泡通气量减低导致的低氧血症，是氧疗的最好适应证，但其不能解决通气不足的问题，故还必须改善通气，增加肺泡通气量。

2. 通气血流比例失调

此为缺氧的最常见的原因。吸氧可以纠正这种缺氧。当血液流经未充分通气的肺泡区域时，可与氧疗后增加了氧分压的肺泡气氧合，从而提高 PaO_2。

3. 弥散能力降低

吸氧增加了吸入氧气浓度，也即增加肺泡气氧分压，从而增加氧的弥散量，改善低氧血症。

4. 右向左分流

右向左分流可看作通气血流比例失调的极端情况即 V/Q=0。如血液流经大面积肺不张的区域，因没有通气，血液不经过氧合，故氧疗无效。

5. 其他情况下的氧疗适应证

心功能不全，心输出量严重减少时；大量失血，严重贫血；一氧化碳中毒等，可用高浓度氧甚至高压氧来提高 PaO_2，改善组织缺氧状态。

（二）临床上常用的氧疗依据

1. $PaCO_2$<5.99kPa（45mmHg）

（1）PaO_2>8.65kPa（65mmHg），PvO_2 正常，说明无组织缺氧，不需氧疗。

（2）PaO_2<8.65kPa（65mmHg），PvO_2<4.66kPa（35mmHg），需要氧治疗。

（3）若为冠心病患者，为了保障心肌氧的供应，最好保持 PaO_2>9.31kPa（70mmHg）。

2. $PaCO_2$>5.99kPa（45mmHg）

（1）PaO_2>6.65kPa（50mmHg），PvO_2 正常，可以不给氧治疗。这类患者多为慢性低氧血症，对缺氧有耐力。

（2）PaO_2<6.65kPa（50mmHg），PvO_2 低于 4.66kPa（35mmHg），则需要给氧治疗。

3. 一般氧治疗的指标

慢性或急性缺氧，$PaCO_2$ 过高或过低均需氧治疗，均应提高 PaO_2 至 6.65kPa（50mmHg）以上。在慢性阻塞性肺疾病（COPD）并发冠心病者，PaO_2<8.0kPa（60mmHg）时即应氧疗。

六、氧疗方法

（一）给氧浓度的计算

1. 鼻导管给氧浓度计算

鼻导管给氧时吸入氧浓度随患者的潮气量和呼吸类型的不同而变化。当潮气量500mL，呼吸 20 次 / 分，吸 / 呼 =1/2 的正常通气时，若给氧 1L/min，吸入氧气浓度为24%，以后每增加 1L，吸入氧气浓度约增加 4%。故鼻导管给氧浓度可按以下公式求得：FiO_2（%）=21+4× 氧流量（L/min）。氧流量数值可直接从氧流量计中读出。例如，氧流量计读数为 2L/min，则吸入氧气浓度为 21+4X2=29%。

2. 面罩给氧浓度计算

开放性面罩如 Venturi 面罩，当氧流量为 2L/min 时，FiO_2 为 24%；氧流量为 4L/min 时，FiO_2 为 28%；氧流量为 8L/min 时，FiO_2 为 35%。

3. 简易呼吸器（皮囊）给氧浓度计算

若氧流量为 6L/min，吸入氧气浓度为 40% ～ 45%。

4. 呼吸机给氧浓度计算（定容型）

可按公式：氧浓度 %=80× 氧流量（L/min）/（通气量 L/min）+20。

5. 欲达到某一 PaO_2 水平，其吸氧浓度的计算公式

FiO_2=[（A-a）DO_2+$PaCO_2$×1.2]+PaO_2/683，式中 PaO_2 是指欲达到的动脉血氧分压的水平，$PaCO_2$ 由动脉血气分析测知（本公式气体分压的单位用 mmHg）。

（二）给氧方法

有低浓度给氧疗法（<35%）、中浓度给氧疗法（35% ～ 60%）和高浓度氧疗法（>60%），以及高压氧疗法等。

1. 低浓度氧疗法

低浓度氧疗法又称控制性氧疗法。适用于缺氧伴有二氧化碳潴留（Ⅱ型呼吸衰竭）的患者，如 COPD 通气功能衰竭者。此时呼吸中枢对 CO_2 的敏感性降低，主要依赖缺氧刺激颈动脉窦与主动脉体的化感器，反射地兴奋呼吸中枢以增加通气。如 PaO_2 迅速提高，消除了这种缺氧的刺激，必将抑制自主呼吸，$PaCO_2$ 进一步升高，甚至发生呼吸麻痹。

（1）在无血气监测条件时，可行持续、低流量（<1.5L/min）、恒定给氧。同时密切观察给氧后症状变化。吸氧后，若患者意识障碍、发绀、气促等症状改善，心率逐渐下降，则可继续给氧。但若 PaO_2 上升，心率下降，意识状况反而恶化或出现呼吸抑制征象，则表示有二氧化碳潴留加重，应减少吸氧流量或氧浓度，同时给呼吸兴奋剂或机械通气。

（2）在有血气监测条件时，吸氧前应先测定 PaO_2 和 $PaCO_2$。通常先给予 24% 的氧

吸入。30～120分钟后复查血气，若 $PaCO_2$ 未增加或增加程度小于1.33kPa（10mmHg），可适当加大吸氧浓度，但应低于30%（氧流量3L/min）。若 $PaCO_2$ 增加程度超过1.33kPa（10mmHg），则维持原吸氧浓度并密切观察患者的意识状态、呼吸频率和深度、心率、血压和发绀情况。若 $PaCO_2$ 继续上升，出现呼吸抑制，则应及时采取相应措施增加通气量。在低浓度氧疗中，$PaCO_2$ 增高常较二氧化碳潴留的症状早出现1～2h，因此，血气监测具有重要意义。在控制性氧疗进程中，患者可能有下列3种反应。①进行性改善：患者发绀消失，意识好转，气促减轻，PaO_2 上升，$PaCO_2$ 无改变或逐渐下降。见于轻度缺氧患者。② $PaCO_2$ 暂时性升高：PaO_2 有所改善，但 $PaCO_2$ 升高至一新的水平。患者可出现暂时嗜睡或神态障碍，但1～2天后 $PaCO_2$ 可以降至治疗前水平，症状也随之改善。见于中度呼吸衰竭而氧疗得当的患者。③ $PaCO_2$ 进行性升高，患者情况迅速恶化。见于重症呼吸衰竭而氧疗不当者。有学者认为，COPD患者因多有继发性红细胞增多，发绀不一定有组织缺氧。此时保持患者清醒，有咳嗽反射，能排出呼吸道分泌物，保证呼吸道通畅是治疗成功的关键。因此，对于COPD通气功能衰竭者，发绀但意识清醒者比无发绀而昏迷者预后好得多。

2. 中浓度氧疗法

对于失血、贫血、心功能不全、休克等患者，吸入氧浓度没有十分严格的限制。由于高浓度给氧易产生严重的不良反应或毒性反应，故常采用中等浓度给氧。

3. 高浓度氧疗法

高浓度氧疗法适用于弥散障碍，V/Q失调、分流，严重心脏病，一氧化碳中毒等有高度缺氧但不伴有二氧化碳潴留的患者。对于限制性通气功能障碍如重症肌无力、大量胸腔积液等，也可用吸高浓度氧来解除严重的低氧血症以改善缺氧，但应同时去除病因。此外，在急性呼吸衰竭或慢性呼吸衰竭濒危时，PaO_2 已下降到危及生命的水平，此时也应给予暂时的高浓度吸氧，以迅速将氧分压提到能避免组织细胞发生不可逆损伤的水平，为后续的治疗赢得必要的时间。

4. 高压氧疗法

在特殊的加压舱内，将纯氧在2～3个大气压[1大气压（atm）=101kPa]下供给患者。主要适应证为一氧化碳中毒、减压病等，慢性呼吸系统疾病很少需要高压氧疗法。

5. 其他氧疗法

有长期连续氧疗法、活动锻炼时氧疗法等。这些氧疗法都可在家庭内进行。长期连续氧疗法（持续1年以上，每日吸氧至少18小时），可以降低肺动脉高压，明显降低其病死率，并提高生活质量。

（三）给氧装置及选择

1. 鼻导管和鼻塞

鼻导管插入深度应达软腭水平，特点是简单、经济、方便、易行。鼻塞置于一侧鼻前庭，可取得与鼻导管完全相同的效果，其优点是可避免导管插入鼻腔所产生的不适刺激。国内常用这两种方法。但给氧浓度只能达到40%～50%，氧流量一般低于6L/min，否则常因流速过大而使患者感到不适。双鼻管是由两个较短的输氧小管伸入鼻孔0.5～1.0cm，对鼻黏膜无任何刺激，国外目前大多采用此法。

由于鼻导管和鼻塞给氧浓度随患者的潮气量和呼吸类型的不同而有变化（增加分钟通气量将减低吸氧浓度，反之亦然），故最适用于呼吸规则的患者，以保证恒定的吸入氧浓度。

2. 面罩

吸氧面罩有Venturi面罩、Eclinburgh面罩、MC面罩、普通面罩和部分重呼吸面罩。其中最常用的是Venturi面罩。此为一圆锥形塑料面罩。在其顶端有一小喷出口，氧气通过它进入，按Venturi原理，空气经附近的孔进入。面罩内的氧浓度取决于气孔的大小。当氧的流速为4L/min时，输给患者的总流量（氧气十空气）约40L/min。在这么高的流速下，呼出气的重复吸入是微不足道的，因此，并不产生二氧化碳潴留。这种面罩能产生24%、8%、35%、40%的氧浓度。Venturi面罩属高流量法供氧装置，其特点是能保证准确的吸入氧浓度而不受通气比率、呼吸类型和分时通气量的影响。

3. 氧帐

氧帐为用塑料制成的直径50cm、高65cm的圆形头帐。帐顶连接一氧喷嘴，通过喷嘴控制进入的空气量，以调节帐内的氧浓度。优点是较舒适，但耗氧量很大。给氧装置的选择应根据具体情况而定。在低浓度给氧时可选用鼻导管、鼻塞或文丘里面罩。当高浓度给氧时可用普通面罩、Pneumask等，但在连通这些面罩时，要求有活瓣装置，以便将吸气与呼气分开。对于小儿和重症不合作的患者可选用氧帐给氧。

4. 简易呼吸器及机械通气给氧

器械通气给氧常用的有：①高频射流通气给氧；②间歇正压通气给氧；③持续呼吸道正压给氧；④呼气末正压通气给氧。

七、运动疗法和作业疗法

【运动疗法】

（一）关节活动范围训练

关节活动范围训练是指利用各种方法以维持正常的关节活动范围（ROM）或改善因组织粘连或挛缩造成的关节活动障碍，使其接近或达到正常的ROM的运动治疗技术。

1. ROM 训练的基本方法

ROM 训练应根据患者主动运动的能力及活动范围的需要选择主动运动、助力运动或被动运动。

（1）**主动运动 ROM 训练**：常用各种徒手体操或器械体操。动作的设计原则是根据患者关节活动受限的方向和程度、肌力的大小以及可以使用的器械，设计出一些有针对性的动作，适用于患者意识清楚且有较强的毅力，能配合并坚持治疗；如已出现 ROM 受限，则带动该关节运动的肌肉肌力应达到 4 级以上。

（2）**助力运动 ROM 训练**：可根据条件选择训练方式：常用的有悬吊练习、滑轮练习和器械练习。悬吊练习是利用挂钩、绳索和吊带组合将拟活动的肢体悬吊起来，使肢体在去除重力的前提下主动活动，类似于钟摆样运动。滑轮练习是利用滑轮和绳索，通过健侧肢体的活动来帮助或带动患侧肢体的活动。器械练习是利用杠杆原理，以器械为助力，带动活动受限的关节进行活动。另外水中运动是助力活动中增加关节活动范围的较好的练习方法，利用水的浮力进行活动，但须具备水池、水处理及安全设施等场地、设备条件，而且在一般情况下，若无支持和帮助是很难完成的。

（3）**被动运动 ROM 训练**：根据力量来源分为两种，一种是由经过专门培训的治疗人员完成的被动运动，如关节可动范围内的运动和关节松动技术；一种是借助外力由患者自己完成的被动运动，如滑轮练习、关节牵引、持续性被动活动等。

1）关节可动范围的活动：治疗者根据关节运动学原理完成的关节各个方向的被动活动。操作要在关节活动的各个方向进行，范围要尽可能大，动作缓慢，忌暴力。每天应活动关节 1 ～ 2 遍，每遍让所有关节至少做 3 ～ 5 次全范围运动。已发生关节 ROM 受限时，操作动作应达到现有的最大可能范围，并在到达时再稍用力，力求略有超过，在稍停留后还原再做。每天必须坚持锻炼数遍，训练效应才能得以积累。

2）关节松动术：又称“澳式手法”或“Maitland 手法”。特点是利用关节的生理运动和附属运动被动活动患者关节，以达到维持或改善关节活动范围，缓解疼痛的目的。常用手法包括关节的牵引、滑动、滚动、挤压、旋转等。关节松动术由于其对手法和力度的控制要求严格，治疗师须经过严格的正规培训才可为患者进行治疗。

3）关节牵引术：应用力学原理，通过机械装置，使关节和软组织得到持续的牵伸，从而解除肌肉痉挛和改善关节挛缩。

4）持续性被动活动（CPM）：利用机械或电动活动装置，使手术肢体在术后能进行早期、持续性、无疼痛范围内的被动活动，以缓解疼痛，改善关节活动范围，防止粘连和关节僵硬，促进伤口愈合和关节软骨的修复和再生，促进关节周围软组织的血液循环和损伤软组织的修复，消除手术和制动带来的并发症。

2. ROM 训练的注意事项

（1）患者应处于舒适的体位，穿宽松衣服，必要时应暴露治疗部位。

（2）治疗师必须熟悉关节的解剖学结构和运动平面、运动方向及各方向 ROM 的正常值，以免使关节产生错误的运动方向和超范围运动造成损伤。

（3）治疗前应向患者说明训练的重要性和治疗所采用的手法和器械的作用以及可能产生的正常和异常感觉，使患者做好心理准备，避免恐惧及过分紧张，并能在治疗中有异常感觉时及时告诉治疗师。

（4）治疗师应采取适当的体位为患者进行治疗，避免自己用力不当导致不必要的损伤或某一局部过度疲劳。

（5）操作要缓慢、有节律地在无痛的范围内进行，合理控制力度，一般应以治疗过程关节周围软组织有明显牵拉感，治疗后略感酸胀为宜。注意患者的疼痛反应，避免牵拉已经过度活动的关节。如果出现关节明显疼痛或肌肉肿胀，并持续 24 小时，则说明用力过度。

（6）除 CPM 以外，无论主动运动还是被动运动，均应在达到关节 ROM 终点处停留数秒或更长时间，以达到对粘连、挛缩的软组织更好的牵张效果。

（7）注意对每一关节进行全方位范围的关节活动，例如肩关节，屈曲、伸展、内收、外展、外旋、内旋各个方向的运动均应做到。

（8）遇到下列情况时，应避免牵拉：骨折未可受力之前；牵拉中有明显骨性阻挡；炎症急性渗出期。

（二）增强肌力的训练

根据超量恢复的原理，肌力训练应遵循超量负荷原则，通过肌肉的主动收缩来改善或增强肌肉的力量。根据肌肉的收缩方式可以分为等长运动和等张运动；根据是否施加阻力分为非抗阻力运动和抗阻力运动。非抗阻力运动包括主动运动和主动助力运动，抗阻力运动包括等张性（向心性、离心性）、等长性、等速性抗阻力运动。

当肌力为 1 级或 2 级时，进行徒手助力肌力训练。当肌力 3 级或以上时，进行主动抗重力或抗阻力肌力训练。此类训练根据肌肉收缩类型分为抗等张阻力运动（也称为动力性运动）、抗等长阻力运动（也称为静力性运动），以及等速运动。

1. 肌力训练的基本方法

（1）**等长运动训练：**指导患者选择适当体位，用全力或接近全力使某一肌肉收缩，并维持 3 ～ 10 秒，再缓慢放松，休息数秒后重复进行，直至肌肉感觉酸胀疲劳。适用于骨科疾患早期，如关节炎急性期，骨、关节损伤肢体被固定或手术后，不允许关节活动的各类情况。

（2）**助力运动训练：**在患者进行自发肌肉收缩的同时，由治疗师辅助或借助器具引起关节活动进行训练，在训练过程中应逐渐减少助力成分。包括：①徒手助力运动，先由患者进行主动运动，未能完成部分由治疗者给予帮助，随着主动活动能力的改善，应逐渐减少给予的帮助；②悬吊助力运动，是利用绳索、挂钩、滑轮等装置悬吊接受训练的肢体，以减轻肢体的自身重量，然后在水平面上进行主动运动，适用于1级及2级肌力的患者。

（3）**主动运动**：由患者自己进行运动，治疗师给以适当的指示和必要的监督。要使主要训练的肌肉置于抗重力位，其运动的速度、次数、间隔时间，均需根据患者的具体情况进行。适用于3级肌力，心肺功能有所改善、全身状况有一定恢复的患者。

（4）**抗阻运动**：多用沙袋、哑铃、弹簧或橡皮条给予一定负荷，或由治疗师或患者本人徒手施加抵抗，使患者主动作肌肉收缩并抵抗负荷。根据肌肉收缩过程中的受力情况可分为等张抗阻运动和等速抗阻运动。①等张抗阻训练，由于向心性收缩和离心陛收缩两种肌肉运动的方式在日常生活中均常用到，故在进行肌力增强训练时，两种训练方式应轮流采用。抗阻训练需长期坚持才能显示其效果，为了使肌力提高得更为迅速，应采取渐进抗阻训练——首先测定患者某一肌群连续运动10次所能对抗的最大阻力（如果超过这一阻力，则肌肉不能连续运动达到10次），该阻力（负荷）称为10RM。以该负荷作为本周肌力训练负荷，连续抗阻运动10次为1组，每次训练作3组，第一组负荷为10RM的1/2，第二组负荷为10RM的3/4，第三组为全10RM。每周训练3次。最后一次训练后2～3天重新测定10RM（应略高于1周前的水平），按照新的10RM进行为期一周的肌力训练，如此反复训练，逐步提高运动负荷和肌肉力量。根据患者情况，也可使用低于10RM的负荷进行训练，但连续抗阻运动的次数也应相应延长。阻力大，重复次数少，有利于发展肌力；阻力中等，重复次数多有利于发展肌肉耐力。②等速抗阻训练：利用专门设备限定肌肉收缩时关节运动的角速度。该训练方法保证了在运动全过程任何时刻肌张力都有较大的增加，从而使肌肉得到较有效的训练的方法。训练较安全，且拮抗肌可同时训练，但需使用专门仪器进行，仪器价格昂贵，技术要求较复杂，不易普及。适用于4级及5级肌力的患者。

2. 增强肌力训练的注意事项

（1）**合理选择训练方法**：增强肌力的效果与选择的训练方法是否合理直接有关。训练前应先评估训练部位的关节活动范围和肌力情况，根据评估结果选择训练方法。

（2）**注意运动时始终保持规范的姿势**：避免出现代偿性运动影响训练效果。

（3）**合理调整训练阻力**：所加阻力是否得当是肌力训练的关键因素之一。每次施加的阻力应持续、平稳，而非跳动性。阻力的增长应根据肌力的改善情况循序渐进。若患者不能完成全范围关节运动、加阻力的部位出现疼痛、肌肉出现震颤或出现代偿性运动时应改变施加阻力的部位或大小。

（4）**防止过分疲劳和疼痛**：肌力训练后出现很短时间内的肌肉酸痛和疲劳是正常的，若训练后第三天仍感疲劳和疼痛，则说明运动强度过大，则应适当减少运动时间和调整运动量，同时应注意做好准备活动和训练后的放松活动。

（5）**防止出现心血管反应**：等长抗阻运动，特别是抗较大阻力时，具有明显的升压反应。加之运动时常伴有闭气，容易对心血管造成额外负荷。故有高血压、冠心病或其他心血管疾病者应避免在等长抗阻运动时过分用力或闭气。

（三）增强耐力的训练

增强肌肉耐力的训练方法较增强肌力的训练方式不同点在于肌肉每一次收缩所对抗的阻力适当减小，而重复收缩的次数相应增加，训练时间相应延长。增强整体耐力的训练宜采用有氧训练。常用的有氧运动方式包括：散步、慢跑、有氧舞蹈、自行车、游泳及各种无身体直接对抗的球类运动等，常用于一般健体、强身，以及心血管、呼吸、代谢等系统疾患的康复。

1. 有氧运动的运动强度

对于有心肺功能障碍的患者，有氧运动的运动强度应严格控制。运动强度的制订可通过以下三种方法。

（1）**心电运动试验**：又称运动负荷试验，即在心电监测下进行运动，测定心脏功能和运动耐量，以便客观地安排患者的活动范围和活动强度，为康复锻炼提供可靠的依据。运动方式常用踏车和活动平板运动试验。

采用心电运动的方式必须严格遵循制订的试验方案，逐渐增加运动强度，通过多级运动强度的测试，了解患者的心脏功能和机体耐力，以患者出现呼吸或循环不良症状（如呼吸困难、胸闷胸痛、头晕眼花等）或体征（如血压下降、步态不稳等）及心电图异常、心血管运动反应异常作为终止运动的指标。日常有氧运动训练的运动强度则应低于该指标。

（2）**靶心率**（THR）：根据靶心率来控制运动量较为简便。靶心率是指达最大功能的 60% ～ 70% 时的心率，或称为“运动中的适宜心率”，即有氧运动过程中应达到并维持一定时间的心率。通常以最大心率的 65% ～ 85% 作为靶心率，即：靶心率 =（220- 年龄）×（65% ～ 85%）。年龄在 50 岁以上，有慢性病史的患者，靶心率 =（170- 年龄）×（65% ～ 85%）；经常参加体育锻炼的人，靶心率 =（180- 年龄）×（65% ～ 85%）。在有氧运动中，心率达到靶心率的时间应超过 10 分钟，最好能够持续 20 ～ 30 分钟，才能产生良好的效果。

（3）Borg **自觉疲劳分级**（RPE）：根据运动者自我感觉疲劳程度衡量相对运动强度的指标，是持续强度运动中体力水平较为可靠的指标，可用来评定运动强度；在修订运动处方时，可用来调节运动强度。

RPE 与心率的对应关系是：RPE 12 ～ 13 级相当于 65% ～ 70% 最大心率，RPE 15-16 级相当于 80% 最大心率，RPE 17 ～ 18 级相当于 90% 最大心率。故一般有氧运动的强度应以使患者达到 RPE 12 ～ 16 级为宜，而老年人应控制在 12 ～ 13 级。

2. 有氧运动方式的选择

患者进行有氧运动训练的方式，应根据患者的体力情况及兴趣爱好来选择。运动的能量消耗通常以代谢当量或梅脱值（METs）表示。是以安静、坐位时的能量消耗为基础，表达各种活动时相对能量代谢水平的常用指标。是国际通用的身体活动量衡量标准。1 MET 值为每公斤体重每分钟消耗 3.5mL 氧气（O_2）。

3. 有氧运动的持续时间及频度

有氧运动的持续时间要根据个人体质情况而定，一般每次运动不应少于 20 分钟，健康人可延长至 1 ～ 2 小时。此外，在每次训练前还要进行 5 ～ 10 分钟的准备活动，训练后要有 5 分钟左右的整理活动。至少隔天运动一次，即每周应进行 3 ～ 5 次有氧运动，才会产生良好的累积效应。

4. 有氧运动的注意事项

（1）**注意安全：**进行必要的体格检查，耐力训练对心血管等内脏系统影响较大，有些训练项目如健身跑、骑自行车、跳绳等运动强度比较大。因此，训练前应认真进行必要的体格检查，特别是心血管系统和运动器官的检查，以免在训练中发生意外或运动损伤；进行必要的医疗监护：对潜在意外危险的患者，尤其心血管疾患者，应有一定的医疗监护措施；防止运动过程中的运动损伤。

（2）**循序渐进：**按患者病情及体质情况制订训练计划，并严格按照进度中规定的运动量（运动强度、持续时间、运动频度）训练，切忌急于求成，超量训练。定期检查患者运动中的心率，如患者的运动耐力提高，完成同一运动强度的训练时心率较前下降，不能达到靶心率或 RPE 级别减低，则应提高运动强度，使运动中仍能维持一定时间的靶心率，这样才能使患者的耐力逐步提高。

（四）平衡功能训练

1. 平衡训练的原则

（1）支持面从大到小。

（2）从静态平衡到动态平衡。

（3）身体重心从低到高。

（4）从睁眼时保持平衡到闭眼时保持平衡。

（5）从注意下保持平衡到不注意下保持平衡。

2. 训练方法

在平衡练习前，应首先要求患者学会放松，减少紧张或恐惧心理。平衡练习中，必须保持头部于稳定的位置。平衡练习可分静态平衡和动态平衡练习。

（1）**静态平衡练习：**静态平衡主要依靠肌肉相互协调的等长收缩，用以维持身体的平衡。在静态平衡训练中先从比较稳定的体位开始，然后转至较不稳定体位，如前臂支撑俯卧位 → 倾跪位（前臂支撑跪位）→ 跪坐位 → 半跪位 → 坐位 → 站立位。站立位时也可先睁眼再闭眼进行。

（2）动态平衡练习

1）抗干扰能力：在上述静态平衡训练的基础上，当患者能够在某一体位独立保持平衡后，治疗师可从其身体的前、后、左、右施加外力干扰，使其在重心偏移的情况下重新将其调整回支持面以内。开始时先向患者预报干扰动作的方向再做动作，或按照一定顺序进行各方向的干扰，逐步过渡到不做预报并且随机从各个方向进行干扰，干扰动作亦逐步由轻到重。注意在训练中治疗师要一手做干扰动作，一手在一定距离内保护患者，既能使患者的身体产生一定程度的晃动令其尝试自行调整回平衡位置，又不致使患者跌倒摔伤。

2）自行控制的重心转移能力：患者具备了在外力干扰下调整重心的能力后，可在治疗师的保护下练习自己进行身体重心的前、后、左、右移动。同样的训练原则是：重心转移幅度由小到大，从每次转移后再回到初始位置，逐步过渡到各方向转移之间的直接变换。治疗师的保护原则亦与抗干扰训练时相同。

3）在活动的支撑点上训练平衡：如果患者在上述训练中能够应付自如，可利用 Bobath 球、平衡板、平衡训练测试仪等训练器材。

4）在行进中训练平衡：在直线行走、转弯、折返等过程中逐渐学习控制行进中的平衡，还可增加跳跃、上下阶梯等运动。

5）在复杂运动中训练平衡：利用抛接球、投篮、乒乓球等游戏类项目，吸引患者的注意力，使其能够随时下意识地控制平衡。

（五）协调功能训练

1. 协调功能训练的适应证

患者存在下列动作控制障碍时需进行协调功能训练。

（1）辨距不良：即动作幅度过大或过小。

（2）动作分解（震颤）：参与运动的各肌群之间不能相互配合，使得本应平滑流利的动作变成若干孤立的肌肉收缩和松弛。

（3）轮替性动作困难：原因是肌肉的收缩和松弛之间的转换不及时。

2. 训练原则

（1）在完成具体任务的过程中进行练习。

（2）任务应与日常生活中的实用动作密切相关，可将生活实用动作进行适当简化或增加其娱乐性。

（3）将复杂动作分解成单个动作分别练习，再将不同的单个动作按顺序累加，逐渐增加动作的复杂性。

（4）无论单个动作还是复杂任务，都要求重复相当多的次数，要求完成动作从慢到快，以使之逐渐熟练、协调。

（5）任务动作的设计应在现有功能的基础上，使患者感到有信心完成任务，但按标准、有质量地完成却有一定难度，才能在反复练习中逐渐使动作趋于完善。

（6）任务应从易到难，从粗大动作到精细动作；另一方面，还需练习参与任务的身体部位从少到多。

3. 训练方法

（1）上肢的协调性训练

1）双上肢交替上举、交替屈肘、交替用双手摸对侧肩，交替用双手摸同侧肩等。

2）做前臂旋前旋后的轮替动作，双手掌心互拍与掌背互击交替进行等。

3）左手握拳击右掌与右手握拳击左掌交替进行等。

4）双手手指一一对应，顺序相触，双手五指顺序、有节奏地击打桌面等。

（2）下肢的协调性训练

1）仰卧位双下肢交替屈伸髋、膝关节，将一侧足跟放置于另一侧膝上，再沿胫骨滑至足背。

2）坐位双脚足跟固定，交替用脚掌拍击地面，或一只脚有节奏地拍击地面，速度由慢到快。

3）站立位用协调性差的下肢作迈步的分解动作，再逐渐将动作连贯起来。

（3）全身协调性训练例如跳跃击掌、跳绳和打太极拳等。

（4）Frenkel 体操是针对本体感觉消失的患者步态失调问题设计的训练治疗方案。训练要点是使患者学会用视觉代偿本体感觉。

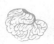

具体方法：训练开始时应在治疗师监护下进行，强调动作要慢、准确，位置要适当。为避免疲劳，每一课的每节体操不要超过 4 次，应在最初的简单运动完成后，再逐渐进行较困难的形式，患者能自己进行每节体操后，应让其每 3 ～ 4 小时练习 1 次。

1）仰卧位练习患者躺在表面光滑的床上或垫子上，足跟能很容易地沿着床面滑动，头部枕起，使其容易看到小腿与足。①沿床面滑动足跟，屈曲一侧下肢的膝、髋部，然后恢复到原位。对侧下肢重复这一动作。②同第一步一样屈曲髋、膝部，然后外展已屈曲的髋部，再恢复到屈曲位，最后恢复原位。③髋、膝部半屈，然后恢复到伸直位。以后加入外展和内收。④屈曲一侧下肢的髋部与膝部，按口令在屈曲或伸直的任何部位停顿。⑤同时同等地屈曲双下肢，再包括外展、内收、伸直。⑥同时使双下肢髋、膝部呈半屈位，再加入外展和内收、伸直。按口令停止在某一位置。⑦屈曲一侧下肢的髋、膝部，并把足跟抬高离床面 5cm，恢复到原来位置。⑧同⑦一样屈曲下肢，将足跟置于对侧髌骨上。连续增加运动项目，使足跟能接触到胫骨的中间、踝部、对侧足趾、膝关节以及小腿两侧的床面。⑨同⑦一样屈曲下肢，然后使足跟接触髌骨、胫骨、踝部和足趾。反向重复上述运动。⑩同⑦一样屈曲下肢，然后按口令将足跟接触治疗师所指的某一点。⑪ 屈曲髋部、膝部，并将足跟抬离床面 5cm。将足跟置于对侧髌骨上，再沿胫骨嵴慢慢地滑到踝部。反向重复上述动作。⑫ 用 K 之方式，将足跟沿对侧胫骨嵴下滑，跨过踝部和足直至足趾。若足跟即将滑到足趾，对侧膝关节在做这一节操时应轻度屈曲。按口令停在某一运动姿势。⑬ 双踝双膝处同一位置，双侧足跟抬离床面 5cm，同时屈曲双下肢，恢复到原来位置。按口令停留在某一姿势。⑭ 在足跟接触床面情况下，双下肢交互屈曲和伸展。⑮ 足跟抬离床面 5cm，双下肢交替屈曲和伸展。⑯ 足跟抬离床面 5cm，双下肢同时屈曲、外展、内收、伸直。⑰ 将足跟准确地置于治疗师在床上或对侧下肢指定的位置。⑱ 联合各种下肢运动，并使患者足跟随治疗师手指运动。

2）坐位练习。①在一张有靠背和踏板的扶椅上，练习维持正确坐位姿势 2 分钟。在没有扶手的椅子上重复上述动作。再在无靠背的椅子上重复上述动作。②治疗师计算仅足跟抬离地面的时间，逐渐改为练习轮流将整个足抬离地面，然后准确地把足再放到地面指定的位置。③用粉笔在地下划两个“十”字标记，轮流使足顺所划的“十”字向前、后、左、右滑动。④按治疗师的节奏，练习从椅子上起身和坐下：屈曲膝关节，将足置于座椅前缘下方；躯干在大腿上方向前屈曲；伸直髋、膝，站起来，然后伸直躯干；向前稍屈曲躯干；屈曲髋、膝部坐下；伸直躯干，再坐回椅上。

3）站位练习。①侧走：侧走时容易掌握平衡，因为患者不需要以足趾或足跟为枢轴，那样会减小其支撑的基底面。这一练习应有节奏地进行：把体重转移到左足，右足移 30cm，把体重转移到右足，使左足向右足靠近。向右或左，每步的大小可以不同。②在 35cm 宽的平行线之间向前走，将右足恰好置于右边线的内侧，左足亦恰好置于左边线的内侧，强调位置要正确，走 10 步后休息。③向前走：把每步都踏在地板上绘好的足印上，足印应平行且离中线 5cm，进行 1/4 步、1/2 步、3/4 步及一整步的练习。④转弯：提起右足趾，右足以足跟为轴向外转动；抬起左足跟，使左小腿以足趾为轴向内旋转；将左足提到右足旁。

4）松弛练习：焦虑会使中枢神经系统增加活动的紧张状态，对许多系统都有影响。神经肌肉系统因肌肉长时间收缩做出的反应，可引起肌肉关节不适，颈痛和头痛。长时间肌肉收缩产生的疼痛，会引起继发性反射性收缩，患者焦虑和紧张又将增加。使患者了解肌肉紧张，并知道如何控制或抑制肌肉紧张，可使这种继发性影响逆转。

（六）神经肌肉促进技术（又称易化技术，神经发育学疗法）

1. 应用原则

（1）以中枢神经系统病损作为主要治疗对象。

（2）治疗中重视与日常生活的实用功能结合起来。

（3）基本动作的练习按照运动发育顺序进行。

（4）主张肢体的训练由躯体近端向远端进行。

（5）应用多种感觉刺激，包括躯体、语言、听觉、视觉等。

（6）强调运用人类正常运动模式反复强化训练。

（7）强调早期治疗、综合治疗及各相关专业的全力配合。

2. 常用治疗技术

（1）Brunnstrom 技术。①理论核心：脑损伤后偏瘫患者的恢复过程要经过完全性瘫痪 - 异常运动模式 - 脱离异常模式 - 正常运动模式的过程。在此过程中，异常运动模式出现是功能恢复的必经之路，应该先诱发出这种异常模式使患者肢体出现运动功能，再利用专门技术打破这种模式，帮助患者恢复对肢体的良好控制。② Brunnstrom 技术的特点：早期充分利用一切方法引出肢体的运动反应，并利用各种运动模式（无论是正常的还是异常的）强化训练，再从异常模式中引导、分离出正常的运动成分。③ Brunnstrom 技术训练方法举例——踝背屈训练促进屈肌共同运动：在患者做髋、膝屈曲运动时施加阻力，促进屈髋、屈膝肌肉的等长收缩，诱发胫前肌的共同运动产生踝关节背屈，以后训练时逐渐减小屈髋、屈膝的角度，直至在伸髋、伸膝位能做出踝背屈动作。

利用下肢屈肌反应：使患足足趾快速被动屈曲，引发包括踝背屈在内的下肢屈曲反应，以激发踝背屈运动。这种反应被诱发出来以后，保持该肢位，再通过增强患者的随意性反应进行强化。刺激足趾背侧及足背外侧：利用冰块或手指的快速叩击等方法刺激该区域，诱发踝背屈，然后通过增强患者的随意性反应进行强化。

（2）Bobath 技术。①理论核心：抑制异常运动模式，诱发和促进正常反应的出现。②特点：是通过关键点的控制及其设计的反射抑制模式和肢体的恰当摆放来抑制肢体痉挛，再通过反射、体位平衡诱发其平衡反应，让患者进行主动的、小范围的、不引起联合反应和异常运动模式的关节运动，然后再通过各种运动控制训练，逐步过渡到日常生活动作的训练而取得康复效果，最终达到各种生活能力的自理。该技术主要用于小儿脑瘫和偏瘫的康复治疗。所谓关键点主要包括：头部（可控制全身）、胸骨柄中下段（可控制躯干张力）、肩部（可控制肩胛带部的张力）、手指（可控制上肢及手部的张力）、足（可控制下肢的张力）等。所谓反射抑制模式是指与偏瘫患者痉挛模式（躯干向患侧屈、肩胛带后撤、下沉，肩关节内收、内旋，肘屈曲，前臂旋前，腕、指关节屈曲，拇内收、屈曲，患侧骨盆上抬，髋、膝关节伸展，踝关节跖屈）相反的姿势，即患侧躯干伸展，患侧上肢外展、外旋、伸肘、前臂旋后、腕指伸展同时拇指外展，下肢轻度屈髋、屈膝、内收、内旋同时踝、趾背屈的姿势。③训练方法：用放置并维持某肢位、姿势来克服病理性活动及控制关键点来抑制痉挛；通过利用指导性技术、挤压、牵引和拍打等手段使患者获得正常的运动感觉，从而改善或恢复其对运动的控制能力，促进正常运动的出现。④ Bobath 技术训练方法举例——踝背屈训练：从偏瘫早期开始，时刻注意将踝关节摆放于背屈、外翻的状态，在训练髋、膝关节的运动时仍不忘用一只手保持踝关节的这一姿势。在坐位进行膝关节屈曲大于 90° 的训练时，保持足跟不离地。在进行患侧下肢迈步训练时，治疗师托住患足足趾使其伸展，并将踝关节控制在背屈、外翻位，引导患肢迈步过程中以微屈膝关节的标准动作向前迈低步（避免发生下肢伸肌痉挛或以骨盆上提、躯干侧屈代偿的摆腿姿势），再慢慢以足跟着地，同时用手体验患足足趾有无屈曲动作，若有，在患足落地前指示患者再次抬高足部，放松足趾后用足跟着地。必要时可佩戴保持踝关节于良好位置的踝足矫形器。

（3）神经肌肉本体感觉促进技术（PNF 技术）。①理论核心：以神经发育和神经生理学原理为理论基础，强调整体运动而不是单一肌肉的活动。②技术特点模仿日常生活中的功能活动，以躯干和肢体的对角线和螺旋方式（如上肢以肩关节为轴心做屈曲、内收、外旋　伸展、外展、内旋　屈曲、外展、外旋　伸展、内收、内旋）的助力、主动或抗阻运动，来刺激本体感觉器，同时结合言语和视觉刺激，尽可能地激活和募集最大数量的运动单位参与活动，从而改善运动控制、肌力、协调性和关节活动度。PNF 技术还注重激励患者自身积极主动的精神，激发其潜力来促进神经肌肉功能的恢复，最终达到改善功能的目的。

（4）Rood 疗法；又称“多种感觉刺激法”。可用于运动控制能力差的任何患者。

1）理论核心：任何人体活动都是由先天存在的各种反射，通过不断地应用和发展，并根据反复的感觉刺激不断地做出修正，直到在大脑皮层意识水平上达到最高的控制为止。

2）技术特点：强调有控制的感觉刺激，并根据人体运动的发育顺序，利用运动来诱发有目的的反应。

3）训练方法

机械性刺激：经典的机械性刺激是利用电动旋转式毛刷在皮肤表面沿逆毛发生长的方向旋转；另一种形式是拍打，对欲收缩肌肉进行轻拍，可产生类似牵张反射的作用。

温度刺激：用冰块沿肌肉走行轻划数次，可提高肌肉的兴奋性；用冰敷、温热敷可降低肌肉的兴奋性，缓解肌张力。

对关节面的刺激：两关节面的分离可刺激该关节的屈曲；两关节面相互加压可刺激该关节的伸展。

有节律的运动：关节向两个方向的缓慢而有节律的运动可起到放松的作用。如仰卧位双下肢屈曲，双脚平放在床面上，双膝均匀的向两侧摆动或侧卧，治疗师扶住患者的肩和髋部做相反的交替进行的屈伸动作等。

按运动发育的顺序进行动作训练：根据患者运动障碍的性质和程度，按照运动控制发育的以下 4 个水平进行。

第一个水平，肌肉的全范围收缩，即主动肌收缩、拮抗肌抑制所形成的肢体自由屈伸；

第二个水平，通过肌肉的协同收缩支撑体重——固定近端关节，允许远端部分活动；

第三个水平，远端固定，近端关节活动，即一边支撑体重一边活动；

第四个水平，肢体的近端关节起固定作用，远端部位活动。进行由简单到复杂，由低级到高级，利用各种感觉刺激逐级诱发肌肉的运动。

4）治疗原则按一定的顺序进行刺激，通常由颈部开始，尾部结束；由近端向远端进行；先刺激外感受器，后刺激本体感受器；颈部和躯干先进行难度高的运动，后进行难度低的运动；四肢先进行难度低的运动，后进行难度高的运动；先诱发反射运动，再过渡到随意运动。

（七）运动再学习疗法

运动再学习疗法是以中枢神经损伤后功能重组为理论基础的训练方法，是目前国际公认的具有循证医学依据的康复训练方法。

1. 理论核心

依据最新的神经生理学、运动行为学等理论认为：

①中枢神经损伤后运动功能的恢复过程是一个学习的过程；

②残疾人和非残疾人具有同样的学习需要；

③以预期的和变化的两种形式进行运动控制训练，把姿势调整和患肢运动结合起来；

④特殊的运动控制最好通过练习该运动来获得，同时，这样的运动需要在各种环境中练习；

⑤与运动有关的感觉输入有助于动作的调节。

2. 技术特点

强调患者的认知能力在治疗中的重要作用，强调训练中应用功能性活动和真实环境，按照科学的运动学习方法对患者进行教育，即为“运动再学习方案”。MRP将基本的日常生活活动归纳为七个部分，它们是：上肢功能、口腔颜面功能、坐位功能、站位功能、起立、坐下和行走。对于上述每一个功能的训练，都经过4个步骤。

（1）观察患者的功能活动，与正常的功能活动进行比较，分析患者的问题，找出妨碍患者进行该项功能活动的因素。

（2）针对妨碍因素进行训练。

（3）训练整体功能活动。例如，首先发出指令“拿起这个纸杯，不要让它变形”，在患者拿纸杯的过程中检查患者握杯的姿势和抓握的松紧程度，纠正不适当的动作。

（4）将训练贯穿于患者的日常生活之中。

因此MRP的每一项功能的训练都包含了评定和训练的内容，它要求治疗师了解运动学，能够分析患者的运动行为并向患者清楚地解释，以利于患者发挥主动参与意识。

（八）强制性运动疗法

强制性运动疗法（CIMT）是建立在大脑可塑性和皮层功能重组基础上的中枢系统损害后的新的康复训练方法，在患侧具备一定的能力的基础上，限制健侧的活动，强迫患者主动使用患侧从而促进患侧肢体的功能恢复的技术。

塑型训练是强制性使用运动训练技术中的个体化训练方式。治疗师根据患者的运动能力为其设计运动训练任务，该任务的难度刚刚超过患者现有的运动能力，治疗师指导患者通过反复练习逐步接近并达到按动作要领完成该任务的目标。

CIMT 在脑卒中恢复期应用，可以增加患肢使用时间、提高功能水平、改善患者自我感觉和提高其抓、握、捏和粗大运动功能；在后遗症期应用，可以改善患侧上肢的实用功能，提高其日常生活活动独立水平和生存质量。

高强度的患肢训练和对健肢的限制是此疗法的两个主要部分，而且高强度的训练比对健肢的限制更为重要。训练时间为每天 6 ～ 8 小时，限制时间则为 90% 的清醒时间或者与治疗时间相等。

适应证：首次脑卒中患者一侧偏瘫，患侧手腕能够主动背伸至少 10°，手指背伸 10°，有足够的平衡能力，听理解能力基本正常，能配合检查和治疗，有较好的康复欲望和良好的家庭支持。

禁忌证：严重的高血压（BP>180/100mmHg）和严重的心肺衰竭等全身性疾病，严重的关节疼痛，明显的肩关节半脱位，明显认知障碍（MMSE<22 分），明显的关节活动受限（肩关节被动屈曲、外展 <90°）和严重的肌肉痉挛，Ashworth 分级≥ 2 级。

（九）减重平板训练

减重平板训练是通过支持带悬吊减轻人体的部分体重使得下肢负重减轻，从而使双下肢可以在步行过程中完成重心转移，以促进步行功能障碍的患者步行功能的恢复。减重平板训练作为传统运动疗法的辅助治疗方法，可明显改善步行速度和步行能力。

适应证：上运动神经元病变导致的下肢瘫痪（脑卒中，脑外伤，脑瘫，脊髓损伤等），周围神经病变所致的下肢瘫，帕金森病，多发硬化，下肢骨关节病变，骨科手术后，截肢等。

禁忌证：体位性低血压，脊柱不稳定，下肢骨折未愈合或关节不稳定，严重骨质疏松，运动诱发下肢过度肌痉挛，患者不能主动配合。慎用于下肢肌力小于 2 级且未佩戴矫形器者，以免发生关节损伤。

治疗方法：通常使用减重设备悬吊减重 <40% 体重，并应根据患者功能逐步适当增加平板运行速度，使之达到人体舒适步行速度的 70% ～ 130%。

虽然 MRP 和 CIMT 与神经肌肉促进技术的理论基础不同，但在实际应用中都显示出对中枢神经损伤患者运动功能的良好促进作用，应根据患者的功能状况将各种疗法有机结合加以运用，以取得更好的疗效。

【作业疗法】

（一）作业疗法的定义和目的

作业疗法是指导患者参与选择性、功能性活动的治疗方法。目的是减轻残疾，保持健康，增强患者参与社会、适应环境、创造生活的能力。有效的作业治疗需要患者主动地参与选择性活动，以达到有目的地利用时间、精力进行日常生活活动、工作和娱乐。在患者进行选择性活动的过程中，达到身体功能、心理社会功能和生活能力的康复。选择性活动不仅包括那些可以达到治疗目标的活动，而且包括那些对患者适应环境和适应工作有帮助的活动。作业疗法是重要和必要的。因为作业治疗的最终目标是提高生存质量，训练患者成为生活中的主动角色，积极地进行必需的生活活动，而不是被动地成为他人的负担。作业治疗的基本成分是“教”与“学”，“教”是治疗师的任务，为患者的学习提供环境，用科学的方法设计学习的内容，并给予细致、有步骤、有计划的指导；“学”是源于患者自身内部的过程，通过学习，患者改变以往看问题的眼光和对事物的领悟，把新的理念和知识变为习惯。

（二）作业疗法的种类

1. 按作业

名称分木工、金工、皮工等；黏土作业；编织作业；制陶作业；手工艺作业；电气装配与维修；日常生活活动；认知作业；书法、绘画；园艺。

2. 按作业治疗方法分类

（1）感觉运动功能：治疗性练习；神经生理学方法；计算机辅助训练；认知综合功能训练；日常生活活动能力训练。

（2）娱乐活动。

（3）工作训练。

（4）矫形器、自助器具的制作与使用。

（三）作业疗法的治疗作用

（1）增加躯体感觉和运动功能：通过感觉和运动功能的作业训练，结合神经生理学方法、治疗性锻炼改善躯体的活动能力，如增加关节活动度，增强肌肉力量、耐力，改善身体协调性和平衡能力等。

（2）改善认知和感知功能：通过认知和感知作业的训练，提高脑的高级功能的能力，如定向力、注意力、认识力、记忆力、顺序、定义、概念、归类、解决问题、安全保护等。

（3）提高生活活动自理能力：通过生活活动自理能力的训练，及自助器具的使用，提高患者自行活动能力、自我照料能力、适应环境及工具使用能力等。

（4）改善社会、心理功能：通过作业活动可以改善进入社会和处理情感的能力，包括自我概念、价值、兴趣、介入社会、人际关系、自我表达、应对能力等，并且调动患者的情绪和积极性，增强战胜疾病的自信心。

（四）作业治疗的评定

作业评定主要包括以下内容。

（1）感觉运动功能是指维持躯体运动和活动的基本要素。包括：感觉、感知、肌力、肌张力、耐力、关节活动度、关节稳定性、姿势控制、原始反射、腱反射、正常软组织结构、粗大运动、精细运动、越过中线运动、手的活动、单侧肢体运动、双侧肢体运动、对刺激的接收和处理等。

（2）认知综合功能是指运用脑的高级功能的能力。包括：觉醒水平、定向力、注意力、认识力、记忆力、顺序、定义、关联、概念、归类、解决问题、安全保护、学习概括等。

（3）日常生活活动能力是指日常生活中的功能性活动能力。日常生活活动可分为两个层次。①基本日常生活活动：最基本的生存活动技能。包括：活动（如床上活动、转移、行走、上下楼梯等）、自我照顾（如穿衣、吃饭、如厕、修饰、洗澡等）。②工具性日常生活活动：需要更多的解决问题的能力、社会能力和有更复杂的环境因素介入。包括：家务（做饭、洗衣、打扫卫生）、社会生活技巧（如购物、使用公共交通工具）、个人健康保健（就医、服药）、安全意识（对环境中危险因素的意识、打报警电话）、环境设施及工具（如冰箱、微波炉）的使用。另外，性生活也是日常生活活动及生活质量的一个重要方面。

（4）社会心理功能是指进入社会和处理情感的能力。包括；自我概念、价值、兴趣、介入社会、人际关系、自我表达、应对能力、时间安排、自我控制等。

（5）环境指患者在其生活、工作、社会活动中周围环境条件是否对他造成一定的障碍，如对于坐轮椅的患者，在其经常出入的道路中有无轮椅通道，因此对其所在环境设施进行评估，找出不利于患者活动的设施障碍，提出改造的可能。

（五）作业治疗处方

康复医生根据患者性别、年龄、职业、生活环境、个人爱好、身体状况、残疾程度的评定结果，拟定作业治疗计划或阶段性实施方案，如增加手的抓握功能、增加上肢的协调性、增强下肢的肌力，改善和调整心理状态等，称作业治疗处方。作业治疗处方包括作业治疗的项目、目的、方法、强度、持续时间、频率及注意事项等内容。作业时体力、姿势，作业的材料、用具，因作业的不同活动内容而不同。作业治疗一般是循序渐进，从轻到重，从简到繁，而且根据患者的不同情况，对作业活动进行调整，以适应患者需要。疗程中要定期评定，根据功能状态及时调整修订治疗处方。

（六）作业活动训练与方法

患者参与作业活动前要进行评定。作业评定是为了评定患者的功能状态，寻找患者存在的问题，即进行或完成作业活动能力和技能的过程中存在哪些功能障碍，明确和设定治疗目标，选择出适合患者功能状态和促进其恢复的作业活动和治疗，之后对患者进展和恢复的不同阶段再行评定，制订适应不同阶段的康复目的和目标，最终达到康复。

（七）作业治疗的功能训练方法

功能训练的重点是对患者进行感觉运动功能、认知综合功能、日常生活活动、娱乐活动以及就业前训练，从而达到身体功能、心理社会功能和生活能力的康复，重返社会。

1. 感觉运动功能生物力学方法

运用人体运动的生物力学原理进行作业活动的方法是生物力学方法。将力、杠杆、力矩等在人体运动及平衡中的作用原理用于作业活动中，以改善活动范围、增加肌力及耐力、减少变形。生物力学方法主要适用于周围神经系统或骨、软组织疾病导致的运动功能障碍者，例如类风湿性关节炎、骨性关节炎、骨折、截肢、手外伤、烧伤、外周神经损伤、吉兰-巴雷综合征、脊髓损伤、肌营养不良等。这些患者能够控制分离动作和特殊的运动模式，只是肌力、耐力和关节活动度受限。生物力学方法分为以下两种：

第一为实用性活动，它是作业治疗最主要的内容和最基本的治疗方式，同时也只有作业治疗这门学科将实用性活动作为重点。实用性活动是患者在日常生活及工作中可应用的、有目的、有功能性的活动，是患者主动参与的活动。其目的性表现在两方面：活动本身的目的及治疗目的。以锯木为例，它本身的目的可能是制作一个书架，而治疗性目的是加强肩、肘部的肌肉功能。当患者专心进行这种活动时，他的注意力将集中在这个动作的最终目标上，而不是这个动作过程本身，这就使患者能够自然地努力完成这个动作。实用性活动旨在使患者患病肢体得到有目的的锻炼和运动，使患者在非实用性活动中获得的运动、力量及耐力、协调性等能够运用到具体的日常活动中。实用性活动包括绘画、书法、演奏、舞蹈、编织、剪纸、泥塑、金工、木工、游戏、体育项目、娱乐活动、自我照顾活动、家务料理等。上述活动的特点为使病变部位肌肉能够交替收缩及放松，关节活动可达到其最大范围；对患者有益的动作模式可重复进行；活动的难度可调整。实用性活动可以从以下几个方面调整作业活动的难度。首先是力量的调整：①从减重运动到抗重力运动，直至负重运动；②增加物体重量；③改变材料的质地，通过增加摩擦力来提高阻力；④变换另一种阻力大的作业活动。其次是关节活动度的改变，例如用毛巾卷在用具的手柄上，以增加手柄尺寸，利于患者抓握。第二，可以通过逐渐提高工作强度、延长时间来锻炼耐力。第三，协调性与肌肉控制能力可通过减少粗大抗阻运动，增加精细控制运动来改善。最后可通过增加活动的复杂程度来达到感知、认知、社会技能。实用性活动能够加强患者主动参与的动机，因此，通过实用性活动，可以锻炼患者的自主随意运动，加强患者的社会意识，同时，也可发现患者的潜能，进行再就业方面的训练。

另一种为非实用性活动。非实用性活动是强调使用患者的运动功能来完成的活动，活动本身无实用性。患者的注意力集中于活动的过程，而不是最终的成果。此类活动又分为可能性活动与附加活动。可能性活动：是由治疗师设计的模仿现实生活中具体工作活动，目的是通过某种特殊运动模式的反复练习，来提高患者在真实生活中的运动、认知等功能。这种活动可作为实用性活动的中介在作业治疗中使用。可能性活动包括以下常用几种。①斜面砂板打磨：在一倾斜平面内模仿打磨木板的动作。主要训练肩、肘部关节、肌肉。②在桌面上堆积木：可训练协调性、抓握、伸指及消除共同运动的组合运动模式。③桌面训练板：用于训练视觉、认知、记忆、解决问题的能力。如拼图、拼板、匹配、游戏板等。④生活、工作中各种精细运动的物品的应用：如拉链、纽扣、门把手、水龙头、电源插座、电灯按钮等。这些练习主要是为患者回归家庭及社会做准备。⑤高级技能训练活动，如计算机操作等。可能性活动为患者进行实用性活动提供了可能性。当患者开始学习某一动作时，比较适于此种活动。这种活动需每天练习，并要纠正其错误，以便患者掌握正确的运动模式。

附加活动是为作业活动做准备的。包括治疗性练习、站立训练、感觉刺激及物理方法等，其中最主要的是治疗性练习。治疗性练习是作业活动的准备阶段，是通过身体的运动或肌肉收缩来提高神经肌肉系统功能的一种方法。治疗性练习对于骨科疾病及外周神经损伤造成的力弱、弛缓性瘫等比较适用。不适用于炎症早期、体质差或术后早期患者，对痉挛和运动控制不好的患者，效果也不好。

2. 治疗性练习

（1）增加肌力的练习：主动助力运动、主动运动、抗阻运动，应用的肌肉收缩形式有等长收缩与等张收缩，可达到增加肌力的作用。治疗性练习的主要类型有：①抗阻等张运动：例如抗阻的斜面磨砂板；②主动等张练习：如使用锤子，训练上肢肌力，使用橡皮泥训练手的力量；③主动助力练习：例如上肢借悬吊带进行一些活动，此种活动主要是等张收缩形式；④被动牵拉：可增加关节活动度；⑤主动牵拉：利用主动肌的力量牵拉拮抗肌；⑥无抗阻的等张练习；⑦抗阻等长练习：用于肌力 2+ 或 3+ 的肌肉，任何需要保持姿势的动作均作为此种练习，如抬高上肢绘画；⑧神经肌肉控制练习。

（2）增加耐力的练习：中等负荷、重复多次的练习，可增加肌肉的耐力。可训练不同姿势下的耐力。

（3）增加心肺功能的练习：主要是有氧练习，要达到最大耗氧量的 50% ～ 85%。

（4）增加关节活动度和灵活性的练习：主动运动和被动运动均可增加关节活动度与灵活性。被动运动可借助于治疗师或一些装置的外力来完成。在这种练习中，稍加阻力的持续牵拉的效果比大阻力的反复快速振动要好。

（5）增加协调性的练习：协调性是由本体感觉反馈所控制的自动反应。因此通过多次的练习，患者的神经系统可以自发地控制肌肉的运动，动作就越发的平滑自如，不需集中更多的注意力，如利用洗碗等增加双侧上肢协调能力。

（6）站立训练、感觉刺激及物理治疗等方法可在作业活动之前作为准备，或在进行作业活动中，来增加作业活动的效果。

3. 神经生理学方法应用

神经生理学理论，使肌张力正常化，引出正常的运动的方法。这种方法的目的是提高患者的运动功能，而不注重患者的动机、主动性、注意力等对动作的影响。可用来为患者进行作业活动提供准备。神经生理学方法中，假设特定的可控的感觉输入，可影响到运动的输出。异常的运动模式可以得到抑制，正常的运动模式可以重新学习。常用的感觉输入方法有本体感觉刺激（如牵拉、抗阻）和皮肤的刺激（刷、擦、冷、热等）。这两种刺激可结合使用，以影响感觉感受器的活性，促进特定肌群的自主运动，抑制异常运动。另外，还可利用反射机制，如紧张性颈反射、腰反射、翻正反应，保护性反应和联合反应等。常用的有Rood法、Brunnstrom法、PNF法、Bobath法等，参见运动治疗部分。

（八）认知综合功能训练

可对觉醒水平、定向力、注意力、认识力、记忆力、顺序、定义、关联、概念、归类、解决问题、安全保护、学习概括分别进行训练。如提高觉醒水平，可用简单的问题提问或反复声音刺激等；每天进行空间、时间的问答刺激提高患者的定向能力；对患者熟悉的事、物可帮助患者提高记忆力；阅读等逐步使患者理解定义、概念等。

计算机辅助训练是最直观、省力，又能提供反馈的治疗方法。由计算机输出的声音信号帮助患者促进听觉记忆，输出的文字、图画等促进文字、图像记忆，并有利于定义、概念、解决问题和对策，计算机中的各种游戏对患者注意力、认知能力、计划、学习等有促进作用。

（九）日常生活活动能力训练

1. 基本日常生活活动

基本日常生活活动是按一定的训练顺序：吃饭→洗漱→转移→如厕→脱衣服→穿衣服。这是儿童学习ADL的顺序，训练患者时可作为参考。但要根据患者的特殊残疾和局限性、家庭条件等制订训练程序。根据患者的具体情况，教给他一些技巧并作指导，必要时为患者配置辅助器具。主要包括穿脱衣服、吃饭、洗漱、如厕、洗澡等活动的技巧和方法。

2. 工具性日常生活活动

应当教会患者如何安排并进行家务活动（做饭、洗衣、打扫卫生）以节省能量消耗。让患者学会社会生活技巧（如购物、使用公共交通工具）、个人健康保健（就医、服药）、安全意识（对环境中危险因素的意识、打报警电话）、环境设施及工具（如冰箱、微波炉）的使用。

性生活也是日常生活活动以及生活质量的一个重要方面，有躯体障碍的患者都面临着是否可有性生活的问题。若一个人生病后与任何人都不能亲近，包括自己最亲密的人，这种情况会造成患者自尊、自信下降，甚至绝望。作业治疗师可以针对患者在性生活中的问题给予指导，如患者在性生活中存在低耐力、疼痛和运动障碍时应如何处理等。

（十）娱乐活动

娱乐活动是另一类作业疗法中重要的训练内容之一，主要适用于大关节、大肌群或内脏功能障碍者，国外有专门受训的娱乐治疗师来指导训练。娱乐活动可增加患者内在的价值感和自尊感，可增进与家人、朋友的关系。娱乐活动可以是适合患者年龄的各种娱乐活动，如球类、游戏、下棋、文艺等。作业治疗师可对患者的娱乐功能进行评定，提供指导和教育，并可配置一些辅助器具。使患者在娱乐活动中达到治疗疾病、提高生活质量的目的。

（十一）工作训练

工作训练为最大程度使患者重返工作而专门设计的有目标的个体化治疗程序，以真实的或模拟的工作活动作为手段。工作活动包括能够为社会创造物质或提供服务的活动，可有报酬或无报酬。作业治疗师可以对工作活动进行分析，评定患者的身体功能状况，为患者设计工作活动，可以是与原工作相近的技能训练，可以是针对性的对有明显手的精细协调功能活动障碍进行技能训练，也可以根据个人爱好选择相应的技能训练，训练中教给患者减轻工作中不适的技巧和自我保护的技巧。

（十二）矫形器与自助具

矫形器、自助具的制作与使用：矫形器和自助具是作业治疗的方法之一，通常在临床中应用。矫形器是在人体生物力学的基础上，作用于人体四肢或躯干，以预防、矫正肢体畸形，治疗骨、关节、神经和肌肉疾病及功能代偿的体外装置，是利用矫形器治疗疾病和训练患者功能的学科及技术，在康复医学领域占有十分重要的地位。矫形器的基本作用包括：①保护作用：通过矫形器对受损、疾病肢体的固定，保持肢体、关节的正常对线关系，维持肢体功能位置；②稳定作用：通过矫形器对肢体异常活动的限制，维持骨、关节、脊柱的稳定性，有利于病变组织修复，肢体功能重建，缓解痉挛，改善功能活动；③代偿作用：通过矫形器的外力源装置，代偿已瘫痪肌肉的功能，对肌力较弱者给予助力，使其维持正常运动；④矫正作用：通过力学原理矫正已出现的畸形，充分保持肢体功能位，以预防潜在的畸形发生和发展。自助具是帮助肢体功能障碍的残疾人或老年人实现生活自理的辅助用具。可包括：①饮食辅助器具，如特制的勺、叉、碗、杯等，开罐器、防滑垫；②穿着辅助器具，如扣扣子辅助器具、长柄鞋拔子；③梳洗辅助用具，如特制的牙刷、挤牙膏器、特制洗澡刷。

（十三）临床应用

1. 神经科：脑卒中、颅脑损伤、脊髓损伤、神经肌肉病、阿尔茨海默病等。

2. 骨科：截肢、腰腿疼、股骨头置换术后、骨折后关节活动度受限等。

3. 儿科：脑瘫、发育迟缓等。

4. 内科：类风湿性关节炎、冠心病、糖尿病、高血压、慢性阻塞肺气肿等。

5. 精神科疾病：抑郁症、精神分裂症等。

6. 禁忌证：意识不清、病情危重、心肺肝肾严重功能不全、活动性出血者等。

八、针刺疗法

针灸疗法是最具中国传统康复疗法特色的方法之一，已有数千年的历史。针灸疗法具有疗效好、操作方便、经济安全等优点。针灸疗法包括针法和灸法。针法又叫刺法，是利用不同的针具，采用不同的手法，刺激人体穴位；灸法主要是用艾绒点燃后，烧灼、熏熨体表的一定部位，借灸火的热力给人体以温热性刺激。两者都是通过经络的作用而调节人体功能，从而达到防病治病的目的，临床上常配合使用。

1. 治疗作用

中医学认为，针灸通过腧穴，作用于经络、脏腑，具有调和阴阳，扶正祛邪，疏通经络，行气活血的作用。现代研究表明针灸有以下作用。

（1）镇痛作用：刺激穴位可以动员和激活体内的镇痛系统释放出阿片肽（脑啡肽、内啡肽、强啡肽等）等物质，从而产生镇痛作用。例如，针灸对腰腿痛、关节疼痛、扭伤、神经性头痛、三叉神经痛均有较好的镇痛效果。另外，因刺激穴位可引起机体的痛阈升高，所以针刺某些腧穴还具有麻醉作用。

（2）调节作用：针灸对心血管系统、呼吸系统、消化系统、神经系统、泌尿生殖系统均有一定的调节作用。例如，针灸对血压具有双向调节作用，对胃肠功能紊乱也有较好的调节作用等。

（3）免疫作用：针灸能增强机体细胞及体液免疫功能。如针刺足三里、合谷穴后可见白细胞吞噬指数明显提高。另外针灸能调整生物体内多种关键性活性物质，对治疗过敏性疾病疗效较显著。

2. 治疗原则

针灸治疗的原则是根据八纲的理论，结合疾病的病位、病性，确定的治疗大法。即用针法，还是用灸法，或是针灸并用；用补法，还是用泻法，还是补泻兼施。现将常用的治疗原则分述如下：

（1）清热与温寒：热性病症用“清”法，即以寒治热；寒性病症用“温”法，即以热治寒。

（2）补虚与泻实：补虚泻实即扶正祛邪。虚者宜补，实者宜泻。补虚就是扶助正气，泻实就是祛除病邪。

（3）局部与整体：针灸治病，要善于处理局部与整体的关系。因为机体某一部分出现的局部病证，往往又是整体疾病的一部分。针灸治病，只有从整体观念出发，辨证施治，才不会出现头痛仅医头、脚痛仅医脚的片面倾向。

（4）治标与治本：针灸治病要分标本主次、轻重缓急。治病分标本缓急，就是要抓住主要矛盾。如能灵活运用标本的理论指导针灸临床，就不会贻误病情。

（5）同病异治与异病同治：中医临证治病，不是着眼于“病”的异同，而是注重“证”的区别，这就产生了同病异治、异病同治的法则。同一种疾病，因人、因时、因地的不同，或由于病情的发展、病机的变化，正邪的盛衰消长，涉及的脏腑、经络各异而采取不同的治法，谓之同病异治。不同的疾病，病因相同或在病程发展的某一阶段，出现了相同的病机变化，则采取相同的治法，谓之异病同治。

3. 临床应用

针灸疗法在现代康复医学中的应用范围较广，常见的有以下几个方面：

（1）运动系统疾病：颈椎病、颈肩综合征、肩关节周围炎、风湿性关节炎、类风湿关节炎、骨质增生性疾病、扭伤、腰椎间盘突出症和腰腿痛等。

（2）神经系统疾病：神经性头痛、三叉神经痛、截肢后幻肢痛、股外侧皮神经炎、面神经麻痹、周围神经损伤、共济失调症、癫病、脑血管病、颈强直性综合征、自主神经系统疾病等。

（3）内科疾病：高血压病、心绞痛、心律失常、哮喘、胃炎、消化性溃疡、胆囊炎、慢性结肠炎、性功能障碍等。

（4）妇产科疾病：经前期紧张症、月经不调、痛经、闭经、更年期综合征、子宫脱垂、盆腔炎、产后腹痛、乳腺增生等。

（5）儿科疾病：小儿遗尿、小儿消化不良性营养不良、儿童精神发育迟滞、小儿脑瘫等。

（6）五官科疾病：青少年近视、急性结膜炎、过敏性鼻炎、急慢性咽炎、牙痛、口腔溃疡、神经性耳聋等。

（7）皮肤科疾病：带状疱疹、荨麻疹、神经性皮炎、痤疮等。

4. 刺法

目前针刺常用的工具是不锈钢制成的毫针。治疗时要根据患者的病情、性别、体质、年龄、胖瘦、针刺部位的不同选择规格不同的针具，并注意检查针尖是否带钩、变钝，针根和针身有否锈蚀、弯曲、缺损或折痕等。临床一般以 25 ～ 75mm 长和 0.23 ～ 0.38mm 粗细者为最常用。

针刺前要向初诊患者做好宣传解释工作，消除其思想顾虑，取得患者的配合，针具、施术部位、操作者的手指要消毒。针刺时，应根据腧穴部位的解剖特点选择不同的进针方法、针刺角度和深度，一般以在不刺伤内脏和其他器官的前提下出现较好的针感为原则。进针后，可通过提插、捻转、刮针等各种针刺手法取得或增强针感。

5. 灸法

临床上常以艾为施灸的原料，将干燥的艾叶捣制成艾绒，然后做成艾条或艾炷使用，所以灸法常俗称艾灸。常用灸法主要有艾炷灸、艾条灸、温针灸和温灸器灸等。

（1）**艾炷灸**：艾炷是将艾绒捏成上小下大的圆锥状物。每燃完一个艾炷称为一壮。艾炷灸有直接灸和间接灸两类。

1）直接灸：是将艾炷直接放在皮肤上施灸的方法。根据灸后皮肤烧灼程度，又可分为瘢痕灸和无瘢痕灸。

瘢痕灸又称化脓灸。施灸前用蒜汁涂敷在施灸的部位，然后放置艾炷点燃，直至艾炷燃尽，除去灰烬后再按所需壮数，重复操作，一般灸 5 ～ 10 壮。灸后一周左右化脓形成灸疮，经过 45 天左右，疮痂脱落，留下瘢痕。此法适用于某些慢性顽固性疾病，如哮喘、肺痨等。

无瘢痕灸，在施灸时，先将施术部位涂以少量凡士林，放上艾炷点燃上端，当艾炷燃剩至 1/4 或 2/5，患者感到施灸部位灼痛时，即移去未燃尽的艾炷，然后换炷再灸。一般灸 3 ～ 5 壮，以局部皮肤充血、红晕不起泡为度。此法适用于慢性虚寒性疾病。

2）间接灸：是在艾炷与皮肤之间加一层间隔物，常用的有生姜、大蒜、食盐、附子饼等。

（2）**艾条灸**：又称艾卷灸，施灸时将艾条的一端点燃，在距离皮肤 2 ～ 3cm 处进行熏烤，灸至局部皮肤红晕为度。一般每穴灸 3 ～ 7 分钟，此法称为“温和灸”。亦可将点燃的艾条像鸟雀啄食状一上一下移动施灸，此法称为“雀啄灸”。

（3）**温针灸**：即将针刺和艾灸结合施治的一种方法。操作方法是，针刺得气后在留针时，将一小团艾绒捏裹在针柄上，或用一小段艾条插套在针柄上，点燃施灸，待艾绒燃尽后取针。

（4）**温灸器灸**：将艾绒装入温灸器的小筒中，点燃后将温灸器盖好，置于施灸部位，进行熨灸，直到所灸部位皮肤红润为度。此法对小儿、妇女畏惧灸治者较适宜。

6. 针灸疗法的注意事项

（1）患者过于饥饿、疲劳、精神过度紧张时，不宜立即针刺。身体虚弱者，针刺时应采用卧位，手法不宜过重。

（2）对于孕妇，腹部、腰骶部不宜针灸，三阴交、合谷、昆仑、至阴禁止针灸。

（3）小儿囟门未闭者，头顶部不宜针刺。小儿不宜留针。

（4）有出血倾向者，皮肤有感染、溃疡、瘢痕或肿瘤的部位不宜针刺。

（5）针刺应避开血管及防止刺伤重要器官。

（6）对面部和有大血管的部位，不宜采用瘢痕灸。

九、直流电离子导入疗法和经皮神经电刺激疗法

【直流电离子导入疗法】

以直流电治疗疾病的方法称为直流电疗法。借助直流电将药物离子导入人体以治疗疾病的方法称为直流电药物离子导入疗法，或称直流电离子导入疗法、电离子导入疗法。

（一）选择导入药物的原则

1. 药物必须能够电离成离子或胶体质点，才能利用直流电导入体内。

2. 了解药物的化学成分，明确需导入药物成分的极性。最好易溶于水，而且不宜被酸或碱所破坏，从阴极导入药物的 pH 值不宜小于 6，从阳极导入药物的 pH 值不宜大于 8。

3. 药物成分要纯，若混入和所需导入药物极性相同的其他离子，就会影响导入数量。

4. 最好采用在局部应用也有效的药物，若要求作用于全身，则宜选择用量很小即能显示药理作用的药物。

5. 由于导入量少而损耗的药物量较大，如无必要，不宜用贵重药物。

6. 明确导入药物的极性和浓度，溶液的浓度一般以 1% ～ 5% 为宜；某些剧毒药物的浓及剂量应严格掌握；酶制剂的浓度不能超过 1%，高浓度的酶极不稳定，会自行消化。

（二）治疗方法

1. 衬垫法

将浸透药液的药垫放在作用极衬垫上，其他操作方法同直流电疗法。根据治疗目的的不同又可分为：

（1）**病灶衬垫法：**即在病灶部位进行治疗。

（2）**反射法：**常用的有领区药物导入法，即将一个 $1000cm^2$ 披肩式电极置于领区，另一电极 $400cm^2$ 置于腰骶部。乳房区药物导入法，即两个直径 12cm 的圆形电极（中央有一圆孔使乳头露出）置于两侧乳房区，用分叉导线连为一极，另一极 $250 \sim 300cm^2$ 置于肩胛间区或耻骨联合上。

（3）**全身直流电药物导入法：**一个 14cm×22cm 电极放在肩胛间区，连为一极：另两个 10cm×15cm 电极置于两侧腓肠肌区，用分叉导线联于治疗机的另一极。

2. 水浴法

包括全身电水浴疗法和局部电水浴疗法。将药液放在水槽内，一般用炭质电极，

治疗部位浸入槽内；非作用极用衬垫电极置于身体相应部位。也可将四肢远端分别浸入四个水槽内，根据导入药液性质分别连阴极或阳极，称为四槽浴直流电药物导入法。

3. 体腔法

先将药物灌入体腔，再将特制的体腔电极（作用极）放进腔内，辅极置于相应的体表皮肤上。常用的有阴道、耳腔、鼻腔等导入法。

4. 窦道离子导入法

抗生素或其他药物溶液浸泡的无菌纱条填入窦道内，然后放上普通的电极衬垫，与皮肤紧密接触，非作用极置于病灶对侧。

（三）注意事项

1. 药垫最好用滤纸，一次性使用，如用棉织品作药垫，药垫上须有标记，分别供各种药物专用。

2. 药物要均匀洒在药垫上。

3. 作用极的极性必须与导入药物的极性一致，使用前检查药物有无变质。

4. 配制药液的溶剂一般采用无离子水、蒸馏水、酒精及二甲基亚砜等。

5. 此疗法与其他疗法配合应用时，直流电药物导入最好在热疗后进行，因为温热疗法使血管扩张，改善局部血液循环，毛囊孔张开、汗腺分泌增多，从而改善皮肤的导电性，有利于离子导入。

6. 抗生素（青霉素、四环素）导入时，因这些药物极易被电极下的电解产物破坏，因此需采用非极化电极。

第一层：浸有抗生素药液的滤纸，直接接触皮肤。

第二层：浸湿的衬垫。

第三层：浸有能够吸收电解产物的缓冲液（5% 的葡萄糖；1% 的甘氨酸）的滤纸。

第四层：浸湿的衬垫。

第五层：铅板。

（四）常用处方（表 25-2）

表 25-2　直流电离子导入常用药物表

导入药物	极性	药物名称	浓度	主要作用	主要适应证
钙	+	氧化钙	3% ～ 5%	保持神经、肌肉的正常反应性，降低细胞膜通透性，消炎收敛	神经炎、神经根炎、局限性血管神经性水肿、神经官能症、功能性子宫出血、过敏性结肠炎

续表

导入药物	极性	药物名称	浓度	主要作用	主要适应证
水杨酸	-	水杨酸钠	3% ～ 5%	镇痛、抗风湿	风湿性关节炎、神经痛、巩膜炎、虹膜炎
苯海拉明	+	盐酸苯海拉明	1% ～ 2%	抗组胺、抗过敏	过敏性鼻炎、局限性血管神经性水肿、皮肤瘙痒症
麻黄碱	+	盐酸麻黄碱	1% ～ 2%	使皮肤、腹腔内脏血管收缩，支气管平滑肌松弛	支气管哮喘、过敏性鼻炎
磺胺嘧啶	-	磺胺嘧啶钠	2% ～ 5%	抑制大多数革兰阳性球菌，一些革兰阴性球菌、杆菌	皮肤、黏膜及浅部组织的感染
青霉素	-	青霉素钠盐	1 万～ 2 万单位 / 毫升	对革兰阳性菌、革兰阴性球菌有抑制杀菌作用	浅部组织感染
金霉素	+	盐酸金霉素	0.5% ～ 1%	抑制多数革兰阳性、革兰阴性菌	浅部组织感染
庆大霉素	+	硫酸庆大霉素	2000 ～ 4000 单位 / 毫升	对绿脓杆菌、大肠埃希菌、金黄色葡萄球菌有抗菌作用	浅部组织感染
维生素 B1	+	盐酸硫胺	1% ～ 2%	参加体内糖代谢过程，维持神经、消化系统正常功能	多发性神经炎、周围神经损伤、溃疡病
维生素 B12	+	V -B12	50 ～ 100 微克	抗恶性贫血、神经炎、肝炎	神经炎、神经痛透明质
酸酶	+	透明质酸酶	50 ～ 100 单位	提高组织通透性，促进渗出液吸收	局部外伤肿胀、血肿、注射后吸收不良、瘢痕、硬皮症

（五）临床应用

1. 适应证

周围神经炎、神经痛、颈椎病、自主神经功能紊乱、神经官能症、高血压、溃疡病、慢性关节炎、皮肤化脓性感染、慢性前列腺炎、慢性宫颈炎、过敏性鼻炎、鼻窦炎、慢性中耳炎、骨折、血栓性静脉炎。

2. 禁忌证

心力衰竭、对直流电不能耐受者、出血倾向、药物过敏、高热、昏迷、局部金属异物、急性湿疹等。慎用于感觉障碍、血液循环障碍。

【经皮神经电刺激疗法】

通过皮肤将特定的低频脉冲电流输入人体刺激神经达到镇痛、治疗疾病的方法称为经皮神经电刺激疗法（TENS）。TENS 产生镇痛的机制由 Melzack 和 Wall 在 1965 年提出的门控理论解释。这种疗法所采用的电流为频率 1 ～ 160Hz，波宽 2 ～ 500 微秒。使用单相或双相不对称方波脉冲电流。

（一）临床应用

1. 适应证

头痛、偏头痛、神经痛、灼性神经痛、幻肢痛、关节痛、腹痛、术后痛、产痛、癌痛等。

2. 禁忌证

带有心脏起搏器的患者。特别是按需型起搏器更应注意，因为 TENS 的电流容易干扰起搏器的步调。严禁刺激颈动脉窦、孕妇的腰和下腹部、局部感觉缺失和对电过敏患者。

（二）仪器设备

1. 袖珍型电池供电的 TENS 仪，有单通道和双通道的两种，每个通道的电流、脉冲、频率均可调，此仪器可随身携带使用。大型的 TENS 仪，有 4 ～ 8 个以上通道，供医院使用。

2. 电极可用一般低频脉冲电疗用的电极，但面积不宜小于 $4cm^2$，以免刺激皮肤。可利用脑电、心电等电极代替。

（三）治疗方法

1. 电极放置

（1）2 个电极或 2 组电极的放置位置有并置、对置、近端—远端并置、交叉等。如支配痛区的皮肤神经位置清楚时，可放在皮神经干区。

（2）放于特殊点，即触发点，有关穴位和运动点。因为这些特殊点的皮肤电阻低，对中枢神经系统有高密度输入。这些点是放置电极的有效部位。

（3）放在病灶同节段上，因为电刺激可引起同节段的内啡肽释放而镇痛。

（4）放于颈上神经节（乳突下 C2 横突两侧）或使电流通过颅部，均可达到较好的镇痛效果。

2. 频率选择

多依患者感到能缓解症状为准。慢性痛宜用 14 ～ 60Hz；术后痛宜用 50 ～ 150Hz；

疱疹性痛宜用 15 ～ 180Hz；周围神经损伤后痛用 30 ～ 120Hz 等。一般主张由患者自己选择认为恰当的频率。多数患者适宜采用刺激频率 100Hz，时间宽 0.1 ～ 0.3ms。

3. 电流强度

以引起明显的震颤感而不致痛为宜。一般 15 ～ 30mA，依患者耐受而定。

4. 治疗时间

治疗灼性神经痛 2 ～ 3 分钟。一般为 20 分钟，亦可长达 1 小时或数小时。

十、神经肌肉电刺激疗法和音频电疗法

【神经肌肉电刺激疗法】

以低频脉冲电流刺激神经或肌肉以促进功能恢复的方法称为神经肌肉电刺激疗法（NMES）。

（一）临床应用

1. 适应证

各种上下运动神经元麻痹，神经失用症，各种原因所致的废用性肌萎缩，肌腱移植术后，关节制动后，大型手术后为防止静脉血栓形成以及内脏平滑肌无力，如胃下垂、习惯性便秘和尿潴留等。

2. 禁忌证

戴心脏起搏器者，恶性肿瘤，有出血倾向等。

（二）仪器设备

理想的 NMES 仪应该体积小、功能全、安全舒适、稳定可靠，各个参数应该有较大的范围调节，具有多通道输出。有电极、衬垫、沙袋、固定带等。

（三）治疗方法

1. 电极

根据肌肉大小选择适当面积的电极，应与皮肤接触良好、不妨碍身体活动、无皮肤刺激性。

2. 剂量

运动阈，或运动阈上。

3. 时间和疗程

每次 15 ～ 20 分钟，每日 1 ～ 2 次，20 次为 1 个疗程。

操作方法，同经皮神经电刺激疗法。

【音频电疗法】

应用频率为 1 ～ 20kHz 等幅正弦电流治疗疾病的方法称为等幅正弦中频电疗法，习惯称为“音频电”疗法。常用的频率为 2000Hz。

（一）临床应用

1. 适应证

神经痛、神经炎、骨关节及软组织扭挫伤、颈椎病、腰腿痛、瘢痕增生、术后肠粘连、静脉炎、带状疱疹、硬皮病等。

2. 禁忌证

恶性肿瘤，对电过敏者，出血性疾病，带有人工心脏起搏器者等。

（二）仪器设备及治疗方法

1. 音频电疗机的电极由金属板或条（铜或铅）和一层绒布套组成。条状电极一般宽 1.2cm，长 5 ～ 30cm；板状电极按直流电规格。

2. 电极对置或并置。

3. 剂量一般以感觉阈或运动阈为准，电流密度 0.1 ～ 0.2mA/cm^2，最大不超过 0.5mA/cm^2。

4. 每次 20 ～ 30 分钟，每日一次，15 ～ 30 次为 1 个疗程。

（三）注意事项

1. 电极不能在心前区对置或并置。对心脏病患者的电极放在心前区附近时，电流也不宜太强。

2. 孕妇忌将电极放在腹部、腰部或邻近部位。

3. 金属片及导线夹子不可与皮肤直接接触，否则电量大时可引起电灼伤。

4. 包裹电极的纱布须保持足够的湿度，以使机器输出比较稳定，治疗时如纱布干燥，可适时滴加盐水。

十一、干扰电疗法和短波、超短波疗法

【干扰电疗法】

两路频率分别为 4000Hz 与 4000Hz±100Hz 的正弦交流电通过两组电极交叉输入人体，在电力线交叉处形成干扰场，产生差频为 0-100Hz 的低频调制中频电流。以这种干扰电流治疗疾病的方法称为干扰电疗法。两路电流被波宽 6 秒的三角波所调制，发生一个周期为 6 秒的缓慢的低幅度变化，交叉作用于人体时称为动态干扰电疗法。三路 5000Hz 交流电交叉作用于人体时，干扰电流受第三电场调制，称为立体动态干扰电疗法。治疗作用、适应证和禁忌证同调制中频电疗法。

（一）电极种类

1. 一般电极

可采用低频电疗的电极和衬垫，每次治疗需要 4 个或 6 个形状、面积相同的电极和衬垫。

2. 四联电极

将四个电极嵌在一块绝缘海绵上，用于小面积治疗。

3. 手套电极

电极接触患者的一面是导电的，接触操作者手部的一面是不导电的，用于移动法的治疗。

4. 抽吸电极

电极上有一根密闭的塑料管，管内有一根导线，导线与塑料管一并接在机器的输出端治疗，仪器附有产生脉冲负压的装置。

（二）治疗方法

1. 固定法

治疗时电极位置固定不动，用一般电极或四联电极，电极放置对应尽量使两路电流在病变处交叉。

2. 移动法

治疗时移动电极的位置，或改变电极与皮肤接触面的大小，或改变电极对局部的压力。

3. 抽吸法

使用抽吸式电极，通过负压把电极固定在身体上，因此，兼有负压按摩的作用。

4. 治疗时间

每次治疗 20 ～ 30 分钟，选用 1 ～ 2 种差频（表 25-3），每种差频作用时间 1 ～ 10 分钟，每日一次，10 ～ 20 次为 1 个疗程。

表 25-3　不同差频的治疗作用

差频（Hz）	治疗作用
90 ～ 100	镇痛 抑制交感神经，常用于交感神经节部位治疗
50 ～ 100	促进局部血液循环和渗出物吸收 镇痛 缓解肌肉紧张
25 ～ 50	使正常骨骼肌强直收缩 促进局部血液循环
20 ～ 40	兴奋迷走神经 扩张局部小动脉 引起骨骼肌不完全强直收缩

续表

差频（Hz）	治疗作用
1～10	兴奋交感神经 引起正常骨骼肌单收缩，使失神经肌肉收缩 使平滑肌收缩

（三）操作方法及注意事项

1. 治疗前检查机器，使各调节旋钮均在零位。

2. 患者取舒适体位，暴露治疗部位。

3. 遵医嘱选择电极，衬垫用温水浸湿后，交叉放置于治疗部位，或用导电橡胶电极，使电流在病灶处交叉，操作时电极不要互相接触。

4. 告诉患者治疗中应有的感觉，治疗肢体关节时可有肌肉收缩感，治疗腹部内脏时，可有内脏上提感。

5. 机器通电后，选择治疗时间、差额频率等。

6. 治疗中经常询问患者的感觉，以便及时调整电流量。

7. 在调节电流强度时必须两组电流同时调，速度一致，强度相同。

8. 电流不可穿过心脏、脑、孕妇下腹部及体内含有金属物的局部。

9. 治疗结束后，按逆时针顺序缓慢将输出调至“0”位，关闭电源，取下电极，检查皮肤。

【短波疗法与超短波疗法】

短波波长 100～10m，频率 3～30MHz，应用短波治疗疾病的方法称为短波疗法。超短波波长 10～1m，频率 30～300MHz，应用超短波治疗疾病的方法称为超短波疗法。短波疗法与超短波疗法同属高频电疗法。超短波疗法在国内应用广泛。

以脉冲形式出现的短波或超短波，其通电持续时间很短，而断电的时间很长，利用这种形式的电流治疗疾病的疗法称脉冲短波或超短波疗法。

（一）临床应用

1. 适应证

神经痛、肌痛、灼性神经痛、幻痛、疖、痈、脓肿、蜂窝织炎、淋巴腺炎、乳腺炎、骨髓炎、阑尾炎、神经根炎、各类关节炎、肺炎、肺脓肿 支气管炎、膀胱炎、肾炎、前列腺炎、盆腔炎、附件炎、睑板腺炎、副鼻窦炎、中耳炎、咽喉炎、闭塞性脉管炎、雷诺病、痔疮、血栓性静脉炎、胃肠功能低下、胃肠痉挛、胆囊炎、慢性溃疡性结肠炎、过敏性结肠炎、肌纤维组织炎、肩周炎、软组织扭挫伤、肌肉劳损、退行性关节病、支气管哮喘、痛经、急性肾功能衰竭、血肿、关节积血、关节积液、骨折、术后切口反应、溃疡、窦道等。

2. 禁忌证

有出血倾向者、低血压、心力衰竭、活动性结核、恶性肿瘤（一般剂量为禁忌）、装起搏器及心瓣膜置换者等。

（二）治疗方法

1. 电极放置

（1）**对置法：** 两电极分别置于治疗部位两侧，电力线贯穿组织，作用较深。注意电极应与体表皮肤保持平行，另外，电极与体表的间隙大小也影响电力线的分布，间隙小则体表比组织深部的电力线密度大，间隙大则两者相差不大，作用均匀。因此，治疗深部组织及内脏器官应增大电极与体表距离。

（2）**并置法：** 两电极置于人体的同一平面上，但注意两电极间的距离不能太近，以免引起两电极的电力线短路。两电极的最近距离应大于两电极与体表间隙之和（以微热量的距离计算应大于 6cm）。适用于皮下及脂肪组织等表浅组织病变。

（3）**体腔法：** 体腔电极置于直肠或阴道，另一电极置于腹部或腰部。

2. 治疗时间

（1）**急性炎症：** 每次 8 ～ 10 分钟，无热量，每日 1 ～ 2 次。

（2）**亚急性炎：** 症每次 10 ～ 15 分钟，微热量，每日 1 次。

（3）**慢性炎症及其他疾病：** 每次 15 ～ 20 分钟，微热量或温热量，每日 1 次。

（4）**肿瘤：** 每次 40 ～ 90 分钟，热量，每周 1 ～ 2 次。

（三）注意事项

1. 治疗局部伤口分泌物较多时，应进行清洗后再做治疗。治疗局部有汗液应擦干后再治疗。

2. 患者在治疗中不要随便移动体位，不能触摸机器外壳及附近的金属物品。操作者随时询问患者的感觉是否与治疗要求相符，必要时随时调整治疗剂量。

3. 超短波治疗时一定要注意使机器处于谐振状态，谐振就是通过调节可变电容的电容量使输出电路的振荡频率与振荡电路的频率一致，使治疗电极获得最大的功率输出。禁止在非谐振状态下进行治疗。

4. 患者和操作者的衣服或皮肤保持干燥，穿吸汗、不含金属的衣服。治疗部位有汗水时应擦干，有湿敷料时应撤换。

5. 皮肤感觉障碍、瘢痕、骨突出部位治疗时，应注意距离间隙，防止烫伤。妇女月经期应避免进行下腹部治疗。

6. 治疗部位的金属物品如手表、首饰、钥匙等应除去。体内有金属物品如骨科固定钢针、气管插管、金属异物等应慎重。

7. 头部不易进行大功率（大于 200W）的高频电治疗，以免高频电的热作用导致脑细胞、晶体的损伤。

8. 婴幼儿治疗时电极面积宜小，治疗功率也不宜过大，要有专人看护，以防发生意外。

9. 治疗时两条输出电缆不得与患者肢体接触。

（四）高频电疗安全要求

1. 治疗室需加金属屏蔽，以防高频电磁波影响周围的仪器和人员。

2. 治疗室地面应绝缘，室内金属物品（暖气、水管等）需用绝缘材料覆盖，以防触电。

3. 治疗机壳须接地线。

4. 应采用非金属材料的治疗床（椅）。

5. 高频电疗机的输出电缆是等长的，它的长度与机器的波长匹配，不得任意剪短或加长，以免影响机器的匹配输出。

6. 高频电治疗机不得与低、中频电疗机置同一治疗室进行治疗，以免高频电场干扰低、中频电疗机的工作。

7. 工作人员的办公桌与大功率治疗机的距离至少 3m 或在中间加金属屏蔽网。

8. 治疗中两电极导线距离不得小于机器输出插口处的距离，应尽可能保持平行，不能打圈，不可交叉互相接触，以免烧损导线或发生短路。大功率治疗机一般不采用单极法。

9. 佩带心脏起搏器者不得进行高频电治疗，也不得接近高频电疗机，以免高频电磁干扰起搏器的工作。

十二、微波疗法

微波波长 1mm ～ 1m，频率 300 ～ 300 000MHz，包括分米波、厘米波、毫米波三个波段。分米波波长 10cm ～ 1m，频率 300 ～ 3000MHz，应用分米波治疗疾病的方法称为分米波疗法，厘米波波长 1 ～ 10cm，频率 3000 ～ 30 000MHz，应用厘米波治疗疾病的方法称为厘米波疗法，常用 12.24cm（频率 2450MHz）。毫米波波长 1 ～ 10mm，频率 30 ～ 300GHz，为微波的高频段。应用毫米波治疗疾病的方法称为毫米波疗法。

（一）临床应用

1. 分米波及厘米波适应证

软组织，胸腹盆腔器官的亚急性、慢性炎症感染，关节炎、扭挫伤，网球肘、冻伤、肩关节周围炎、颈椎病、腰椎间盘突出症、肌纤维组织炎、坐骨神经痛、溃疡病、伤口愈合迟缓等。分米波、厘米波高热疗法与放疗、化疗联合应用可治疗皮肤癌、乳癌、淋巴结转移癌、甲状腺癌、宫颈癌、直肠癌、前列腺癌、食管癌、胃癌、骨肿瘤病等。

2. 毫米波适应证

胃十二指肠溃疡、高血压、冠心病、颈椎病、关节炎、扭挫伤、肌纤维组织炎、颌关节功能紊乱、软组织感染、淋巴结炎、盆腔炎、前列腺炎、伤口愈合迟缓、面神经炎、癌痛，放化疗后白细胞减少等。与放疗、化疗联合应用时可治疗恶性肿瘤。

3. 禁忌证

分米波及厘米波与短波、超短波疗法相同。避免在眼、睾丸、小儿骨骼部位治疗。

（二）治疗设备

1. 分米波治疗输出波长 33cm、频率 915MHz 或波长 69cm、频率 434MHz 的分米波，功率 300W，7010W（用于肿瘤治疗）。

2. 厘米波治疗仪输出波长 12cm，24cm 频率 2450MHz 的厘米波（习惯上将波长 30cm 以下的微波划为厘米波），功率 200W。两类治疗仪均有不同形状大小不一的体表辐射器及阴道、直肠等腔内辐射器，有的治疗仪可输出脉冲波。

3. 多采用输出 8mm 波段的毫米波治疗仪，输出功率密度 5 ～ 10mW/cm^2，多数治疗采用体表辐射器，有的治疗仪有阴道、直肠腔内辐射器。

（三）治疗方法

治疗时使辐射器距离治疗部位皮肤应保持一定距离，分米波、厘米波为 5 ～ 10cm，毫米波为 1 ～ 2mm。体腔内治疗时将辐射器套以清洁乳胶套，外涂液体石蜡后插入体腔内治疗。治疗剂量分级及治疗安排与短波，超短波疗法相同。

（四）防护措施

治疗时需注意保护操作人员与患者的眼部，避免微波直接辐射或由金属物反射至眼部，必要时戴微波防护眼镜，以免引起白内障。

十三、红外线疗法和紫外线疗法

【红外线疗法】

红外线可分为两段：波长 1.5 ～ 1000μm 的波段为远红外线（长波红外线），波长 760nm ～ 1.5μm 的波段为近红外线（短波红外线）。应用红外线治疗疾病的方法称为红外线疗法。

（一）临床应用

1. 适应证

肌肉劳损、挫伤、颈椎病、类风湿关节炎、损伤性滑囊炎、关节损伤等。较浅部位的神经炎和神经痛，肌纤维组织炎，配合紫外线治疗疖、痈等感染，溃疡、压疮、神经性皮炎、湿疹、胃肠炎等。

2. 禁忌证

出血倾向、高热患者、活动性肺结核、心血管代偿功能不全、恶性肿瘤（照射区内）等。

（二）治疗设备

采用红外线辐射器（主要发射远红外线）或白炽灯与光浴器（主要发射近红外线与少量可见光）。光浴器适用于躯干、双下肢或全身的大面积治疗，一般红外线灯适用于局部病患。

（三）治疗方法

治疗时裸露病患部位，使灯头对准治疗部位中心，灯与皮肤距离 30 ～ 100cm 不等，视灯的功率而不同，以患部有舒适的温热感为度。每次治疗 15 ～ 30 分钟，每日 1 ～ 2 次，15 ～ 20 次为 1 个疗程。

（四）注意事项

1. 治疗时患者不得随意移动体位，以防碰触灯具引起烫伤。皮肤感觉障碍、瘢痕、植皮部位和骨突出部位治疗时，应特别小心并经常询问、观察局部反应。治疗中患者如诉头晕、疲乏无力等不适，应停止治疗对症处理。

2. 红外线治疗时应保护眼部，可戴防护眼镜或以浸水棉花敷于患者眼部，以免引起白内障或视网膜的热损伤。

3. 急性创伤后 24 小时内，一般不用红外线，待 24 ～ 48 小时局部渗出和出血停止后，可从小剂量开始，以免加剧肿痛和渗血。对急性瘢痕（鲜红色，毛细血管明显扩张，水肿和增殖突出，伴有奇痒，刺痛）不宜采用红外线治疗。

4. 肢体有动脉阻塞性疾病时，不宜在病变局部及其远端照射，必要时可在近端或对称侧肢体照射。

【紫外线疗法】

应用紫外线治疗疾病的方法称为紫外线疗法。紫外线根据光谱分段及其生物学作用特点分为：长波紫外线（UVA，320 ～ 400nm），色素沉着、荧光反应作用强，生物学作用弱；中波紫外线（UVB，280 ～ 320nm），红斑反应最强，生物学作用最强；短波紫外线（UVC，180 ～ 280nm），对细菌和病毒的杀灭和抑制作用强。

（一）临床应用

1. 适应证

类风湿关节炎、疖、痈、甲沟炎、淋巴结炎、乳腺炎、肋软骨膜炎、蜂窝织炎、丹毒、创伤感染、溃疡、压疮、冻伤、烧伤、气管炎、支气管哮喘、肺炎、胸膜炎、风湿性关节炎、肌炎、结核性腹膜炎、神经炎、神经痛、神经官能症、自主神经功能紊乱、毛囊炎、玫瑰糠疹、带状疱疹、脱发、慢性湿疹、花斑癣、白癜风、银屑病、佝偻病、百日咳、外耳炎、外耳道疖肿、中耳炎、耳软骨膜炎、鼻炎、咽喉炎、口腔溃疡、扁桃体炎、睑腺炎、角膜溃疡等。

2. 禁忌证

大面积红斑量紫外线照射对于活动性肺结核，血小板减少性紫癜、血友病、恶性肿瘤、皮肤癌变、甲亢、急性肾炎或其他肾病伴有重度肾功能不全，重度肝功能障碍、急性心肌炎、对紫外线过敏的一些皮肤病（急性湿疹、光过敏症、红斑性狼疮的活动期等）、中毒和伴发热或发疹的传染病等。

（二）剂量分级

一定剂量的紫外线照射皮肤或黏膜后 2 ～ 6 小时，局部出现界限清楚的红斑，红斑持续时间 10 余小时至数日，局部可有皮肤脱屑或色素沉着，红斑反应强度、持续时间与照射剂量有关。紫外线生物剂量：1 个生物剂量即最小红斑量（MED）是指紫外线灯管在一定距离（50cm 或 30cm）垂直照射下引起机体最弱红斑反应（阈红斑反应）所需的照射时间。

（三）治疗设备

最常用的人工紫外线光源是高压水银石英灯（氩水银石英灯），类型有立地式、手提式、塔式（集体照射）和水冷式（体腔内照射用），还有低压水银石英灯和冷光石英灯等。

（四）照射方法

1. 局部照射法

患者取合适体位，暴露治疗部位，将光源垂直于照射中心，非照射区用治疗巾遮盖。照射创面、溃疡或有脓液痂皮部位时，应先清洗创面。照射面积应包括病灶周围正常组织 1 ～ 2cm。对某些需要用大剂量照射的边缘不整的病灶，周围正常组织可涂凡士林保护。剂量：根据局部皮肤的敏感性决定照射剂量。

红斑量每次照射总面积，成人不超过 800cm^2，小儿不超过 300cm^2。每次红斑量照射后应根据病情增加剂量，原则是：第 1 次照射后未出现红斑时，按第 1 次的量增加 100%；能看见色素沉着，但红斑消失者，可增加 30% ～ 50%；红斑稍明显，并有色素沉着，可重复剂量或增加 10% ～ 20%；红斑明显者，应停止 1 次治疗，必要时用温热疗法减轻红斑反应。每日或隔日治疗 1 次，3 ～ 5 次为一疗程。

注意事项：重复照射时，不得超过前次照射部位的边缘。

2. 腔内照射法

先将腔内石英玻璃导子经 75% 酒精浸泡 30 分钟，用无菌纱布擦干。治疗前将接受治疗的体腔内的分泌物尽量清除，将导子伸入腔内，对准或直接接触病灶照射。治疗剂量以皮肤生物剂量的 1.5 ～ 2 倍计算或以在黏膜上测定的剂量计算。每日 1 次，5 ～ 10 次为一疗程。

3. 病灶外照射法

如病灶局部因某种原因（如有石膏绷带时）不能直接照射，或患者无法接受（如严重的血栓闭塞性脉管炎）时，可采用照射病灶附近或对侧相应的正常皮肤。

4. 中心重叠照射法

应用大剂量紫外线照射病灶局部后，再用适当红斑量照射病灶周围 5 ～ 10cm 的正常皮肤（照射时创面不遮盖）；待创面感染控制后，再减量。适用于急性感染性创面，如已破溃的疖肿，照射前清洗创面，如有油性药物、结痂应除去，将分泌物擦干净，然后进行照射。采用中心重叠照射法，创面用强红斑量照射后不遮盖，再用红斑量照射病灶周围 3-4cm 范围的正常皮肤。

5. 全身照射法

全身照射前应测定患者的生物剂量，成人分四区照射，灯头中心点在乳腺间、膝前部、背部、腘窝上部四个部位；儿童分前后二区照射，灯头中心点在胸腹间和背部，采用 50cm 距离，由 1/2 生物剂量开始，每日递增 1/2 生物剂量直到 6 ～ 8 生物剂量，一般每日或隔日照射一次，20 次为 1 个疗程。

6. 多孔照射法

多孔巾在 30cm×30cm 范围内有 150～200 个直径 1cm 的孔，将其放置于照射部位，使红斑照射广，而总面积未超过一定限度，常用于儿童。

（五）注意事项

1. 对初次接受紫外线治疗的患者，应说明照射后的正常反应和注意事项，如全身照射后注意不要立即洗澡或热敷；口腔内照射后不要即刻喝热水和过酸的食品。

2. 每次照射应使照射光线垂直投射到治疗区域上，并使光线中心对准治疗部位中心。灯距以灯管至治疗部位最高点计算。

3. 紫外线与其他物理治疗配合应用时，应注意先后次序，因为其他物理刺激会影响红斑反应。如照射前，用传导热疗法、红外线、直流电药物导入等，可使潜伏期缩短及红斑反应增强，红斑消失快；若在照射后红斑潜伏期中应用以上治疗，则红斑反应减弱；反之于潜伏期应用冷冻疗法，潜伏期延长，红斑反应增强。所以当配合热疗时，应先做热疗后做紫外线治疗。

4. 紫外线配合药物治疗时，应询问患者是否正在使用光敏药，因光敏药可使机体对紫外线的敏感性增高，易产生过敏反应，对内服或外用光敏药物的患者，应先测生物剂量而后照射。

5. 放射治疗后 1 ～ 3 日内不能做紫外线治疗，否则加重细胞损伤。

6. 紫外线照射伤口时，应注意根据伤口的情况增减剂量。伤口有大量脓性分泌物和坏死组织时，采用强红斑量，每日 1 次；脓性分泌物减少和坏死细胞脱落时，采用红斑量；伤口清洁，肉芽新鲜时，采用弱红斑量，每日或隔日 1 次，以利于加速肉芽生长和上皮生长，促进伤口愈合。

7. 紫外线照射后局部出现细碎的小脱屑时，治疗剂量不宜再增加；如出现明显的大片蜕皮时，应停止治疗，或从起始剂量重新开始。

十四、激光疗法和石蜡疗法

【激光疗法】

激光是受激辐射放大的光。激光既具有一般光的物理特性，又具有亮度高、单色性好、定向性强、相干性好等特点。应用激光治疗疾病的方法称为激光疗法。激光器的种类较多，如固体激光器、液体激光器、半导体激光器及气体激光器。物理治疗中最常用的是氦氖激光器、二氧化碳激光器和半导体激光器。

（一）治疗方法

1. 体表照射

体表照射方法是用激光器的原光束或散焦后的光束多次照射病变部位。多使用氦氖及小功率二氧化碳激光器。二氧化碳激光器等高强度激光器在低功率散焦照射时可用于局部温热治疗。

2. 体腔内照射

是通过光导纤维进行体腔内照射。

3. 穴位光针治疗

是用激光器发出的原光束或聚焦后的光束在经络穴位上照射。多使用氦氖、氦镉激光器。各种适于针灸的疾病均可采用此方法治疗。

4. 高强度激光

可用于病患部位进行瞬间的凝固、气化、切割治疗。较小病灶可一次消除，较大病灶可分次治疗，也可以通过内镜进行体腔内治疗，如皮肤赘生物、宫颈糜烂以及胃、直肠、支气管、膀胱内肿物的切割或止血。

（二）治疗设备

1. 小功率激光

（1）氦　氖（He—Ne）激光器：输出波长 632.8nm 的红光激光，功率 5 ～ 30mW，备光导纤维和激光防护眼镜。

（2）砷化镓（AsGa）半导体激光器：输出波长 904nm 的红外激光。

（3）镓铝砷（GaAIAs）半导体激光器：输出波长 820、830nm 的红外激光，功率 5 ～ 50mW。

2. 大功率激光器

常用二氧化碳（CO_2）激光器，输出波长 10.6μm 的红外激光；或掺钕钇铝石榴石（Nd YAG）激光器，输出波长 1.06μm 的红外激光，功率 100 ～ 200W，用于激光外科治疗。

3. 其他

氩离子（Ar^+）激光器，输出波长514nm和485nm的绿光、蓝紫光激光，功率5～50W；用于专科治疗的染料激光、准分子激光、金属蒸气激光等。

（三）防护

治疗时应特别注意对操作者与患者眼睛的防护，戴防护眼镜，避免激光直接辐射或由金属器械反射至眼部。

（四）氦氖激光治疗

1. 临床应用

（1）**适应证：**神经性头痛、原发性高血压、支气管哮喘、支气管炎、类风湿关节炎、遗尿、胃肠功能失调、神经官能症、神经根炎、面神经炎、三叉神经痛、灼性神经痛、枕神经痛、面肌抽搐、坐骨神经痛、偏头痛、带状疱疹后神经痛、感染伤口、慢性溃疡、皮肤、黏膜的各种急性炎症、软组织扭伤、挫伤、颈椎病、腱鞘炎、肩周炎、滑囊炎、肱骨外上髁炎、耳软骨膜炎、鼻炎、咽喉炎、中耳炎、声带小结、湿疹、皮炎、斑秃、皮肤瘙痒症、白癜风、牛皮癣、口腔黏膜溃疡、炎症、颞颌关节功能紊乱症、子宫及附件慢性炎症、宫颈糜烂等。

（2）**禁忌证：**有出血倾向及高热等患者禁用。

2. 治疗设备

氦氖（He-Ne）激光器，输出波长632.8nm的红光激光，功率5～50mW，备光导纤维和激光防护眼镜。

3. 治疗方法

照射时间一般每区为5～15分钟，穴位照射每穴3～5分钟。每天1次，10～15次为1个疗程。疗程间隔1～3周。

4. 注意事项

（1）尽可能密封激光器的光源系统，只允许激光射向治疗部位。工作人员和患者都应戴防护眼镜。

（2）室内要通风良好，家具要少，墙壁勿涂光滑白色漆，玻璃最好用黑色布帘遮蔽，尽可能减少激光通过任何镜式反射发出二次光束射向工作人员。

（3）工作室最好有内外两间，操作时进入室内。若是连续照射，固定好患者的位置后，工作人员可及时离开。

（4）头部照射时，应特别慎重，最好少用脉冲式激光。

（五）二氧化碳激光治疗

1. 临床应用

（1）**适应证：**感染伤口、慢性溃疡、压疮、肌纤维组织炎、肩周炎、腱鞘炎、滑囊炎、肱骨外上髁炎、扭伤、慢性腹泻、慢性风湿性关节炎、神经性皮炎、硬皮症、结节性痒疹、湿疹、手癣、面神经炎、颞颌关节功能紊乱、牙质过敏、单纯性鼻炎、外阴瘙痒症、附件炎、盆腔炎、宫颈炎、遗尿症等。

（2）**禁忌证：**有出血倾向及高热等患者禁用。

2. 治疗设备

二氧化碳激光器，波长 10.6μm，不可见红外激光，连续或脉冲输出，功率为十数瓦至 100W 以上，可散焦或聚焦照射。

3. 治疗方法

二氧化碳激光散焦照射，如为急性疾患多用 10W 以内，慢性疾患可用 20W 左右。照射距离，一般为 50 ～ 150cm，以局部有舒适之热感为宜，勿使过热，以免烫伤，每次治疗 10 ～ 15 分钟，每日 1 次，7 ～ 12 次为 1 个疗程。

（六）半导体激光治疗

1. 临床应用

（1）**适应证：**带状疱疹及后遗神经痛、湿疹、各种创面、溃疡面、丹毒、牛皮癣、压疮、皮肤瘙痒、甲沟炎、痤疮、银屑病、神经性皮炎、过敏性皮炎、腰肌劳损、腰椎间盘突出症、慢性软组织损伤、风湿性、类风湿关节炎、颈椎病、落枕、肩周炎、腱鞘炎、网球肘、坐骨神经痛、三叉神经痛、面神经痛、头痛、闭塞型脉管炎浅层静脉炎、肛周组织水肿、促进瘢痕组织软化吸收、手术后伤口愈合、化疗后局部感染、骨膜炎。

（2）**禁忌证：**禁止照射部位有眼睛、甲状腺、妊娠子宫等。

2. 治疗设备

是用半导体材料作为工作物质的激光器。半导体激光器具有体积小、效率高等优点。

3. 治疗方法

照射时间一般每区为 10 分钟，每天一次，10 ～ 15 次为 1 个疗程。疗程间隔 1-3 周。

4. 注意事项

（1）仪器工作时，操作者与患者都要佩戴专用激光防护眼镜。

（2）操作时应首先将激光头对准照射部位，再启动工作，以避免激光束照射到眼睛。

（3）激光头要轻拿轻放，避免摔、碰。

（4）仪器不使用应将钥匙取下，以避免无关人员启动，造成伤害。

（5）激光头使用完后，切勿将探头直接插入常规消毒液中消毒，必须用常规消毒液擦洗消毒。

【石蜡疗法】

以加热后的石蜡治疗疾病的方法称为石蜡疗法。石蜡疗法是一种良好的传导热疗法。

（一）临床应用

1. 适应证

骨性关节炎、类风湿关节炎、风湿性关节炎、腱鞘炎、关节扭挫伤、关节功能障碍，局部瘢痕挛缩、冻伤、神经痛、周围神经麻痹等。

2. 禁忌证

对蜡疗过敏者、皮肤感染及开放性伤口、皮肤病、周围循环严重障碍、高热、恶性肿瘤、出血性疾病、心肾功能衰竭等。

（二）治疗方法

1. 蜡盘法

将加热后完全熔化的蜡液倒入盘内，初步冷凝成约2cm厚的蜡块时敷于患部，外部保温，适用于躯干及肢体治疗。

2. 刷蜡法

石蜡加热完全熔化又冷却至60℃左右时，用排笔蘸蜡液在患部反复均匀涂刷，使蜡在皮肤表面冷凝成膜，外面再加蜡饼保温，适用于表面不平的部位或面部治疗。

3. 其他

蜡袋法、蜡浴法、蜡垫法、蜡绷带法、蜡喷洒法、特制石蜡治疗法。

以上各法均每次治疗20～30分钟，每日1次，15～20次为1个疗程。

（三）注意事项

1. 治疗前检查患者皮肤，有感觉障碍者治疗时适当降低治疗温度，对皮肤破损部位用消毒纱布覆盖后再进行治疗。

2. 治疗前先测试石蜡温度，要求准确。

3. 向患者说明治疗中的感觉。

4. 治疗中出现不适或皮肤过敏，应及时停止治疗。

5. 保持室内通风、清洁。

（蔡俊燕）